Anatomia Clínica de Pequenos Animais

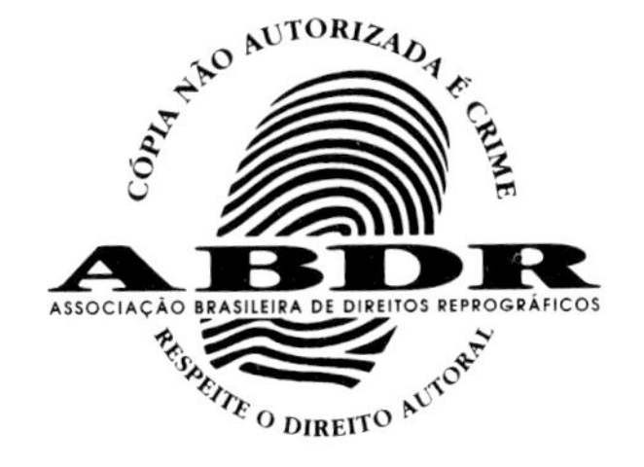

Anatomia Clínica de Pequenos Animais

Gheorghe M.
Constantinescu

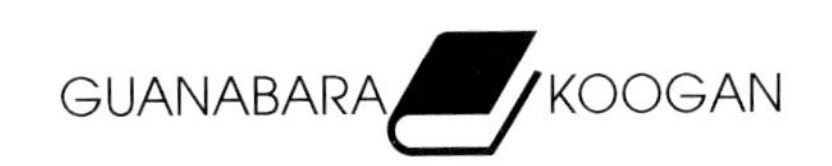

GHEORGHE M. CONSTANTINESCU, D.V.M., Ph.D., Dr.h.c., is a Professor of Veterinary Anatomy and Medical Illustrator in the Department of Veterinary Biomedical Sciences at the College of Veterinary Medicine, University of Missouri-Columbia. He is also a Diplomate of the Romanian College of Veterinary Pathologists.

386 ilustrações originais coloridas em 320 pranchas

Illustrations by
GHEORGHE M. CONSTANTINESCU, D.V.M., Ph.D., Dr.h.c.
Cover illustration
GHEORGHE M. CONSTANTINESCU, D.V.M., Ph.D., Dr.h.c.

Traduzido de
G. M. Constantinescu, 1st edition, CLINICAL ANATOMY FOR SMALL ANIMAL PRACTITIONERS

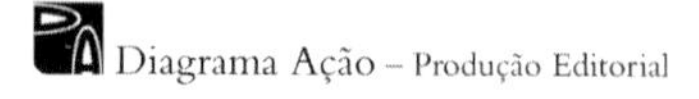

Travessa do Ouvidor, 11
Rio de Janeiro, RJ — CEP 20040-040
Tel.: 21–3970-9480
Fax: 21–2221-3202
gbk@editoraguanabara.com.br
www.editoraguanabara.com.br

Revisão Técnica

Geraldo Seullner
Professor do Departamento de Anatomia – IB – *Campus* de Botucatu/UNESP.
Professor do Curso de Pós-graduação em Medicina Veterinária.
Área Clínica – Fisiopatologia Médica – FMVZ.
Campus de Botucatu/UNESP

Tradução

Idilia Ribeiro Vanzellotti
Médica Veterinária

CIP-BRASIL. CATALOGAÇÃO-NA-FONTE
SINDICATO NACIONAL DOS EDITORES DE LIVROS, RJ.

C774a

Constantinescu, Gheorghe M., 1932-
Anatomia clínica de pequenos animais / Gheorghe M. Constantinescu ; [ilustrações Gheorghe M. Constantinescu ; revisão técnica Geraldo Seullner ; tradução Idilia Ribeiro Vanzellotti]. - Rio de Janeiro : Guanabara Koogan, 2005
il. color.

Tradução de: Clinical anatomy for small animal, 1st ed
Inclui bibliografia
ISBN 85-277-1009-9

1. Anatomia veterinária. 2. Anatomia veterinária - Atlas.
I. Título.

05-1780. CDD 636.70891
CDU 619:611

07.06.05 09.06.05 010445

Em memória de nossos amados companheiros:
Lilly (a cadelinha), Murry, Elvis, Alphonse, Iggy, Pisi e
Os Leõezinhos (os gatos)

Conteúdo

Colaboradores

Cohn, Leah A., D.V.M., Ph.D., Diplomate A.C.V.I.M., Associate Professor of Small Animal Medicine
Medicina Interna

Collins, Keith B., D.V.M., M.S., Diplomate A.C.V.O., the Clinic Animal Eye Specialist, Waukesha, WI., former Associate Professor of Ophthalmology in Columbia, Missouri
Patologia do olho

Constantinescu, Gheorghe M., D.V.M., Ph.D., Dr.h.c., Diplomate R.C.V.P. (the Romanian College of Veterinary Pathologists), Professor of Anatomy and Medical Illustrator
Anatomia nos capítulos 1 a 8
Todas as ilustrações coloridas
Capa

Cook, James (Jimi) L., D.V.M., Ph.D., Diplomate A.C.V.S., Assistant Professor of Small Animal Surgery
Cirurgia de tecidos duros

Essman, Stephanie C., D.V.M., Radiology Resident
Radiografias (todo o trabalho)

Feagans, Hallie, D.V.M. All Town Fenton Veterinary Hospital, Fenton, Missouri
Radiografias (auxílio na seleção e preparação de legendas)

Hahn, Allen W., D.V.M., Ph.D., Diplomate A.C.V.I.M., Professor Emeritus of Medicine and Surgery (Cardiology)
Patologia do coração

Jones, Brent, D.V.M., former Associate Professor of Small Animal Medicine
Endoscopia

Lattimer, Jimmy, D.V.M., Diplomate A.C.V.R., Associate Professor of Radiology
Radiografias (consultor)

Mann, Fred Anthony, D.V.M., M.S., Diplomate A.C.V.S. and A.C.V.E.C.C., Associate Professor of Small Animal Surgery
Cirurgia de tecidos moles

Miller, Margaret A., D.V.M., Ph.D., Diplomate A.C.V.P., Associate Professor of Veterinary Pathology
Técnica de necropsia

Moore, Cecil P., D.V.M., M.S., Diplomate A.C.V.O., Professor of Ophthalmology
Patologia do olho

Nasisse, Mark P., D.V.M., Diplomate A.C.V.O., Associate to the Clinic Veterinary Eye Specialists of the Carolinas, Greensboro, N.C., former Professor of Ophthalmology in Columbia, Missouri
Patologia do olho

O'Brien, Dennis, D.V.M., Ph.D., Diplomate A.C.V.I.M., Associate Professor of Neurology
Aspectos correlatos da anatomia neurológica

Payne, John T., D.V.M., M.S., Diplomate A.C.V.S., Tennessee Avenue Animal Hospital, Cincinnati, OH., former Associate Professor of Small Animal Surgery in Columbia, Missouri
Cirurgia de tecidos duros

Pope, Eric R., D.V.M., Diplomate A.C.V.S., Associate Professor of Small Animal Surgery
Cirurgia de tecidos moles

Tomlinson, James L., D.V.M., M.S., Diplomate A.C.V.S., Associate Professor of Small Animal Surgery
Cirurgia de tecidos duros

Turk, James R., D.V.M., Ph.D., Diplomate A.C.V.P., Associate Professor of Veterinary Pathology
Técnica de necropsia

Apresentação

Tenho o prazer de conhecer o Dr. Gheorghe M. Constantinescu há 14 anos, 8 deles como presidente de seu departamento acadêmico e mais 6 como Decano da *University of Missouri College of Veterinary Medicine*. Chego a esses pormenores para comprovar há quanto tempo lido com ele e o tipo de relação que tenho com o Dr. Constantinescu, ou "Dr. C", como nossos alunos carinhosamente o chamam. Durante essa quase década e meia, tive inúmeras oportunidades de trabalhar com o Dr. Constantinescu e observar sua interação com os estudantes, bem como testemunhar seu compromisso, ao longo de toda a carreira, com a excelência na educação médica veterinária e na arte da anatomia. Graças às suas magníficas habilidades de ensino e devotamento à educação, e por ser ele excepcional pessoa, considero uma honra fazer esta apresentação ao seu formidável e incomparável livro, *Anatomia Clínica de Pequenos Animais*.

A história pessoal do Dr. C é particularmente interessante e, estou convicto, contribuiu para seu desejo de ser um exímio educador nos EUA. Nascido em Bucareste, na Romênia, em 20 de janeiro de 1932, teve pais muito cultos, fator esse que, sem dúvida, o ajudou a adquirir motivação para galgar aos mais altos níveis em sua própria formação educacional. Ele graduou-se em Medicina Veterinária pela Faculdade de Medicina Veterinária de Bucareste, em 1955, onde continuou matriculado, recebendo o título de Ph.D. em Anatomia Veterinária no ano de 1964. Através de seu primeiro professor, soube que o Dr. Constantinescu era excelente aluno de anatomia, o único da turma a obter "10", a nota mais alta na matéria. O grande sucesso de então já predizia sua eminência futura.

Após a graduação, o Dr. Constantinescu trabalhou por três anos como chefe do laboratório de Medicina Veterinária em Bucareste e, em seguida, como pesquisador no Instituto de Zootecnia, tendo sido o primeiro veterinário do Jardim Zoológico de Bucareste. Depois de três anos como veterinário e Vice-Presidente do Conselho de Agricultura do condado de Panciu, foi nomeado Professor Associado de Anatomia Veterinária da Faculdade de Medicina Veterinária em Timisoara, na Romênia, onde trabalhou de 1965 a 1982. No último período, foi Secretário de Ciência do Instituto de Agronomia em Timisoara e Decano Associado.

Por essa época, o Dr. Constantinescu tomou a importante decisão de sair da Romênia comunista, levando nada mais que a roupa do corpo. Depois de uma breve permanência na então Alemanha Ocidental, veio para os Estados Unidos e tornou-se Professor Associado de Anatomia Veterinária do Departamento Veterinário de Ciências Biomédicas da *College of Veterinary Medicine* na *University of Missouri-Columbia*. Poucos anos mais tarde, tive eu o privilégio de assinar os formulários para sua cidadania norte-americana. As habilidades excepcionais que demonstrou como artista anatômico e professor de anatomia impulsionaram-lhe a carreira, tendo sido ele promovido a professor catedrático em 1992. Desde que chegou ao estado de Missouri, o curriculum profissional do Dr. Constantinescu tem sido verdadeiramente notável. Acumulou ele mais de 340 trabalhos publicados como autor ou co-autor, incluindo mais de 60 livros e capítulos — num total de 184 publicações e 48 livros e capítulos desde que chegou aos EUA. Duvido eu que qualquer outro anatomista e artista anatômico no mundo tenha causado assim tanto impacto na disciplina da anatomia veterinária!

Considero uma grande honra e uma satisfação ter a oportunidade de endossar o último trabalho escolar do Dr. Constantinescu: *Anatomia Clínica de Pequenos Animais*. Nas páginas que se seguem, estudantes, clínicos e criadores de pequenos animais vão usufruir dos benefícios desta apresentação singular da anatomia clínica de pequenos animais, admirando as mais de 380 ilustrações feitas a aquarela. É o primeiro trabalho desse tipo, abrangendo e explicando a "anatomia de superfície" da cabeça, do pescoço, dos membros e da pelve, com detalhes descritivos fornecidos sobre a projeção de ossos, músculos superficiais, vasos, linfonodos e nervos da pele. O estilo do texto é acessível, com linguagem e explicações vibrantes, firmes, atualizadas e em detalhes anatômicos vívidos. Essas notáveis qualidades sobressaem no texto dedicado às vísceras do tórax e do abdome, que constituirão referência indispensável durante exames físicos, em cirurgias e nas salas de recuperação. Incluído pela primeira vez em um livro de anatomia voltado para a prática clínica, encontra-se um capítulo dedicado à técnica de necropsia. A descrição sistemática de todos os aspectos do corpo do animal (cranial, caudal, medial, lateral, dorsal, ventral etc.) dá testemunho da genialidade e da arte do Dr. Constantinescu.

Tenho a grata satisfação de avalizar e aplaudir com imenso entusiasmo o trabalho do Dr. Constantinescu e sua mais recente contribuição de natureza educacional para a medicina veterinária, com a publicação deste seu admirável livro *Anatomia Clínica de Pequenos Animais*.

H. Richard Adams, D.V.M., Ph.D.
Dean
College of Veterinary Medicine
Texas A&M University
College Station, Texas

(Former Dean, College of Veterinary Medicine
University of Missouri
Columbia, Missouri)

Prefácio

A idéia de escrever um livro sobre anatomia clínica do cão e do gato há vários anos veio da necessidade que meus alunos tinham de obter informação voltada para a prática clínica. Eles me pediram que ilustrasse o texto com figuras coloridas. O objetivo deste trabalho é preencher a lacuna existente entre a anatomia de pequenos animais, ensinada da maneira tradicional, e as práticas clínicas, enfatizando a "anatomia clínica".

A primeira editora interessada em meu livro foi a LLL Seminar, do Japão. O Dr. Tesshu Matsubara, seu Presidente, incentivou-me com as seguintes palavras na carta em que aceitava fazer a publicação: "Penso que as ilustrações devem ser as melhores possíveis. Por favor, não se apresse em fazê-las. Faça o melhor que puder."

Com a carta-branca do Dr. Matsubara em mãos, pedi aos 17 clínicos e patologistas de nossa *College of Veterinary Medicine* em Colúmbia, Missouri, EUA, que me ajudassem no projeto. Eles aceitaram, entusiasmados, dar um toque clínico à anatomia descritiva da maioria das estruturas superficiais do corpo. Portanto, os marcos anatômicos e as abordagens para fazer o exame clínico e/ou procedimentos cirúrgicos são particularmente enfatizados e mencionados no livro, daí havê-lo intitulado *Anatomia Clínica de Pequenos Animais*.

O livro já estava quase concluído na sua versão japonesa quando o Dr. Matsubara decidiu comprar os direitos de tradução em vez de publicá-lo. Felizmente, a Sra. Gretchen Van Houten, Diretora de Publicações da Iowa State Press, fez uma visita à nossa faculdade e me perguntou se eu não queria publicar o livro em inglês, nos EUA. Adaptei então a versão japonesa para esta, em inglês atual, o que me exigiu certo tempo e despendeu bastante energia, consumindo-me dois anos de trabalho.

O livro tem ao todo nove capítulos, que são os seguintes:

- Tegumento Comum
- A Cabeça
- Pescoço e Tórax
- O Tórax e as Vísceras Torácicas
- O Membro Torácico
- O Abdome e as Vísceras Abdominais
- A Pelve e os Órgãos Genitais
- O Membro Pélvico
- Técnica de Necropsia em Cães e Gatos

Exceto no primeiro e no último capítulos, as estruturas são descritas anatomicamente a partir de todas as perspectivas (cranial, caudal, medial, lateral, frontal, dorsal, ventral, palmar e plantar), incluindo ossos, articulações e músculos superficiais. Os vasos e os nervos superficiais, bem como a inervação cutânea, estão incluídos no primeiro capítulo, "Tegumento Comum". As estruturas anatômicas que podem ser consideradas marcos para o exame físico e/ou a abordagem clínica foram objeto de comentários mais ou menos extensos feitos por meus colegas clínicos. Tais comentários estão em negrito. Foram incluídas 36 imagens endoscópicas coloridas nos capítulos 2–4 e 6. Trinta e oito radiografias mostram ossos, articulações e vísceras normais e anormais. Diagramas coloridos, com os nervos cranianos e uma representação esquemática da origem e da distribuição dos nervos espinhais, foram acrescentados atendendo à sugestão dos revisores do meu livro. Aproveito a oportunidade para agradecer calorosamente a eles por seus comentários e sugestões, bem como pelo tempo que dedicaram à revisão dos originais.

A técnica de necropsia é uma novidade num livro de anatomia. O capítulo consagrado a esse assunto é parte da anatomia clínica voltada aos clínicos de pequenos animais, porque qualquer animal do gênero que morre na clínica ou no hospital deve ser submetido a um exame *post-mortem* para estabelecer a causa do óbito, com o exame devendo ser feito pelo próprio clínico caso não haja um patologista presente no momento.

Ilustrei meu livro com 386 aquarelas originais.

Espero que este livro ajude os clínicos de pequenos animais em sua atividade profissional, estendendo meus votos a todos os veterinários, bem como aos estudantes, solicitando sugestões e/ou críticas.

Com toda a sinceridade,
Gheorghe M. Constantinescu, D.V.M., Ph.D., Dr.h.c.
Professor de Anatomia Veterinária e Ilustrador Médico
College of Veterinary Medicine
University of Missouri-Columbia
EUA

Agradecimentos

Primeiro, quero agradecer aos meus 17 colaboradores, todos eles membros atuais e antigos do corpo docente de nossa faculdade. Portanto, este livro é inteiramente um produto da *College of Veterinary Medicine of the University of Missouri-Columbia* (da Escola de Medicina Veterinária da Universidade do Missouri, Colúmbia, EUA). Também agradeço à minha esposa, Dra. Ileana A. Constantinescu, Professora Clínica de Anatomia Veterinária, que, com paciência e dedicação, escreveu os originais e revisou com espírito crítico o trabalho de arte, dando sugestões e fazendo comentários valiosos.

Sou profundamente grato ao Dr. M. Harold Laughlin, chefe do Departamento de Ciências Biomédicas Veterinárias, e ao Dr. Ronald Terjung, chefe associado, sempre presente, que me apoiou e estimulou do início ao fim.

Estendo ainda minha admiração e gratidão a *Iowa State Press*: à Sra. Gretchen Van Houten, diretora de publicações, que acreditou em minha capacidade de escrever e ilustrar em cores um livro considerado único em nossa profissão; e ao Sr. David Rosenbaum, editor, por sua amabilidade, compreensão e profissionalismo, que esteve em permanente contato comigo durante os últimos anos. Obrigado também à equipe da *Iowa State Press*, que contribuiu para a publicação deste livro, especialmente a Tad Ringo, gerente de projeto; Justin Eccles, desenhista; Jamie Johnson, especialista em informática editorial; e Nancy Albright, editora de texto autônoma.

Agradeço ainda a meus revisores, clínicos altamente respeitados, que tiveram a paciência necessária para fazer comentários valiosos e, sobretudo, sugestões para reformular o livro em benefício dos leitores.

Por último, mas não menos importante, sou também profundamente grato ao Dr. H. Richard Adams, decano da *College of Veterinary Medicine* na *Texas A&M University*, ex-decano de nossa faculdade, que escreveu a apresentação de meu livro.

Estou aberto a quaisquer sugestões, comentários e/ou críticas para melhorar o livro.

Termos Direcionais

De acordo com a *Nomenclatura Anatômica Veterinária Ilustrada* e vários livros de anatomia, os termos direcionais do corpo animal são definidos como seguem:

- o **plano mediano** divide o corpo em duas metades simétricas
- os **planos sagitais (paramedianos)**, paralelos ao plano mediano
- os **planos transversos**, em ângulos retos com o eixo longitudinal do corpo, dos membros e de qualquer outro órgão ou parte (qualquer estrutura anatômica)
- os **planos dorsais**, paralelos ao dorso e às superfícies correspondentes da cabeça, do pescoço, da cauda, aspecto dorsal da pata anterior (carpo, metacarpo, dígitos ou dedos) e da pata posterior (tarso, metatarso, dígitos ou dedos)
- os **planos ventrais**, opostos aos dorsais
- **dorsal** *versus* **ventral**
- **medial**, na direção do plano mediano
- **lateral**, oposto ao medial, afastado do plano mediano
- **cranial**, na direção da cabeça; para as partes dos membros proximais ao carpo e ao tarso
- **rostral**, na direção do nariz, aplicado apenas à cabeça
- **anterior**, na direção do nariz, aplicado apenas ao olho
- **posterior**, oposto ao anterior
- **caudal**, na direção da cauda; para as partes dos membros proximais ao carpo e ao tarso
- **palmar**, o aspecto caudal da pata anterior
- **plantar**, o aspecto caudal da pata posterior
- **superficial**, na superfície do corpo ou de qualquer estrutura anatômica
- **profundo**, na direção do centro do corpo ou de qualquer estrutura anatômica
- **externo**, afastado do centro de um órgão, cavidade do corpo ou estrutura anatômica
- **interno**, na direção de um órgão, cavidade do corpo ou estrutura anatômica
- **proximal**, perto da origem; nos membros, cauda, pênis, extremidade de inserção
- **distal**, afastado da origem; nos membros, cauda, pênis, extremidade livre
- **eixo**, a linha central do corpo ou de qualquer estrutura anatômica
- **axial**, na direção do eixo; com referência aos dígitos ou dedos, o eixo do membro passa entre o terceiro e o quarto dedos; o aspecto axial de cada dedo fica de frente para o eixo
- **abaxial**, afastado do eixo; com referência aos dedos, o aspecto abaxial de cada dedo fica de frente afastado do eixo
- **superior**, para os lábios e pálpebras superiores
- **inferior**, para os lábios e pálpebras inferiores

Abreviaturas

A.	artéria
Aa.	artérias
AV	atrioventricular
C.	cervical
ca	cão
Car	carnívoros
cd.	caudal
Co	costela
fe	gato
ggl.	gânglio
gl.	glândula
gll.	glândulas
IM	intramuscular
IV	intravenoso
L.	lombar
Lc.	linfocentro
LCE	líquido cerebroespinhal
lig.	ligamento
ligg.	ligamentos
ln.	linfonodo
lnn.	linfonodos
(M)	marco para exame físico e/ou abordagem clínica e estrutura palpável
M.	músculo
Mm.	músculos
N.	nervo
Nn.	nervos
p.	parte
r.	ramo
reg.	região
S	sacral
SC	subcutâneo
T.	torácico
V.	veia
Vv.	veias

Imagens Endoscópicas

Radiografias

Anatomia Clínica de Pequenos Animais

1

Tegumento Comum

A pele, os pêlos, as garras (unhas), os coxins, as glândulas cutâneas, as glândulas mamárias, os músculos da pele e os vasos, linfonodos e nervos cutâneos são estruturas do tegumento comum do cão e do gato.

A Pele

Constituída de epiderme, derme e tecido conjuntivo subcutâneo, a espessura da pele (Fig. 1.1) varia, sendo mais espessa nas áreas de transição da mucosa dos sistemas digestório, respiratório e urogenital (*i. e.*, nas margens livres dos lábios, narinas, ânus, prepúcio e vulva), bem como na transição da conjuntiva palpebral nas margens livres das pálpebras superior e inferior. A pele mais espessa é encontrada nos coxins (do carpo, do metacarpo, do metatarso e digitais), bem como na área sem pêlos e aglandular da ponta do nariz (o ápice nasal), denominada plano nasal.

Algumas estruturas distintas fazem parte da pele, como a cicatriz umbilical e os seios paranais, que são bolsas cutâneas simétricas que se abrem no ânus. **A cicatriz umbilical é um marco importante para ovarioisterectomia (*i. e.*, é o limite cranial da incisão cutânea para essa cirurgia em cadelas)**. A cor da pele varia de acordo com as raças e em geral é negra no plano nasal, nas pálpebras, nos lábios, na vulva, no escroto e no ânus.

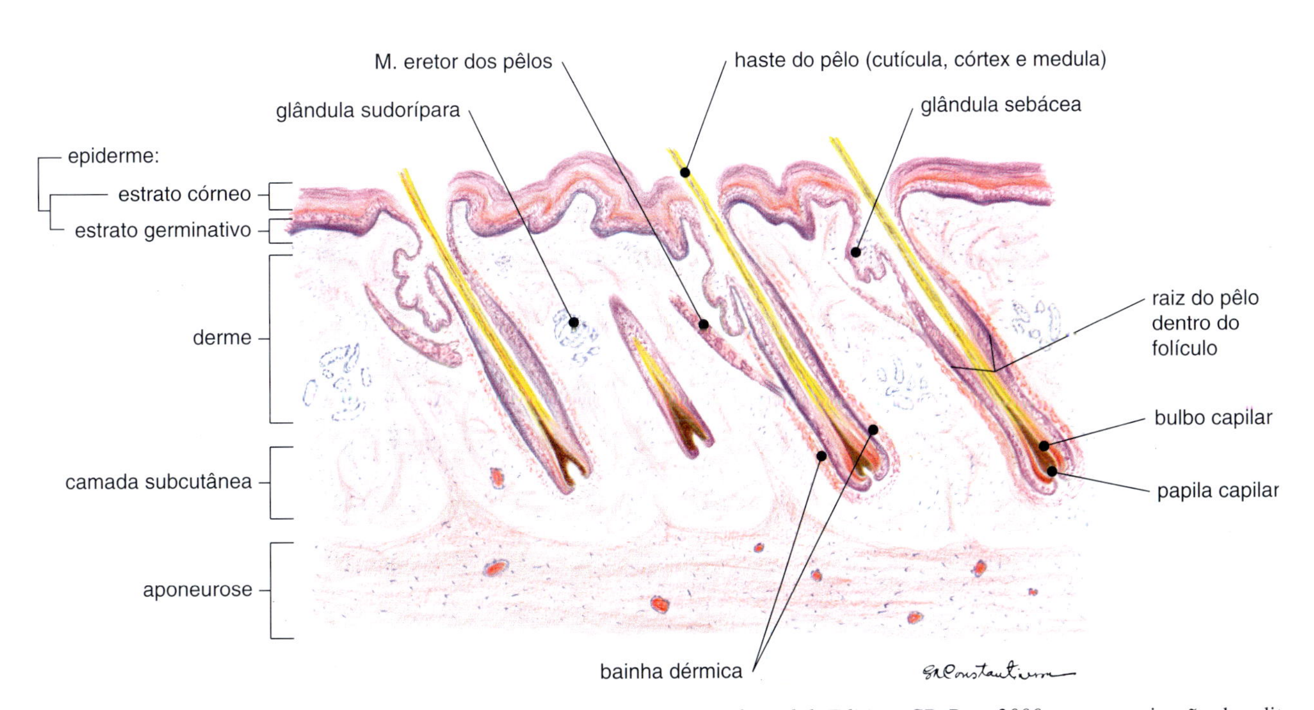

Fig. 1.1 A pele com pêlos. (Reimpresso de *The Merck Veterinary Manual, Eighth Edition, CD-Rom 2000*, com autorização do editor, Merck & Co., Inc., Whitehouse Station, NJ.)

Os Pêlos

Usado tanto para o cão quanto para o gato, o termo "pêlo' vem do latim "capillus" (cabelo).

A parte visível do pêlo sobre a superfície da pele é a haste; a extremidade do pêlo é denominada ápice do pêlo, e a parte embutida dentro do folículo (piloso) epidérmico é a raiz. O segmento mais profundo da raiz é o bulbo piloso (ou capilar) com a papila pilosa (ou capilar), a última inserida à papila dérmica invaginada.

Vários tipos de pêlos podem ser vistos, como os cílios, pêlos que ficam na entrada do meato acústico externo e nas narinas, bem como os pêlos táteis ou "bigodes", encontrados especialmente na cabeça (pêlos supra-orbitais, infra-orbitais, zigomáticos, bucais, mentuais, táteis dos lábios superior e inferior [Figs. 1.2–1.5] e, apenas no gato, pêlos táteis do carpo).

Dois, três ou mais folículos pilosos se concentram em torno de um pêlo grande, longo e mais rígido. Glândulas sebáceas estão associadas aos folículos pilosos, em que se abrem.

A pigmentação da pelagem depende das raças.

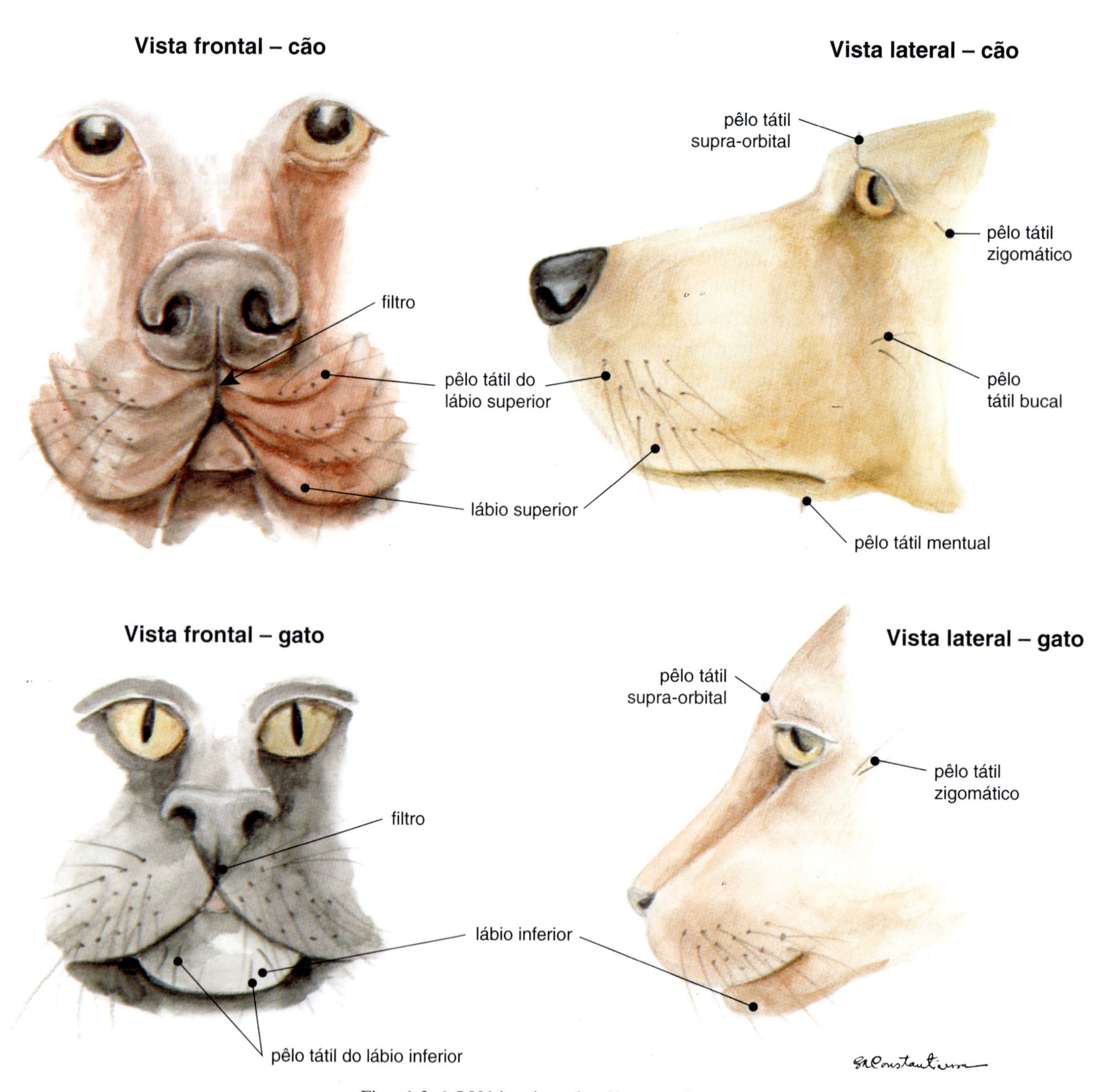

Figs. 1.2–1.5 Vários tipos de pêlos na cabeça.

As Garras

Também chamadas unhas, as garras incluem uma epiderme cornificada, uma camada dérmica e tecido conjuntivo subcutâneo. A epiderme cornificada é a continuação da epiderme cutânea no limbo (*vallum*), uma faixa estreita de pele transicional.

Os Coxins

A epiderme espessa, uma camada dérmica e não necessariamente uma almofada subcutânea são os componentes dos coxins.

Os coxins do carpo estão localizados na face palmar do carpo, perto do osso acessório do carpo, enquanto os coxins metacarpal/metatarsal situam-se na face palmar/plantar das regiões metacarpal/metatarsofalangial. Os coxins digitais estão localizados na face palmar/plantar de cada dedo (Figs. 1.6-1.7).

As Glândulas Cutâneas

Além das glândulas sudoríparas e sebáceas, a pele tem glândulas específicas no meato acústico externo, em torno do ânus, nas paredes das bolsas anais (paranais), na face dorsal da cauda e nos lábios (apenas no gato).

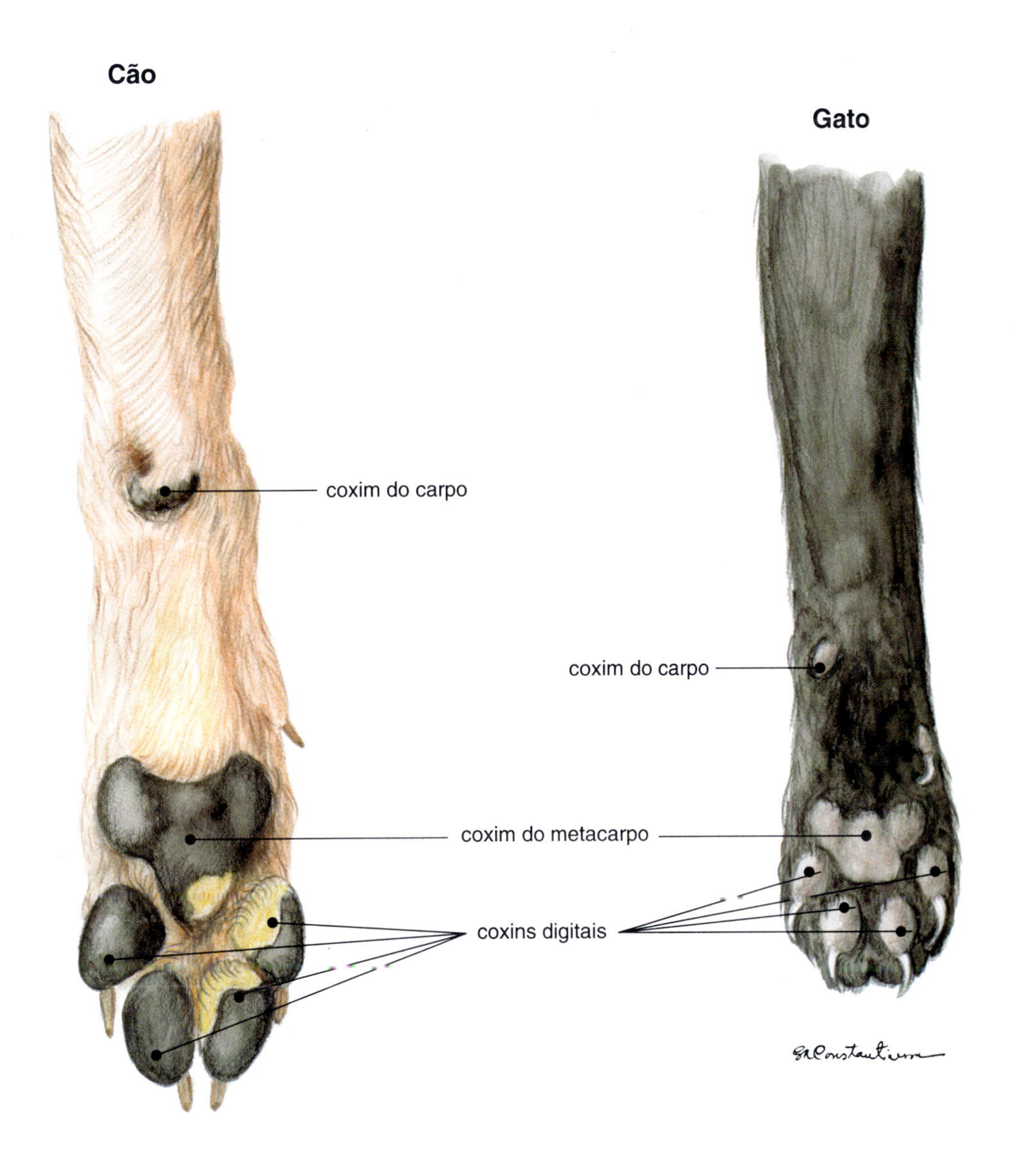

Figs. 1.6–1.7 Coxins palmares.

AS GLÂNDULAS MAMÁRIAS

Com base na localização, há três categorias de pares de glândulas mamárias: torácicas, abdominais e inguinais (Figs. 1.8-1.9). A cadela tem cinco pares (torácicas cranial e caudal, abdominais cranial e caudal, e inguinais), enquanto a gata possui apenas quatro pares (não possui o par torácico cranial).

A extensão do tecido mamário para a área axilar e para a área perivulvar torna impraticável excisão mamária completa do ponto de vista clínico.

Cada glândula mamária tem um corpo cônico que consiste em pele, tecido glandular e tecido conjuntivo, além de uma papila na extremidade ventral. Numa glândula mamária há muitas unidades glandulares únicas com sistemas de ductos lactíferos associados: 8-14 na cadela e 5-7 na gata. A papila ou mamilo é perfurada por canais muito curtos que se continuam com o eixo longitudinal da papila pela parte papilar do seio lactífero; a parte glandular do seio lactífero está localizada dentro do corpo da glândula mamária. Os seios lactíferos e os canais papilares correspondem ao mesmo número de 8-14 aberturas (na cadela) e 5-7 aberturas (na gata) na extremidade de cada papila.

As Figs. 1.10-1.11 mostram os vasos sanguíneos e linfáticos das glândulas mamárias na cadela e na gata.

No macho, as glândulas mamárias são representadas apenas por papilas muito reduzidas e não são funcionais.

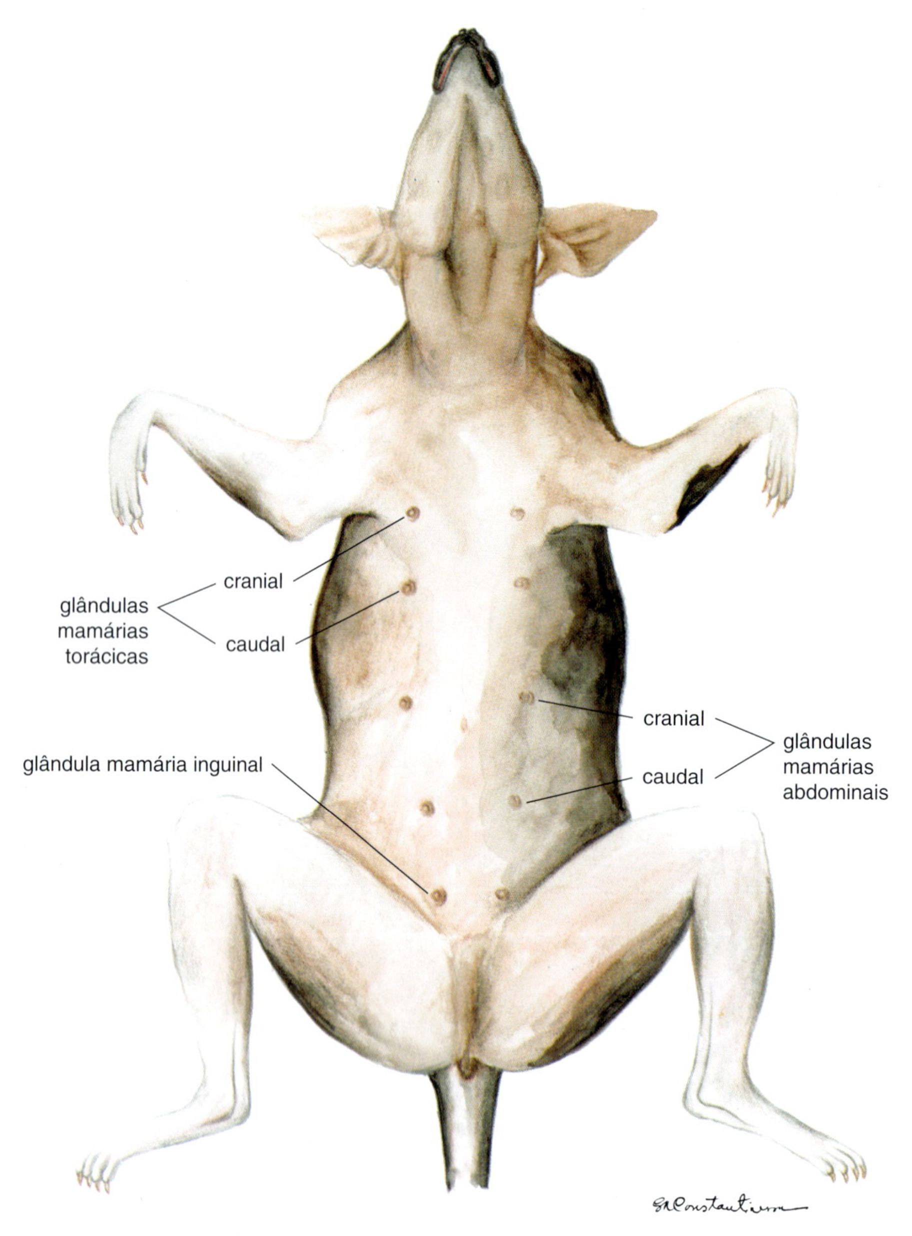

Fig. 1.8 Glândulas mamárias, face ventral — cadela.

Músculos da Pele

Os músculos da pele são aqueles associados ao folículo piloso central e se denominam Mm. eretores do pêlo, sendo músculos lisos.

Suprimento Sanguíneo para a Pele e Drenagem Linfática da Pele

As artérias cutâneas anastomosam-se entre si, bem como as veias. Os vasos linfáticos estão localizados dentro da derme. A seguir é feita uma apresentação (com texto e ilustrações) das artérias, veias e linfonodos, começando com a cabeça e continuando com o pescoço e o peito, o tórax, o membro torácico, o abdome, a pelve, a cauda e os órgãos genitais externos e o membro pélvico.

As artérias envolvidas nos "retalhos cutâneos de padrão axial", que ajudam os cirurgiões a encontrar segmentos cutâneos grandes convenientes para a transferência segura em um único estágio, são mencionadas especificamente. Na Fig. 1.12, é mostrada uma vista lateral de um cão com as artérias usadas nos retalhos cutâneos de padrão axial.

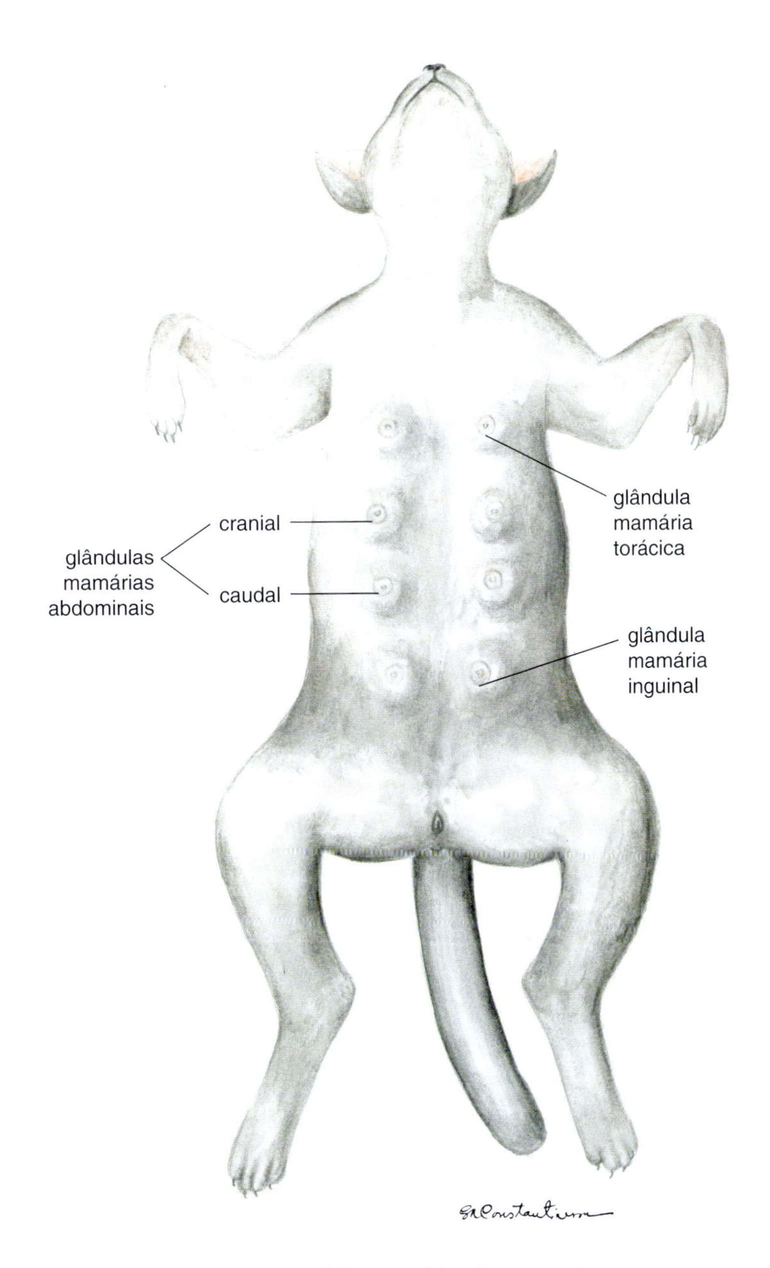

Fig. 1.9 Glândulas mamárias, face ventral — gata.

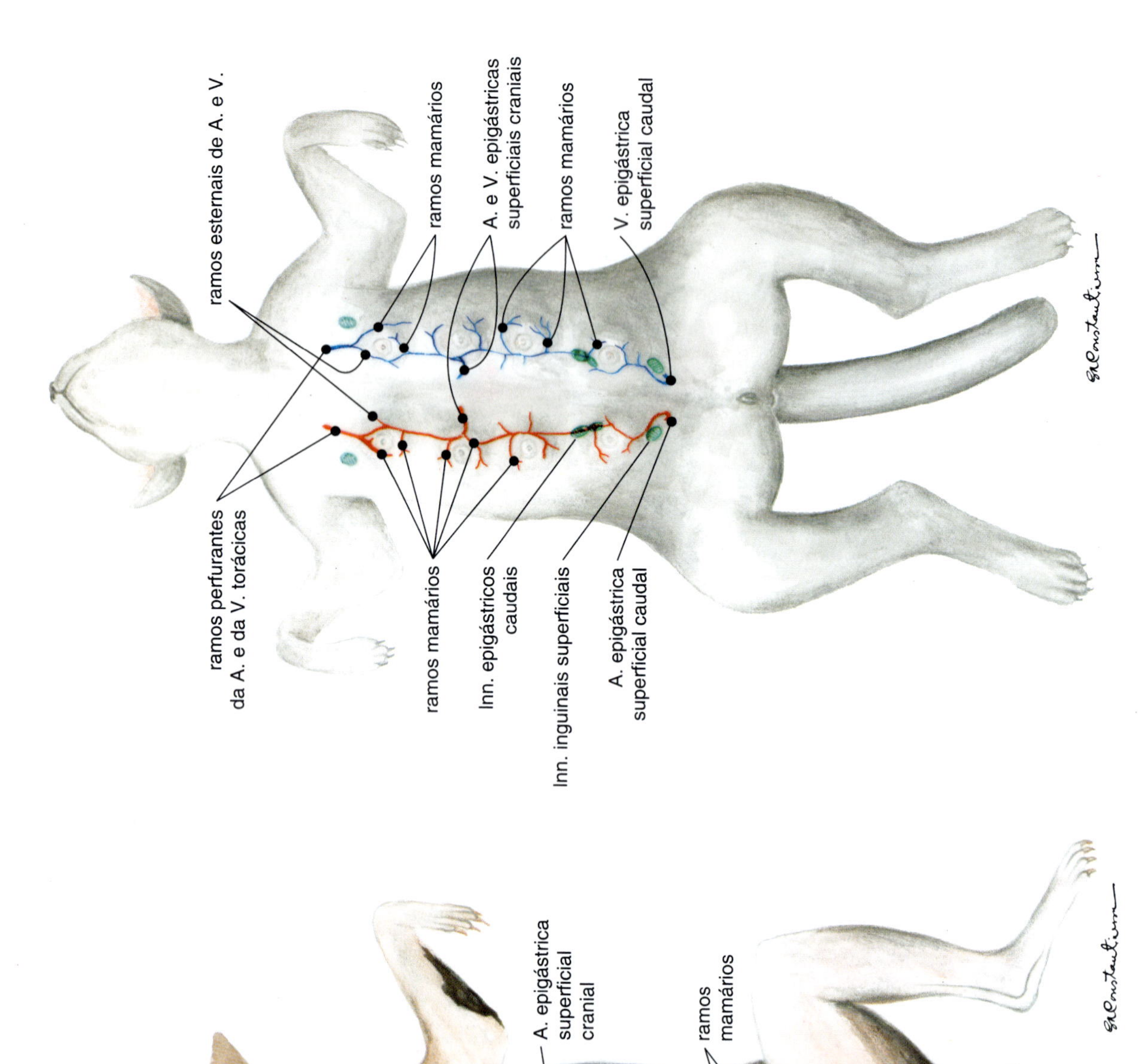

Fig. 1.10 Suprimento arterial e linfonodos das glândulas mamárias na cadela.

Fig. 1.11 Suprimento sanguíneo para as glândulas mamárias e linfonodos na gata.

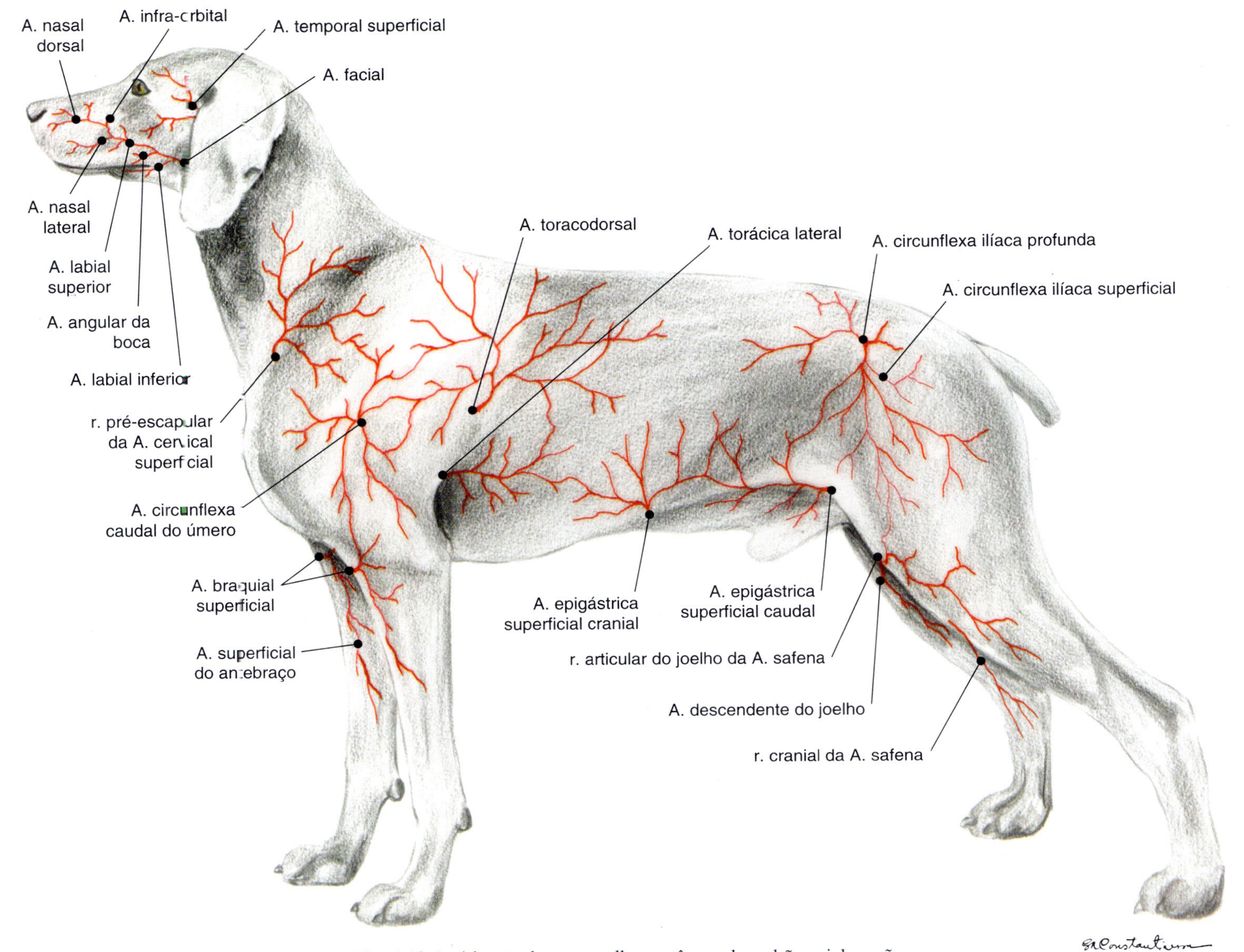

Fig. 1.12 Artérias usadas em retalhos cutâneos de padrão axial no cão.

A Cabeça

As artérias e as veias superficiais da cabeça canina em uma ***vista frontal*** são mostradas na Fig. 1.13.

Da ***perspectiva lateral***, as artérias superficiais da cabeça, exceto as do olho (ver Fig. 2.67) e da orelha (ver Figs. 2.74 e 2.75), são ramos da A. facial, da A. infra-orbital, da A. temporal superficial e da A. alveolar inferior. As artérias e veias do cão e do gato são mostradas nas Figs. 1.14 e 1.15.

A A. palatina maior (Fig. 1.16) deve ser preservada no reparo da fenda palatina primária ou secundária e de

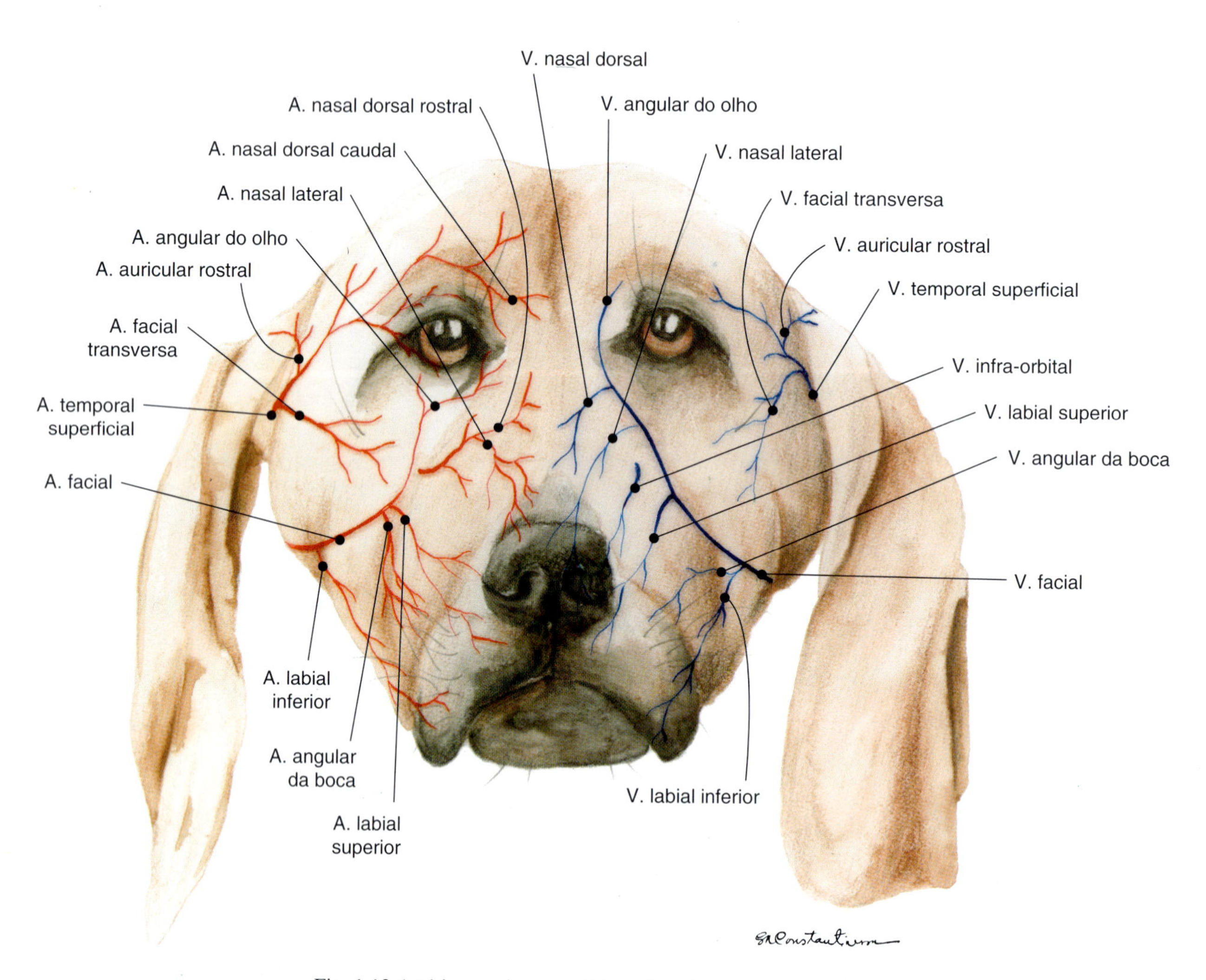

Fig. 1.13 Artérias e veias superficiais, face frontal — cabeça de cão.

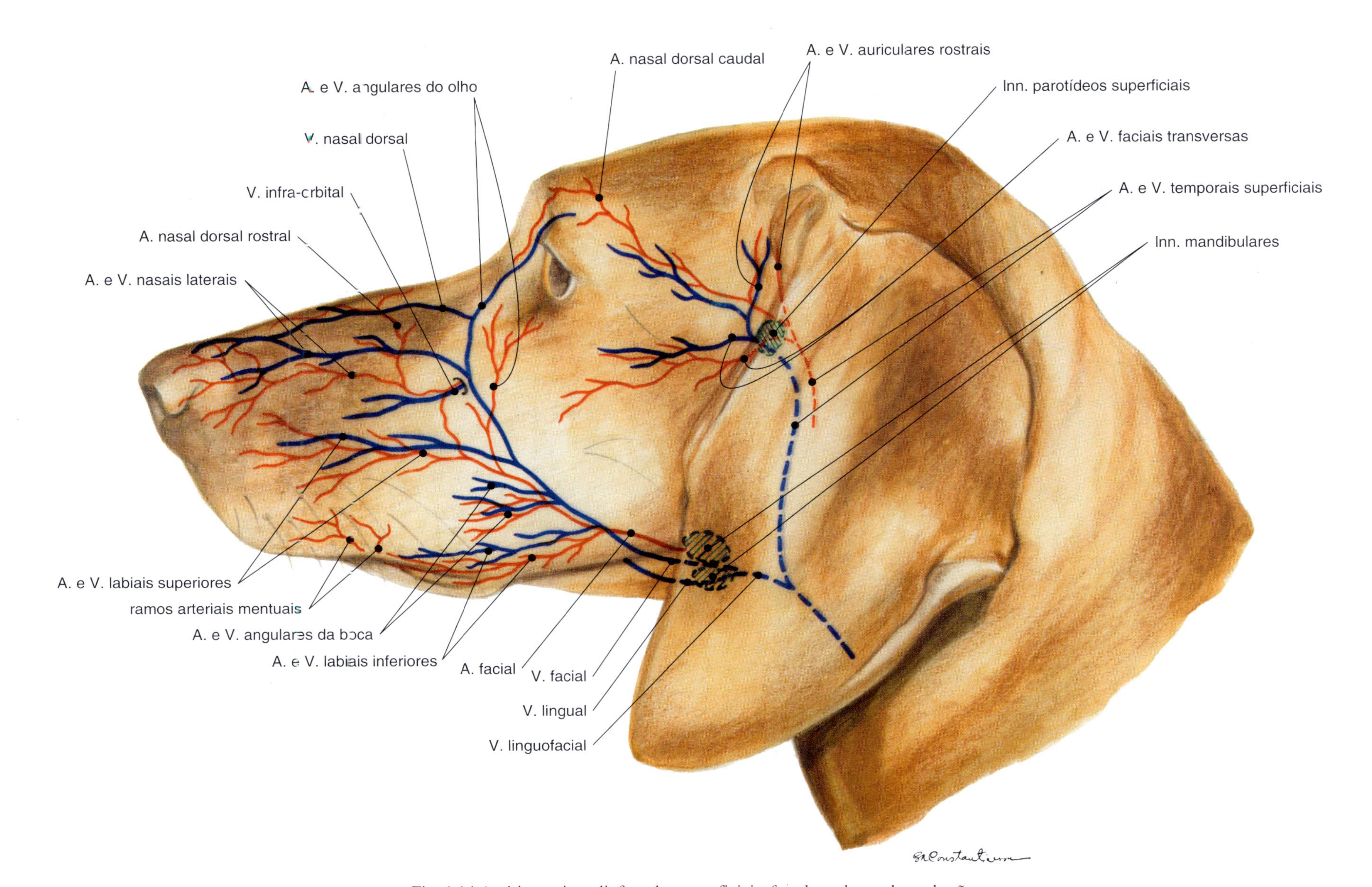

Fig. 1.14 Artérias, veias e linfonodos superficiais, face lateral — cabeça de cão.

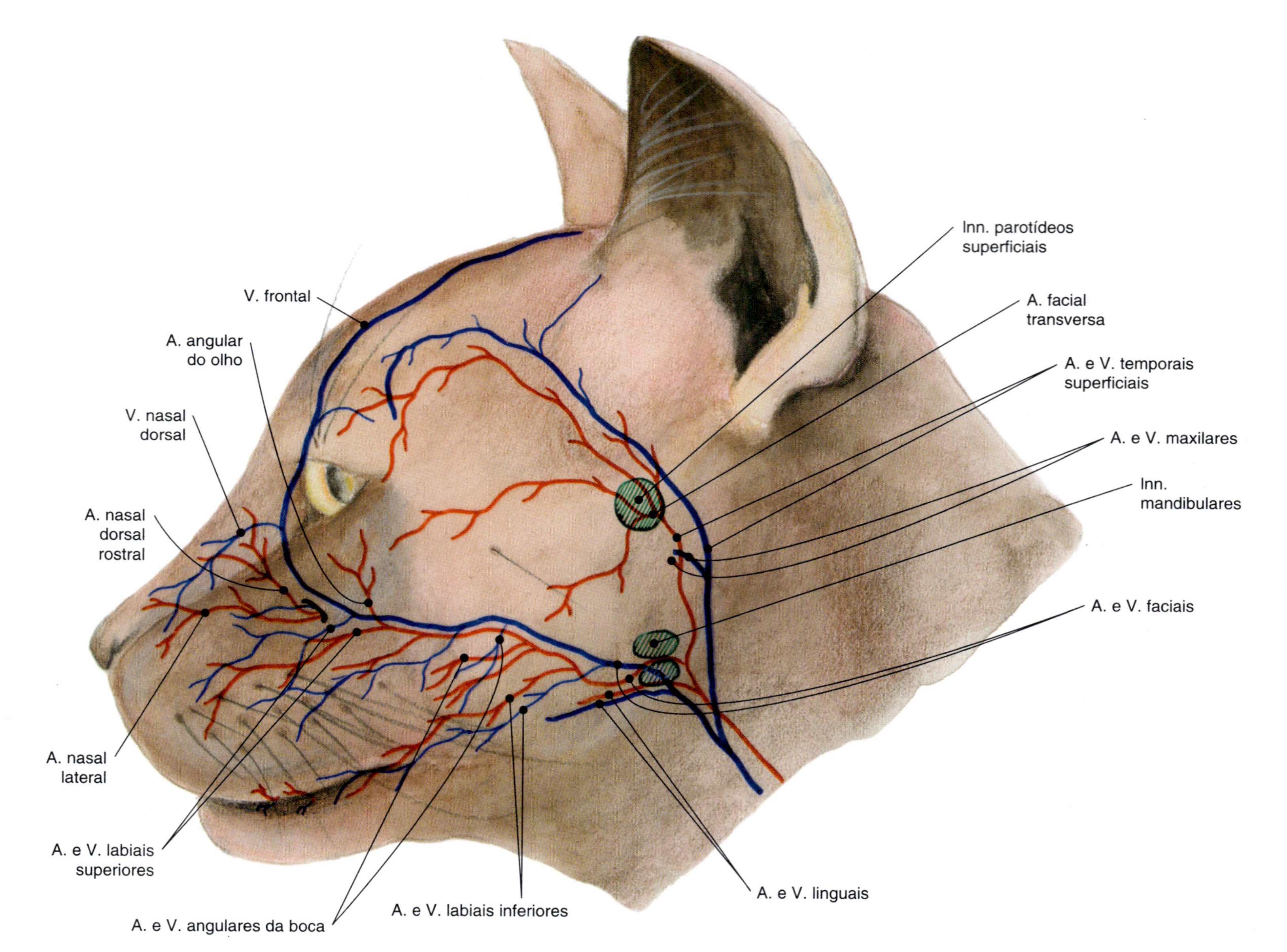

Fig. 1.15 Artérias, veias e linfonodos superficiais, face lateral — cabeça de gato.

fístulas oronasais. No reparo da fenda palatina secundária, o retalho mucoperiósteo — da mucosa do palato duro — inclui a A. palatina maior, sendo movido com ela como uma técnica cirúrgica.

A A. alveolar inferior é transeccionada durante mandibulectomia parcial após ligadura ou compactada com selante ósseo (cera óssea).

As veias são tributárias para as Vv. facial e maxilar. Sua localização é diferente no cão e no gato, embora sua denominação seja a mesma (ver ilustrações).

O gato não possui V. facial transversa!

A V. angular do olho é usada para cateterismo na venografia do seio cranial no cão.

Os linfonodos palpáveis da cabeça são os parotídeos, os mandibulares e, em 30% dos espécimes, os faríngeos laterais (ver Figs. 1.14 e 1.15).

Os lnn. mandibulares em geral estão aumentados por causa de neoplasia oral metastática e devem ser diferenciados da glândula salivar mandibular à palpação.

Os vasos superficiais da cabeça na ***face dorsal*** são mostrados na Fig. 1.17.

Na ***face ventral*** da cabeça, os vasos superficiais são as Aa. sublingual e submentual e os ramos terminais das Aa. laríngea cranial e tireóidea cranial. As veias superficiais seguem mais ou menos os trajetos das artérias; além disso, há um arco hióideo, uma conexão entre a V. lingual simétrica (no cão) (Fig. 1.18) e a V. linguofacial (no gato). Esse arco recebe as Vv. sublingual e laríngea cranial.

Tanto no cão como no gato, os lnn. mandibulares estão localizados perto do ângulo da mandíbula, em ambos os lados da V. linguofacial.

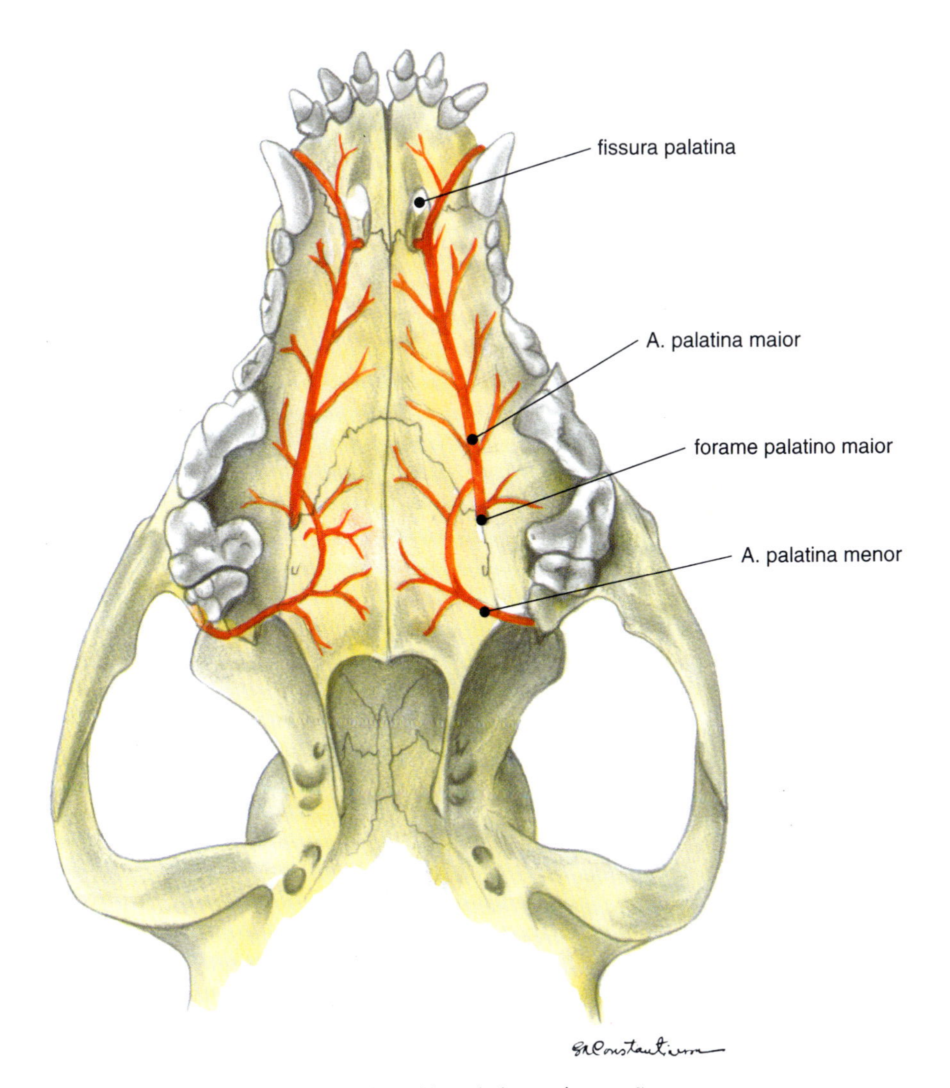

Fig. 1.16 Artéria palatina maior — cão.

O Pescoço

O ramo pré-escapular da A. cervical superficial é usado para um retalho cutâneo de padrão axial (ver Fig. 1.12).

Na *face lateral* do pescoço, a V. jugular externa, a V. linguofacial, a V. maxilar, a V. auricular caudal, a V. omobraquial e o arco hióideo cursam sobre os músculos superficiais. A veia lingual e a veia facial podem ter origens diferentes.

A V. jugular externa é usada para punção venosa e colocação de cateter venoso central.

A incisão para lateralização aritenóide unilateral (para tratar paralisia laríngea) é feita ventral e paralela à V. jugular externa.

As Vv. linguofacial e maxilar são marcos importantes para adenectomia salivar sublingual/mandibular, no tratamento de mucoceles.

A V. e a A. auriculares caudais são usadas para o similarmente denominado retalho cutâneo de padrão axial.

A observação do pescoço inclui exame para detectar a presença de pulsos jugulares, um indício de insuficiência cardíaca direita. A insuficiência cardíaca pode ser primária ou secundária a outras doenças (como efusão pericárdica). Os pulsos jugulares envolvem uma distensão pulsátil e colapso da veia jugular externa que se estende por mais de um terço do comprimento da parte superior do pescoço.

No cão, há apenas um grupo de lnn. cervicais superficiais, enquanto no gato há dois grupos: os lnn. cervicais superficiais dorsais e ventrais. No cão eles estão localizados na frente do M. supra-espinal, profundamente à parte cervical dos Mm. trapézio, braquiocefálico e omotransversário. No gato, os linfonodos dorsais estão situados ventrais à parte cervical do M. trapézio e profundamente ao M. omotransversário. Os linfonodos ventrais estão localizados na V. jugular externa, na frente da articulação do ombro.

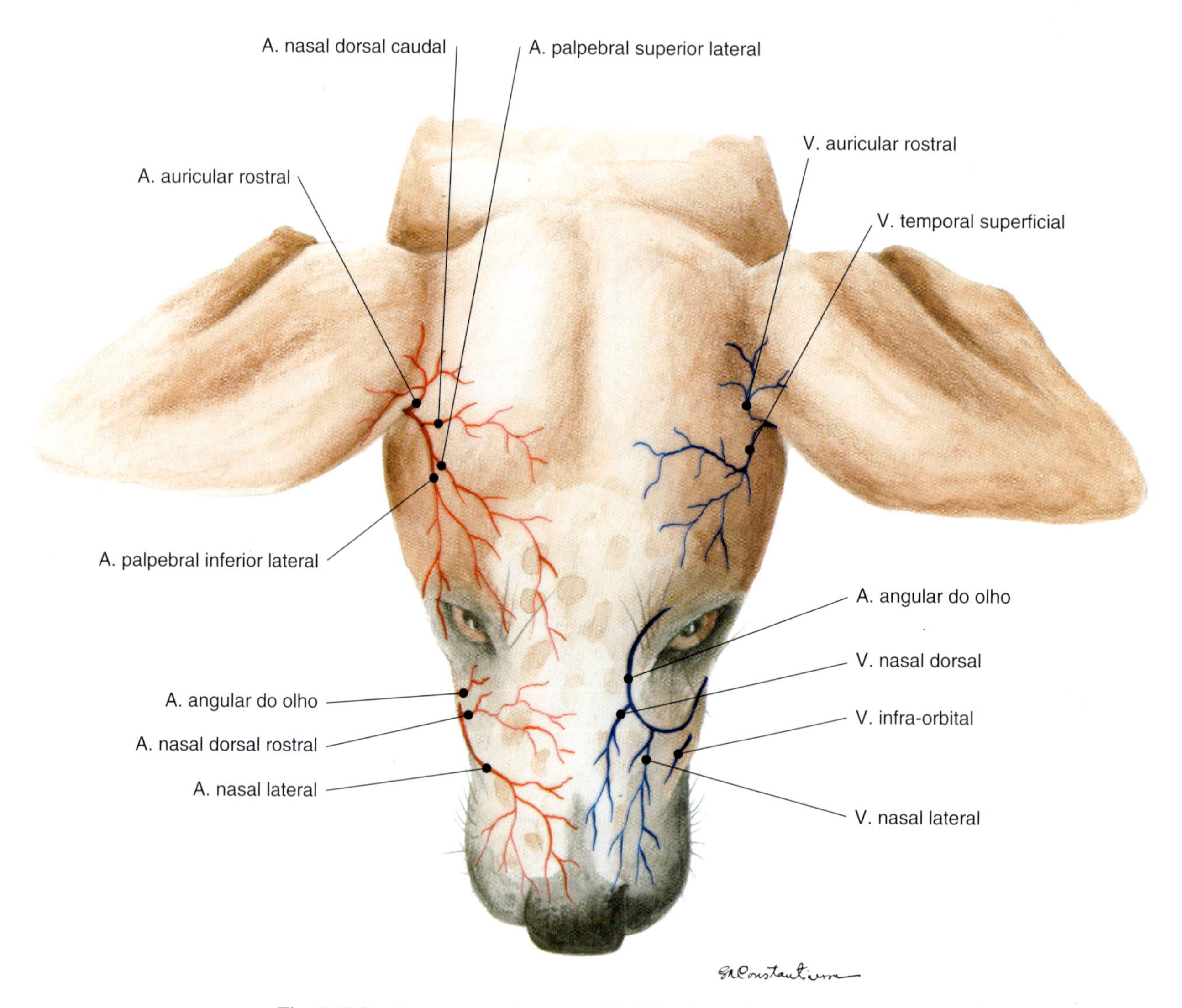

Fig. 1.17 Suprimento sanguíneo superficial da cabeça, face dorsal — cão.

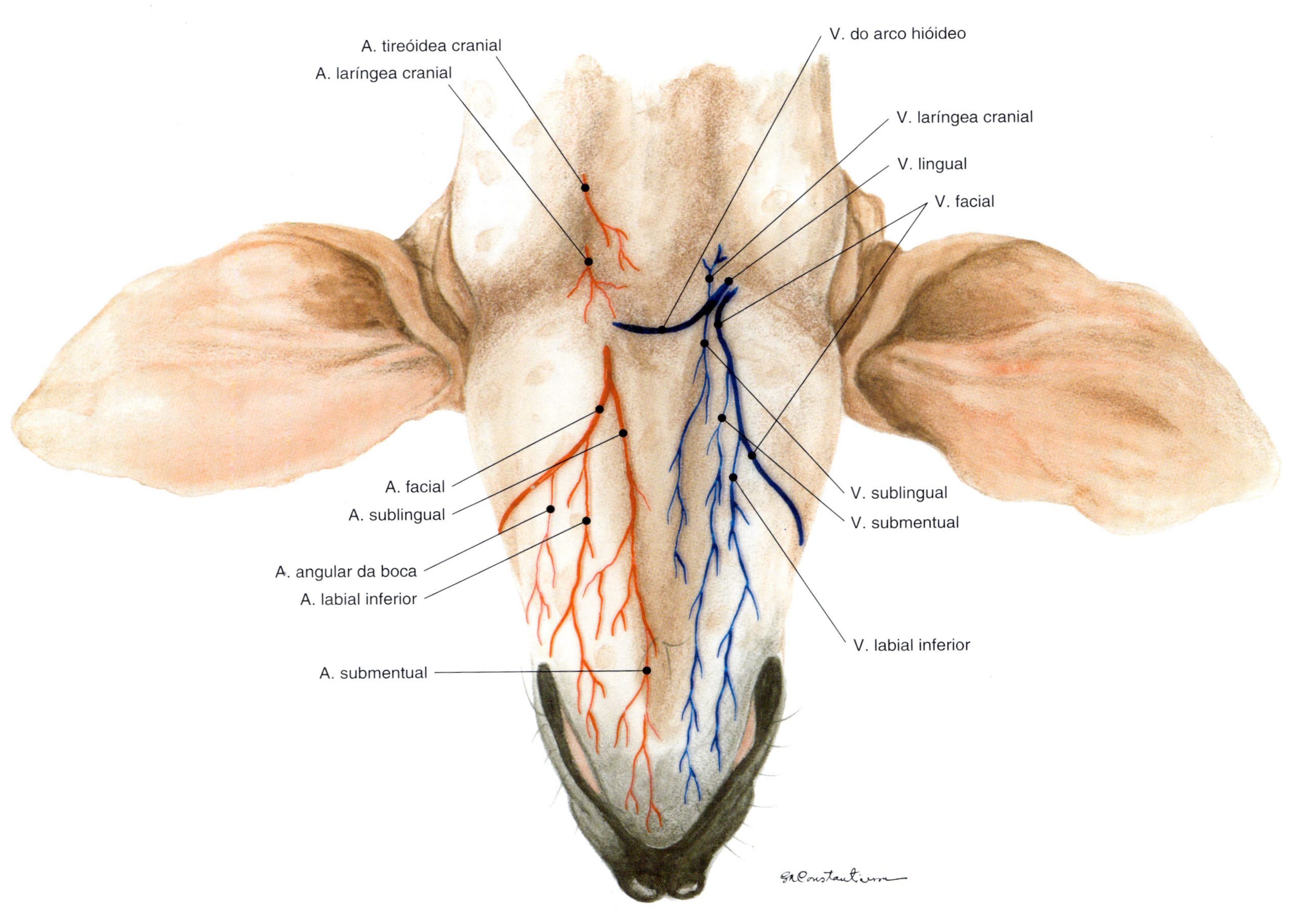

Fig. 1.18 Suprimento sanguíneo superficial da cabeça, face ventral — cão.

Às vezes os lnn. retrofaríngeos laterais podem ser palpados no cão.

Na *face ventral* do pescoço, a V. jugular externa, a V. omobraquial e a V. maxilar conectadas com a V. cefálica correm subcutaneamente.

O lnn. retrofaríngeo medial pode ser palpado caudal à glândula salivar mandibular, parcialmente revestida pelo M. esternomastóideo.

À palpação, a glândula salivar mandibular deve ser diferenciada dos lnn. mandibulares, geralmente aumentados. Os lnn. mandibulares podem estar aumentados por causa de inflamação, infecção ou neoplasia linfática ou metastática.

O Tórax

As artérias e as veias superficiais que suprem a pele na *face lateral* do tórax são ramos cutâneos da A. e da V. toracodorsal, da A. e da V. intercostal dorsal, da A. e da V. torácica interna (A. e V. epigástricas superficiais craniais e ramos mamários) e da A. e da V. torácicas laterais (Fig. 1.19).

Há um retalho cutâneo de padrão axial baseado na A. toracodorsal (ver Fig. 1.12) e um retalho musculocutâneo que inclui o M. grande dorsal.

Um retalho cutâneo de padrão axial pode ser elaborado na A. epigástrica superficial cranial (ver Fig. 1.12).

As veias são satélites das artérias.

Os ramos perfurantes da A. torácica interna que enviam ramos esternais e mamários mais a A. epigástrica superficial cranial suprem a face ventral do tórax (Fig. 1.20; ver também Figs. 1.10 e 1.11).

As veias são satélites das artérias.

O ln. axilar acessório está constantemente presente.

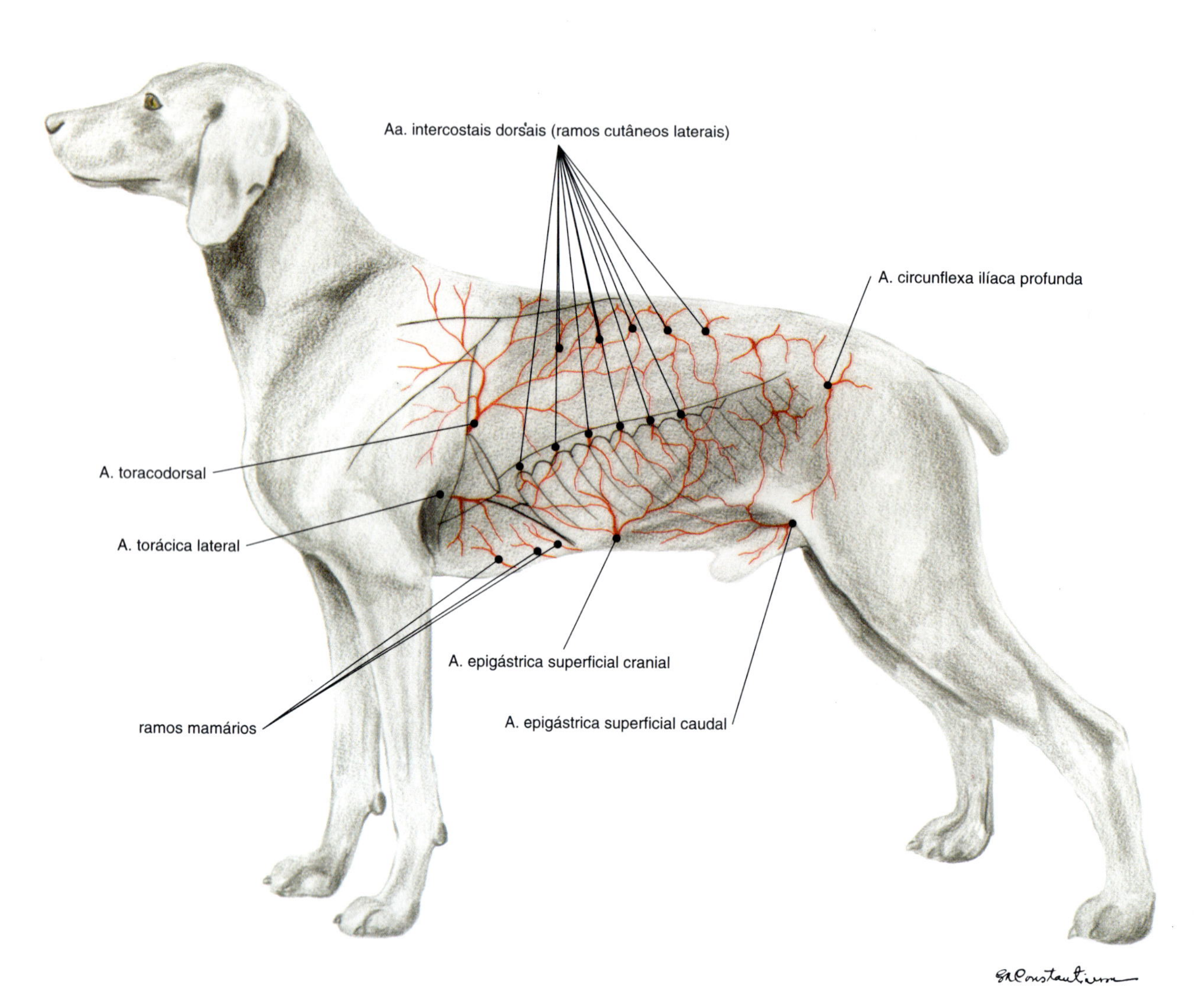

Fig. 1.19 Artérias superficiais do tórax e do abdome, face lateral — cão.

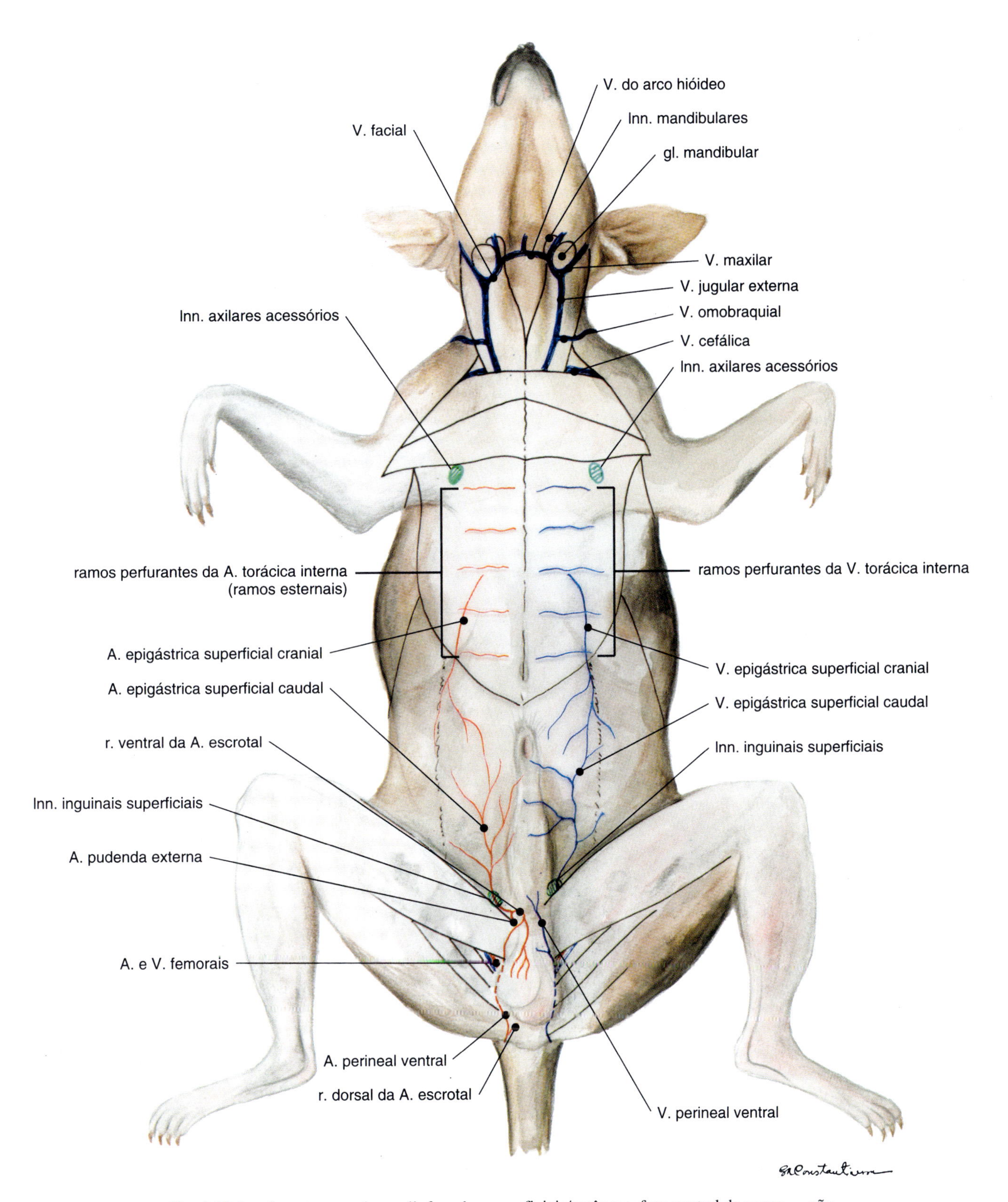

Fig. 1.20 Suprimento sanguíneo e linfonodos superficiais/cutâneos, face ventral do corpo — cão.

O Membro Torácico

As artérias superficiais que suprem a pele da ***face cranial/dorsal*** do membro torácico são ramos cutâneos das seguintes artérias: cervical superficial, circunflexas cranial e caudal do úmero, subescapular, toracodorsal, braquial superficial, superficial cranial do antebraço, colateral radial, interóssea recorrente e — apenas no cão — o r. interósseo da A. interóssea caudal (Fig. 1.21).

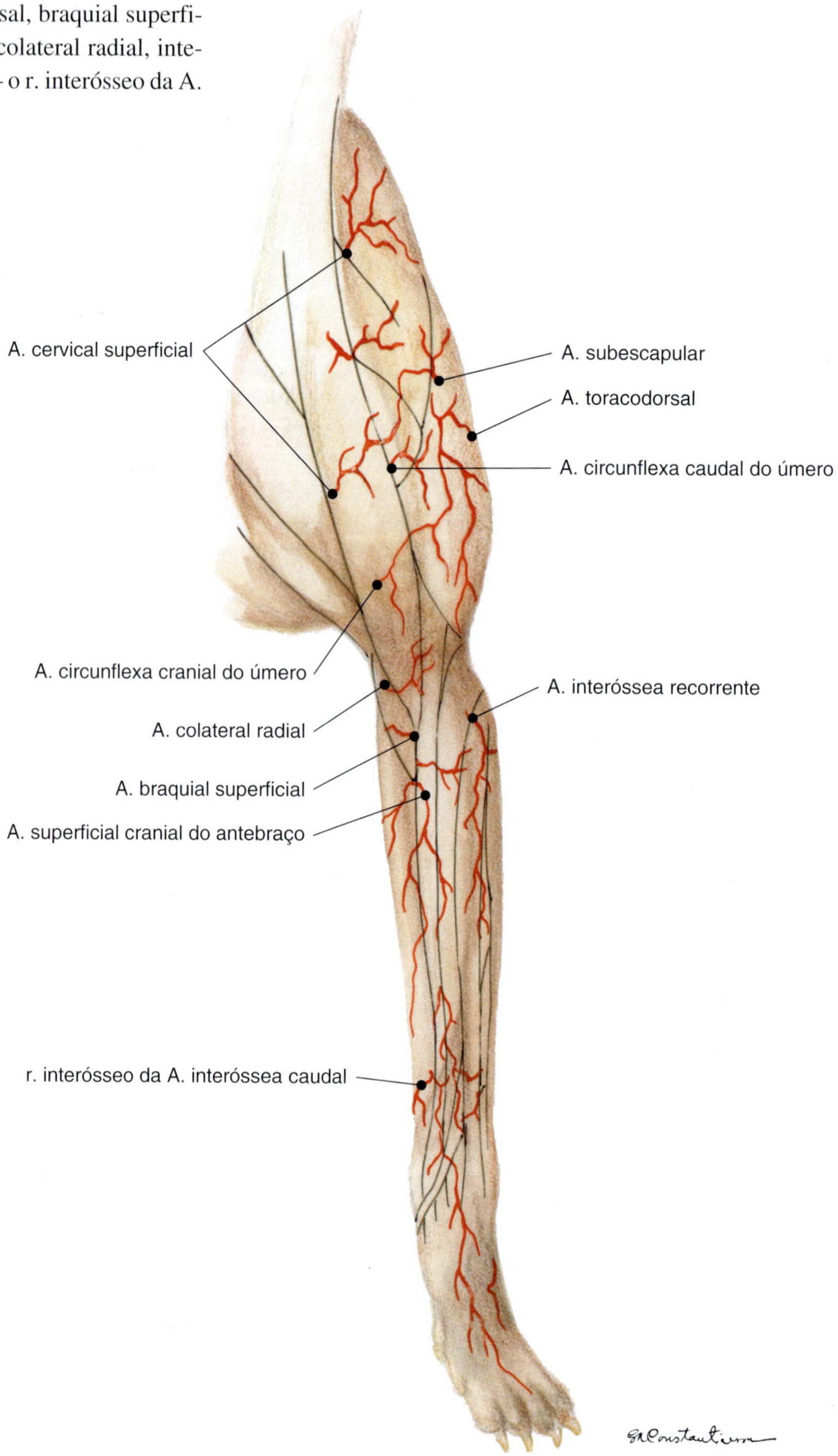

Fig. 1.21 Artérias superficiais do membro torácico, face cranial — cão.

As Aa. braquial e antebraquial superficiais podem ser usadas para fazer um retalho cutâneo de padrão axial (ver Fig. 1.12).

A A. toracodorsal e o ramo pré-escapular da A. cervical superficial também podem servir para retalhos cutâneos de padrão axial no membro torácico (ver Fig. 1.12).

Das Vv. digitais comuns dorsais, surge a V. cefálica acessória, que cursa sobre o metacarpo proximal, o carpo e a parte distal do antebraço, onde se une à V. cefálica. A última continua proximalmente até a face cranial do cotovelo. Aí, a V. cubital mediana junta-se à V. cefálica (**a V. cubital mediana é um desvio entre a V. cefálica e a V. braquial**). Próximo da tuberosidade deltóide, a V. cefálica dá origem à V. axilobraquial, que se une à V. omobraquial em seu trajeto na direção da V. jugular externa (Figs. 1.22 e 1.23).

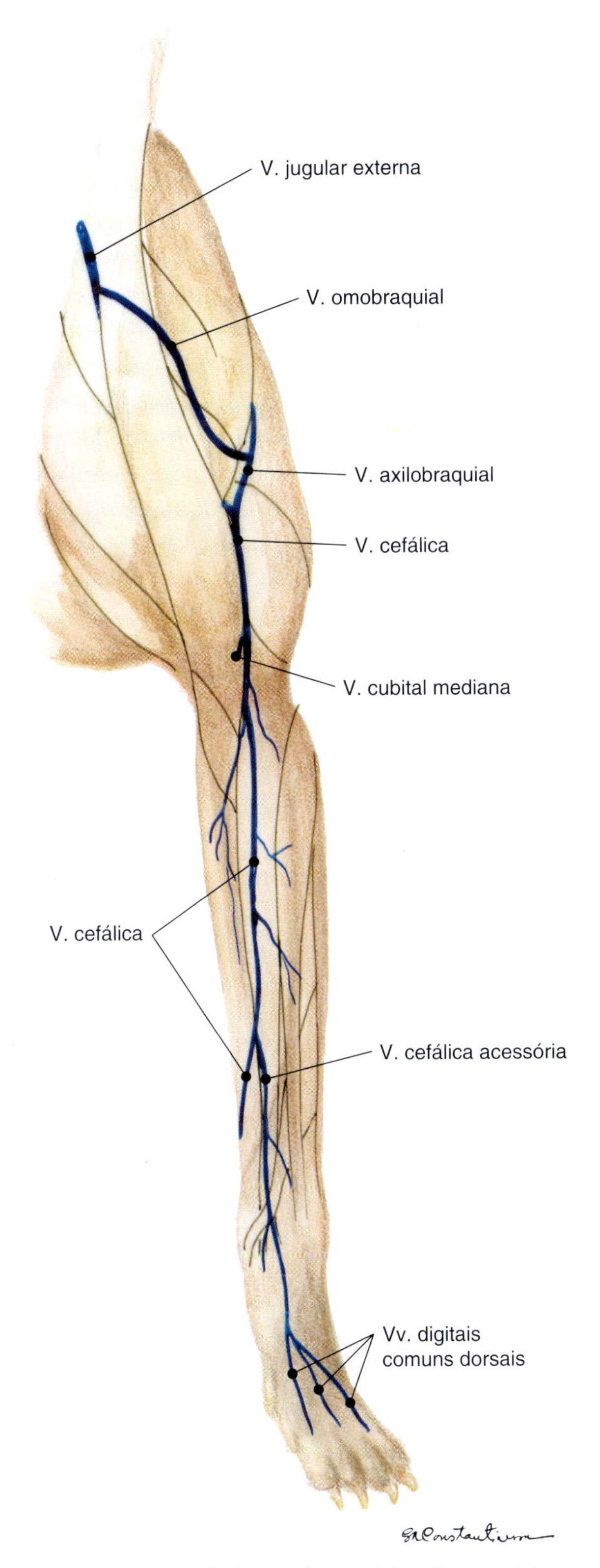

Fig. 1.22 Veias superficiais do membro torácico, face cranial — cão.

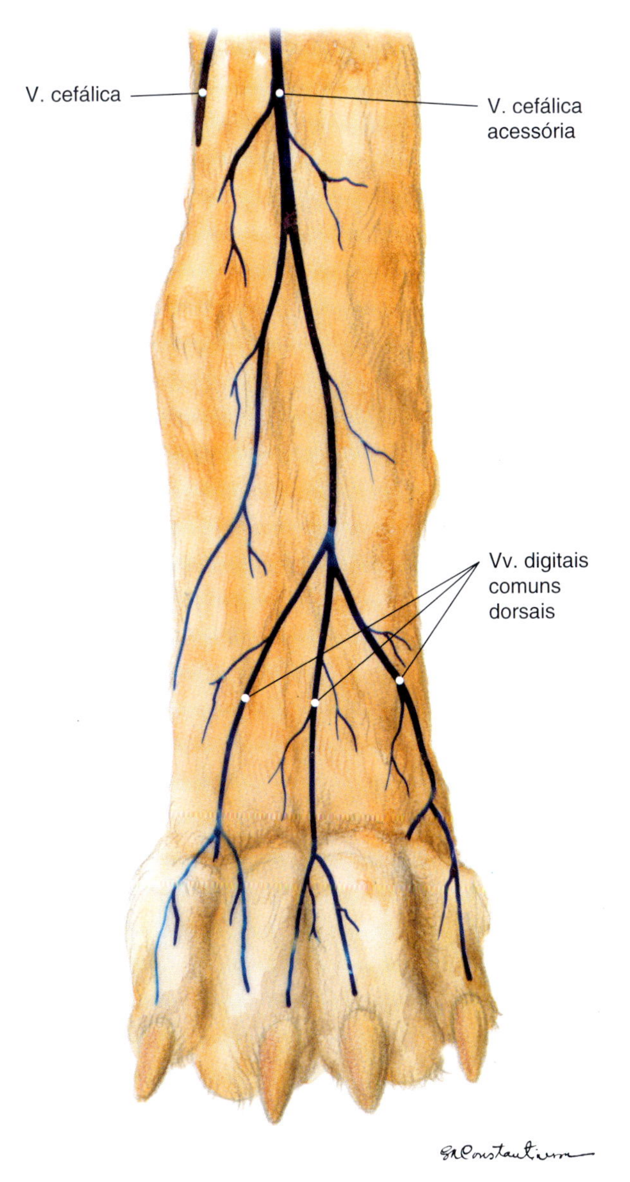

Fig. 1.23 Veias superficiais da extremidade distal do membro torácico, face cranial/dorsal — cão.

Começando com a V. cefálica acessória, todas as veias supracitadas são locais convenientes para injeção intravenosa ou obtenção de amostras sanguíneas.

Embora as Vv. jugular externa e cefálica sejam comumente usadas para obtenção de amostras sanguíneas, em certas situações também se pode usar a V. cefálica acessória.

As artérias que suprem a pele da ***face lateral*** do membro torácico são ramos das seguintes artérias: cervical superficial (os ramos pré-escapular e deltóide), subescapular, cir-

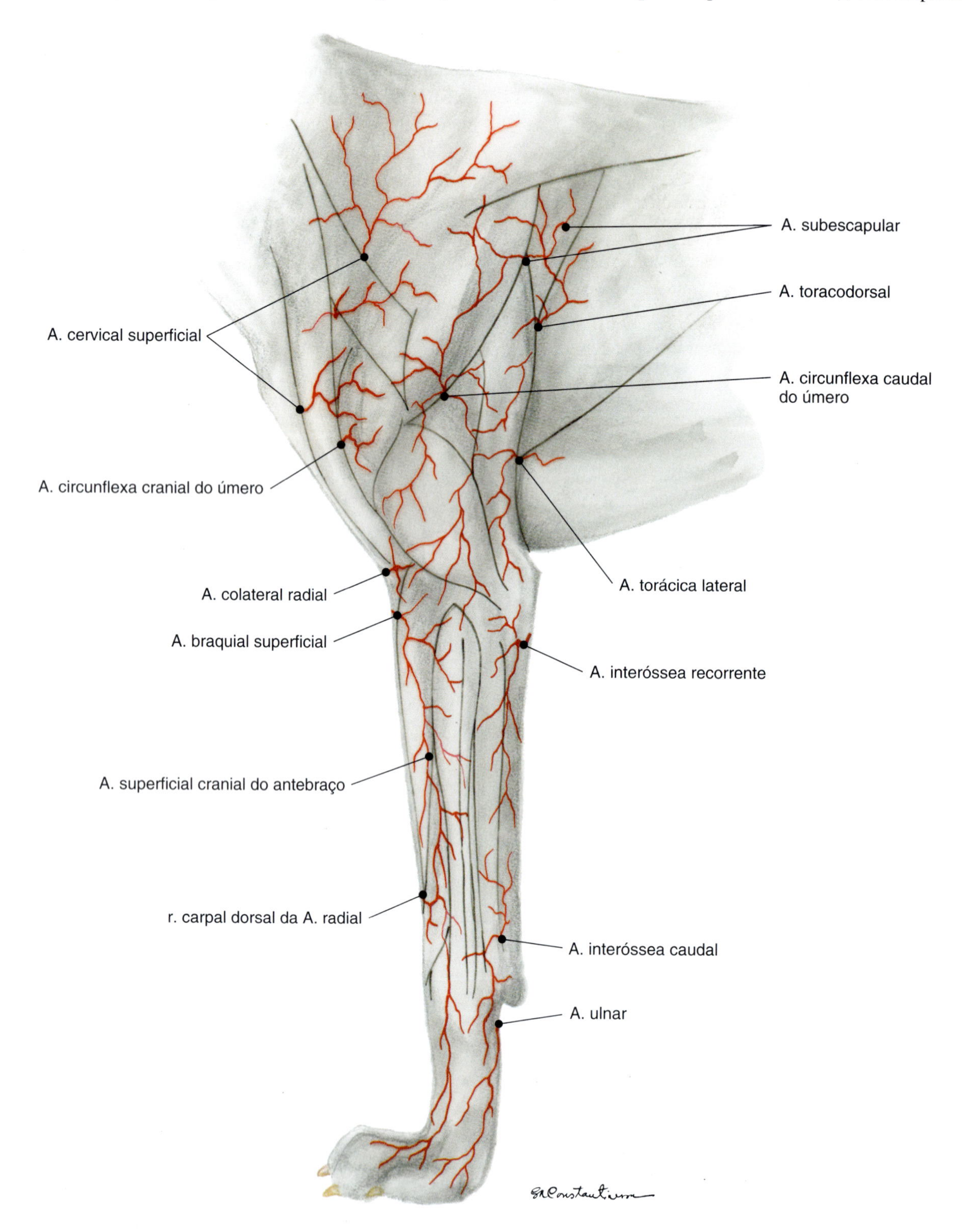

Fig. 1.24 Artérias superficiais do membro torácico, face lateral — cão.

cunflexas cranial e caudal do úmero, toracodorsal, torácica lateral, braquial superficial, superficial cranial do antebraço, interóssea recorrente, o r. interósseo da A. interóssea caudal (apenas no cão), A. colateral radial, ramo carpal dorsal da A. radial e ramos da ulnar (Fig. 1.24).

As Vv. cefálica acessória, cefálica, cubital mediana, axilobraquial e omobraquial são mostradas da perspectiva lateral na Fig. 1.25.

As artérias superficiais na ***face caudal/palmar*** do membro torácico são ramos cutâneos da A. subescapular, da A.

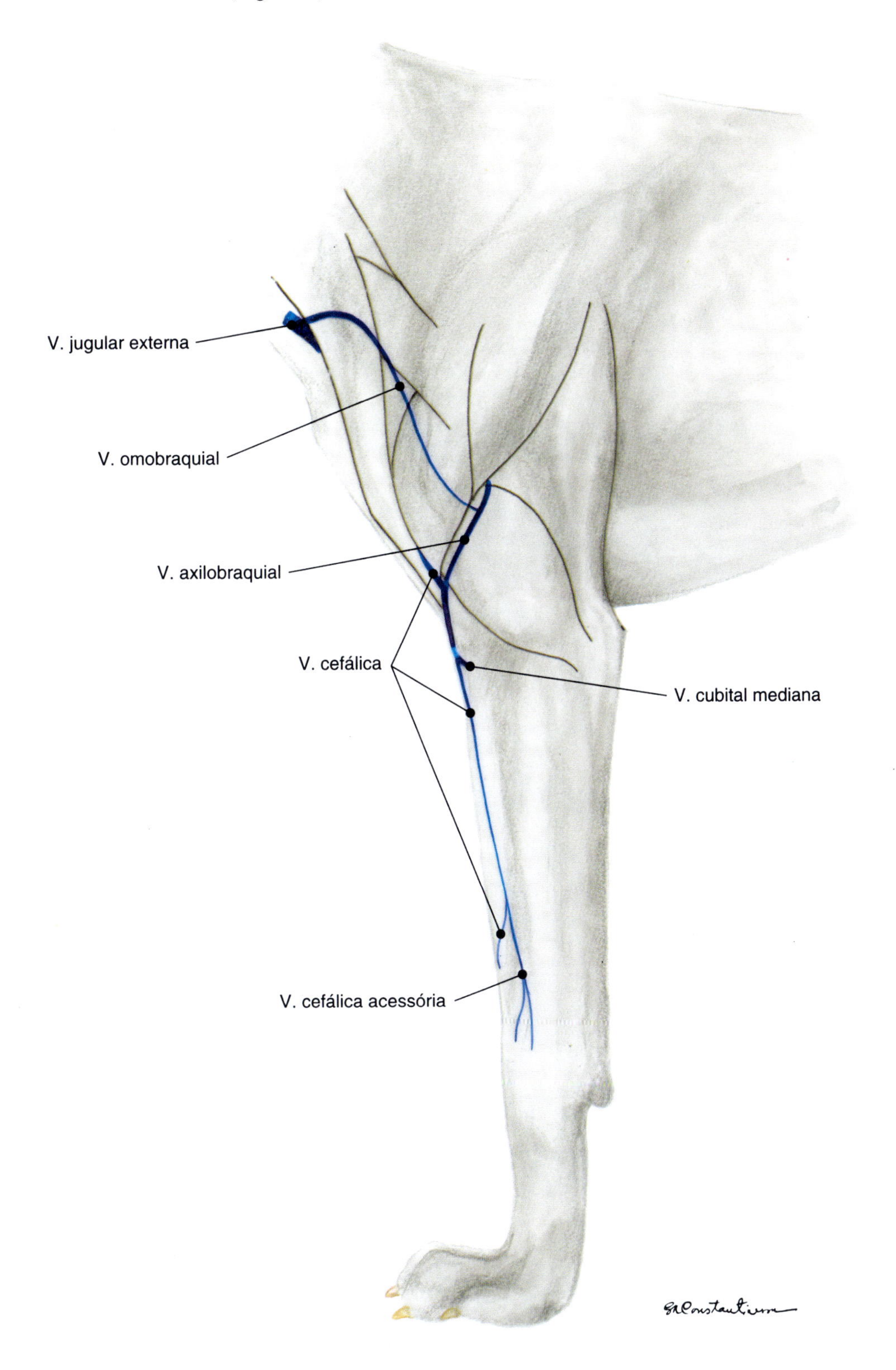

Fig. 1.25 Veias superficiais do membro torácico, face lateral — cão.

toracodorsal, da A. torácica lateral, da A. cervical superficial, das Aa. umerais circunflexas cranial e caudal, da A. braquial superficial, da A. antebraquial superficial cranial, da A. interóssea recorrente, do r. interósseo da A. interóssea caudal (no cão apenas) e de ramos da A. ulnar e da A. radial (Fig. 1.26).

Começando das Vv. digitais comuns palmares e do arco palmar superficial, a V. radial corre proximalmente nas regiões metacarpal e do carpo para continuar com a V. cefálica no terço distal do antebraço (Fig. 1.27). Não são mostradas mais outras veias importantes na face caudal do membro torácico.

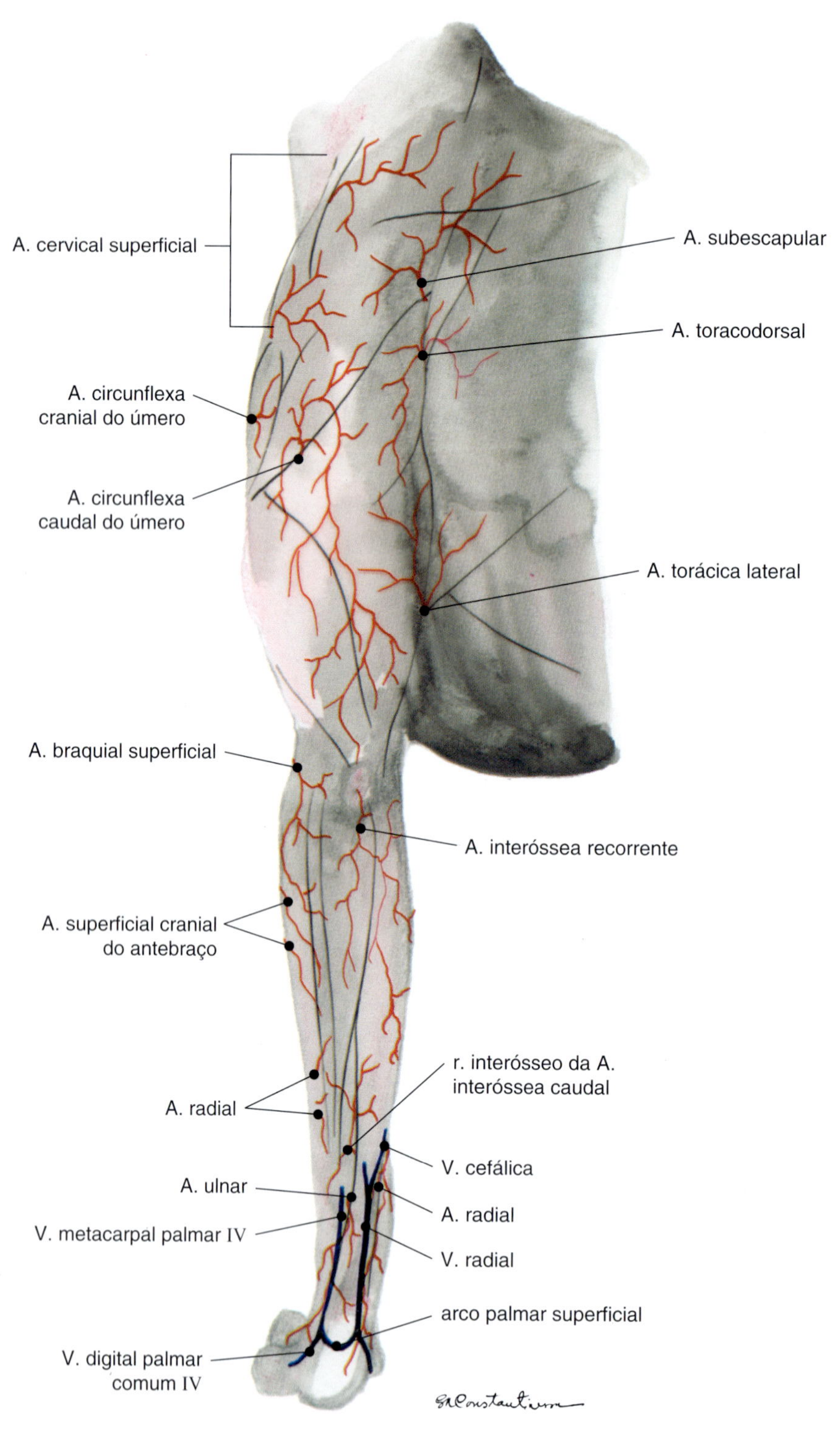

Fig. 1.26 Artérias e veias superficiais do membro torácico, face caudal — cão.

As artérias que suprem a ***face medial*** do membro torácico são ramos cutâneos da A. cervical superficial, da A. braquial superficial, da A. antebraquial superficial cranial, da A. interóssea recorrente, da A. radial e — no cão apenas — do r. interósseo da A. interóssea caudal (Fig. 1.28).

As veias começam com a V. digital palmar comum II que, após contribuir para o arco palmar superficial, continua como a V. radial e em seguida como a V. cefálica (ver Fig. 1.28). Nenhuma outra veia importante passa na face medial do membro torácico.

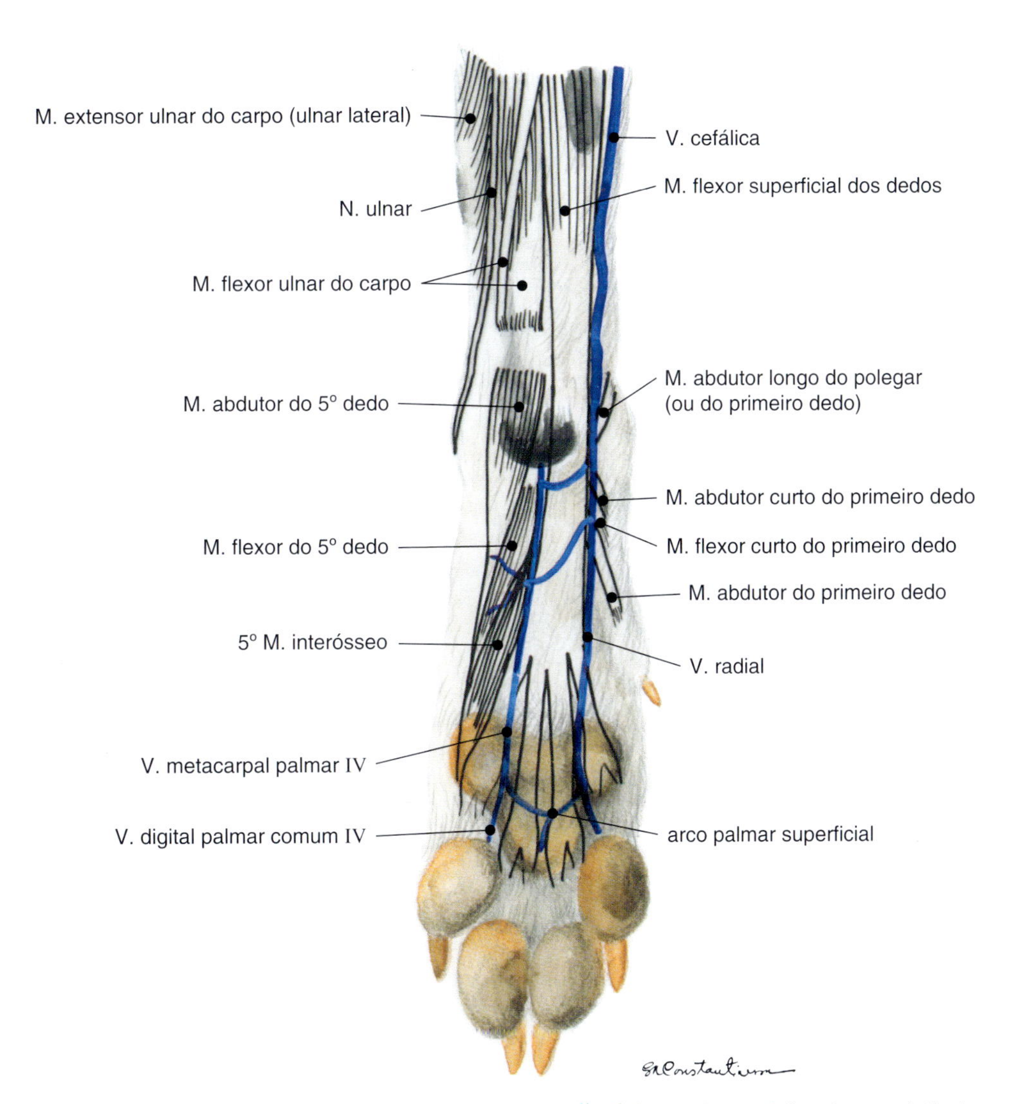

Fig. 1.27 Veias superficiais, músculos e tendões da extremidade distal do membro torácico, face caudal/palmar — cão.

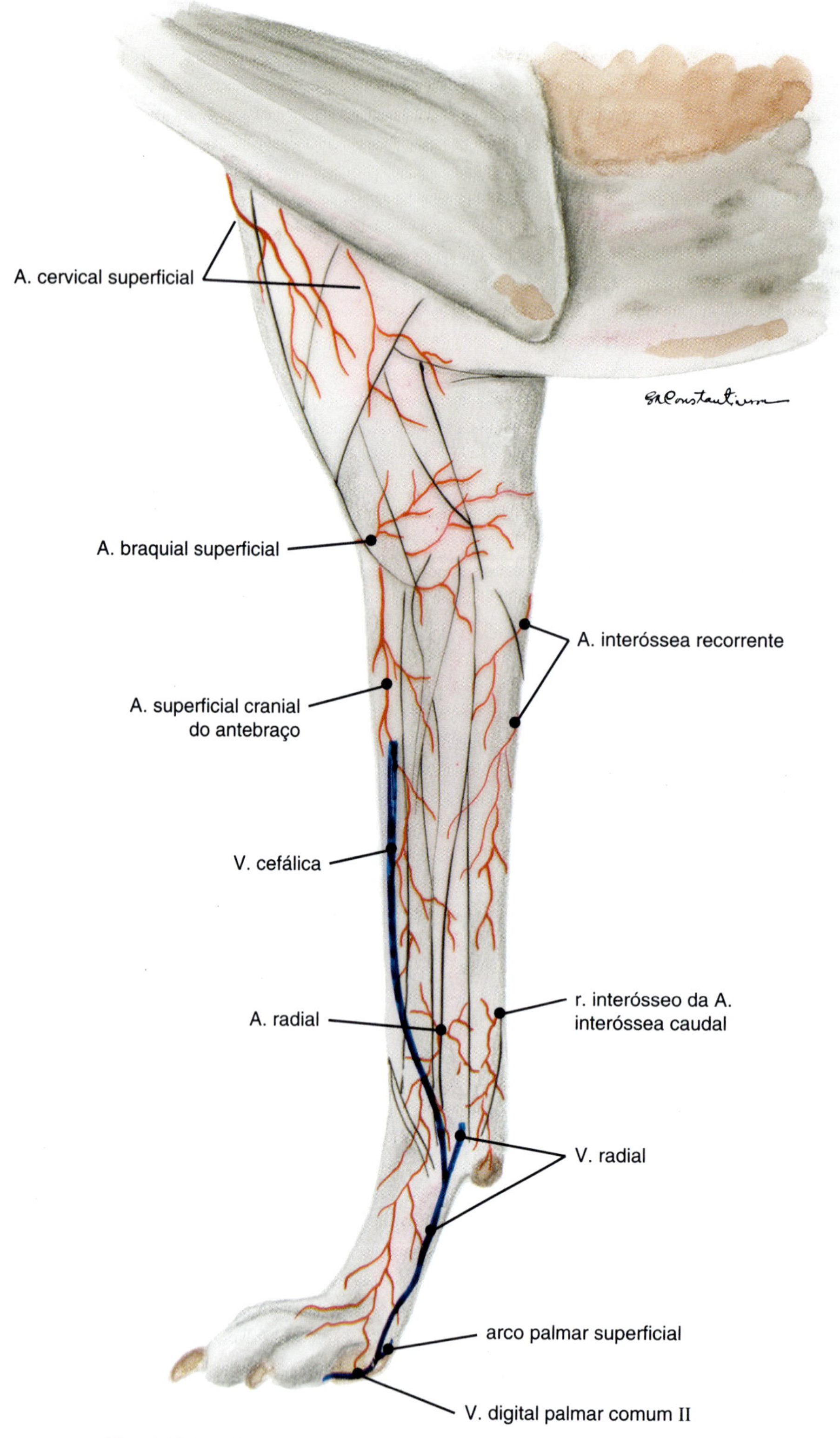

Fig. 1.28 Artérias e veias superficiais do membro torácico, face medial — cão.

O Abdome

As Aa. intercostais e os ramos cutâneos ventrais da A. torácica interna estão dispostos de forma metamérica na *face lateral* das paredes abdominais. Além delas, os ramos cutâneos laterais das seguintes artérias são expostos: as Aa. epigástricas superficiais cranial e caudal e ramos da A. circunflexa ilíaca profunda. As veias em geral acompanham as artérias correspondentes (ver Fig. 1.19).

Retalhos cutâneos de padrão axial podem ser baseados na A. circunflexa ilíaca profunda (tanto ramos cranial quanto caudal) e na A. epigástrica superficial caudal (ver Fig. 1.12).

Também podem ser criados retalhos cutâneos de padrão axial sobre a A. epigástrica superficial cranial (ver Fig. 1.12).

Nenhum linfonodo superficial costuma ser encontrado nas paredes laterais da cavidade abdominal em carnívoros, mas vasos linfáticos sim. Às vezes, os lnn. subilíacos são encontrados em carnívoros.

As seguintes artérias suprem a *face ventral* da pele abdominal (ver Figs. 1.10, 1.11 e 1.20).

A A. epigástrica cranial, como o ramo terminal da A. torácica interna, cursa na face dorsal e próximo à borda lateral do M. reto do abdome, dando origem à A. epigástrica superficial cranial, um vaso subcutâneo que supre a glândula mamária abdominal cranial. O tronco pudendoepigástrico dá origem à A. epigástrica caudal e à A. pudenda externa. A A. epigástrica cranial cursa sobre a face dorsal e próximo da margem lateral do M. reto do abdome, enquanto a A. pudenda externa entra no canal inguinal e sai através do anel inguinal superficial, onde se divide, em fêmeas, na A. epigástrica superficial caudal e no ramo labial ventral. A A. epigástrica superficial caudal supre as glândulas mamárias abdominais caudais e inguinais, enquanto o r. labial ventral supre a vulva e envia alguns ramos para a glândula mamária inguinal. No macho, a A. epigástrica superficial caudal supre o prepúcio; o r. labial ventral é substituído pelo r. escrotal ventral. As Aa. epigástricas superficiais cranial e caudal se anastomosam entre si por inosculação (uma comunicação entre duas artérias originárias de direções opostas e portanto dispostas em continuação uma com a outra). O tronco pudendoepigástrico pode estar ausente em carnívoros, mas suas duas artérias terminais estão presentes, como ramos isolados da A. femoral profunda.

As veias acompanham as artérias correspondentes. As Vv. epigástricas superficiais cranial e caudal anastomosam-se entre si, de forma similar às artérias correspondentes. Além disso, a V. torácica lateral, que é uma tributária da V. axilar, cursa ao longo da borda dorsal do M. peitoral profundo.

Na face ventral da parede abdominal, no cão, só estão presentes os lnn. inguinais superficiais, situados sobre a A. pudenda externa, subcutaneamente, no anel inguinal superficial. Além disso, no gato, os lnn. epigástricos caudais podem ser palpados subcutaneamente, apesar de não serem mencionados na Nômina Anatômica Veterinária; estão localizados no trajeto da A. epigástrica caudal. Os vasos linfáticos que drenam as glândulas mamárias abdominais craniais esvaziam-se nos lnn. axilares ou axilares acessórios. Os vasos linfáticos das glândulas mamárias abdominais caudais e inguinais esvaziam-se nos lnn. inguinais superficiais e, no gato, além disso, nos lnn. epigástricos caudais (ver Figs. 1.10, 1.11 e 1.20).

A Pelve

As artérias superficiais da *face lateral* da pelve no cão são mostradas na Fig. 1.29.

Pode-se fazer um retalho cutâneo de padrão axial com base nas A. e V. circunflexas ilíacas profundas (ver Fig. 1.12).

As artérias do cão macho e da cadela sobre a *face caudal* da pelve são mostradas nas Figs. 1.30 e 1.31, respectivamente.

Na face caudal da pelve, a A. pudenda interna deve ser preservada durante herniorrafia perineal.

As principais artérias na *face ventral* da pelve no cão macho e na cadela são mostradas nas Figs. 1.10 e 1.11, respectivamente.

O Membro Pélvico

A seguir, as artérias que suprem a pele da *face cranial/dorsal* do membro pélvico. As artérias superficiais da região glútea, da coxa e da soldra (joelho) são ramos cutâneos da A. circunflexa ilíaca profunda, da A. circunflexa ilíaca superficial (apenas no cão), da A. circunflexa femoral lateral, da A. glútea caudal, da A. safena, da A. genicular descendente e da A. femoral caudal.

Pode-se elaborar um retalho cutâneo de padrão axial com base no ramo genicular articular da A. safena (ver Fig. 1.12).

Na crura, o r. superficial da A. tibial cranial e o r. genicular articular da A. safena se anastomosam entre si. No autopódio (tarso, metatarso e falanges), o ramo cranial da A. safena distribui-se por toda a região. A A. tibial cranial continua sobre a face dorsal do tarso como a A. dorsal do pé (Fig. 1.32).

A A. dorsal do pé é usada para obtenção percutânea de amostra de sangue arterial e colocação também percutânea de cateter, com o intuito de monitorar a pressão sanguínea arterial.

As veias superficiais de importância clínica e palpáveis na face dorsal do membro pélvico são as seguintes: as Vv. digitais dorsais comuns II-IV, o ramo cranial da V. safena lateral (**M**) e o ramo cranial da V. safena medial. Na face cranial da região distal da crura, é mostrada uma anastomose entre os dois ramos craniais já mencionados (Fig. 1.33).

A V. safena lateral pode ser usada para venóclise (injeção de líquido numa veia) ou colocação de cateter intravenoso.

Na ***face lateral*** do membro pélvico, uma ampla área das regiões glútea e da coxa é suprida por ramos das seguintes artérias: o ramo caudal da A. circunflexa ilíaca profunda, no cão pela A. circunflexa ilíaca superficial, o ramo ascendente da A. circunflexa femoral lateral e a A. glútea caudal.

Retalhos cutâneos de padrão axial podem ser baseados na A. circunflexa ilíaca profunda (ramos cranial e caudal) e na epigástrica superficial caudal (ver Fig. 1.12).

A coxa é suprida, além dessas, pelos ramos cutâneos da A. femoral caudal distal e da A. safena. Na crura e no autopódio (tarso, metatarso e falanges), o ramo superficial da A. tibial cranial e a A. safena enviam ramos cutâneos (Fig. 1.34).

A veia mais importante é a V. digital dorsal comum III, que representa a origem do r. cranial da V. safena lateral; a última cursa obliquamente em direção caudoproximal à crura em íntimo contato com a tíbia, até unir-se ao r. caudal da mesma veia. **O ramo cranial da V. safena lateral é clinicamente a veia superficial mais importante do membro pélvico, usada para injeção IV e obtenção de amostras de sangue.** O r. caudal é uma continuação do arco plantar superficial. A V. safena lateral é visível até a região poplítea, onde o ln. poplíteo superficial pode ser palpado (Fig. 1.35).

Proximal à região do tarso, a área sobre a face lateral da crura, onde o ramo cranial da V. safena lateral cruza

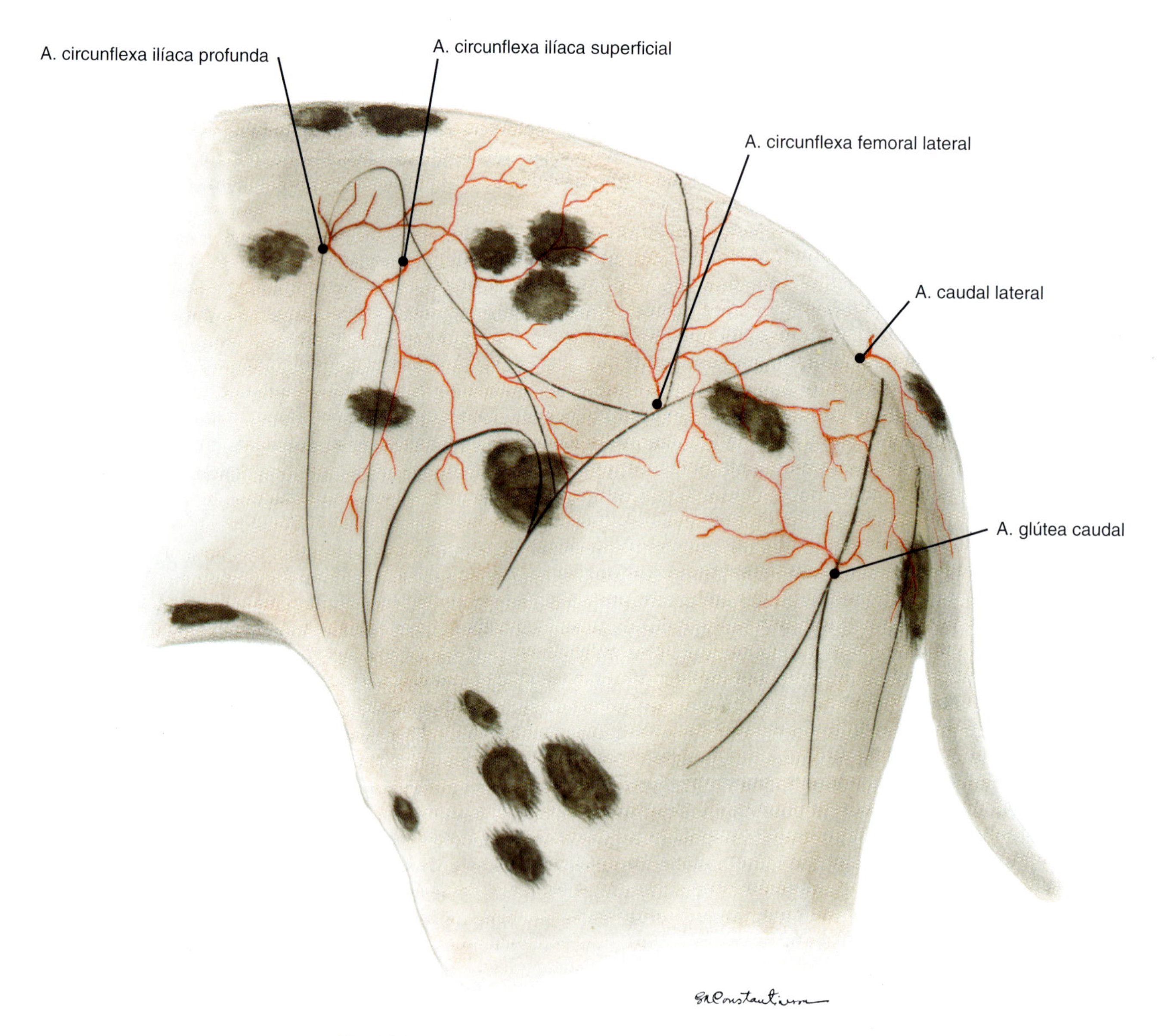

Fig. 1.29 Artérias superficiais da pelve, face lateral — cão.

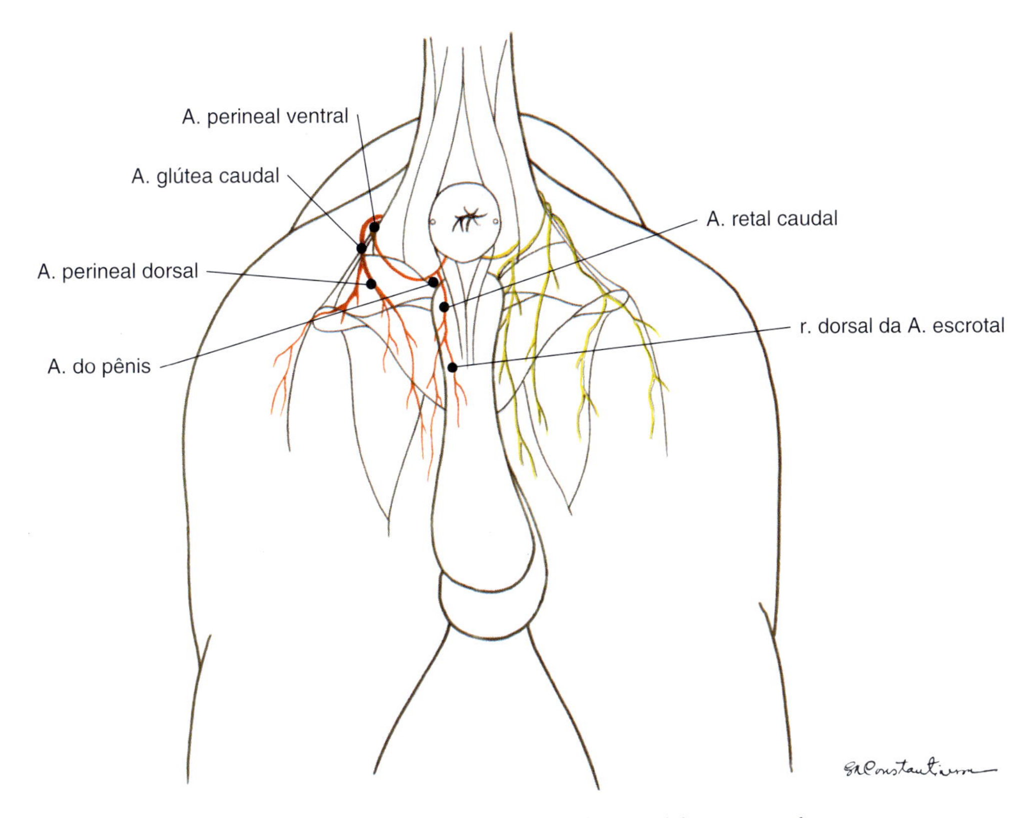

Fig. 1.30 Artérias superficiais da pelve, face caudal — cão macho.

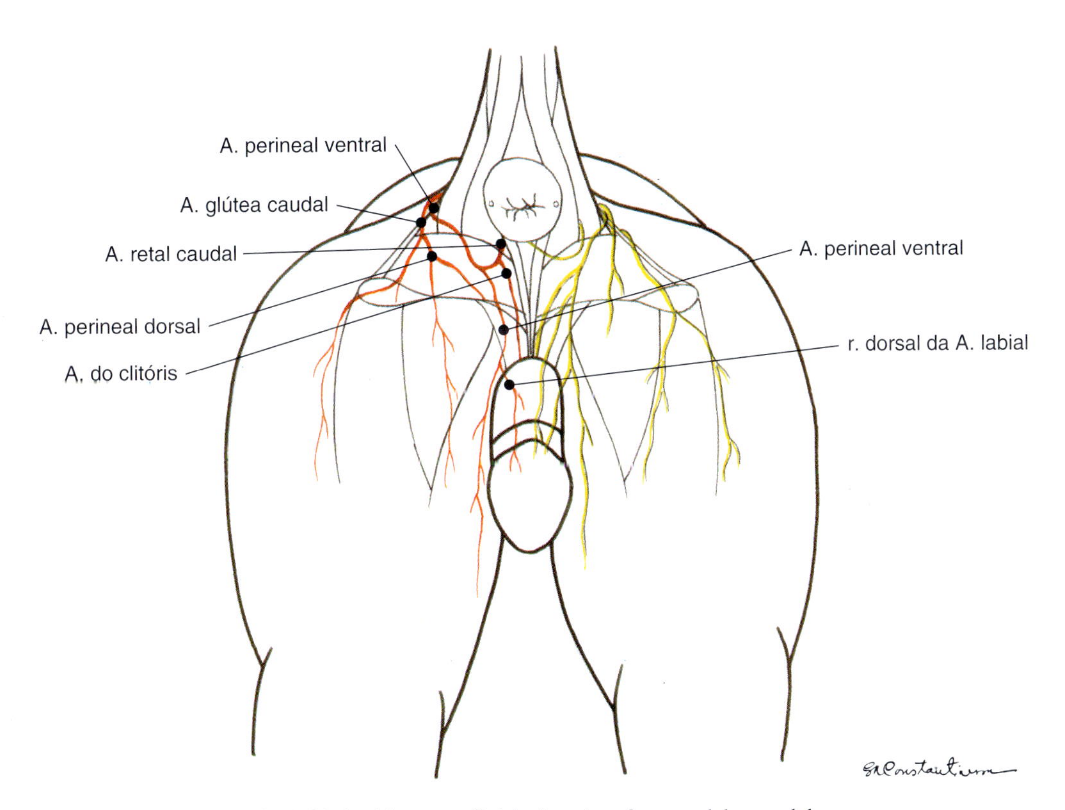

Fig. 1.31 Artérias superficiais da pelve, face caudal — cadela.

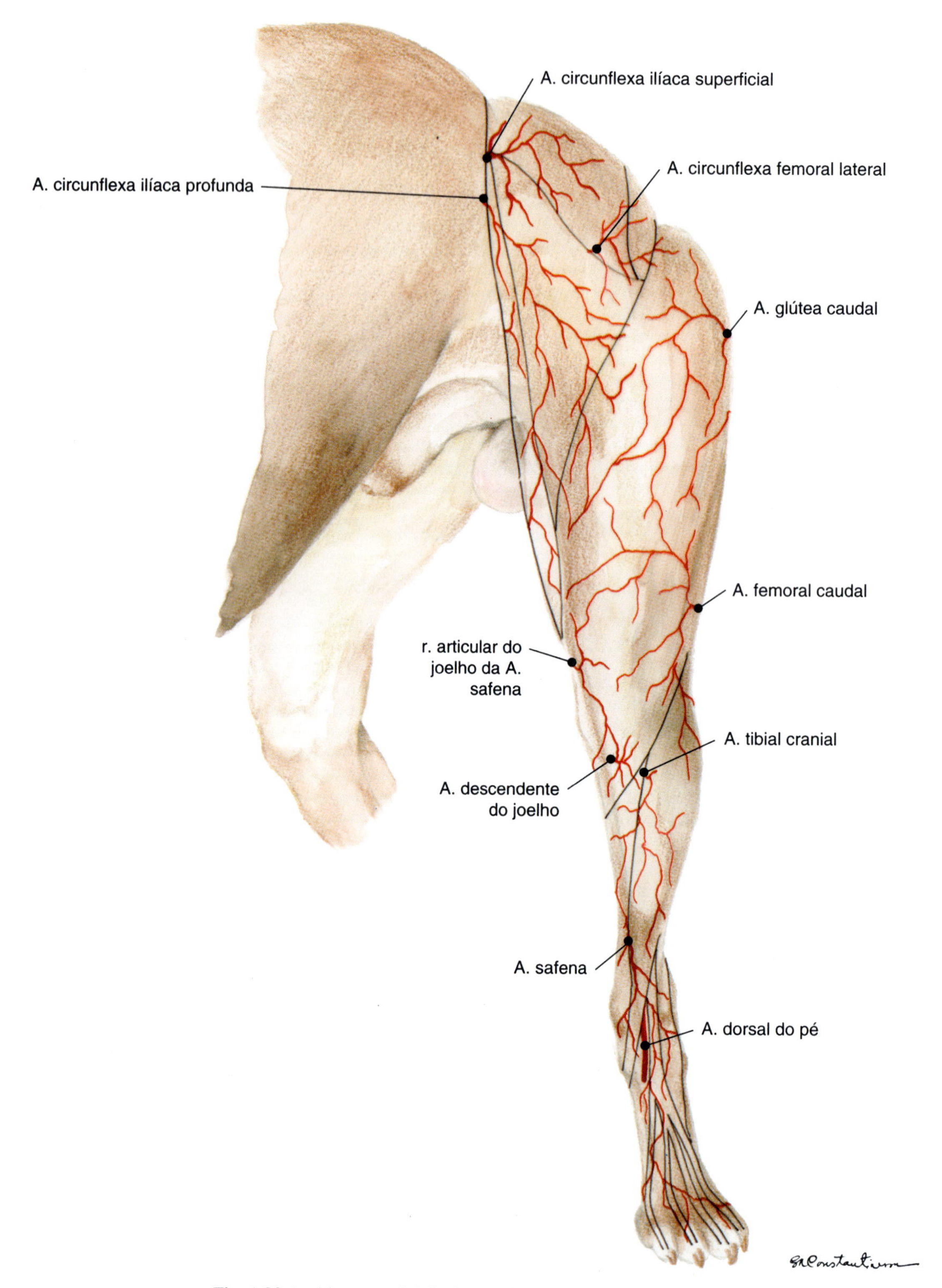

Fig. 1.32 Artérias superficiais do membro pélvico, face cranial — cão.

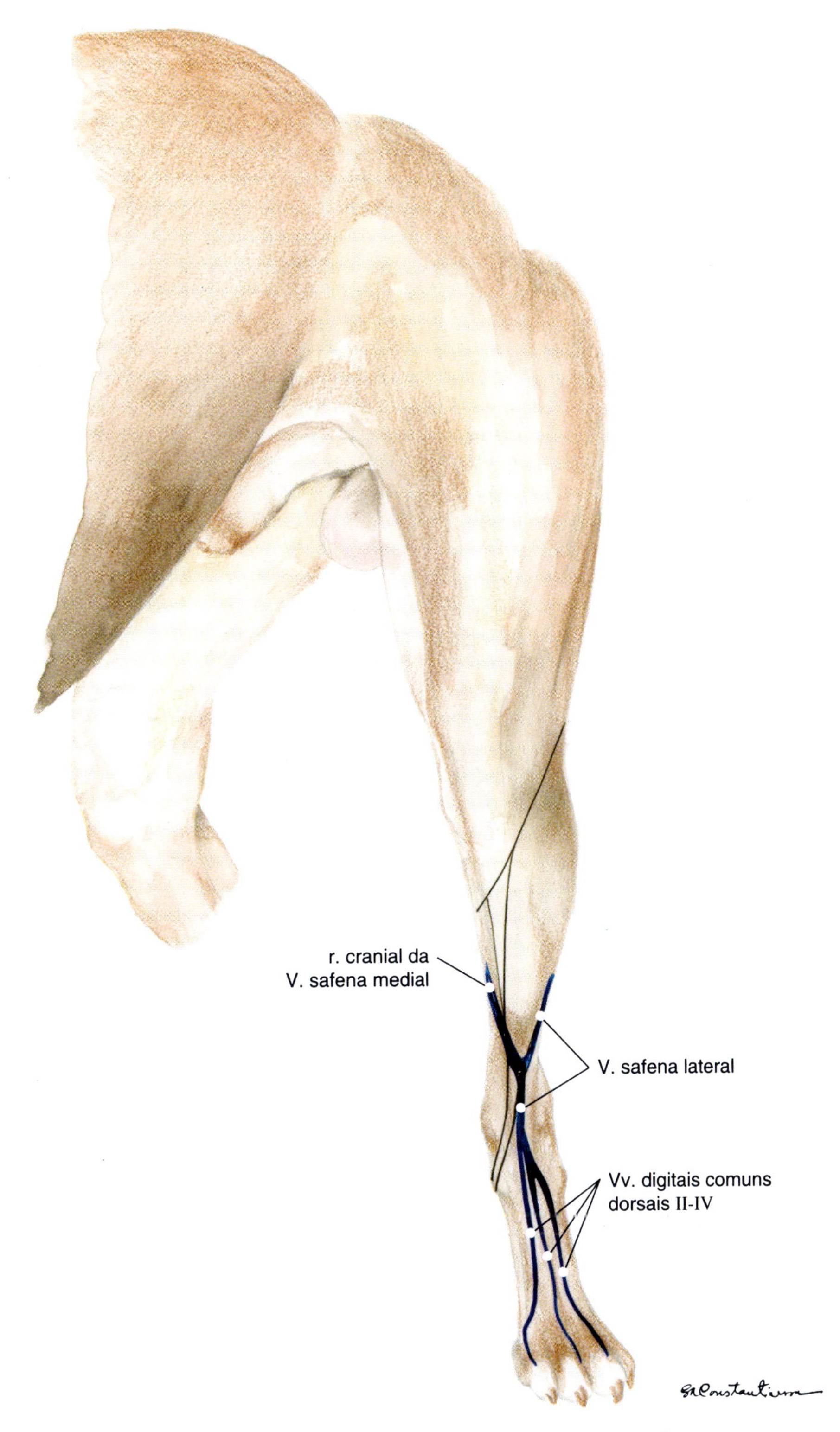

Fig. 1.33 Veias superficiais do membro pélvico, face cranial/dorsal — cão.

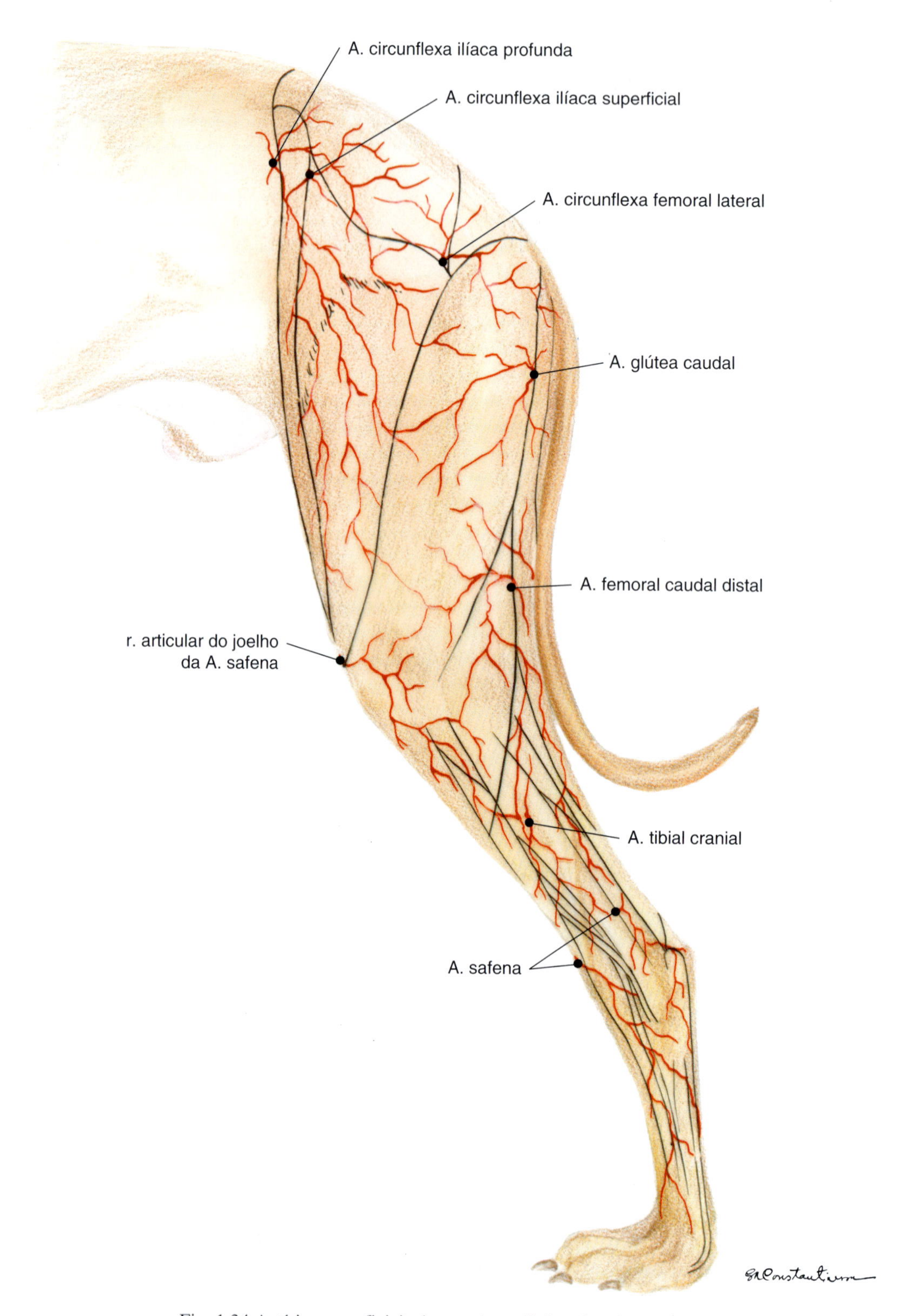

Fig. 1.34 Artérias superficiais do membro pélvico, face lateral — cão.

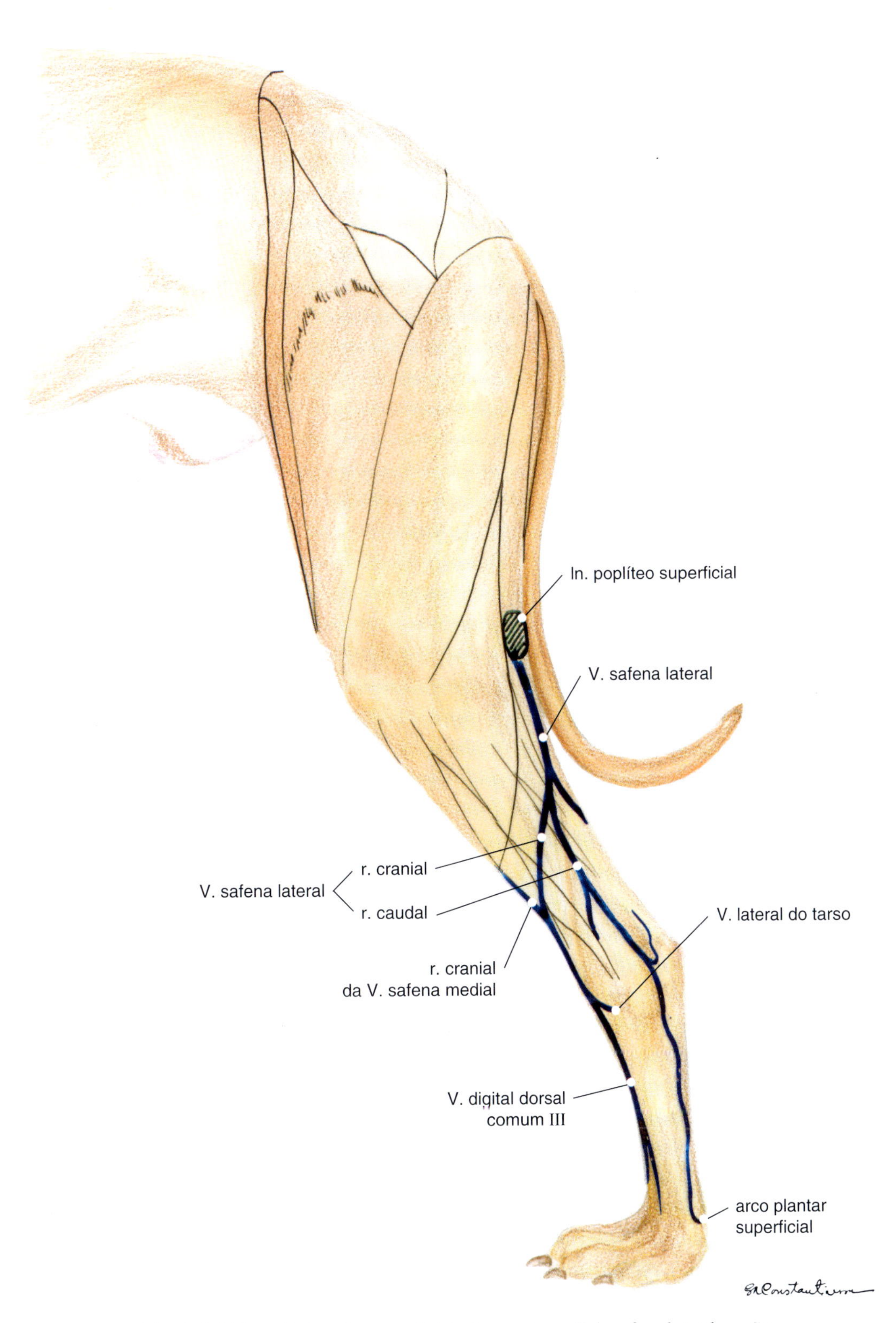

Fig. 1.35 Veias e linfonodos superficiais do membro pélvico, face lateral — cão.

obliquamente a tíbia, é o principal local para injeções IV ou obtenção de amostras sanguíneas.

As artérias superficiais mostradas na ***face caudal/plantar*** do membro pélvico são ramos cutâneos da A. circunflexa ilíaca profunda, da A. circunflexa femoral lateral, da A. glútea caudal, da A. femoral caudal distal, da A. tibial cranial e ramos da A. safena (Fig. 1.36).

O arco (V.) plantar superficial circunda os tendões flexores dos dedos no terço distal do metatarso (Figs. 1.37 e 1.38). A terminação lateral do arco continua como o r. caudal da

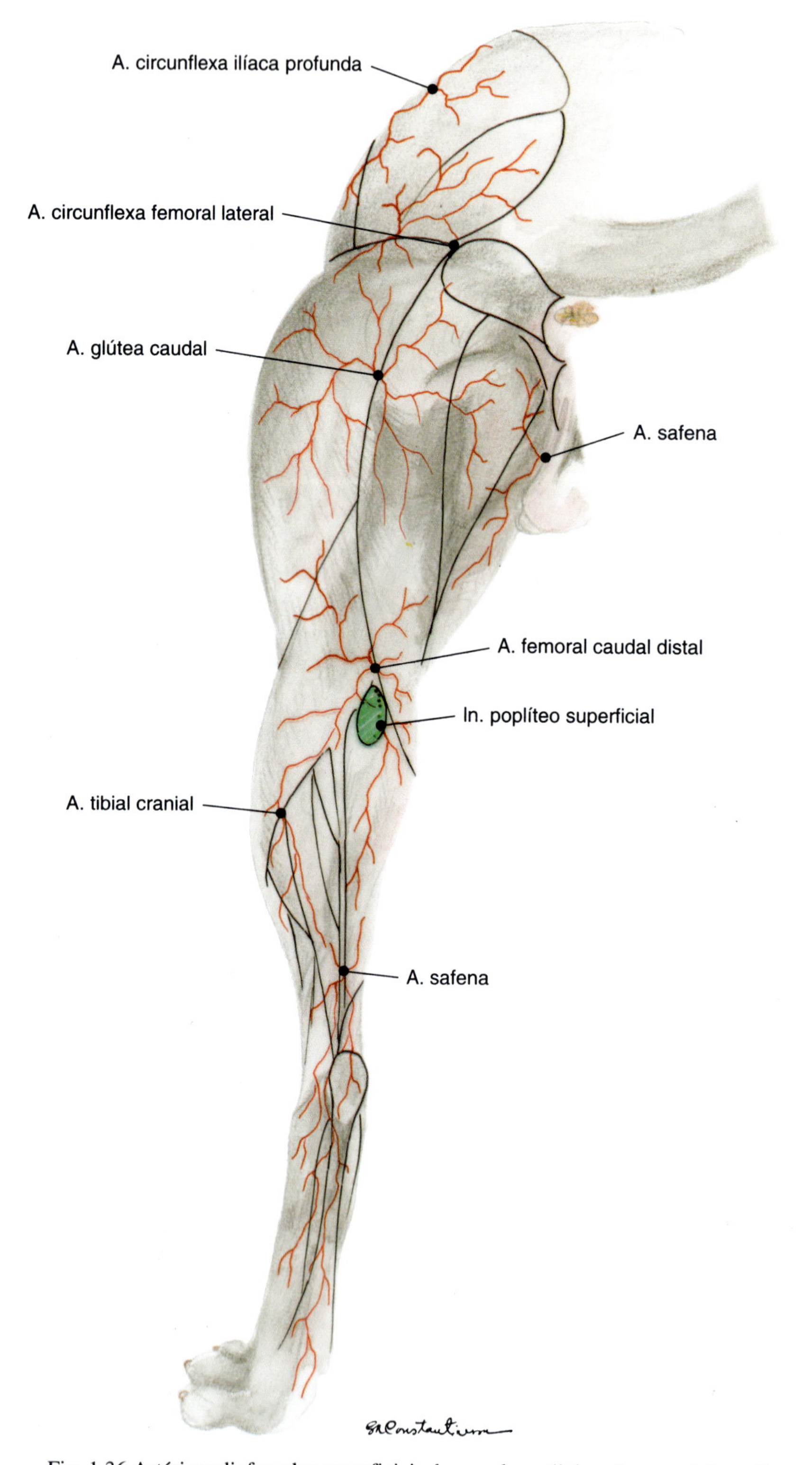

Fig. 1.36 Artérias e linfonodos superficiais do membro pélvico, face caudal — cão.

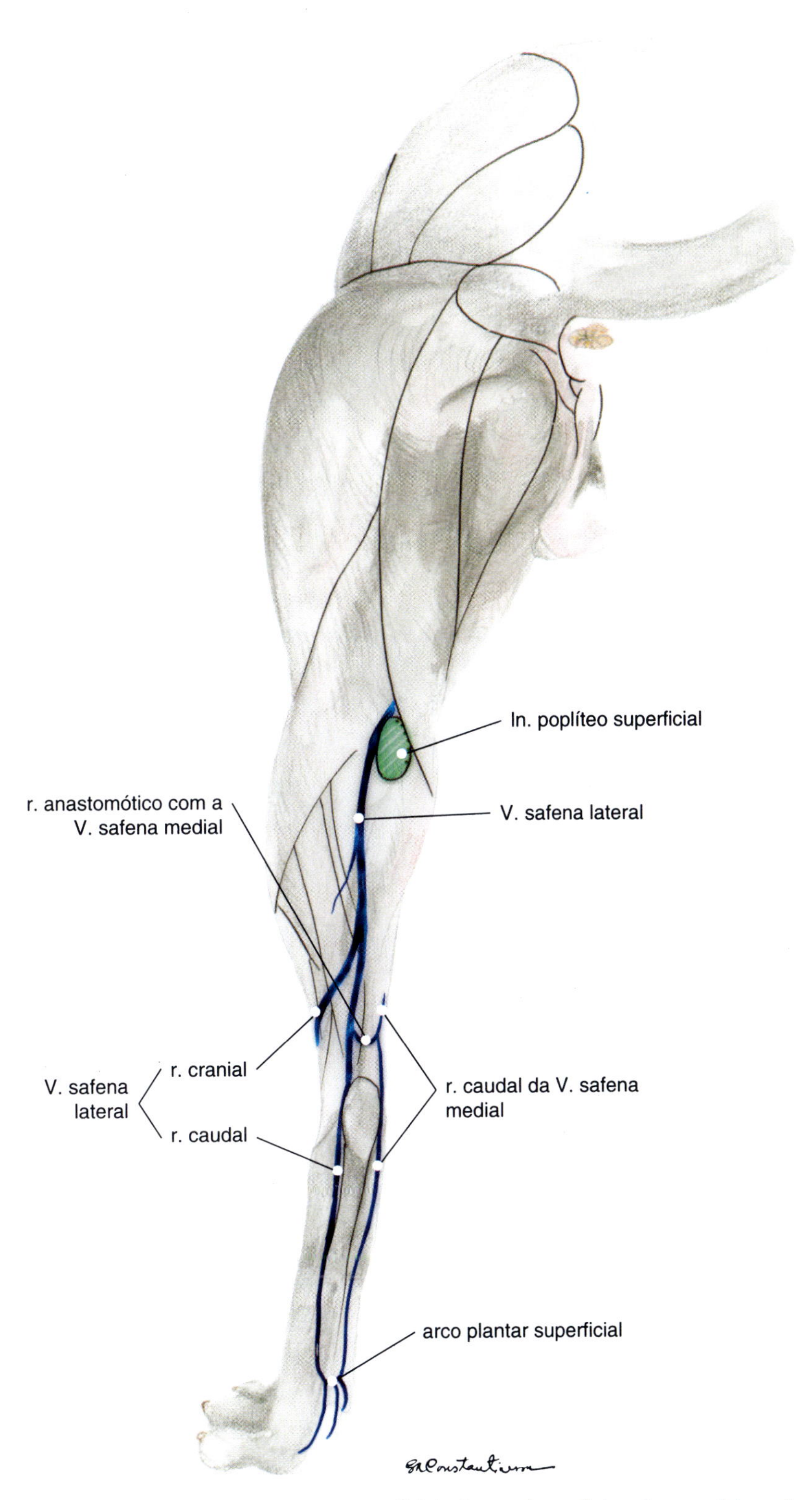

Fig. 1.37 Veias e linfonodos superficiais do membro pélvico, face caudal — cão.

V. safena lateral, enquanto a terminação medial dele continua como o r. caudal da V. safena medial. O r. caudal da V. safena lateral se anastomosa com o r. caudal da V. safena medial, proximal ao calcâneo. A V. safena lateral pode ser acompanhada até a região poplítea, onde está localizado o ln. poplíteo superficial (Fig. 1.37). Nenhuma veia de importância clínica proximal ao ln. poplíteo superficial é digna de menção.

As artérias superficiais que suprem a pele na ***face medial*** do membro são ramos das Aa. genicular descendente (a. descendente do joelho) e safena (Fig. 1.39).

Um retalho cutâneo denominado "retalho condutor safeno reverso" baseia-se na A. safena. O sucesso do procedimento depende da existência funcional da A. metatarsal perfurante (cuja denominação oficial é ramo perfurante proximal da A. metatarsal dorsal II).

As veias são representadas por ambos os ramos, cranial e caudal, da V. safena medial, que drena na V. femoral (Fig. 1.40).

O ln. poplíteo superficial pode ser visto no ângulo caudal da região poplítea. Na superfície medial da coxa, na parte distal do canal femoral, tanto no cão como no gato, às vezes o ln. femoral pode ser visto.

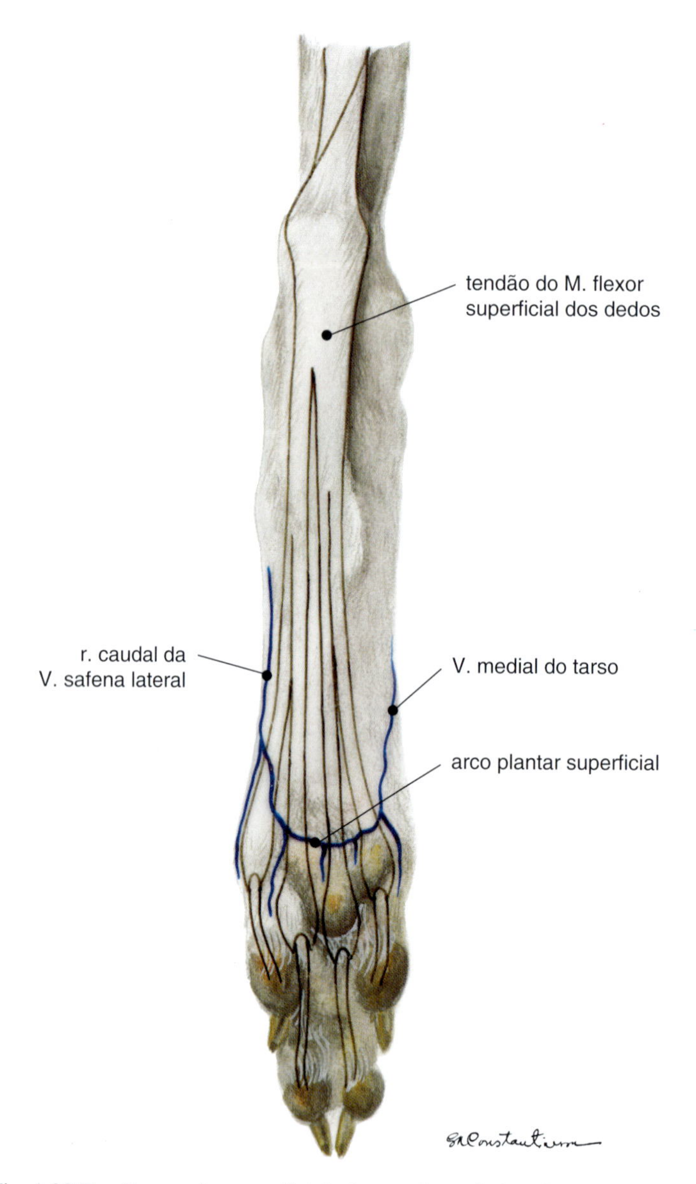

Fig. 1.38 Tendões e veias superficiais do membro pélvico, face plantar — cão.

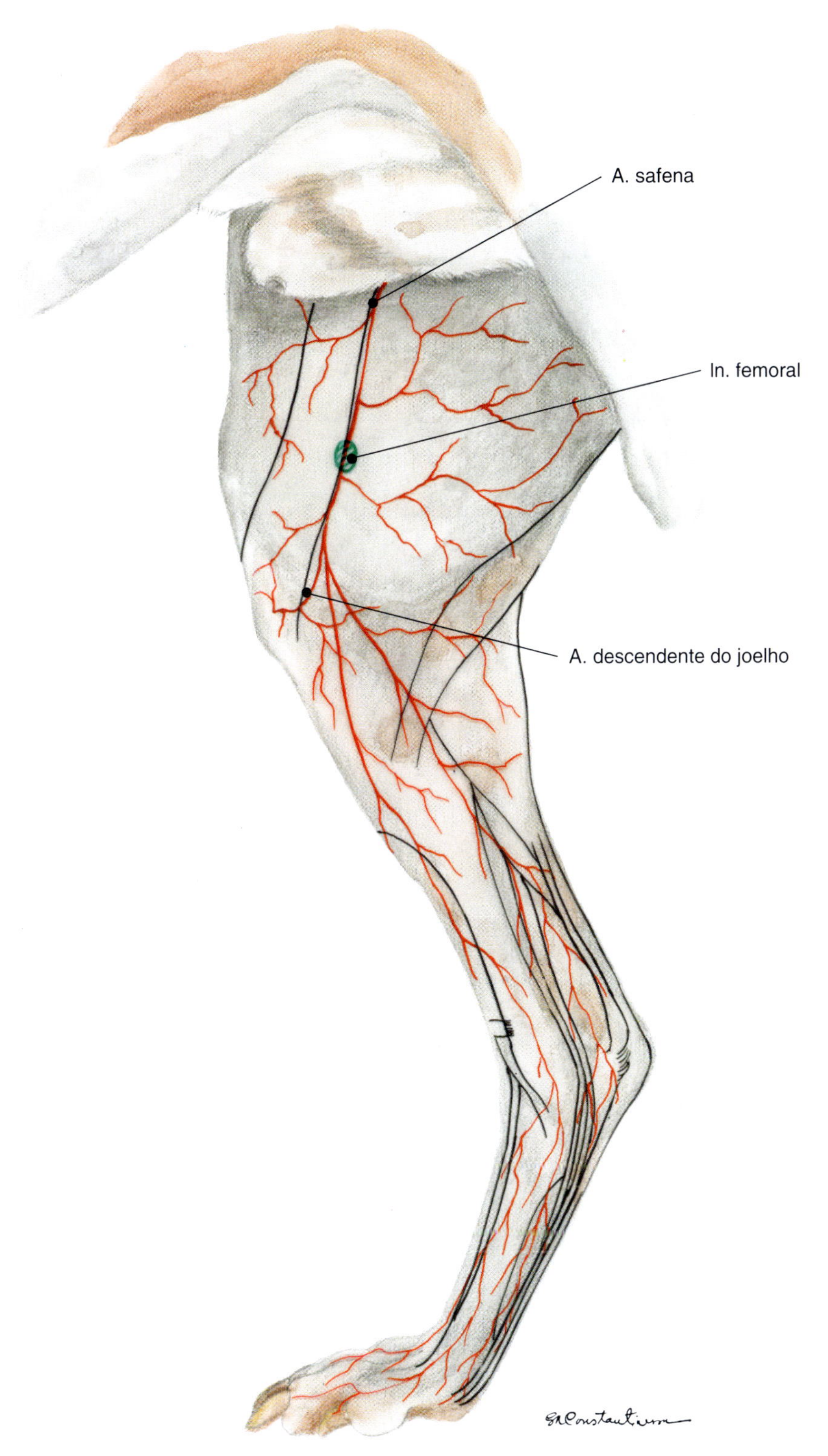

Fig. 1.39 Artérias e linfonodos superficiais do membro pélvico, face medial — cão.

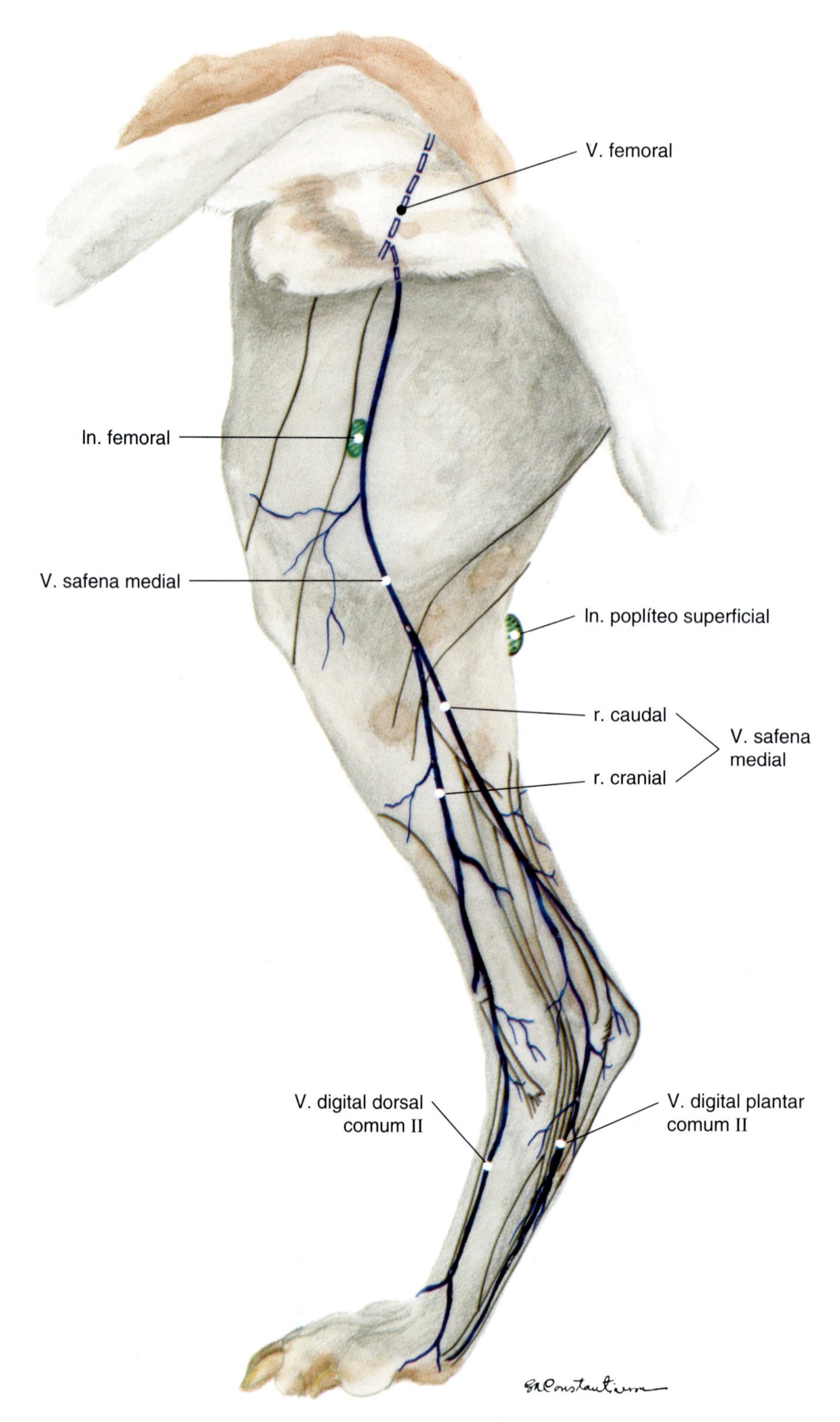

Fig. 1.40 Veias e linfonodos superficiais do membro pélvico, face medial — cão.

Suprimento Nervoso para a Pele e Inervação Cutânea

Antes de iniciar esta seção, consideramos necessária uma revisão dos nervos cranianos por meio de uma série de diagramas. A revisão estende-se além do significado do título da seção, incluindo as fibras nervosas sensitivas, motoras e/ou parassimpáticas e as estruturas supridas por esses ramos (Figs. 1.41–1.45).

O Quadro 1.1 é uma breve apresentação dos nervos cranianos, com os forames de saída e/ou entrada no crânio.

Quadro 1.1 Nervos cranianos

Nervo	Deixa o crânio através da(o)	Motor	Sensitivo	Misto	Parassimpático	Observações
I. Olfatório	Lâmina cribriforme do etmóide		AVE			Ggl. terminal
II. Óptico	Canal óptico		ASE			
III. Oculomotor	Fissura orbital	ESG			EVG	Ggl. ciliar (parassimp.); fibras pós-ganglionares dos Nn. ciliares curtos
IV. Troclear	Fissura orbital	ESG				
V. Trigêmeo				*		
1. Oftálmico	Fissura orbital		ASG			
2. Maxilar	Forame redondo		ASG			Ggl. trigêmeo (sens.)
3. Mandibular	Forame oval	EVE	ASG			
VI. Abducente	Fissura orbital	ESG				
VII. Facial	Entra no canal facial Deixa o forame estilomastóideo	EVE	ASG	*	EVG	Ggl. geniculado (sens.) Fibras pré-gangl. do N. petroso-maior Ggl. pterigopalatino (parassimp.)
	Fissura petrotimpânica para o N. corda do tímpano					Fibras pré-gangl. do N. corda do tímpano Ggl. mandibular (parassimp.) Ggl. sublingual (parassimp.)
VIII. Vestibulococlear	Entra no meato acústico interno		PE ASE			Ggl. vestibular Ggl. espiral
IX. Glossofaríngeo	Forame jugular	EVE				Ggl. proximal (sens.)
			AVE, AVG, ASG	*	EVG	Ggl. distal (sens.) Fibras pré-gangl. do N. petroso menor Ggl. ótico (parassimp.)
X. Vago	Forame jugular	EVE	ASG AVG, AVE	*	EVG	Ggl. proximal (sens.) Ggl. distal (sens.)
XI. Acessório	Forame jugular	EVE				
XII. Hipoglosso	Canal hipoglosso	ESG				

Nota: ASG = aferente somático geral; ESG = eferente somático geral; AVG = aferente visceral geral; EVG = eferente visceral geral; PE = propriocepção especial; ASE = aferente somático especial; AVE = aferente visceral especial; EVE = eferente visceral especial; * = nervo misto

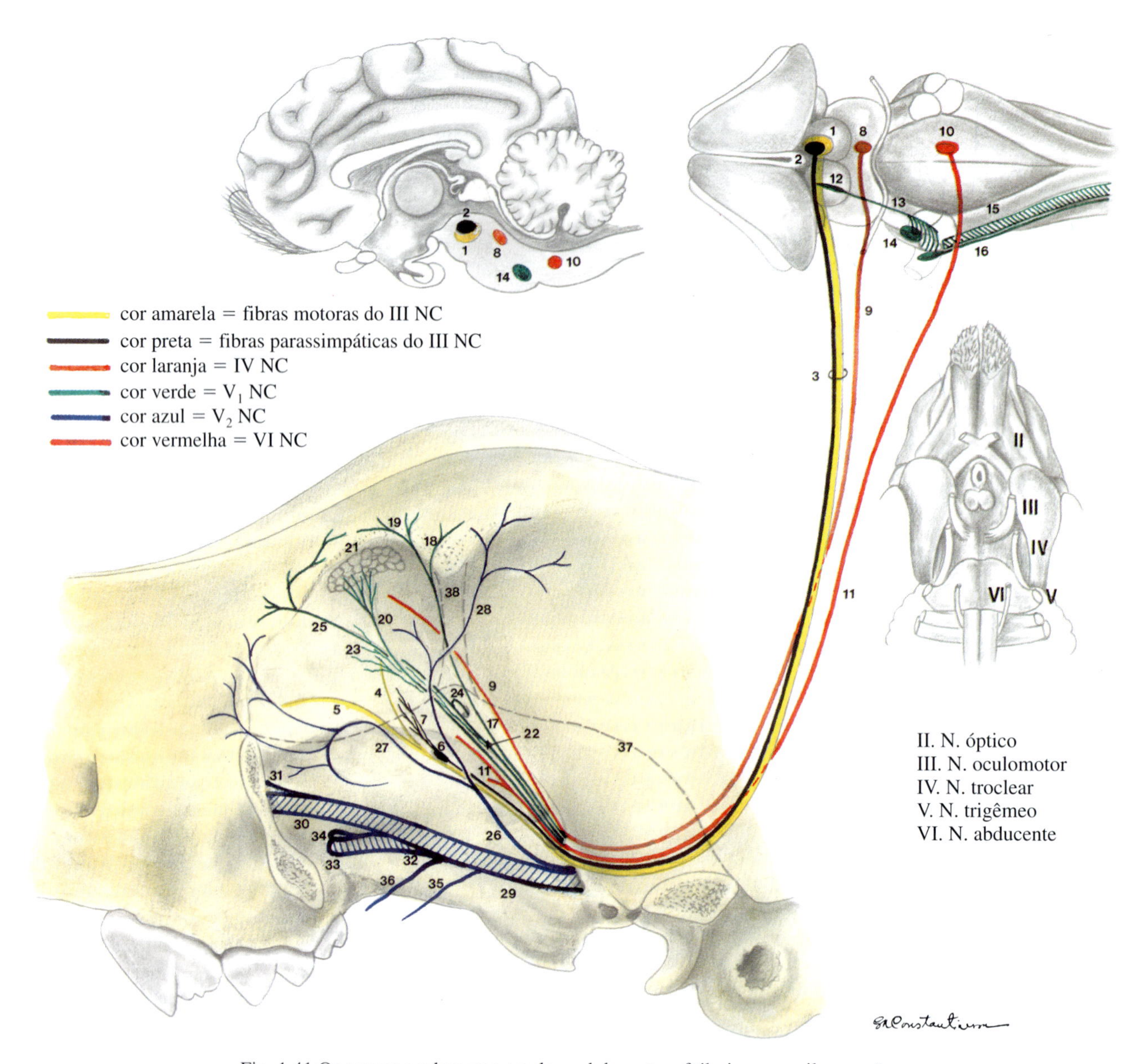

Fig. 1.41 Os nervos oculomotor, troclear, abducente, oftálmico e maxilar — cão.

1. núcleo motor do N. oculomotor, III NC (2 localizações)
2. núcleo parassimpático do N. oculomotor (2 localizações)
3. N. oculomotor
4. ramo dorsal do III NC
5. ramo ventral do III NC
6. ggl. ciliar
7. Nn. ciliares curtos
8. núcleo motor do N. troclear, IV NC (2 localizações)
9. N. troclear (2 localizações)
10. núcleo motor do N. abducente, VI NC (2 localizações)
11. N. abducente
12. núcleo do trato mesencefálico do N. trigêmeo, V NC
13. trato mesencefálico do N. trigêmeo
14. núcleo sensitivo pontino (2 localizações)
15. núcleo do trato espinal do V NC
16. trato espinal do V NC

N. oftálmico, V_1 NC

17. N. frontal
18. N. supra-orbital
19. N. supratroclear
20. N. lacrimal
21. glândula lacrimal
22. N. nasociliar
23. Nn. ciliares longos
24. N. etmoidal
25. N. infratroclear

N. maxilar, V_2 NC

26. N. zigomático
27. N. zigomaticofacial
28. N. zigomaticotemporal
29. N. maxilar
30. N. infra-orbital
31. N. alveolar superior
32. N. pterigopalatino
33. N. palatino principal (maior)
34. N. nasal caudal
35. N. palatino menor
36. N. palatino acessório
37. arco zigomático
38. ligamento orbital

(A origem real em verde é a origem para as fibras verdes — V_1 NC — e para as fibras azuis — V_2 NC — da mesma forma.)

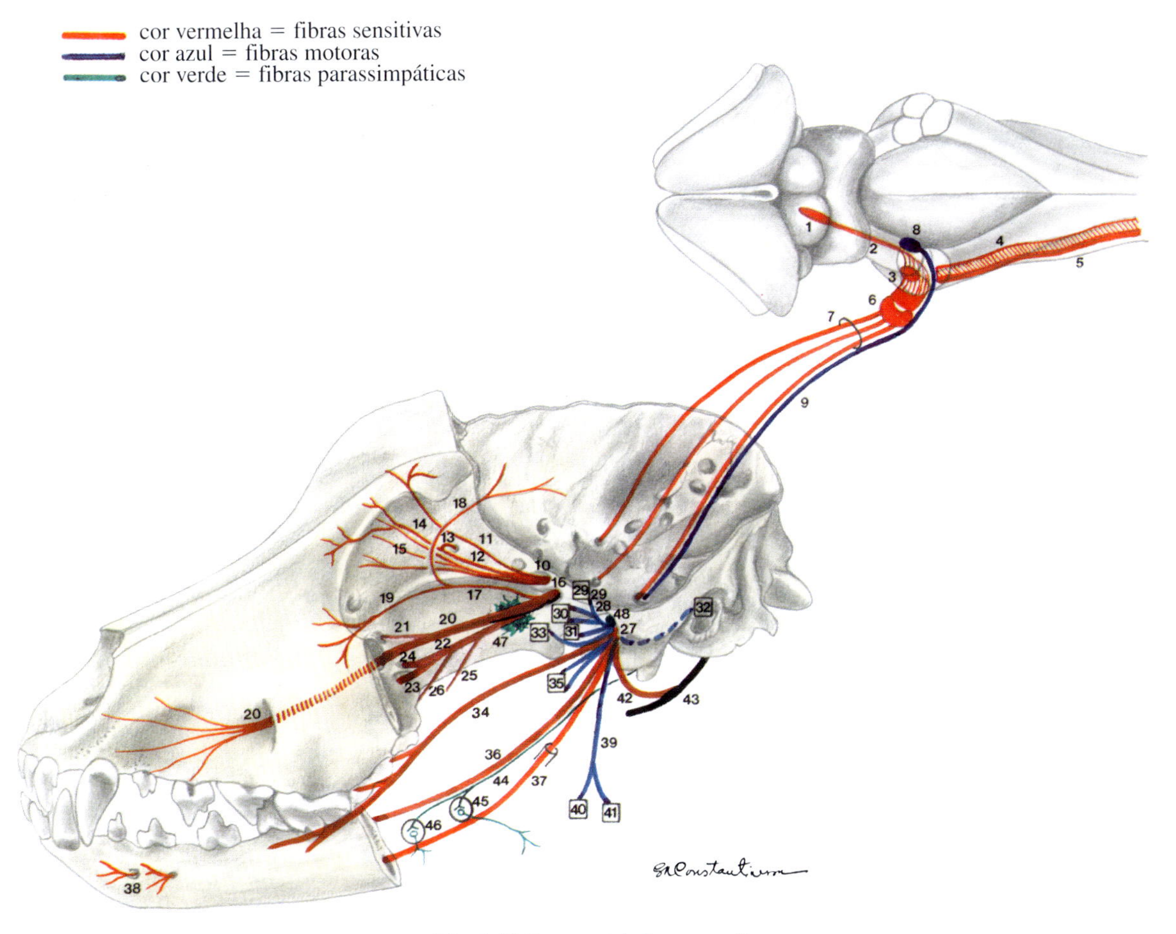

Fig. 1.42 O nervo trigêmeo — cão.

1. núcleo do trato mesencefálico do V NC
2. trato mesencefálico do V NC
3. núcleo sensitivo pontino
4. núcleo do trato espinal do V NC
5. trato espinal do V NC
6. ggl. trigêmeo (semilunar)
7. raiz sensitiva do V NC
8. núcleo motor do V NC
9. raiz motora do V NC
10. N. oftálmico (V_1 NC)
11. N. frontal/supra-orbital
12. N. nasociliar
13. N. etmoidal
14. N. infratroclear
15. N. lacrimal
16. N. maxilar (V_2 NC)
17. N. zigomático
18. N. zigomaticotemporal
19. N. zigomaticofacial
20. N. infra-orbital (2 localizações)
21. N. alveolar superior
22. N. pterigopalatino
23. N. palatino maior
24. N. nasal caudal
25. N. palatino menor
26. N. palatino acessório
27. N. mandibular (V_3 NC)
28. N. mastigatório
29. N. massetérico e M. masseter
30. Nn. temporais profundos caudal e médio (para o M. temporal)
31. M. tensor do véu palatino
32. M. tensor do tímpano
33. N. temporal rostral profundo (para o M. temporal)
34. N. bucal
35. Mm. pterigóideos medial e lateral
36. N. lingual
37. N. alveolar inferior
38. Nn. mentuais
39. N. milo-hióide
40. M. milo-hióideo
41. ventre rostral do M. digástrico
42. N. auriculotemporal
43. N. facial (VII NC)
44. N. corda do tímpano (parassimpático)
45. ggl. mandibular (parassimpático)
46. ggl. sublingual (parassimpático)
47. ggl. pterigopalatino (parassimpático)
48. ggl. ótico (parassimpático)

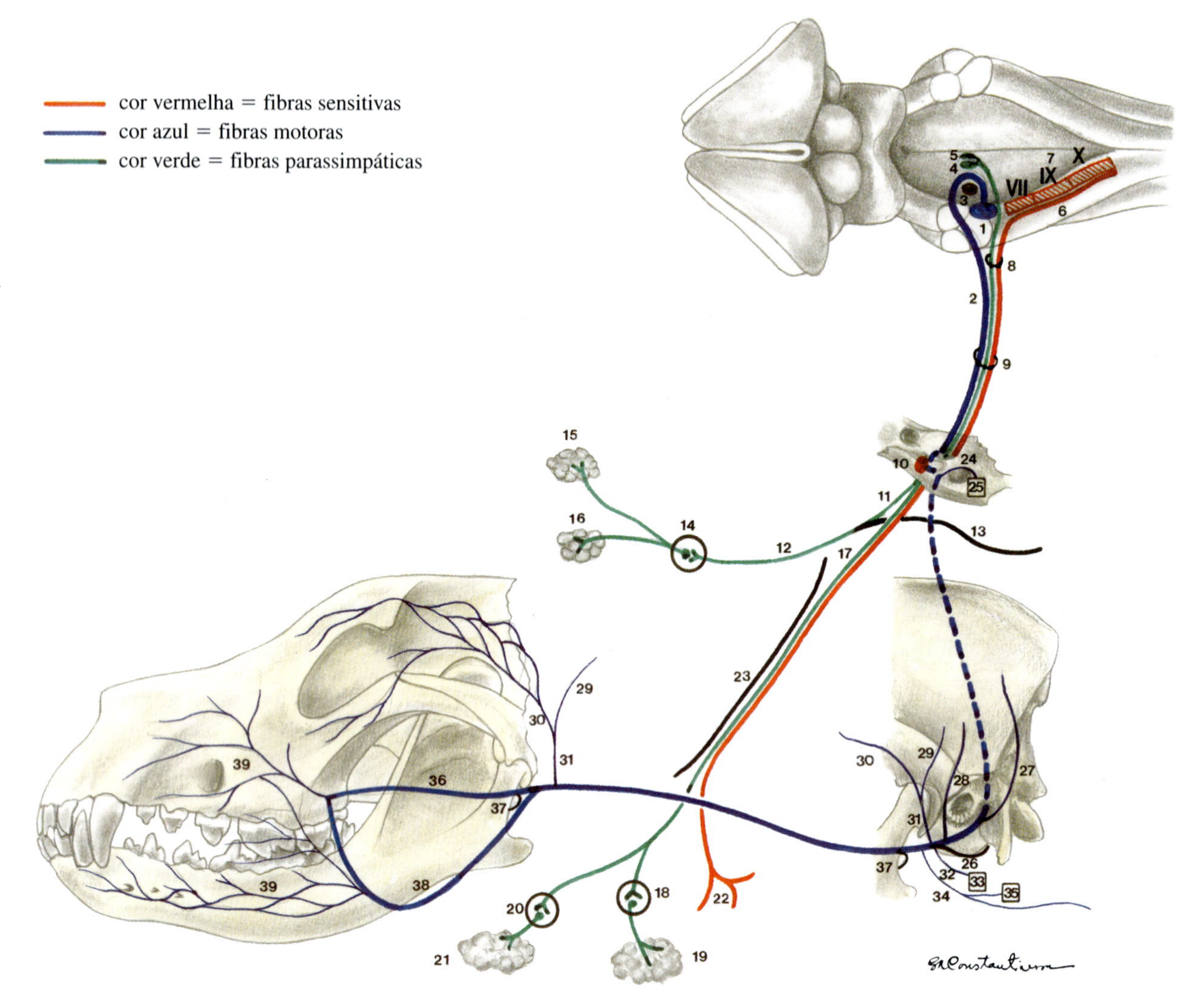

Fig. 1.43 O nervo intermediofacial — cão.

1. núcleo motor do N. facial
2. raiz motora (raiz do N. facial)
3. núcleo motor do N. abducente (VI NC)
4. núcleo parassimpático do N. facial
5. núcleo parassimpático do N. intermediário
6. trato solitário
7. núcleos do trato solitário
8. N. intermediário
9. N. intermediofacial
10. ggl. geniculado
11. N. petroso maior
12. N. do canal pterigóideo
13. N. petroso profundo (simpático)
14. ggl. pterigóide
15. gl. lacrimal
16. glds. nasais
17. N. corda do tímpano
18. ggl. mandibular
19. gl. salivar mandibular
20. ggl. sublingual
21. gl. salivar sublingual
22. fibras sensitivas para os botões gustativos dos dois terços da língua
23. N. lingual
24. N. estapédio
25. M. estapédio
26. r. auricular do N. vago
27. N. auricular caudal
28. r. auricular interno
29. r. auricular rostral (2 localizações)
30. r. palpebral (2 localizações)
31. N. auriculopalpebral (2 localizações)
32. r. digástrico
33. ventre caudal do M. digástrico
34. r. cervical
35. M. parotidoauricular
36. r. bucal
37. N. auriculotemporal (2 localizações)
38. r. mandibular marginal
39. ramos bucolabiais (2 localizações)

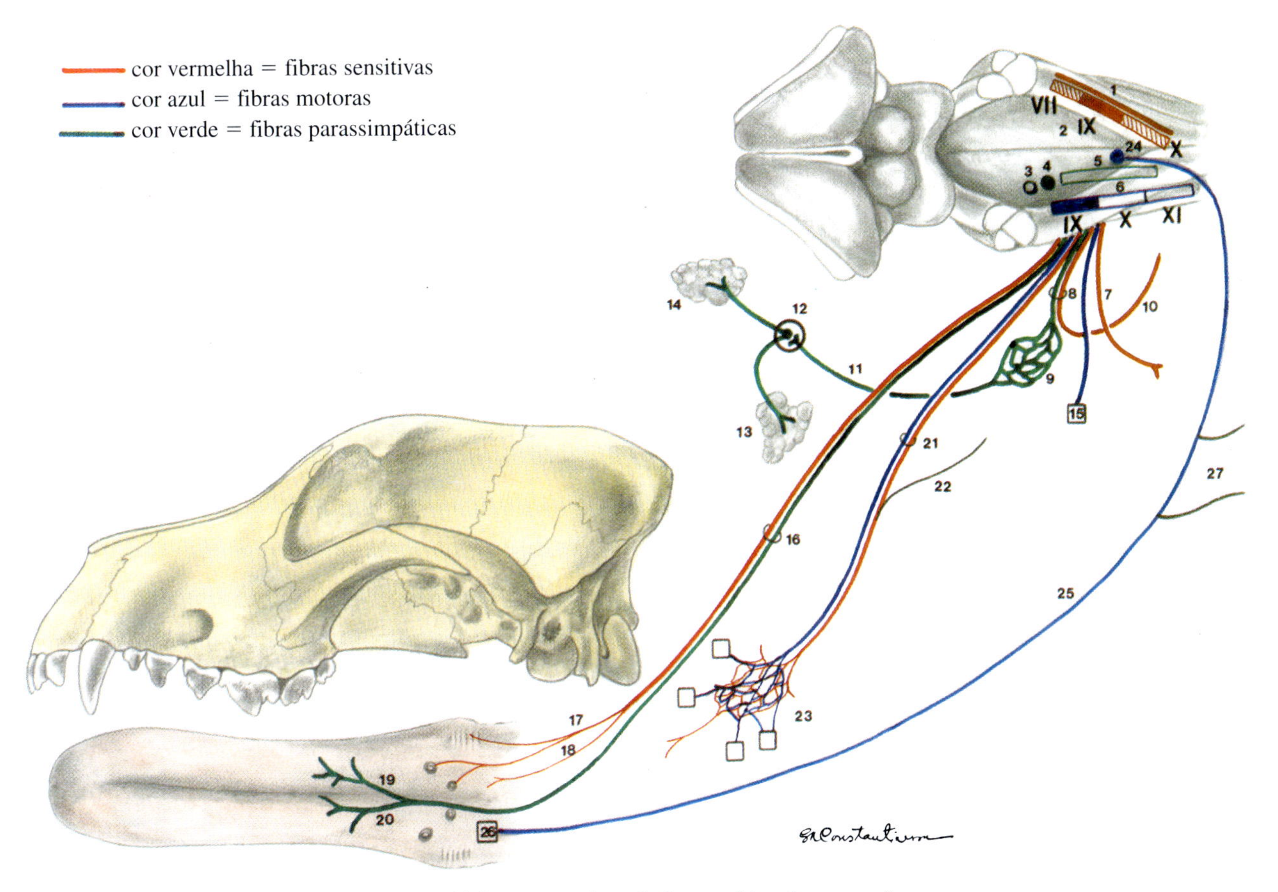

Fig. 1.44 Os nervos glossofaríngeo e hipoglosso — cão.

O N. glossofaríngeo

1. trato solitário
2. núcleos do trato solitário
3. núcleo parassimpático do N. intermediofacial
4. núcleo parassimpático do N. glossofaríngeo
5. núcleo parassimpático do N. vago
6. núcleo ambíguo
7. r. para o seio e o corpo carotídeos
8. N. timpânico
9. plexo timpânico
10. r. tubário
11. N. petroso menor
12. ggl. ótico
13. gl. parótida
14. gl. zigomática
15. M. estilofaríngeo caudal
16. r. lingual
17. r. para o terço caudal da língua: botões gustativos
18. r. para o terço caudal da língua: mucosa
19. r. para os vasos que suprem a língua
20. r. para glândulas linguais
21. r. faríngeo do N. glossofaríngeo
22. r. faríngeo do N. vago
23. plexo faríngeo que supre músculos (□) e mucosa

O N. hipoglosso

24. núcleo motor do N. hipoglosso
25. N. hipoglosso
26. músculos intrínseco e extrínseco da língua
27. ramos comunicantes para C_1

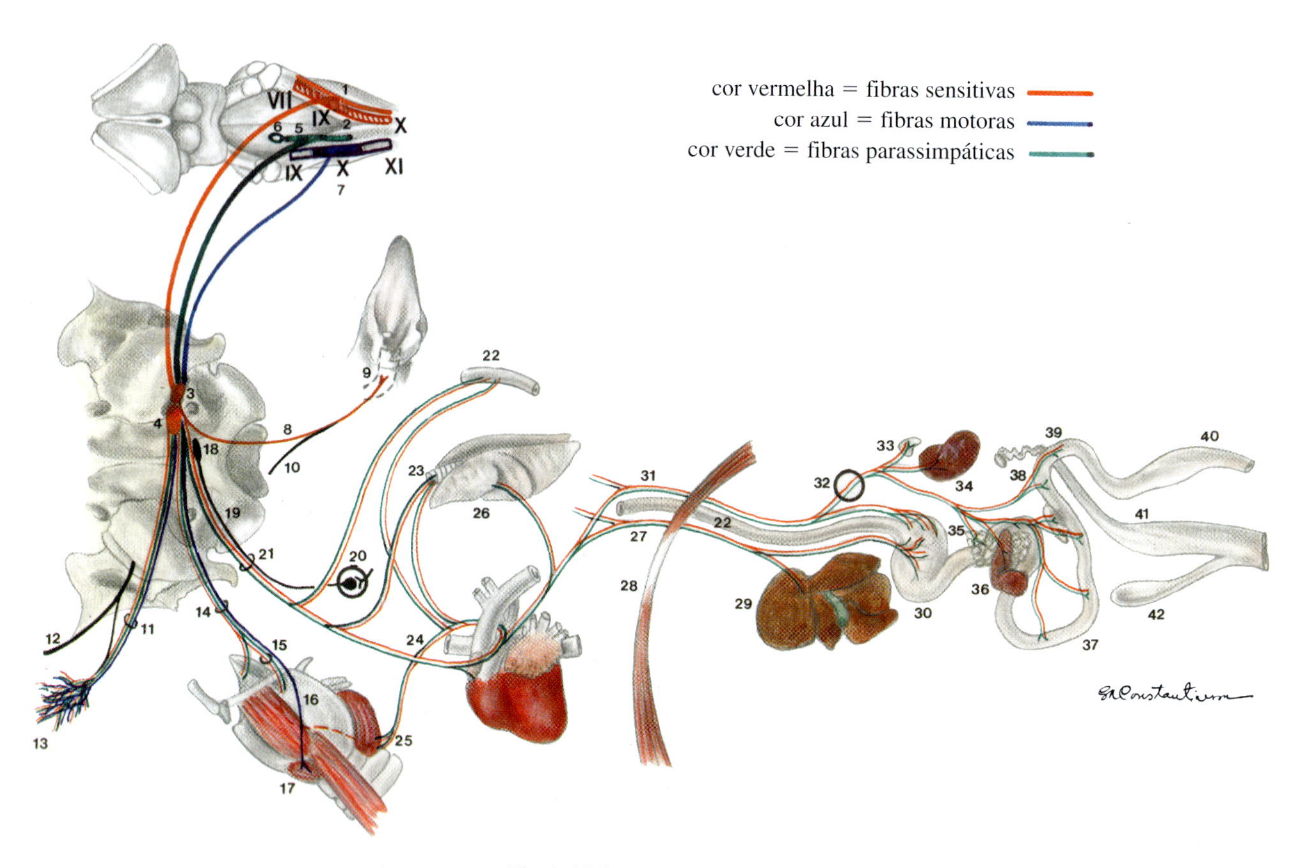

Fig. 1.45 O nervo vago — cão.

1. trato solitário
2. núcleos do trato solitário
3. ggl. proximal do N. vago
4. ggl. distal do N. vago
5. núcleo parassimpático do N. vago
6. núcleo parassimpático do N. glossofaríngeo
7. núcleo ambíguo
8. r. auricular
9. superfície interna do meato acústico externo
10. N. facial
11. r. faríngeo
12. N. glossofaríngeo
13. plexo faríngeo
14. N. laríngeo cranial
15. r. interno
16. r. externo
17. M. cricotireóideo
18. ggl. cervical cranial (simpático)
19. tronco simpático cervical
20. ggl. cervical medial
21. tronco vagossimpático
22. esôfago (2 localizações)
23. traquéia
24. N. laríngeo recorrente
25. N. laríngeo caudal
26. pulmão
27. tronco ventral do vago
28. diafragma
29. fígado
30. estômago
31. tronco dorsal do vago
32. ggl. celíaco (simpático)
33. gl. adrenal
34. rim
35. pâncreas
36. baço
37. intestino delgado
38. intestino grosso
39. cólon transverso
40. reto
41. genitália feminina
42. bexiga

Na Fig. 1.46, mostramos de forma esquemática a origem e a distribuição dos nervos espinais, para melhor compreensão da inervação cutânea e autônoma.

Os nervos cutâneos são ramos dos nervos cranianos ou espinais, sendo descritos numa ordem similar à usada para os vasos.

A Cabeça

Numa ***vista frontal***, a inervação cutânea no cão é mostrada na Fig. 1.47, enquanto a do gato o é na Fig. 1.48.

Da ***perspectiva lateral*** da cabeça do cão, os nervos superficiais são ramos do N. trigêmeo e do N. facial, como mostrado na Fig. 1.49.

A inervação cutânea do cão é mostrada na Fig. 1.50 e a do gato, na Fig. 1.51.

Os nervos e a inervação cutânea do olho e da orelha são descritos nas seções correspondentes.

Ramos terminais dos Nn. trigêmeo e facial suprem estruturas da ***face dorsal*** da cabeça, além de ramos dorsais dos II e III Nn. cervicais (C_2 e C_3), bem como ramos ventrais do II N. cervical (C_2).

As inervações cutâneas do cão e do gato são mostradas nas Figs. 1.52 e 1.53, respectivamente.

Ramos dos Nn. milo-hióideo e bucal, bem como ramos craniais do N. transverso do pescoço, percorrem superficialmente sobre a ***face ventral.*** A inervação cutânea é feita pelos ramos maxilar e mandibular do N. trigêmeo, pelo N. facial e pelo ramo ventral do II N. cervical (C_2) (o N. transverso do pescoço e o auricular magno) (Figs. 1.54 e 1.55).

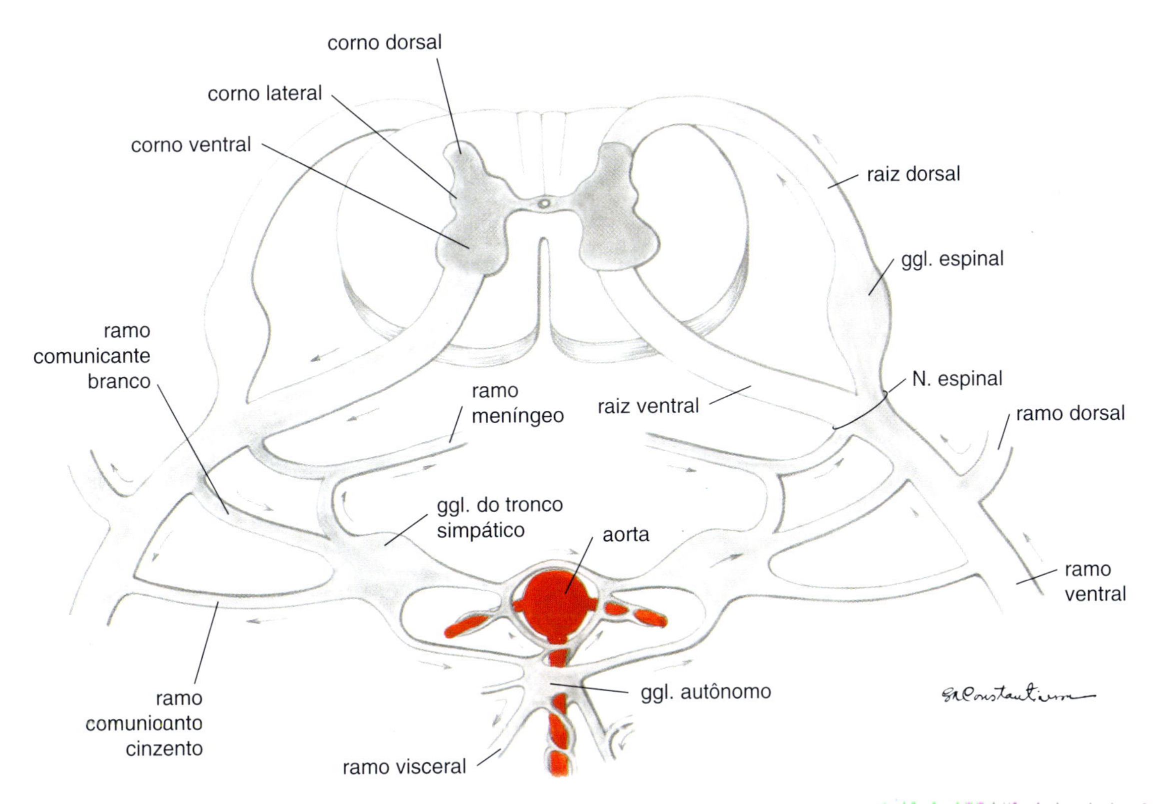

Fig. 1.46 Origem e distribuição esquemáticas dos nervos espinais (redesenhado de Nickel, Schummer, Seiferle 1984 "Lehrbuch der Anatomie der Haustiere", 4.º vol. 2.ª ed., Paul Parey).

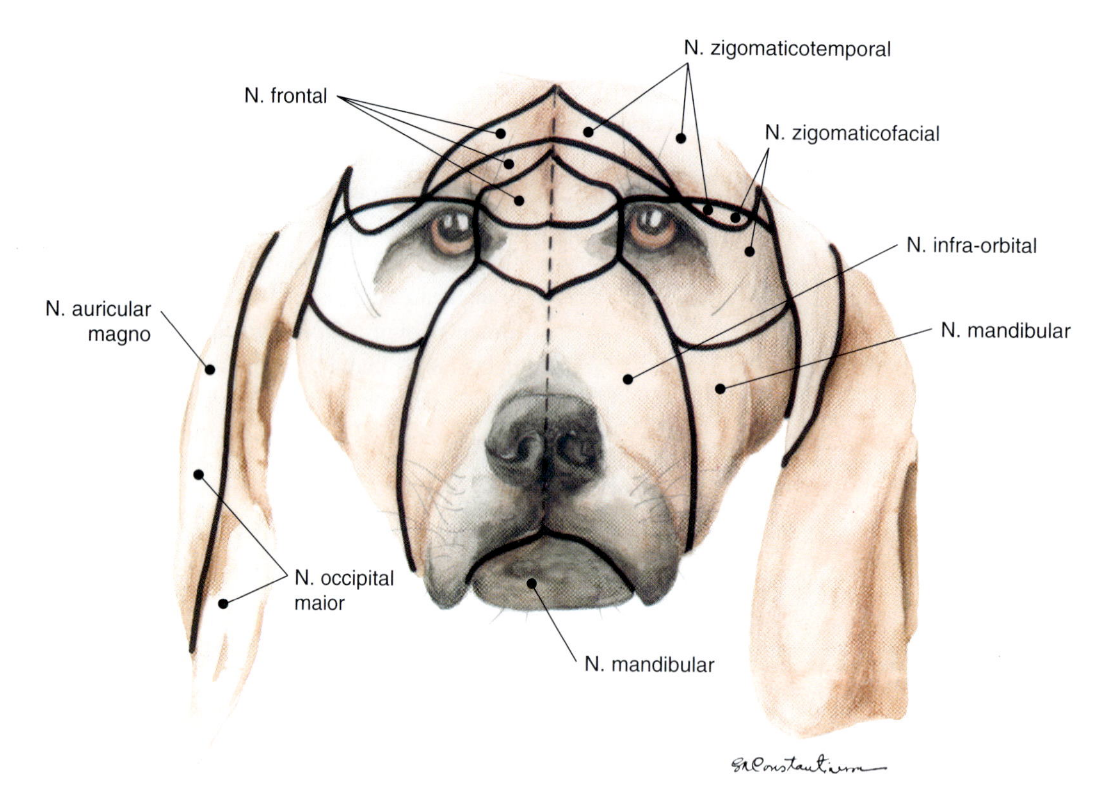

Fig. 1.47 Inervação cutânea da cabeça, face frontal — cão. Dois nervos podem compartilhar a mesma área. (Modificado com autorização de Evans, 1993, *Miller's Anatomy of the Dog*, 3.ª ed. W. B. Saunders Co.)

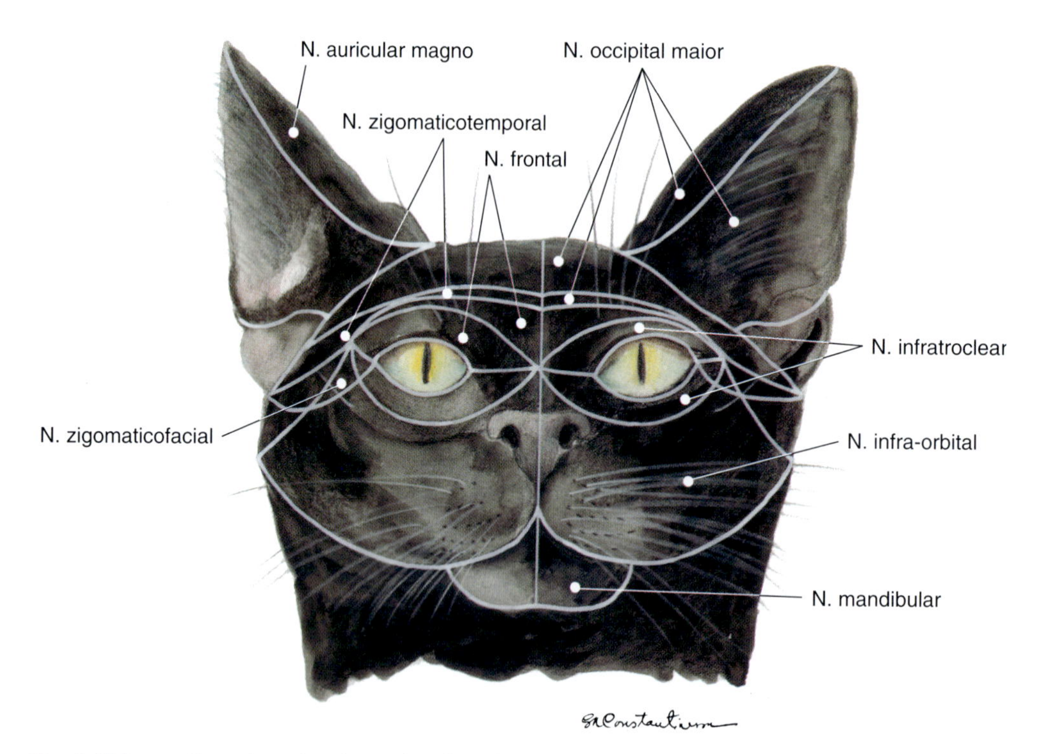

Fig. 1.48 Inervação cutânea da cabeça, face frontal — gato. Dois nervos podem compartilhar a mesma área.

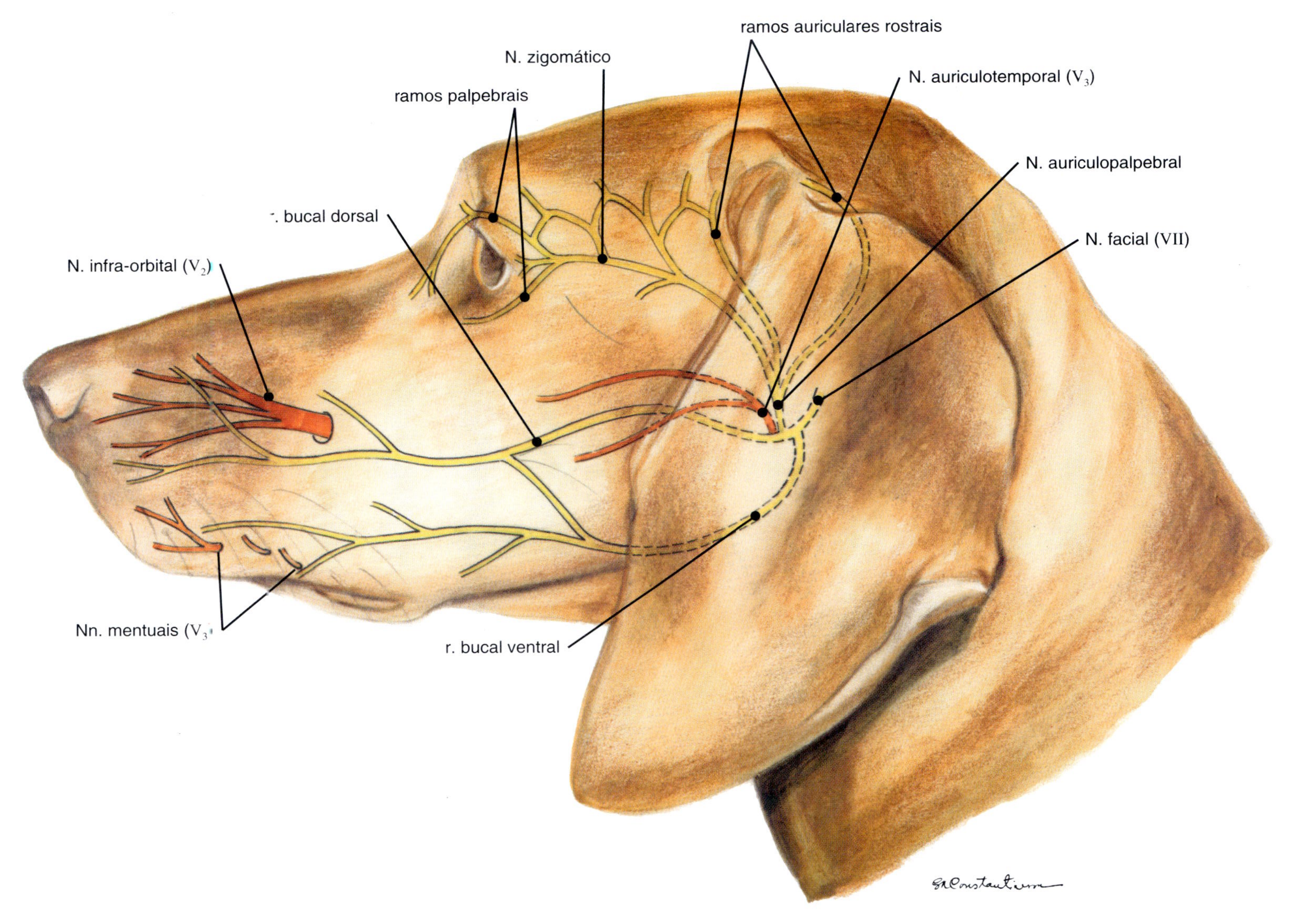

Fig. 1.49 Nervos superficiais da cabeça, vista lateral — cão.

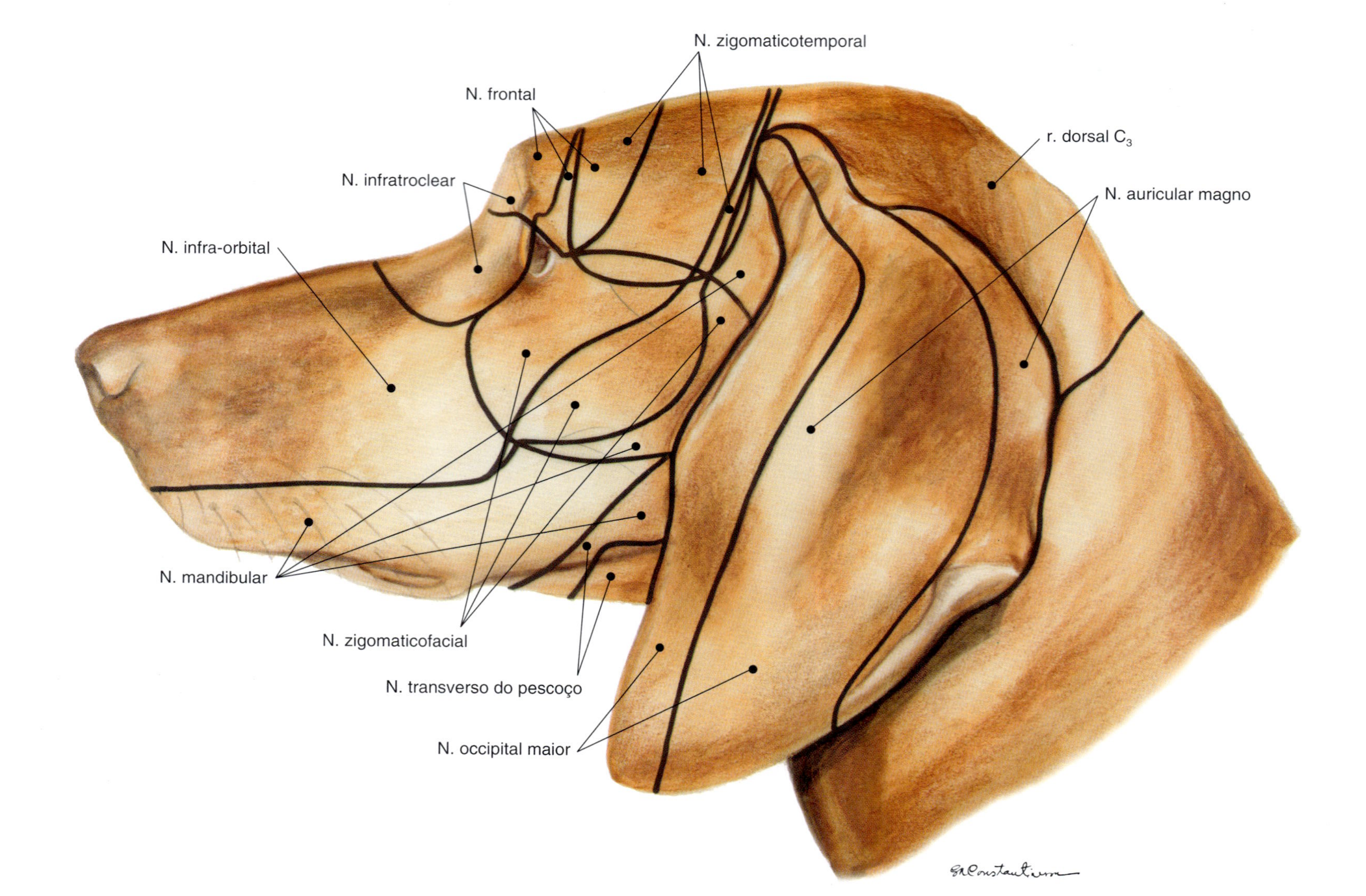

Fig. 1.50 Inervação cutânea da cabeça, face lateral — cão. Dois nervos podem compartilhar a mesma área. (Modificado com autorização de Evans, 1993, *Miller's Anatomy of the Dog*, 3.ª ed. W. B. Saunders Co.)

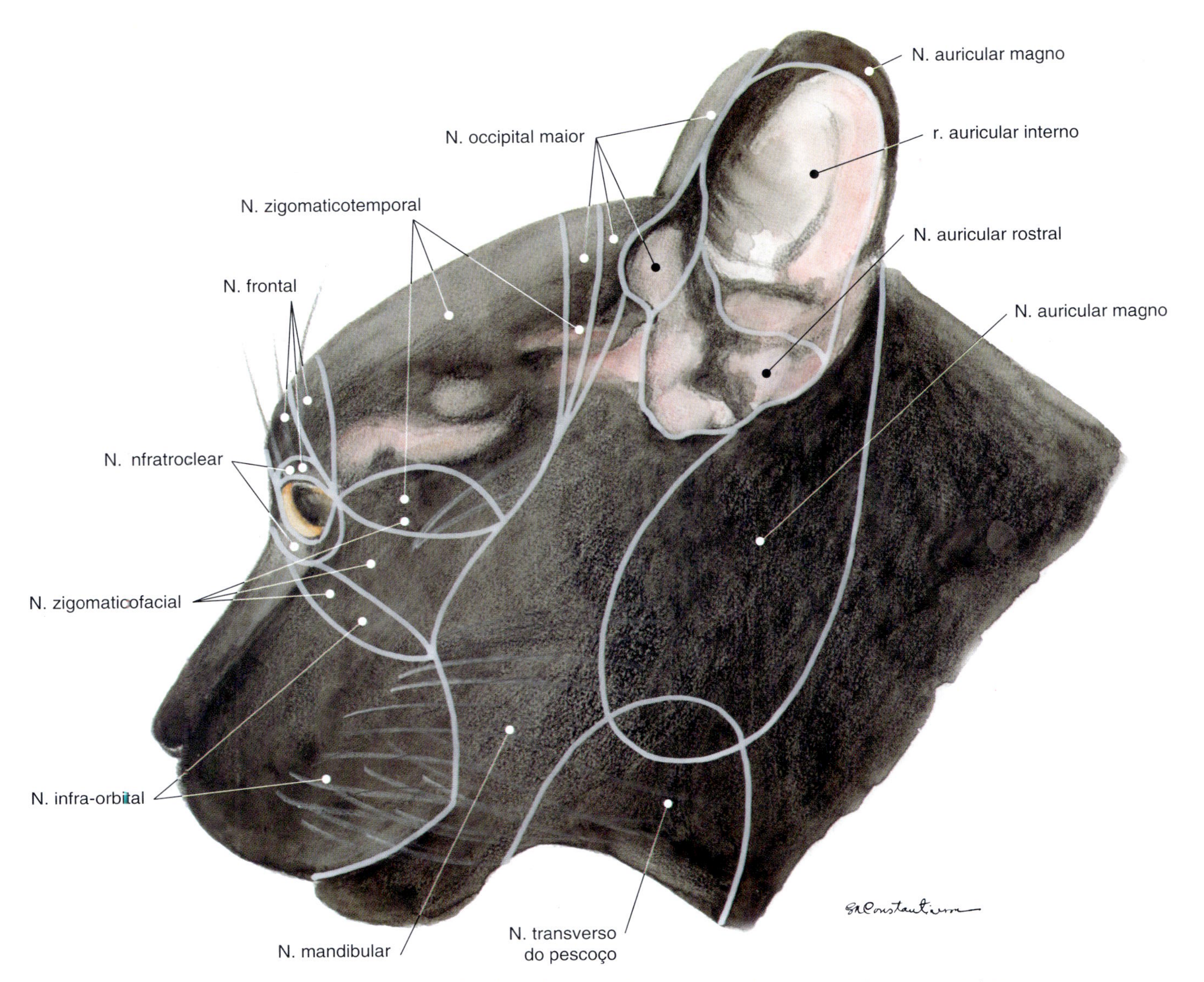

Fig. 1.51 Inervação cutânea da cabeça, face lateral — gato. Dois nervos podem compartilhar a mesma área.

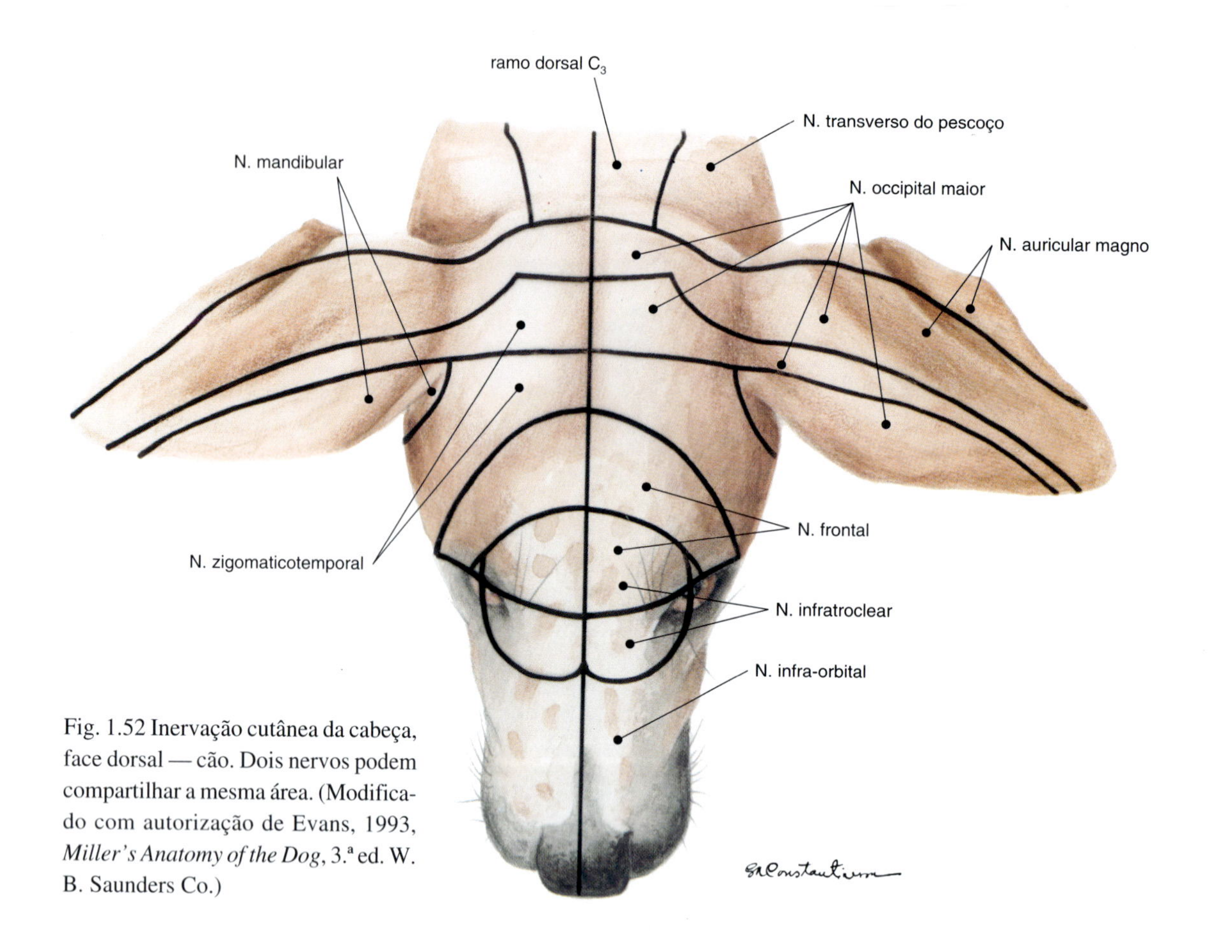

Fig. 1.52 Inervação cutânea da cabeça, face dorsal — cão. Dois nervos podem compartilhar a mesma área. (Modificado com autorização de Evans, 1993, *Miller's Anatomy of the Dog*, 3.ª ed. W. B. Saunders Co.)

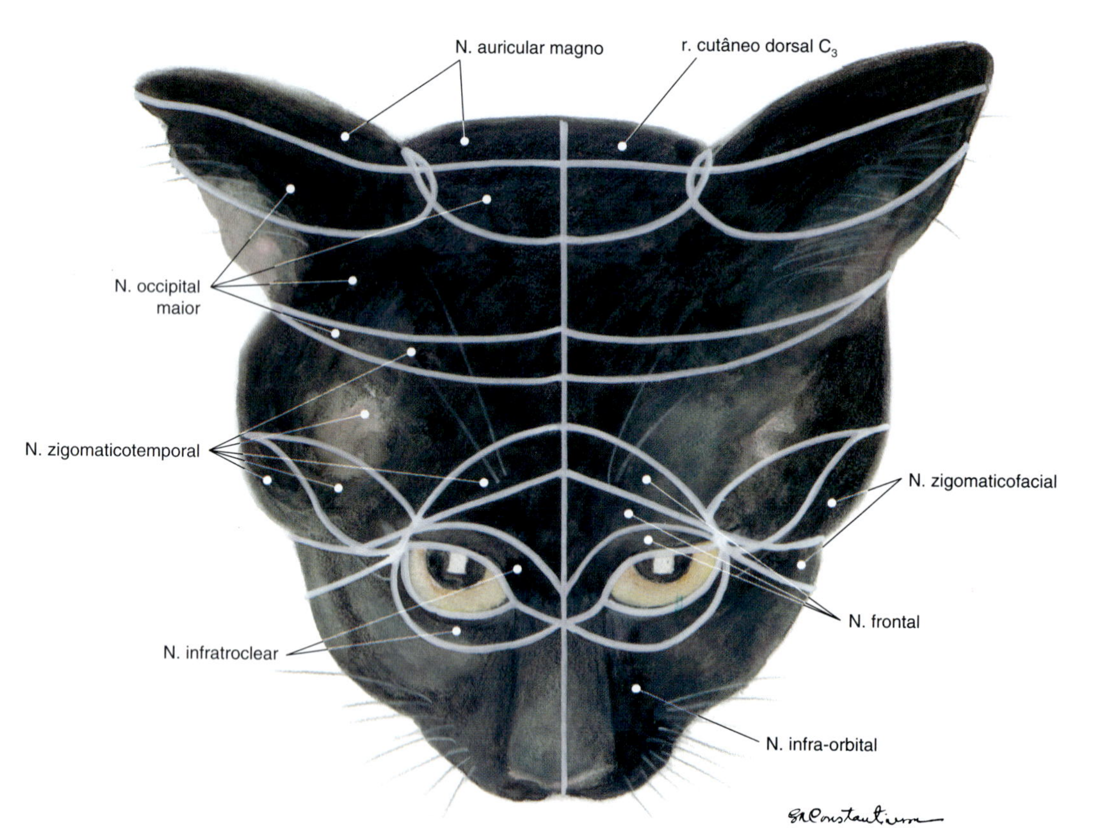

Fig. 1.53 Inervação cutânea da cabeça, face dorsal — gato. Dois nervos podem compartilhar a mesma área.

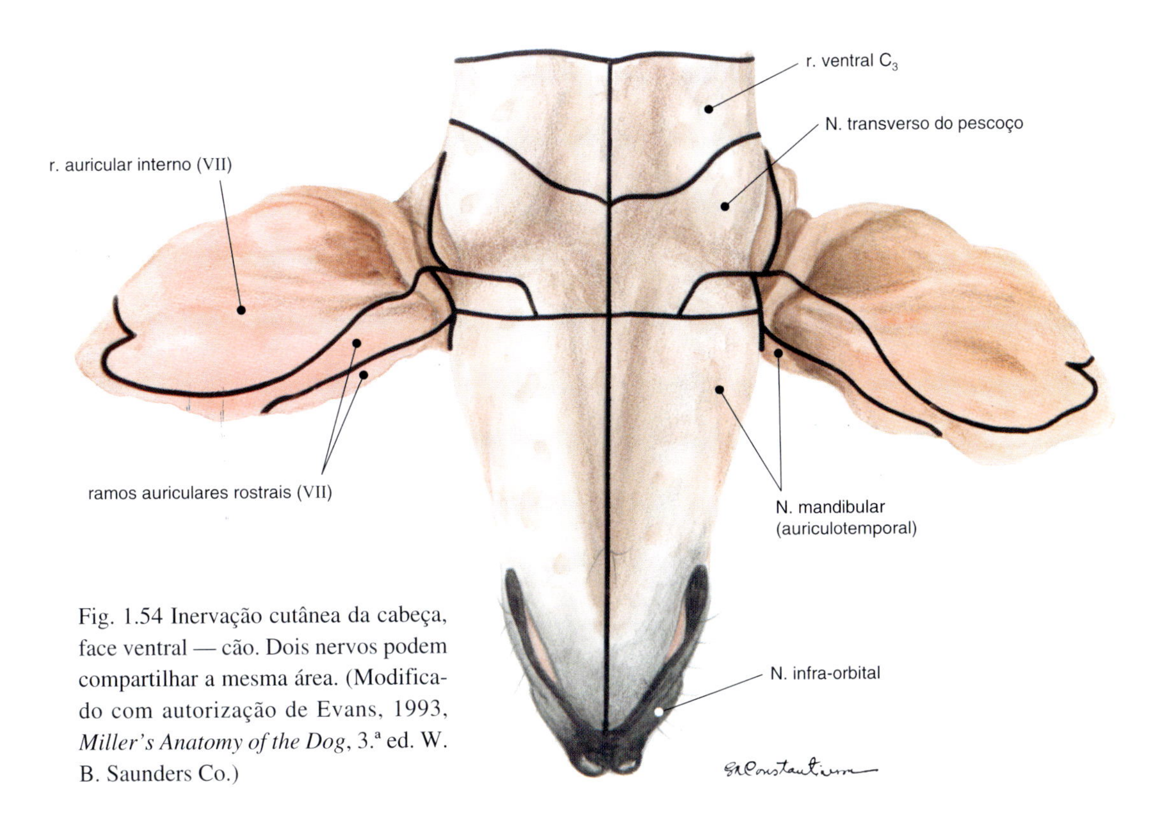

Fig. 1.54 Inervação cutânea da cabeça, face ventral — cão. Dois nervos podem compartilhar a mesma área. (Modificado com autorização de Evans, 1993, *Miller's Anatomy of the Dog*, 3.ª ed. W. B. Saunders Co.)

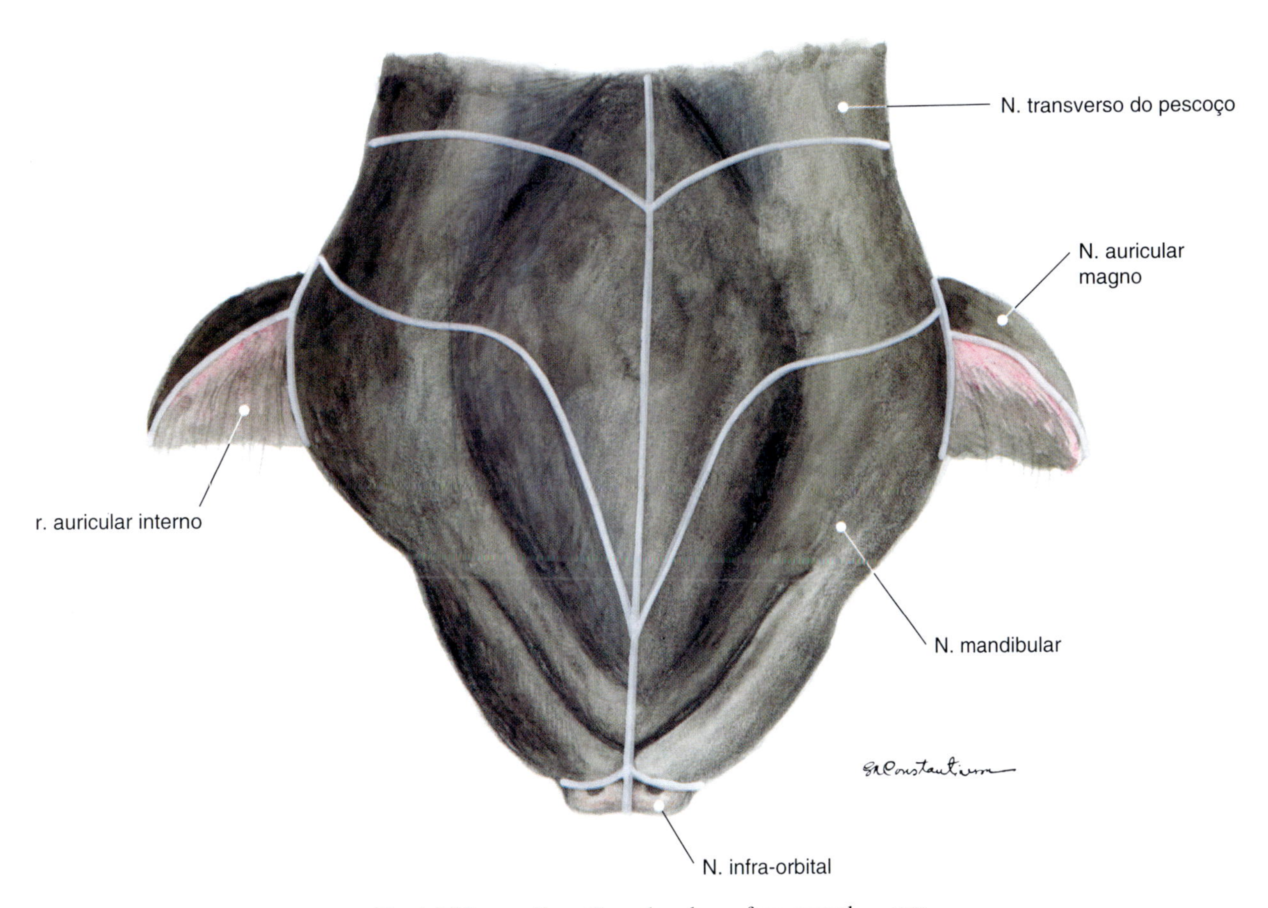

Fig. 1.55 Inervação cutânea da cabeça, face ventral — gato.

O Pescoço

O único nervo sujeito a bloqueio anestésico no pescoço é o N. auricular magno, que cursa ao longo da borda da asa do atlas.

Da ***perspectiva lateral,*** a pele é suprida pelos ramos dorsal e ventral dos nervos espinais cervicais, como mostrado na Fig. 1.56.

Os ramos ventrais dos nervos espinais cervicais C_{2-5} suprem a ***face ventral*** da pele do pescoço (Fig. 1.57).

A pele na ***face dorsal*** do pescoço é suprida pelos ramos dorsais dos nervos espinais cervicais.

O Tórax

Os ramos cutâneos dos Nn. torácicos e intercostais distribuem-se de forma metamérica. Além disso, os ramos cutâneos dos Nn. cervicais 4, 5 e 6 (C_4, C_5, C_6), o N. cutâneo lateral cranial do braço (derivado do N. axilar) e o N. intercostobraquial suprem a pele da ***face lateral*** do tórax. A inervação cutânea é mostrada na Fig. 1.56.

Os ramos cutâneos dorsais do VI N. cervical (C_6) e dos III-XIII Nn. torácicos (T_{3-13}) suprem a pele da ***face dorsal*** do tórax. Para uma visão geral da inervação cutânea, ver a Fig. 1.56.

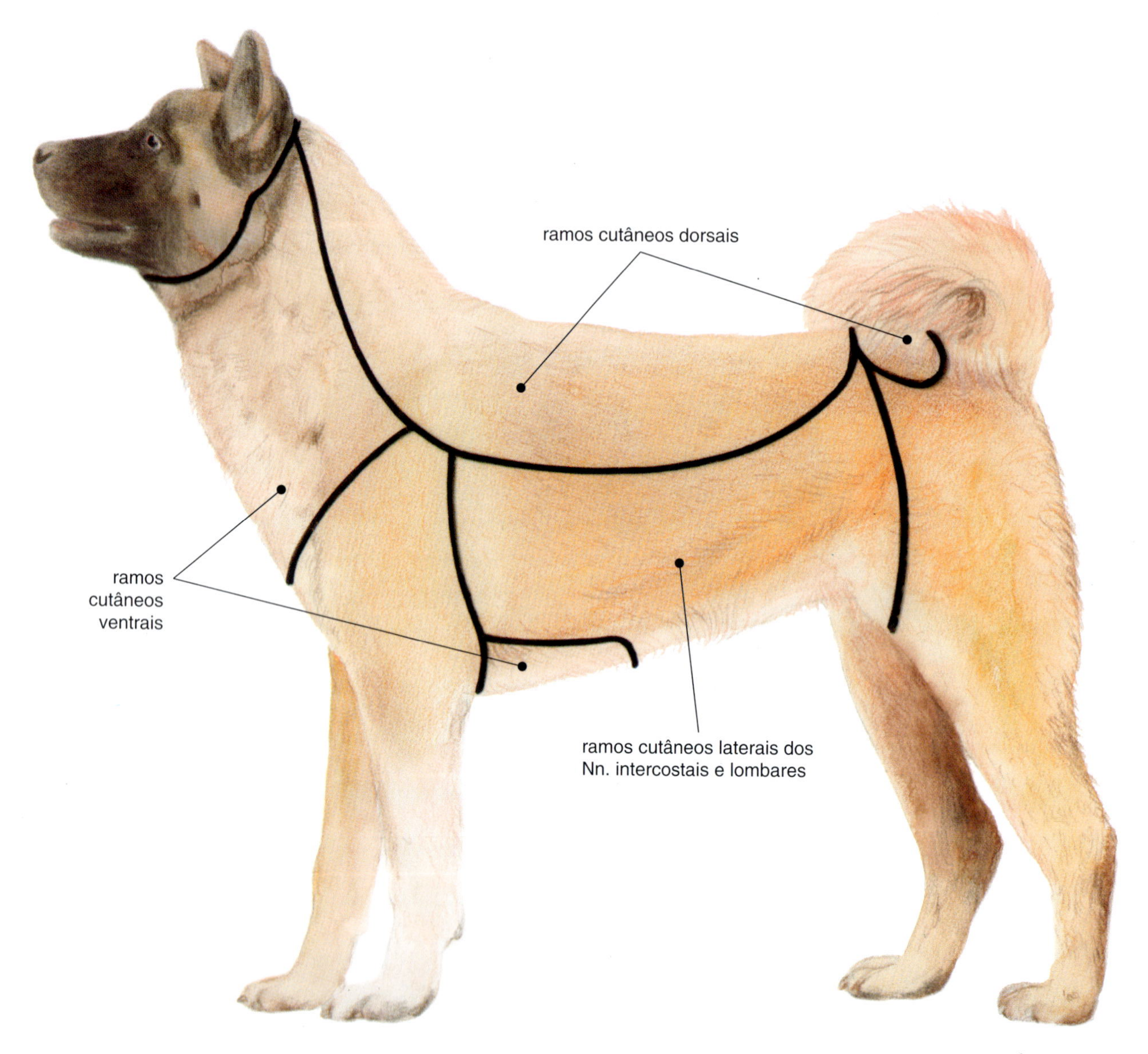

Fig. 1.56 Inervação cutânea do corpo, face lateral — cão. (Modificado com autorização de Evans, 1993, *Miller's Anatomy of the Dog*, 3.ª ed. W. B. Saunders Co.)

Os ramos cutâneos ventrais dos Nn. cervicais C_{4-5} e torácicos T_{2-10}, bem como os ramos cutâneos laterais de T_{2-11}, suprem a ***face ventral*** do tórax. Uma visão geral da inervação cutânea é mostrada na Fig. 1.57.

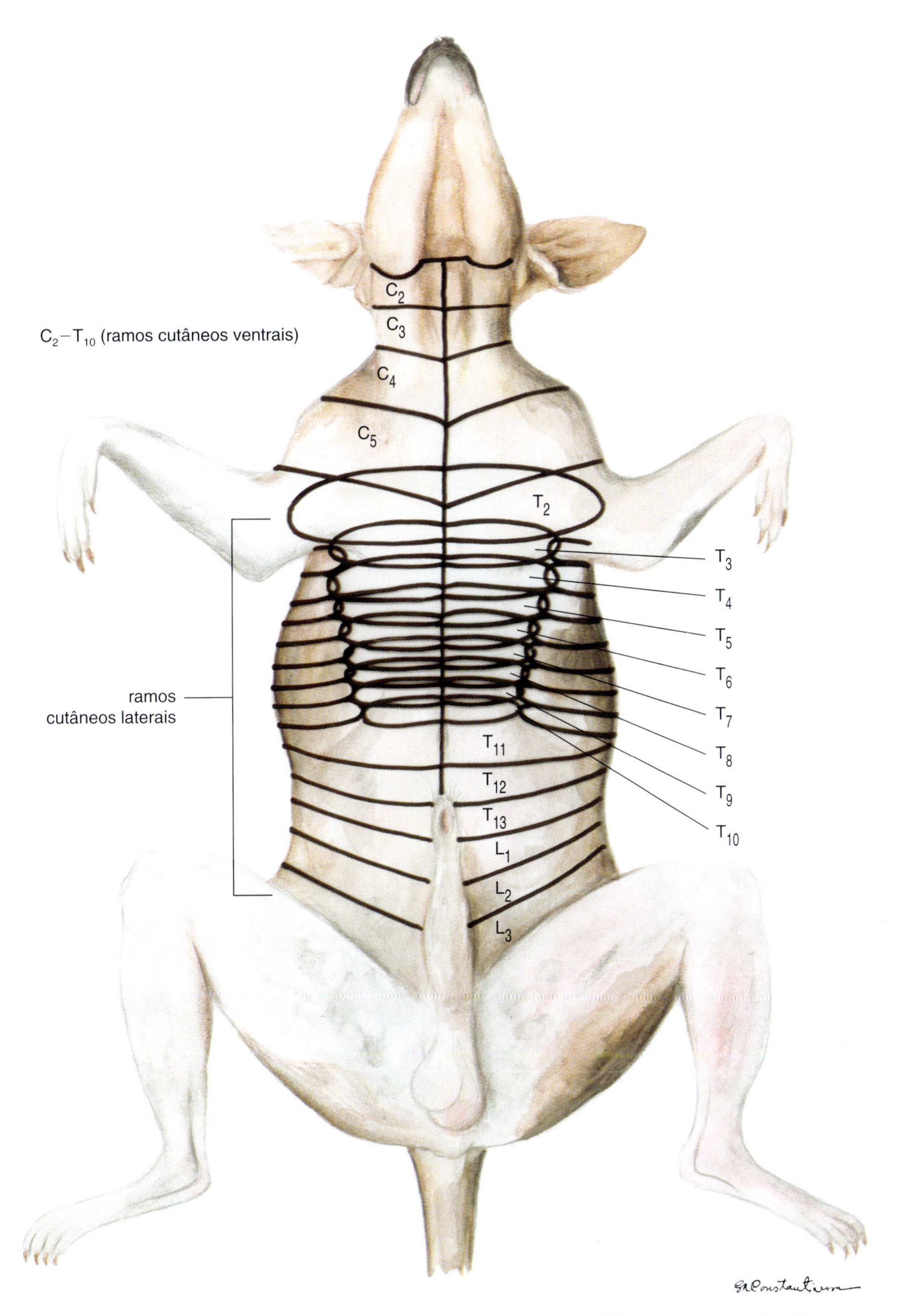

Fig. 1.57 Inervação cutânea do corpo, face ventral — cão. Dois nervos podem compartilhar a mesma área. (Modificado com autorização de Evans, 1993, *Miller's Anatomy of the Dog*, 3.ª ed. W. B. Saunders Co.)

O Membro Torácico

Ramos cutâneos dorsais de C_6, ramos cutâneos ventrais de C_5, o ramo lateral de T_2 e o N. cutâneo craniolateral do braço suprem a ***face cranial*** do ombro e a articulação do ombro.

O N. cutâneo cranial do antebraço (derivado do N. axilar) e os ramos lateral e medial do N. cutâneo lateral do antebraço (derivado do ramo superficial do N. radial) suprem o restante da ***face cranial/dorsal*** do membro anterior (Figs. 1.58 e 1.59).

O ***local de teste*** para o nervo cutâneo na face cranial/dorsal do membro torácico é mostrado na Fig. 1.60.

Os seguintes nervos enviam fibras para suprir a pele na ***face lateral*** do membro torácico (Fig. 1.61): ramos cutâneos dorsais de C_6 e $T_{2\text{-}4}$, ramos cutâneos ventrais de C_5, ramos cutâneos laterais de T_2 e T_3, o ramo cutâneo do nervo que supre o M. braquiocefálico, ramos do N. cutâneo craniolateral do braço (derivado do N. axilar), o N. cutâneo cranial do antebraço (derivado do N. axilar), o ramo lateral do N. cutâneo lateral do antebraço (derivado do ramo superficial do N. radial), o N. cutâneo caudal do antebraço (derivado do N. ulnar) e o r. dorsal do N. ulnar.

Os ***locais de teste*** para os nervos cutâneos na face lateral do membro torácico são mostrados na Fig. 1.62.

Os seguintes nervos suprem a pele na ***face caudal/palmar*** do membro torácico (Figs. 1.63 e 1.64): ramos ventrais dos Nn. cervicais, ramos dorsais dos Nn. cervicais e torácicos, o ramo cutâneo lateral de T_2 e T_3, o N. cutâneo caudal do antebraço (derivado do N. ulnar), o N. cutâneo craniolateral do braço, o N. cutâneo lateral do antebraço, o r. dorsal do N. ulnar, o r. medial do N. cutâneo lateral do antebraço (derivado do ramo superficial do N. radial), o N. cutâneo medial do antebraço (derivado do N. musculocutâneo) e ramos palmares dos Nn. ulnar e mediano.

O ***local de teste*** para os nervos cutâneos da face caudal/palmar do membro torácico é mostrado na Fig. 1.65.

Os seguintes nervos cutâneos suprem a pele da ***face medial*** do membro torácico: na região do braço, ramos cutâneos ventrais de $C_{4\text{-}5}$ e T_2. O restante do membro é dividido entre os seguintes nervos: o r. medial do N. cutâneo lateral do antebraço (derivado do r. superficial do N. radial), o N. cutâneo medial do antebraço (derivado do N. musculocutâneo) e o N. cutâneo caudal do antebraço (derivado do N. ulnar) (Fig. 1.66).

O ***local de teste*** para o nervo cutâneo na face medial do membro torácico é mostrado na Fig. 1.67.

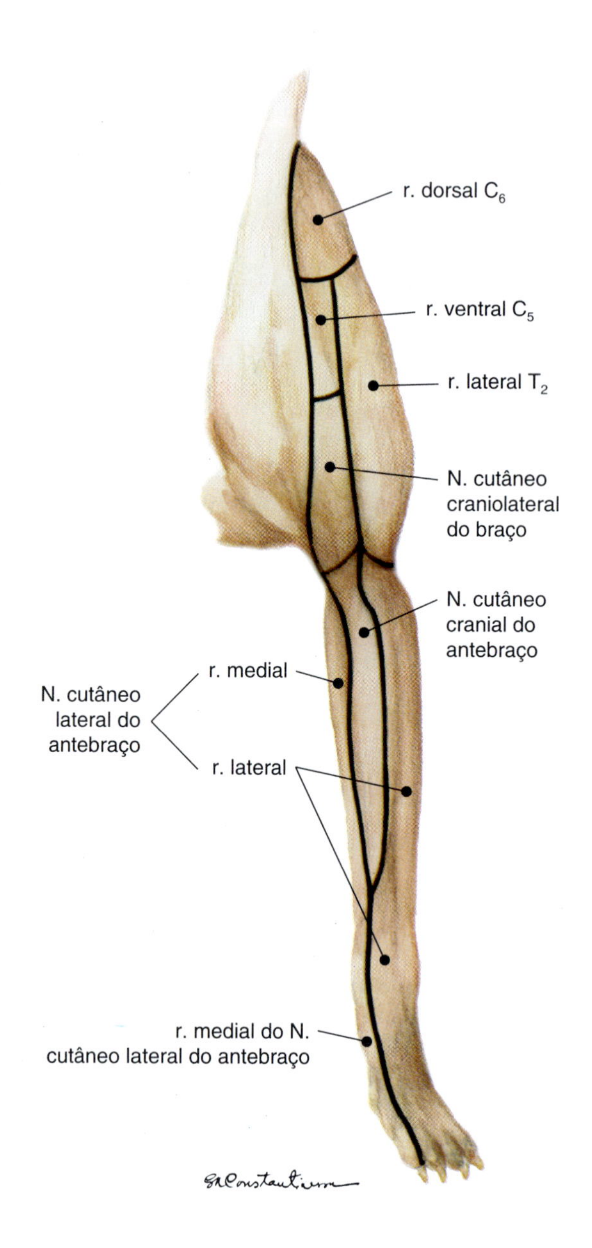

Fig. 1.58 Inervação cutânea do membro torácico, face cranial — cão. (Modificado com autorização de Evans, 1993, *Miller's Anatomy of the Dog*, 3.ª ed. W. B. Saunders Co.)

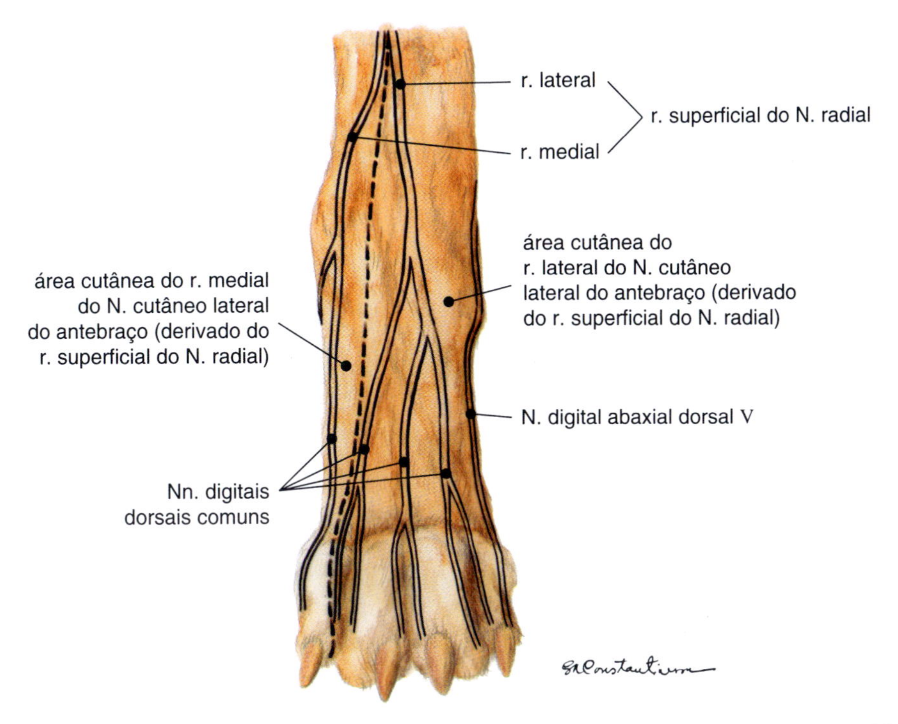

Fig. 1.59 Nervos e inervação cutânea da extremidade distal do membro torácico, face cranial/dorsal — cão. (Modificado com autorização de Evans, 1993, *Miller's Anatomy of the Dog*, 3.ª ed. W. B. Saunders Co.)

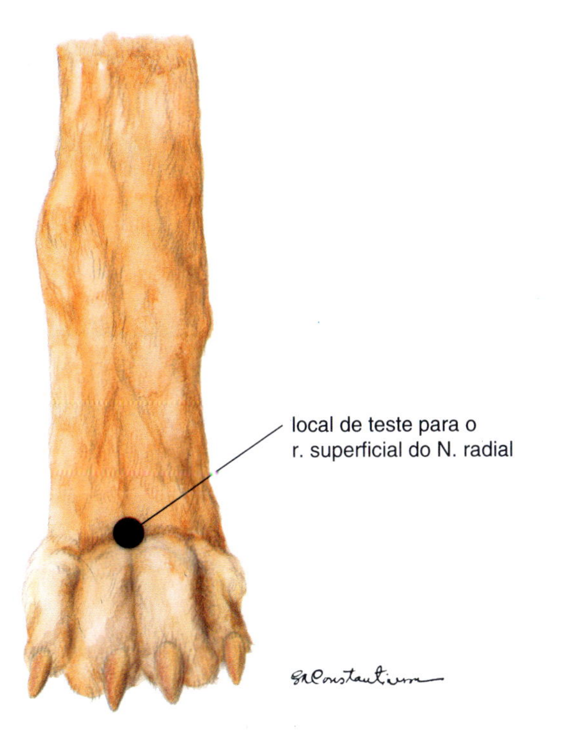

Fig. 1.60 Local de teste para o nervo cutâneo na extremidade distal do membro torácico, face dorsal — cão. (Adaptado de Bailey e Kitchell, 1987, "Cutaneous sensory testing in the dog". *J. Vet. Int. Med.* 1:128-135.)

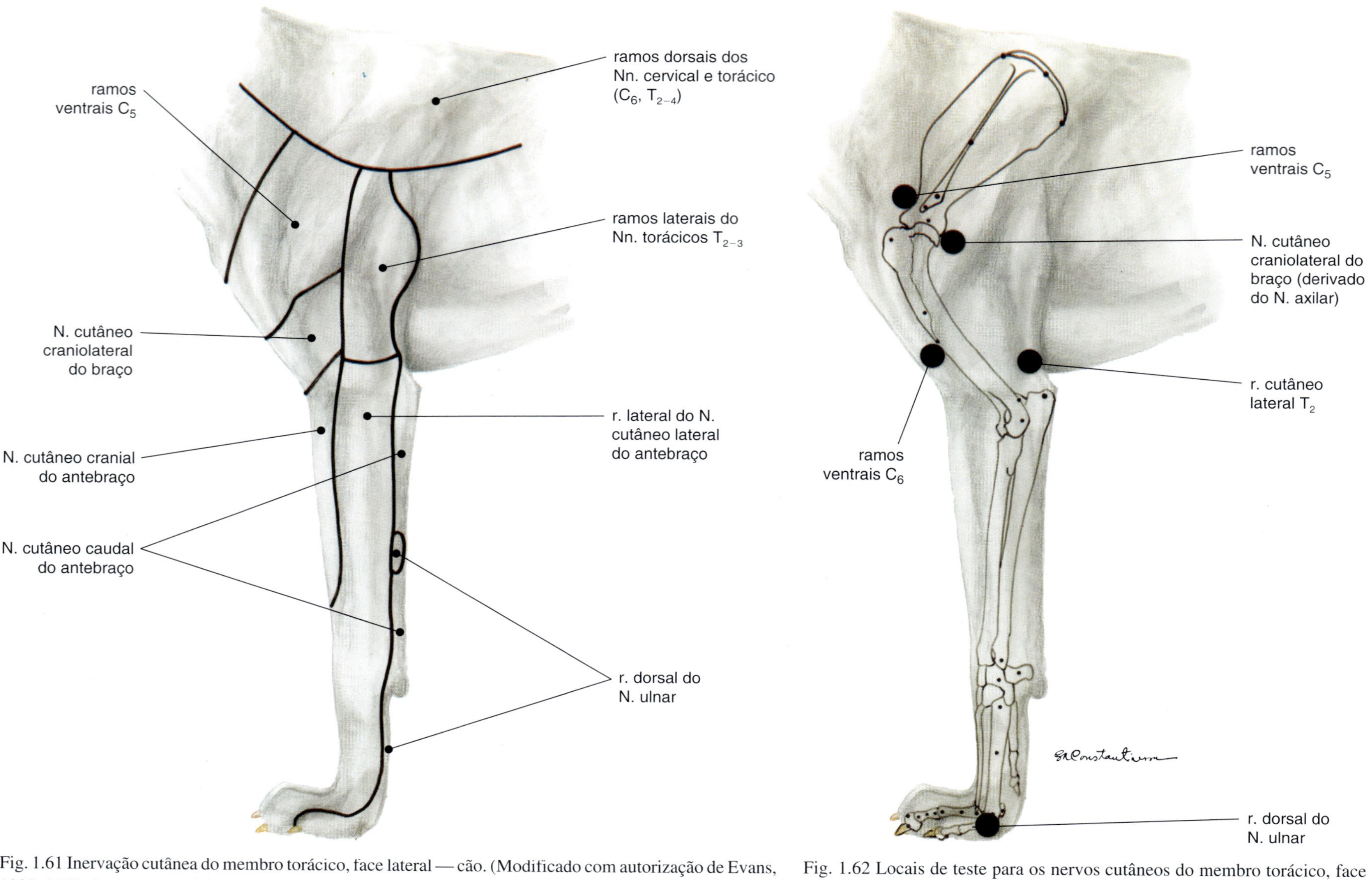

Fig. 1.61 Inervação cutânea do membro torácico, face lateral — cão. (Modificado com autorização de Evans, 1993, *Miller's Anatomy of the Dog*, 3.ª ed. W. B. Saunders Co.)

Fig. 1.62 Locais de teste para os nervos cutâneos do membro torácico, face lateral — cão. (Adaptado de Bailey e Kitchell, 1987, "Cutaneous sensory testing in the dog". *J. Vet. Int. Med.* 1:128-135.)

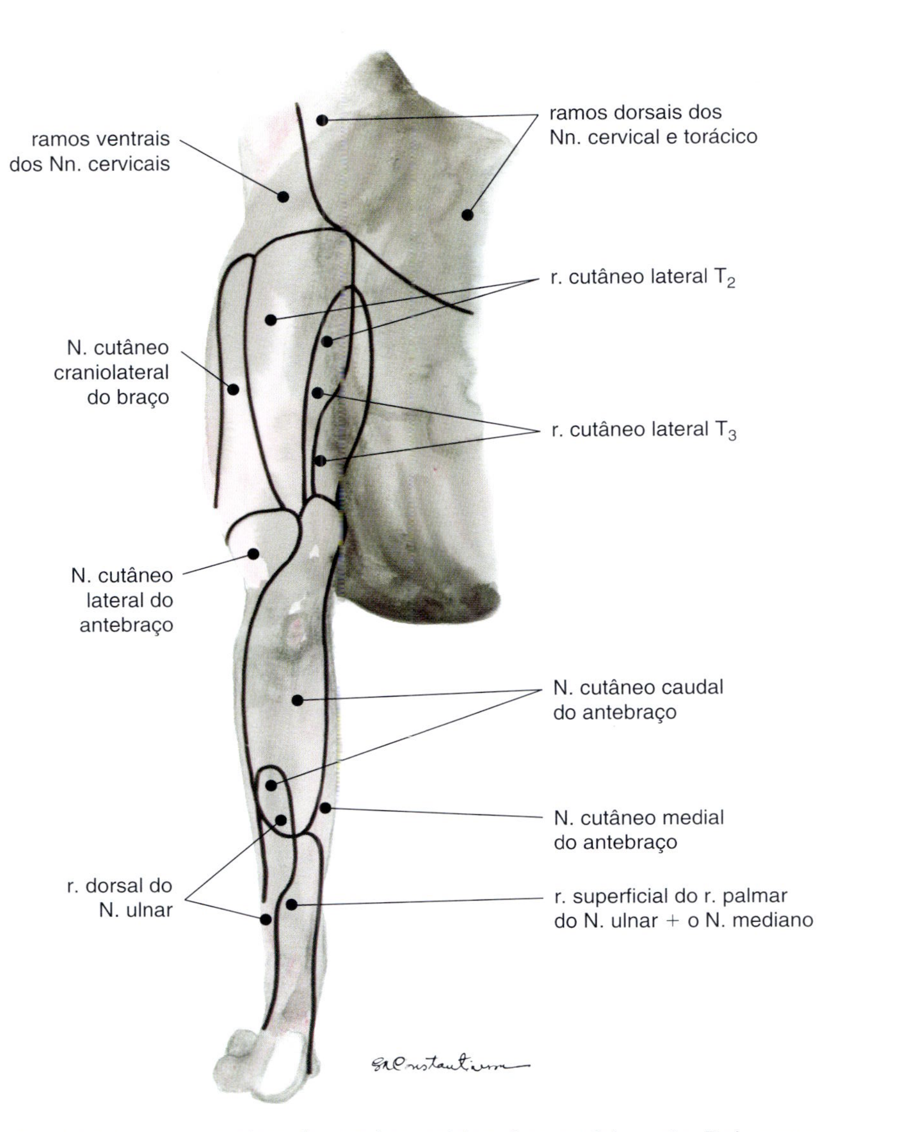

Fig. 1.63 Inervação cutânea do membro torácico, face caudal — cão. Dois nervos podem compartilhar a mesma área. (Modificado com autorização de Evans, 1993, *Miller's Anatomy of the Dog*, 3.ª ed. W. B. Saunders Co.)

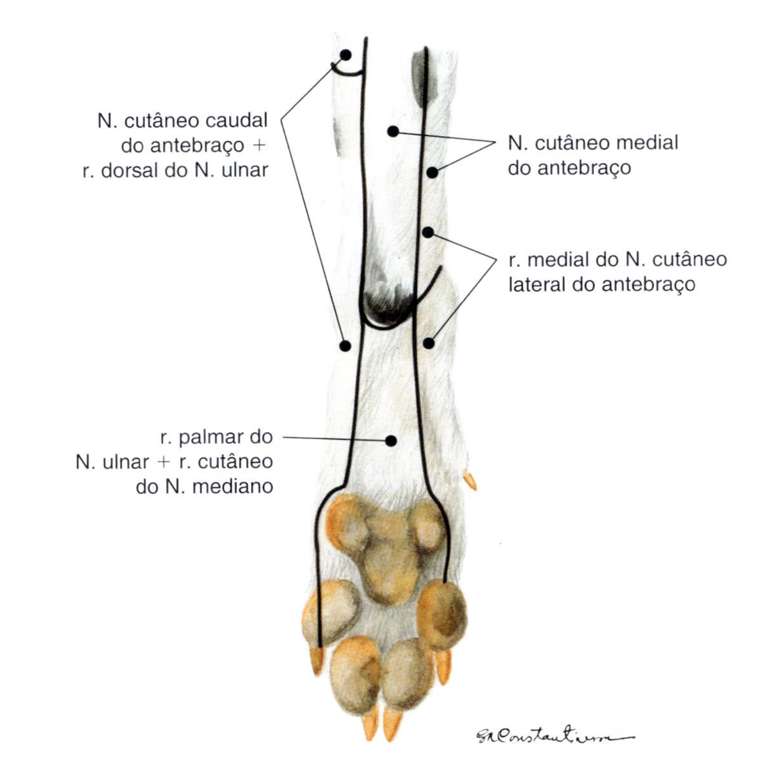

Fig. 1.64 Inervação cutânea da extremidade distal do membro torácico, face caudal/palmar — cão. (Modificado com autorização de Evans, 1993, *Miller's Anatomy of the Dog*, 3.ª ed. W. B. Saunders Co.)

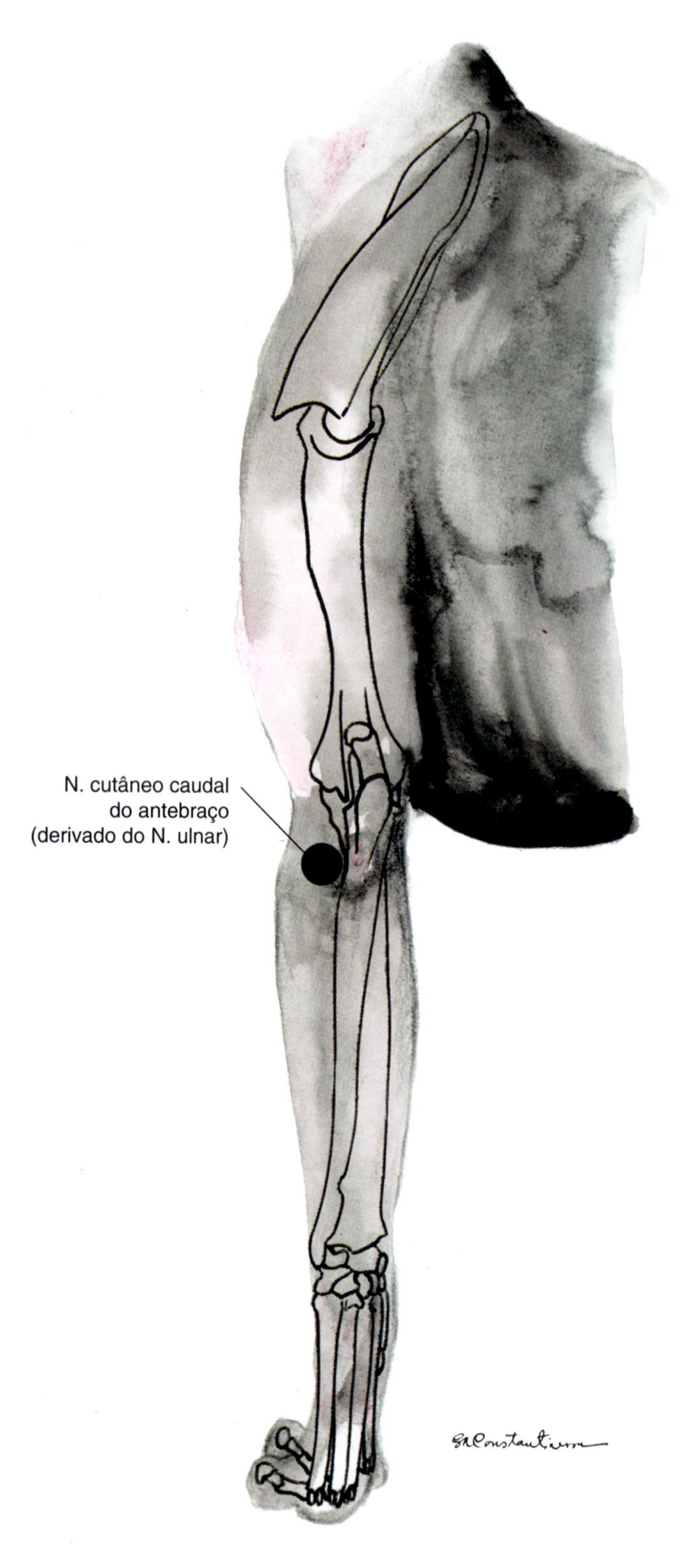

Fig. 1.65 Local de teste para o nervo cutâneo do membro torácico, face caudal — cão. (Adaptado de Bailey e Kitchell, 1987, "Cutaneous sensory testing in the dog". *J. Vet. Int. Med.* 1:128-135.)

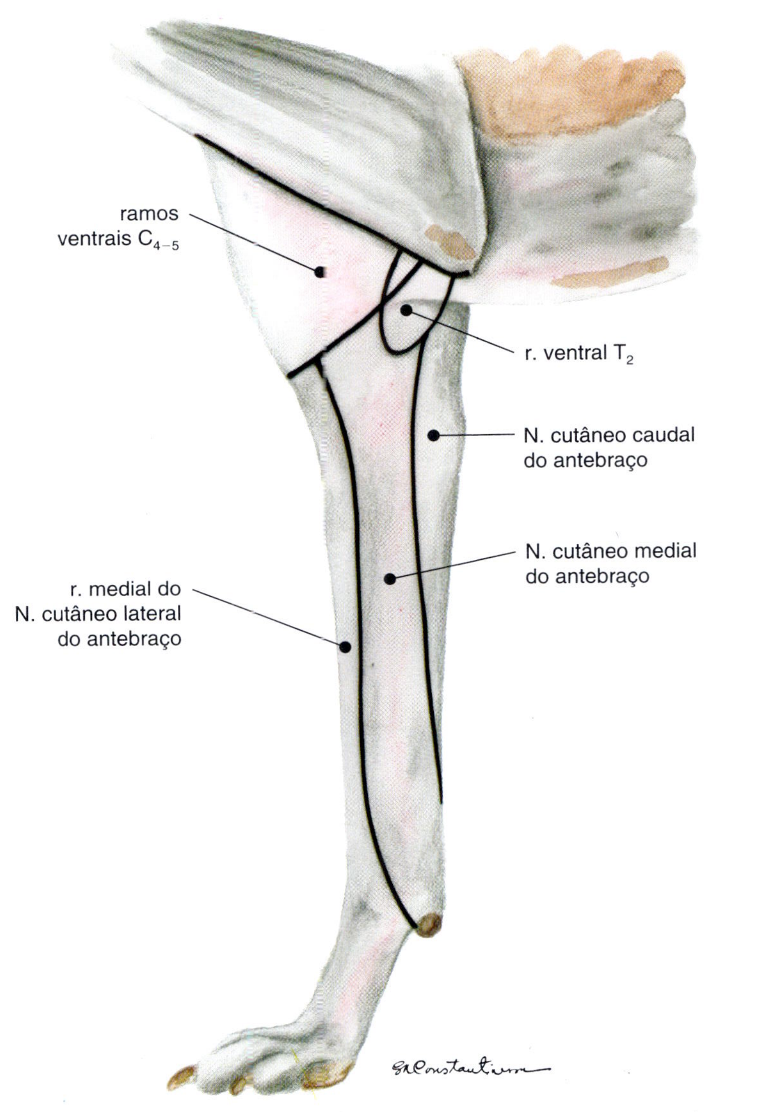

Fig. 1.66 Inervação cutânea do membro torácico, face medial — cão. Dois nervos podem compartilhar a mesma área. (Modificado com autorização de Evans, 1993, *Miller's Anatomy of the Dog*, 3.ª ed. W. B. Saunders Co.)

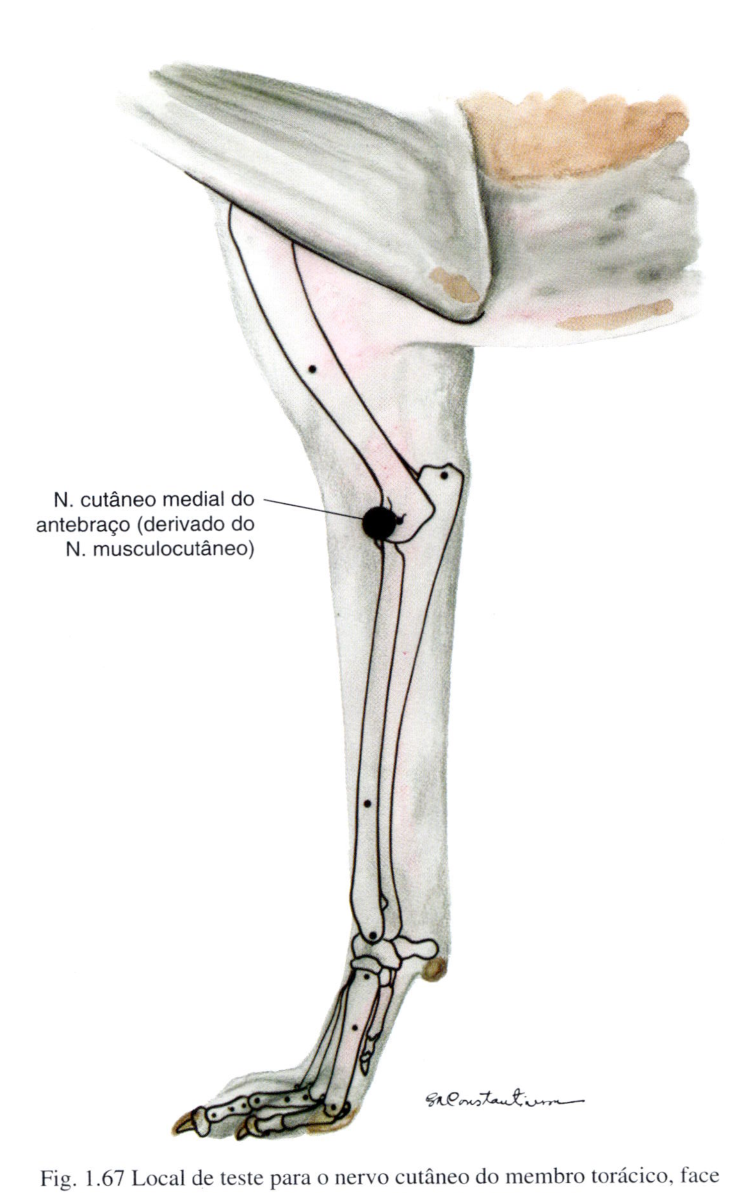

Fig. 1.67 Local de teste para o nervo cutâneo do membro torácico, face medial — cão. (Adaptado de Bailey e Kitchell, 1987, "Cutaneous sensory testing in the dog". *J. Vet. Int. Med.* 1:128-135.)

O Abdome

Ramos cutâneos laterais dos Nn. intercostais, dos Nn. íliohipogástricos cranial e caudal, do N. ilioinguinal e o N. cutâneo femoral lateral suprem ***áreas laterais*** da pele do abdome. Além disso, o N. torácico lateral, que não envia fibras cutâneas, comunica-se com os nervos supracitados e percorre numa posição horizontal.

Para uma visão geral da inervação cutânea, ver a Fig. 1.56.

Os mesmos nervos que suprem a face lateral da cavidade abdominal estendem-se ventralmente numa sucessão metamérica, *i. e.*, os ramos cutâneos laterais de $T_{11\text{-}13}$ e $L_{1\text{-}3}$. Além disso, os ramos cutâneos ventrais de $T_{9\text{-}10}$ também suprem pequenas áreas de pele (ver Fig. 1.57).

A Pelve

A inervação cutânea da ***face lateral*** da pelve no cão é mostrada na Fig. 1.68.

Os ramos cutâneos dorsais de L_2-L_4 (os Nn. clúnios craniais), S_1 (os Nn. clúnios mediais), o N. cutâneo femoral caudal, o N. cutâneo femoral lateral, os Nn. clúnios médio e caudal e os plexos caudais dorsal e ventral podem ser identificados na ***face dorsal*** da pelve.

Vários nervos fornecem ramos cutâneos para a ***face caudal*** da pelve no macho (Fig. 1.69) e na fêmea (Fig. 1.70). A inervação cutânea no macho é mostrada na Fig. 1.71.

Os ramos ventrais de S_1-S_3 também fornecem suprimento para a função da bexiga e do esfíncter urinário.

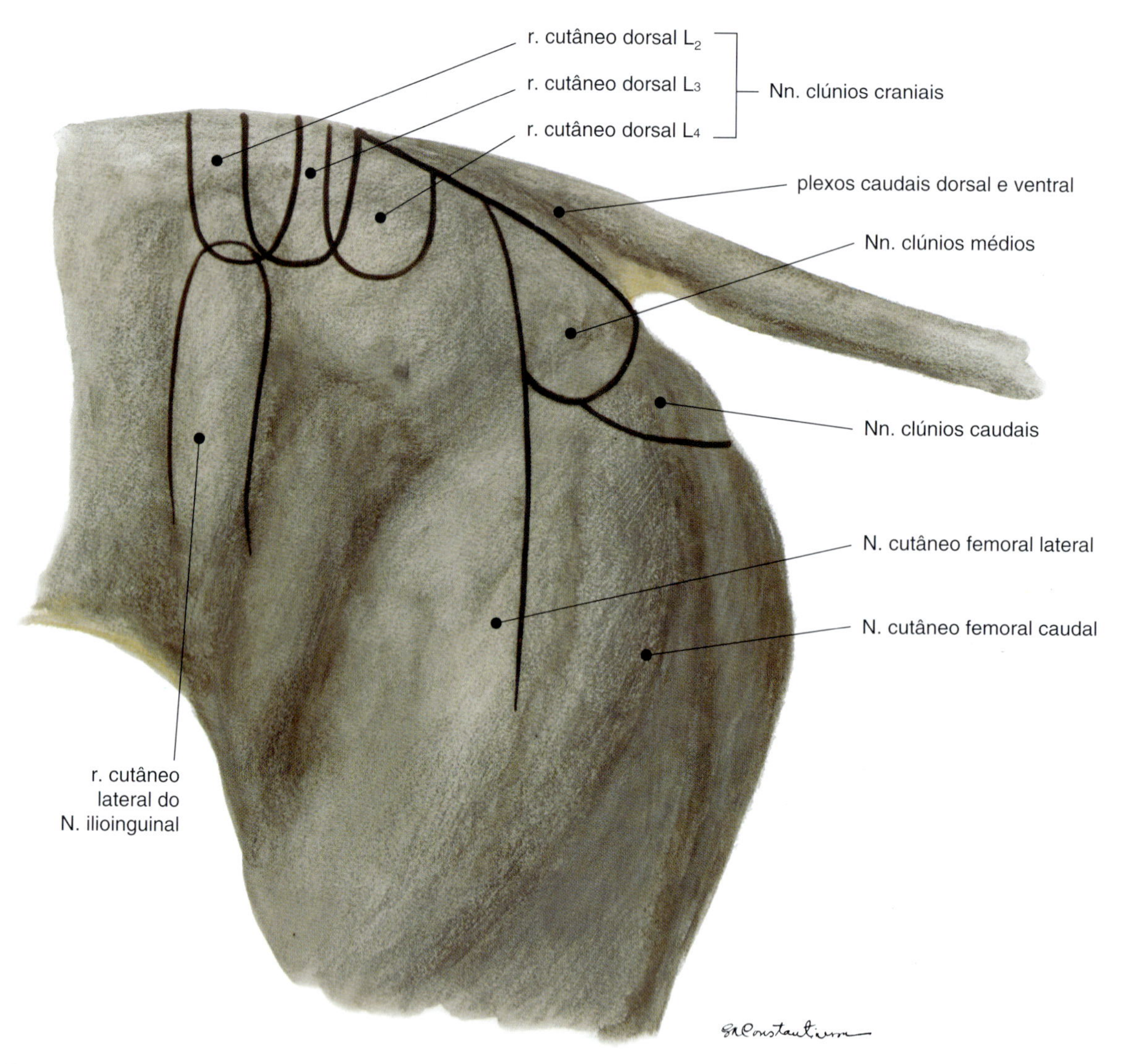

Fig. 1.68 Inervação cutânea da pelve, face lateral — cão. Dois nervos podem compartilhar a mesma área. (Modificado com autorização de Evans, 1993, *Miller's Anatomy of the Dog*, 3.ª ed. W. B. Saunders Co.)

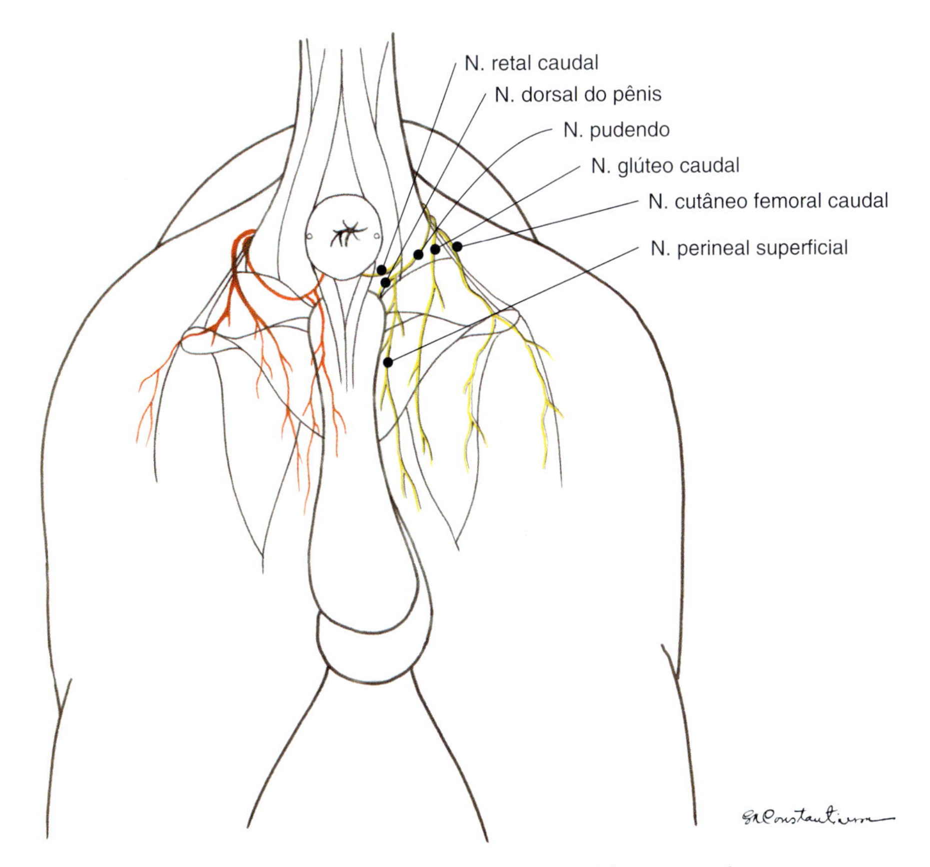

Fig. 1.69 Nervos cutâneos da pelve, face caudal — cão macho.

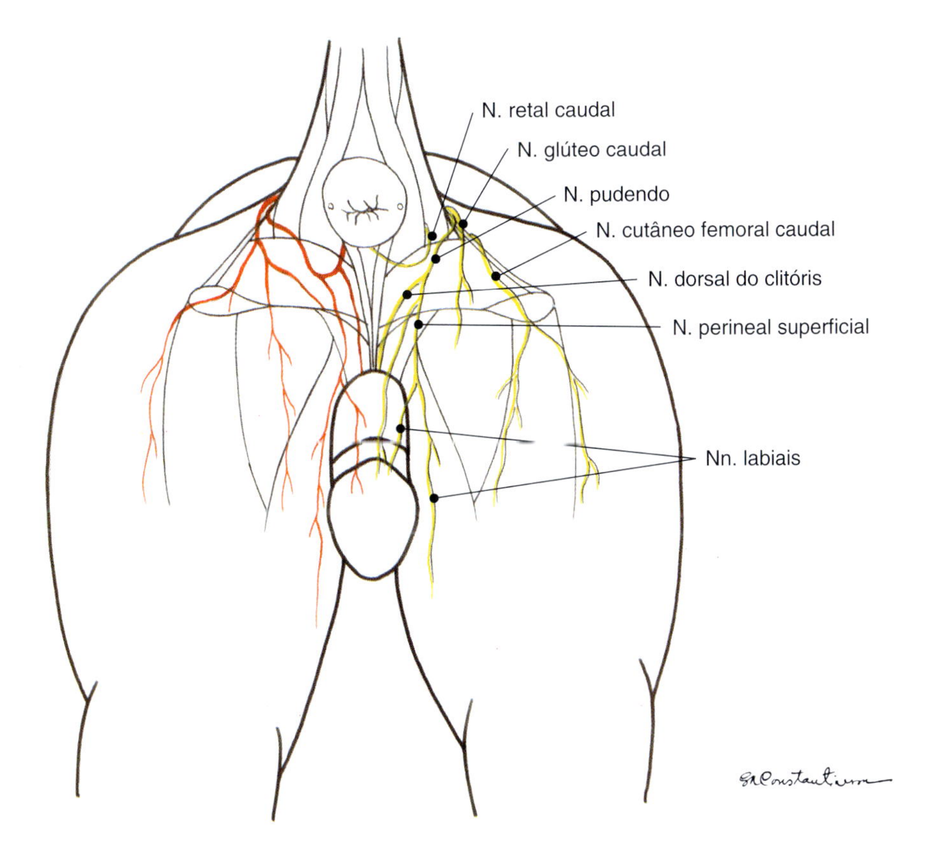

Fig. 1.70 Nervos cutâneos da pelve, face caudal — cadela.

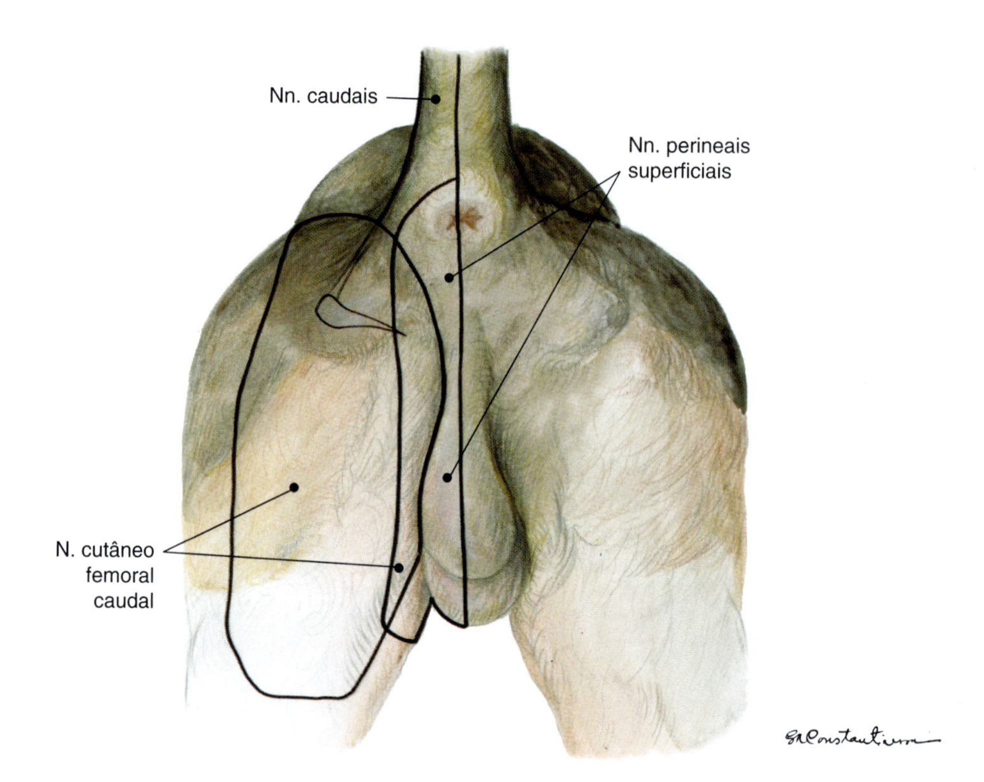

Fig. 1.71 Inervação cutânea da pelve, face caudal — cão macho. Dois nervos podem compartilhar a mesma área. (Modificado com autorização de Evans, 1993, *Miller's Anatomy of the Dog*, 3.ª ed. W. B. Saunders Co.)

O ílio-hipogástrico caudal, o ilioinguinal, o genitofemoral, o cutâneo femoral lateral, o cutâneo femoral caudal e o plexo caudal ventral fornecem ramos cutâneos para a ***face ventral*** da pelve.

O Membro Pélvico

Ramos cutâneos dorsais de L_{2-4} (Nn. clúnios craniais) e do N. cutâneo femoral lateral (ramo ventral de L_4) suprem a pele na ***região glútea cranial*** e na ***região cranial da coxa***, respectivamente. O r. cutâneo lateral do N. ilioinguinal (r. ventral de L_3) une-se na coxa à área do N. cutâneo femoral lateral. Na crura e no resto do membro, ramos do safeno e do N. fibular superficial (peroneal) distribuem seus ramos cutâneos sobre a ***face cranial/dorsal*** do membro. O N. fibular (peroneal) profundo cobre uma pequena área da pata (Fig. 1.72).

Os ***locais de teste*** para os nervos cutâneos na face cranial do membro pélvico estão mostrados na Fig. 1.73.

Os seguintes nervos superficiais (cutâneos) são encontrados na ***face lateral*** do membro pélvico: os ramos cutâneos dorsais de L_2-L_4 (Nn. clúnios craniais) e S_1 (Nn. clúnios médios), o N. cutâneo femoral lateral (ramo ventral de L_4), o N. cutâneo femoral caudal dando origem aos Nn. clúnios caudais, os Nn. surais cutâneos lateral e caudal e os Nn. safeno e fibular (peroneal) superficial (Fig. 1.74).

Os ***locais de teste*** para os nervos cutâneos na face lateral do membro pélvico são mostrados na Fig. 1.75.

Os seguintes nervos suprem a pele na ***face caudal/plantar*** do membro pélvico por meio de ramos cutâneos: os Nn. clúnios médios, o N. cutâneo femoral lateral, o N. cutâneo femoral caudal, os Nn. clúnios caudais, o N. perineal superficial, o N. cutâneo sural caudal, o N. safeno, o N. fibular (peroneal) superficial, o N. tibial e os Nn. plantares medial e lateral (Figs. 1.76 e 1.77).

Os ***locais de teste*** para os nervos cutâneos na face caudal do membro pélvico são mostrados nas Figs. 1.78 e 1.79.

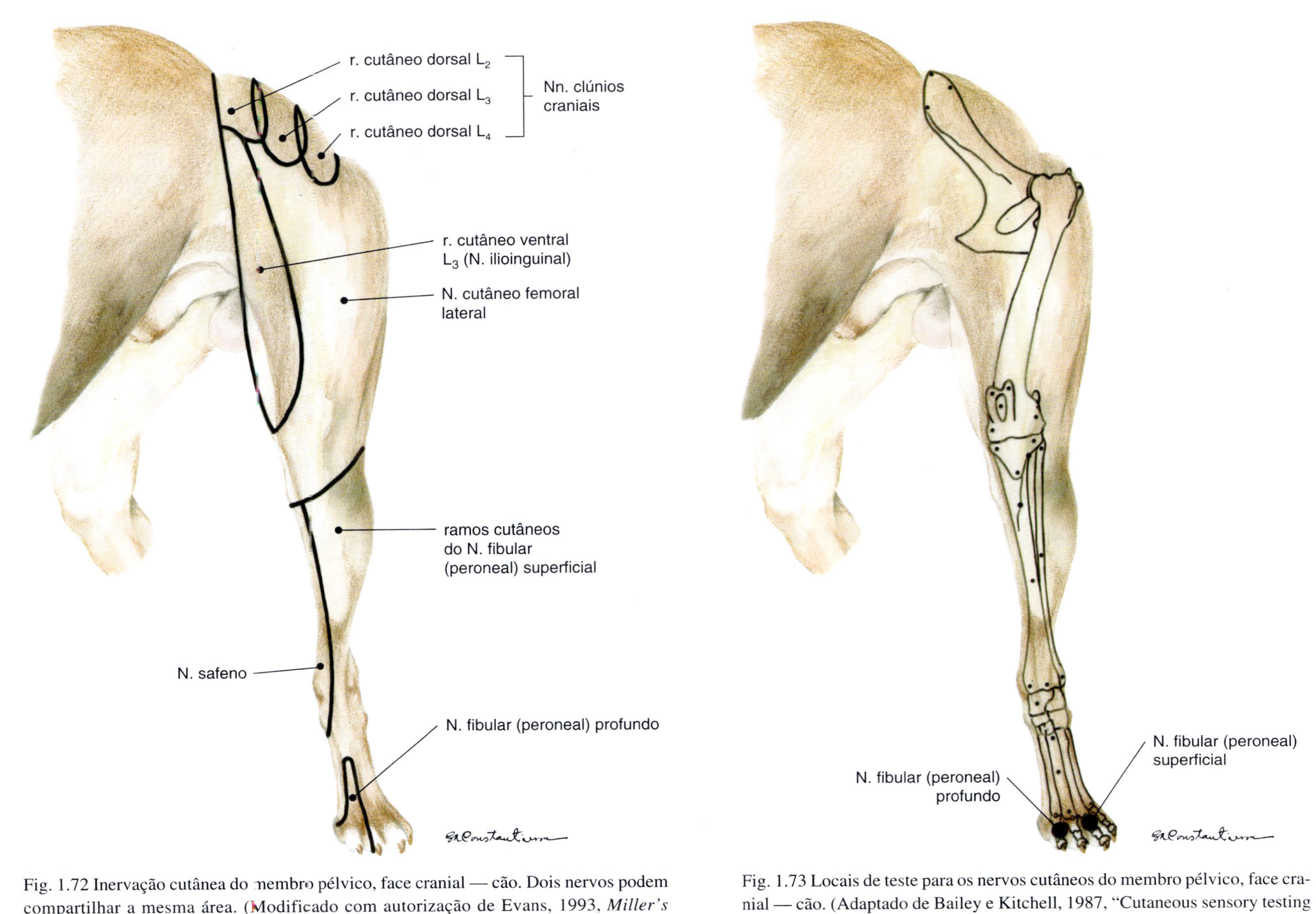

Fig. 1.72 Inervação cutânea do membro pélvico, face cranial — cão. Dois nervos podem compartilhar a mesma área. (Modificado com autorização de Evans, 1993, *Miller's Anatomy of the Dog*, 3.ª ed. W. B. Saunders Co.)

Fig. 1.73 Locais de teste para os nervos cutâneos do membro pélvico, face cranial — cão. (Adaptado de Bailey e Kitchell, 1987, "Cutaneous sensory testing in the dog". *J. Vet. Int. Med.* 1:128-135.)

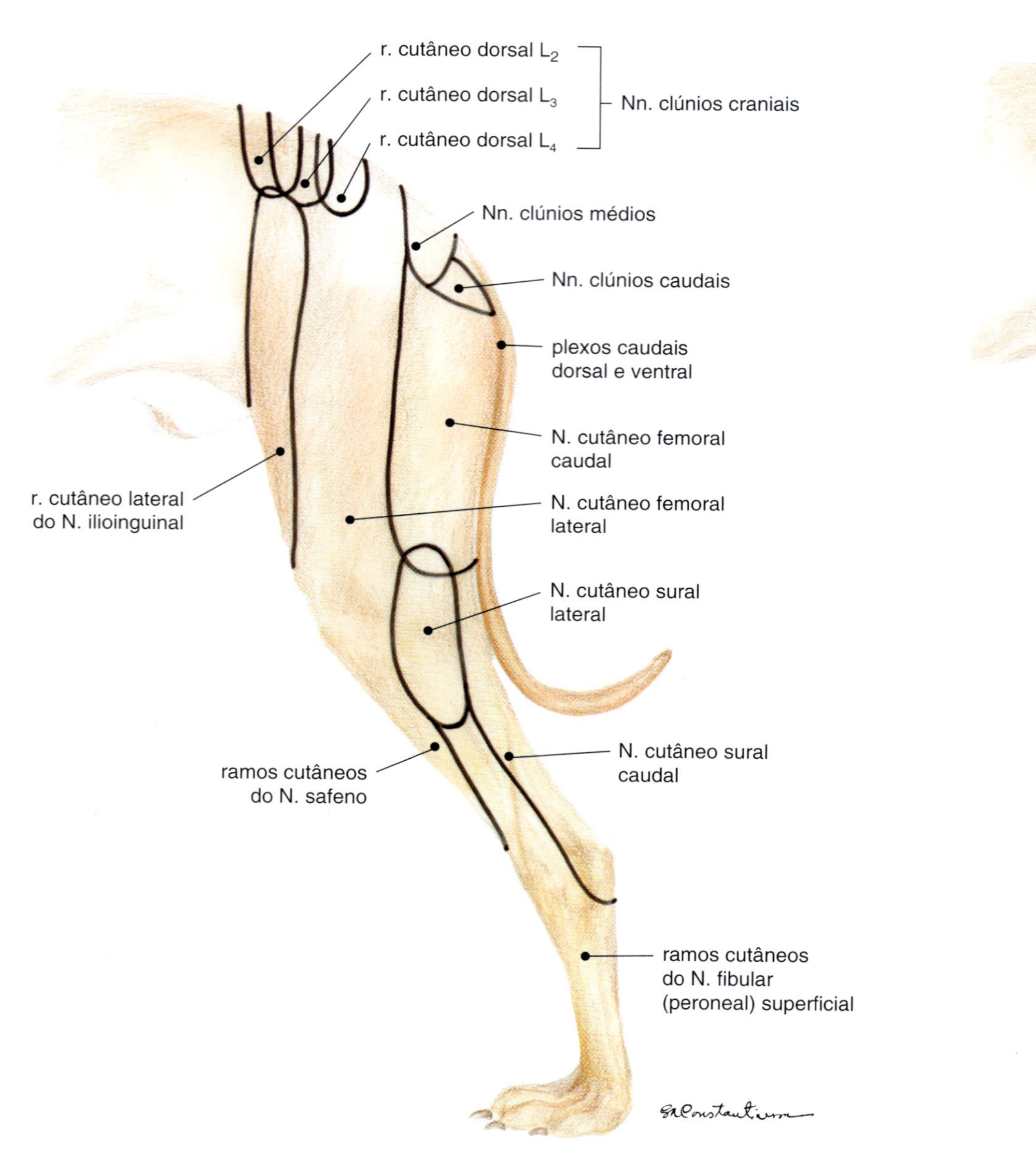

Fig. 1.74 Inervação cutânea do membro pélvico, face lateral — cão. Dois nervos podem compartilhar a mesma área. (Modificado com autorização de Evans, 1993, *Miller's Anatomy of the Dog*, 3.ª ed. W. B. Saunders Co.)

N. cutâneo femoral lateral
N. cutâneo sural caudal
N. cutâneo sural lateral

Fig. 1.75 Locais de teste para os nervos cutâneos do membro pélvico, face lateral — cão. (Adaptado de Bailey e Kitchell, 1987, "Cutaneous sensory testing in the dog". *J. Vet. Int. Med.* 1:128-135.)

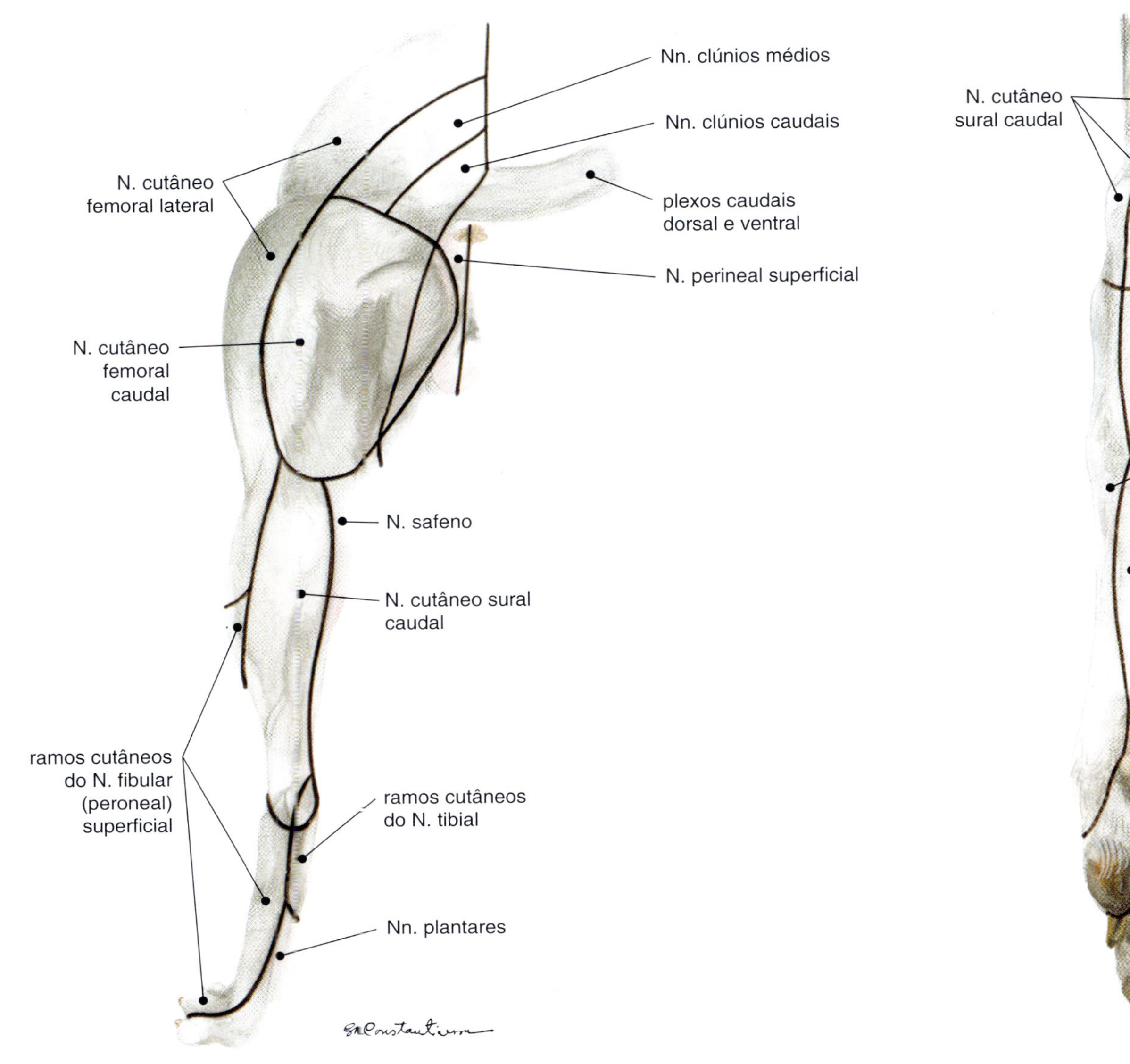

Fig. 1.76 Inervação cutânea do membro pélvico, face caudal — cão. Dois nervos podem compartilhar a mesma área. (Modificado com autorização de Evans, 1993, *Miller's Anatomy of the Dog*, 3.ª ed. W. B. Saunders Co.)

Fig. 1.77 Inervação cutânea do membro pélvico, face caudal/palmar — cão. Dois nervos podem compartilhar a mesma área. (Modificado com autorização de Evans, 1993, *Miller's Anatomy of the Dog*, 3.ª ed. W. B. Saunders Co.)

Os seguintes nervos suprem a pele na ***face medial*** do membro pélvico: o r. cutâneo lateral do N. ílio-hipogástrico caudal (L_2), o r. cutâneo lateral do N. ilioiguinal (L_3), o N. genitofemoral (L_4), o N. cutâneo femoral caudal, o N. cutâneo femoral lateral, o N. cutâneo sural caudal, o N. safeno, o N. fibular (peroneal) superficial e o N. plantar medial (Fig. 1.80).

Os ***locais de teste*** para os nervos cutâneos na face medial do membro pélvico são mostrados na Fig. 1.81.

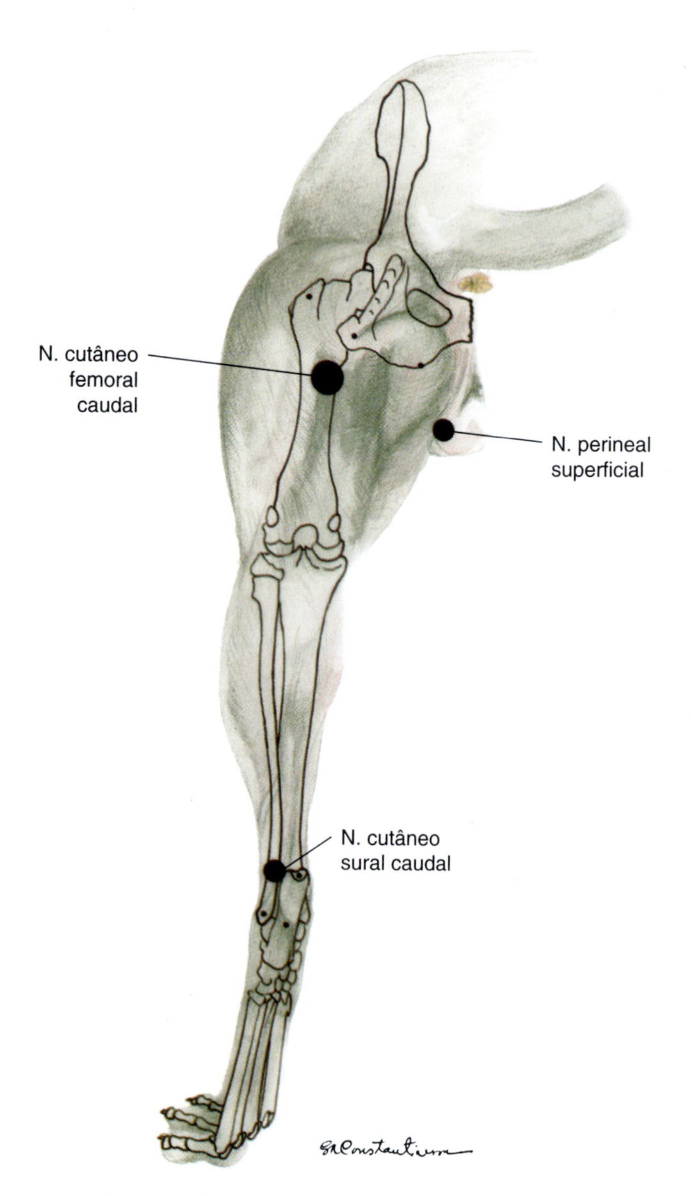

Fig. 1.78 Locais de teste para os nervos cutâneos do membro pélvico, face caudal — cão. (Adaptado de Bailey e Kitchell, 1987, "Cutaneous sensory testing in the dog". *J. Vet. Int. Med.* 1:128-135.)

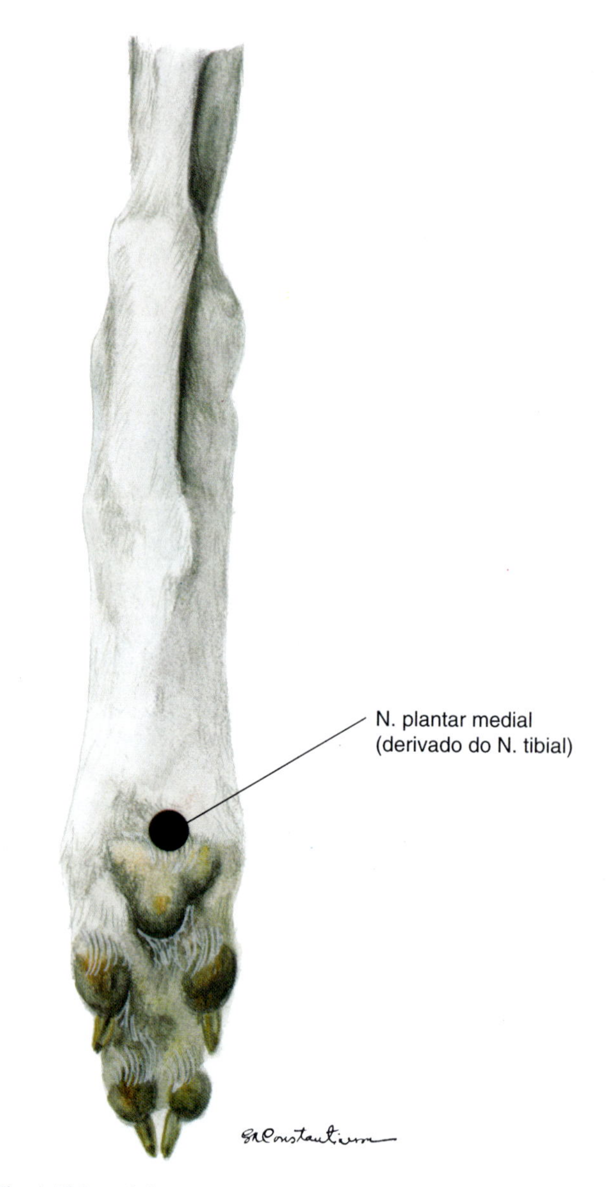

Fig. 1.79 Local de teste para o nervo cutâneo do membro pélvico, face plantar — cão. (Adaptado de Bailey e Kitchell, 1987, "Cutaneous sensory testing in the dog". *J. Vet. Int. Med.* 1:128-135.)

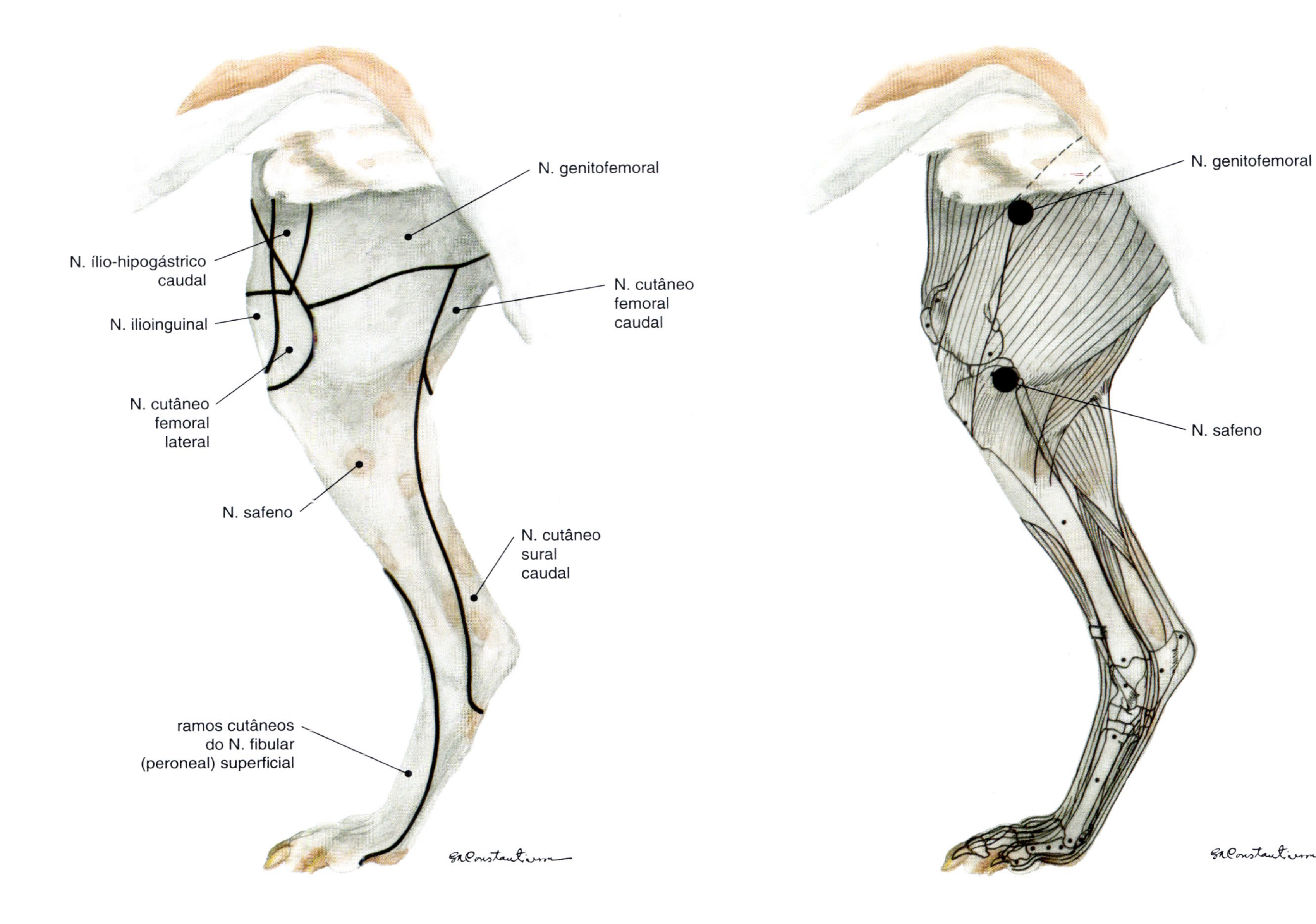

Fig. 1.80 Inervação cutânea do membro pélvico, face medial — cão. Dois nervos podem compartilhar a mesma área. (Modificado com autorização de Evans, 1993, *Miller's Anatomy of the Dog*, 3.ª ed. W. B. Saunders Co.)

Fig. 1.81 Locais de teste para os nervos cutâneos do membro pélvico, face medial — cão. (Adaptado de Bailey e Kitchell, 1987, "Cutaneous sensory testing in the dog". *J. Vet. Int. Med.* 1:128-135.)

2

A Cabeça

Regiões Anatômicas

As regiões anatômicas da cabeça do cão e do gato que têm algum significado para os clínicos são mostradas nas Figs. 2.1–2.8.

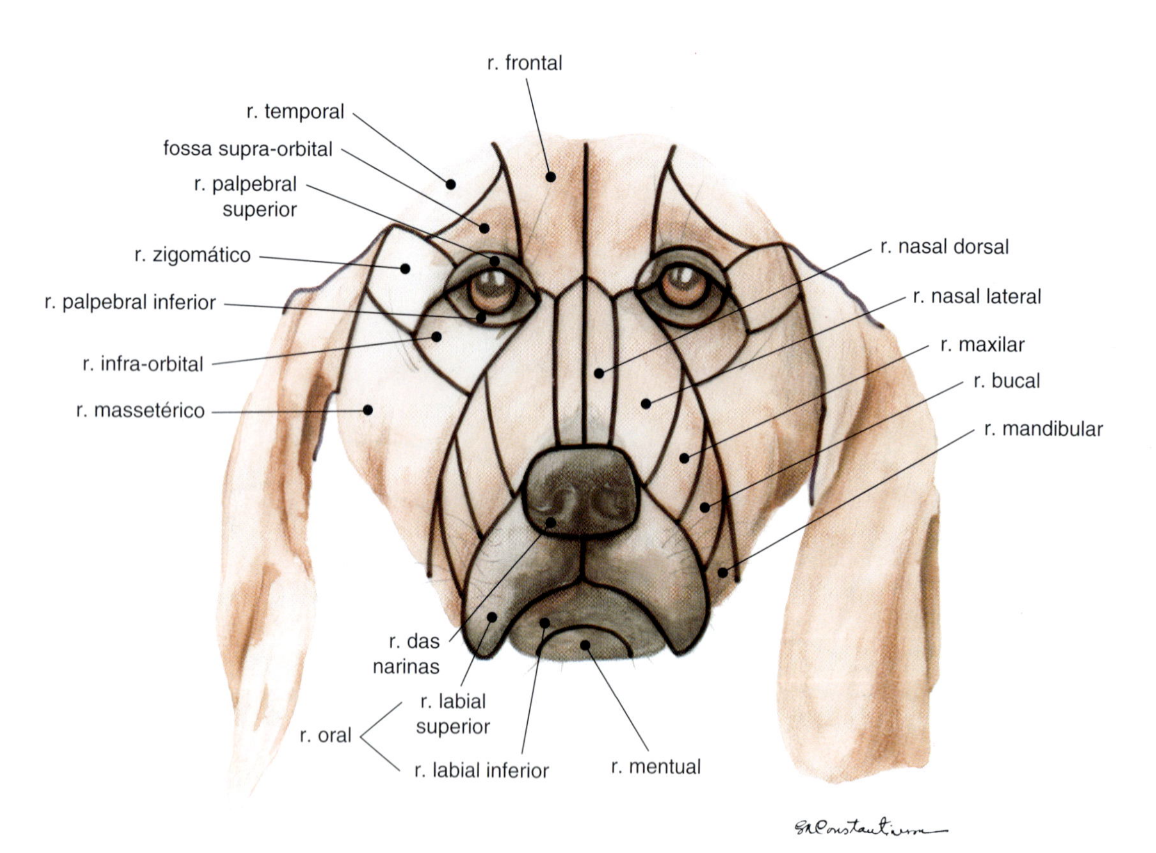

Fig. 2.1 Regiões anatômicas da cabeça, face frontal — cão.

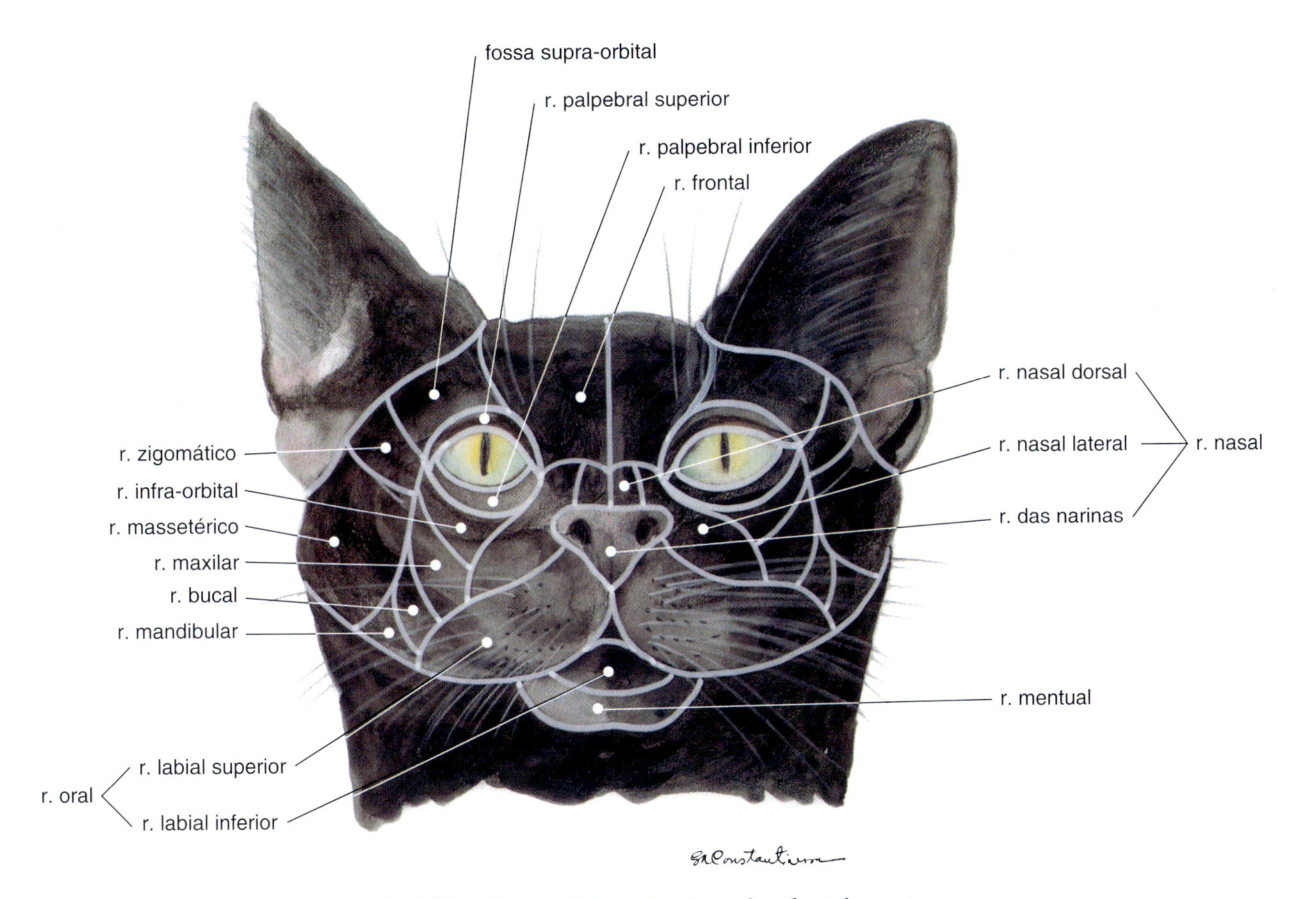

Fig. 2.2 Regiões anatômicas da cabeça, face frontal — gato.

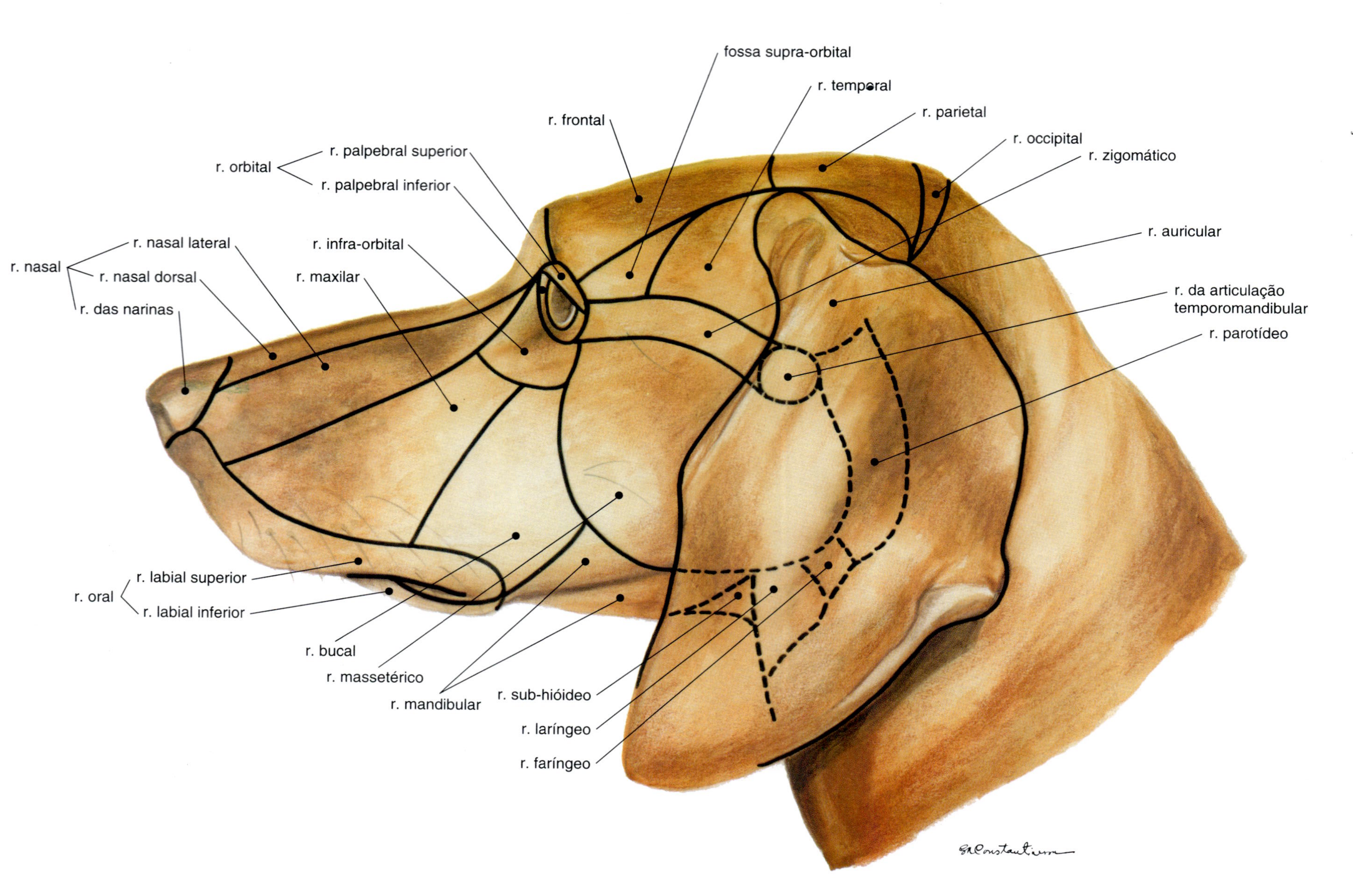

Fig. 2.3 Regiões anatômicas da cabeça, face lateral — cão.

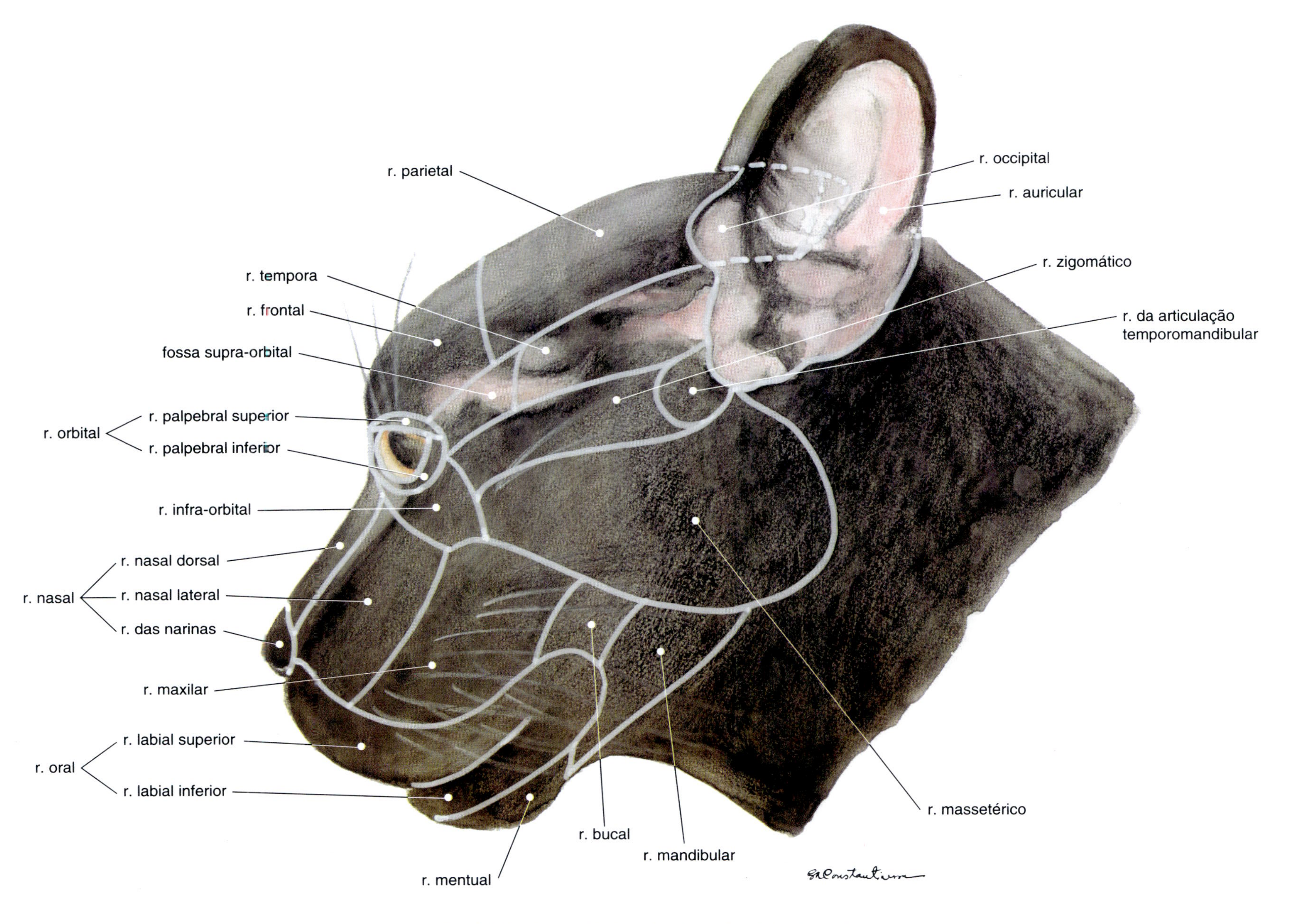

Fig. 2.4 Regiões anatômicas da cabeça, face lateral — gato.

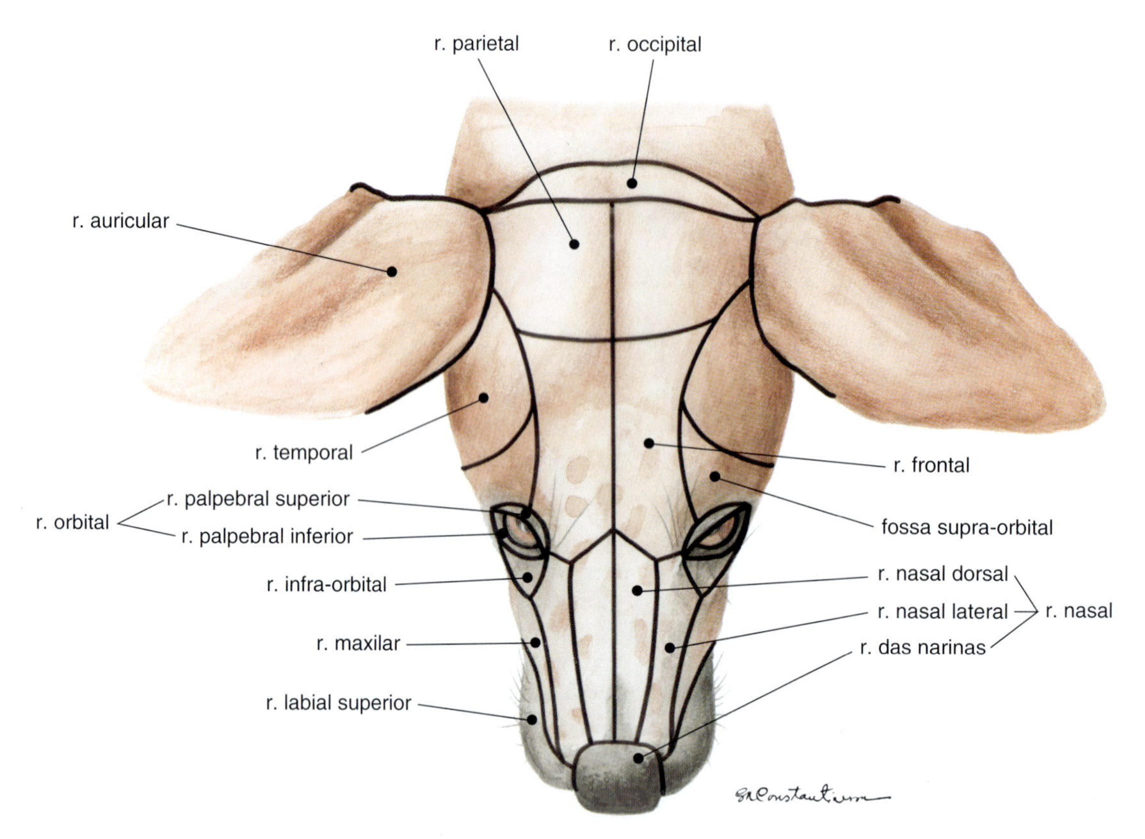

Fig. 2.5 Regiões anatômicas da cabeça, face dorsal — cão.

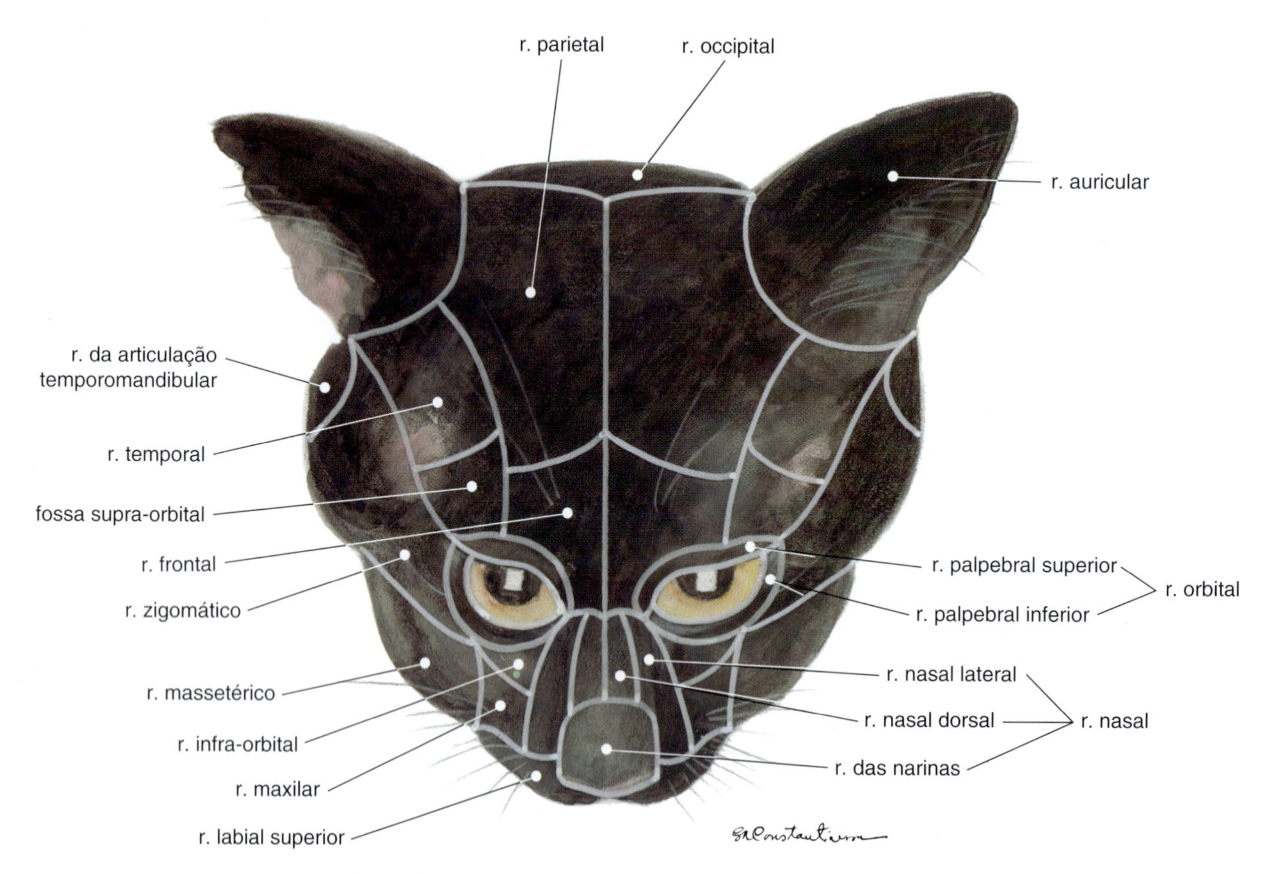

Fig. 2.6 Regiões anatômicas da cabeça, face dorsal — gato.

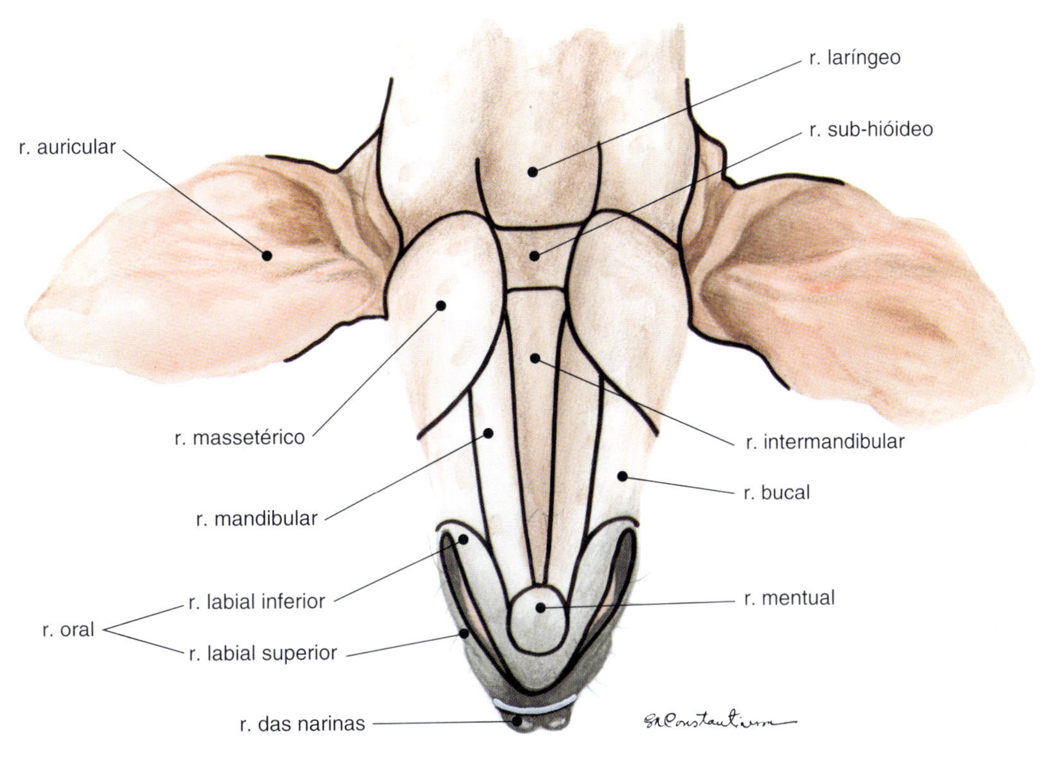

Fig. 2.7 Regiões anatômicas da cabeça, face ventral — cão.

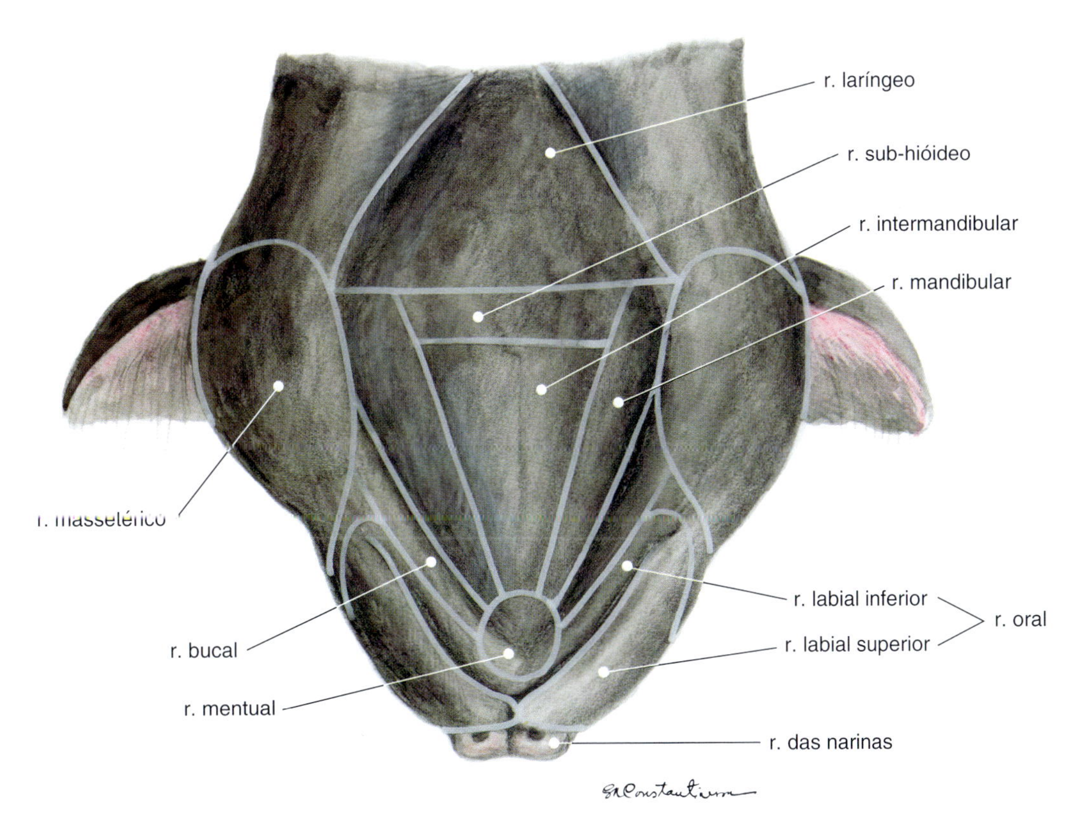

Fig. 2.8 Regiões anatômicas da cabeça, face ventral — gato.

Ossos

Os ossos do crânio e suas projeções na cabeça são mostrados nas Figs. 2.9 a 2.25.

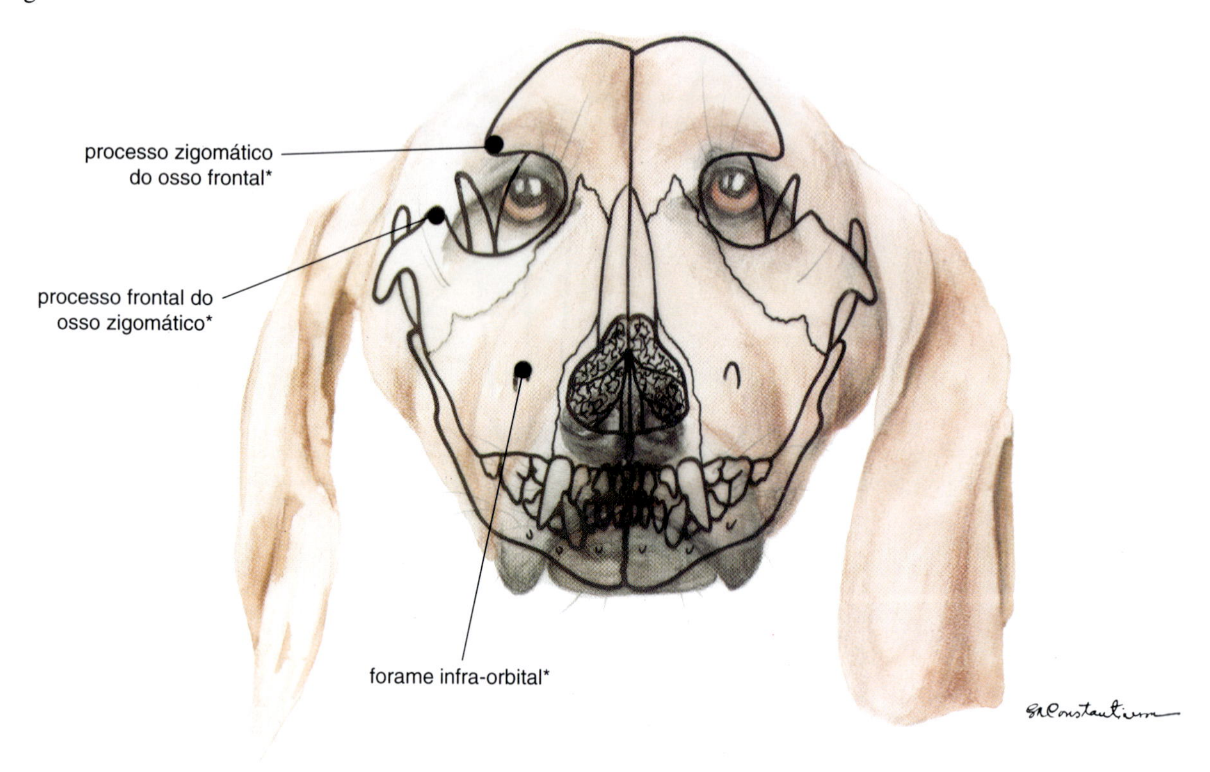

Fig. 2.9 Projeção do crânio sobre a cabeça, face frontal — cão. (* = marcos palpáveis)

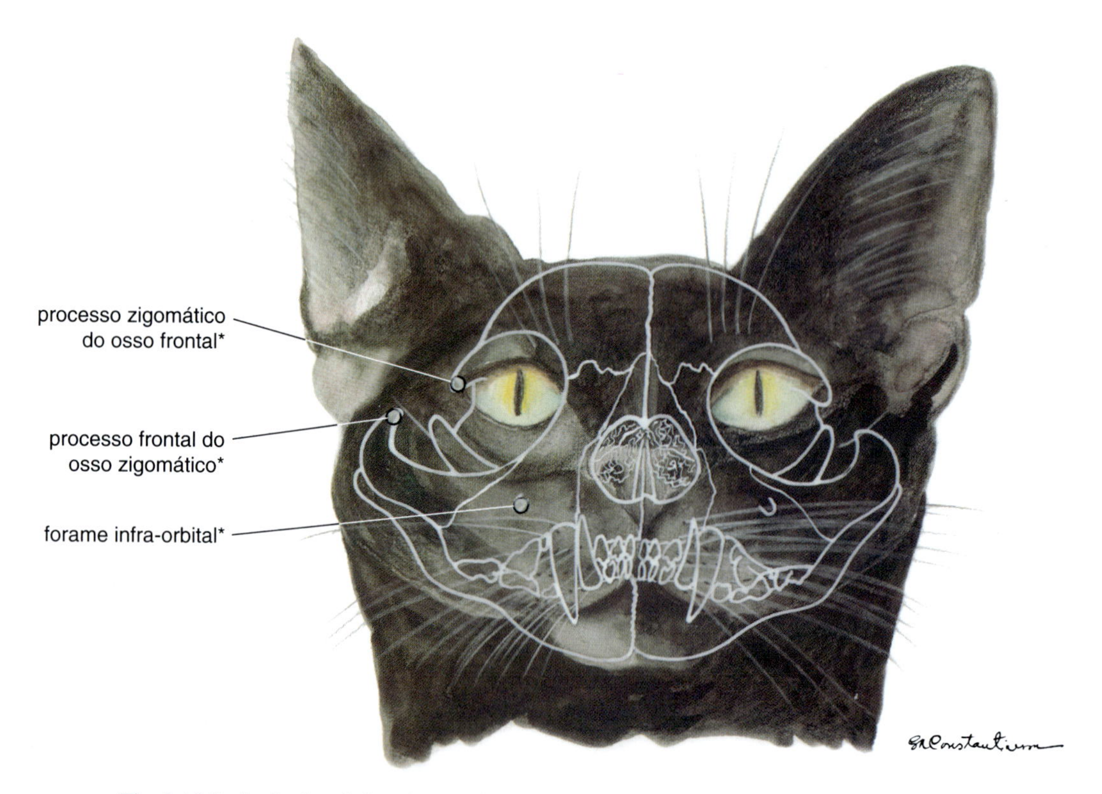

Fig. 2.10 Projeção do crânio sobre a cabeça, face frontal — gato. (* = marcos palpáveis)

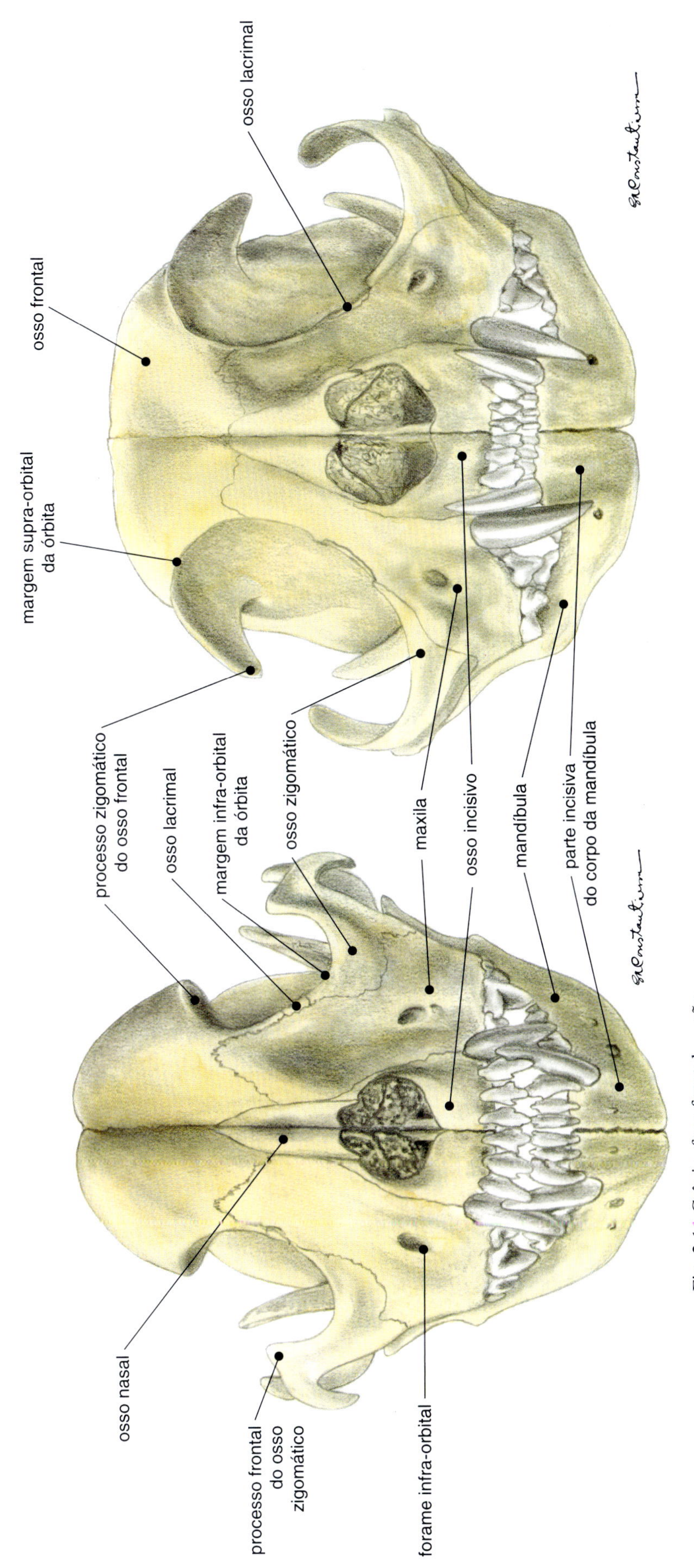

Fig. 2.11 Crânio, face frontal — cão.

Fig. 2.12 Crânio, face frontal — gato.

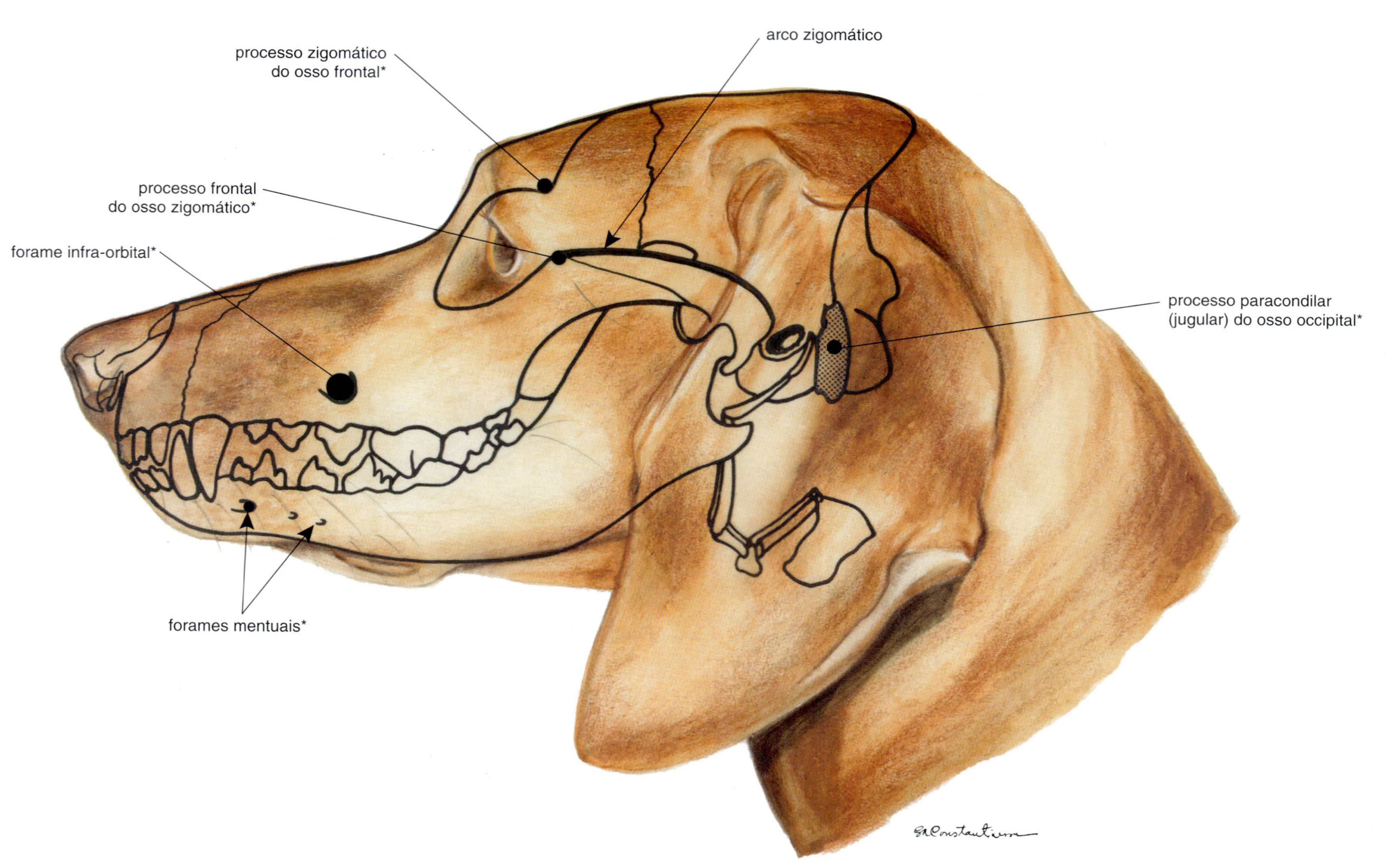

Fig. 2.13 Projeção do crânio sobre a cabeça, face lateral — cão. (* = marcos palpáveis)

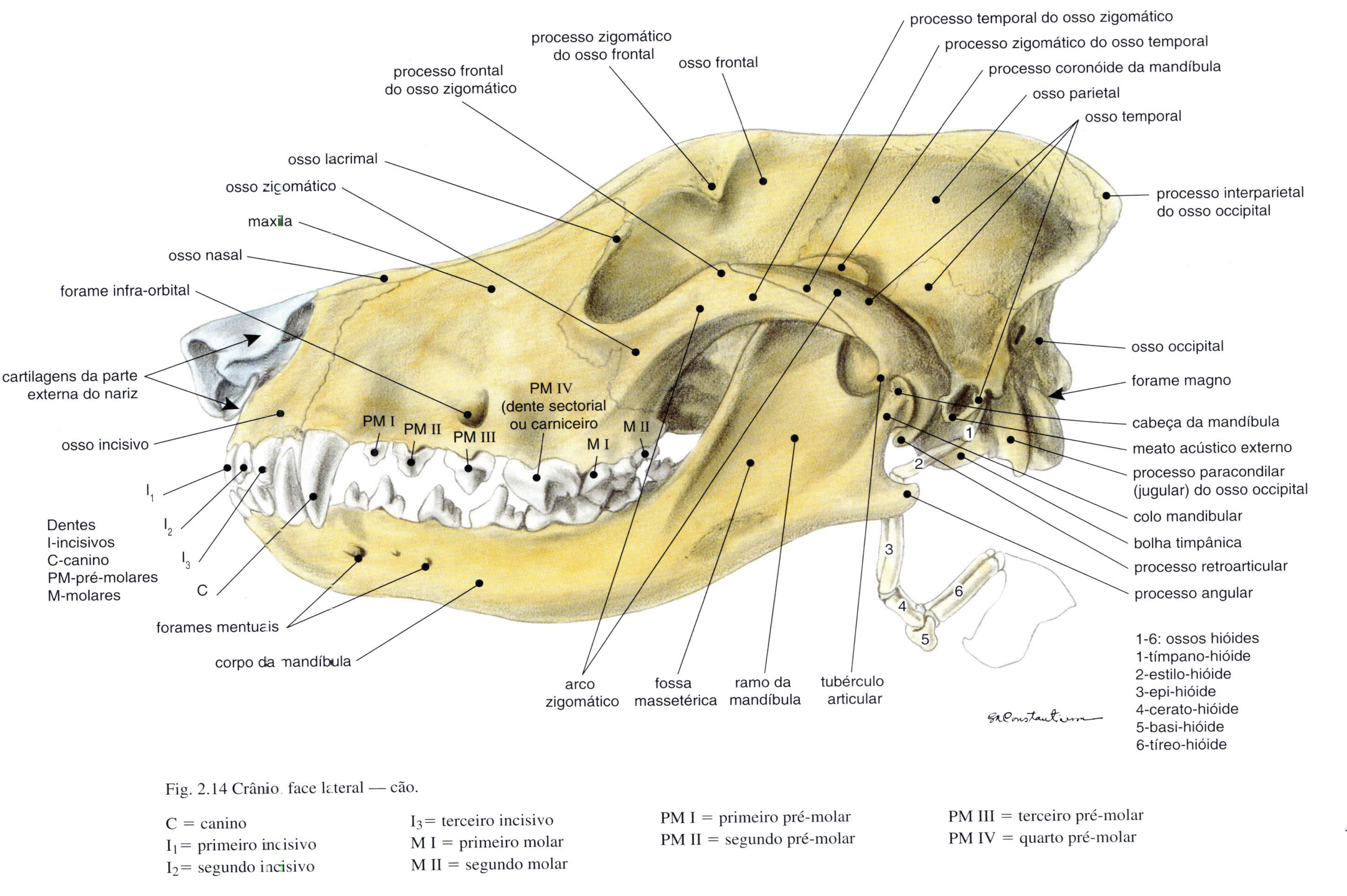

Fig. 2.14 Crânio, face lateral — cão.

C = canino
I_1 = primeiro incisivo
I_2 = segundo incisivo
I_3 = terceiro incisivo
M I = primeiro molar
M II = segundo molar
PM I = primeiro pré-molar
PM II = segundo pré-molar
PM III = terceiro pré-molar
PM IV = quarto pré-molar

Todos os ossos do crânio são pares e simétricos, exceto aqueles mencionados como ímpares (a exemplo do occipital, do vômer, do esfenóide).

O ***osso occipital***, ímpar, localizado na extremidade caudal do crânio, representa o limite caudal da cavidade craniana e é perfurado pelo forame magno, articulando-se dorsalmente com o osso interparietal no gato (na linha média) e lateralmente com os ossos parietal e temporal. O processo paracondilar ou jugular (**M**) é palpável.

O occipital é um osso assimétrico que se articula com os ossos simétricos temporal e parietal. A protuberância occipital externa e a crista sagital mediana (**M**) são palpáveis. O processo interparietal do osso occipital representa o osso interparietal fundido com o occipital.

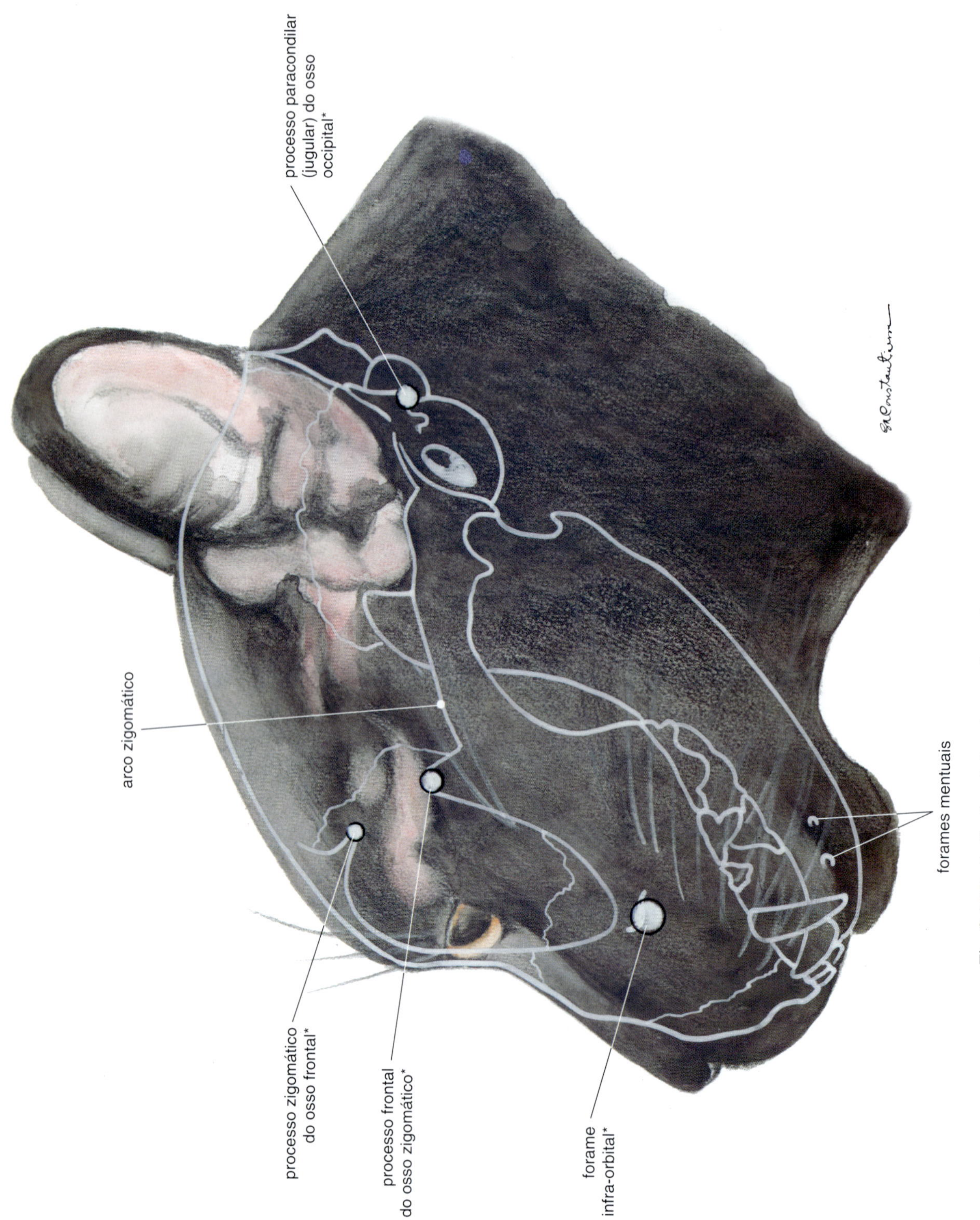

Fig. 2.15 Projeção do crânio sobre a cabeça, face lateral — gato. (* = marcos palpáveis)

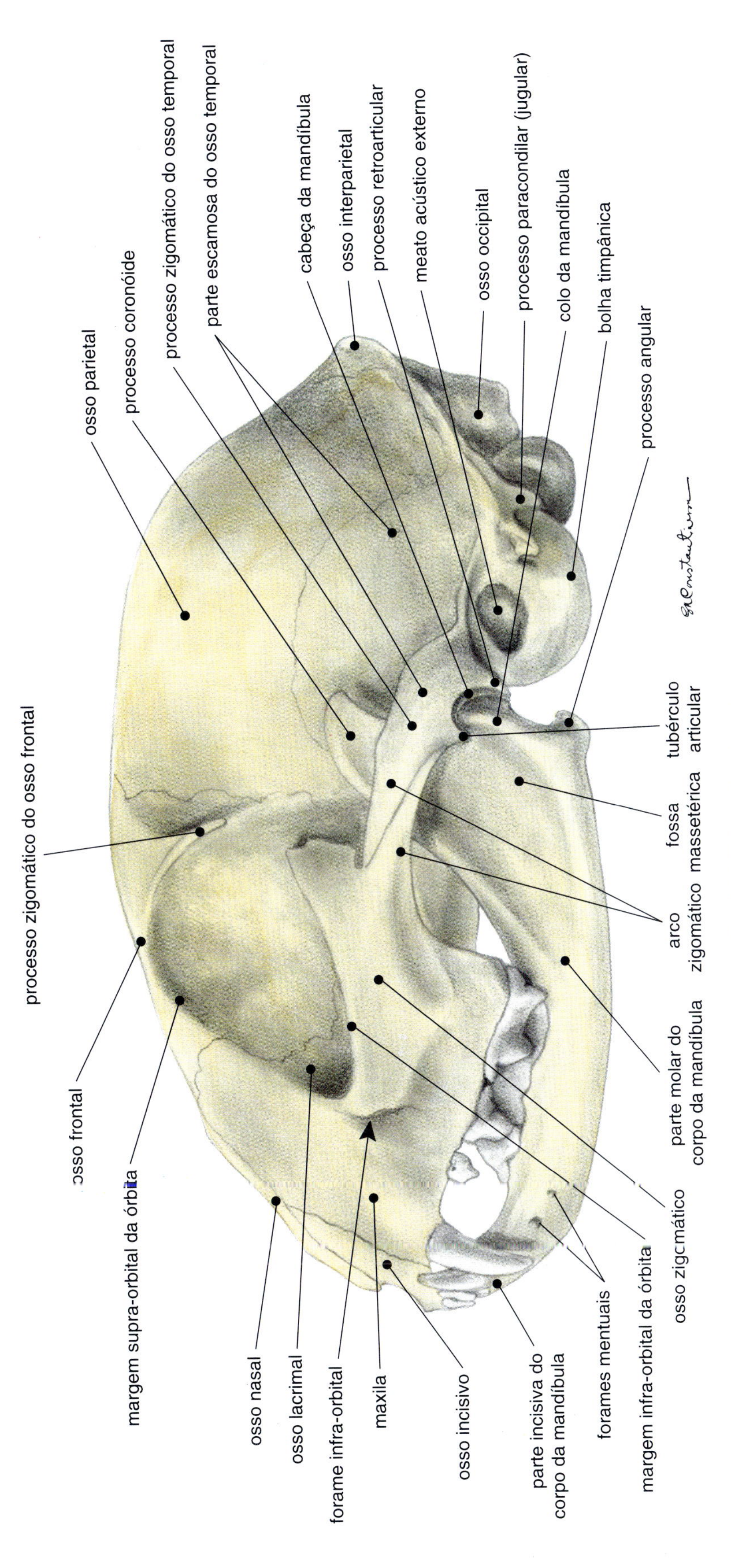

Fig. 2.16 Crânio, face lateral — gato.

No cão, o ***osso interparietal*** é chamado processo interparietal do osso occipital.

O ***osso parietal*** forma parte da calvária e se articula cranialmente com o osso frontal, ventrorrostralmente com a asa do osso esfenóide, ventrocaudalmente com a parte escamosa do osso temporal, caudalmente com o osso occipital e os ossos interparietais (no gato) e medialmente com o osso simétrico.

O ***osso frontal***, que forma parcialmente a calvária e em parte protege o seio frontal (no gato) ou os seios frontais (no cão), delimita a parte dorsorrostral da margem orbital, articulando-se rostralmente com o osso nasal, a maxila e o osso lacrimal, caudalmente com o osso parietal, lateralmente com os ossos esfenóide e palatino e medialmente com o osso simétrico. O processo zigomático do osso frontal (**M**) é palpável e fornece inserção proximal para o ligamento orbital. Os ossos parietal e frontal formam a calvária (o teto da cavidade cerebral).

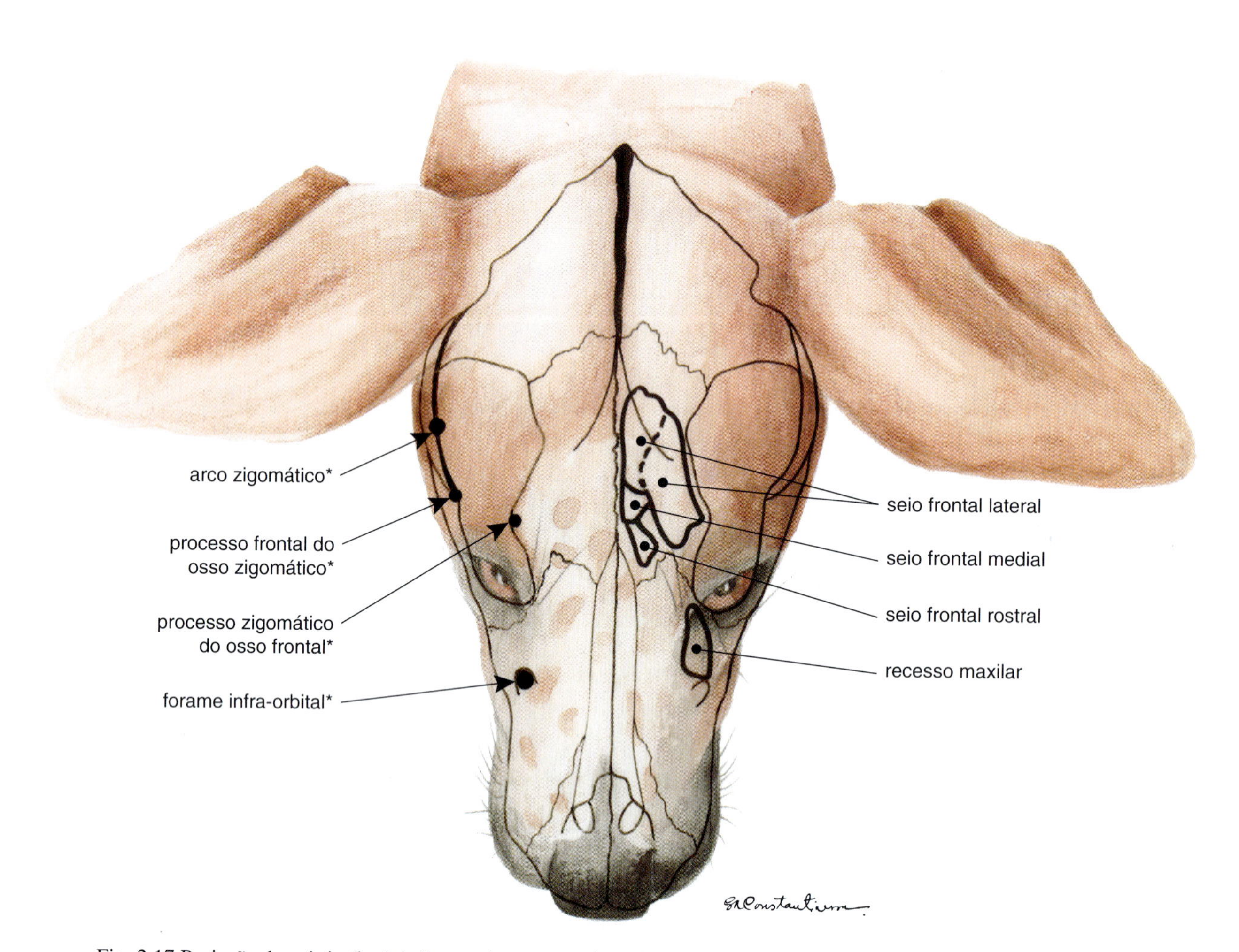

Fig. 2.17 Projeção do crânio (incluindo os seios paranasais) sobre a cabeça, face dorsal — cão. (* = marcos palpáveis)

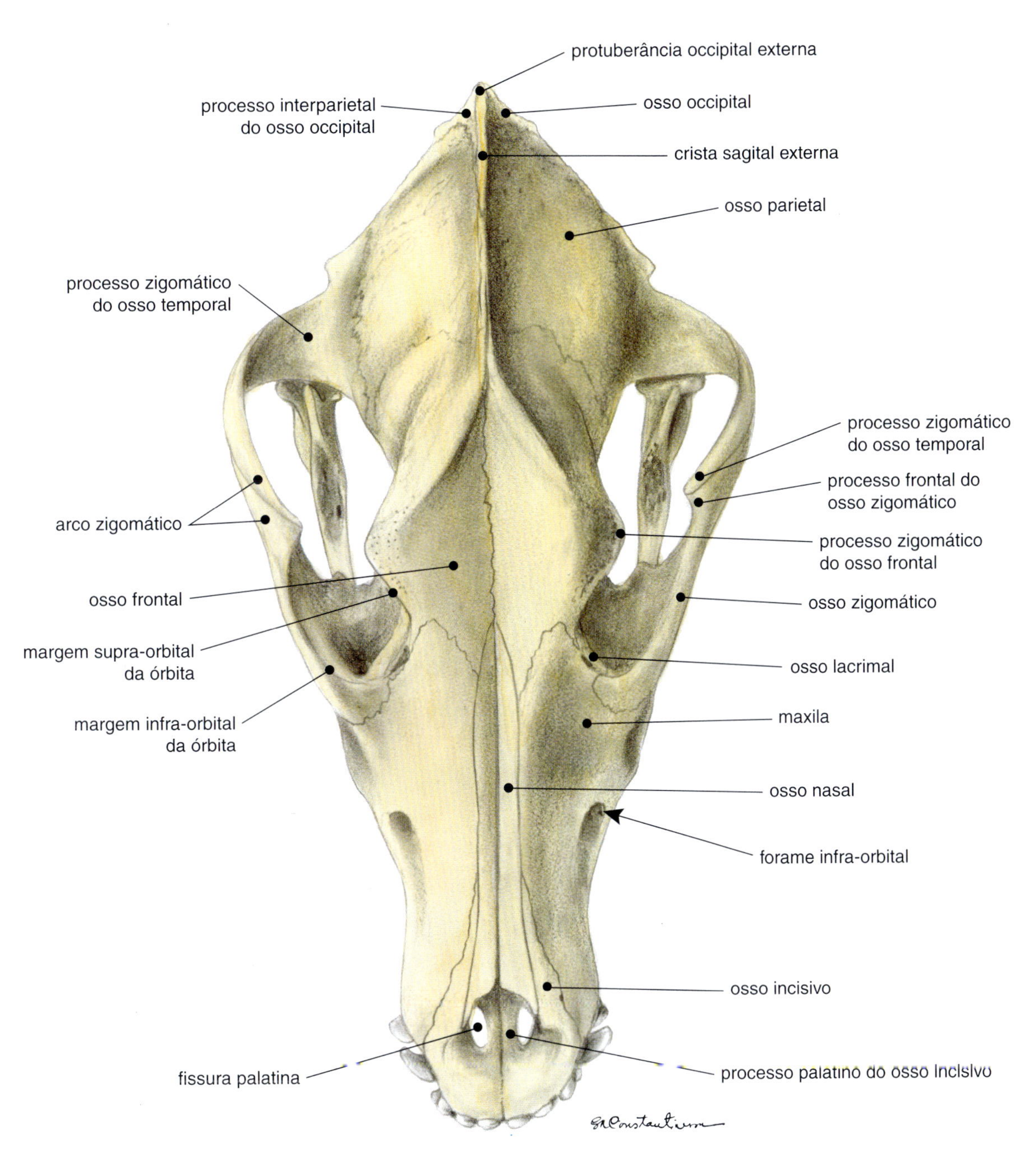

Fig. 2.18 Crânio, face dorsal — cão.

O osso frontal é aberto durante rinotomia ou para colocação de tubo intranasal no tratamento de rinite micótica (tratamento que pode estar-se tornando obsoleto).

Alguns tumores encefálicos são expostos mediante uma abordagem transfrontal pelo seio.

Os limites ósseos para rinotomia/sinusotomia são mostrados nas Figs. 2.17 e 2.19. Eles são marcos importantes para evitar lesão da lâmina cribriforme do osso etmóide.

O ***osso nasal*** forma o teto da cavidade nasal e se articula lateralmente com a maxila e o osso incisivo.

O osso nasal é removido durante rinotomia, freqüentemente com parte também do osso frontal.

O osso nasal estende-se rostralmente para o osso frontal e medialmente para os ossos maxilar e incisivo. Com parte dos ossos maxilares, forma o teto da cavidade nasal. Eles se unem na linha média.

O ***osso incisivo*** forma parte da parede lateral da cavidade nasal e contém alvéolos para as raízes dos dentes incisivos superiores. Ele se articula com o osso nasal e a maxila. Com os ossos nasais, os ossos incisivos delimitam a abertura óssea rostral da cavidade nasal.

O par de ossos incisivos separa a extensão rostral dos ossos nasal e maxilar entre si. O processo palatino do osso incisivo é parte do palato duro.

A ***maxila*** protege o recesso maxilar, forma a maior parte da parede lateral da cavidade nasal e contém alvéolos para

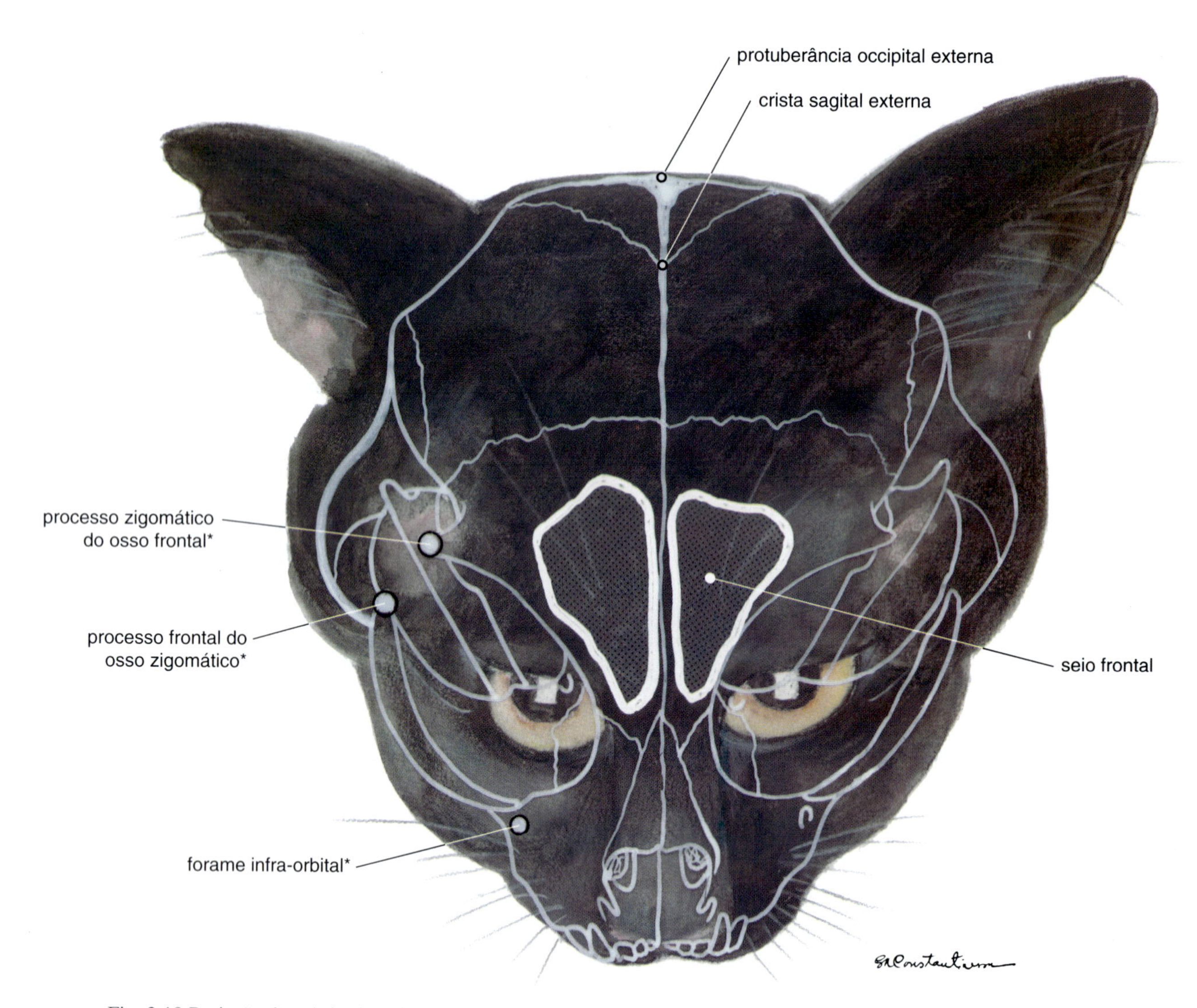

Fig. 2.19 Projeção do crânio (incluindo os seios paranasais) sobre a cabeça, face dorsal — gato. (* = marcos palpáveis)

as raízes dos dentes caninos e pré-molares e molares superiores (Fig. 2.26).

Ocorrem fraturas da maxila, mas são muito menos comuns que as da mandíbula.

No nível de P_3 (o terceiro pré-molar), o forame infra-orbital (**M**) é palpável e constitui o local de onde emergem do canal infra-orbital a artéria, a veia e o nervo infra-orbitais. A maxila articula-se com os ossos frontal, lacrimal, zigomático e palatino (caudalmente); com o osso nasal (dorsalmente); e com o osso incisivo (rostralmente).

Anestésico local colocado no forame infra-orbital bloqueia toda a arcada maxilar.

O ***osso zigomático*** articula-se rostralmente com a maxila e com o osso lacrimal e delimita a maior parte da margem orbital ventralmente. O processo frontal do osso zigomático (**M**) confere inserção distal ao ligamento orbital.

O arco zigomático consiste no processo temporal do osso zigomático fundido com o processo zigomático do osso temporal na sutura temporozigomática.

O arco zigomático às vezes é removido para se ter acesso ao conteúdo da órbita e ao processo coronóide da mandíbula, bem como à glândula salivar zigomática.

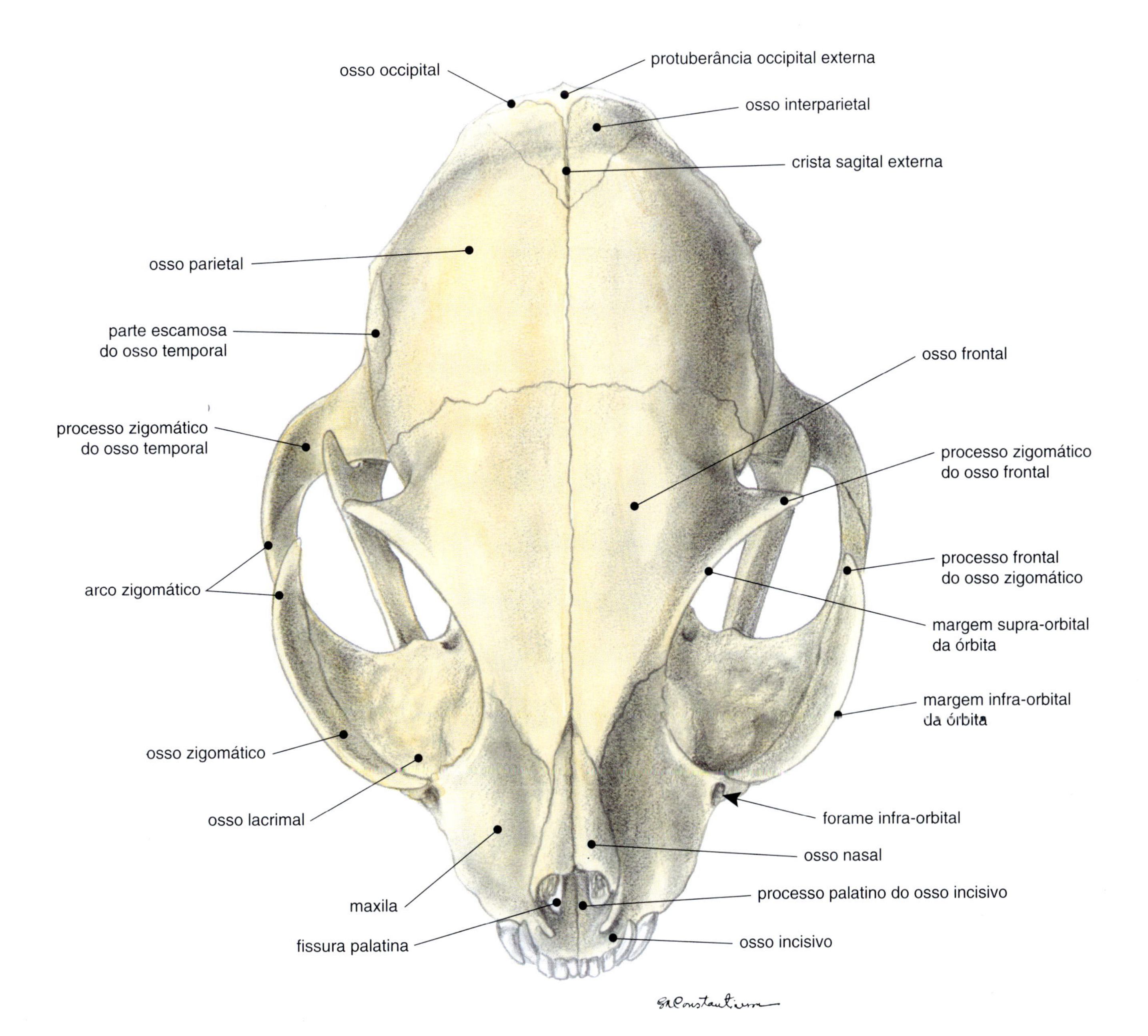

Fig. 2.20 Crânio, face dorsal — gato.

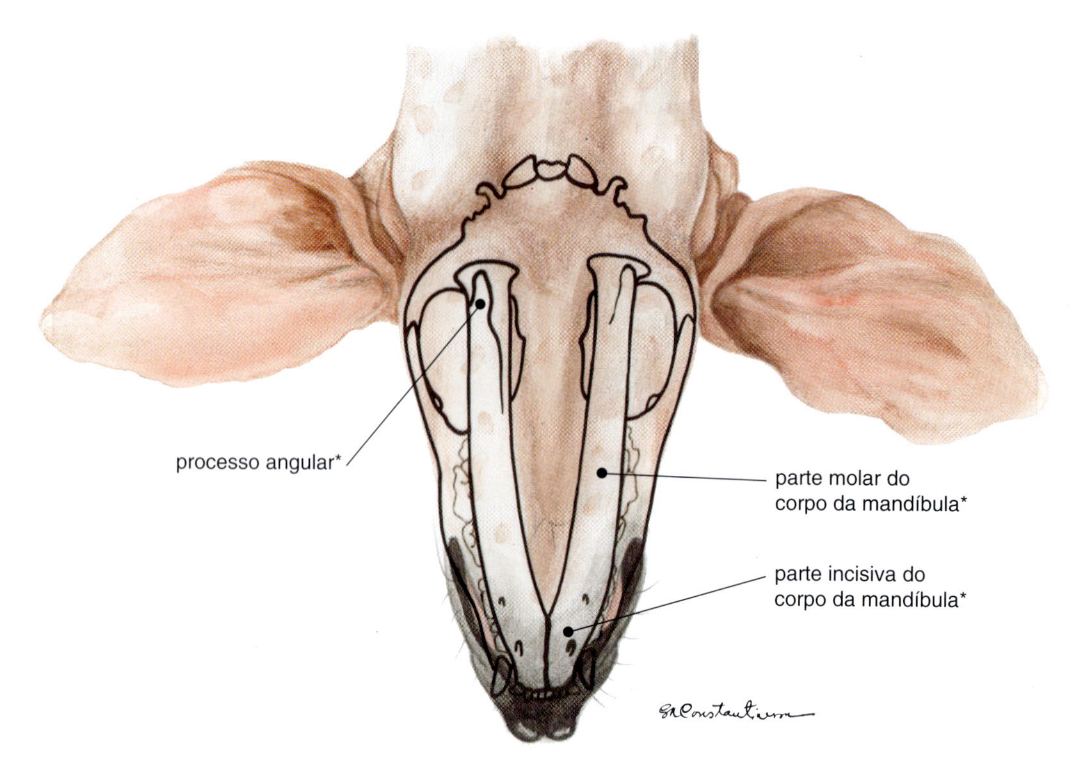

Fig. 2.21 Projeção do crânio sobre a cabeça, face ventral — cão. (* = marcos palpáveis)

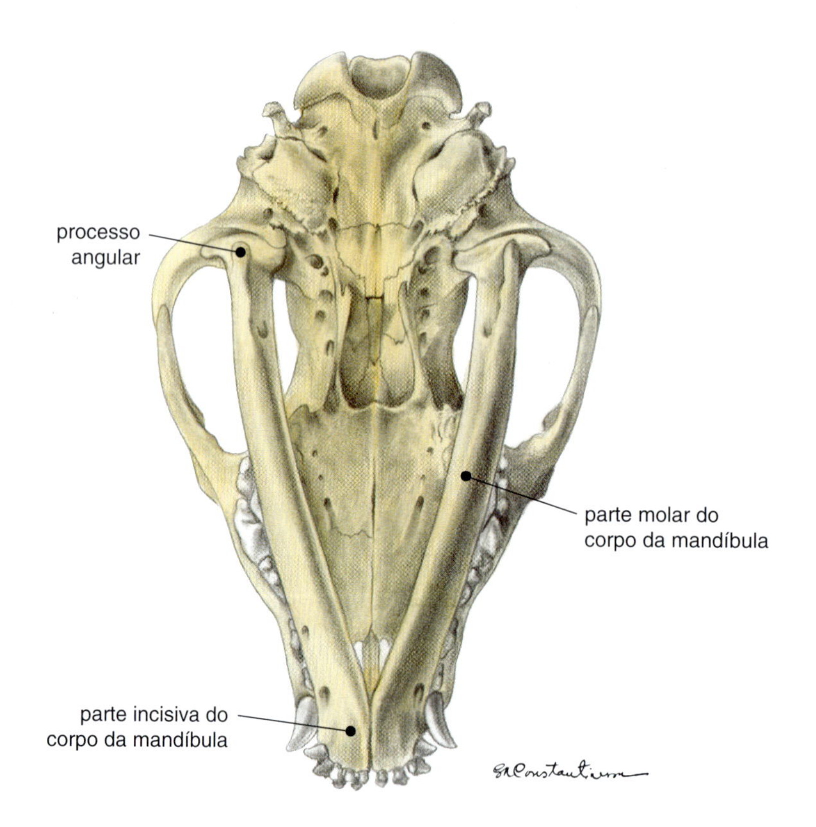

Fig. 2.22 Crânio, face ventral — cão.

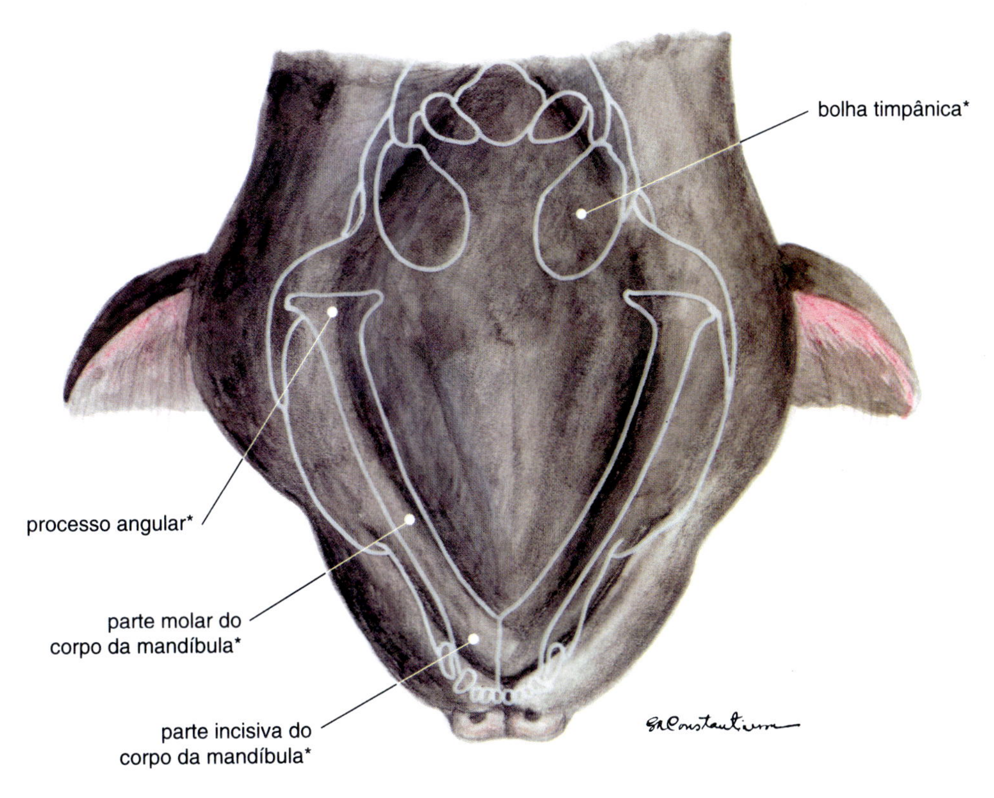

Fig. 2.23 Projeção do crânio sobre a cabeça, face ventral — gato. (* = marcos palpáveis)

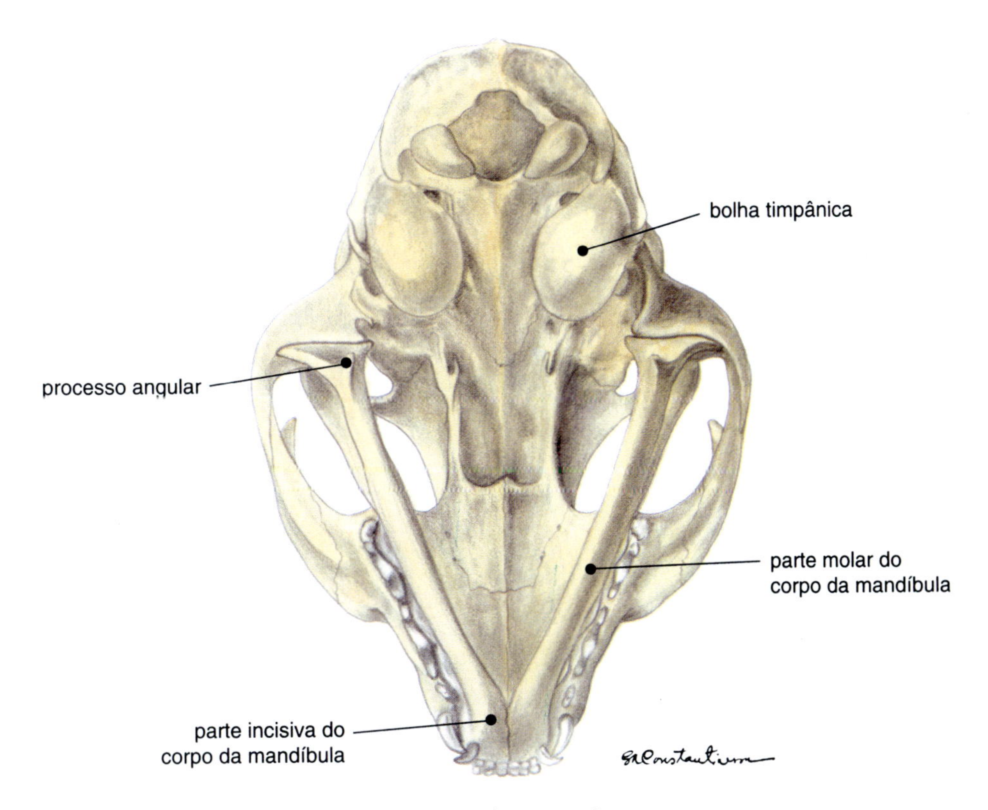

Fig. 2.24 Crânio, face ventral — gato.

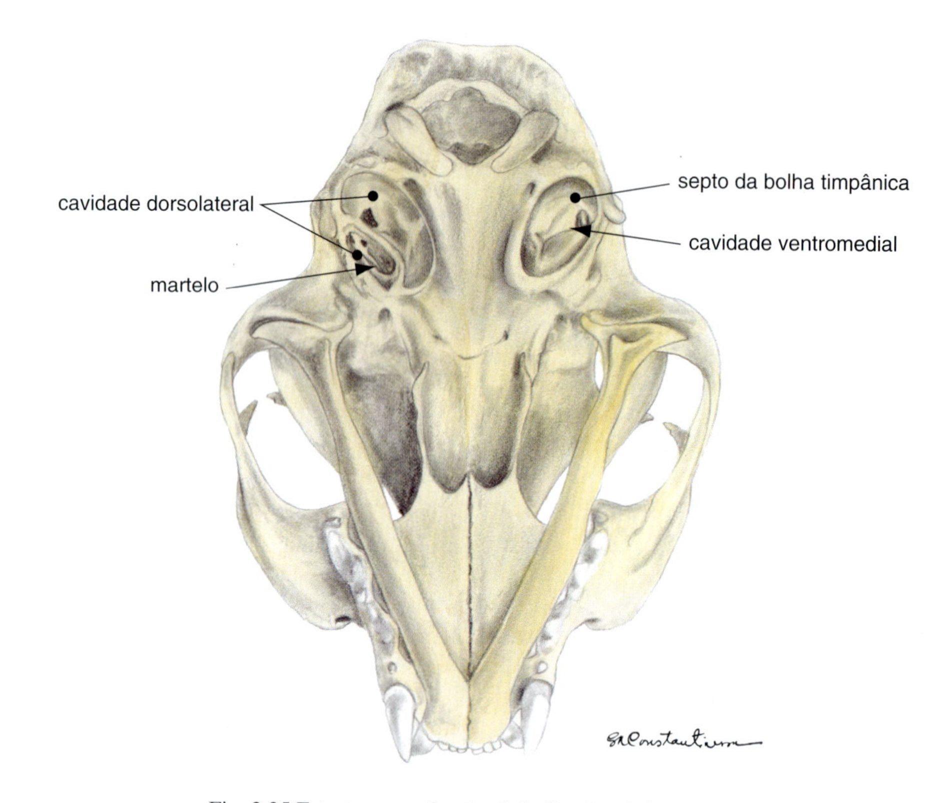

Fig. 2.25 Estruturas profundas da bolha timpânica — gato.

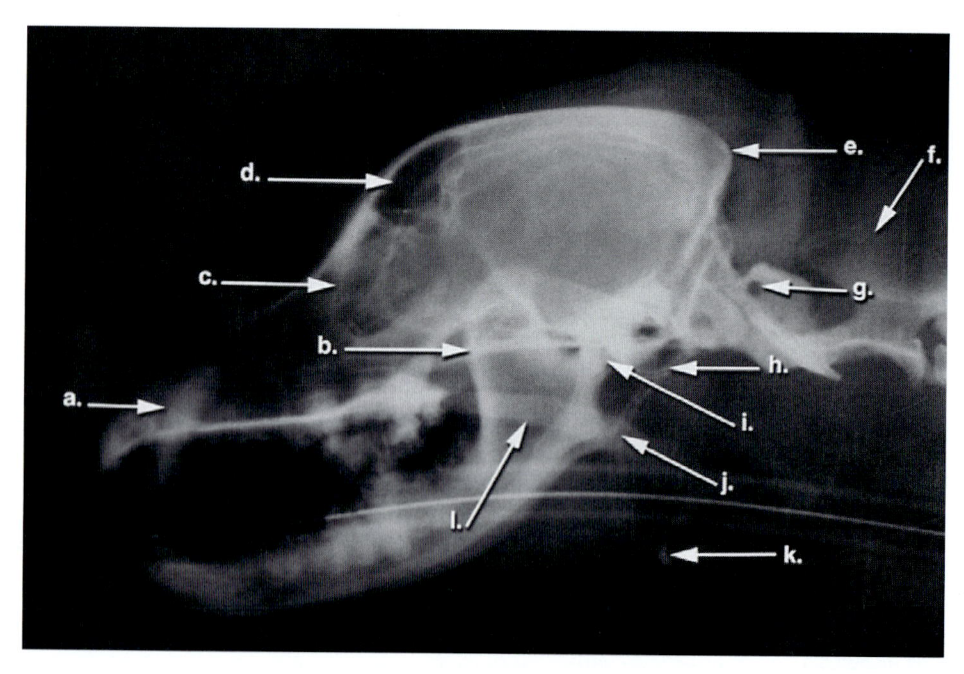

Fig. 2.26 Radiografia lateral direita da cabeça de um cão.

a. Raiz do dente canino superior
b. Processos coronóides das mandíbulas superpostos
c. Conchas etmoidais
d. Seios frontais
e. Protuberância occipital
f. Processo espinhoso do áxis
g. Forame vertebral lateral do atlas
h. Bolha timpânica
i. Articulação temporomandibular
j. Processo angular da mandíbula
k. Osso basi-hióide
l. Palato mole

O *osso lacrimal* delimita pequena parte da margem orbital entre os ossos frontal e zigomático e se articula rostralmente com o osso frontal e a maxila.

O osso lacrimal tem pequena participação na formação da face cranial da margem orbital, sendo perfurado pelo canal lacrimonasal.

O *osso temporal* tem uma parte escamosa e outra em forma de pirâmide como resultado da fusão de três outros componentes: petroso, timpânico e endotimpânico. O processo zigomático da parte escamosa une-se ao processo temporal do osso zigomático no arco zigomático (**M**). Além disso, o osso temporal, como um todo, articula-se com o osso occipital (caudalmente), com o osso parietal (dorsalmente) e com o osso esfenóide (rostralmente). A parte timpânica é perfurada pelo meato acústico externo ósseo. A parte escamosa contém a fossa mandibular e a superfície articular, localizadas entre o tubérculo articular (rostralmente) e o processo retroarticular (caudalmente).

Há uma diferença clinicamente significativa entre o cão e o gato nas estruturas articulares da parte escamosa do osso temporal. No gato, os processos articular e retroarticular são muito proeminentes, aprofundando a fossa mandibular com a superfície articular, razão pela qual as luxações temporomandibulares são muito raras nessa espécie, ao passo que no cão são bastante comuns, em especial quando o animal esmaga um osso grande com os dentes.

O osso temporal envia rostralmente o processo zigomático (**M**), um componente do arco zigomático.

O *osso esfenóide*, ímpar, é perfurado por vários forames por onde passam vasos e nervos e se articula com os ossos temporal e parietal (ver antes) e, rostralmente, com os ossos frontal, palatino e pterigóide.

O osso esfenóide é um marco para a abordagem à glândula pituitária (hipófise).

O *osso palatino* articula-se com os ossos esfenóide, frontal, lacrimal e pterigóide, bem como com a maxila. Entre ele e a maxila, dentro da fossa pterigopalatina, estão esculpidos três forames para a passagem de vasos e nervos (os forames esfenopalatino, maxilar e palatino caudal).

O *osso pterigóide* é representado pelo processo em forma de gancho chamado hâmulo pterigóide.

O osso pterigóide também é um marco para se ter acesso à glândula pituitária (hipófise).

O par de *mandíbulas* tem um corpo horizontal e um ramo vertical. O corpo palpável (**M**) tem uma parte incisiva (que dá sustentação aos incisivos) e uma parte molar (para os dentes molares) (ver Fig. 2.14). É o primeiro osso exposto na face ventral da cabeça (ver Figs. 2.21–2.25). A parte incisiva de cada mandíbula se funde na linha média. A articulação intermandibular ou sínfise mandibular resulta dessa conexão. O ramo é móvel e articulado com a parte escamosa do osso temporal. As bordas ventrais da parte molar são palpáveis (**M**) e se unem ao par de ramos nos processos angulares. No nível do P_1 inferior, observam-se os forames mentuais (**M**), através dos quais passam vasos e nervos. O ramo tem uma fossa massetérica larga e profunda na face lateral. O processo condilar (articular) da mandíbula, com uma cabeça e um colo, está localizado na borda caudal do ramo, entre o processo coronóide (dorsalmente) e o processo angular (ventralmente).

A maioria das fraturas da mandíbula ocorre no corpo do osso. O reparo da fratura da mandíbula caudal ao primeiro molar inferior é difícil por causa da espessura do osso. No reparo de qualquer caso de fratura mandibular, é preciso proteger as raízes dos dentes. Algumas fraturas mandibulares ocorrem como complicações de uma doença periodontal grave. Fratura ou separação das duas mandíbulas ocorre na articulação intermandibular (sínfise) após traumatismo.

O ramo vertical da mandíbula pode sofrer deslocamento para o lado lateral do arco zigomático, resultando na impossibilidade de fechamento das mandíbulas, ficando o animal com a boca aberta permanentemente.

É possível colocar um cateter nos forames mentuais de cães para aplicar um anestésico local que bloqueie todos os dentes inferiores.

A incisão cutânea para osteotomia da bolha ventral é feita a meio caminho entre o processo angular da mandíbula e a linha média ventral do pescoço. Em alguns casos, pode-se palpar a bolha timpânica antes de fazer a incisão.

A *abertura nasal*, a entrada para a cavidade nasal, é margeada pelos ossos nasais, incisivos e maxilares. Na face frontal, a abertura nasal é completada rostralmente pelo septo cartilagíneo rostral, pela parte membranácea do septo nasal e pelas cartilagens nasais (Figs. 2.27 e 2.28).

O *aparelho hióide*, inserido à base do crânio (ver Figs. 2.13 e 2.14), suspende a laringe e a língua. Começando com as cartilagens tímpano-hióideas, ele prossegue com os ossos estilo-hióide, epi-hióide e cerato-hióide. O osso basi-hióide ímpar surge a seguir, continuando em sentido caudodorsal com os ossos tíreo-hióides, que se articulam com a cartilagem tireóidea da laringe.

O osso basi-hióide é um marco palpável para referência ao se fazer intubação faríngea da traquéia.

Algumas estruturas do aparelho hióide podem ser palpadas na face ventral da cabeça. A laringe é facilmente palpável, em especial a cartilagem tireóidea. Rostroventralmente à cartilagem tireóidea, os ossos basi-hióides e o par de cerato-hióides são palpáveis (Fig. 2.29).

Ainda que a técnica de faringostomia não seja recomendada, nós fazemos intubação faríngea para desviar

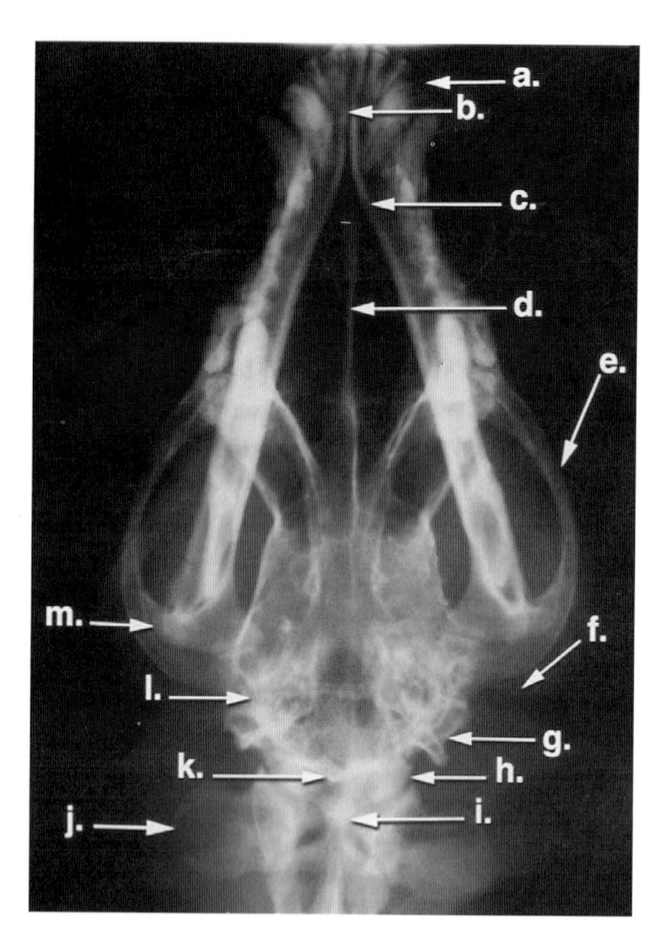

Fig. 2.27 Radiografia ventrodorsal da cabeça de um cão.

a. Dente canino inferior esquerdo
b. Sínfise mandibular
c. Superfície medial da mandíbula esquerda
d. Septo nasal
e. Arco zigomático
f. Meato acústico externo
g. Processo paracondilar do osso occipital
h. Côndilo occipital
i. Dente do áxis
j. Asa do atlas
k. Protuberância occipital
l. Bolha timpânica
m. Articulação temporomandibular

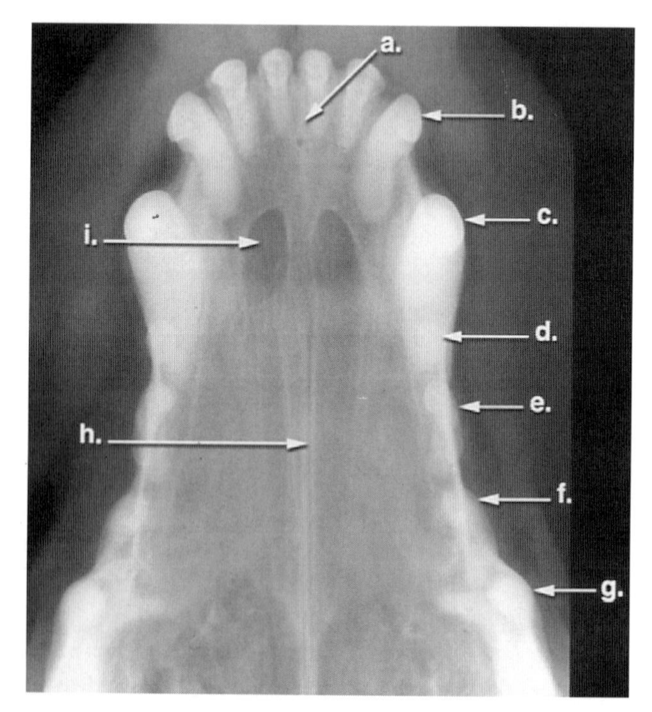

Fig. 2.28 Vista radiográfica ventrodorsal de boca aberta da cavidade nasal de um cão.

a. Sutura interincisiva
b. Terceiro incisivo maxilar esquerdo
c. Dente canino superior esquerdo
d. 1.º pré-molar superior
e. 2.º pré-molar superior
f. 3.º pré-molar superior
g. 4.º pré-molar superior (dente carniceiro)
h. Septo nasal
i. Fissura palatina direita

um tubo traqueal durante cirurgia oral; o tubo é introduzido dorsal e caudal aos ossos hióides, e não através do recesso piriforme, para evitar interferência na função laríngea. Para intubação faríngea, o aparelho hióide é um marco palpável.

Seios Paranasais

Os seios frontais e o recesso maxilar específicos de carnívoros são diferentes no cão e no gato, sendo os únicos seios que podem projetar-se sobre a pele e permitir que tenhamos acesso a eles (ver Figs. 2.17 e 2.19). O cão tem três seios frontais (rostral, medial e lateral) e o gato tem apenas um seio frontal. O maxilar não é um seio típico e, portanto, é chamado recesso.

Articulações

Entre o processo articular da mandíbula e a superfície articular (da fossa mandibular do osso temporal), um disco articular divide a articulação em dois compartimentos: um proximal ao disco e outro distal ao disco. Uma cápsula articular circunda toda a articulação e suas fibras se fundem com o disco articular. Cada compartimento tem sua própria membrana sinovial. Um ligamento lateral reforça a cápsula articular. A articulação é suprida pelo ramo da A. maxilar que se dirige para a articulação temporomandibular e pelo N. sensitivo auriculotemporal.

A articulação temporomandibular pode sofrer luxação rostral e dorsalmente devido a traumatismo, condição denominada instabilidade temporomandibular, que ocorre tanto em cães como em gatos e em geral está associada a fraturas. A luxação é diferente em cães quando comparada com gatos, por causa do processo retroarticular. Em cães, quando a luxação não está associada a traumatismo, ela pode ser de dois tipos: movimento rostral do côndilo (cabeça) da mandíbula com má oclusão da mandíbula e impossibilidade de fechar a boca após hiperextensão da mandíbula.

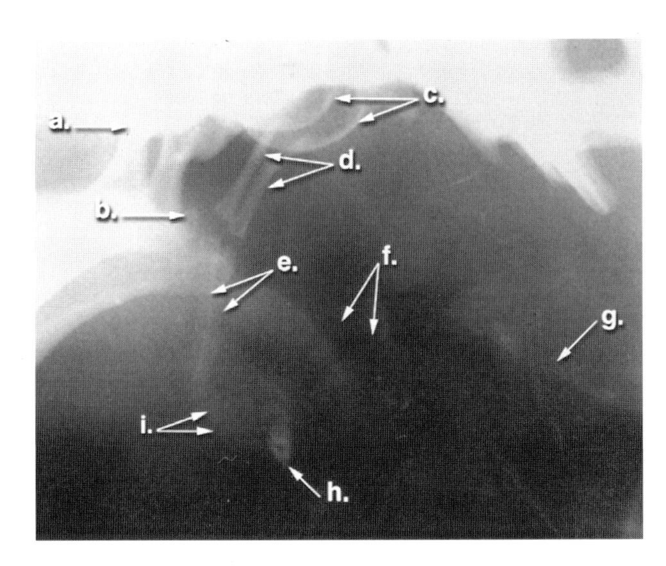

Fig. 2.29 Vista radiográfica lateral da laringe de um cão.

a. Articulações temporomandibulares superpostas
b. Processos angulares das mandíbulas direita e esquerda
c. Bolhas timpânicas
d. Ossos estilo-hióides
e. Ossos epi-hióides
f. Ossos tíreo-hióides
g. Cartilagem cricóidea (lâmina)
h. Osso basi-hióide
i. Ossos cerato-hióides

Os corpos da mandíbula direita e da esquerda estão conectados na linha mediana por uma pequena cartilagem (sincondrose intermandibular) acompanhada rostral e caudalmente por tecido conjuntivo (sutura intermandibular). Juntas, essas estruturas articulares são chamadas sínfise mandibular.

Músculos

Os músculos da cabeça são mostrados nas Figs. 2.30–2.35.

O frontal, o levantador do ângulo medial do olho, o orbicular do olho, o levantador nasolabial (que cobre o levantador do lábio maxilar) e o platisma (que cobre parcialmente o esfíncter profundo do pescoço e o zigomático), o orbicular da boca (que cobre o bucinador) e o mentual são os músculos que podemos delinear a partir da ***face frontal***.

Os seguintes músculos podem projetar-se sobre a superfície cutânea a partir da ***face lateral***, alguns podendo até ser palpados transcutaneamente: o platisma, o esfíncter profundo do pescoço, o frontal, o temporal, o levantador nasolabial, o orbicular da boca, o mentual, o zigomático, o levantador do lábio maxilar (superior), o canino, o bucinador, o masseter e vários músculos do olho (ver Fig. 2.65) e da orelha (ver Fig. 2.72), descritos mais adiante neste capítulo.

Durante o exame neurológico da cabeça, é possível palpar a atrofia dos Mm. masseter e temporal. Paralisia unilateral do ramo mandibular do N. trigêmeo (que supre os Mm. masseter, temporal, pterigóideos, milo-hióideos e a parte rostral do M. digástrico) não afeta os movimentos mandibulares, enquanto paralisia bilateral faz com que a mandíbula fique pendente.

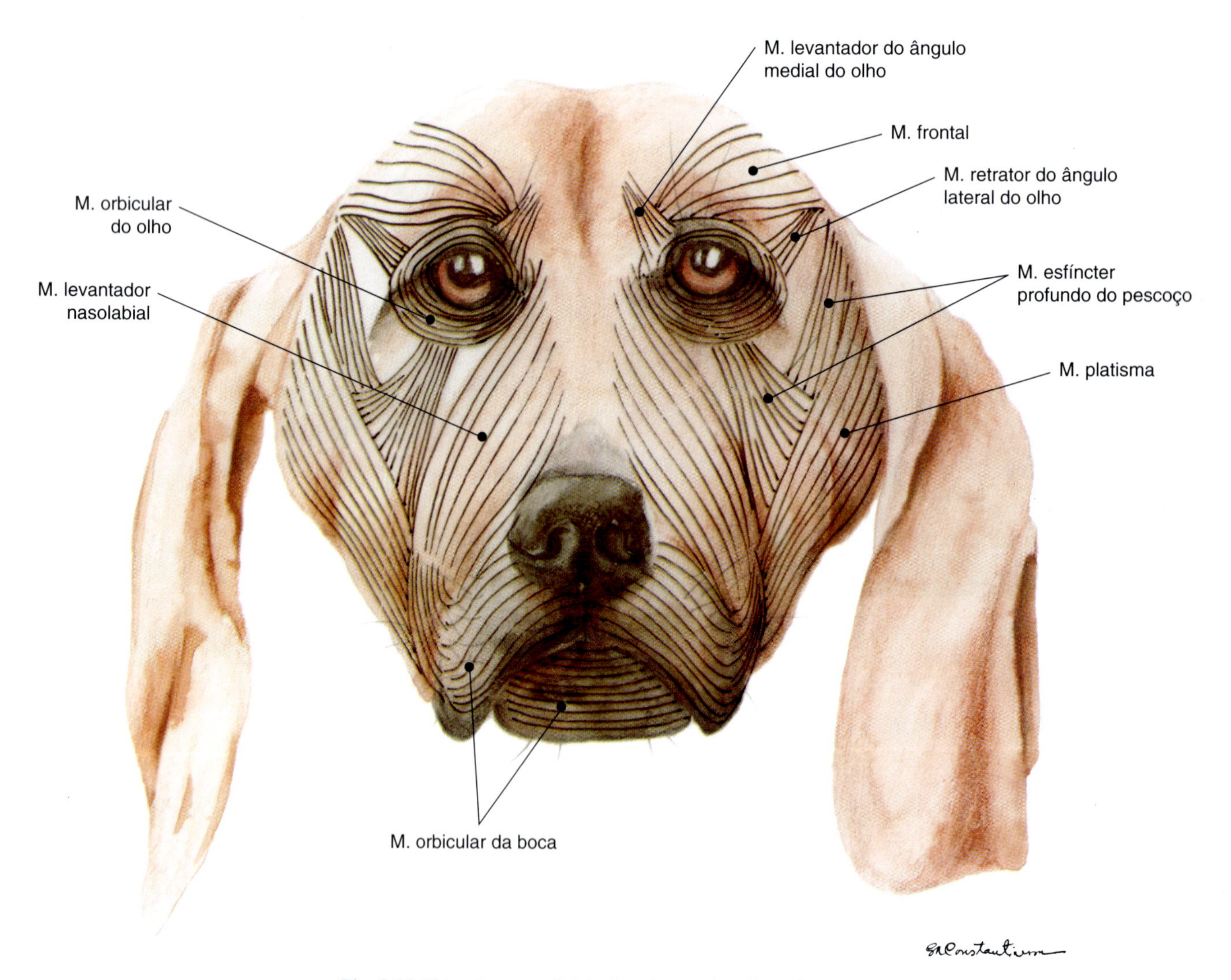

Fig. 2.30 Músculos superficiais da cabeça, vista frontal — cão.

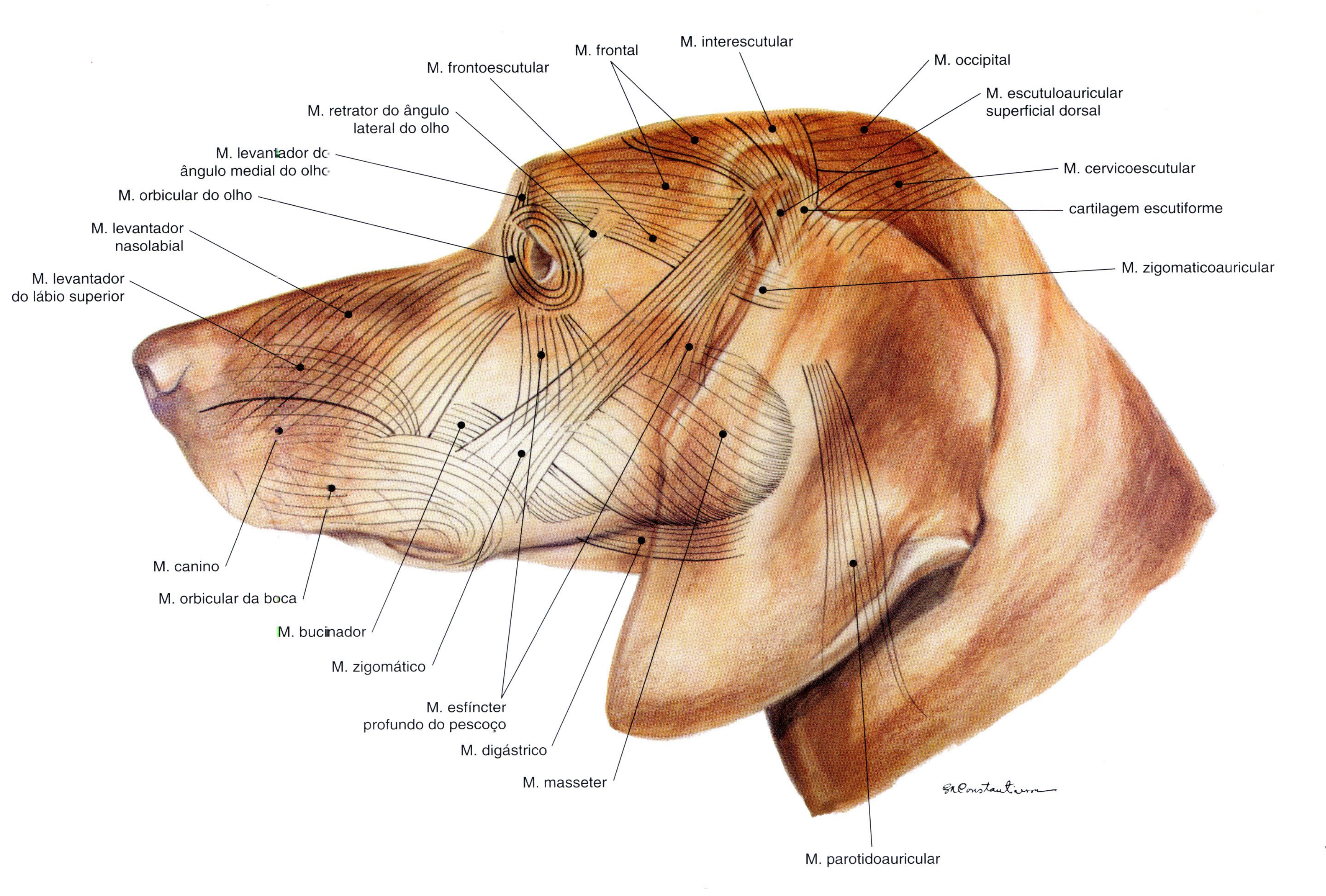

Fig. 2.31 Músculos superficiais da cabeça, vista lateral — cão.

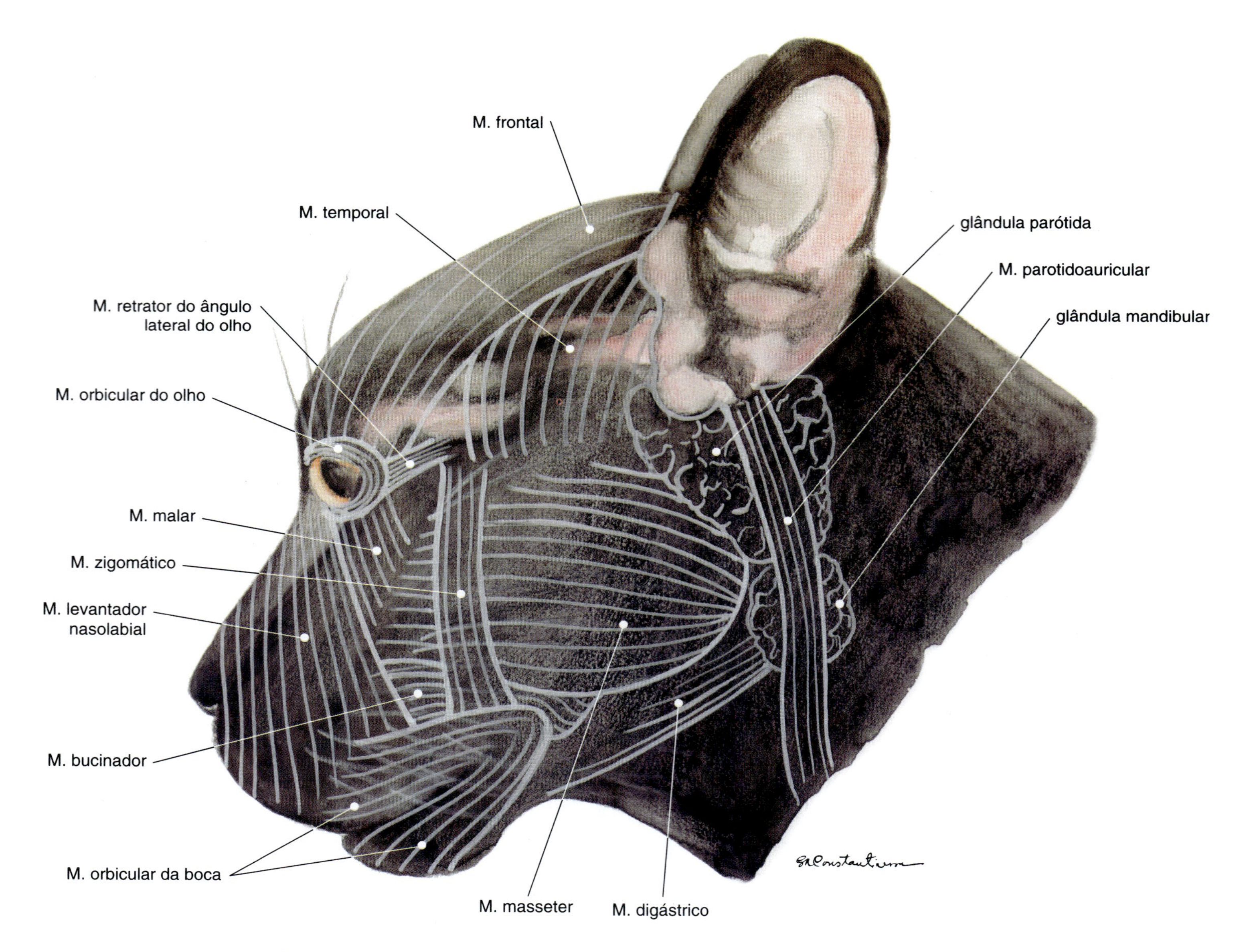

Fig. 2.32 Músculos superficiais da cabeça e glândulas salivares, vista lateral — gato.

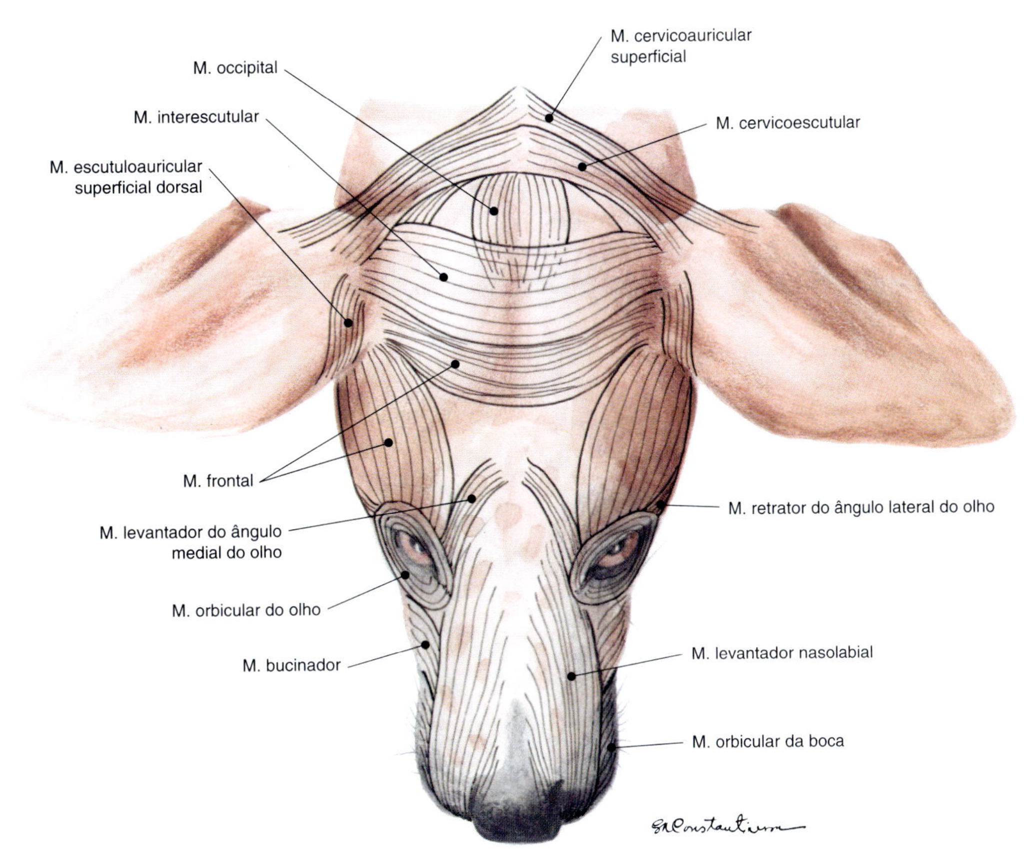

Fig. 2.33 Músculos superficiais da cabeça (incluindo a orelha), face dorsal — cão.

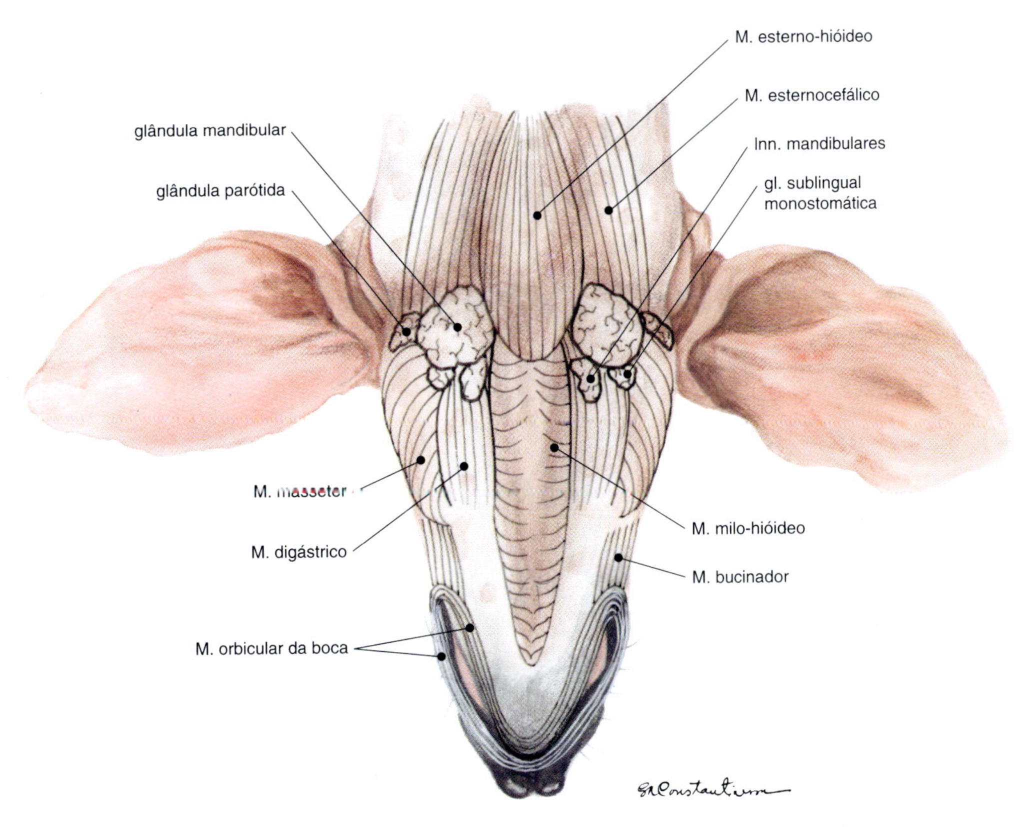

Fig. 2.34 Músculos superficiais da cabeça e glândulas salivares, face ventral — cão.

Os músculos da expressão facial (os músculos das pálpebras, das orelhas, dos lábios, das bochechas, das narinas e das vibrissas) devem ser examinados com cuidado, sendo todos supridos pelo N. facial. Devem ser avaliados quanto a assimetria na postura das orelhas, queda dos lábios ou impossibilidade de piscar espontaneamente ou mediante avaliação do reflexo palpebral/corneano (V e VII nervos cranianos) ou da resposta a ameaça (II e VII nervos cranianos).

Subcutaneamente, os seguintes músculos superficiais simétricos podem ser expostos na *face dorsal* da cabeça: Mm. levantadores nasolabiais (que cobrem os Mm. canino e levantador do lábio maxilar), M. orbicular da boca assimétrico (que cobre o M. bucinador), M. orbicular do olho com o M. retrator do ângulo lateral do olho e o M. levantador do ângulo medial do olho, e o M. frontal. Além disso, os músculos da orelha são mostrados, como o M. interescutular (que cobre parcialmente o occipital), os Mm. escutuloauricular superficial dorsal, cervicoescutular e cervicoauricular superficial.

Na *face ventral* da cabeça, os Mm. milo-hióideo e digástrico preenchem o espaço entre as duas mandíbulas. Caudais a eles estão as inserções para os Mm. esterno-hióideo e omo-hióideo. Laterais à mandíbula, o M. masseter, caudalmente, e os Mm. bucinador e orbicular da boca, rostralmente, são todos palpáveis.

Narinas e Cavidade Nasal

Em forma de vírgula no cão, alongadas e orientadas vertical/obliquamente no gato, as narinas (Figs. 2.36 e 2.37) são esculpidas no ápice do nariz, na área de pele sem pêlos chamada de plano nasal; essa área deve mostrar-se umedecida e úmida e fria em animais sadios. O filtro, que pertence principalmente ao lábio superior, continua na linha média do plano nasal. Associadas ao septo nasal, várias cartilagens — como

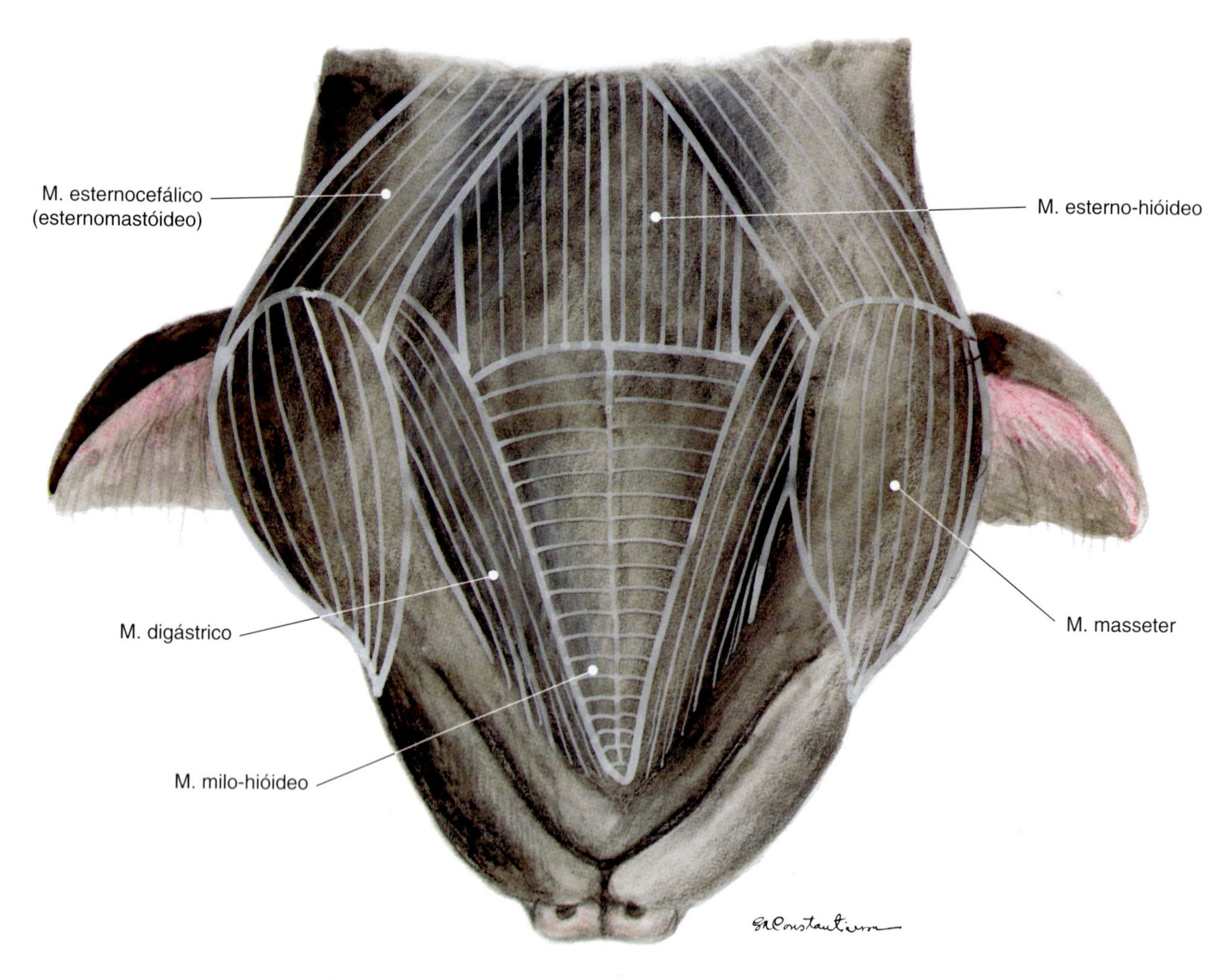

Fig. 2.35 Músculos superficiais da cabeça, face ventral — gato.

a dorsolateral, a ventrolateral e as nasais acessórias lateral e medial — formam o esqueleto das narinas (ver Fig. 2.14).

O conhecimento da anatomia das cartilagens nasais é importante ao tratar animais com narinas estenosadas, componente freqüente da síndrome braquicefálica das vias respiratórias.

Na face lateral da narina, a extensão caudal da cartilagem nasal dorsolateral é o marco de colocação de sutura para ancorar tubos nasais de oxigênio ou nasoesofágicos de alimentação.

Refletindo as asas de uma narina, expõe-se a abertura do ducto lacrimonasal (nasolacrimal) no assoalho da cavidade nasal, no limite entre a pele e a mucosa nasal. Mais profundamente na cavidade nasal, as conchas nasais dorsal e ventral e três dos quatro meatos que separam as conchas entre elas são expostos (ver Figs. 2.9–2.12).

Também há uma concha nasal média na metade caudal da cavidade nasal do cão, que não pode ser vista ao se refletirem as asas da narina. No gato, a concha média é muito desenvolvida, estendendo-se rostralmente até o primeiro quarto da cavidade nasal, ou mesmo mais rostralmente.

O quarto meato ou meato comum situa-se entre o septo nasal e as conchas nasais. Os outros três meatos abrem-se nele. O meato médio divide-se caudalmente em vários canais, que também terminam na frente do osso etmóide.

O meato ventral é o único que leva à parte nasal da faringe, sendo o local para introdução de um endoscópio ou uma sonda nasal. A Fig. 2.38 mostra um exame endoscópico com o uso de um endoscópio rígido de pequeno diâmetro.

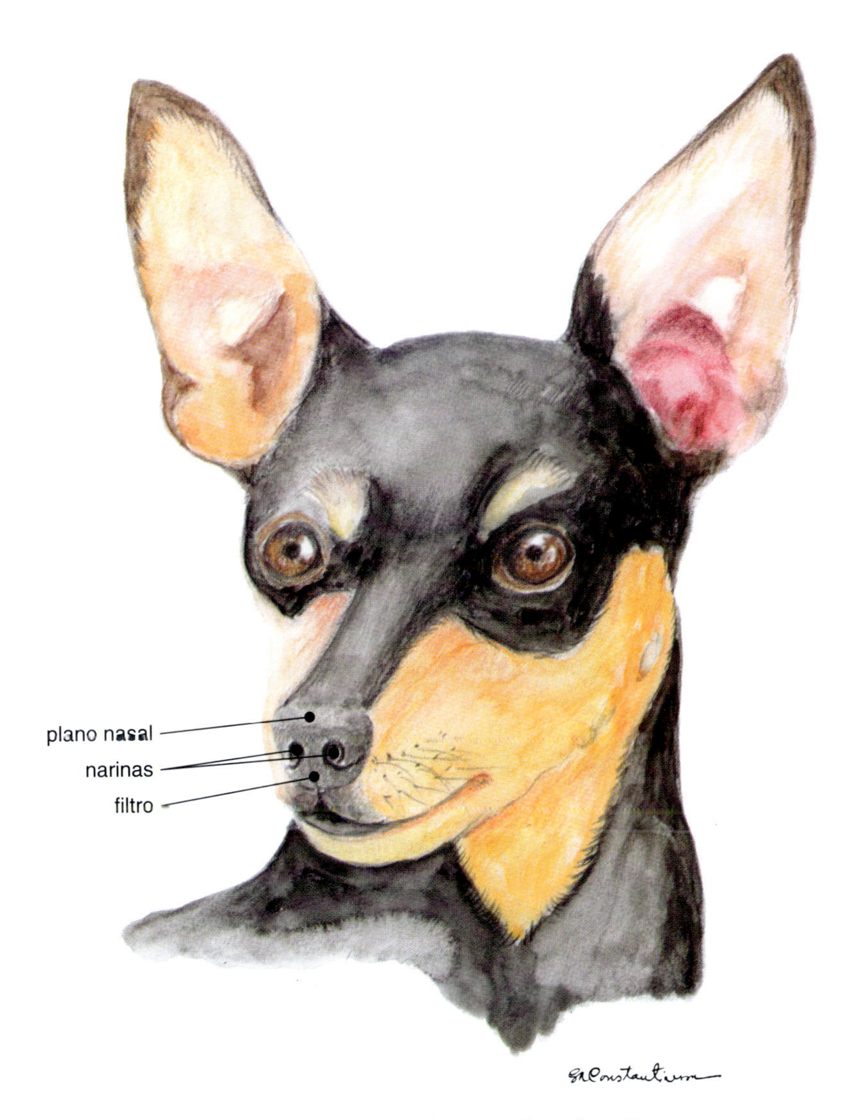

Fig. 2.36 Narinas, vista frontolateral — cão.

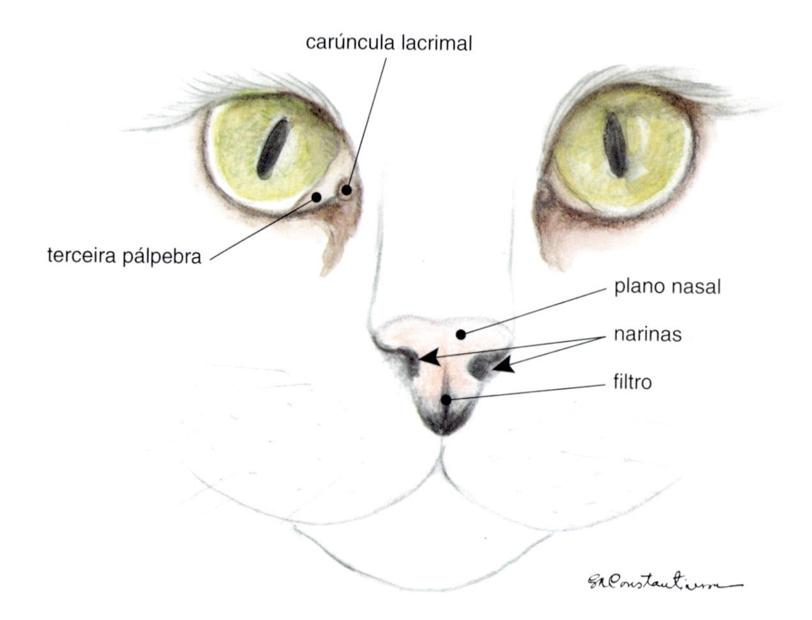

Fig. 2.37 Narinas e olhos, vista frontal — gato.

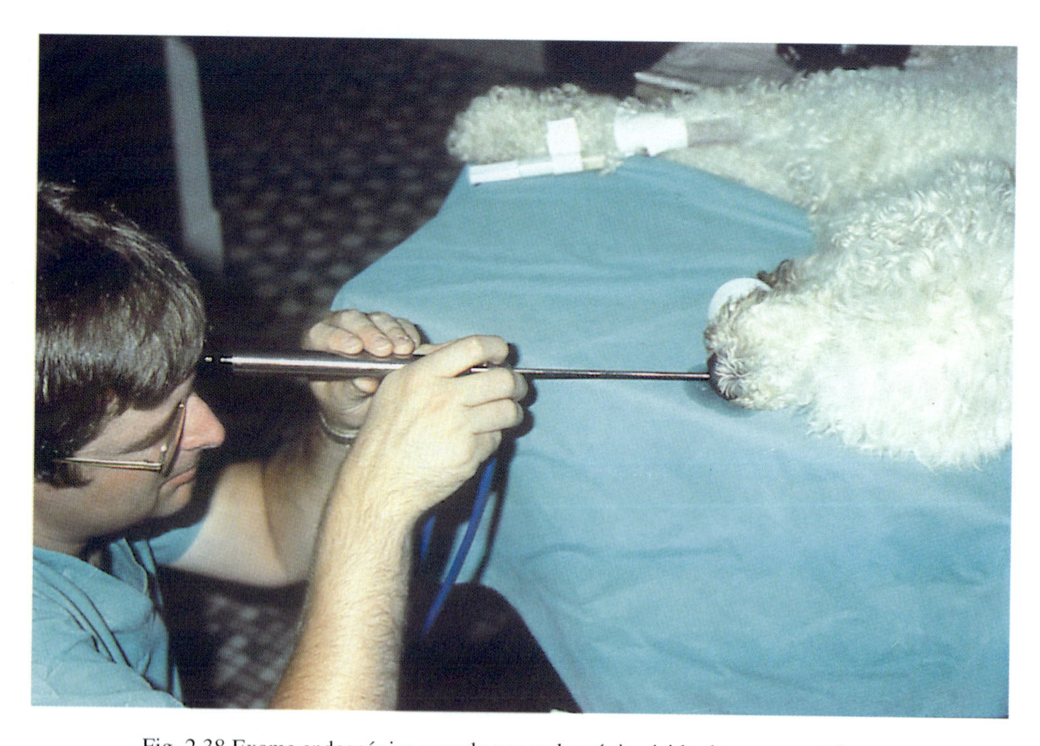

Fig. 2.38 Exame endoscópico usando um endoscópio rígido de pequeno diâmetro.

As Figs. 2.39–2.41 mostram os etmoturbinados na cavidade nasal. Observar, na Fig. 2.40, as gotículas de muco na mucosa nasal, que constituem um achado normal.

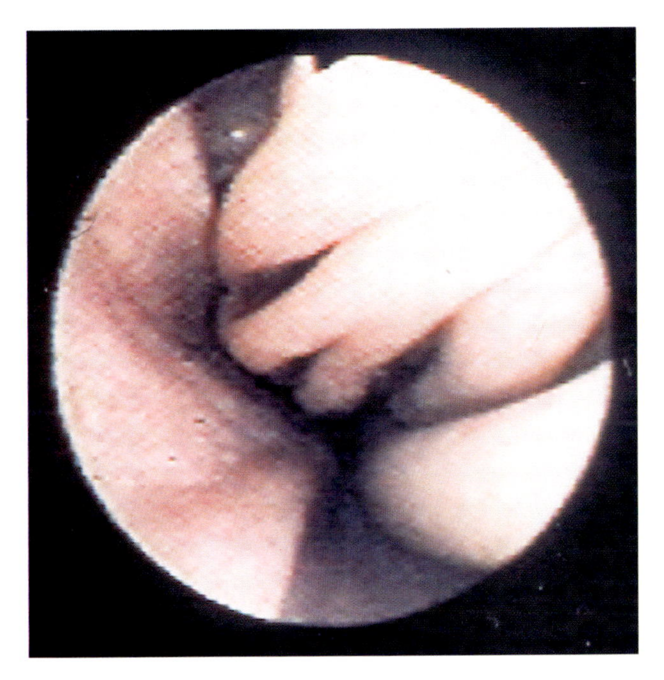

Fig. 2.39 Vista endoscópica dos etmoturbinados normais na cavidade nasal.

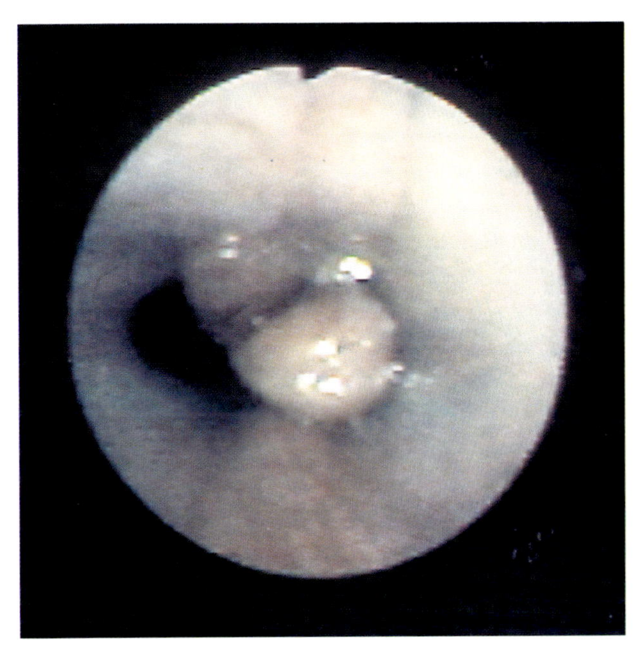

Fig. 2.40 Vista endoscópica normal dos etmoturbinados na cavidade nasal; observar as gotículas de muco na mucosa nasal.

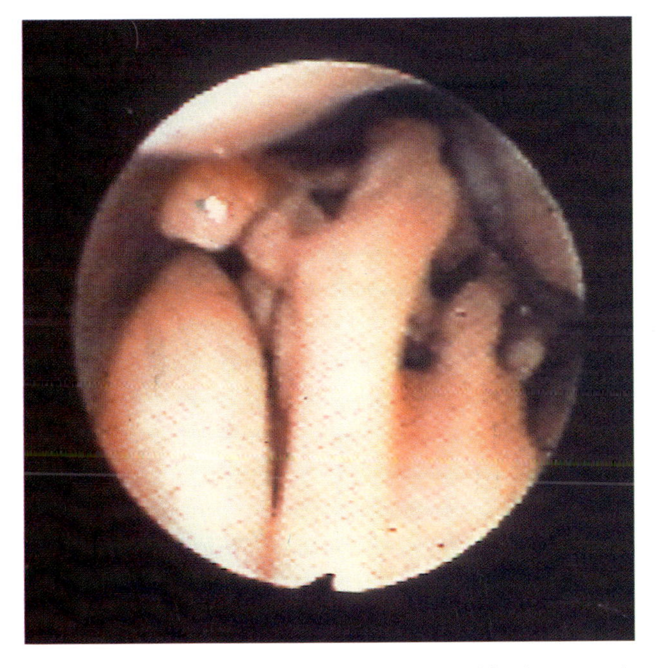

Fig. 2.41 Vista endoscópica normal dos etmoturbinados na cavidade nasal.

Fenda e Cavidade Orais

A fenda oral ou rima da boca (Figs. 2.42–2.44) é circundada pelos lábios, supridos de longos pêlos táteis (vibrissas), especialmente no gato (ver Figs. 1.2–1.5). Um sulco vertical quase divide o lábio superior e continua na ponta do nariz. Refletindo-se os lábios, expõe-se o vestíbulo labial entre os lábios e os dentes incisivos, que continua caudalmente com os vestíbulos bucais simétricos, entre as bochechas e os dentes molares. Os vestíbulos labial e bucal são mencionados como uma estrutura única na *N.A.V.*, com a denominação de vestíbulo da boca. Observa-se um frênulo mediano entre a mucosa do lábio superior e a gengiva, bem como um frênulo mediano entre a mucosa do lábio inferior e a gengiva. Abrindo-se a boca do animal, expõe-se a cavidade própria da boca, incluindo a língua.

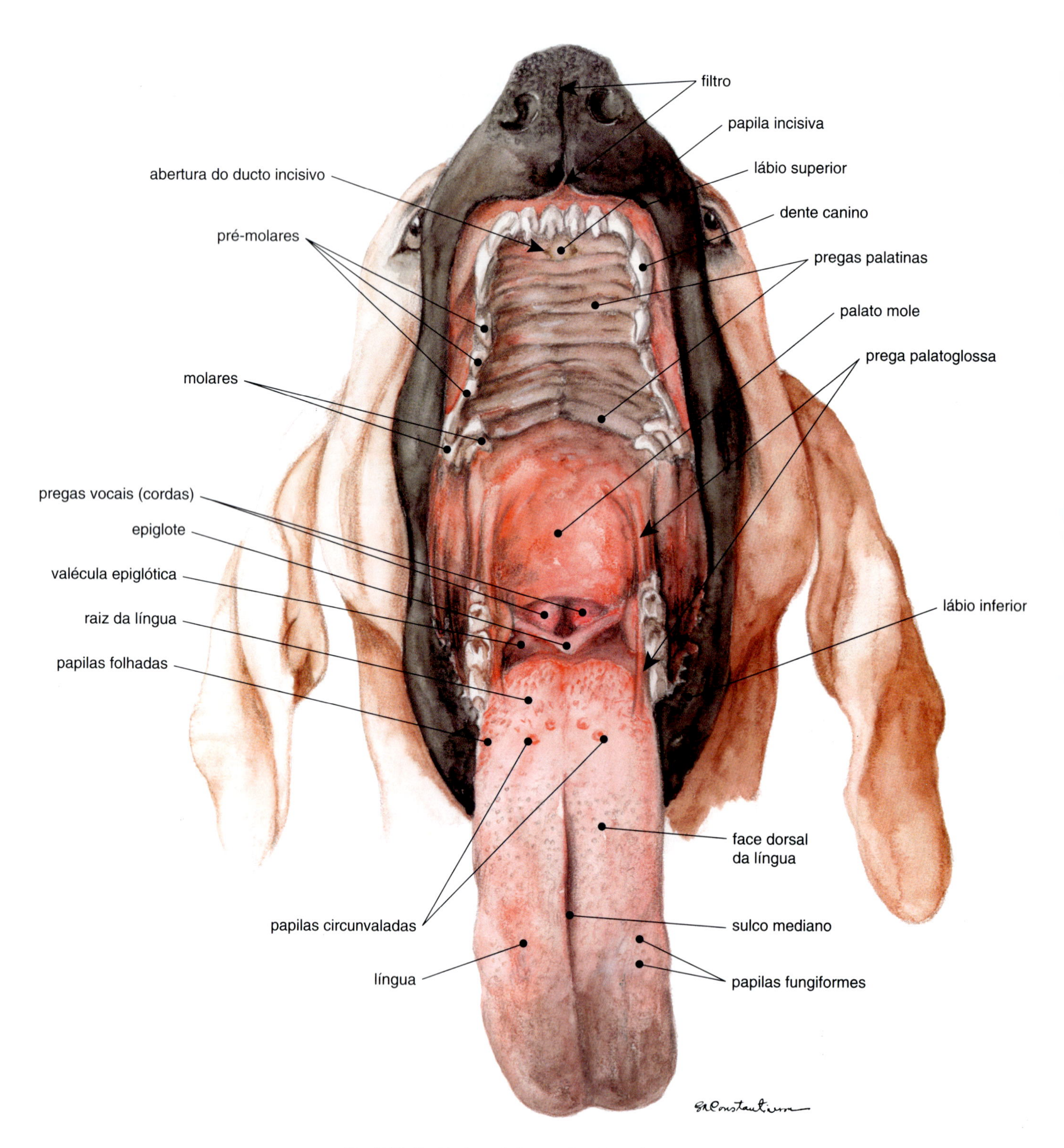

Fig. 2.42 Cavidade oral aberta, vista frontal — cão.

O teto da cavidade oral contém cristas (pregas) palatinas da mucosa do palato duro, além de uma rafe palatina mediana. No gato, as cristas palatinas são acompanhadas por fileiras de papilas cornificadas. No nível da segunda crista, observa-se uma papila incisiva; em ambos os lados, podem ser vistas as aberturas simétricas dos ductos incisivos e partes dos órgãos vomeronasais.

A A. palatina maior que passa na face ventral do palato duro está ilustrada na Fig. 1.16. Ela deve ser protegida durante a correção da fenda palatina por meio de reparo cirúrgico. Não há V. palatina maior satélite à artéria. A drenagem venosa da mucosa do palato duro é feita por um plexo mal demonstrado que continua caudalmente com o plexo palatino óbvio do palato mole.

O palato duro com a mucosa **pode estar sujeito a fenda primária ou secundária e fenda do palato duro**. O periósteo e a mucosa do palato duro continuam caudalmente com o palato mole, que separa a parte oral da faringe (orofaringe) da parte nasal da faringe (nasofaringe).

Os músculos do palato mole envolvidos na deglutição são o levantador e o tensor do véu palatino, além do M. palatino. Eles erguem, tensionam e encurtam o palato mole, respectivamente.

Durante correções de fendas do palato mole, seus músculos devem ser protegidos.

A borda caudal do palato mole continua caudodorsalmente com as duas pregas palatofaríngeas laterais denominadas arcos devido a seu formato; as pregas delimitam a abertura

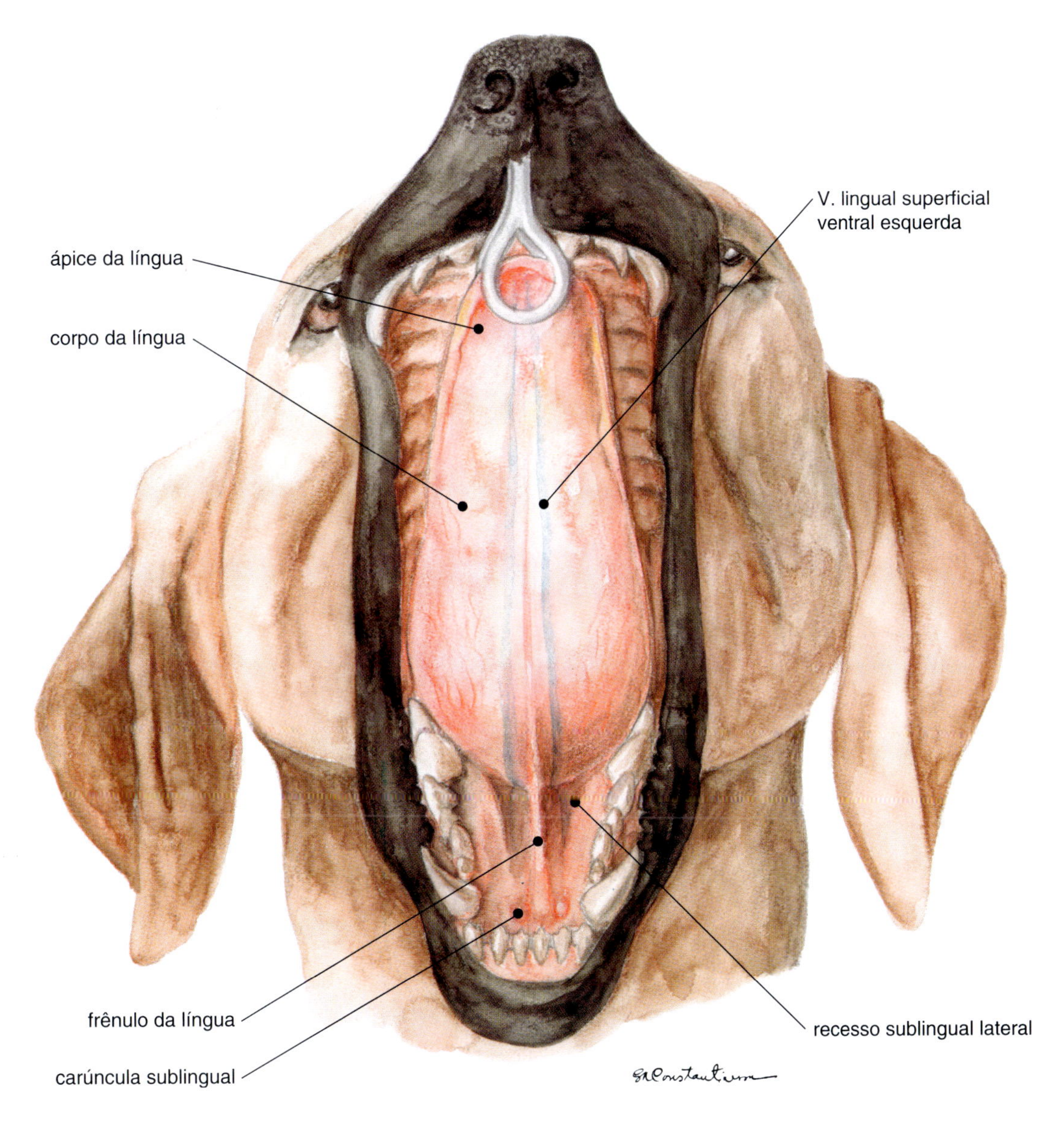

Fig. 2.43 Cavidade oral, vista frontal com a língua para cima — cão.

intrafaríngea, que corresponde à comunicação entre a parte nasal da faringe e a parte laríngea da faringe.

A margem caudal do palato mole deve ficar exatamente superposta ao topo da epiglote. Palato mole alongado é um componente comum da síndrome braquicefálica das vias respiratórias.

Uma fenda no palato mole ou palatos excessivamente curtos possibilitam a ocorrência de refluxo de alimento para a cavidade nasal e predispõem o animal à ocorrência de aspiração.

Língua

A língua repousa com o ápice sobre a parte incisiva do corpo da mandíbula e com seu corpo e sua raiz sobre o assoalho muscular da cavidade oral (os Mm. milo-hióideo e gênio-hióideo). Na face dorsal da língua, há um sulco mediano superficial apenas no cão. Esse sulco resulta da combinação de um septo mediano com uma estrutura em forma de bastão denominada lissa. O septo mediano estende-se entre a lissa e o sulco mediano. A lissa está localizada superficialmente no lado ventral do ápice da língua, mas continua também dentro do corpo da língua, sendo constituída por gordura e fibras musculares estriadas protegidas por uma bainha de colágeno que a separa dos músculos circundantes.

A lissa é uma estrutura palpável na face ventral do ápice da língua.

Segurando-se o ápice da língua, expõem-se duas Vv. linguais e um frênulo mediano entre o corpo da língua e o assoalho da cavidade oral. Na frente dele, vê-se a carúncula sublingual simétrica, que protege as aberturas dos ductos das glândulas salivares mandibular e sublingual monostomática.

Mucoceles salivares sublinguais (conhecidas como rânulas) localizam-se de cada lado do frênulo mediano da língua.

Logo caudais aos dentes incisivos centrais inferiores, podem ser visíveis duas aberturas muito pequenas do órgão orobasal simétrico. Entre o corpo da língua e os dentes pré-

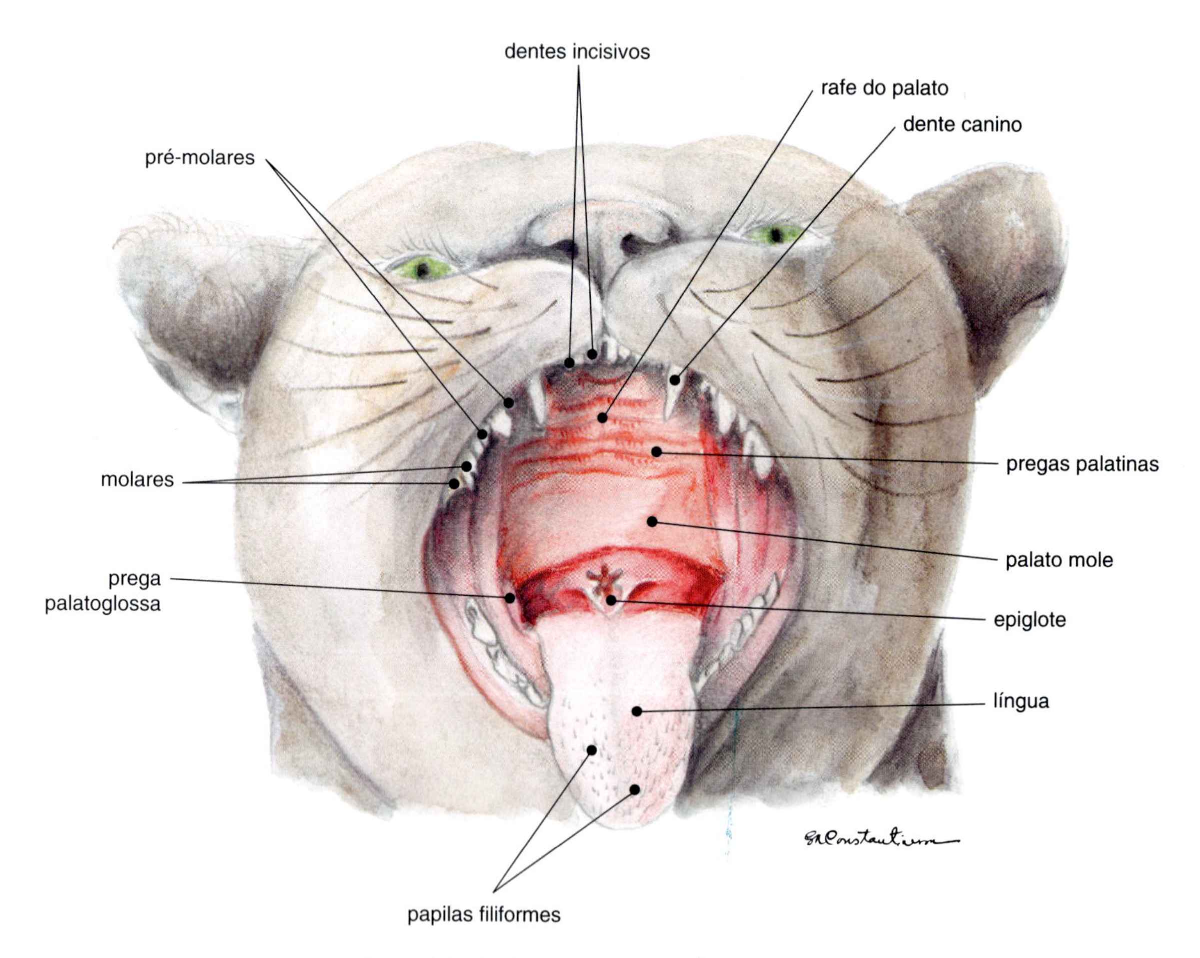

Fig. 2.44 Cavidade oral aberta, vista frontal — gato.

molares e molares inferiores, são mostrados os recessos sublinguais laterais.

Além do músculo próprio da língua, há três músculos mais simétricos: o genioglosso, o hioglosso e o estiloglosso. A língua é suprida pelas Aa. e Vv. lingual e sublingual, pelas Vv. linguais ventrais superficiais e pelo N. hipoglosso. Os Nn. trigêmeo, facial e glossofaríngeo são sensitivos para a mucosa e os botões gustativos.

O exame neurológico da cabeça inclui avaliação dos movimentos da língua. O nervo hipoglosso (XII) fornece eferentes para os músculos da língua. A avaliação é feita observando-se os movimentos da língua espontâneos ou em resposta ao reflexo nauseoso do animal. O tônus da língua também pode ser palpado enquanto se observa a resposta a tal reflexo.

Em ambas as espécies, numerosas papilas filiformes cobrem a face dorsal da língua, papilas cujo aspecto é firme e cornificado no gato. Papilas fungiformes são encontradas nos dois terços rostrais da face dorsal da língua. No limite entre o corpo e a raiz da língua, 2-3 pares de papilas valadas são mostrados. As papilas folhadas nem sempre são distinguíveis.

Aferentes gustativos para os dois terços rostrais da língua são fornecidos pelo nervo facial (VII) e aqueles para o terço caudal o são pelo nervo glossofaríngeo (IX). Em geral, apenas o componente facial é avaliado tocando-se com um cotonete umedecido em atropina a 1% o lado da língua caudal ao dente canino. A atropina é muito amarga e provoca uma resposta adversa se seu sabor for sentido.

Na origem do palato mole, observam-se as pregas palatoglossas simétricas (arcos palatoglossos); os arcos palatoglossos delimitam a língua e o palato mole com o istmo das fauces ou ádito da faringe, a entrada para a parte oral da faringe. A raiz da língua e a face rostral da epiglote estão conectadas por uma prega glossoepiglótica mediana, mas separados por uma depressão chamada valécula epiglótica.

A valécula epiglótica é um marco na técnica cirúrgica de faringostomia. Considerada por alguns cirurgiões uma técnica obsoleta que foi substituída pela esofagostomia, a faringostomia ainda é mencionada em muitos livros. Ocasionalmente, fazemos intubação faríngea para desviar o tubo endotraqueal do caminho durante cirurgia oral, mas o aparelho hióide passa a ser então o marco palpável.

As glândulas salivares parótida e mandibular estão anatomicamente incluídas no pescoço. Para facilitar os clínicos, todas as glândulas salivares são descritas a seguir.

Glândulas Salivares

Glândulas Salivares Parótida e Mandibular

A glândula parótida de formato semilunar circunda a extensão proximal e mais proeminente da cartilagem auricular, chamada cartilagem do meato acústico; em algumas raças e indivíduos, a glândula se estende mais ou menos ventralmente e interfere nas glândulas salivares mandibular e monostomática sublingual (Figs. 2.45 e 2.46).

Em tais indivíduos, a glândula parótida parece ter a forma de uma letra V. O M. parotidoauricular tem estreita relação com a glândula e a cobre; a parte ventral da glândula está sobreposta pelo platisma. Na face profunda, a glândula é perfurada pela V. maxilar e fica em íntimo contato com diferentes estruturas à medida que emergem de sob a margem rostral da glândula: o N. auriculopalpebral; os ramos bucal e mandibular marginal do N. facial; o N. auriculotemporal; e a A. e a V. temporais superficiais com seus ramos — Aa. e Vv. rostrais auriculares e faciais transversas (a veia está presente apenas no cão). O ln. parotídeo superficial, a A., a V. e o N. auriculares caudais, a A. e a V. auriculares laterais e a V. maxilar também estão em contato com a face profunda da glândula parótida. O ducto parotídeo deixa a margem rostral da glândula ventralmente e segue em íntimo contato com o M. masseter, fazendo uma ligeira curva ventralmente até perfurar a parede da bochecha, enquanto alcança o nível do P_3 (P_4) superior no cão e do P_2 no gato. O ducto abre-se na papila parotídea.

A abertura do ducto parotídeo na papila parotídea é um marco para transposição do ducto parotídeo, um tratamento cirúrgico para ceratoconjuntivite seca.

A glândula mandibular é globular e situada profunda e caudalmente ao ângulo ventrocaudal da glândula parótida, em íntimo contato com a extensão caudal da glândula salivar sublingual monostomática. Está localizada no ângulo entre as Vv. maxilar e linguofacial. O ducto mandibular segue da margem rostral da glândula ao longo do assoalho da cavidade oral, abre-se abaixo da carúncula sublingual e está protegido por ela.

As Vv. maxilar e linguofacial são marcos para adenectomia salivar sublingual/mandibular, em geral necessá-

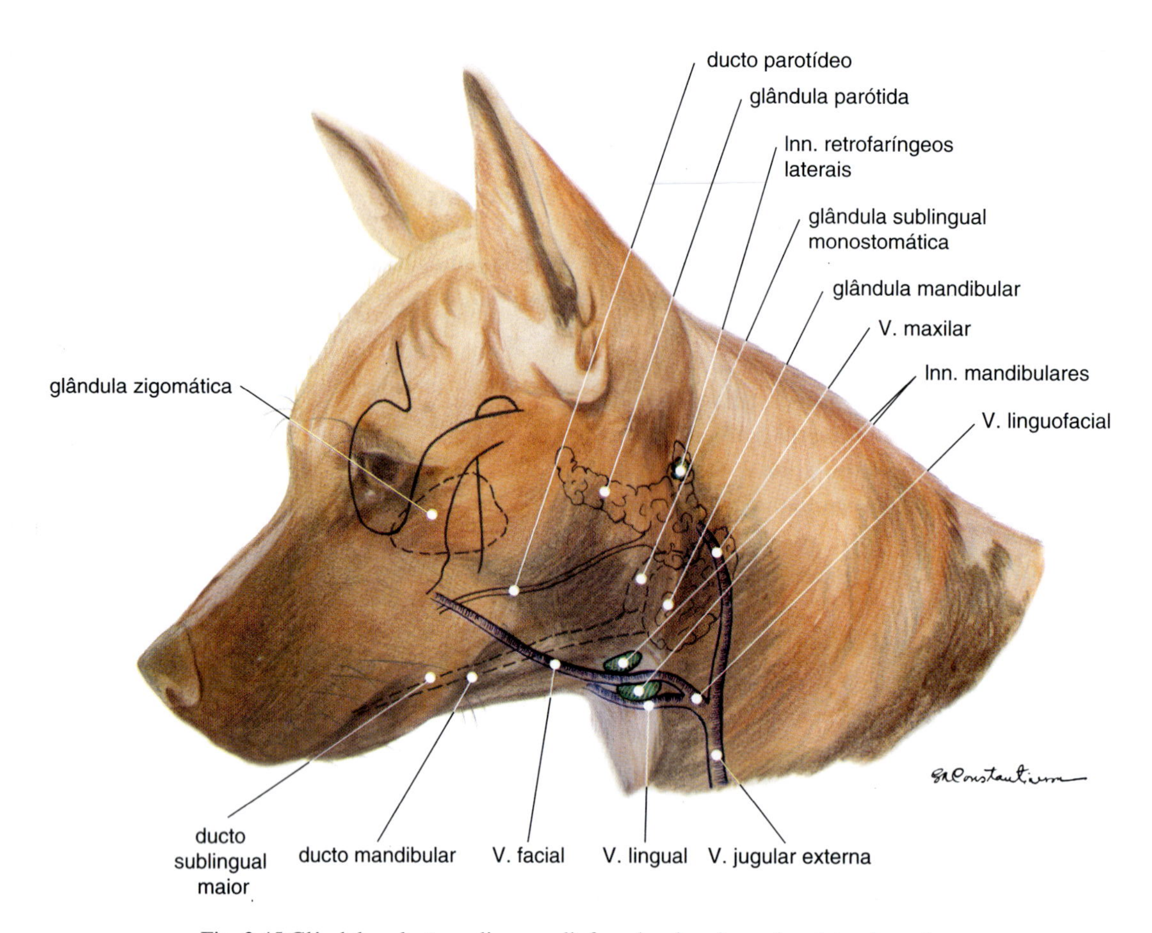

Fig. 2.45 Glândulas, ductos salivares e linfonodos da cabeça, face lateral — cão.

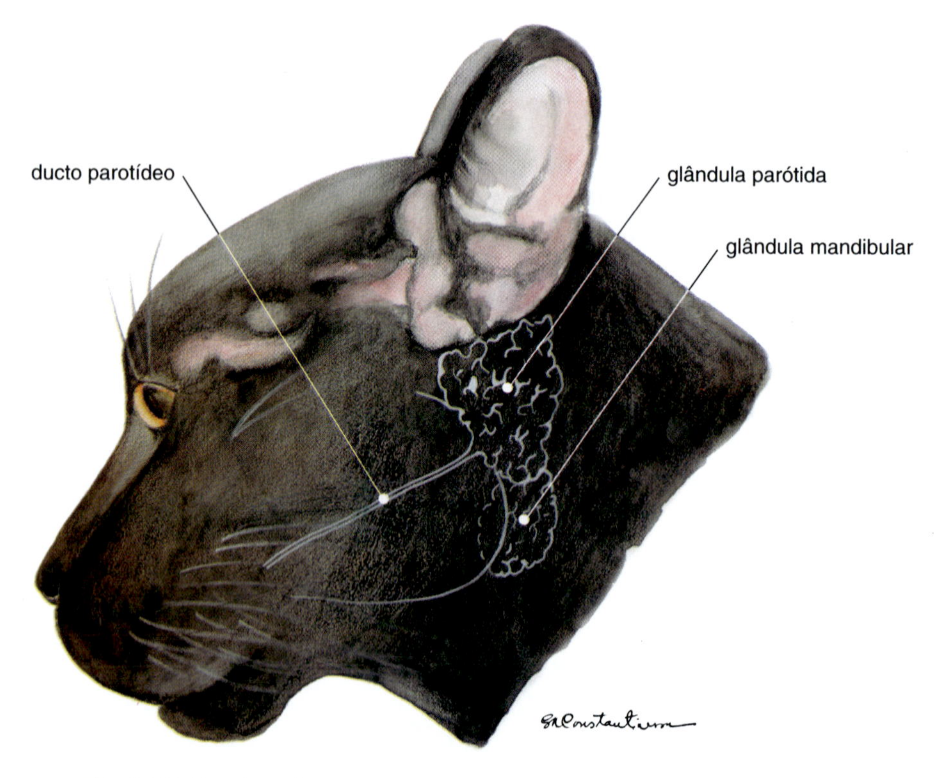

Fig. 2.46 Glândulas salivares parótida e mandibular da cabeça, face lateral — gato.

ria quando mucoceles afetam primariamente o ducto salivar sublingual principal. A incisão para esse procedimento é feita sobre a glândula salivar mandibular.

Glândulas e Ductos Salivares Sublinguais e Zigomáticos

A glândula salivar sublingual monostomática é coberta parcialmente pela parte ventral da glândula parótida e está em contato íntimo com a extensão rostral da glândula mandibular (ver Fig. 2.45), estendendo-se rostralmente ao longo do ducto mandibular. O ducto dessa glândula, conhecido como ducto sublingual maior, acompanha o ducto mandibular lateralmente e ambos se abrem juntos na carúncula sublingual.

A glândula sublingual polistomática está localizada rostral à glândula anterior, sem fazer contato com ela, e se esvazia ao longo da prega sublingual por meio de vários ductos curtos.

A glândula zigomática, que resulta da unificação de todos os lóbulos dispersos das glândulas bucais dorsais presentes nas outras espécies, situa-se no assoalho da órbita. É globular e tem um ducto maior e vários ductos menores. O ducto maior abre-se em uma papila, oposta ao M_1 superior (1 cm caudal à papila parotídea), enquanto os ductos menores se abrem caudais àquela papila.

Para concluir, nas paredes laterais da cavidade oral, os ductos das glândulas salivares parótida e zigomática abrem-se como se segue: no cão, o ducto parotídeo abre-se no nível do terceiro ou do quarto pré-molar superior na papila parotídea; no gato, abre-se no nível do segundo pré-molar superior. Em ambas as espécies, o ducto zigomático abre-se no nível do primeiro molar superior na papila zigomática.

Os ductos zigomático e parotídeo podem ser cateterizados para sialografia.

Podem ocorrer mucoceles nos ductos parotídeo e zigomático, embora sejam raras. Adenocarcinoma é extremamente perigoso e pode ser confundido clinicamente com abscesso do quarto molar superior.

A mucocele salivar afeta primariamente o ducto sub lingual, mas em geral requer remoção das glândulas mandibular e sublingual.

Dentes

Em ambas as espécies, os dentes incisivos (Fig. 2.47) têm uma raiz forte (raiz clínica), uma coroa tricúspide (coroa clínica) e um colo distinto, com faces lingual e vestibular. Na face lingual, os incisivos do cão têm um cíngulo (a crista no limite entre a coroa e o colo). Os dentes caninos são muito fortes, cônicos, encurvados caudalmente e pontiagudos. A coroa dos pré-molares e molares apresenta cúspides. O último (quarto) pré-molar superior e o primeiro molar inferior tanto no cão como no gato são chamados dentes carniceiros, os maiores e mais poderosos dentes dessas espécies (Fig. 2.48).

O quarto pré-molar superior é um marco para determinar a profundidade da colocação de sonda intranasal para oxigenioterapia. Uma alternativa é usar o canto medial do olho como tal marco.

O quarto pré-molar superior também é uma origem comum de abscessos de raízes dentárias, que podem provocar exoftalmia e dor quando o animal abre a boca.

A informação que se segue sobre ***as raízes*** dos dentes no cão é necessária especificamente para clínicos.[1]

As raízes dos ***incisivos superiores*** são comprimidas lateralmente e implantadas em alvéolos separados que convergem ligeiramente na direção do plano mediano. As raízes dos ***incisivos inferiores*** são mais estreitas, e os septos interalveolares entre seus alvéolos podem não ser vistos.

As raízes dos ***dentes caninos*** são fortes, comprimidas lateralmente, curvadas caudalmente e ficam próximas às raízes do P_1 e do P_2. A raiz do canino superior é dorsal à de P_1 e à raiz medial de P_2. (**Mesial significa mais perto da linha central do arco dental, ou na direção da linha mediana ou do ápice do arco dental.**)

O ***P_1 superior e o inferior*** têm uma raiz única orientada verticalmente. O ***P_2 e o P_3 superiores e inferiores e o P_4 inferior*** têm duas raízes também orientadas verticalmente. O ***P_4 superior*** tem uma raiz lingual e duas raízes vestibulares.

O ***M_1 superior*** tem três raízes orientadas verticalmente. O ***M_2 superior*** também tem três raízes orientadas verticalmente. O ***M_1 inferior*** tem duas raízes com orientações ligeiramente divergentes. O ***M_2 inferior*** tem duas raízes orientadas ventrocaudalmente. O ***M_3 inferior*** tem apenas uma pequena raiz, também orientada ventrocaudalmente.

É muito importante saber a localização e o tamanho das raízes dos dentes para que elas não sofram danos durante reparo de fraturas da mandíbula ou da maxila. Também se deve determinar a extensão da elevação/inserção gengival antes da extração de um ou mais dentes.

A fórmula dental inclui a dentição de leite ou decídua, que é substituída pela permanente.

As fórmulas dentais são as seguintes:

	Dentição Decídua	Dentição Permanente
Cão	ID 3/3; CD 1/1; PD 3/3	I 3/3; C 1/1; P 4/4; M 2/3
Gato	ID 3/3; CD 1/1; PD 3/2	I 3/3; C 1/1; P 3/2; M 1/1

em que D = decíduos, I = incisivos, C = caninos, P = pré-molares e M = molares.

Nos Quadros 2.1 e 2.2 é mostrada a idade da erupção e da substituição dos dentes, necessária para avaliação da ida-

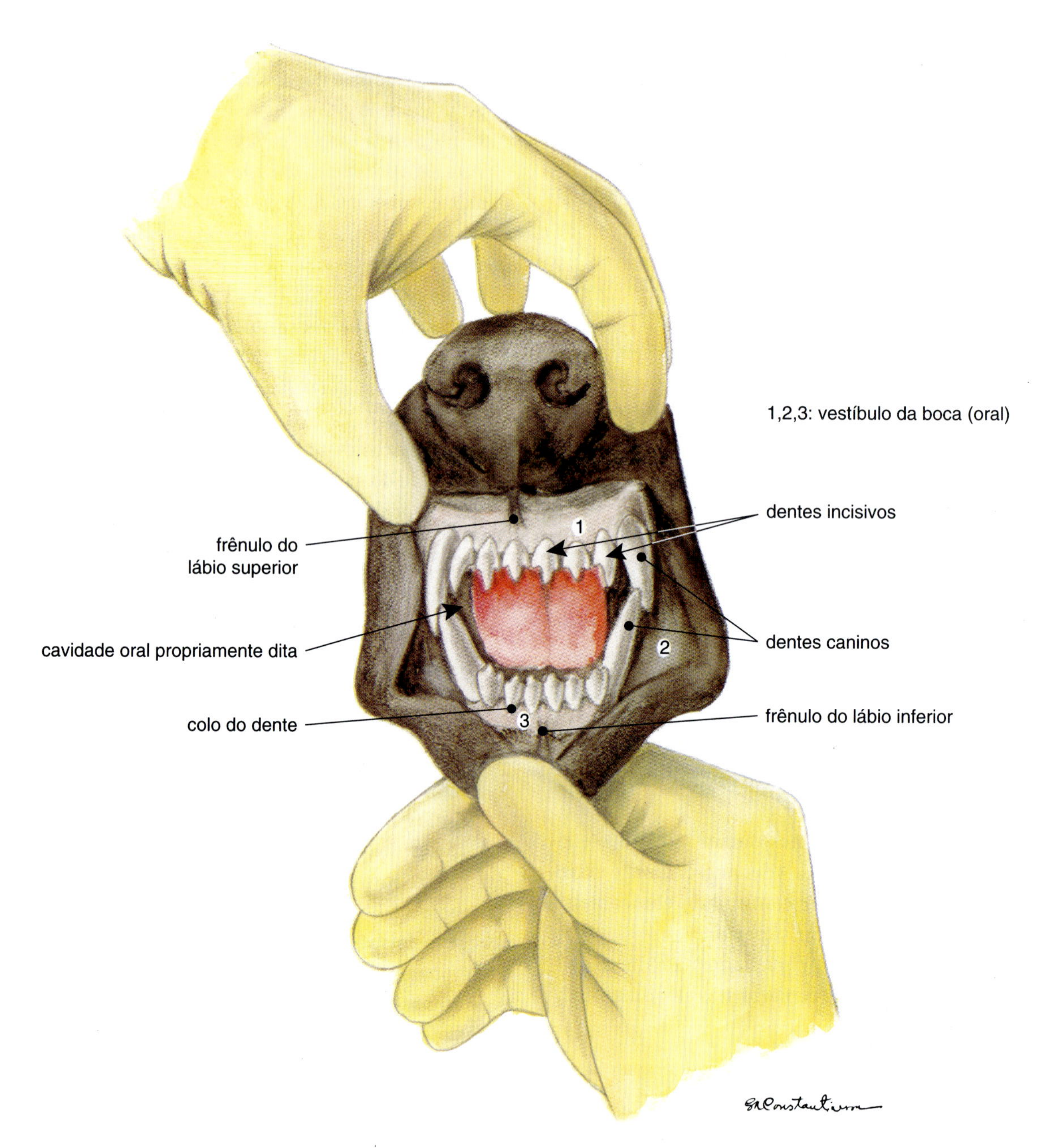

Fig. 2.47 Dentes incisivos e caninos, vista frontal — cão.

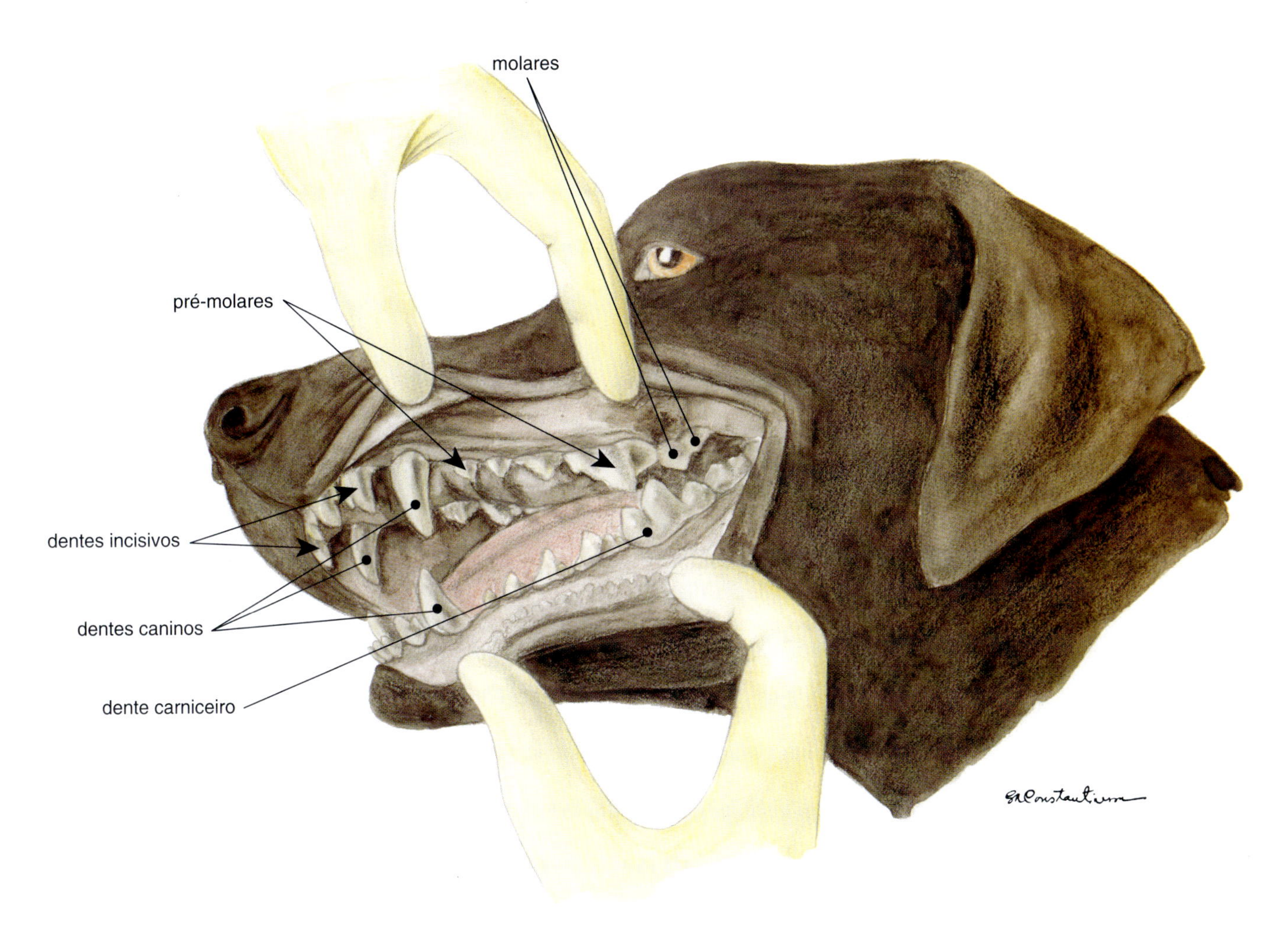

Fig. 2.48 Dentes, vista lateral — cão.

Quadro 2.1 Erupção e substituição dos dentes no cão (de Nickel, Schummer, Seiferle, Sack[2], The Viscera of the Domestic Mammals, Paul Parey, 1983.)

Dentes	Época da erupção	Dentes	Época da substituição
ID 1/1 ID 2/2 ID 3/3	4 – 6 semanas	I 1/1 I 2/2 I 3/3	3 – 5 meses
CD 1/1	3 –5 semanas	C 1/1	5 – 7 meses
PD 1/1	4 –5 meses	não é substituído	
PD 2/2 PD 3/3 PD 4/4	5 – 6 semanas	P 2/2 P 3/3 P 4/4	5 – 6 meses
M 1/1 M 2/2 M 0/3	4 – 5 meses 5 – 6 meses 6 – 7 meses		

C = canino; CD = canino decíduo; I = incisivo; ID = incisivo decíduo; M = molar; P = pré-molar; PD = pré-molar decíduo.

Quadro 2.2 Erupção e substituição dos dentes no gato (de Nickel, Schummer, Seiferle, Sack[3], The Viscera of the Domestic Mammals, Paul Parey, 1983.)

Dentes	Época da erupção	Dentes	Época da substituição
ID 1/1 ID 2/2 ID 3/3	3 – 4 semanas	I 1/1 I 2/2 I 3/3	3-1/2 – 5-1/2 meses
CD 1/1	3 – 4 semanas	C 1/1	5-1/2 – 6-1/2 meses
PD 2/0 PD 3/3 PD 4/4	5 – 6 semanas	P 2/0 P 3/3 P 4/4	4 – 5 meses
M 1/1	5 – 6 meses		

C = canino; CD = canino decíduo; I = incisivo; ID = incisivo decíduo; M = molar; P = pré-molar; PD = pré-molar decíduo.

de, exame físico e abordagem clínica; o Quadro 2.1 mostra as idades para o cão e o Quadro 2.2, para o gato.

A implantação dos dentes dentro dos alvéolos é mais bem mostrada em radiografias (ver Fig. 2.49).

A localização dos dentes decíduos com relação aos do animal adulto é importante quando há necessidade de extrair dentes decíduos.

O conhecimento das fórmulas dentais é importante para determinar se há oligodontia (menos dentes que o número normal) ou dentes supranumerários. Oligodontia é um defeito que pode resultar em desqualificação de algumas raças em exposições.

Faringe

Faringe é um segmento comum dos sistemas digestório e respiratório, localizada parcialmente na cabeça e parcialmente no pescoço (Fig. 2.50). É o local onde a passagem de ar cruza com o trajeto do bolo alimentar. A faringe está localizada entre as seguintes estruturas: a cavidade nasal (rostralmente), a base do crânio, os Mm. reto ventral da cabeça, longo da cabeça e longo do pescoço (dorsalmente), a cavidade oral (rostroventralmente), o corpo e a raiz da língua (ventralmente) e as entradas para o esôfago e a laringe (em sentido caudal: em direção caudodorsal e caudoventral, respectivamente).

A faringe é dividida em três compartimentos: a parte nasal da faringe (nasofaringe), a parte oral da faringe (orofaringe) e a parte laríngea da faringe (laringofaringe). A melhor maneira de vê-las é por meio de um corte sagital.

A parte nasal da faringe começa rostralmente nas coanas, as comunicações com a cavidade nasal, e faz uma transição para a parte laríngea da faringe através da abertura intrafaríngea. Tal abertura é delimitada pelo par de arcos palatofaríngeos e pela margem caudal do palato mole. A parte nasal da faringe, cujo teto também é denominado fórnice e cujo assoalho é representado pelo palato mole, tem as aberturas laterais das tubas auditivas.

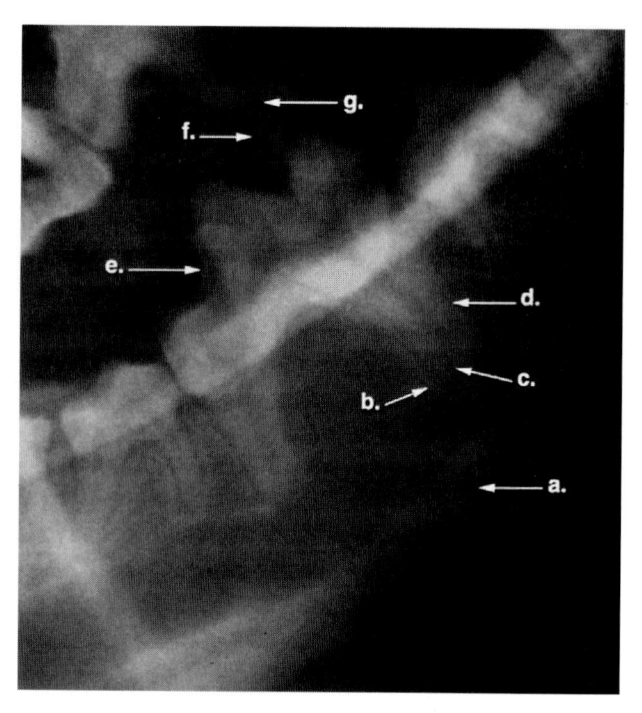

Fig. 2.49 Vista radiográfica oblíqua ventral dorsal-esquerda direita dos dentes mandibulares.

a. Córtex da mandíbula esquerda
b. Lâmina dura dentária do 1.º molar mandibular (esquerdo)
c. Forame apical
d. Dentina do 1.º molar mandibular (esquerdo)
e. Coroa
f. Ligamento periodontal do 1.º molar mandibular (direito)
g. Cavidade pulpar do 1.º molar mandibular (direito)

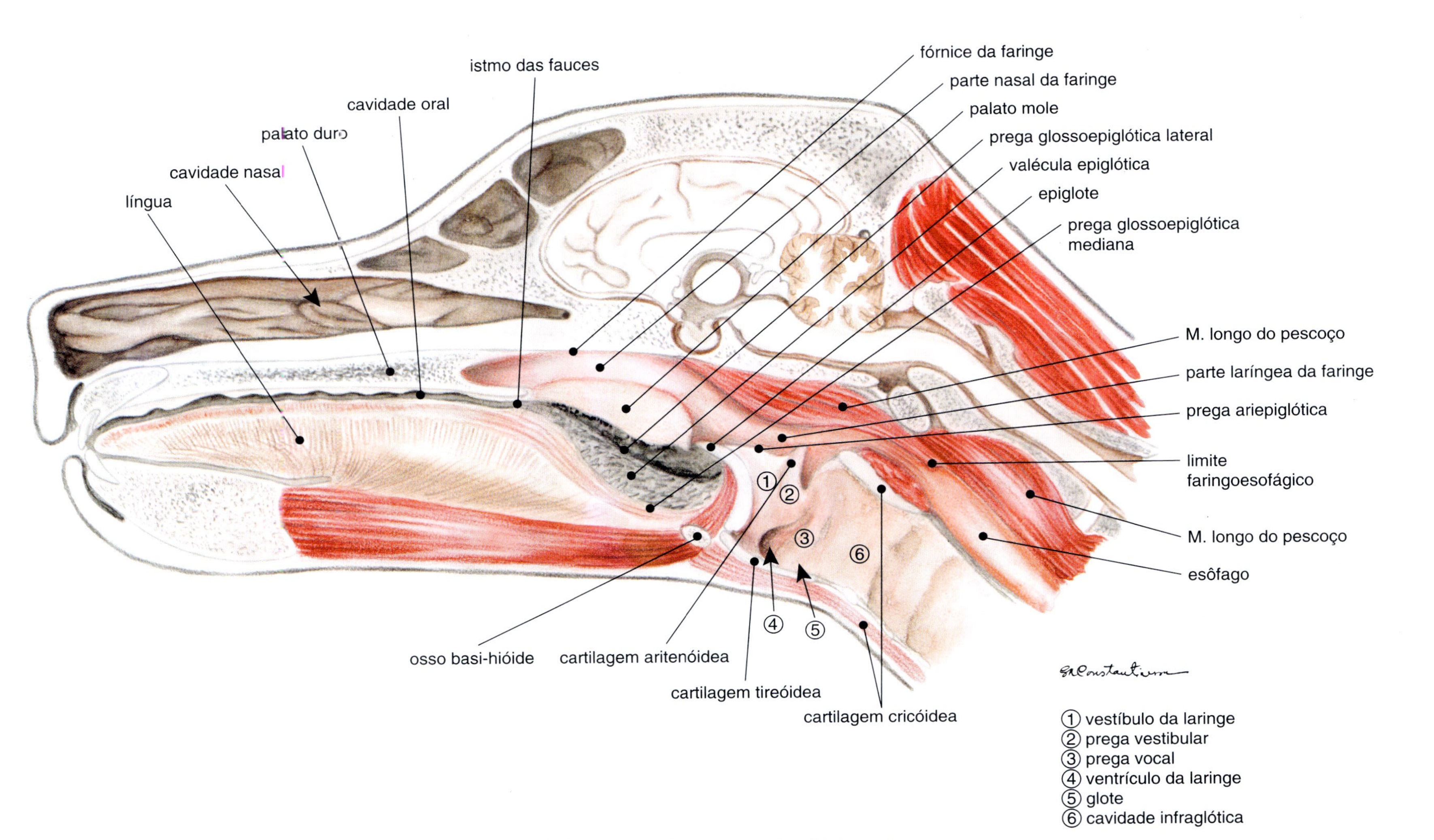

Fig. 2.50 Secção mediana através da cabeça — cão.

Para explorar endoscopicamente a parte nasal da faringe, o endoscópio deve ser introduzido na cavidade oral propriamente dita em direção à parte oral da faringe e impulsionado entre o palato mole e a epiglote. A extremidade livre do endoscópio é encurvada (Fig. 2.51).

Duas imagens mostram um aspecto normal da parte nasal da faringe no cão (Figs. 2.52 e 2.53). Na Fig. 2.52, as duas coanas são visíveis no lado afastado e na Fig. 2.53 a secreção mucosa nasal é mostrada no assoalho da parte nasal da faringe.

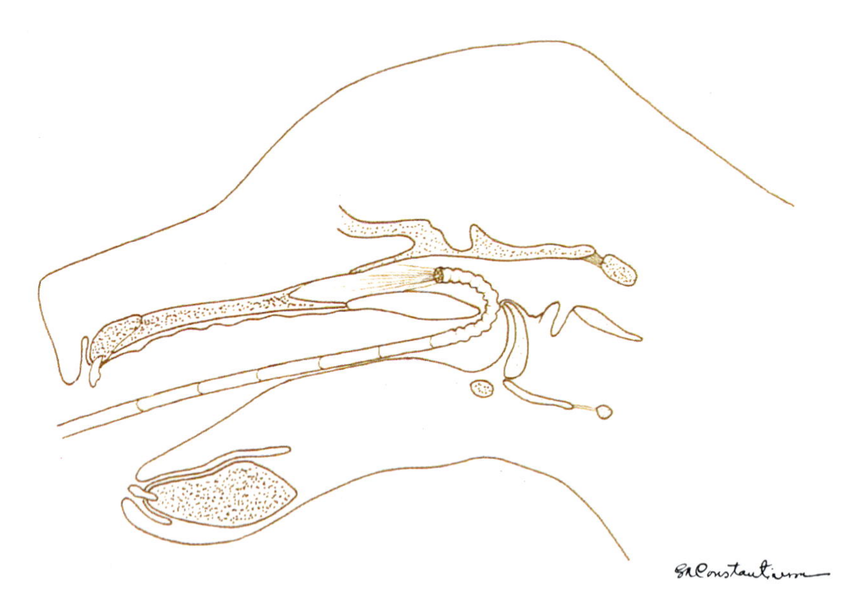

Fig. 2.51 Exploração endoscópica da parte nasal da faringe.

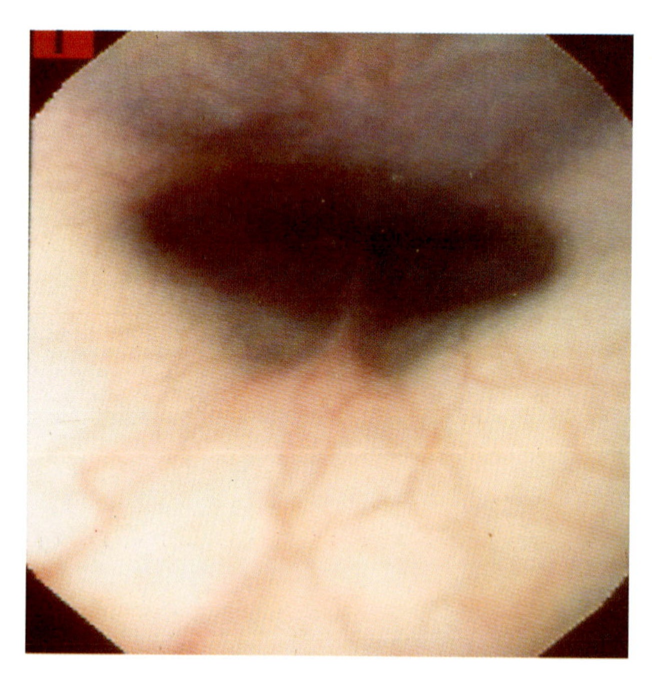

Fig. 2.52 Aspecto endoscópico normal da parte nasal da faringe no cão — as duas coanas são visíveis no lado afastado.

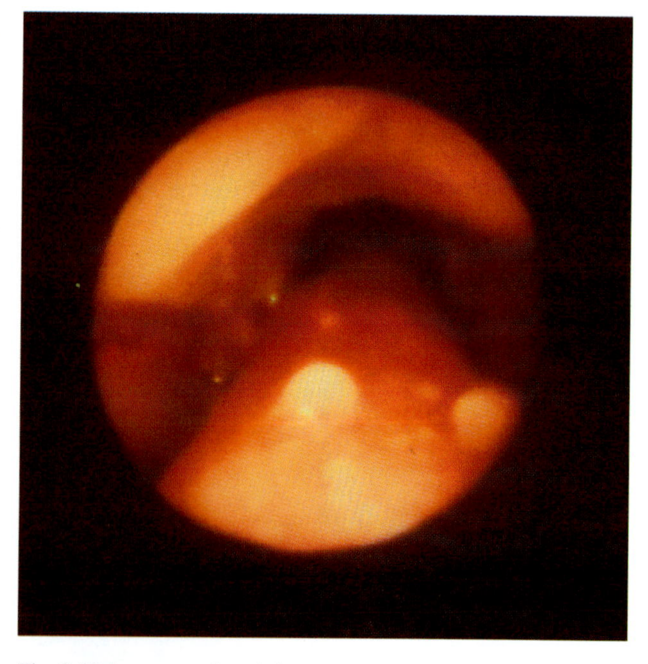

Fig. 2.53 Aspecto endoscópico normal da parte nasal da faringe no cão; observar a secreção de muco nasal no assoalho da parte nasal da faringe.

A parte oral da faringe situa-se entre o palato mole (dorsalmente) e a língua (ventralmente), o istmo das fauces (rostralmente) e a epiglote (caudalmente). Istmo das fauces ou ádito da faringe é a comunicação entre a cavidade oral e a parte oral da faringe (também chamada fauce) e é representado pelo par de arcos palatoglossos lateralmente, o palato mole dorsalmente e a língua ventralmente.

O istmo das fauces é uma área onde é freqüente a ocorrência de estomatite em felinos.

As tonsilas palatinas são observadas nas paredes dorsolaterais da parte oral da faringe, cobertas pelas pregas semilunares e protegidas dentro das fossas tonsilares. Entre o restante da língua e a epiglote, são visíveis uma prega glossoepiglótica mediana e duas laterais. Entre as pregas glossoepiglóticas mediana e as laterais simétricas, há duas depressões denominadas valéculas epiglóticas (ver Fig. 2.42).

A parte laríngea da faringe está localizada entre a abertura intrafaríngea e a epiglote (rostralmente), a entrada espessada do esôfago (limiar faringoesofágico, caudalmente) e o vestíbulo da laringe e os Mm. cricoaritenóideos dorsais (ventralmente). Entre os arcos palatofaríngeos e as pregas ariepiglóticas, há dois sulcos estreitos e profundos, os recessos piriformes.

A faringe tem três músculos constritores e um dilatador (todos pareados): os Mm. palatofaríngeo e pterigofaríngeo (rostrais ou primeiros constritores), o M. hiofaríngeo (médio ou segundo constritor), os Mm. tireofaríngeo e cricofaríngeo (caudais ou terceiros constritores) e o M. estilofaríngeo caudal (o dilatador).

A acalasia cricofaríngea (que consiste em incapacidade de relaxar as fibras musculares lisas do M. cricofaríngeo) é tratada cirurgicamente incisando-se o músculo.

Em sua atividade, a faringe é auxiliada pelos movimentos do palato mole, devido à contração dos Mm. simétricos levantadores do véu palatino, tensores do véu palatino e palatinos.

A faringe é suprida por vários ramos da A. tireóidea cranial e pela A. faríngea ascendente. O palato mole é suprido pelas Aa. tireóidea cranial, palatina menor, faríngea e palatina ascendentes. A mucosa da faringe e o palato mole, bem como todos os seus músculos, exceto os Mm. tensores do véu palatino, são supridos pelo plexo faríngeo (os Nn. glossofaríngeo e vago — parassimpáticos — e fibras simpáticas dos ggl. cervicais craniais). O M. tensor do véu palatino é suprido pelo ramo mandibular do N. trigêmeo.

Laringe

A laringe está localizada parcialmente na cabeça e em parte no pescoço (Figs. 2.54–2.57). O esqueleto desse órgão é representado pela epiglote e pelas cartilagens tireóidea, cricóidea e as duas aritenóideas. Toda a laringe está localizada entre o aparelho hióide (os ossos tíreo-hióides) rostralmente com o qual se articula e com o primeiro anel traqueal caudalmente. A proeminência laríngea da face ventral da cartilagem tireóidea e as incisuras tireóideas cranial e caudal (**M**) são palpáveis, bem como a face ventral da cartilagem cricóidea (**M**). As cartilagens articulam-se entre si por meio de cápsulas articulares, ligamentos e membranas. Os músculos laríngeos são intrínsecos e extrínsecos. As cartilagens são mostradas nas Figs. 2.54 e 2.55, enquanto os músculos o são nas Figs. 2.56 e 2.57.

Todos os músculos laríngeos, exceto o cricotireóideo, são supridos pelo N. laríngeo caudal (o ramo terminal do N. laríngeo recorrente). O M. cricotireóideo é suprido pelo ramo externo do N. laríngeo cranial, derivado do N. vago. A mucosa da laringe é suprida pelos Nn. laríngeos cranial e caudal.

Há três compartimentos dentro da laringe: o vestíbulo, a glote e o compartimento infraglótico. A glote é representada pelas cordas vocais ventralmente e pelas duas cartilagens aritenóideas dorsalmente, delimitando a fenda (rima) glótica estreita (ver Fig. 2.50).

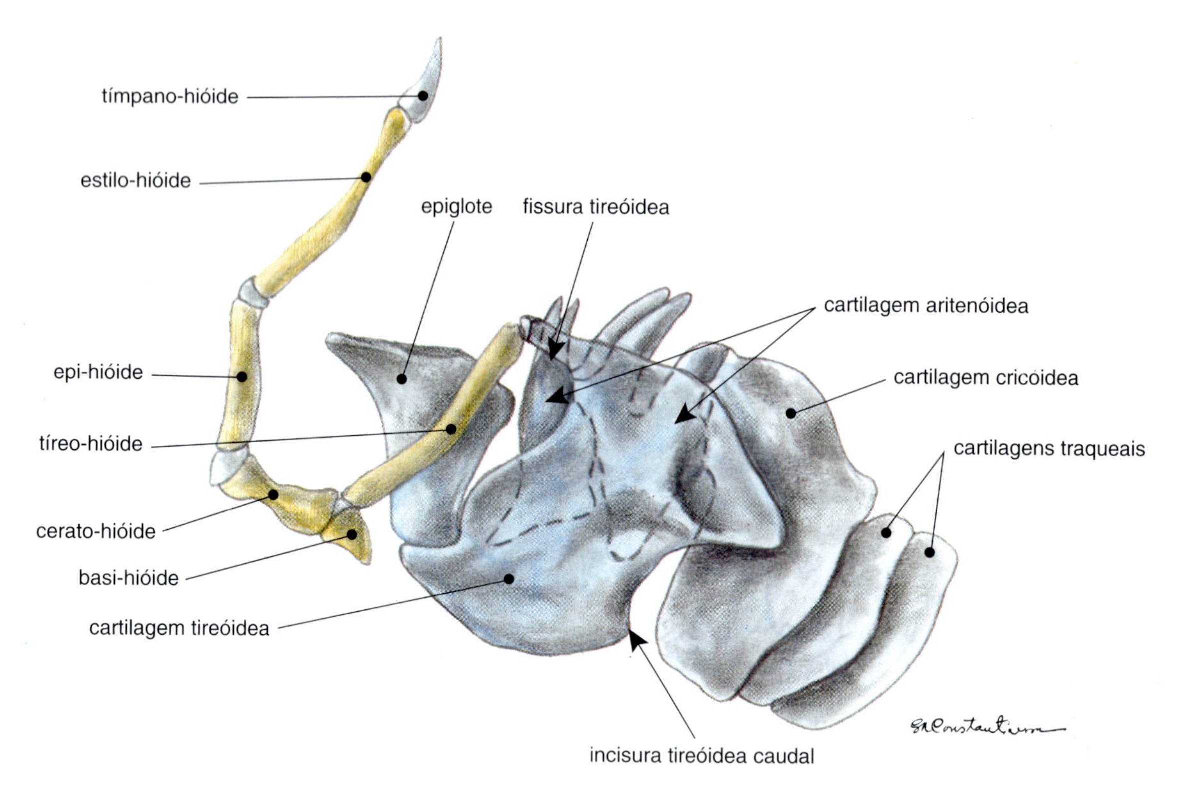

Fig. 2.54 Cartilagens da laringe e ossos hióides, face lateral — cão.

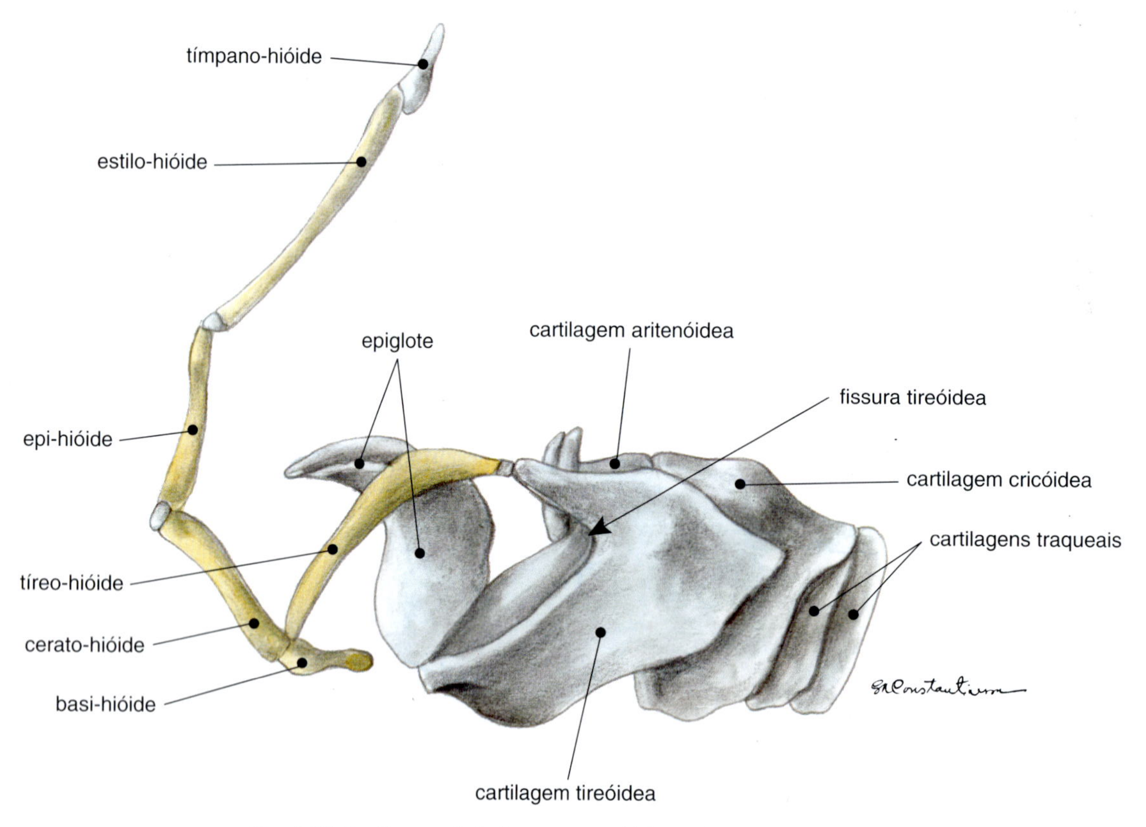

Fig. 2.55 Cartilagens da laringe e ossos hióides, face lateral — gato.

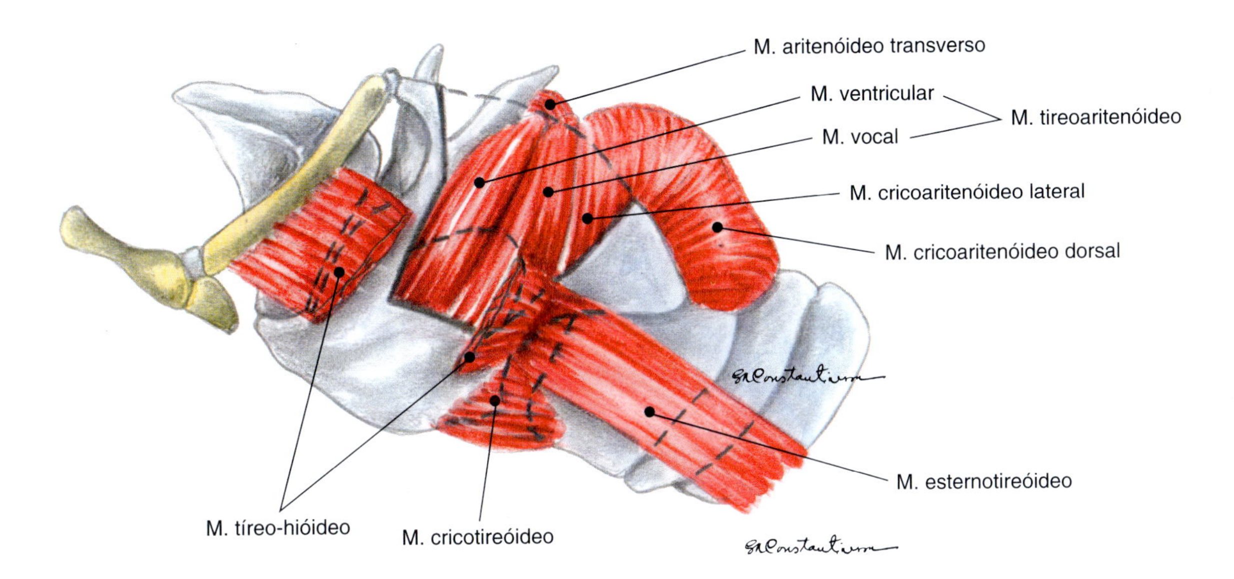

Fig. 2.56 Músculos da laringe, face lateral — cão.

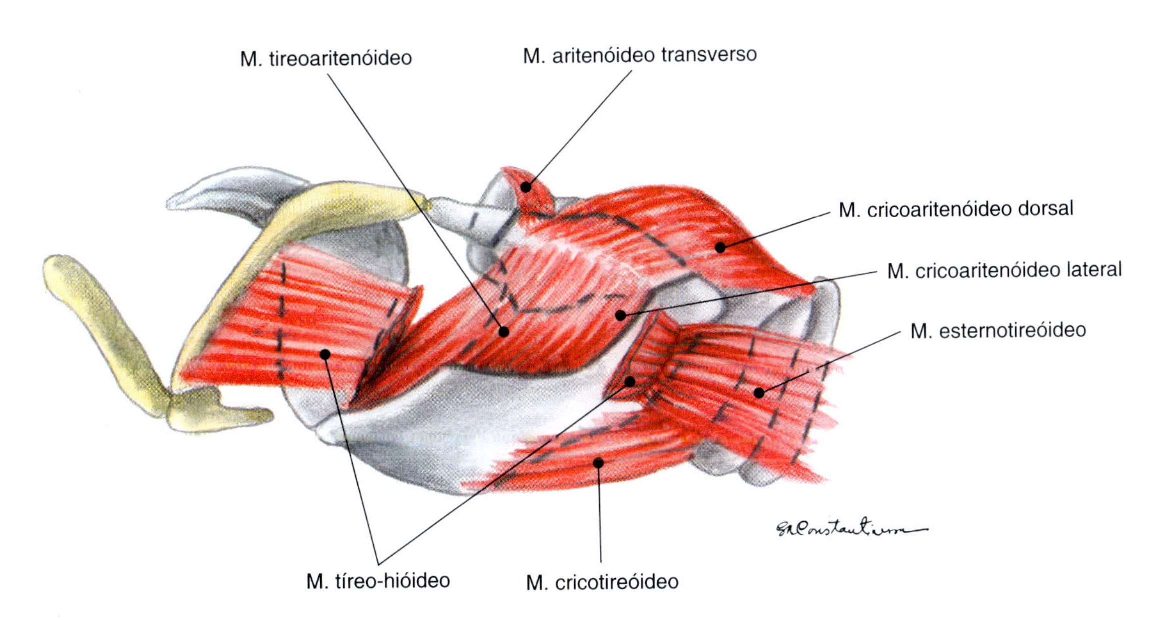

Fig. 2.57 Músculos da laringe, face lateral — gato.

As duas imagens endoscópicas a seguir mostram o aspecto normal da laringe no cão. A Fig. 2.58 mostra uma glote dilatada e a Fig. 2.59 mostra paralisia da laringe (a corda vocal esquerda está relaxada).

O tratamento da paralisia laríngea abrange a realização de uma abertura por meio de incisão da fenda glótica, o que em geral é feito mediante abdução permanente da cartilagem aritenóidea paralisada, colocando-se uma sutura a partir do processo muscular da cartilagem aritenóidea, seja através da linha média dorsal da face caudal da cartilagem cricóidea seja através da cartilagem tireóidea próximo de sua margem dorsal.

O processo muscular está localizado na face lateral da cartilagem aritenóidea, no limite entre as superfícies dorsais e laterais. A crista arqueada separa as duas superfícies. O processo muscular é esculpido na extremidade caudal da crista arqueada.

Para se conseguir abdução máxima da cartilagem aritenóidea, deve-se fazer uma sutura completa desde a cartilagem cricóidea até a cartilagem tireóidea. Uma alternativa possível (porém menos recomendável) consiste em uma aritenoidectomia parcial.

As cartilagens aritenóideas podem sofrer mineralização em cães idosos.

As cordas vocais são consideradas a parte intramembranácea da fenda glótica, enquanto as cartilagens aritenóideas são consideradas a parte intercartilagínea da fenda glótica. O vestíbulo da laringe é o compartimento rostral à glote, existindo apenas no cão, com duas pregas vestibulares que encerram uma fenda denominada fenda (rima) vestibular. Também apenas no cão, os ventrículos laterais da laringe estão localizados entre os pares de pregas vestibulares e as cordas vocais. A cavidade infraglótica está localizada caudal à glote e se estende até o primeiro anel traqueal (ver Fig. 2.50).

Às vezes, procede-se à excisão das cordas vocais para desvocalização ou como procedimento adjuvante à aritenoidectomia parcial no tratamento de paralisia laríngea. Fibrose ou "asa ventral" é uma complicação comum da paralisia laríngea. A paralisia laríngea causa estridor inspiratório. Com o animal sob anestesia leve, é possível avaliar as cordas vocais quanto a normalidade de abdução à inspiração.

O suprimento sanguíneo para a laringe origina-se da A. tireóidea cranial, que se divide a partir do ramo laríngeo caudal. A inervação é fornecida pelo N. laríngeo cranial (misto, principalmente sensitivo), pelo N. laríngeo caudal (misto, principalmente motor) e pelo plexo faríngeo (autônomo, tanto simpático como parassimpático).

Aumento do esforço respiratório associado à síndrome braquicefálica das vias respiratórias pode causar edema e eversão da mucosa dos ventrículos laríngeos (sáculos), que requer excisão.

Colapso laríngeo também pode ser o estágio final resultante da síndrome braquicefálica das vias respiratórias.

Na face ventral da cabeça, as únicas cartilagens palpáveis da laringe são a tireóidea e a cricóidea (**M**). A membrana tíreo-hióide conecta o basi-hióide e o tíreo-hióide com a cartilagem tireóidea; o lig. cricotireóideo (membrana) pre-

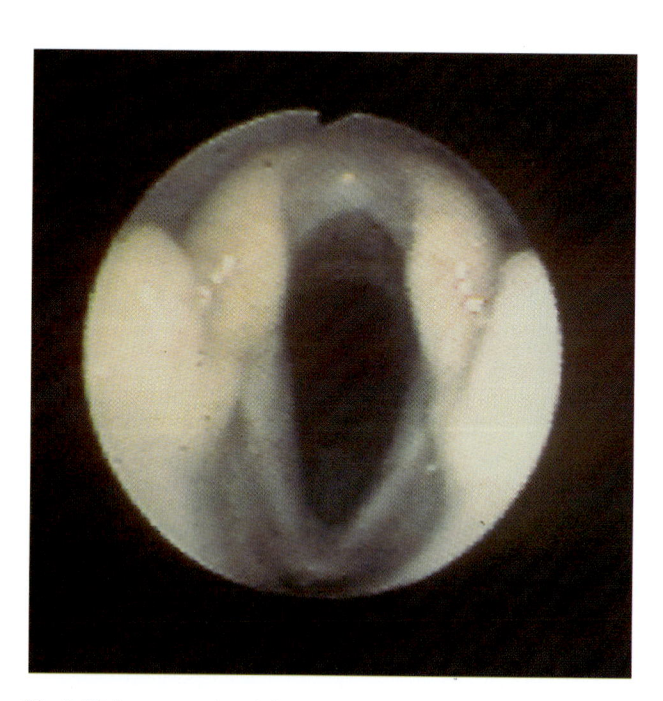

Fig. 2.58 Aspecto endoscópico normal da laringe no cão com a glote dilatada.

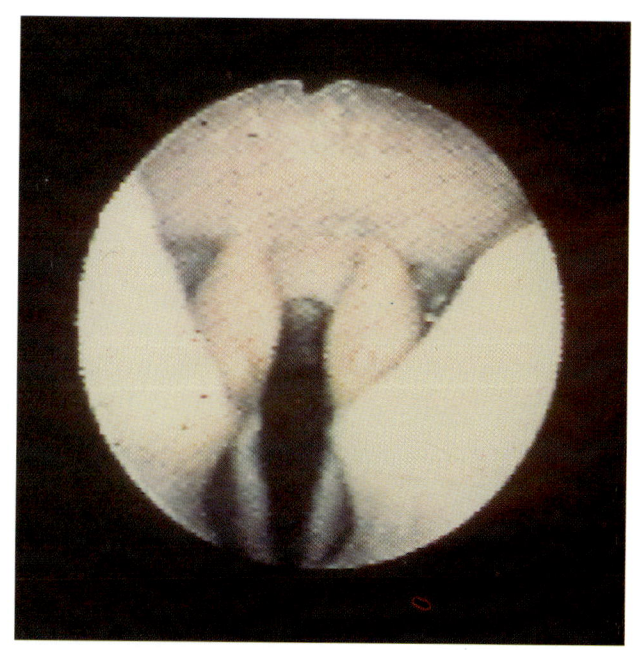

Fig. 2.59 Aspecto endoscópico normal da laringe no cão com paralisia laríngea (a corda vocal esquerda está relaxada).

enche o espaço entre as cartilagens tireóidea e cricóidea. A face ventral da laringe é coberta pelos Mm. esterno-hióideos.

Punção com agulha para lavado transtraqueal ou para administração intratraqueal de oxigênio é feita tipicamente através da membrana cricotireóidea, embora em cães de grande porte a agulha possa ser inserida entre os anéis traqueais cartilagíneos.

Olho e Pálpebras

A visão frontal de cada olho ilustra as estruturas do ***bulbo do olho*** ou globo ocular, incluindo a lente (ou cristalino), em relação às pálpebras, à terceira pálpebra e ao aparelho lacrimal (Figs. 2.60 e 2.61, e ver Figs. 2.36 e 2.37).

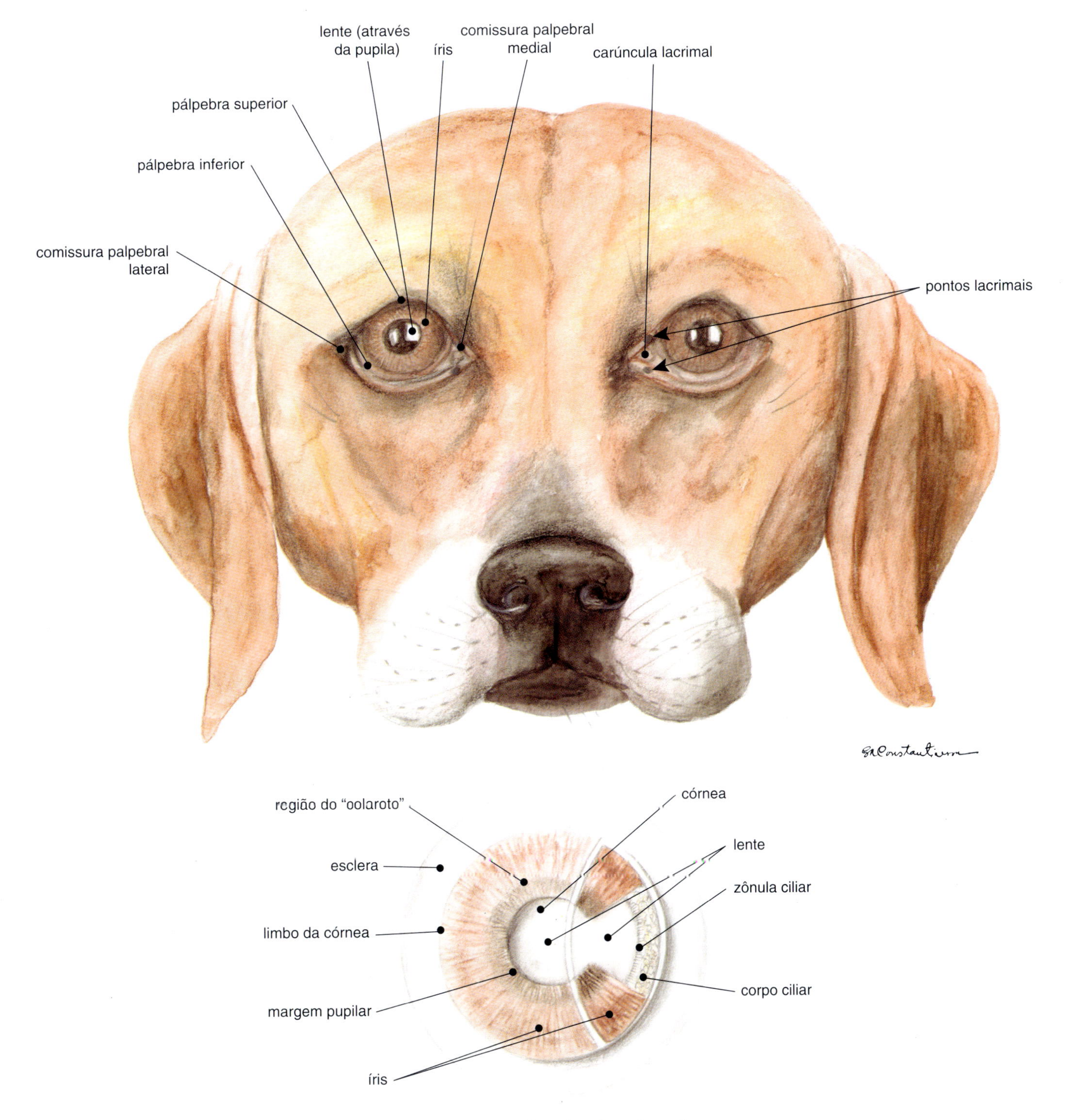

Fig. 2.60 Bulbo do olho, vista frontal — cão.

Estruturas do Bulbo do Olho

Da perspectiva lateral, o olho exibe o bulbo do olho (globo ocular), músculos, vasos, nervos, fáscias e glândulas lacrimais, tudo protegido dentro da órbita. Uma fáscia resistente e contínua em forma de cone denominada periórbita circunda todas essas estruturas e envia septos que separam os músculos. A órbita óssea é incompleta no cão e no gato: o processo zigomático do osso frontal e o processo frontal do osso zigomático não se articulam entre si como nas espécies domésticas de grande porte. O lig. orbital substitui o osso perdido.

Refletindo-se as pálpebras superiores e inferiores, expõem-se a córnea com a junção esclerocorneal ou limbo da córnea e a esclera, na superfície do bulbo do olho. Os componentes internos do bulbo do olho visíveis externamente são a câmara anterior, a íris circundando a pupila delimitada pela borda pupilar e a lente.

O próprio bulbo do olho é quase esférico, mas varia entre o cão e o gato e entre raças diferentes. A dimensão ântero-posterior (diâmetro) em geral é maior, com diâmetros relatados de 20–25 mm no cão e 20–22 mm no gato. Em ambas

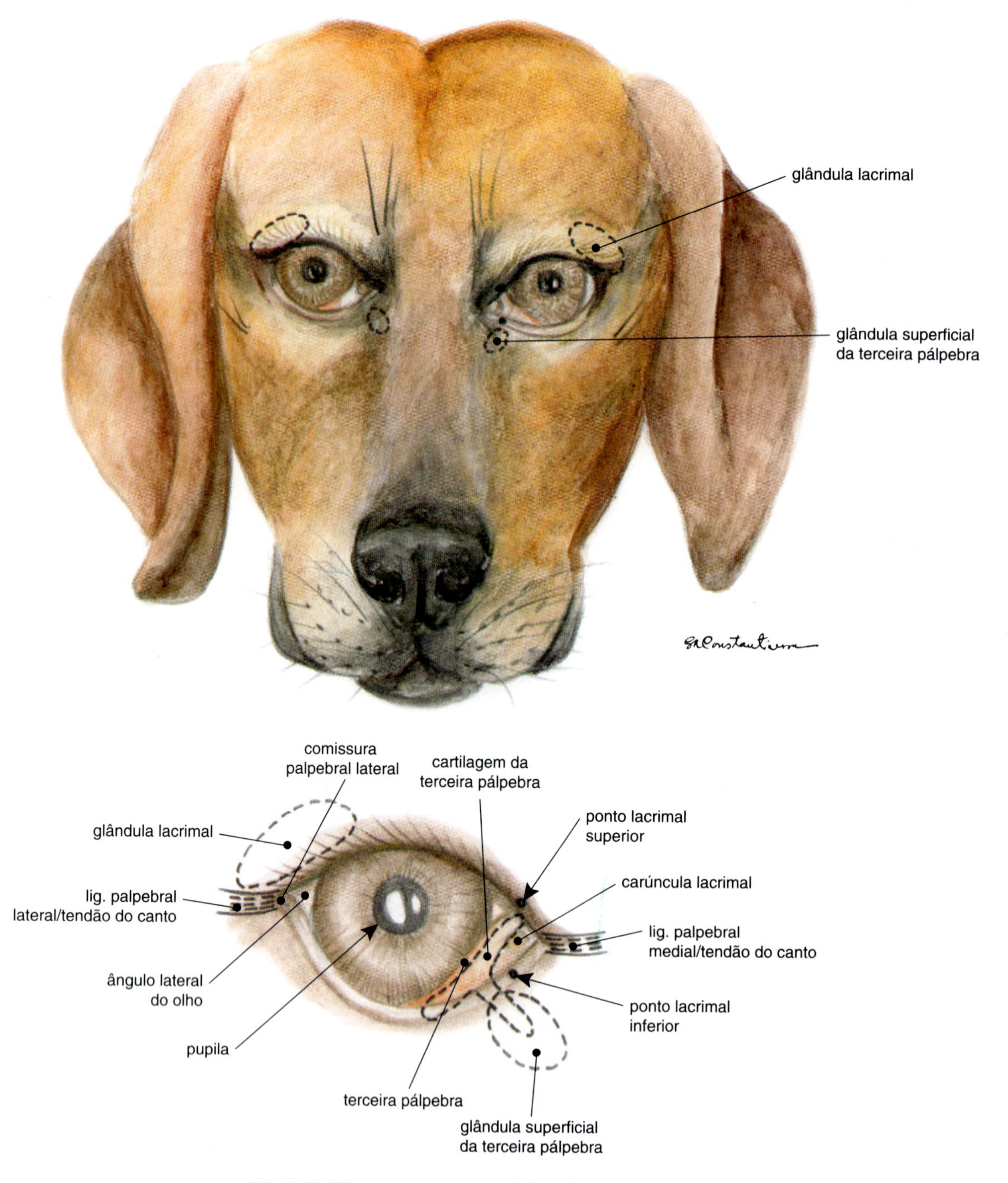

Fig. 2.61 Olho e estruturas acessórias, vista frontal — cão.

as espécies, os diâmetros vertical e transverso costumam ter apenas 18 mm, **devendo ser consideradas ante a possibilidade de cirurgia para colocação de prótese intra-ocular no tratamento de glaucoma crônico ou após traumatismo grave**.

Pequenas arcadas vasculares normalmente se estendem a uma curta distância (1 mm) do limbo para a córnea perilímbica. Esses vasos são ramos terminais das artérias ciliares anteriores.

Durante períodos de inflamação, esses vasos podem ficar ingurgitados e parecer mais proeminentes, o que é conhecido como "rubor ciliar". Nervos da córnea também podem ser observados — somente com uma lâmpada de fenda — estendendo-se a uma curta distância do limbo e aparecendo como delgadas listas brancas. Há uma rica inervação fornecida pelos nervos corneais no terço superficial do estroma da córnea, razão pela qual abrasões ou úlceras superficiais da córnea costumam ser mais dolorosas que ulcerações corneais profundas. O limbo dorsal e a córnea transparente perilímbica são locais anatômicos importantes. Devido ao seu fácil acesso, são os locais mais comuns de penetração cirúrgica do bulbo do olho — p. ex., para extração da lente.

As principais estruturas do bulbo do olho são a túnica fibrosa, a túnica vascular, a túnica nervosa, a lente e as câmaras e humores aquosos e vítreos.

A túnica mais externa, a ***túnica fibrosa***, é representada em três quartos (75%) pela ***esclera*** opaca e apenas em um quarto (25%) pela ***córnea*** transparente, no pólo anterior do olho; a transição entre os dois componentes da túnica fibrosa é o limbo da córnea, onde o epitélio anterior da córnea é contínuo com a conjuntiva bulbar. Na extensão caudal, a esclera é perfurada pelas fibras do nervo óptico, área denominada área cribriforme. Na face mais profunda da esclera, vê-se a lâmina fosca, uma camada escura com células pigmentadas; a estrutura mais profunda da córnea é o endotélio posterior.

Nota. *Na* Nômina Anatômica Veterinária (N.A.V.), *a camada posterior de "endotélio" é chamada "epitélio" posterior. A denominação correta e comprovada na prática clínica após o nascimento é "endotélio posterior".*

De uma perspectiva clínica, a esclera não poderia ser vista com facilidade como uma camada de tecido.

Contudo, a esclera tem três camadas identificáveis; da externa para a interna elas são a episclera, o estroma e a lâmina fosca.

Inflamação excessiva da esclera pode ter efeitos prejudiciais sobre o olho, primariamente devido à sua aposição à córnea, ao trato uveal e ao nervo óptico. Entretanto, com respeito a manipulação durante cirurgia, a esclera é menos importante que a córnea. Complicações pós-operatórias graves — como fibrose excessiva, edema ou infiltrados inflamatórios que alteram as propriedades ópticas da córnea — são menos preocupantes, porque a esclera em si não tem função óptica.

O raio de curvatura da córnea canina varia de 7 a 8,5 mm, enquanto no gato varia de 8 a 9 mm, comparado com uma média de 7,8 mm em humanos. **A maior curvatura da córnea, em comparação com a esclera, é mais aparente quando o bulbo do olho é visto de lado.**

Doenças degenerativas (p. ex., ceratocone), infiltrados inflamatórios ou processos de degradação e aposição inexata e/ou distorção da córnea após cirurgia ocular podem causar alterações na curvatura da córnea. A condição de astigmatismo, em que a luz é refratada a diferentes graus em meridianos diferentes da córnea, é então uma seqüela esperada. É provável que o astigmatismo seja menos problemático para os animais domésticos que para as pessoas, mas pode ser minimizado como seqüela pós-operatória mediante o emprego de técnica cirúrgica correta.

A córnea, que é um meio transparente, é composta de cinco camadas facilmente identificáveis. Da externa para a interna, elas são o epitélio da córnea e sua lâmina basal, o estroma, uma lâmina basal denominada membrana de Descemet e o endotélio posterior.

A transparência da córnea se deve ao que se segue:

- Disposição do colágeno.
- Ausência de melanina.
- Ausência de vasos.
- Ausência de líquido.
- Epitélio não-ceratinizado.

Opacificação adquirida é causada por alteração de uma ou mais dessas camadas.

Perda do epitélio da córnea (*i. e.*, uma úlcera) permite que líquido lacrimal entre e hiperidrate a córnea, causando edema e opacificação associada.

É provável que anormalidades inerentes e/ou processos degenerativos na lâmina basal contribuam para úlceras indolentes (úlceras refratárias) da córnea em certas raças de cães, notavelmente a Boxer.

O estroma é composto primariamente de feixes de fibrilas de colágeno organizadas em camadas ou lamelas dispostas regularmente.

Tal característica anatômica torna relativamente simples certos procedimentos cirúrgicos, como a ceratectomia superficial (lamelar).

A membrana de Descemet é secretada pelo endotélio posterior durante toda a vida, tornando-se mais espessa com a idade. Mesmo não tendo fibras elásticas, a membrana de Descemet também tem propriedades elásticas.

Nas circunstâncias em que úlceras de córnea progridem até o nível da membrana de Descemet (descemetocele), essa membrana pode tornar-se protuberante rostralmente em decorrência de pressão intra-ocular. Deve-se considerar sempre uma descemetocele como sendo uma emergência ocular, porque indica ruptura iminente do bulbo do olho.

As células do endotélio posterior são banhadas constantemente pelo humor aquoso e têm importância particular na manutenção do estado adequado de desidratação da córnea (denominado deturgescência). O endotélio também tem funções de barreira entre o estroma hidrofílico e o humor aquoso.

Ruptura ou disfunção dessa camada de células durante cirurgia ou em decorrência de processos mórbidos naturais resulta em hidratação excessiva da córnea, ou edema de córnea.

Há duas câmaras no olho: a anterior e a posterior. Elas se comunicam entre si através da pupila. A câmara anterior é o espaço no bulbo rostral delimitado pela córnea e pela íris, enquanto a câmara posterior é delimitada pela íris e pela lente. Ambas as câmaras são delimitadas perifericamente pelo ângulo iridocorneal. Elas são preenchidas com humor aquoso, um líquido fisiológico que banha o endotélio da córnea, ambas as superfícies da íris, a superfície anterior do corpo ciliar e a superfície anterior da lente.

Aumento da permeabilidade vascular causa aumento de proteína no humor aquoso, resultando em um efeito óptico denominado "fenômeno Tyndall" ou "rubor aquoso", um sinal cardinal de inflamação do trato uveal, ou uveíte.

O volume da câmara anterior, e portanto do humor aquoso, é de aproximadamente 0,4 ml no cão e 0,6 ml no gato.

A restauração da câmara anterior com um líquido fisiológico (p. ex., solução salina) após cirurgia intra-ocular requer a injeção de volumes similares na câmara anterior. A profundidade da câmara anterior é maior no gato, como indicado pelo maior volume de humor aquoso. Isso explica, em parte, a menor tendência de gatos a desenvolver glaucoma secundário a luxação espontânea da lente anterior.

O ângulo iridocorneal ou ângulo de filtração é aquele formado entre a íris periférica e o endotélio periférico posterior da córnea. Ele é atravessado por ligamentos delicados denominados ligamentos pectinados. O humor aquoso passa pelos ligg. pectinados através de espaços do ângulo iridocorneal, entrando na fenda ciliar, em seguida no plexo venoso da esclera e por fim na circulação venosa.

No cão, o ângulo de filtração só pode ser visto usando-se uma lente especial (a goniolente) colocada sobre a córnea, técnica denominada gonioscopia, útil para avaliar alguns tipos de glaucoma em que a fenda ciliar está fechada ou obstruída e/ou o próprio ângulo está estreitado. Em gatos, os ligg. pectinados em geral podem ser vistos e parcialmente avaliados sem o auxílio da gonioscopia porque nessa espécie a câmara anterior é profunda.

A ***túnica vascular*** do bulbo do olho, também chamada úvea ou trato uveal, é representada pela íris, pelo corpo ciliar e pela corióide.

A parte mais anterior da túnica vascular do bulbo do olho, a ***íris***, é um diafragma contrátil incompleto localizado entre a córnea e a lente. A íris separa a câmara anterior da posterior e possui uma borda periférica de inserção para o limbo da córnea por meio dos ligg. pectinados. Como se continua com o corpo ciliar (a segunda parte da túnica vascular do bulbo do olho), essa borda é chamada margem ciliar. A abertura dentro do centro da íris é a pupila, circundada pela margem pupilar da íris. Apenas no cão, ocasionalmente podem ser vistos grânulos irídicos sobre a margem pupilar.

As pupilas devem ter tamanhos iguais e apropriados para a luminosidade. É preciso observar o tamanho e a simetria pupilar à luz brilhante e em uma sala escura usando uma fonte luminosa controlável para produzir um reflexo do fundo do olho e iluminar as pupilas. A excitação às vezes pode causar dilatação excessiva.

Anisocoria (tamanho pupilar desigual), que é exacerbada pela luz brilhante, sugere perda da inervação parassimpática (de fibras parassimpáticas do N. oculomotor — o terceiro N. craniano), enquanto anisocoria exacerbada numa sala escura sugere perda da inervação simpática. Uma desnervação simpática total ocasiona síndrome de Horner.

A parte periférica da íris do cão é mais espessa e em geral bastante colorida. A parte pupilar da íris é mais achatada e mais escura que a periférica. A chamada "região do colarete" é a junção entre essas duas regiões (ver Fig. 2.60). A superfície da íris felina é mais homogênea e não tem uma região do colarete nítida.

A inspeção de perto da íris periférica revela o principal círculo arterial da íris. A vasculatura é vista com facilidade no gato como uma estrutura avermelhada e ondulante na íris periférica. Por causa da pigmentação escura, os vasos da íris não são vistos com facilidade no cão e podem revelar-se como espessamentos lineares e ondulados da íris periférica.

A condição degenerativa atrofia da íris afeta tipicamente a margem pupilar e explica por que o reflexo pupilar à luz (RPL) se altera com tanta rapidez na vigência de atrofia.

A íris é contínua posteriormente com o ***corpo ciliar***, que consiste em processos ciliares e no músculo ciliar. Os processos ciliares são numerosas pregas em forma de lâminas que secretam humor aquoso; o músculo ciliar atua na acomodação da lente. Como um todo, o corpo ciliar é revestido por duas camadas de epitélio. Junções estreitas entre as duas camadas de células epiteliais que revestem a face interna do corpo ciliar compreendem a localização anatômica primária da barreira hematoaquosa.

Inflamação da úvea (uveíte) resulta em ruptura da barreira hematoaquosa.

Normalmente o corpo ciliar não pode ser visto no animal vivo, mas o conhecimento de sua anatomia tem implicações clínicas. Ocasionalmente, em animais com as pupilas muito dilatadas, as extremidades dos processos ciliares são visíveis na proximidade do equador da lente. ***O epitélio do corpo ciliar que não é pigmentado é contínuo posteriormente com a retina neurossensorial, e a zona juncional entre ambos denomina-se*** **ora serrata.**

A *N.A.V.* define a *ora serrata* como a linha irregular que separa a parte sensitiva da retina (parte óptica da retina) da parte dela insensível à luz (parte cega da retina), começando na *ora serrata* e estendendo-se até a pupila. Se isso for verdadeiro em termos embriológicos, no período pós-natal a retina continua-se anteriormente com o epitélio não-pigmentado do corpo ciliar na *ora serrata* (ver Fig. 2.62).

Ciclo **é um prefixo que se refere ao corpo ciliar. Procedimentos ciclodestrutivos são usados no tratamento de glaucoma, como a cicloablação com *laser* ou ciclocrioterapia, que reduz a pressão intra-ocular por diminuição da produção de humor aquoso.**

A ***corióide*** (coróide) é a maior parte da túnica vascular do bulbo do olho, localizada entre a esclera e a retina. Uma estrutura importante da corióide é o tapete lúcido, uma camada avascular que funciona como uma estrutura única em forma de espelho que amplifica a estimulação luminosa da retina ao refletir a luz atrás da retina. O tapete é o responsável parcial pela maior sensibilidade à luz das retinas canina e felina quando comparadas com a retina humana. No gato, foram feitas estimativas de que o tapete aumenta 40% a sensibilidade à luz. O tapete é uma das estruturas responsáveis por muitos dos aspectos observados à oftalmoscopia (fundoscopia).

A túnica nervosa do bulbo do olho é a retina.

Os oftalmologistas consideram a retina uma estrutura clínica, estendendo-se da *ora serrata* ao fundo do bulbo do olho e constituída por "um epitélio retiniano pigmentado (ERP) (estrato pigmentado da retina) **e pela retina neurossensitiva** (estrato nervoso da retina)", ambos relacionados na *N.A.V.*, em que o epitélio pigmentado — a camada externa pigmentada da retina — é mencionado como "da retina", "do corpo ciliar" e "da íris". **Ocorrem descolamentos da retina entre o ERP e a retina neurossensitiva.**

Antes de descrever o fundo do olho, faremos uma revisão da anatomia da lente, da câmara vítrea e do corpo do bulbo do olho.

A lente (cristalino) é uma estrutura transparente que age como uma lente ocular biconvexa e está suspensa em sua periferia ou seu equador pela zônula ciliar, ou lig. suspensor, ou aparelho da lente (zônula ciliar). A zônula consiste em fibras dos processos ciliares inseridas à circunferência da lente. A lente e a zônula ciliar separam a câmara vítrea do olho (o espaço mais posterior do olho encerrado entre a retina, a lente e a zônula) das câmaras posterior e anterior.

Lembrete. *A câmara posterior é o espaço entre a face posterior da íris e a face anterior da lente. A câmara anterior é o espaço entre a face anterior da íris e a face posterior da córnea; elas se comunicam entre si através da pupila e são preenchidas por humor aquoso.*

A lente é responsável pelo foco fino dos raios luminosos que chegam à retina. Os componentes anatômicos distintos da lente podem ser vistos por meio de biomicroscopia, mas em geral não são evidentes ao mero exame com uma pequena lanterna. Quando vista anteriormente, a lente é circular, mas quando vista de lado é biconvexa. A superfície anterior é encurvada mais gradativamente, em particular no gato. A lente normal é transparente.

Por definição, uma opacidade da lente é anormal e considerada uma catarata. No entanto, algumas estruturas normais da lente podem parecer opacas dependendo da técnica de iluminação empregada (direta de perto ou oblíqua, ou a técnica de retroiluminação), de modo que é necessário cuidado na interpretação.

A lente é constituída por várias camadas que circundam o núcleo central, que corresponde à parte mais resistente. Em torno do núcleo, uma zona cortical mais macia inclui as fibras transparentes da lente. Um epitélio cobre apenas a superfície anterior da lente. Toda a lente é coberta pela cápsula da lente, uma estrutura muito elástica. No cão, a cápsula posterior da lente é consideravelmente mais fina que a cápsula anterior e muito aderente à margem anterior do corpo vítreo. A inserção do corpo vítreo à face posterior da lente é chamada ligamento hialoideocapsular, não mencionado na *N.A.V.*

A firme aderência da lente canina às estruturas vítreas e sua cápsula fina são as principais razões que dificultam a cirurgia de extração intracapsular da lente no tratamento de cataratas no cão. Tração excessiva da lente durante a cirurgia pode resultar em laceração da cápsula, com prolapso do vítreo e subseqüente descolamento da retina.

Com o avançar da idade e o novo crescimento de fibras na lente, sua parte central é comprimida, resultan-

do em acentuação do núcleo da lente. Fibras mais velhas da lente tendem a enrugar, endurecer e tornar-se irregulares, ficando menos transparentes. Em cães idosos, à medida que as lentes endurecem, o núcleo desenvolve uma névoa azul-acinzentada. Usa-se a designação esclerose nuclear ou lenticular para descrever tal condição. Embora lentes esclerosadas possam parecer opacas à iluminação oblíqua próxima, elas não causam perda visual aparente ao exame clínico em cães e não são cataratas verdadeiras. Em geral é fácil visibilizar o fundo através de uma lente esclerosada.

Contração da musculatura do corpo ciliar altera a tensão no ligamento suspensor e portanto a forma da lente. A alteração no formato da lente é denominada aco-

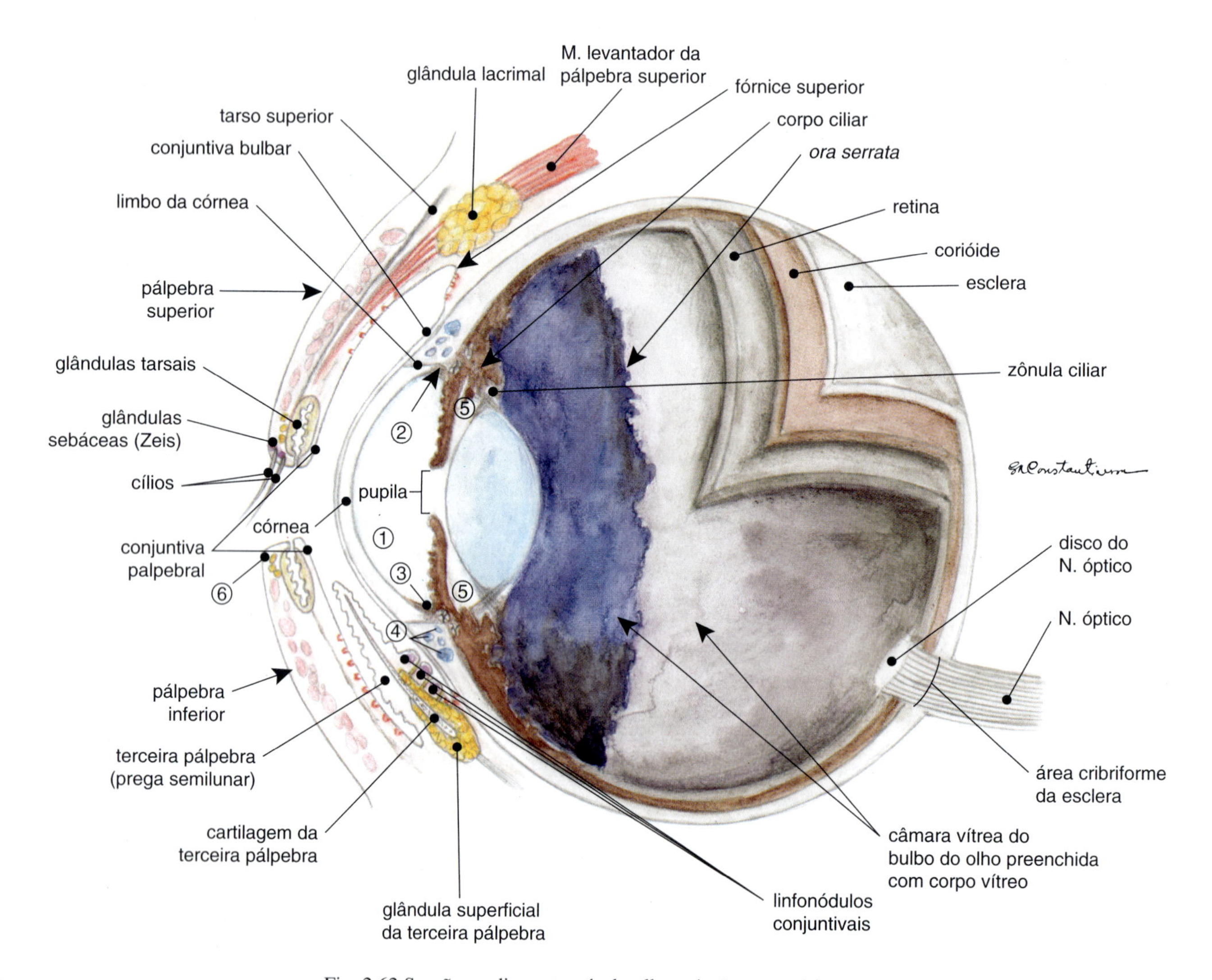

Fig. 2.62 Secção mediana através do olho e órgãos acessórios — cão.

modação. Cães e gatos têm menos capacidade acomodativa que os humanos, sendo assim menos dependentes de acomodação da lente para manter a visão funcional.

A ***câmara vítrea*** do bulbo do olho é preenchida por uma massa gelatinosa que contém fibrilas vítreas denominadas corpo vítreo. Na periferia, o corpo vítreo possui a membrana vítrea, uma condensação de fibrilas vítreas. O corpo vítreo está firmemente inserido à periferia do disco óptico, à *ora serrata* e à cápsula posterior da lente.

Liquefação ou degeneração do corpo vítreo pode resultar em deslocamento da lente (*i. e.*, luxação da lente) ou descolamento da retina.

Fundo do olho refere-se a todas as estruturas situadas na parte posterior do bulbo do olho, periféricas ao corpo vítreo, vistas ao exame oftalmoscópico. O aspecto oftalmoscópico (fundoscópico) do fundo do olho varia muito entre cães de raças diferentes e até mesmo entre cães da mesma raça. No fundo do olho felino ocorre muito menos variação. Grande parte do aspecto fundoscópico está relacionada com a variação na pigmentação do corpo.

Uma estrutura importante do fundo do olho visível ao exame oftalmoscópico é o disco óptico, onde começa o nervo óptico. Não são encontrados receptores da retina nesse disco. É possível observar uma depressão central no disco óptico. O disco não está localizado no eixo do olho, mas no quadrante medioventral do fundo.

O disco óptico canino pode parecer arredondado e nítido, triangular ou irregular e ligeiramente elevado. Sua cor normal é branca a levemente rosada. Às vezes podem ser vistas pulsações venosas na superfície do disco óptico canino. As arteríolas e vênulas que podem ser identificadas no fundo do olho são mostradas nas Figs. 2.63 e 2.64. Uma pequena depressão escura, chamada cálice fisiológico, em geral é vista no centro do disco óptico canino. O disco óptico está localizado dentro de uma área de maior acuidade visual denominada mácula.

Aumento concêntrico do cálice fisiológico é a alteração patológica que ocorre na presença de glaucoma e que, quando grave, resulta em cegueira.

O disco óptico felino tem um aspecto mais consistente e costuma estar localizado no tapete do fundo, sendo cinza ou bege e redondo.

Na maioria dos cães e gatos, a camada do ERP tem pigmentação escura no fundo inferior, parecendo castanha ou quase negra. A metade superior do fundo é conhecida como tapete do fundo e a metade inferior como fundo sem tapete.

A retina transparente tem um suprimento sanguíneo ciliorretiniano tanto em cães como em gatos. Evidencia-se variação considerável nos padrões vasculares entre cães, e em alguns deles uma tortuosidade moderada da vasculatura retiniana é normal.

A cor do tapete em cães varia de cinza a azul, verde ou amarela. As células do tapete não se desenvolvem até cerca de oito semanas de idade, e em cães jovens o tapete do fundo terá um aspecto púrpura ou violáceo à medida que o tapete se desenvolve. Em gatos, a coloração do tapete é mais consistente e costuma ser amarela ou amarelo-esverdeada. **Em cães e gatos com tapetes do fundo de cores vibrantes, pode-se usar o reflexo do tapete para revelar opacidades sutis anteriores ao fundo, como no vítreo ou na lente.**

Pálpebras e Aparelho Lacrimal

As ***pálpebras superiores e inferiores*** têm estruturas semelhantes, como se segue: a face anterior é coberta por pele; a face posterior é representada pela conjuntiva palpebral em continuidade com a conjuntiva bulbar e naquela entre o fórnice superior e o inferior; pêlos especializados (cílios) são vistos nas margens livres no cão (podendo estar ausentes na pálpebra inferior), mas não existem no gato (ver Figs. 2.60–2.62).

Glândulas sebáceas denominadas glândulas de Zeis estão associadas aos folículos dos cílios. Em cada pálpebra há uma zona com cerca de 2 mm adjacente à borda da margem palpebral mas externa a ela, desprovida de cílios ou pêlos faciais.

Tal estrutura é um marco importante para a cirurgia de reparo de entrópio, porque a incisão cirúrgica inicial para tal procedimento em geral é feita nessa região sem pêlos ou a 1 mm distal a ela. É menos provável que uma correção de entrópio, em que a incisão é feita mais distalmente da margem palpebral, se beneficie da rigidez imposta pela lâmina tarsal. A incisão feita mais próxima da margem palpebral dificultará a aposição da incisão sem invadir a margem palpebral e causar irritação no local da sutura no bulbo do olho.

Ao fazer uma cirurgia de espessura total das pálpebras (p. ex., ressecção em cunha), é válido considerar as pálpebras como sendo constituídas por duas camadas funcionais, porque é recomendável uma aposição cirúrgica em duas camadas: a camada cutânea-subcutânea superficial e a camada mais profunda de músculo e conjuntiva.

As margens livres das pálpebras superiores e inferiores encontram-se nas comissuras palpebrais lateral e medial, representando a união daquelas duas pálpebras. A fissura palpebral (rima das pálpebras), que corresponde ao espaço entre as duas pálpebras, estende-se até os ângulos lateral e medial do olho, também sendo conhecidas como cantos lateral e medial do olho.

Pode-se usar o canto medial do olho como um marco para a profundidade da colocação de tubo intranasal para oxigenioterapia.

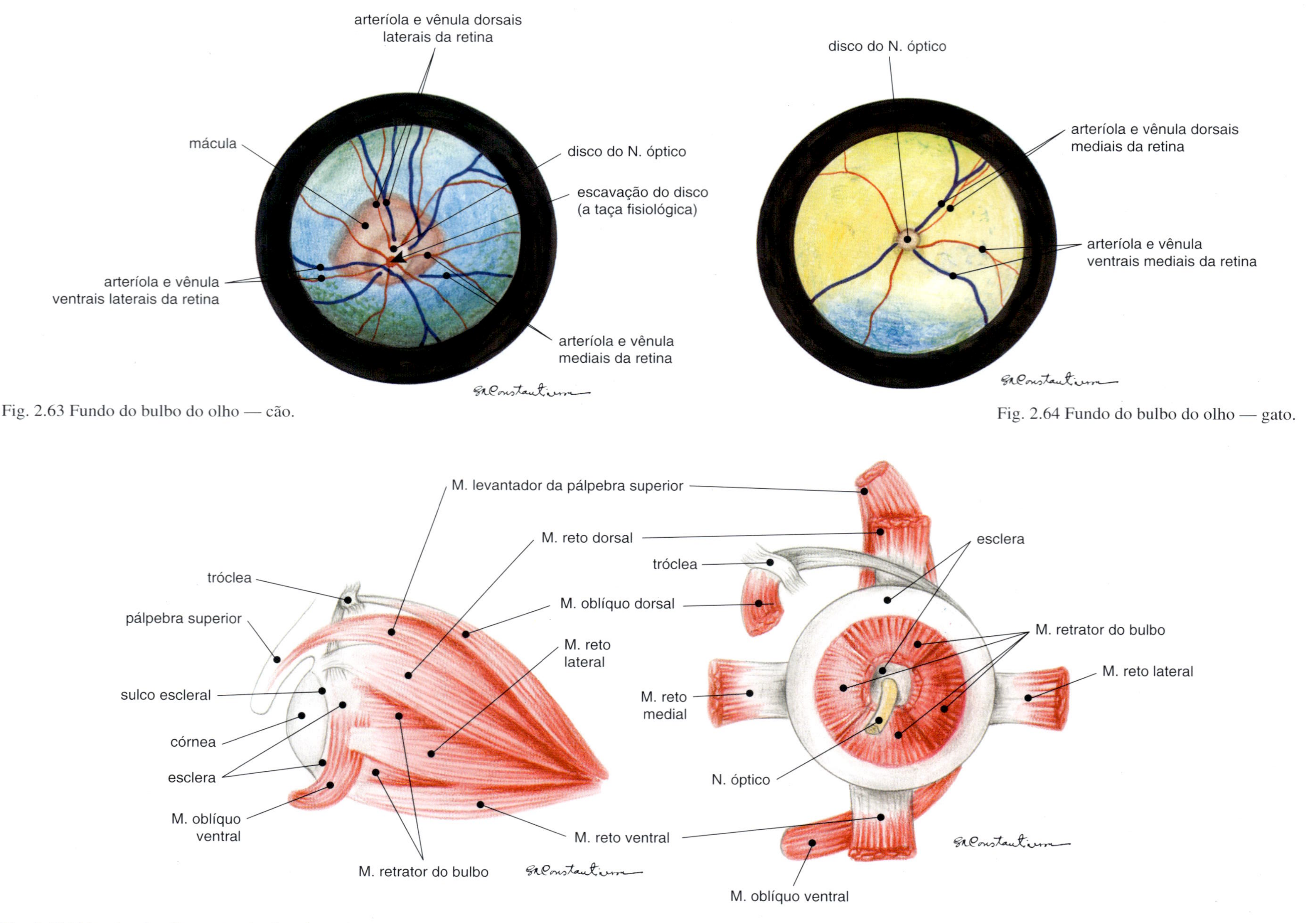

Fig. 2.63 Fundo do bulbo do olho — cão.

Fig. 2.64 Fundo do bulbo do olho — gato.

Fig. 2.65 Músculos do olho esquerdo, face lateral — cão.

Fig. 2.66 Músculos do olho direito, face posterior — cão.

As duas comissuras palpebrais estão ancoradas às margens correspondentes da órbita pelos ligamentos palpebrais lateral e medial. Estendendo-se do lig. palpebral lateral dentro do M. orbicular do olho há uma rafe palpebral lateral para inserção das fibras daquele músculo. Essa rafe é conhecida pelos oftalmologistas como tendão do canto lateral.

Cães de raças braquicefálicas em geral têm fissuras palpebrais largas que os predispõem a fechamento incompleto das pálpebras (lagoftalmia) e a ressecamento da parte central da córnea (ceratite por exposição).

O lig. palpebral medial está tão firmemente aderido à margem da órbita que é preciso lesá-lo no osso durante procedimentos de enucleação para remover completamente as pálpebras.

Ressecção transconjuntival da rafe palpebral lateral pode ser benéfica para corrigir formas de entrópio em que a involução do canto lateral é uma característica proeminente.

As bordas livres das pálpebras são revestidas com múltiplas glândulas sebáceas modificadas denominadas glândulas meibomianas (glândulas de Meibomius) ou glândulas tarsais.

As glândulas meibomianas em geral podem ser vistas através da conjuntiva palpebral como múltiplas colunas amarelas orientadas paralelamente entre si e perpendiculares às margens palpebrais.

Como as glândulas meibomianas estão localizadas no sulco das margens palpebrais e sua localização divide efetivamente a pálpebra em uma metade anterior e uma posterior, elas são um marco anatômico útil para cirurgia palpebral, devendo-se usar o alinhamento dos orifícios para corrigir a aposição das margens palpebrais após procedimentos cirúrgicos como ressecção em cunha. A pigmentação da conjuntiva adjacente à margem palpebral é variável e não deve ser usada como orientação para aposição cirúrgica das margens palpebrais.

Cistos meibomianos podem ser observados quando os orifícios das glândulas meibomianas se tornam estreitados ou mesmo fechados devido a um processo inflamatório.

Quando cílios aberrantes isolados emergem de uma abertura meibomiana, a condição é denominada distiquíase; já a condição em que múltiplos cílios aberrantes crescem a partir de uma única glândula é conhecida como dis*tr*iquíase.

Outra condição, a de cílios ectópicos, caracteriza-se por pêlos mal posicionados, em geral também originários de folículos dentro das glândulas meibomianas, mas essa distiquíase atípica pode surgir de outros locais subconjuntivais. Ela difere da distiquíase original pelo fato de que os cílios saem através da conjuntiva, em direção à córnea, e causam dor ocular grave.

Distiquíase e cílios aberrantes podem ser observados apenas em cães.

Todas essas condições podem exigir extirpação cirúrgica.

A secreção glandular oleosa transparente sai nas bordas livres das pálpebras através de 20–40 orifícios que podem ser reconhecidos como pontos brancos focais nas margens palpebrais. Gatos têm menos orifícios que cães e em geral se observa um número menor de orifícios nas pálpebras inferiores do que nas superiores. A secreção glandular forma a camada superficial do líquido lacrimal pré-ocular e, conseqüentemente, "faz com que as pálpebras repilam o líquido lacrimal, mantendo-o sobre o olho para ser drenado através do ducto lacrimonasal".[4]

Uma bainha densa de colágeno que envolve as glândulas meibomianas e está localizada entre o M. orbicular do olho e a conjuntiva palpebral perto da margem livre das pálpebras constitui a lâmina tarsal, que mantém a forma e a rigidez das margens palpebrais.

A lâmina tarsal estende-se 3–4 mm distais das margens palpebrais e, durante a realização de vários procedimentos cirúrgicos (p. ex., ressecção em cunha ou tarsorrafia permanente), as incisões cirúrgicas distais às margens palpebrais devem estender-se pelo menos a essa distância para facilitar a aposição correta e a cicatrização sem complicações.

Quando as pálpebras superiores e inferiores são refletidas e o bulbo do olho delicadamente pressionado, expõe-se a ***terceira pálpebra*** ou membrana nictitante, também conhecida como prega semilunar, no ângulo/canto medial do olho (ver Figs. 2.37 e 2.60–2.62).

A terceira pálpebra é importante na produção e na distribuição das lágrimas, na remoção de restos oculares, em funções imunológicas e na proteção do bulbo do olho.

A forma da terceira pálpebra é um tanto triangular. Uma cartilagem em forma de T hialina (no cão) ou elástica (no gato) fornece sustentação estrutural e impede que uma leve concavidade da terceira pálpebra altere a conformação da superfície da córnea. Uma glândula lacrimal (superficial) envolve a extremidade proximal (ou haste) da cartilagem e está conectada aos tecidos orbitais adjacentes por faixas de tecido conjuntivo (ver Figs. 2.61 e 2.62).

A glândula lacrimal contribui para proteger a córnea contra ressecamento. Portanto, essa glândula deve ser preservada.

A haste da cartilagem é resistente e pode ser usada para se fazer um procedimento de retalho da terceira pálpebra para proteger o bulbo do olho, mas deve-se evitar passar sutura através da glândula para não traumatizá-la.

A camada interna (bulbar) da conjuntiva da terceira pálpebra é contínua com a conjuntiva bulbar do bulbo do olho e a camada externa (palpebral) é contínua com a conjuntiva palpebral da pálpebra inferior. Há numerosos nódulos linfóides na conjuntiva bulbar da terceira pálpebra e, quando proeminentes, **prejudicam o aspecto de pedra arredondada da conjuntiva.** Entre esses nódulos surgem os ductos das glândulas da terceira pálpebra na superfície bulbar.

Às vezes observam-se folículos linfóides na superfície anterior da terceira pálpebra, **em geral ocorrendo como uma resposta inespecífica a irritantes da superfície**.

Em um animal sadio, apenas pequena parte da margem livre da terceira pálpebra deve ser visível no canto medial do olho.

Em cães, aventa-se a hipótese de que uma anormalidade de inserções do tecido conjuntivo entre a terceira pálpebra e a periórbita pode predispor a prolapso da glândula da terceira pálpebra, condição em geral conhecida como "olho em cereja". A excisão cirúrgica da glândula predispõe o cão a ceratoconjuntivite seca (olho seco), tendo sido descritos vários procedimentos para corrigir a condição. Essa é outra razão para preservar a glândula lacrimal, estrutura clínica importante que, com sua secreção, mantém uma fina película de lágrimas sobre a superfície anterior da córnea.

É necessária anestesia tópica para segurar a terceira pálpebra e examinar seu aspecto posterior. As indicações para o exame dessa estrutura incluem protrusão persistente da terceira pálpebra, ulceração do canto ventromedial da córnea, corrimento ocular crônico de causa indeterminada em que um corpo estranho pode estar presente ou suspeita de neoplasia.

O ***aparelho de drenagem lacrimal*** (ver Figs. 2.37, 2.61 e 2.62) é constituído pela glândula lacrimal e seu componente de drenagem. A glândula lacrimal está localizada profundamente na periórbita, sobre a face dorsolateral do bulbo do olho. O componente de drenagem é visível no ângulo medial do olho, com a carúncula lacrimal circundada pelo lago lacrimal. Poucos pêlos tipicamente protegem a superfície da carúncula, e em raças braquicefálicas esses pêlos podem ser longos e numerosos.

Pêlos carunculares proeminentes em geral são considerados triquíase do canto medial e podem agir como um fator desencadeante para egresso de lágrimas sobre a face (*i. e.*, epífora) e/ou contribuir para ceratite da córnea medial. Triquíase excessiva do canto medial pode exigir correção cirúrgica, notavelmente em cães de raças braquicefálicas.

Além disso, refletindo-se as pálpebras superior e inferior no ângulo medial do olho, os dois pontos lacrimais — um de cada lado das pálpebras superiores e inferiores — ficarão expostos paralelos às margens palpebrais. Eles estão localizados na conjuntiva palpebral, perto da comissura medial das pálpebras.

Em cães, a pigmentação conjuntival adjacente aos lados da margem palpebral dos pontos pode ajudar na identificação de espécimes individuais. Em circunstâncias nas quais há obstrução e/ou inflamação (dacriocistite) do ducto lacrimal, podem ser necessárias canulação e irrigação do ducto lacrimonasal. Os pontos dos caninos são consideravelmente maiores do que os dos felinos e em geral podem ser canulados com facilidade usando-se uma cânula lacrimal de calibre 23 ou um cateter intravenoso de calibre 24 revestido com Teflon. Os pontos felinos são muito menores e em geral só podem ser canulados com uma cânula de calibre 27 ou mesmo 30 mediante injeção de ar.

Os pontos superiores e inferiores abrem-se nos canalículos lacrimais superiores e inferiores, respectivamente. Eles se unem no saco lacrimal situado na fossa para o saco lacrimal dentro do osso lacrimal.

O saco lacrimal é uma localização comum para alojamento de material estranho com obstrução do ducto. Na vigência de obstrução do ducto e/ou dacriocistite devida a material estranho, em alguns casos pode ser necessário drenagem direta do saco lacrimal por trepanação no osso lacrimal.

Cateterização dos pontos lacrimais pode ser necessária para irrigação ou avaliação dos padrões do ducto lacrimonasal.

Os músculos que movimentam o bulbo do olho não podem ser expostos e descritos a partir de perspectivas frontais ou laterais. Apesar disso, a conseqüência da disfunção de alguns músculos pode ser diagnosticada conforme mencionado.

Condições como estrabismo e oftalmoplegia externa não podem ser ignoradas.

Os olhos devem estar posicionados simetricamente e mover-se de forma conjugada. O desvio de um olho (estrabismo) ou a impossibilidade de mover os olhos (oftalmoplegia externa) são condições anormais. A direção do estrabismo será determinada pelo nervo que tiver sido lesado: oculomotor (III) — estrabismo ventrolateral; troclear (IV) — estrabismo rotacional; abducente (VI) — estrabismo medial.

Os músculos do olho são o levantador da pálpebra superior, o reto dorsal, o reto lateral, o reto ventral, o reto medial, o retrator do bulbo, o oblíquo ventral e o oblíquo dorsal, além do M. orbicular do olho, que age sobre as pálpebras. O músculo de Muller é um agregado de fibras musculares lisas que surgem entre as fibras do M. levantador da pálpebra superior, também proporcionando elevação da pálpebra superior. O músculo de Muller recebe inervação simpática. Todos esses músculos, exceto o oblíquo ventral, têm fibras

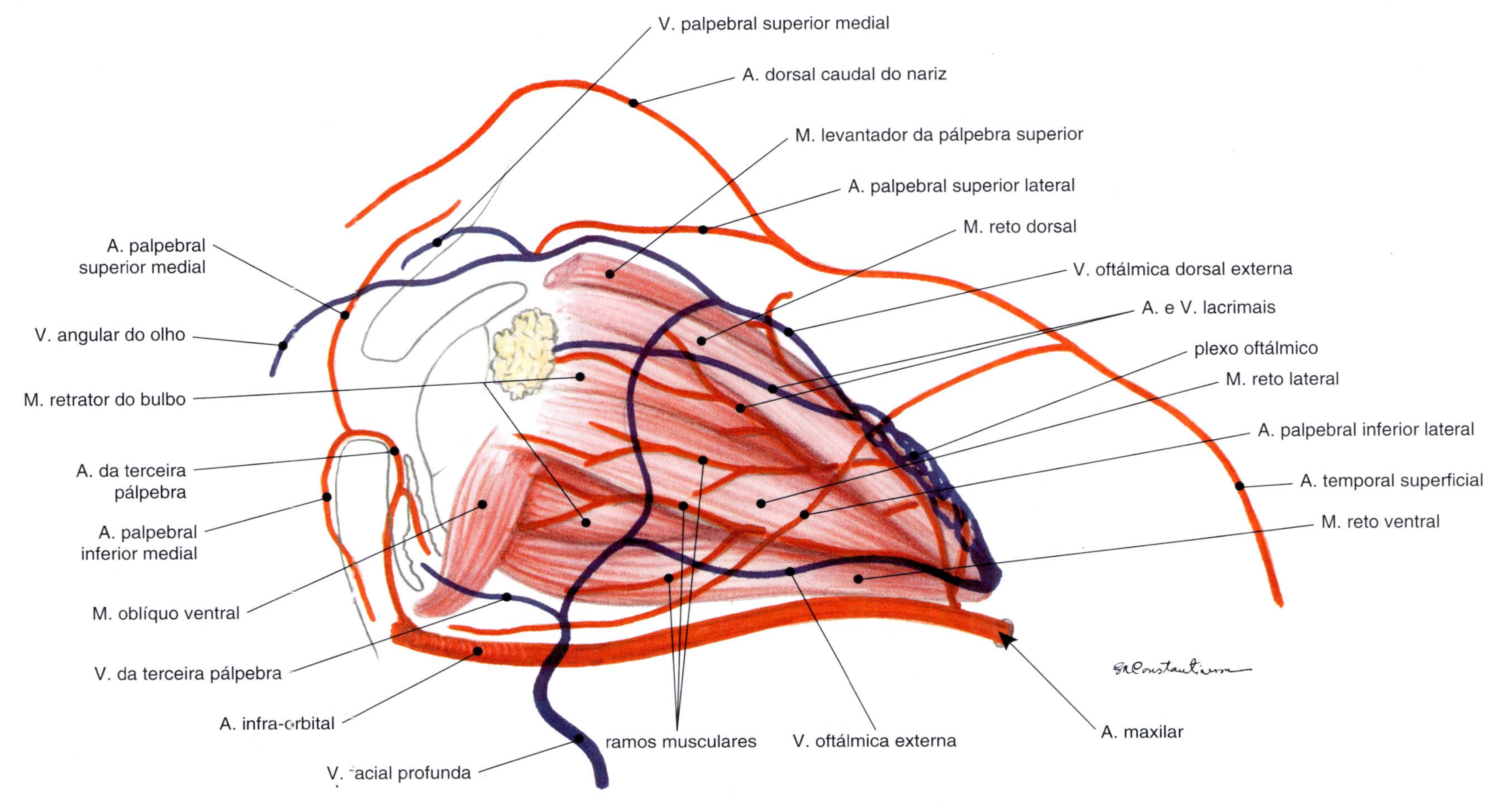

Fig. 2.67 Suprimento arterial e venoso do olho esquerdo — cão.

orientadas longitudinalmente. O M. oblíquo ventral tem fibras orientadas transversalmente e é o menor músculo do olho. O tendão do M. oblíquo dorsal muda de direção após circundar a tróclea da parede dorsomedial da órbita. Os músculos são mostrados nas Figs. 2.65 e 2.66.

As artérias que suprem o olho são ramos da A. temporal superficial (que irriga as pálpebras superiores e inferiores) e da A. maxilar (que irriga o restante do olho) e são mostradas na Fig. 2.67. Apenas no gato, uma artéria adicional supre o canto medial (a A. angular do olho, como um ramo da A. facial). As veias são ramos das Vv. facial e maxilar. As pálpebras são ricamente vascularizadas por ramos arteriolares das seguintes artérias: a artéria malar que irriga a face medial das pálpebras e a artéria temporal superficial que irriga a face lateral das pálpebras. Portanto, **as pálpebras cicatrizam rapidamente após a maioria dos procedimentos cirúrgicos.**

Durante reparo cirúrgico de feridas nas pálpebras, é preciso evitar desbridamento cirúrgico extenso para não desfigurar o animal. Quanto a contaminação da ferida, desbridamento extenso em geral é desnecessário por causa do rico suprimento vascular.

Os nervos do olho são o óptico, o oculomotor, o troclear, o abducente, o oftálmico (derivado do N. trigêmeo), ramos

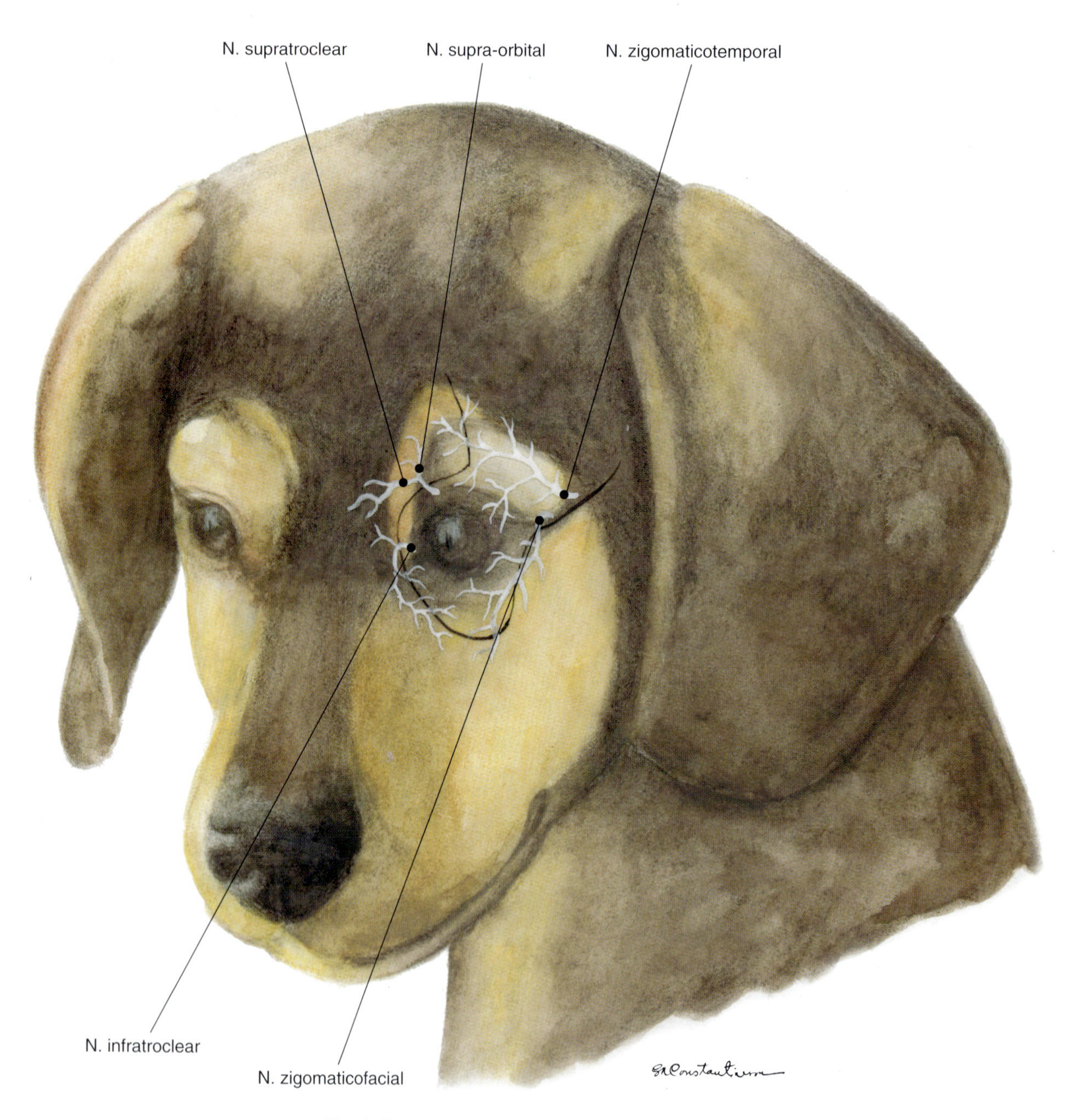

Fig. 2.68 Inervação cutânea em torno do olho — cão.

do N. maxilar (também derivado do N. trigêmeo) e ramos do N. facial.

O N. facial que supre o M. orbicular do olho facilita a resposta de piscar.

Os nervos cutâneos que suprem a área em torno do olho são mostrados na Fig. 2.68.

A inervação simpática origina-se dos ggl. cervicais craniais e alcança o olho por meio de artérias; a inervação parassimpática é controlada pelos Nn. oculomotor e facial.

Disfunção dos componentes oculares simpáticos e/ou parassimpáticos resulta em queda (ptose) da pálpebra superior.

O N. óptico (II N. craniano), um aferente somático especial (ASE), é o nervo sensitivo do olho. O N. oculomotor (III N. craniano), um eferente somático geral (ESG), supre os Mm. levantador da pálpebra superior, reto dorsal, reto medial, reto ventral e oblíquo ventral; o núcleo parassimpático desse nervo envia fibras pré-ganglionares, eferentes viscerais gerais (EVG), que fazem sinapse com fibras pós-ganglionares no ggl. ciliar. As fibras pós-ganglionares, denominadas nervos ciliares curtos, suprem o esfíncter da pupila (esfíncter da íris) e o M. ciliar. O N. troclear (IV N. craniano), um ESG, supre exclusivamente o M. oblíquo dorsal. O N. abducente (VI N. craniano), um ESG, supre os Mm. reto lateral e retrator do bulbo. O N. oftálmico (um ramo do N. trigêmeo), um aferente somático geral (ASG), envia três nervos: os Nn. frontal, lacrimal e nasociliar. O N. frontal deixa a órbita e se ramifica no N. supra-orbital e no N. supratroclear, que suprem a pálpebra superior. O N. lacrimal supre a glândula lacrimal e a pálpebra superior; ele também leva fibras parassimpáticas pós-ganglionares do N. facial. O N. nasociliar ramifica-se no N. etmoidal (que entra na cavidade craniana) e no N. infratroclear (que supre a terceira pálpebra e a carúncula, os ductos e sacos lacrimais). O N. nasociliar envia Nn. ciliares longos que se comunicam com os Nn. ciliares curtos, ambos levando fibras parassimpáticas para a conjuntiva bulbar e o epitélio da córnea; os Nn. ciliares longos também levam fibras simpáticas pós-ganglionares para os músculos retratores da terceira pálpebra (apenas no gato) e para o dilatador da pupila. O N. maxilar (ramo do trigêmeo), um ASG, dá origem ao N. zigomático, que emite os ramos zigomaticofacial (que supre a pálpebra inferior) e zigomaticotemporal (que às vezes se une ao N. lacrimal e supre a glândula lacrimal). O N. facial (VII N. craniano) leva fibras motoras, eferentes viscerais especiais (EVE), para os músculos das pálpebras e fibras parassimpáticas (EVG) para a glândula lacrimal. As fibras pré- e pós-ganglionares fazem sinapse no ggl. pterigopalatino. Por meio de ramos palpebrais do N. auriculopalpebral, o N. facial também supre os Mm. orbicular do olho, levantador do ângulo medial do olho e retrator do ângulo lateral do olho.

Orelha

No cão e no gato vivos, as estruturas acessíveis da orelha pertencem às orelhas externa e média (Figs. 2.69–2.79). A orelha externa consiste na aurícula (pina) e no meato acústico externo (canal auditivo). A orelha média consiste na cavidade timpânica que protege a membrana timpânica e os ossículos da audição; a tuba auditiva abre-se na orelha média (e na parte nasal da faringe), sendo também uma estrutura da orelha média.

Acredita-se que a tuba auditiva seja um dos locais de origem de pólipos nasofaríngeos/auriculares em gatos.

Aurícula é a parte visível da orelha externa e é inteiramente cartilagínea. Os dois lados da orelha ilustrados nas Figs. 2.69 e 2.70 mostram a aurícula, e a cartilagem escutiforme é mostrada na Fig. 2.73. A última é uma cartilagem de forma irregular separada localizada rostromedialmente à base da aurícula, uma estrutura intermediária para os músculos que agem sobre a aurícula. As ilustrações mostram apenas a aurícula do cão, devido à sua implicação em numerosos e variados procedimentos cirúrgicos.

O otoematoma afeta a aurícula, e a incisão para o tratamento cirúrgico é feita sobre a superfície côncava.

O meato acústico externo é parcialmente um componente da aurícula e parcialmente uma estrutura óssea. A parte cartilagínea do meato acústico externo é protegida dentro da parte proximal enrolada da cartilagem auricular e está posicionada quase verticalmente; em determinado ponto, ela muda a direção de vertical para horizontal e se continua com a cartilagem anular (**M**), estrutura em forma de anel em posição quase horizontal e localizada entre a parte proximal enrolada da cartilagem auricular e a abertura da parte óssea do meato acústico externo. A cartilagem anular adapta-se dentro da base da cartilagem auricular.

Sujeitas a cirurgias estéticas/eletivas, intervenções cirúrgicas e vários tipos de doenças infecciosas e parasitárias, as estruturas da orelha externa do cão são consideradas marcos de importância clínica, sendo descritas como se segue.

As chamadas estruturas "proximais" são aquelas direcionadas para a base da orelha, enquanto as estruturas "distais" são as que ficam em direção ao ápice da orelha.

Seja a orelha ereta ou pendular, dependendo da raça, o lado dela que mostra sua face côncava possui os marcos anatômicos de maior importância cirúrgica.

A hélice é a borda da pina em ambos os lados, passando sobre o ápice dela. A margem trágica (*margo tragicus*) é a margem rostral da hélice, e a margem antitrágica (*margo antitragicus*) representa a borda caudal da hélice. Os dois pilares da hélice, medial e lateral, estão localizados na extremidade proximal da margem trágica (opostos ao ápice). A espinha da hélice está posicionada distal aos pilares, sobre a margem trágica. A extremidade proximal da margem antitrágica é a cauda da hélice. A bolsa cutânea marginal está localizada a curta distância distal da cauda da hélice, na margem antitrágica. A incisura antitrago-helicina separa o antitrago da hélice. A incisura pré-trágica (**M**), ***conhecida pelos cirurgiões como incisura trago-helicina***, separa o trago do pilar lateral da hélice.

O lado interno côncavo distal da pina é chamado escafa (com o ápice e a hélice sendo partes dele). A parte proximal da pina em forma de funil é a concha auricular, que leva à cavidade conchal (auricular).

O trago (**M**) (rostralmente) e o antitrago (caudalmente) são duas estruturas separadas pela incisura intertrágica (**M**); todas essas estruturas estão localizadas na margem lateral da origem da entrada da cavidade auricular, também chamada de meato acústico externo.

O antitrago tem dois processos, o medial e o lateral. Na base da escafa, distal aos dois pilares da hélice, vê-se uma proeminência denominada anti-hélice (estrutura não relacionada na *N.A.V.* mas sim nos livros de anatomia e também considerada pelos cirurgiões).

A cartilagem auricular (**M**) é perfurada por muitos forames por onde passam vasos sanguíneos e nervos da superfície convexa para a côncava.[5]

Quando a orelha é traumatizada e há ruptura de vasos sanguíneos, podem formar-se grandes hematomas entre a pele e a cartilagem ou dentro da cartilagem; em tais casos, costuma ser necessária intervenção cirúrgica.[6]

Um dos marcos mais importantes em cirurgias do meato acústico externo é a eminência conchal (M), a proeminência caudolateral da parte enrolada da cartilagem auricular, indicando a mudança de direção vertical para horizontal do meato acústico externo.

A cartilagem anular é usada como um marco que indica a profundidade das incisões no meato acústico externo durante ressecção lateral da orelha, caso em que recomendamos incisar o canal vertical proximal, até no canal horizontal.

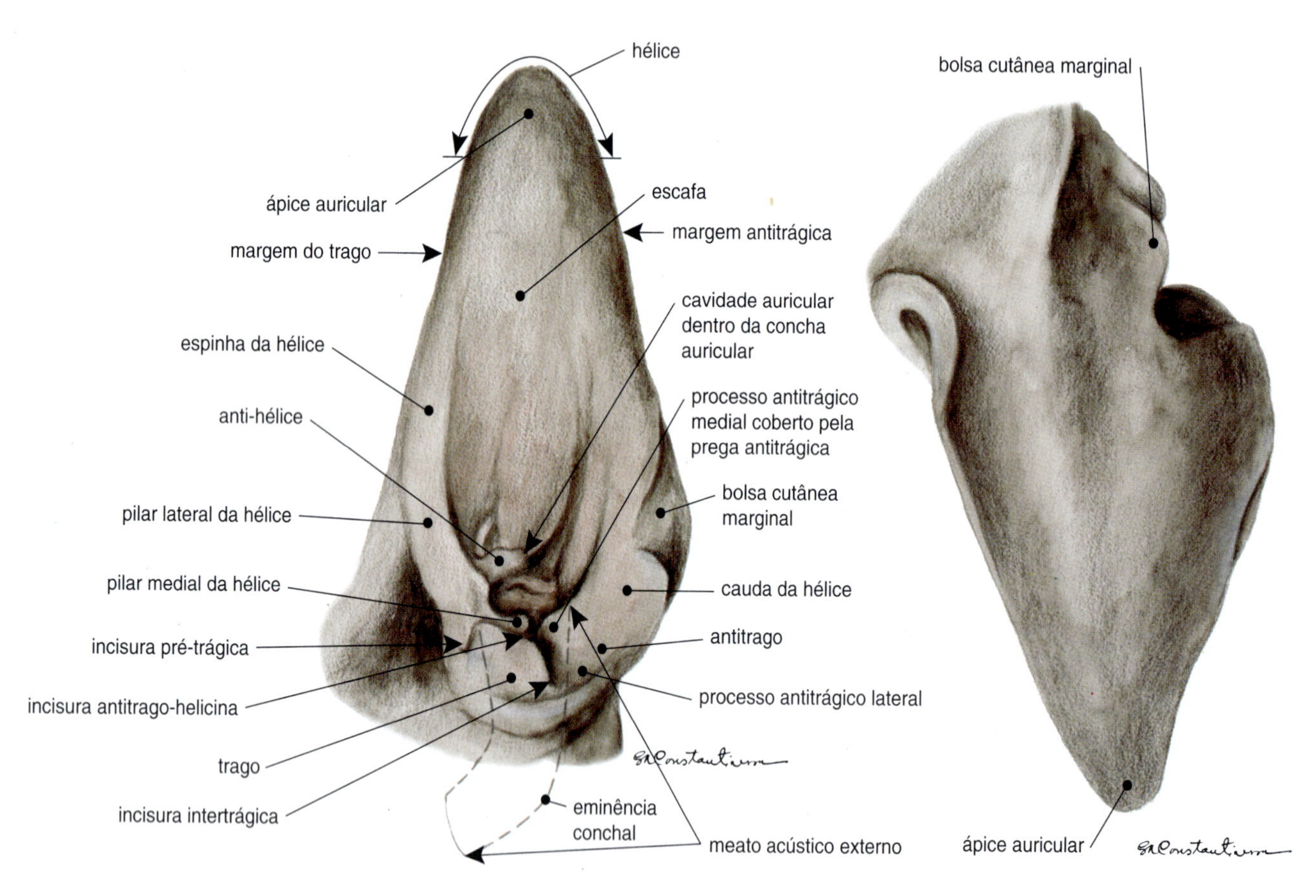

Fig. 2.69 Orelha esquerda, face lateral — cão.

Fig. 2.70 Orelha esquerda, face medial — cão.

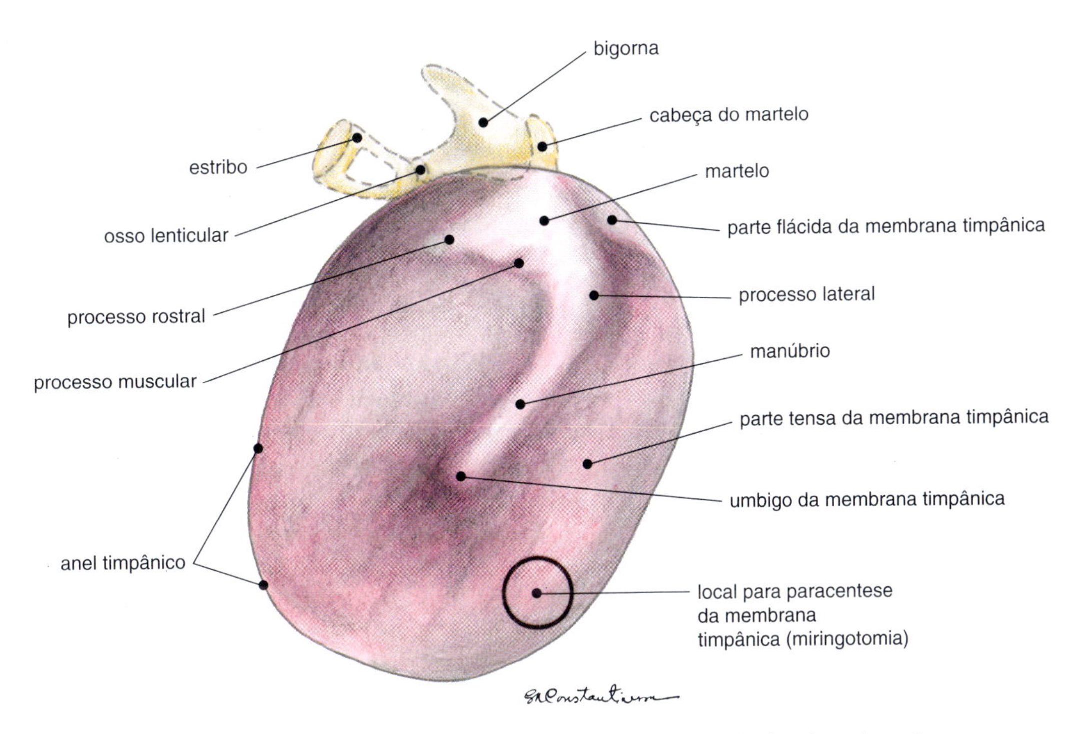

Fig. 2.71 Membrana timpânica e ossículos da audição, esquerda, face lateral — cão.

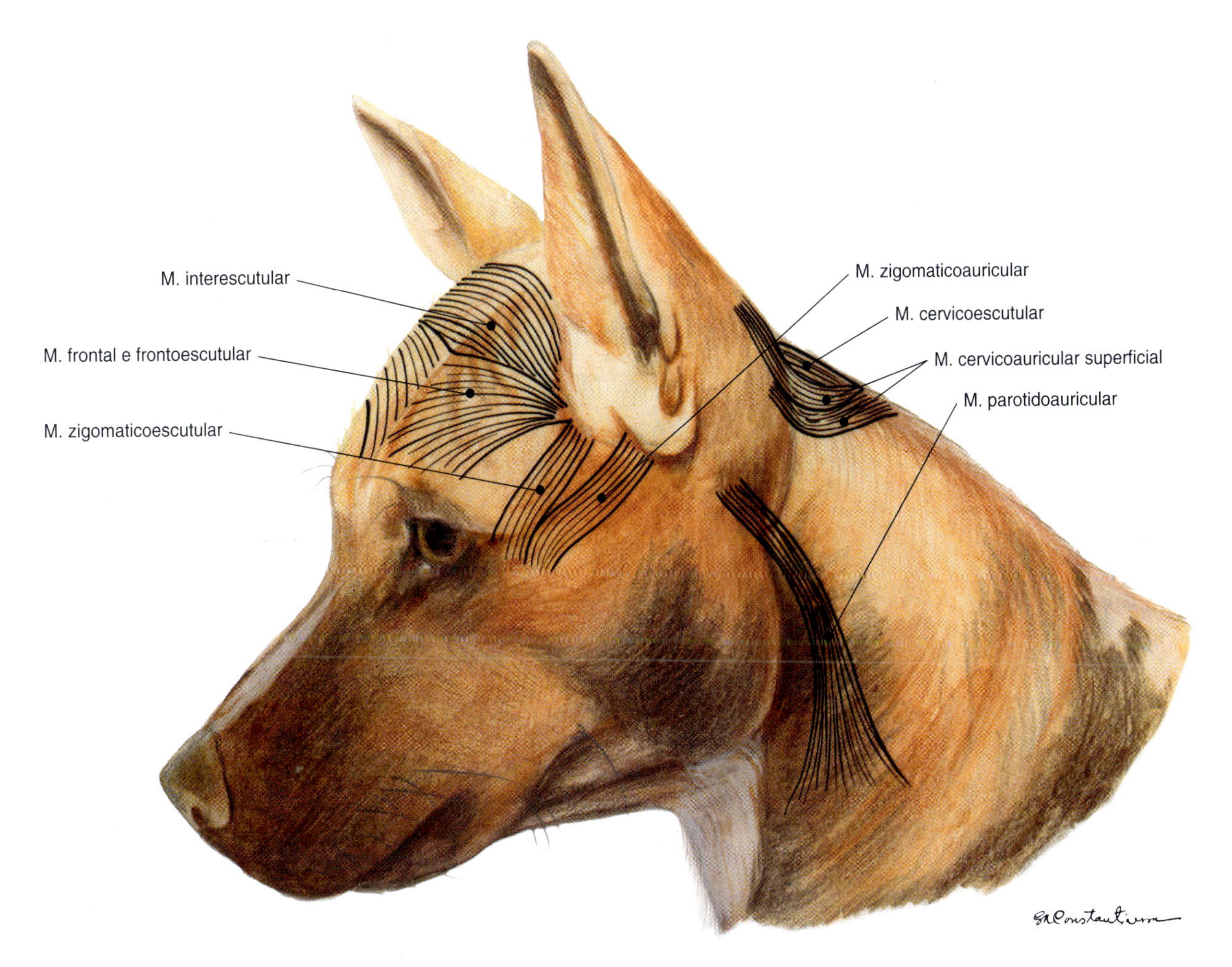

Fig. 2.72 Músculos auriculares extrínsecos, vista lateral — cão.

Alguns outros marcos para cirurgia do meato acústico externo incluem o trago, a incisura intertrágica e a incisura pré-trágica.

As estruturas da orelha média suscetíveis a investigação e procedimentos clínicos são a bolha timpânica e a membrana timpânica.

A bolha timpânica é a câmara de ressonância da orelha média e a extensão ventral do osso temporal que encerra parte da cavidade timpânica. No cão, a última é dividida por uma fina borda de osso, um septo, em partes fúndica e dorsal.

No gato, um septo ósseo incompleto subdivide a bolha em um compartimento dorsolateral pequeno e um ventromedial grande,[7] o último correspondendo à parte fúndica no cão. A parede divisória estende-se da parede lateral da bolha timpânica ao promontório, que pertence à parte petrosa do osso temporal. Os dois compartimentos comunicam-se entre si por uma abertura na margem caudodorsal do septo[8] ou na face caudomedial do compartimento menor,[9] este último subdividido em dois compartimentos ainda menores, um deles em contato com a membrana timpânica e indiretamente com os ossículos da audição (ver Fig. 2.25). O N. corda do tímpano segue em contato íntimo com os ossículos da audição e portanto **é vulnerável durante o procedimento cirúrgico de osteotomia da bolha**. O plexo nervoso timpânico autônomo, formado tanto por fibras simpáticas como parassimpáticas, expande-se na superfície do promontório.

Durante osteotomia da bolha, o plexo é muito vulnerável a traumatismo cirúrgico. A interrupção das fibras nervosas nesse nível causa síndrome de Horner (Barlow e Root, 1949, citado por Little e Lane).[10]

A incisão cutânea para osteotomia ventral da bolha é feita a meio caminho entre o processo angular da mandíbula e a linha média ventral do pescoço. Em alguns casos, é possível palpar a bolha timpânica aí antes da incisão.

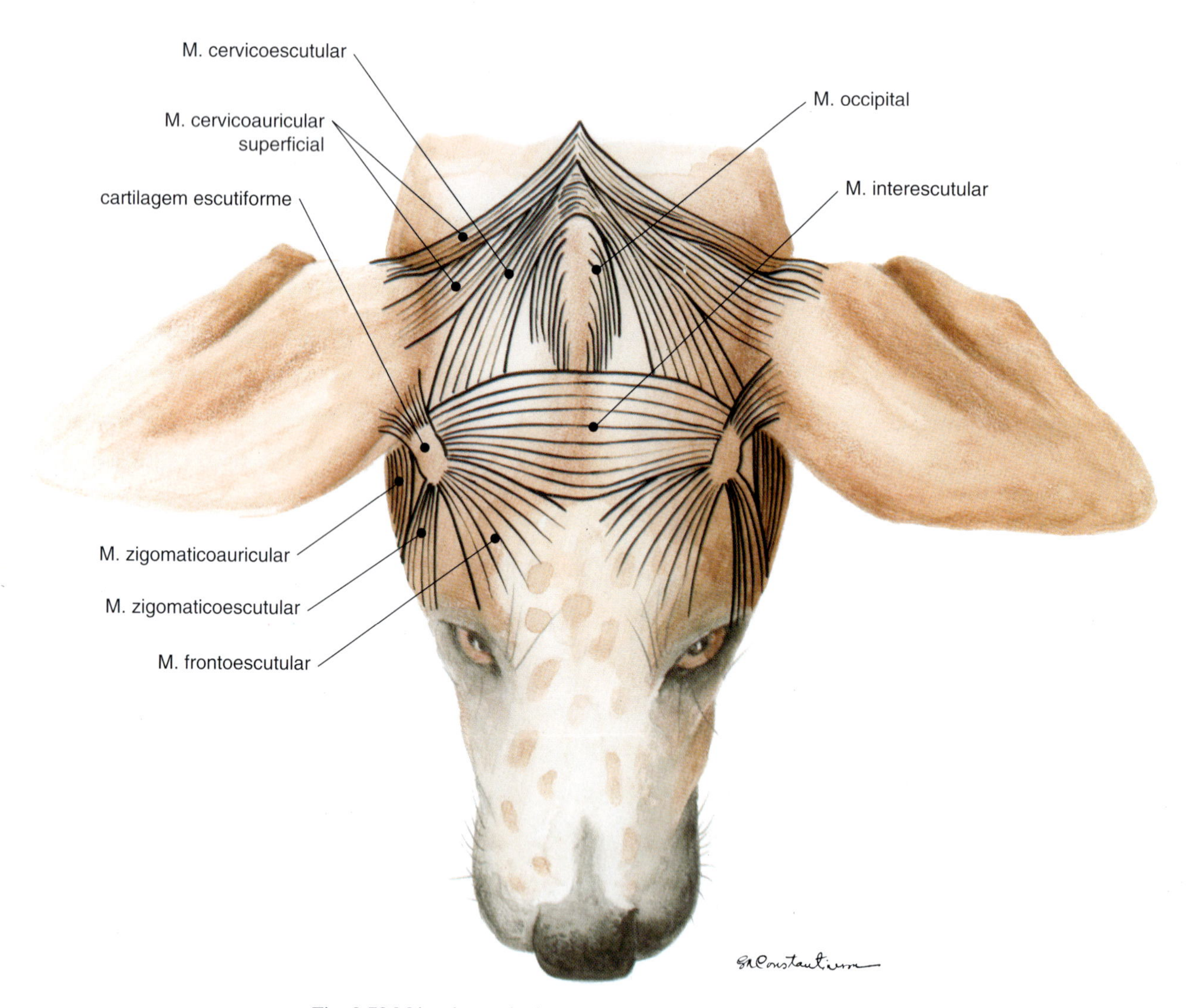

Fig. 2.73 Músculos auriculares extrínsecos, vista dorsal — cão.

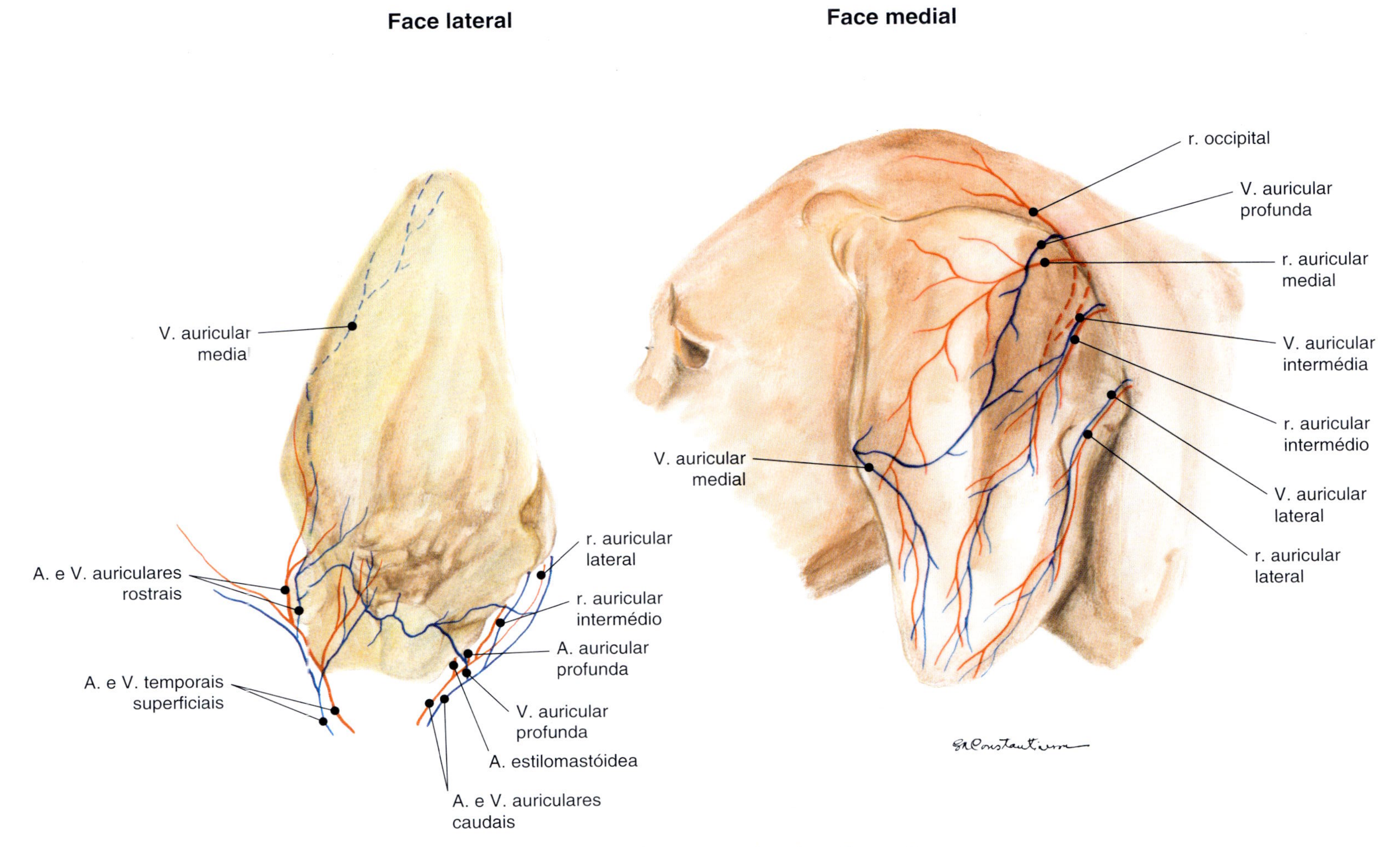

Figs. 2.74–2.75 Suprimento sanguíneo da orelha — cão.

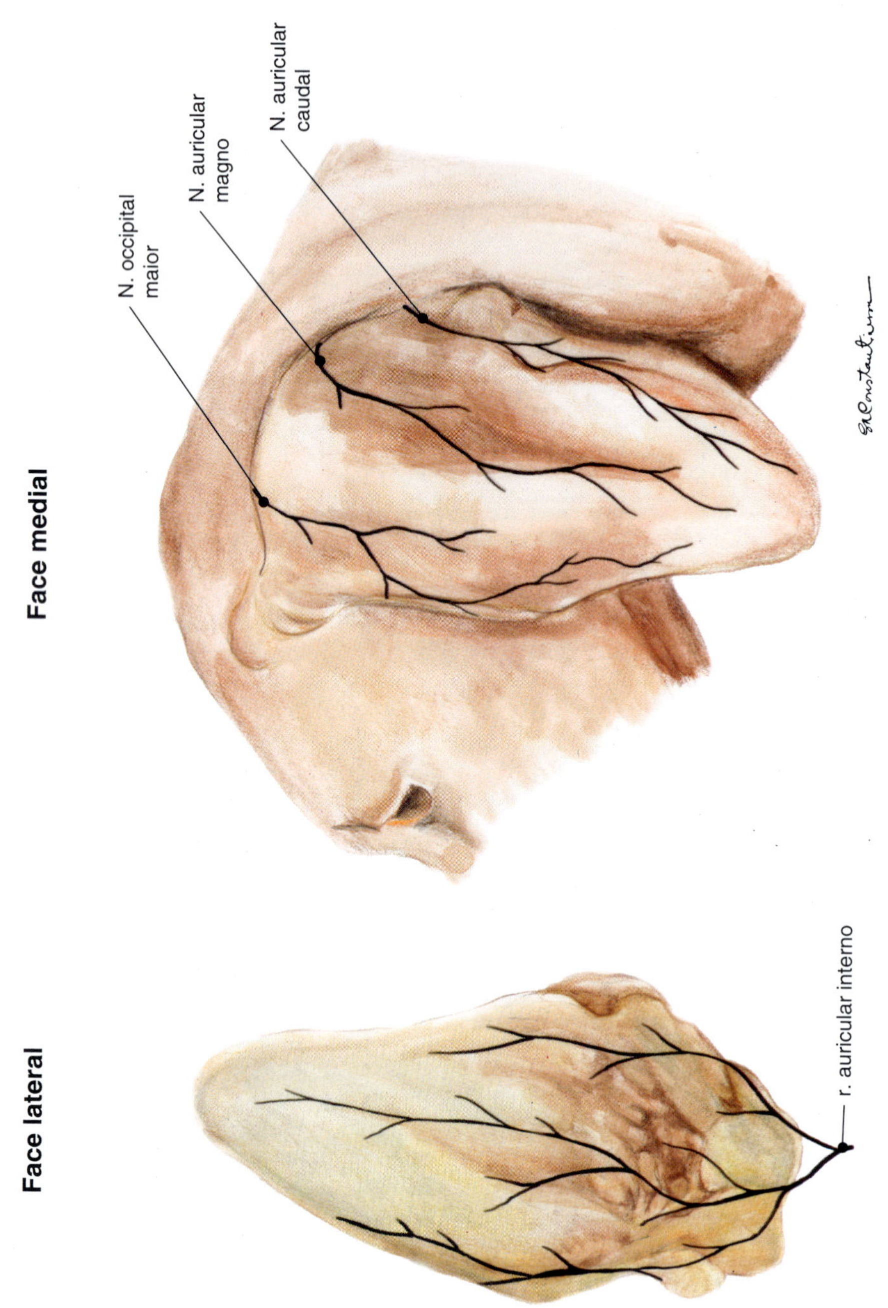

Figs. 2.76–2.77 Suprimento nervoso da orelha — cão.

Lembrar que o N. hipoglosso passa superficial à bolha.

Durante ablação total do meato acústico externo, o acesso à bolha timpânica é feito pela face lateral porque a osteotomia lateral da bolha é realizada em conjunto com este procedimento. Há dois aspectos de importância anatômica particular neste procedimento: a relação do N. facial com a bolha timpânica enquanto se disseca em torno do meato acústico externo e a proximidade de artérias enquanto se faz a osteotomia com ruginas colocadas no meato acústico externo ósseo.

As vibrações da membrana timpânica (tímpano) são transmitidas pelos ossículos da audição para a orelha interna (a perilinfa na rampa do vestíbulo). Examinada de fora, a membrana timpânica tem formato oval e é ligeiramente côncava, mostrando duas partes distintas: a flácida e a tensa. A primeira é a parte reduzida, triangular e a mais dorsal do tímpano, enquanto a segunda preenche o restante da área da estrutura; o martelo (o ossículo da audição mais externo) é visível através dela. No centro da face externa da membrana timpânica, há uma proeminência denominada umbo (umbigo da membrana timpânica), que corresponde na face interna à extremidade distal do processo em forma de cabo (cabo do martelo) que traciona a membrana para dentro. O processo lateral do martelo também é mostrado através da membrana timpânica como uma proeminência na transição entre a parte flácida e a parte tensa da membrana timpânica (ver Fig. 2.71).

A anatomia da membrana timpânica é importante para se detectar otite média e fazer uma miringotomia (timpanotomia, paracentese da membrana timpânica) sem lesar estruturas na orelha média. A miringotomia deve ser feita no lado oposto da parte flácida, o mais longe possível da extremidade distal do manúbrio do martelo (ver Fig. 2.71).

Os músculos da orelha são intrínsecos e extrínsecos. Os primeiros têm pouca importância clínica, enquanto os segundos, de acordo com sua posição e sua ação, são rostrais, dorsais, caudais e ventrais (ver Figs. 2.72 e 2.73, 2.31 e 2.32).

As Figs. 2.74 e 2.75 mostram as artérias que suprem a orelha externa e a média, bem como as veias. As Figs. 2.76 e 2.77 mostram os nervos que suprem a orelha externa e a

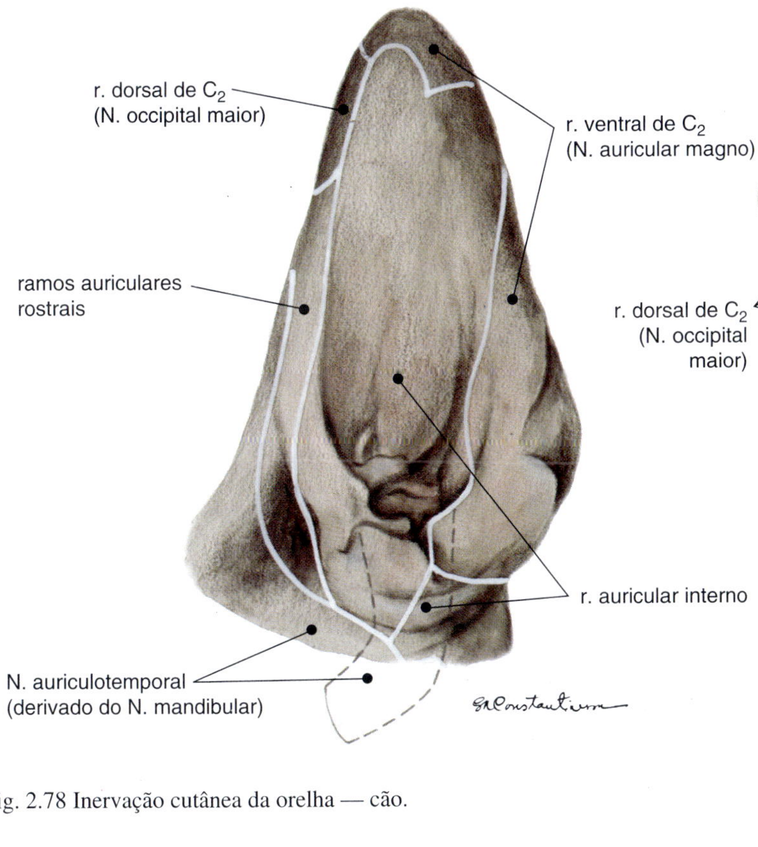

Fig. 2.78 Inervação cutânea da orelha — cão.

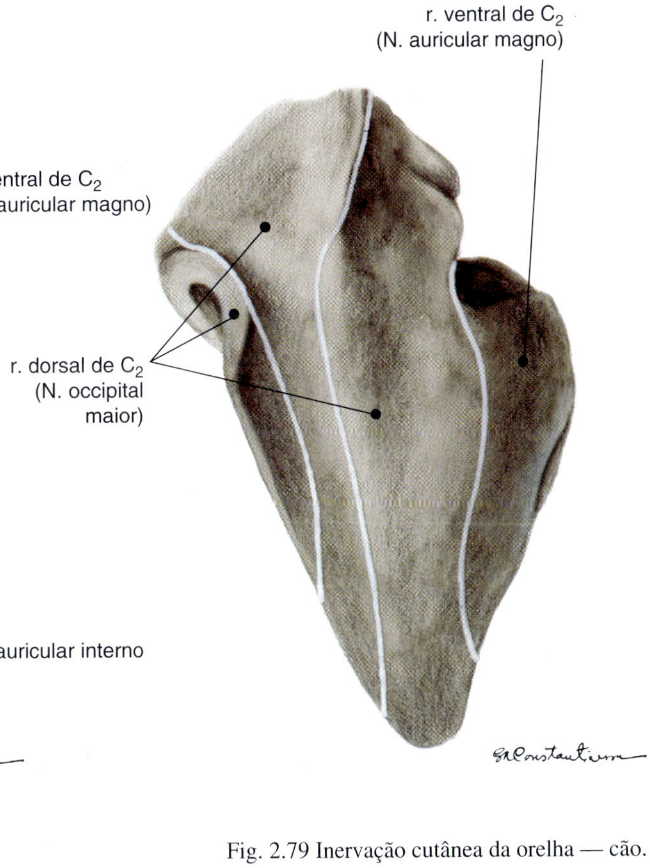

Fig. 2.79 Inervação cutânea da orelha — cão.

média. As Figs. 2.78 e 2.79 mostram as áreas cutâneas da orelha externa.

A Cavidade Craniana

A cavidade craniana está protegida pelos seguintes ossos: caudalmente pelo osso occipital; dorsolateralmente pelos ossos parietais (caudalmente) e frontais (rostralmente); ventrolateralmente pelos ossos temporais (caudalmente) e pelo osso esfenóide (rostralmente); rostralmente pelo osso etmóide; ventralmente pelos ossos occipital e esfenóide (ver Figs. 2.80–2.82).

O teto da cavidade craniana, a calvária, é formado pelos ossos parietal e frontal.

O assoalho da cavidade craniana, ou a base do crânio, é esculpido por três fossas cranianas: rostral, média e caudal (ver Fig. 2.80).

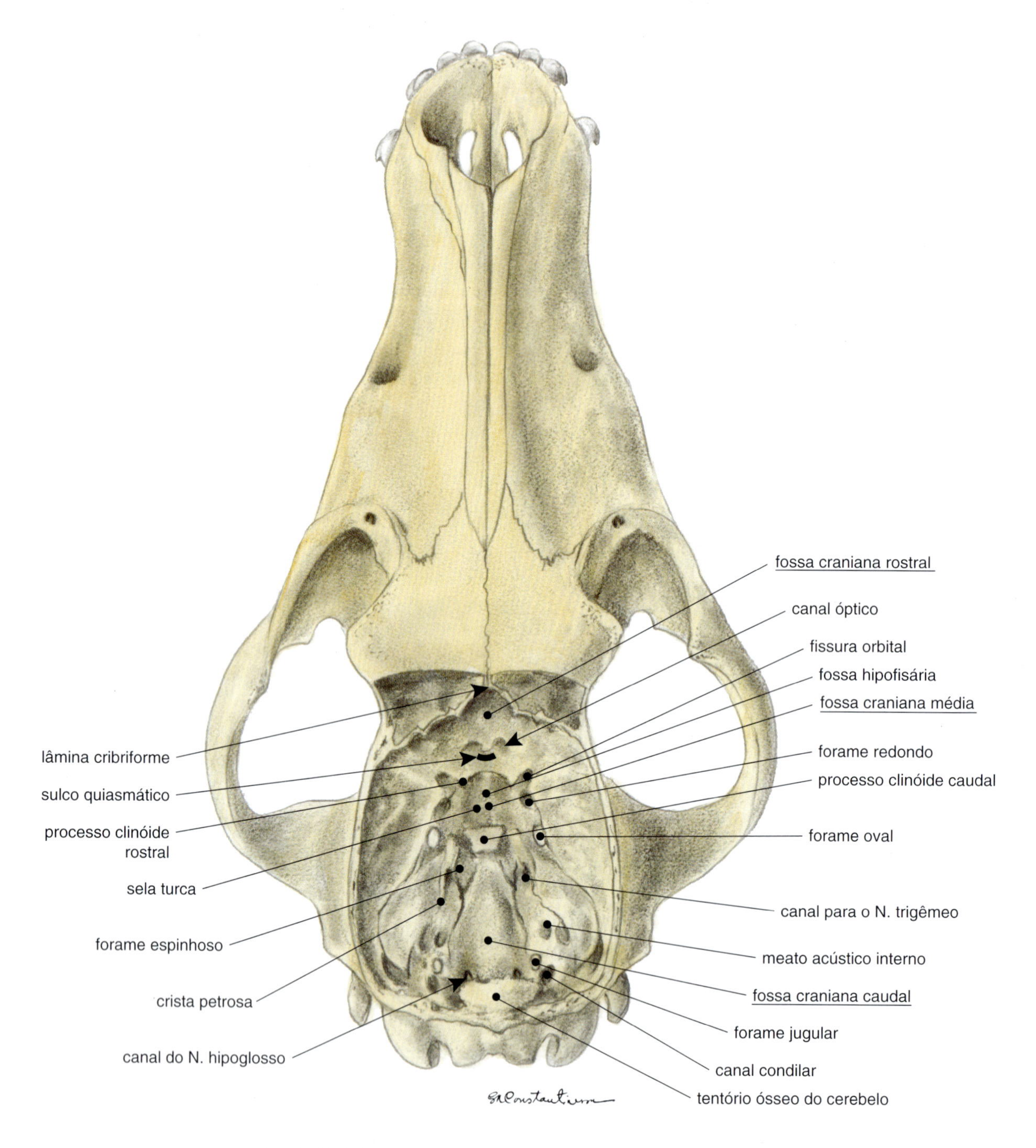

Fig. 2.80 Crânio, vista dorsal — cão (com a calvária removida).

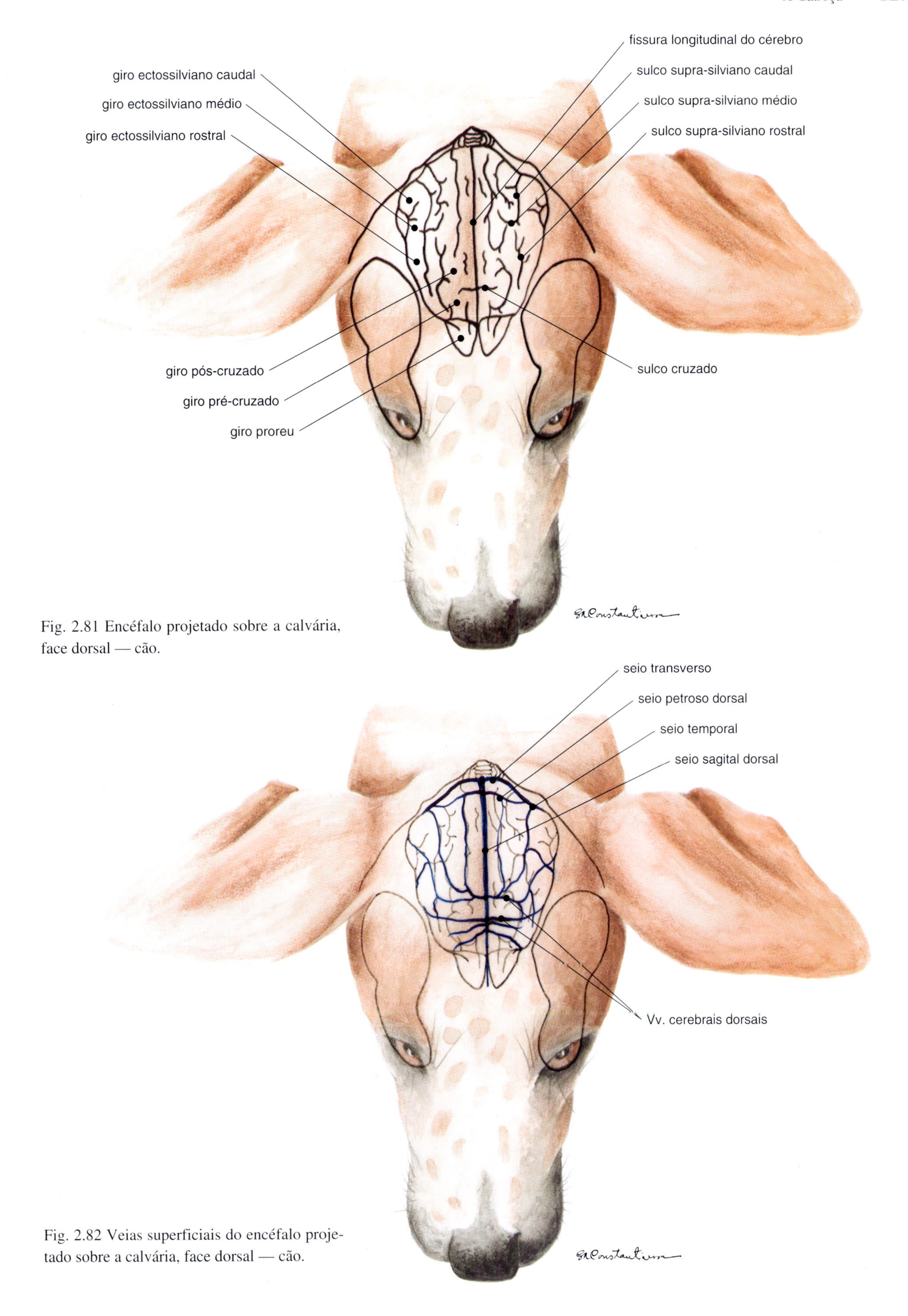

Fig. 2.81 Encéfalo projetado sobre a calvária, face dorsal — cão.

Fig. 2.82 Veias superficiais do encéfalo projetado sobre a calvária, face dorsal — cão.

As estruturas e a superfície irregular dos ossos da cavidade craniana correspondem a estruturas periféricas do cérebro e a algumas das veias que o drenam, sendo mostradas nas Figs. 2.81 e 2.82.

Craniometria

Uma das principais confirmações na avaliação das características raciais de cães puros e mistos é a craniometria. Com base em certos pontos craniométricos e marcos ósseos do crânio, Stockard[11] e outros autores usaram tais marcos para obter medidas lineares, conforme ilustrado nas Figs. 2.83–2.85.

Os pontos craniométricos mais importantes são os seguintes:

- Ínio: ponto central na protuberância occipital externa.
- Bregma: junção no plano mediano das suturas frontoparietais direita e esquerda, ou o ponto de cruzamento das suturas coronal e sagital (as suturas coronais ficam entre os ossos parietal e frontal — N.A.).
- Násio: junção no plano mediano das suturas frontonasais direita e esquerda.
- Próstio: extremidade rostral da sutura interincisiva, entre as raízes dos dentes incisivos superiores centrais.
- Pogônio: parte mais rostral da mandíbula, na sínfise, entre as raízes dos dentes incisivos inferiores centrais.
- Básio: meio da margem ventral do forame magno.
- O centro do meato acústico externo: embora sem nome, também serve como um ponto de referência.

O Quadro 2.3 mostra as medidas lineares mais comuns do crânio em cães de acordo com Stockard:[12] a base genética e endócrina das diferenças na forma e no comportamento. As medidas médias para três tipos de crânio (braquicefálico, mesaticefálico e dolicocefálico) estão inclusas.

O Quadro 2.4 mostra a ossificação dos ossos mais importantes do crânio. Ossificação anormal é um sinal de disfunção do metabolismo de minerais, um sinal de doença ou um sinal de anomalia de formação durante o desenvolvimento da vida.

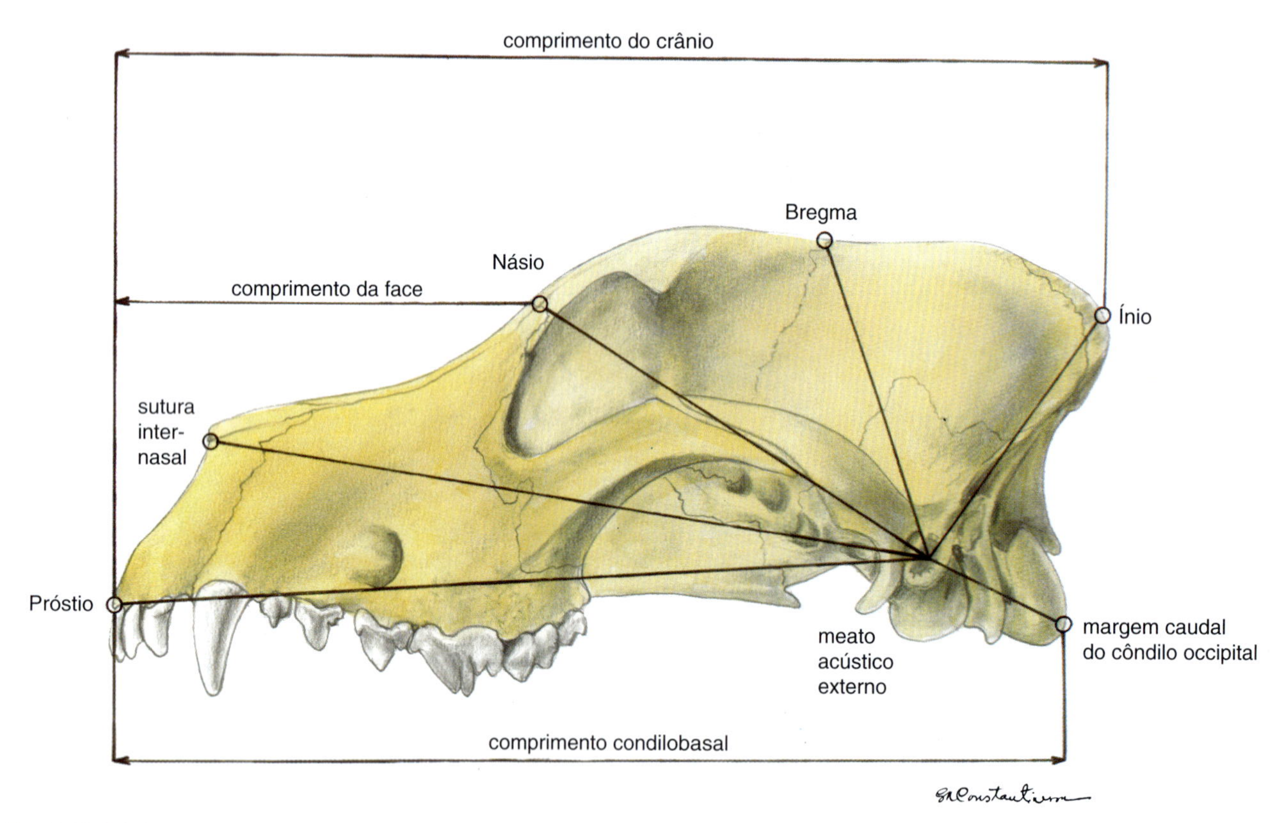

Fig. 2.83 Crânio mostrando pontos craniométricos, vista lateral — cão. (Modificado com autorização de Evans, 1993, *Miller's Anatomy of the Dog*, 3.ª ed. W.B. Saunders Co.)

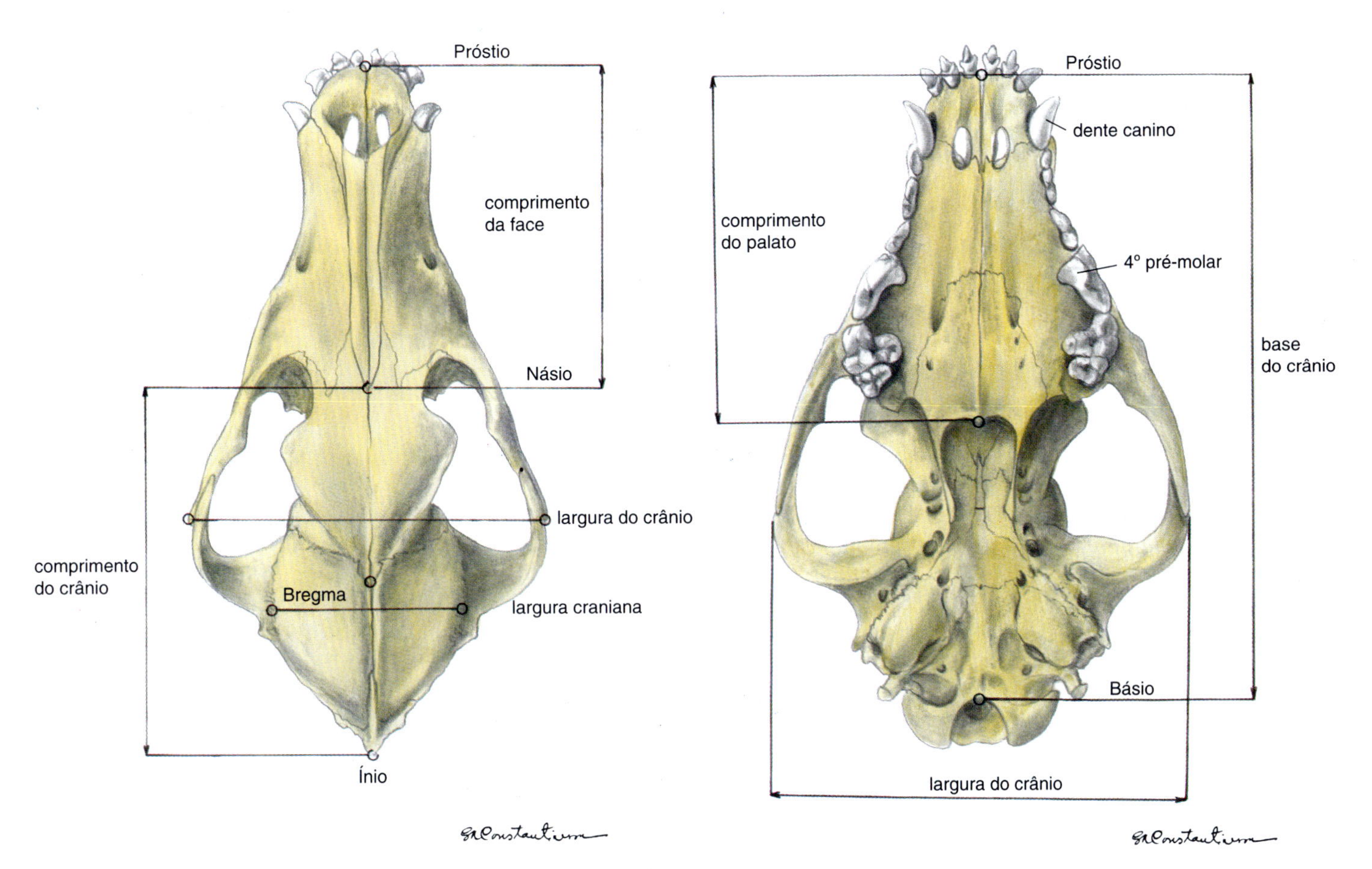

Fig. 2.84 Crânio mostrando pontos craniométricos, vista dorsal — cão. (Modificado com autorização de Evans, 1993, *Miller's Anatomy of the Dog*, 3.ª ed. W.B. Saunders Co.)

Fig. 2.85 Crânio mostrando pontos craniométricos, vista ventral — cão. (Modificado com autorização de Evans, 1993, *Miller's Anatomy of the Dog*, 3.ª ed. W.B. Saunders Co.)

Quadro 2.3 Medidas lineares comuns do crânio

Comprimento da face	Násio ao próstio
Largura da face	Maior distância interzigomática (*i. e.*, entre os arcos zigomáticos)
Comprimento do crânio	Ínio ao násio
Largura do crânio	Maior distância interparietal
Altura do crânio	Meio do meato acústico externo ao bregma
Comprimento da mandíbula	Margem caudal do côndilo ao pogônio
Comprimento do crânio	Ínio ao próstio
Largura do crânio	Maior distância interzigomática (ver acima)
Comprimento da base do crânio	Básio ao próstio
Índice do crânio	$\frac{\text{largura do crânio} \times 100}{\text{comprimento do crânio}}$
Índice do crânio	$\frac{\text{largura do crânio} \times 100}{\text{comprimento do crânio}}$
Índice facial	$\frac{\text{largura da face} \times 100}{\text{comprimento da face}}$

Quadro 2.4 Ossificação dos ossos do crânio (de R. Barone[13])

Osso	Centro de ossificação	Idade
Occipital	Parte basilar	2-1/2 – 3 meses
	Parte escamosa	3 – 4 meses
	Osso interparietal	Antes do nascimento
Esfenóide	Corpo e asas do pré-esfenóide	Antes do nascimento
	Corpo e asas do basiesfenóide	36 – 48 meses
	Basiesfenóide e pré-esfenóide	1 – 2 anos
	Sutura esfenobasilar	8 – 10 meses
Parietal	Sutura interparietal	2 – 3 anos
Frontal	Sutura interfrontal	3 – 4 anos
Temporal	Petroescamoso	2 – 3 anos
Mandíbula	Sutura intermandibular	Nunca ou muito tarde

Notas

1. R. Nickel, A. Schummer, E. Seiferle, W.O. Sack, The Viscera of the Domestic Mammals (Paul Parey, 1983).

2. Nickel, Schummer, Seiferle, Sack, op.cit.

3. Nickel, Schummer, Seiferle, Sack, op.cit.

4. O. Schaller, G.M. Constantinescu, R.E. Habel, W.O. Sack, P. Simoens, and N.R. de Vos, Illustrated Veterinary Anatomical Nomenclature (Ferdinand Enke, 1992).

5. H.E. Evans, Miller's Anatomy of the Dog, 3rd, Edition (W.B. Saunders, 1993).

6. Evans, op.cit.

7. Lola C. Hudson and W.P. Hamilton, Atlas of Feline Anatomy for Veterinarians (W.B. Saunders, 1993).

8. Hudson and Hamilton, op.cit.

9. C.J.L. Little and J.G. Lane, The surgical anatomy oh the feline bulla tympanica, J. Small Animal Pract. 27:371–378, 1986.

10. Little and Lane, op.cit.

11. Evans, op.cit.

12. Evans, op.cit.

13. R. Barone, Anatomie compareé des mammifères domestiques, vol. 1 (Vigot Frères, 1999).

3

Pescoço e Tórax

Regiões Anatômicas

As regiões anatômicas das faces lateral, ventral e dorsal do pescoço estão ilustradas nas Figs. 3.1–3.5.

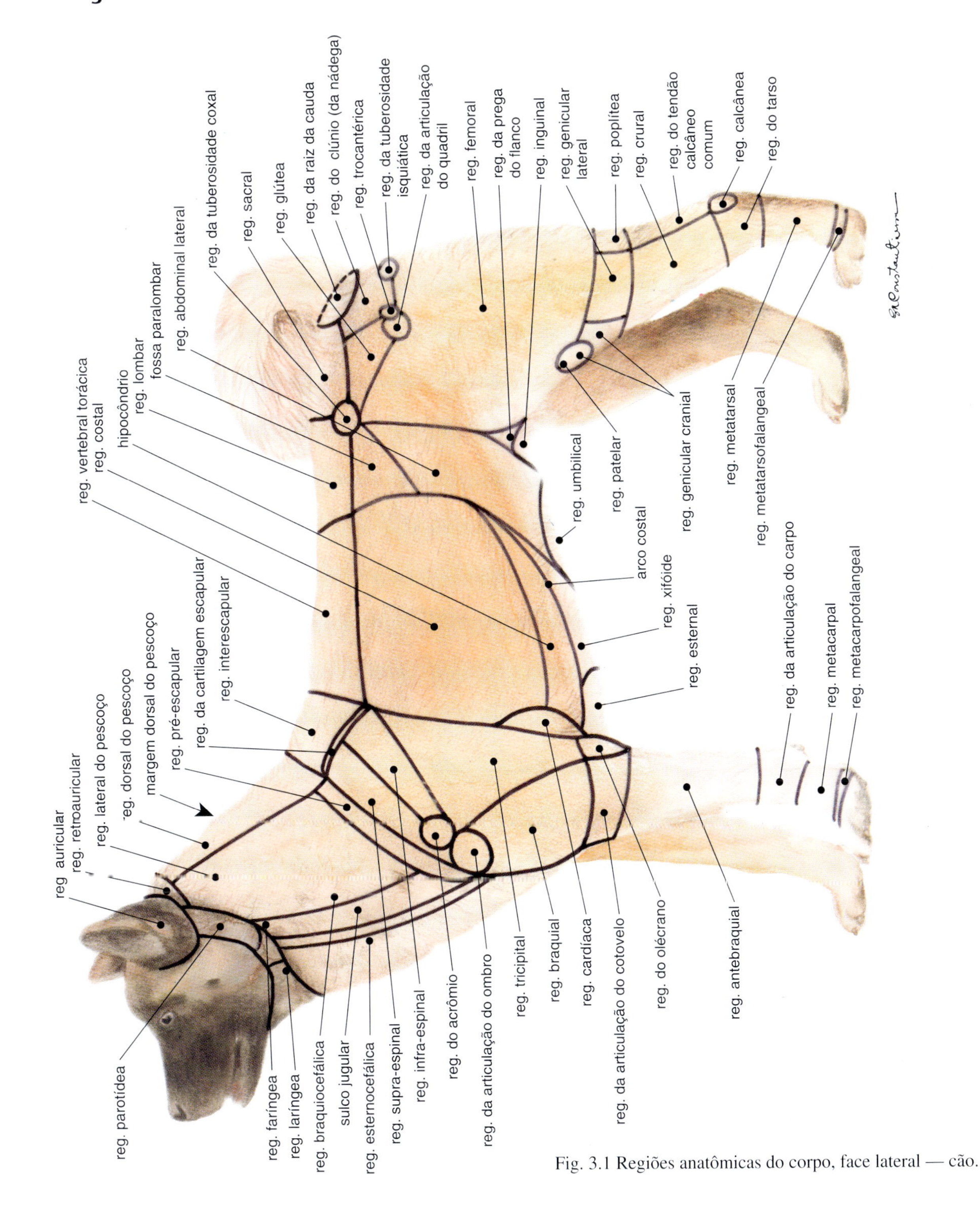

Fig. 3.1 Regiões anatômicas do corpo, face lateral — cão.

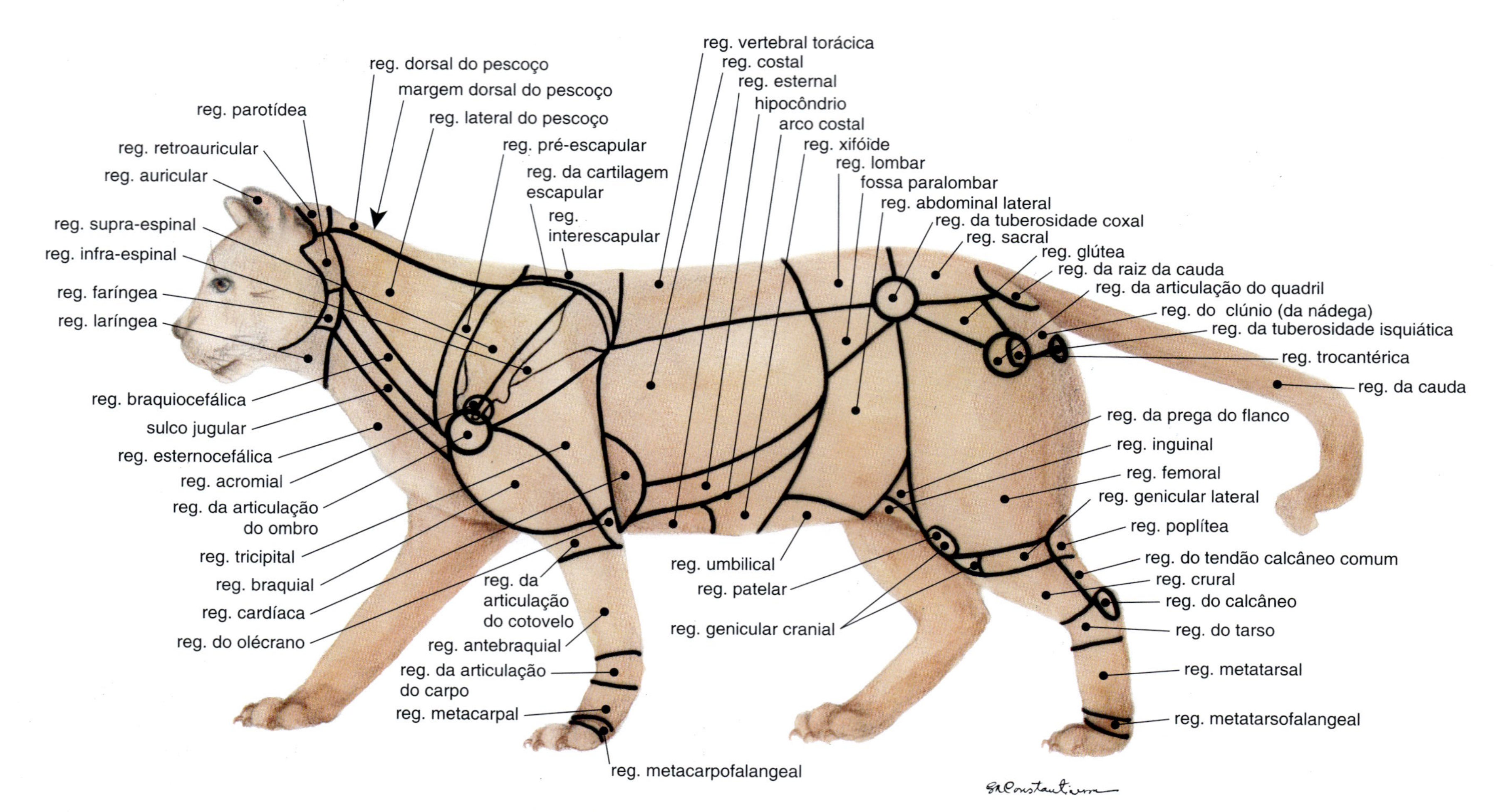

Fig. 3.2 Regiões anatômicas do corpo, face lateral — gato.

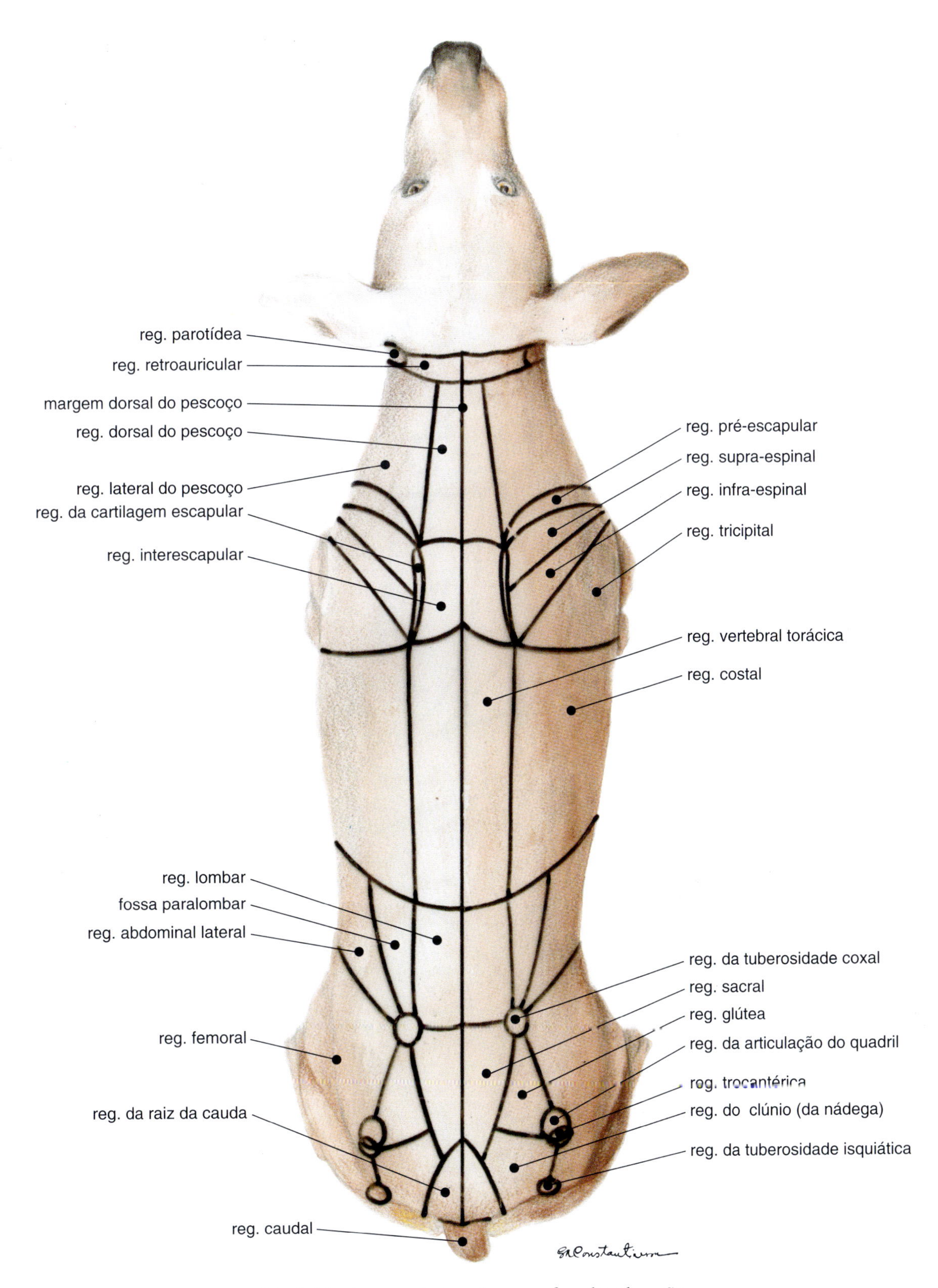

Fig. 3.3 Regiões anatômicas do corpo, face dorsal — cão.

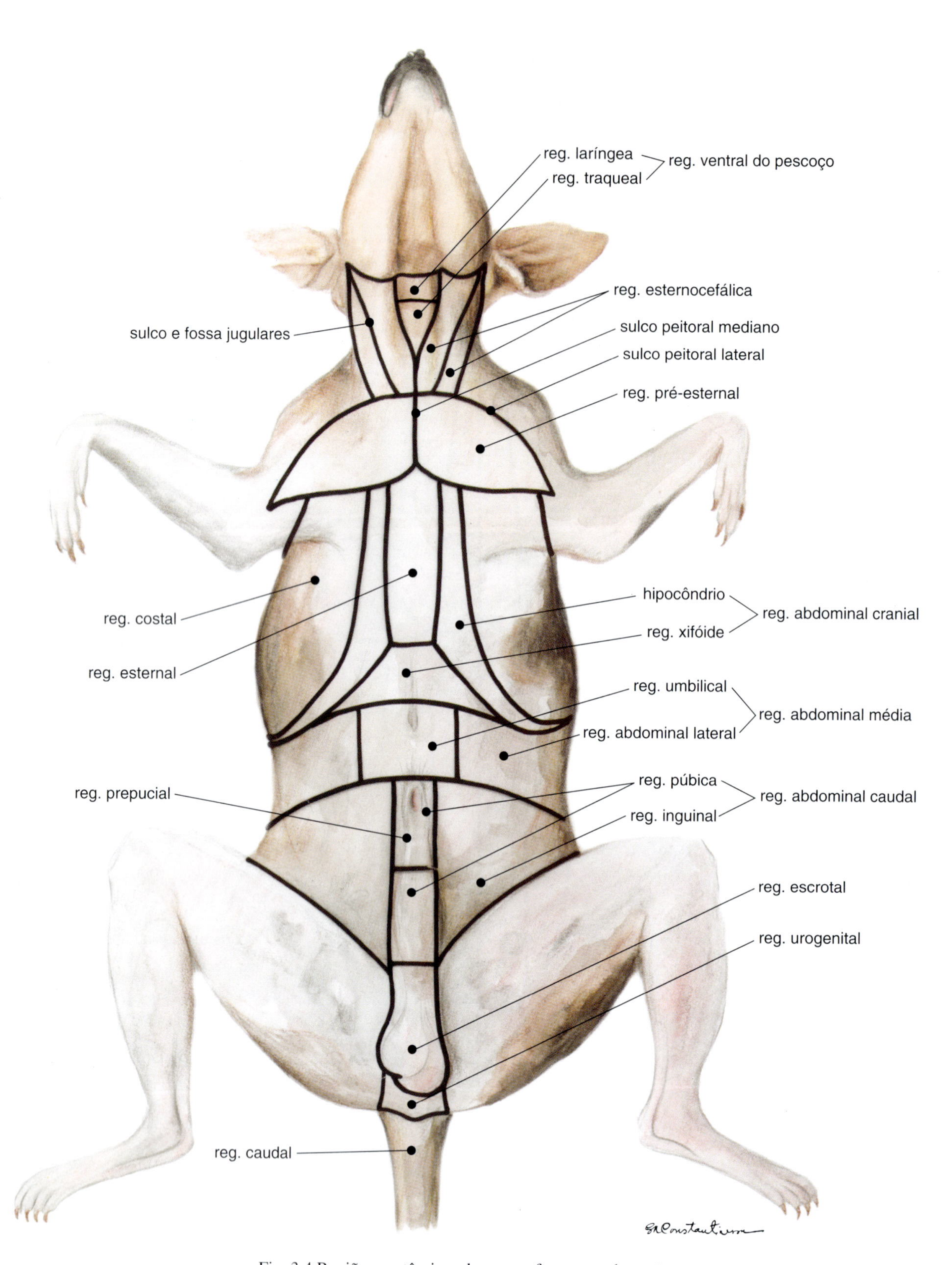

Fig. 3.4 Regiões anatômicas do corpo, face ventral — cão.

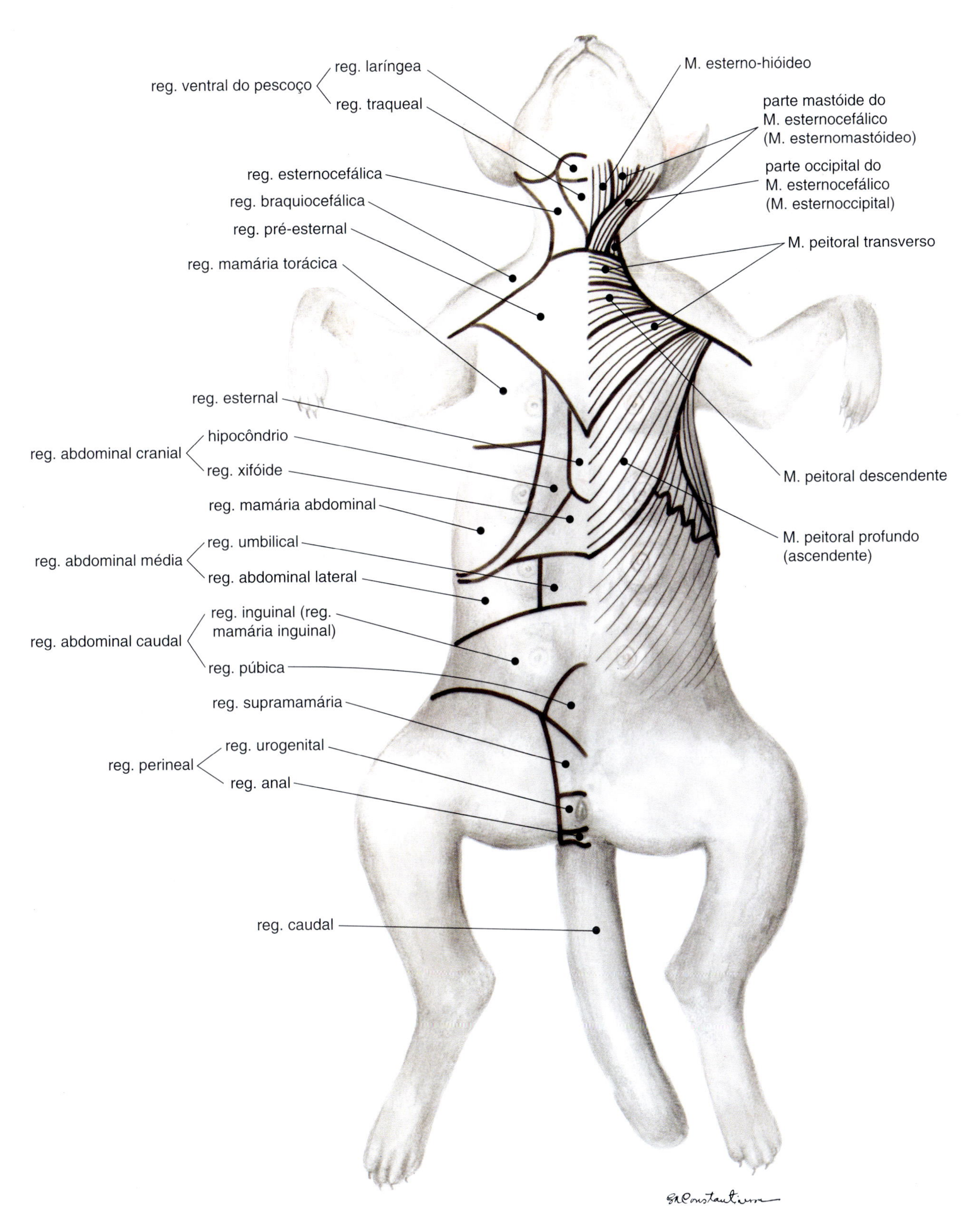

Fig. 3.5 Regiões anatômicas e músculos superficiais do corpo, face ventral — gato.

Ossos

Os ossos do pescoço e do tórax são mostrados nas Figs. 3.6–3.15.

As ***vértebras cervicais*** (**C**) e o manúbrio do esterno são os únicos ossos na região. Em cães e gatos muito magros, é possível sentir com dificuldade os processos transversos das vértebras.

As estruturas ósseas palpáveis são as seguintes: a asa (processo transverso) (**M**), o arco dorsal (**M**) e o tubérculo dorsal (**M**) — do atlas — e o processo espinhoso do áxis.

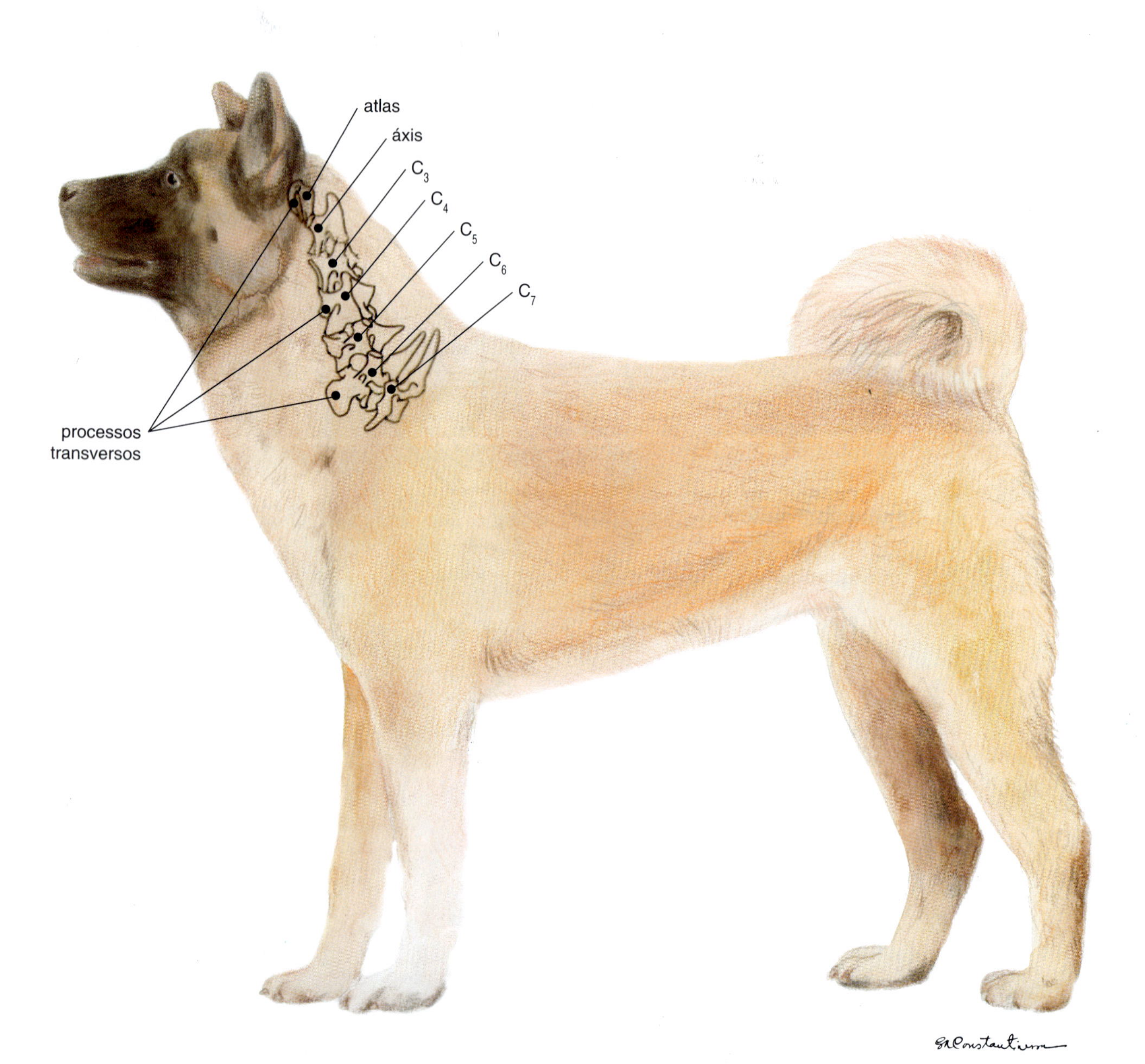

Fig. 3.6 Projeção das vértebras cervicais sobre o pescoço, face lateral — cão.

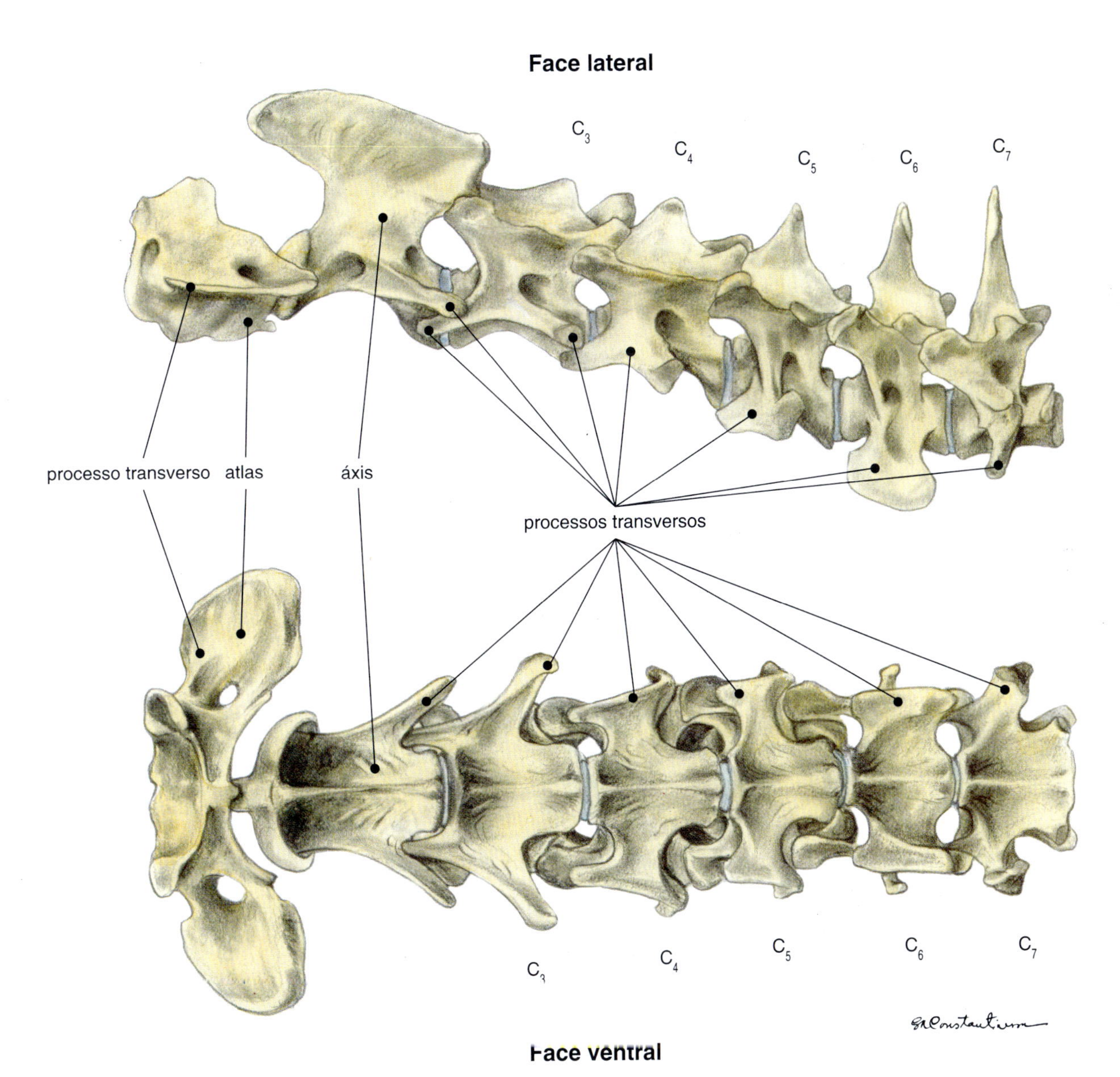

Figs. 3.7–3.8 Vértebras cervicais — cão.

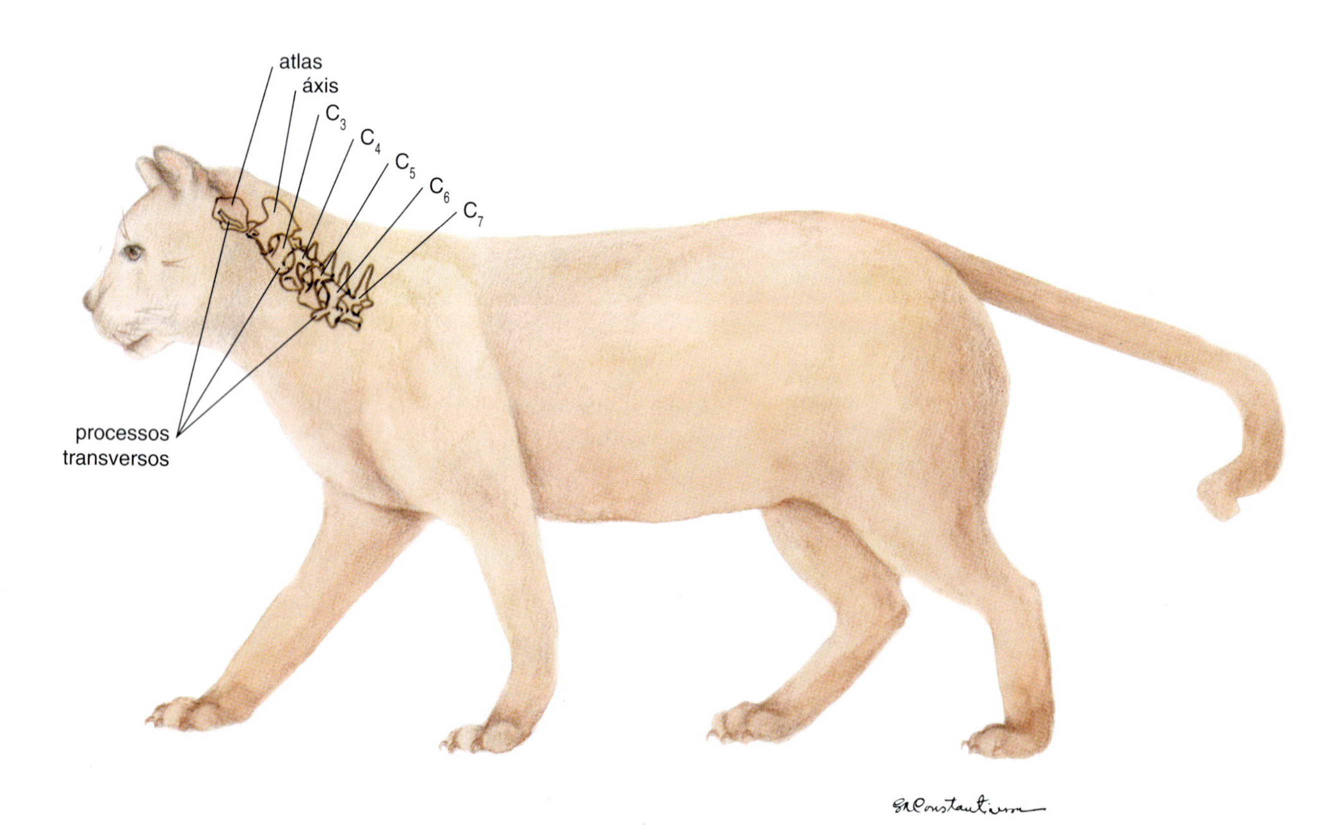

Fig. 3.9 Projeção das vértebras cervicais sobre o pescoço, face lateral — gato.

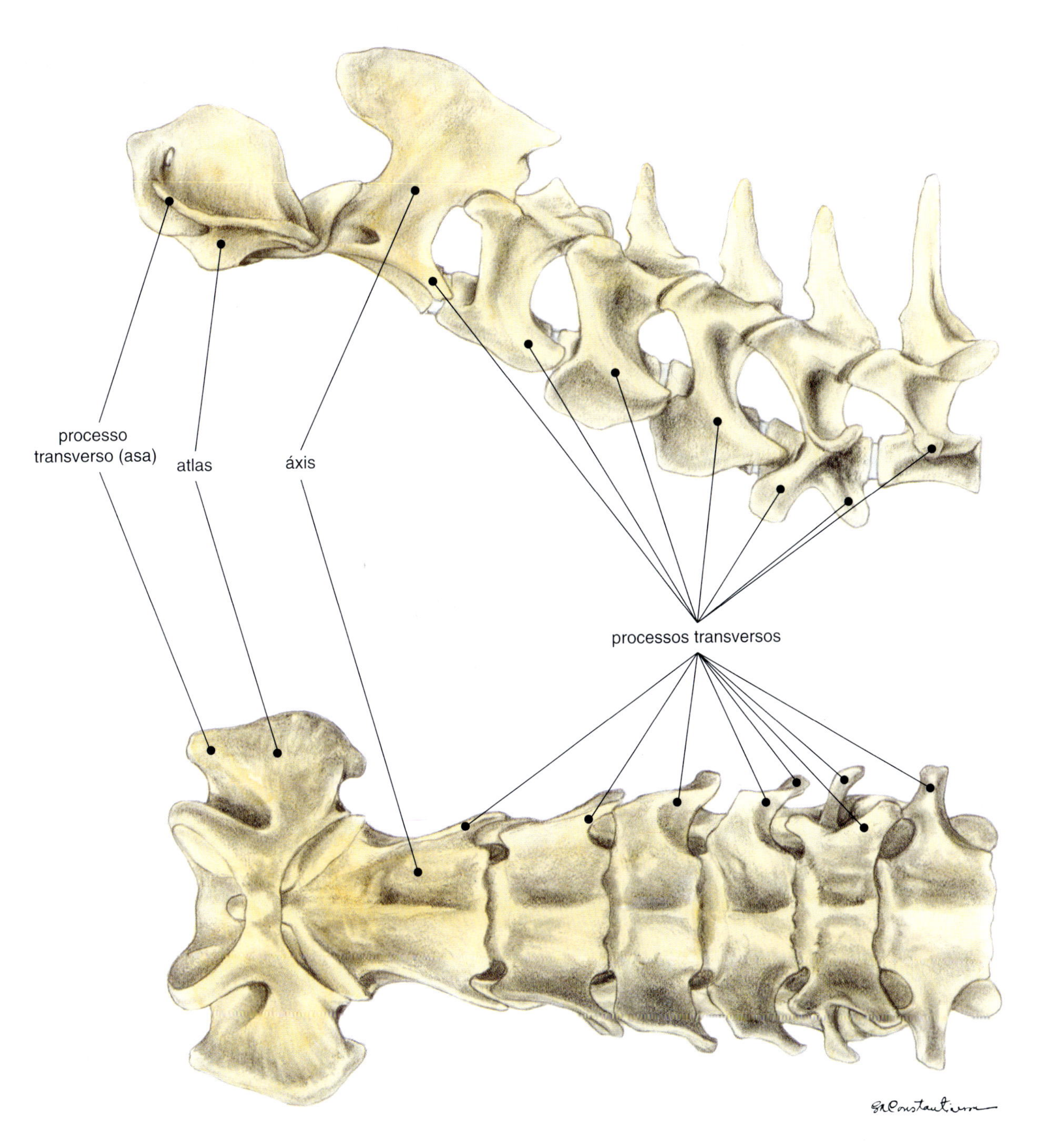

Figs. 3.10–3.11 Vértebras cervicais — gato.

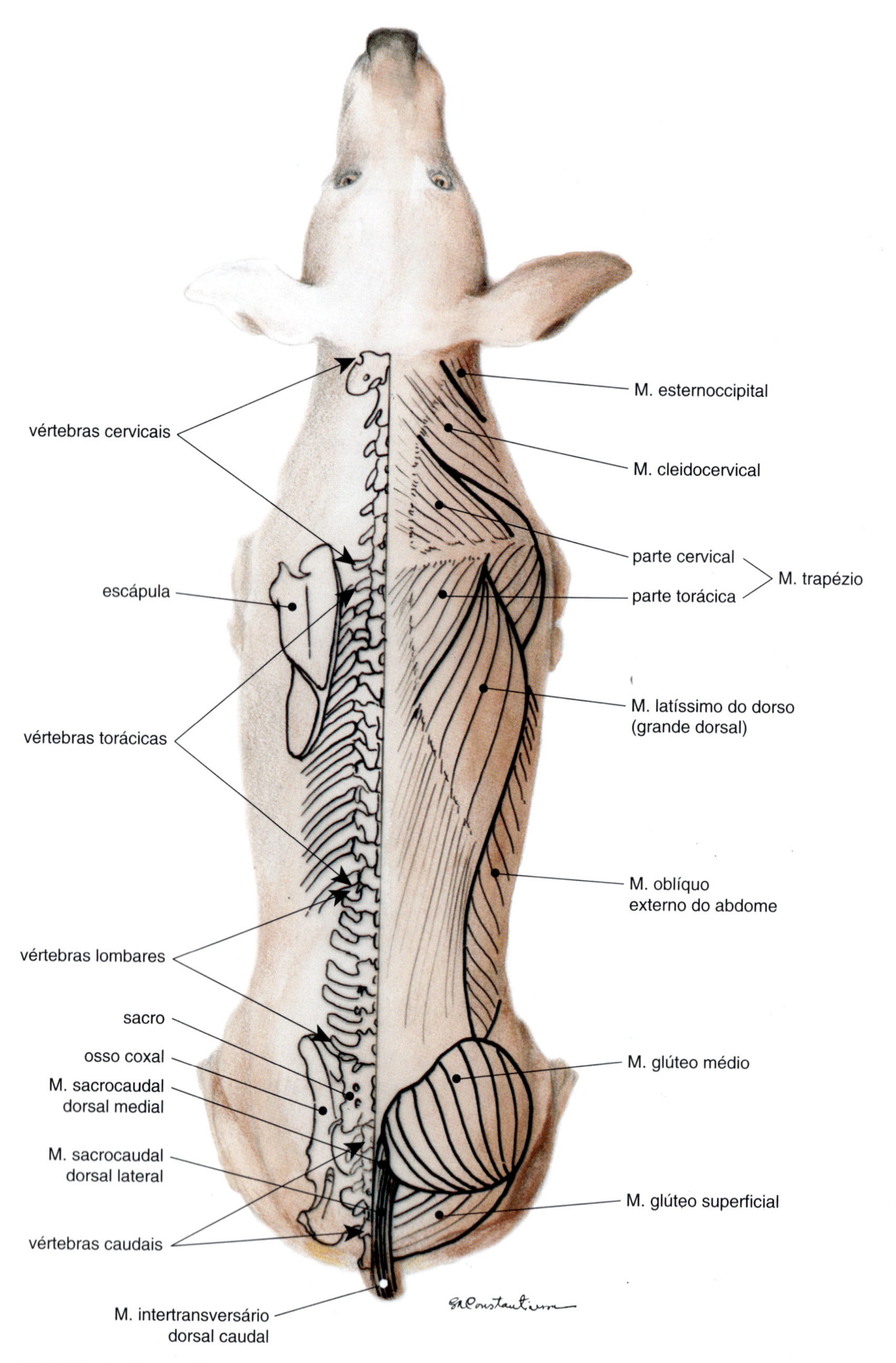

Fig. 3.12 Projeção do esqueleto axial sobre a face dorsal do corpo e dos músculos superficiais sobre a face dorsal — cão.

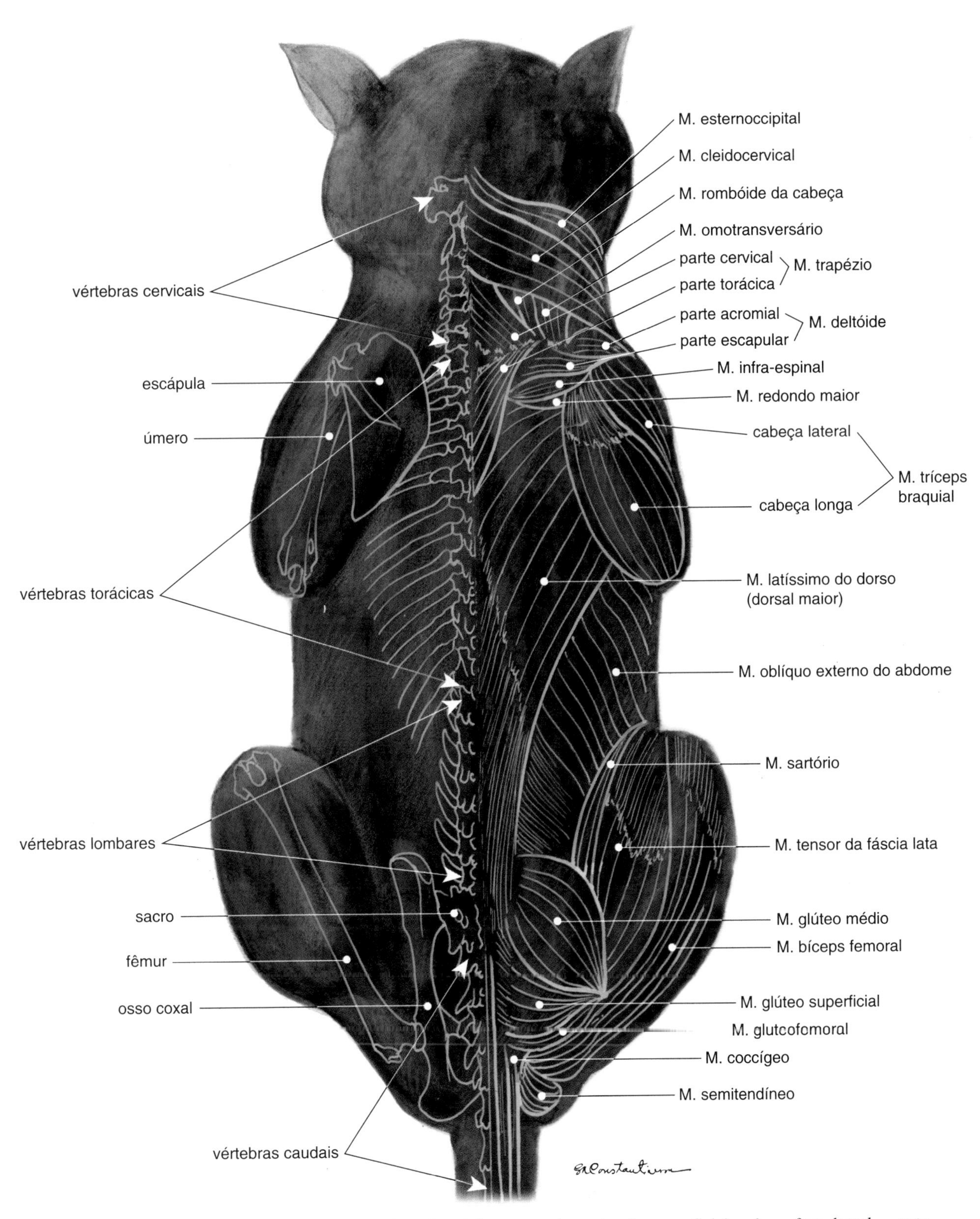

Fig. 3.13 Projeção do esqueleto axial sobre a face dorsal do corpo e dos músculos superficiais sobre a face dorsal — gato.

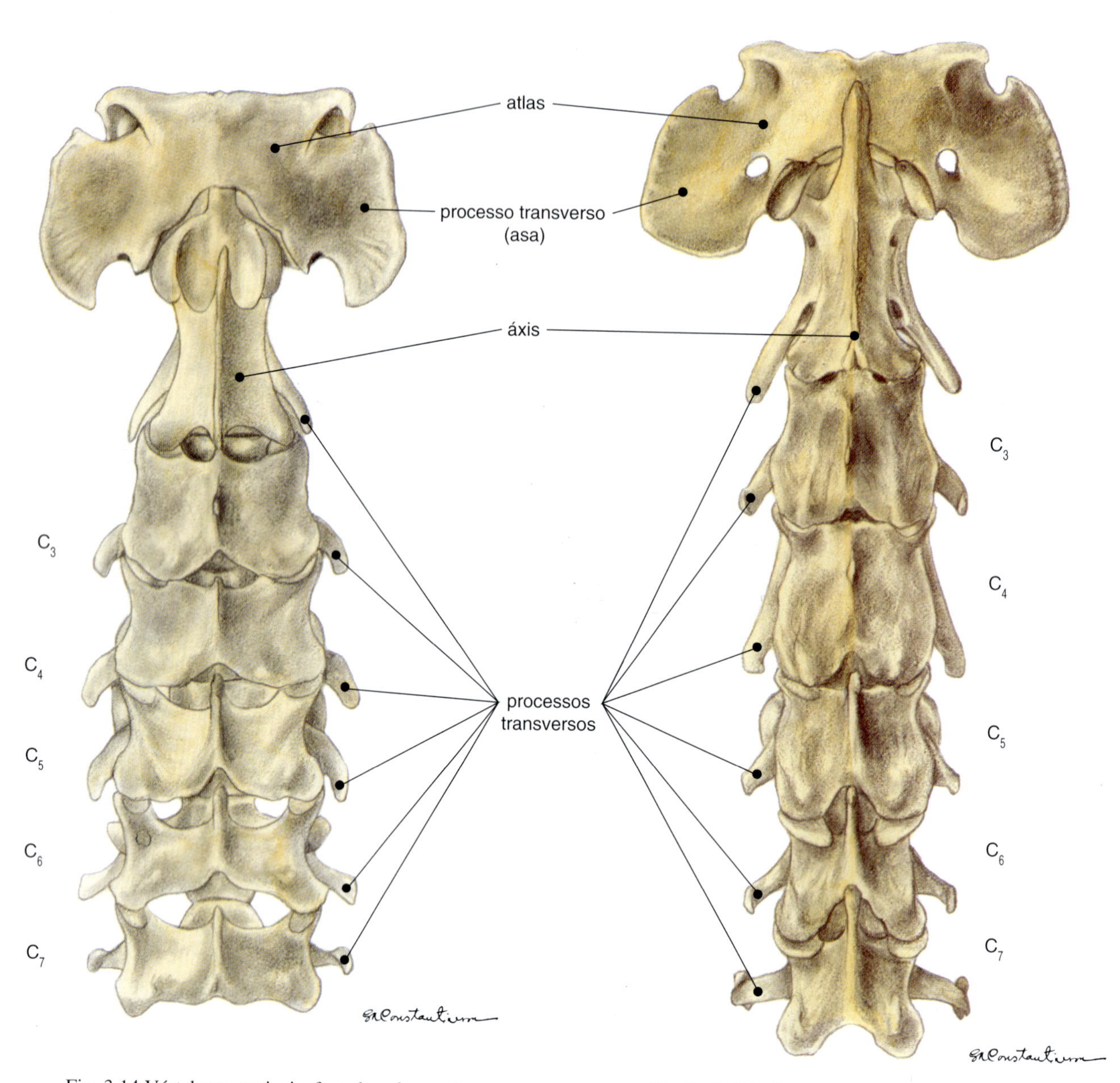

Fig. 3.14 Vértebras cervicais, face dorsal — gato.

Fig. 3.15 Vértebras cervicais, face dorsal — cão.

Para colher LCE (líquido cerebrospinal) da cisterna, usa-se a protuberância occipital externa para encontrar a linha média e ter um ponto de referência rostral. A cabeça será flexionada o máximo possível sobre o pescoço. As *asas do atlas* são palpadas com o polegar e o dedo médio de uma das mãos, usando-se o indicador para palpar a depressão rostral da margem do *processo espinhoso do áxis* e o *arco dorsal do atlas*. Insere-se a agulha com a outra mão rostral a esse ponto, a meio caminho entre as asas do atlas e a protuberância occipital, usando a última para manter-se na linha média. A agulha irá penetrar através da pele, das fáscias e das aponeuroses, da membrana atlantoccipital dorsal e por fim da duramáter, na cisterna magna (Fig. 3.16).

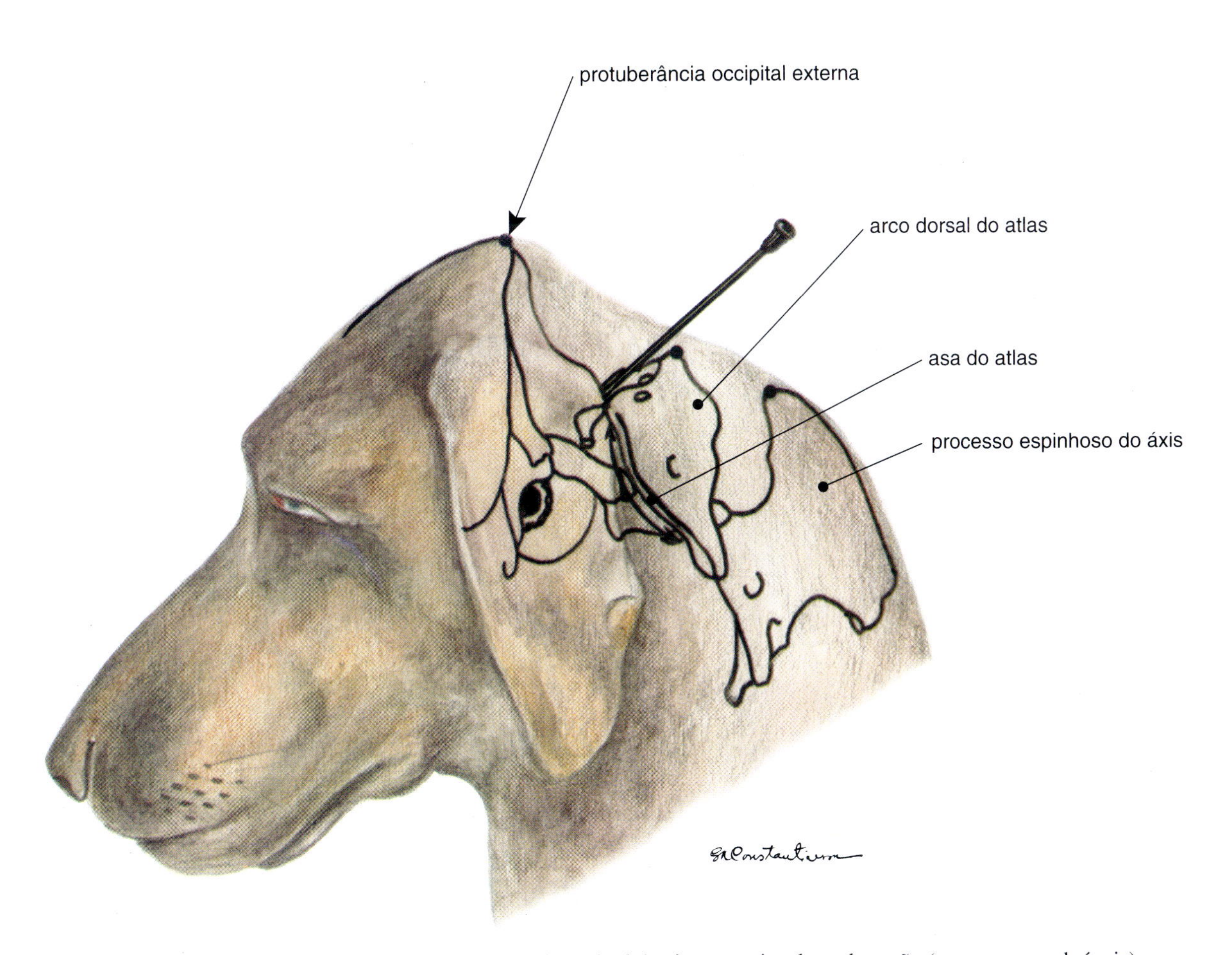

Fig. 3.16 Marcos para a colheita de líquido cerebrospinal da cisterna, vista lateral — cão (• = marcos palpáveis).

A face dorsal das vértebras cervicais é importante para objetivos radiográficos e para mostrar a técnica de punção na cisterna para colher LCE (Fig. 3.17).

A face ventral das vértebras cervicais, incluindo os discos intervertebrais, é importante **em procedimentos cirúrgicos de correção de discos intervertebrais cervicais herniados e fenestração de disco cervical**. Eles estão bem cobertos pelo M. longo do pescoço. Ventrais e próximos a eles, estão a traquéia e o esôfago.

Os marcos ósseos para identificação de espaços intervertebrais (*i. e.*, sempre que se precisar fazer algo em um desses espaços) são os processos ventrais proeminentes de C_2 (identificando o espaço de disco intervertebral C_{2-3}) e as grandes asas de C_6 (processos transversos de C_6) (Figs. 3.18 e 3.19).

Na obtenção de acessos ventrais à coluna vertebral cervical, deve-se retrair a traquéia para a esquerda de maneira que o esôfago fique protegido contra traumatismo iatrogênico bem como o nervo laríngeo recorrente esquerdo.

O ***manúbrio do esterno*** (**M**) é palpável na extremidade proximal do sulco peitoral mediano; ele representa a extremidade cranial da primeira esternebra e o ponto mais inferior da entrada torácica.

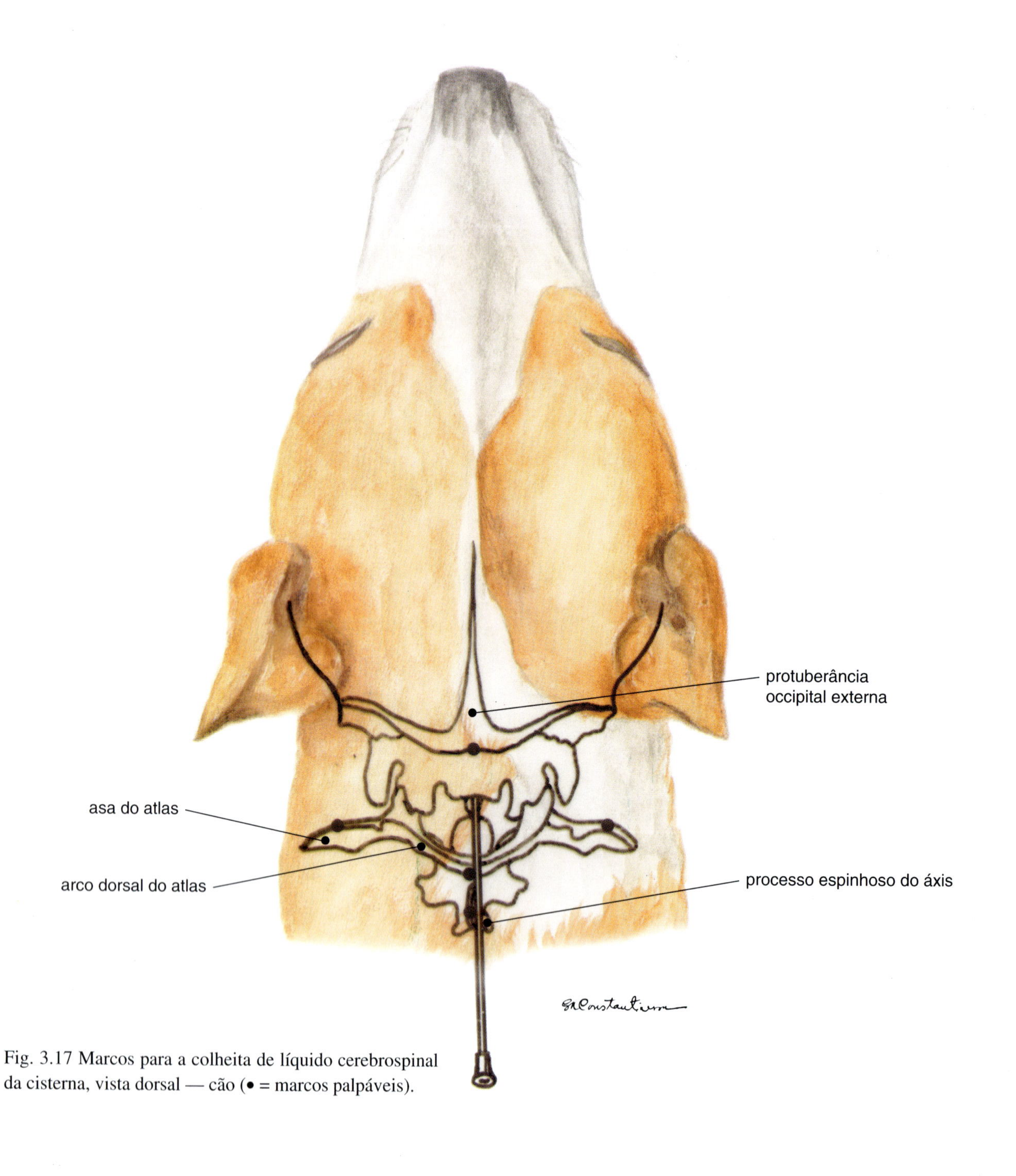

Fig. 3.17 Marcos para a colheita de líquido cerebrospinal da cisterna, vista dorsal — cão (• = marcos palpáveis).

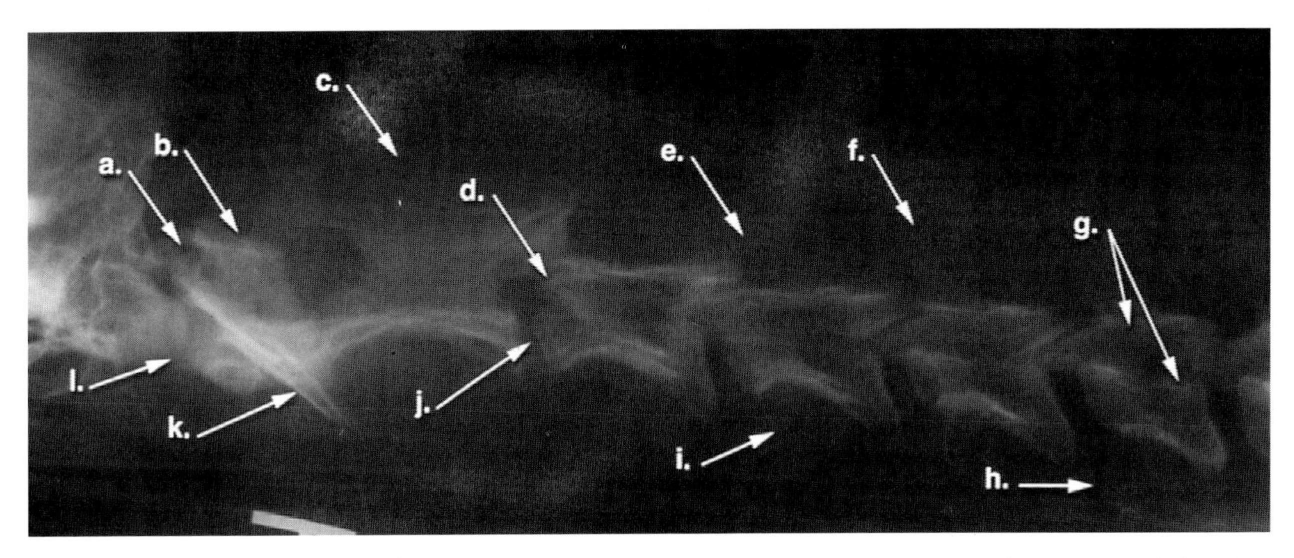

Fig. 3.18 Radiografia lateral direita das vértebras cervicais caninas.

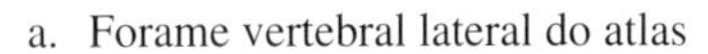

a. Forame vertebral lateral do atlas
b. Tubérculo dorsal do atlas
c. Processo espinhoso do áxis
d. Faceta articular cranial de C_3
e. Faceta articular caudal de C_3
f. Processo espinhoso de C_5
g. Limites dorsal e ventral do canal vertebral
h. Processo transverso expandido de C_6
i. Processo transverso de C_4
j. Espaço do disco intervertebral entre C_2-C_3
k. Asas do atlas
l. Côndilo occipital

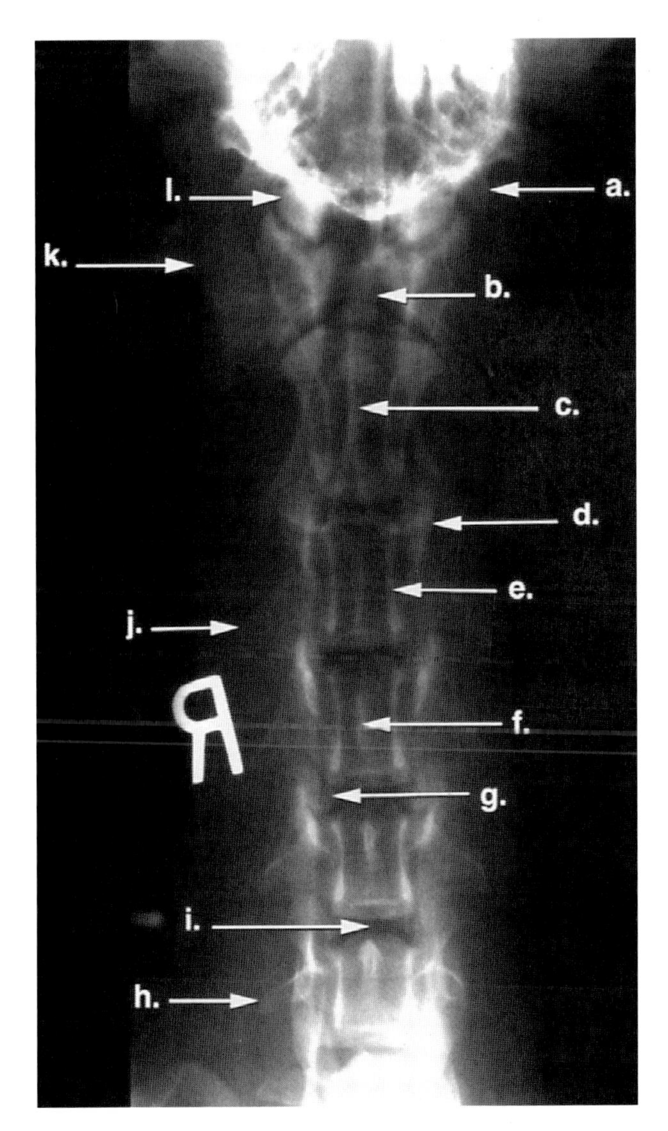

Fig. 3.19 Vista radiográfica ventrodorsal das vértebras cervicais caninas.

a. Processo paracondilar do osso occipital
b. Dente
c. Processo espinhoso de C_2 (áxis)
d. Faceta articular cranial de C_3
e. Pedículo esquerdo do arco vertebral de C_3
f. Processo espinhoso de C_4
g. Faceta articular caudal de C_4
h. Processo transverso de C_6
i. Espaço do disco intervertebral entre C_5-C_6
j. Processo transverso de C_3
k. Asa do atlas
l. Côndilo occipital

Articulações

As articulações da cabeça e do pescoço são mostradas nas Figs. 3.20 e 3.21.

A articulação de importância clínica e palpável é ***aquela entre o osso occipital e o atlas***; a articulação entre o atlas e o áxis tem importância clínica, mas em geral não é palpável. Além disso, o ligamento da nuca, reduzido a um funículo nucal em carnívoros, une o processo espinhoso do áxis aos processos espinhosos das vértebras torácicas.

A articulação atlantoccipital é circundada por uma cápsula articular, espessada por uma membrana ventral, e também contém uma membrana dorsal que conecta o arco dorsal do atlas ao osso occipital. Dois ligamentos atlantoccipitais laterais também estão presentes.

A articulação atlantoccipital também é circundada por uma cápsula articular, porém, além disso, tem muito mais membranas e ligamentos de importância clínica.

Os ligamentos alares, o ligamento apical do dente e o ligamento transverso do atlas são muito importantes para estabilidade e na consolidação de fraturas atlantoccipitais com instabilidade. Todos os três ligamentos são comuns ao cão e ao gato, situando-se dentro do assoalho do canal vertebral e sobre ele; os ligamentos alares unem a borda lateral do dente ao côndilo occipital; o ligamento apical do dente une o ápice do dente ao osso basioccipital, e o ligamento transverso do atlas está inserido em ambos os lados do atlas, dorsal ao dente. A decisão de optar pela estabilização dorsal *versus* ventral na instabilidade atlantoaxial é feita com base no(s) ligamento(s) lesado(s).

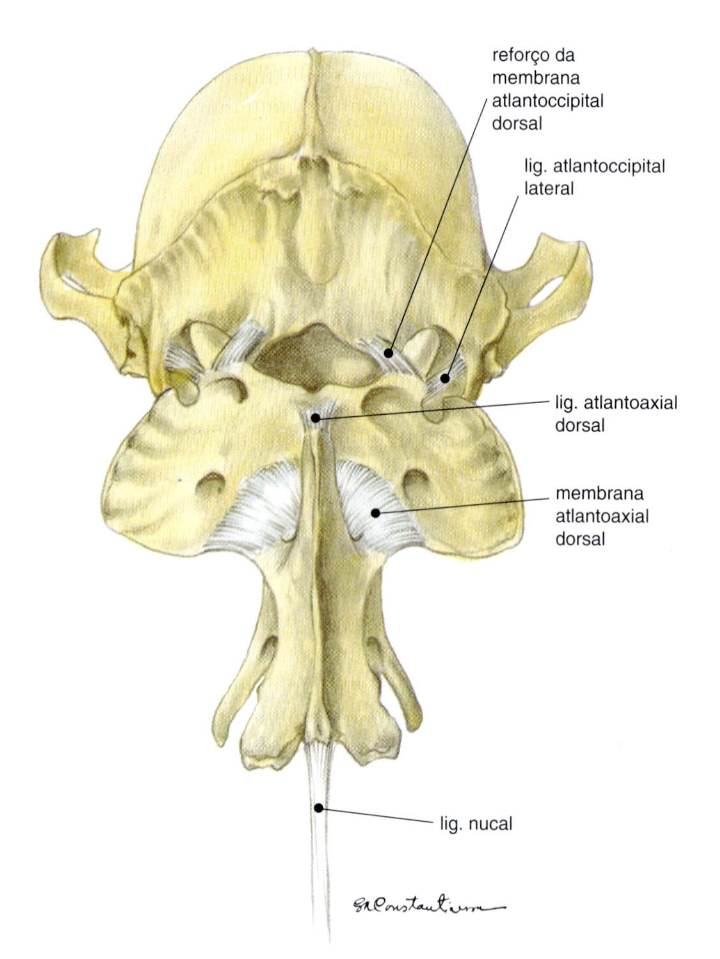

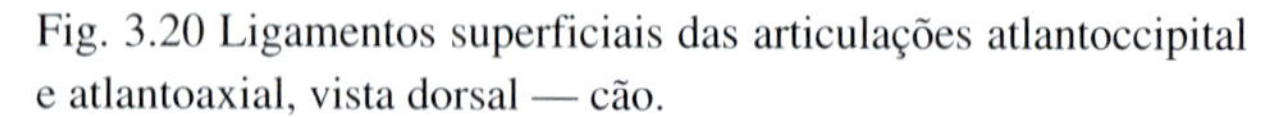
Fig. 3.20 Ligamentos superficiais das articulações atlantoccipital e atlantoaxial, vista dorsal — cão.

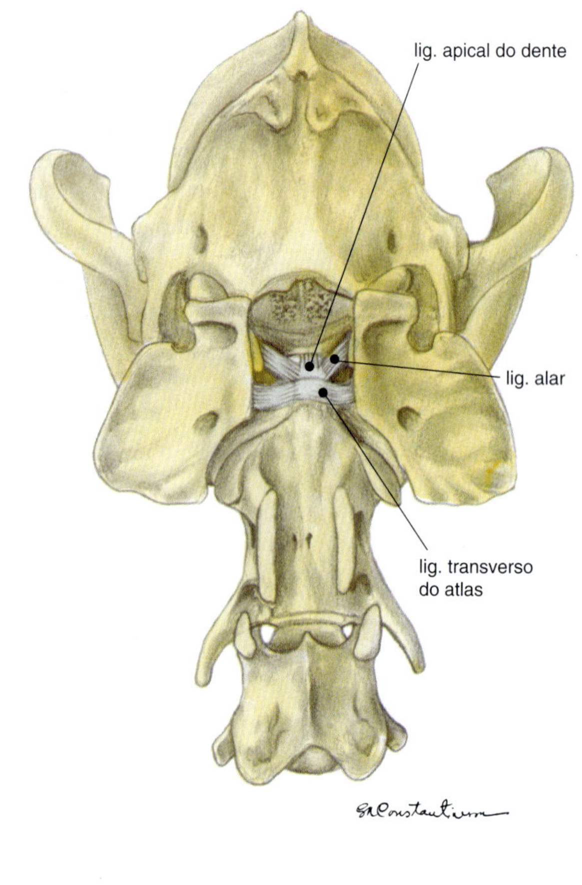

Fig. 3.21 Ligamentos profundos das articulações atlantoccipital e atlantoaxial, vista dorsal — cão.

MÚSCULOS

Os músculos da cabeça e do pescoço são mostrados nas Figs. 3.22–3.24 e também são vistos nas Figs. 3.5, 3.12 e 3.13.

Os músculos mais superficiais são o platisma e o esfíncter superficial do pescoço. O M. parotidoauricular situa-se nas glândulas salivares parótida e mandibular. Os Mm. cervicoauriculares podem ser delineados. O restante da face lateral do pescoço é compartilhado entre os seguintes músculos: parte cervical do trapézio, braquiocefálico (cleidobraquial e parte cervical do cleidocefálico), esternocefálico (parte occipital e parte mastóidea), omotransversário, esternotireóideo e esterno-hióideo (esternoióideo), bem como o serrátil ventral cervical, conforme mostrado nas ilustrações.

Profundos e próximos ao platisma, além de protegidos entre o M. esternocefálico simétrico (no gato, as partes mastóidea e occipital), os seguintes músculos cobrem a laringe e a traquéia: os Mm. esterno-hióideos (na linha média) e esternotireóideos (laterais a eles).

O acesso cervical ventral envolve a separação na linha média dos Mm. esterno-hióideos. Uma veia ímpar, a V. tireóidea média, é inconstante (*mencionada como tireóidea ima em livros de cirurgia*).

O M. esternotireóideo termina no mesmo nível em que começa o tíreo-hióideo. Ventral e caudal ao manúbrio do esterno, os Mm. peitoral descendente e peitoral transverso são palpáveis.

Os seguintes músculos podem ser delineados na face dorsal do pescoço: a parte occipital do esternocefálico, a parte cervical do cleidocefálico, o rombóide da cabeça, o omotransversário e a parte cervical do trapézio.

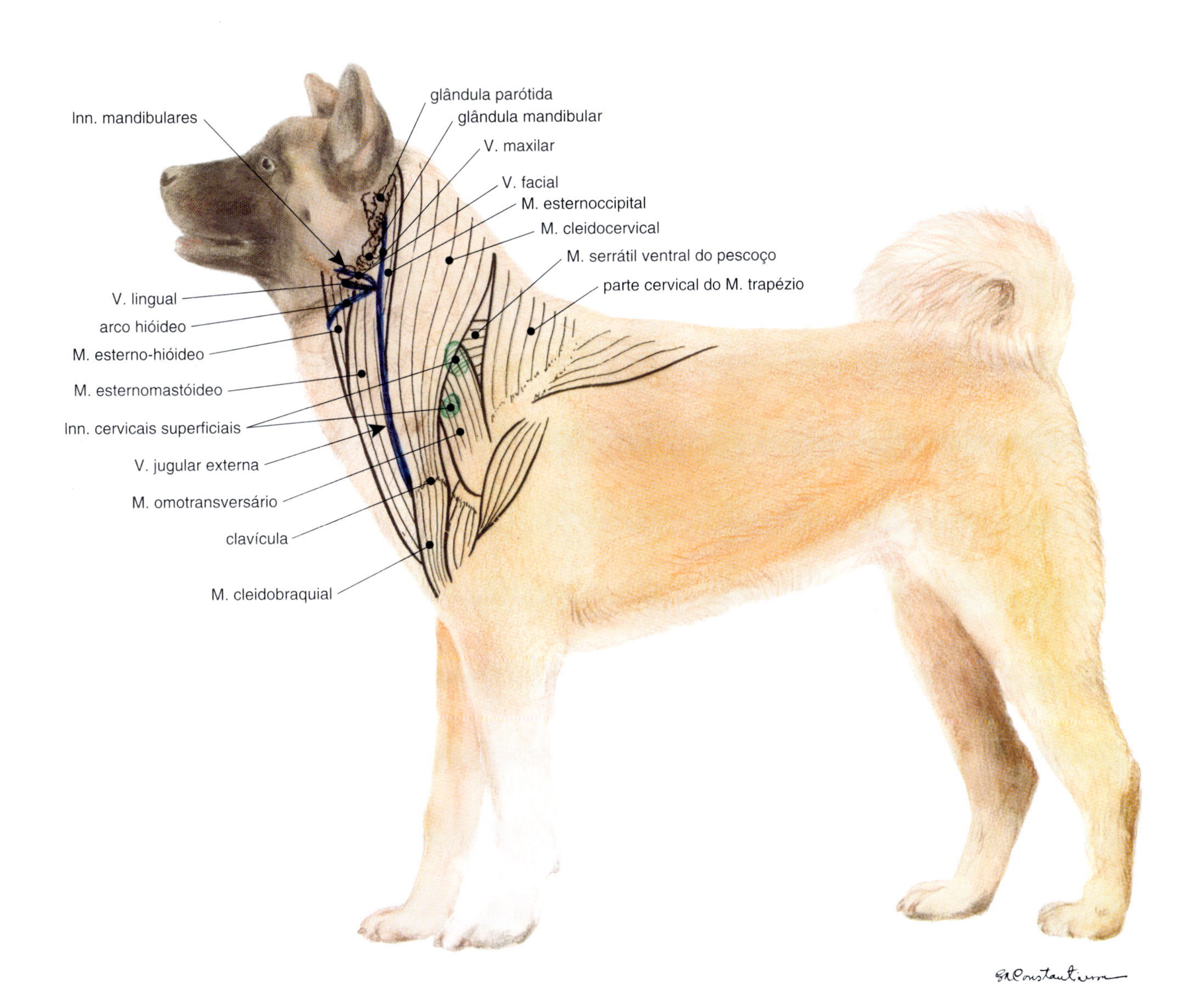

Fig. 3.22 Músculos, veias e linfonodos superficiais do pescoço, face lateral — cão.

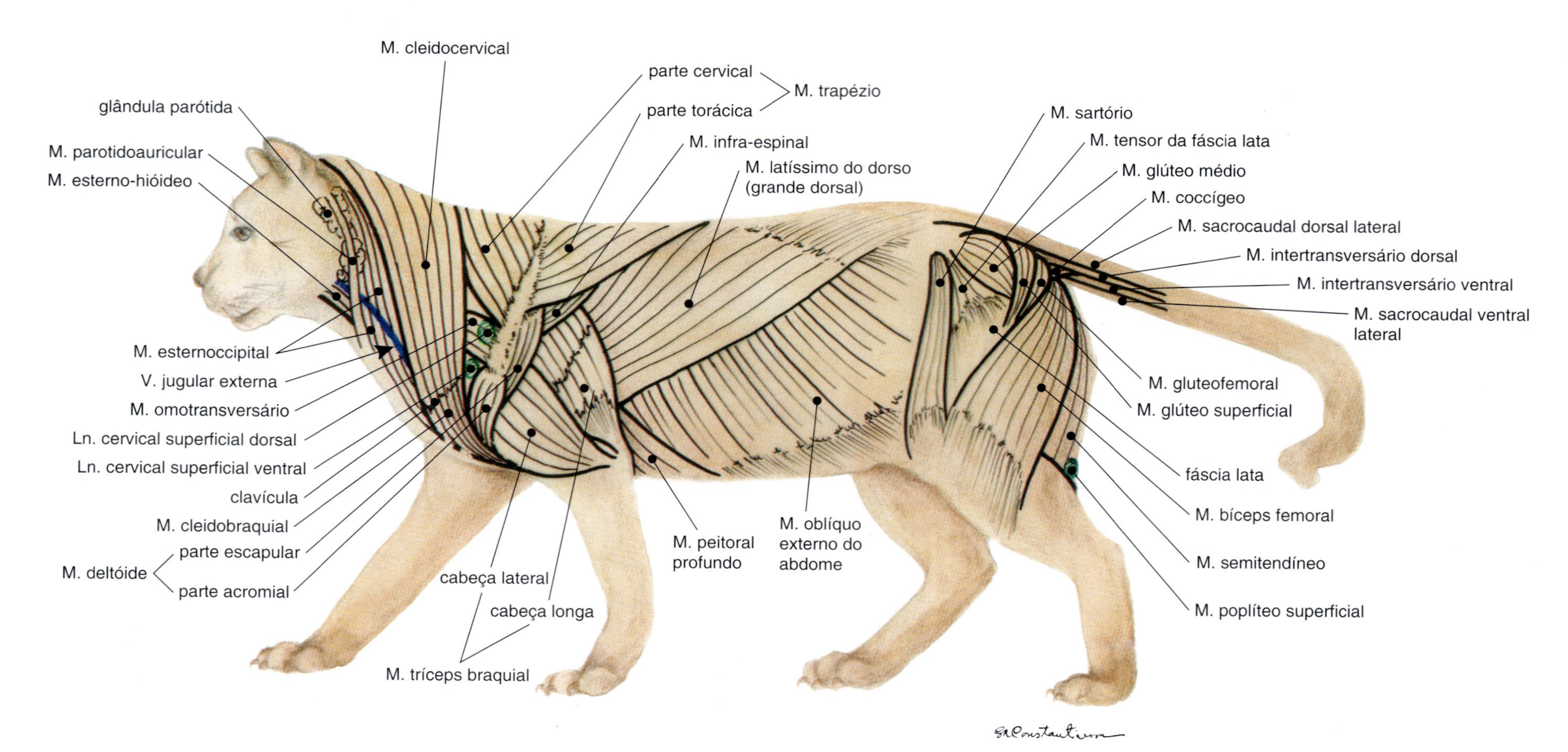

Fig. 3.23 Músculos superficiais do corpo, face lateral — gato.

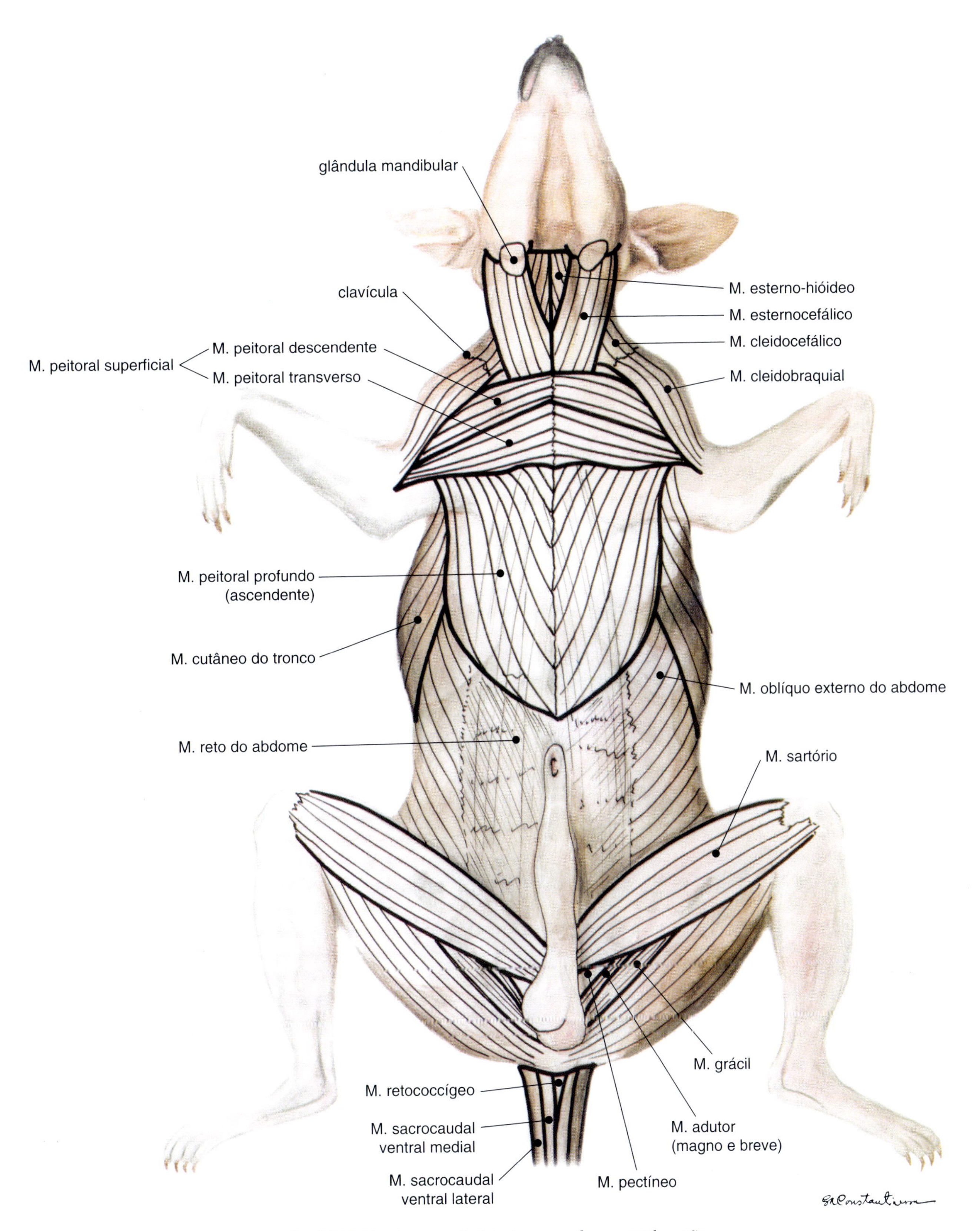

Fig. 3.24 Músculos superficiais do corpo, face ventral — cão.

TRAQUÉIA, ESÔFAGO, TIREÓIDE E GLÂNDULAS PARATIREÓIDEAS EXTERNAS

A anatomia discutida nesta seção está ilustrada nas Figs. 3.25–3.28.

Da perspectiva lateral, a traquéia e o esôfago (o último localizado dorsal à traquéia e ligeiramente à esquerda) são palpáveis, em especial a traquéia no terço cranial do pescoço (Figs. 3.25 e 3.26). Ambos correm ventrais às vértebras cervicais e contra elas e o M. longo do pescoço.

Palpação suave da face ventral da traquéia em um cão com colapso traqueal geralmente desencadeará uma tosse improdutiva.

Do lado direito, a A. carótida comum, a V. jugular interna e o tronco linfático jugular direito (traqueal) acompanham apenas a traquéia, enquanto no lado esquerdo o esôfago também está presente, no alto da traquéia. O tronco jugular direito torna-se o ducto linfático direito antes de esvaziar-se no ângulo venoso direito, ao passo que o tronco jugular esquerdo esvazia-se no ducto torácico.

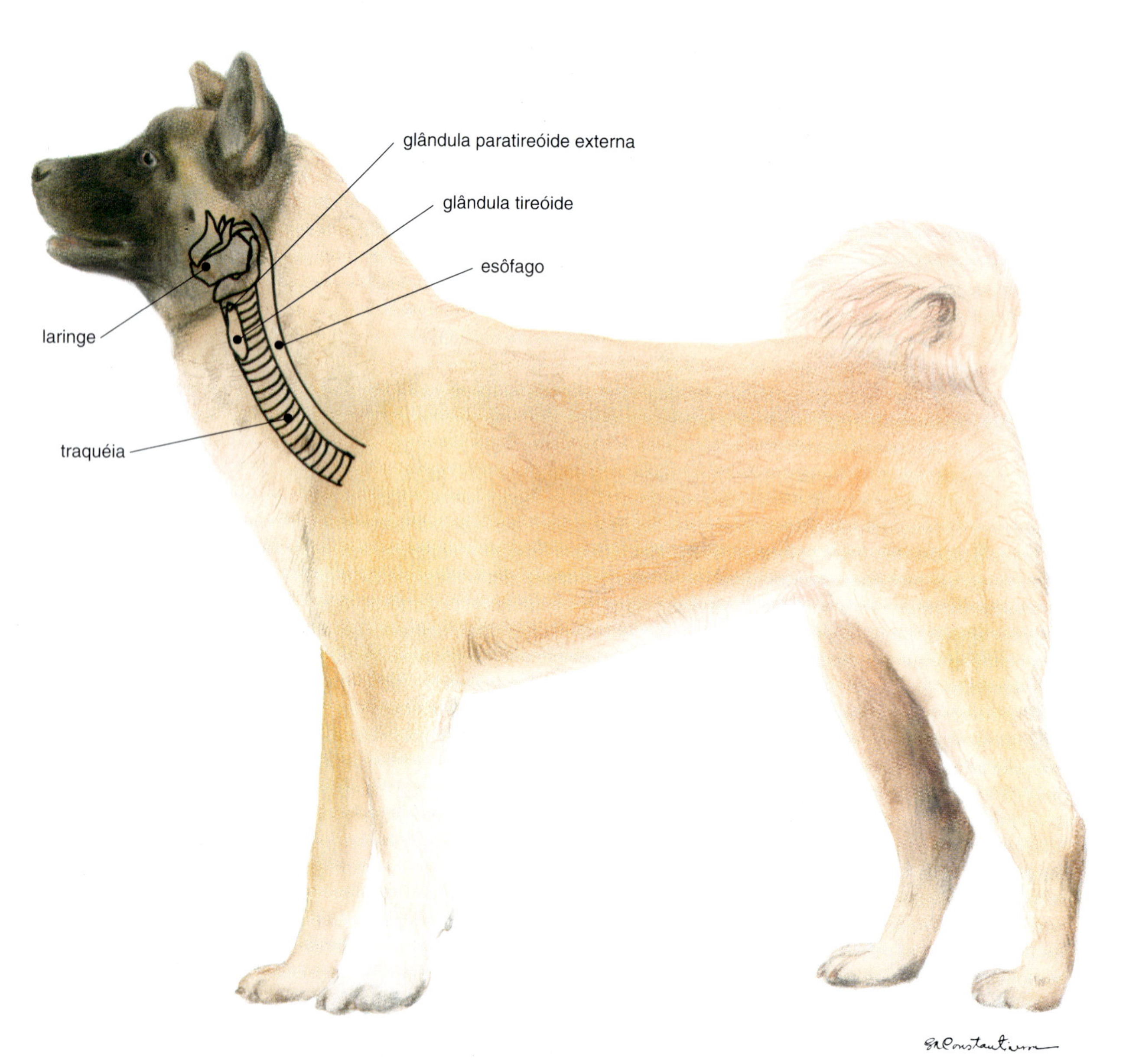

Fig. 3.25 Glândulas tireóide e paratireóide externa, traquéia e esôfago, vista lateral — cão.

O ângulo venoso direito está localizado no ponto em que a V. jugular externa direita e a V. axilar direita se encontram para formar a V. subclávia direita.

A traquéia é composta de anéis traqueais cartilagíneos incompletos ligados entre si por ligamentos anulares; os últimos representam a transição do pericôndrio de um anel para o outro. Os anéis são interrompidos dorsalmente, onde a traquéia está coberta em toda a sua extensão pelo M. traqueal.

A Fig. 3.29 mostra uma imagem endoscópica da face normal do lúmen traqueal no cão. Observar o M. traqueal e a extremidade livre de um anel traqueal no lado direito. A Fig. 3.30 mostra colapso traqueal no cão. Observar o M. traqueal alargado.

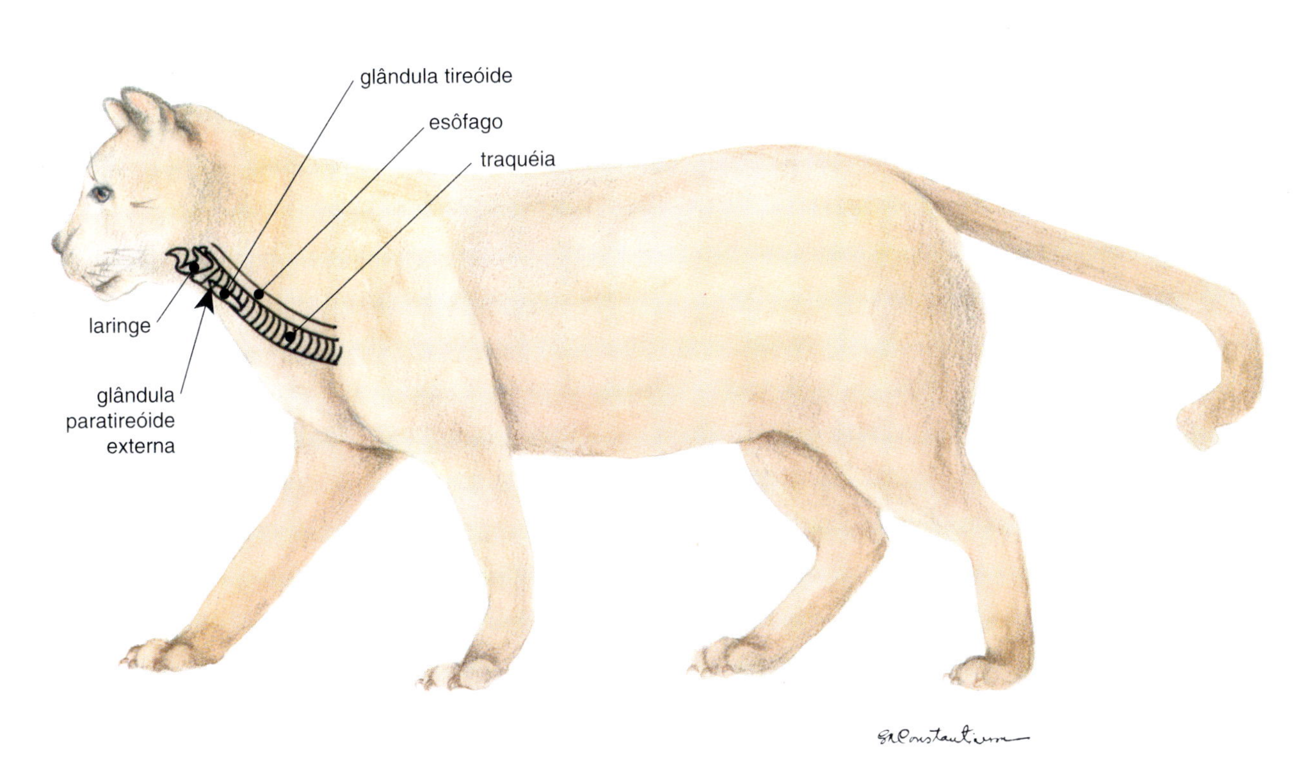

Fig. 3.26 Glândulas tireóide e paratireóide externa, traquéia e esôfago, vista lateral — gato.

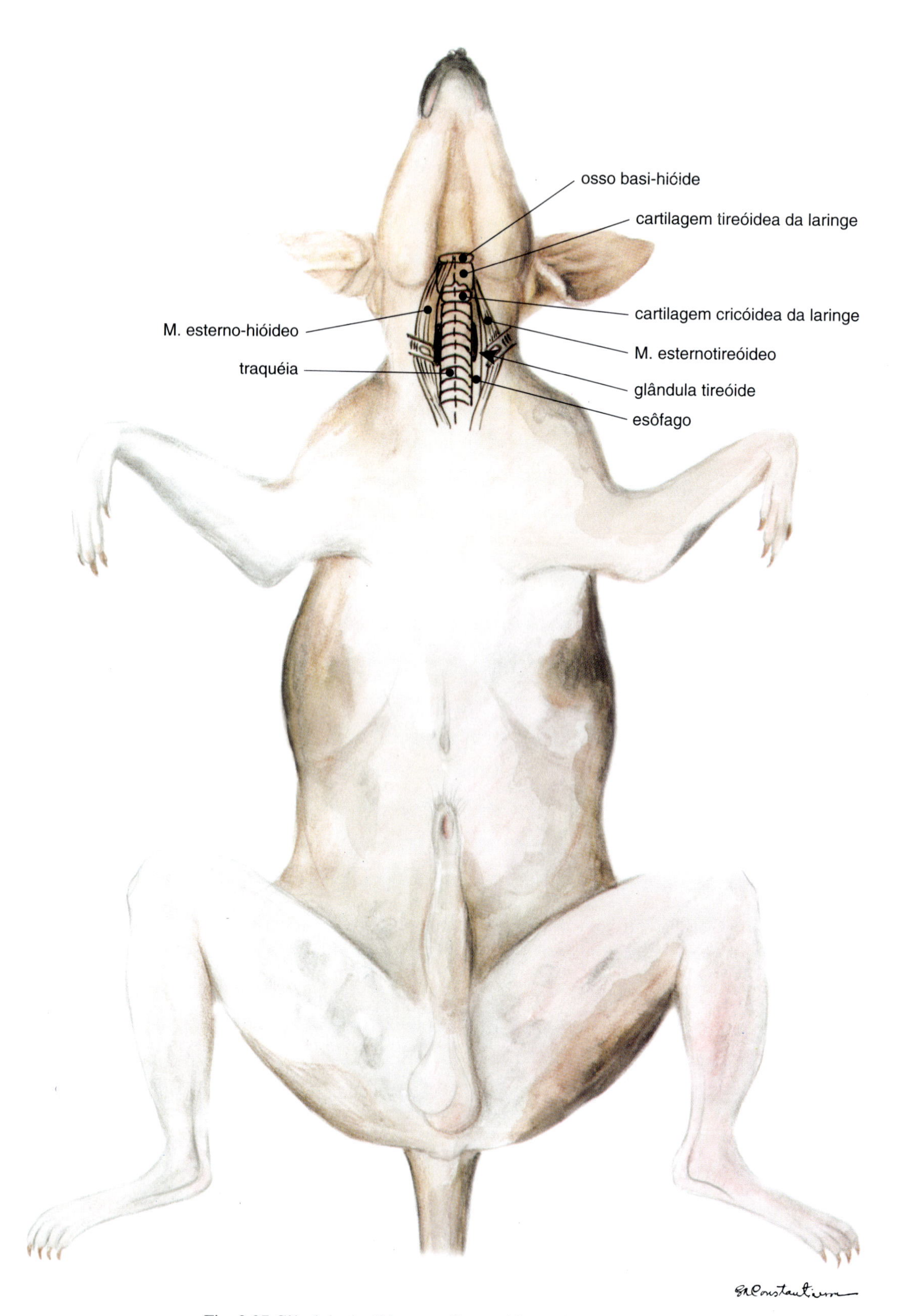

Fig. 3.27 Glândula tireóide, traquéia e esôfago, vista ventral — cão.

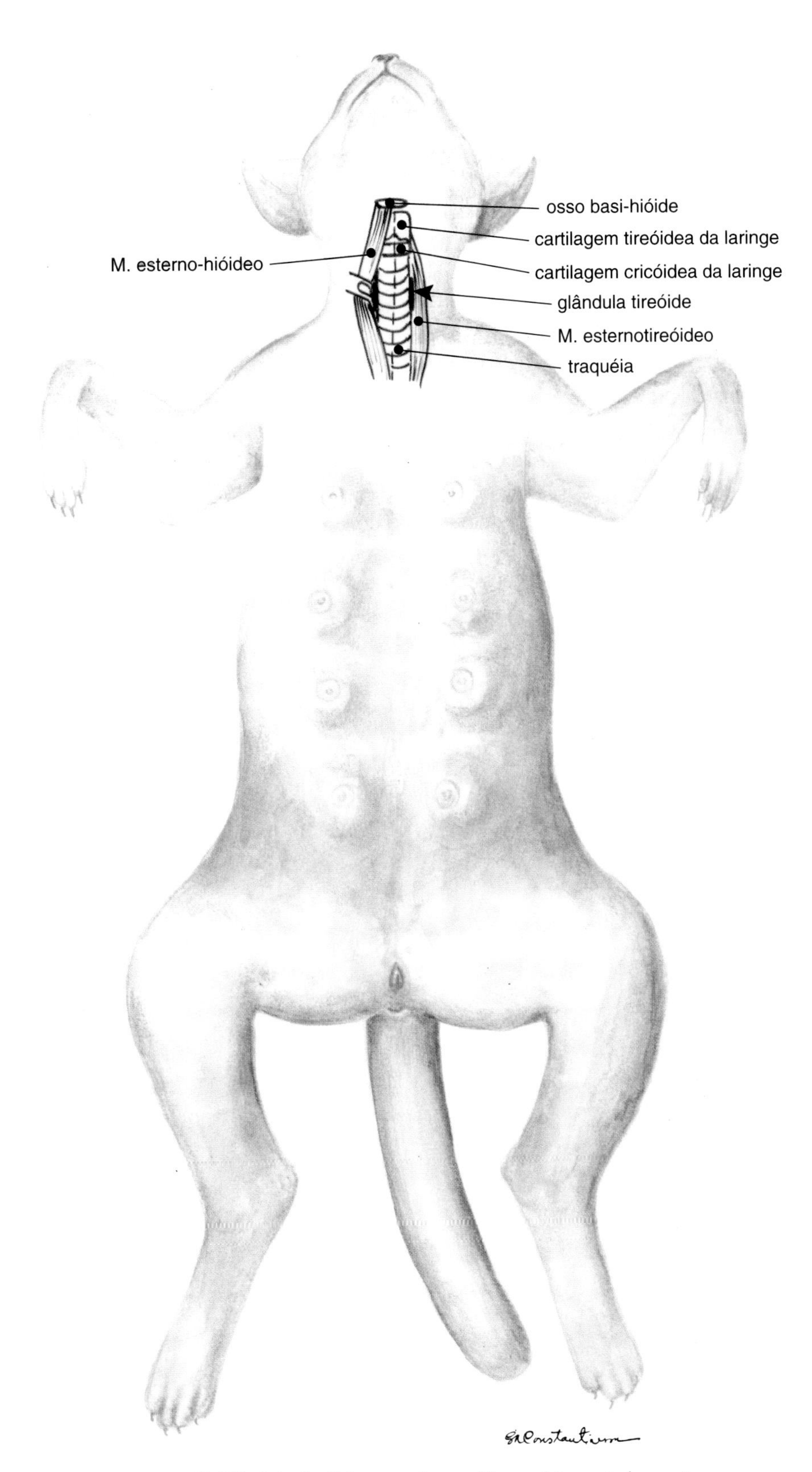

Fig. 3.28 Glândula tireóide, traquéia e esôfago, vista ventral — gato.

A glândula tireóide e a glândula paratireóide externa são palpáveis apenas em algumas situações patológicas e estão localizadas caudais à laringe e na face lateral dos primeiros cinco a seis anéis traqueais (ver Figs. 3.25 e 3.26). No gato, não há istmo da glândula tireóide, enquanto alguns cães podem tê-lo (na face ventral da traquéia).

Na face ventral e refletindo-se os Mm. esternotireóideo e esterno-hióideo, as seguintes estruturas ficarão expostas: na linha média, a traquéia, acompanhada em ambos os lados pelas glândulas tireóide e paratireóide externa até o quinto (oitavo) anel traqueal; no lado esquerdo da traquéia e no aspecto dorsal a ela, passa o esôfago (ver Figs. 3.27 e 3.28).

O N. laríngeo recorrente esquerdo está intimamente associado ao lado esquerdo da traquéia. Durante intervenções cirúrgicas para fenestração de disco cervical ou reparo esofágico, é preciso retrair a traquéia para a esquerda por uma fenda ventral, de modo a evitar lesão do nervo.

A partir de tal perspectiva, apenas a traquéia pode ser palpada com clareza. A glândula tireóide só pode ser palpada em algumas situações patológicas, em que é possível detectar nódulos ou tumores.

A inspeção minuciosa do pescoço em busca da presença de um nódulo tireóideo é obrigatória em todos os gatos idosos. Como os adenomas da tireóide podem estar distantes da área onde fica situada uma glândula tireóide normal, é importante avaliar toda a parte ventral do pescoço. Colocando o polegar e o indicador de cada lado da parte ventral do pescoço logo caudal à laringe, deslizam-se suavemente os dedos na direção da entrada torácica. Faz-se pressão delicada mas firme com os dedos nessa entrada, juntando-os e empurrando-os para trás na tentativa de palpar um nódulo que possa ter descido. Os adenomas da tireóide não ficam muito aderidos ao tecido circundante, podendo ser movidos em sentido ligeiramente cranial e caudal ao longo do pescoço.

Os tumores da tireóide são bastante diferentes em cães e gatos. No cão, em geral eles permanecem na localização esperada sobre a superfície ventral do pescoço, aproximadamente no meio de seu comprimento, sendo comum estarem firmemente aderidos a estruturas subjacentes, e seu tamanho é muito maior do que o de adenomas funcionais em felinos.

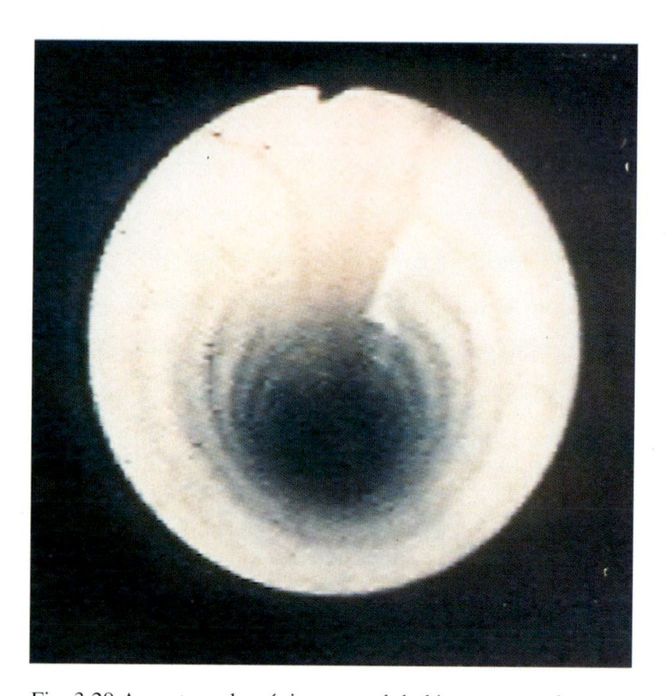

Fig. 3.29 Aspecto endoscópico normal do lúmen traqueal — cão.

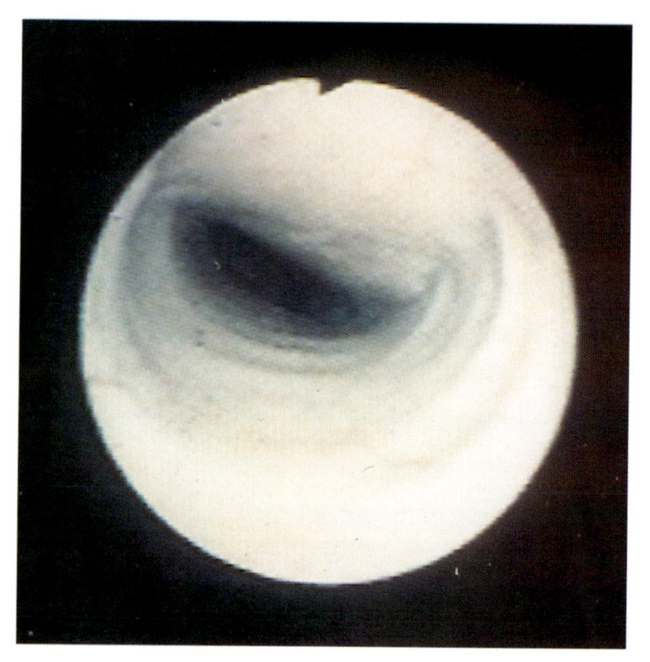

Fig. 3.30 Vista endoscópica de um colapso traqueal — cão.

4

O Tórax e as Vísceras Torácicas

Regiões Anatômicas

As regiões inclusas na face lateral do tórax estão ilustradas nos capítulos anteriores (ver Figs. 3.1–3.5).

A entrada do tórax é limitada pelo primeiro par de costelas, pelo corpo da primeira vértebra torácica coberto pelo M. longo do pescoço e pelo manúbrio do esterno (Fig. 4.1). A entrada do tórax não corresponde à extensão caudal da cavidade torácica; ela se estende até o penúltimo par de costelas, onde o diafragma está inserto. O diafragma tem um componente muscular e um tendíneo: o músculo é periférico e o tendão é central (Fig. 4.2). O componente muscular tem uma parte lombar, duas partes costais e uma parte esternal, em continuidade uma com a outra e em forma de ferradura.

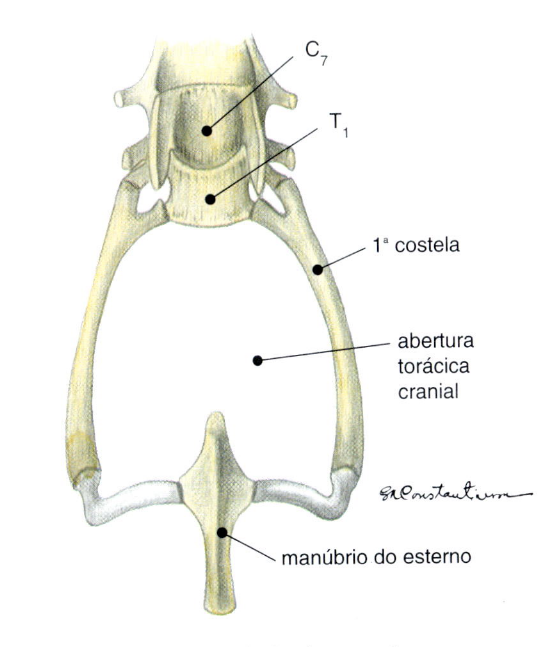

Fig. 4.1 Entrada do tórax — cão.

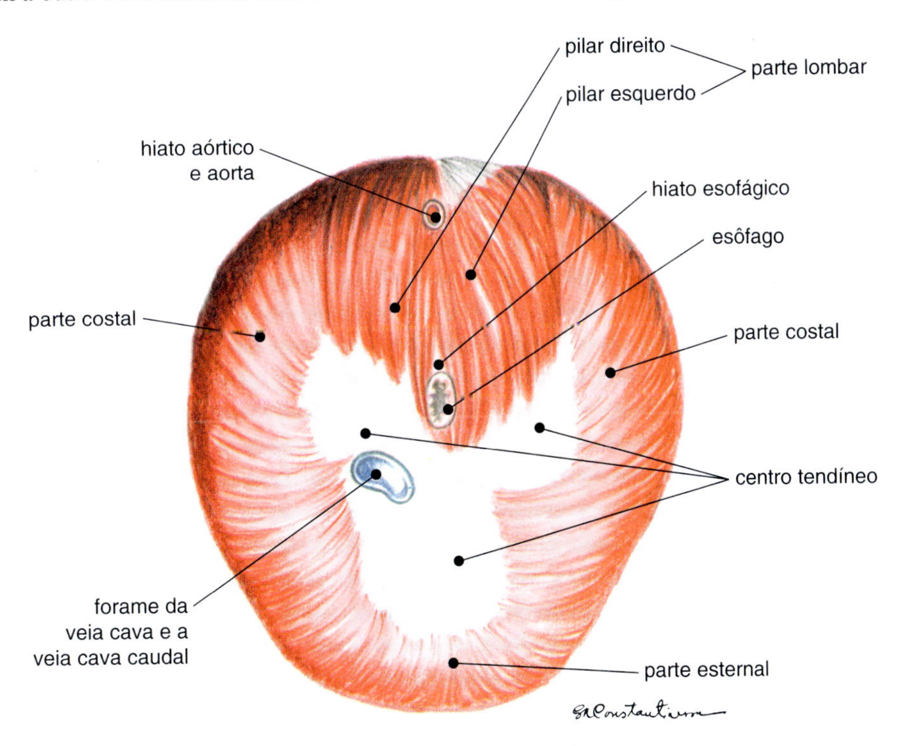

Fig. 4.2 Diafragma, face torácica/cranial — cão.

Em geral, ruptura traumática do diafragma ocorre no componente muscular, tipicamente em uma das partes costais.

A parte lombar tem dois pilares, perfurados pelo hiato aórtico e pelo hiato esofágico.

O hiato esofágico é o local de hérnia hiatal e intussuscepção gastroesofágica.

A parte tendínea é perfurada pelo forame da veia cava (para a passagem da veia cava caudal).

O tendão central é perdido ou subdesenvolvido na hérnia peritoneopericárdica congênita.

A compressão da porção cranial do tórax da perspectiva ventral é parte importante do exame físico em gatos. A impossibilidade de comprimir o tórax implica um efeito compressivo dentro do mediastino cranial — em geral, um tumor tímico ou linfático.

Ossos

As ***vértebras torácicas*** (13 em carnívoros) — os 8–9 pares de costelas esternais, 3–4 pares de costelas asternais e 1 possível par de costelas flutuantes — com suas cartilagens correspondentes e o esterno são os ossos da cavidade torácica (Figs. 4.3–4.10 e ver também Figs. 3.12 e 3.13).

As extremidades dos processos espinhosos são palpáveis. O 10º processo espinhoso **(M) está orientado verticalmente e é mais curto que o 9º e o 11º processos.**

Portanto, o 10º processo espinhoso é facilmente palpável e um marco valioso para acessos cirúrgicos. Ele pertence à vértebra torácica anticlinal.

As ***costelas*** são palpáveis (**M**) bem como suas cartilagens; as cartilagens das costelas asternais formam o hipocôndrio (**M**), cuja margem ventral é denominada arco costal (**M**).

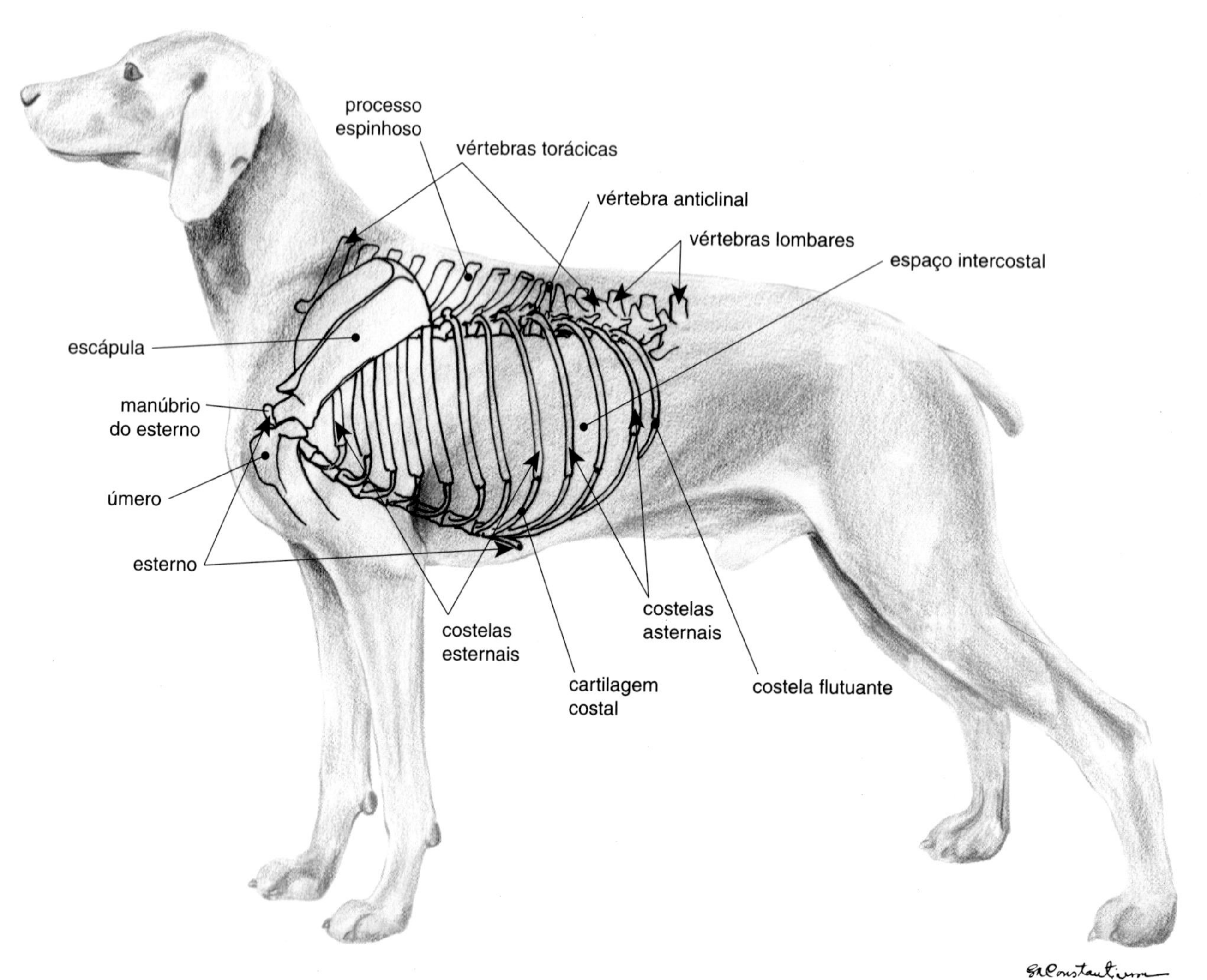

Fig. 4.3 Projeção do esqueleto da cavidade torácica sobre o tórax, face lateral esquerda — cão.

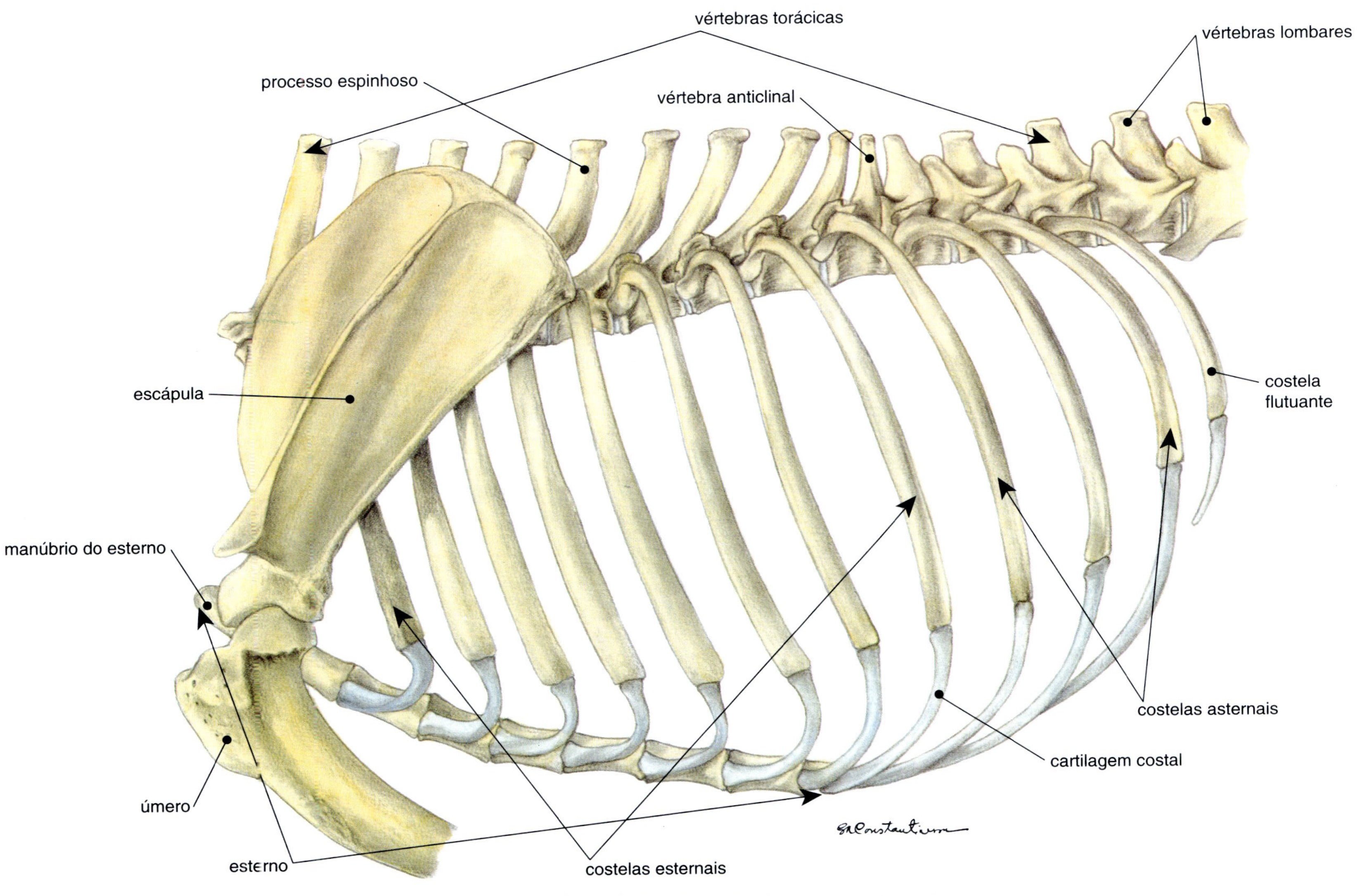

Fig. 4.4 Esqueleto da cavidade torácica, face lateral esquerda — cão.

Apenas os corpos das vértebras são palpáveis. As cabeças e os colos não são palpáveis. As costelas estão separadas por espaços intercostais.

O 4º espaço intercostal esquerdo é um local comum de acesso para muitas cirurgias relacionadas com o coração.

A pericardiocentese é feita no lado direito, ventral à junção costocondral no 4º, 5º ou 6º espaço intercostal (ver incisura cardíaca), para evitar os pulmões.

O 7º espaço intercostal é o local em que normalmente se inserem tubos torácicos.

O 9º espaço intercostal direito em felinos e o 10º em caninos são os marcos para acesso ao ducto torácico.

A última costela é o marco para identificar a junção toracolombar, marco importante para decidir onde centrar a incisão durante cirurgia da coluna.

O ***esterno*** mostra as esternebras com o manúbrio do esterno (**M**), o processo xifóide e a cartilagem (**M**) e a parte caudal do esterno, todos palpáveis da perspectiva lateral, especialmente em indivíduos magros.

Os processos espinhosos das vértebras torácicas no meio da lâmina vertebral e a cartilagem da escápula simétrica são mais facilmente palpáveis em indivíduos magros. As extremidades dos processos espinhosos (**M**) são marcos para avaliação clínica.

Articulações

As ***articulações intervertebrais*** (sínfises) e ***costovertebrais*** não podem ser palpadas, só podendo ser mostradas em radiografias.

As ***articulações costocondrais***, entre as costelas e suas cartilagens, podem ser palpadas, mas com dificuldade.

As ***articulações esternocostais*** não podem ser palpadas por causa da massa muscular.

Há uma ***sincondrose manubrioesternal*** entre o manúbrio e o corpo do esterno.

Sincondroses interesternebrais são as junções cartilagíneas entre as esternebras.

Os ligg. intercapitais de T_1 a T_9 permitem poucas rupturas de disco nesses locais, sendo partes dos lgg. intra-articulares das cabeças das costelas correspondentes, que conectam as cabeças das costelas simétricas, e são cobertos pelo ligamento longitudinal dorsal.

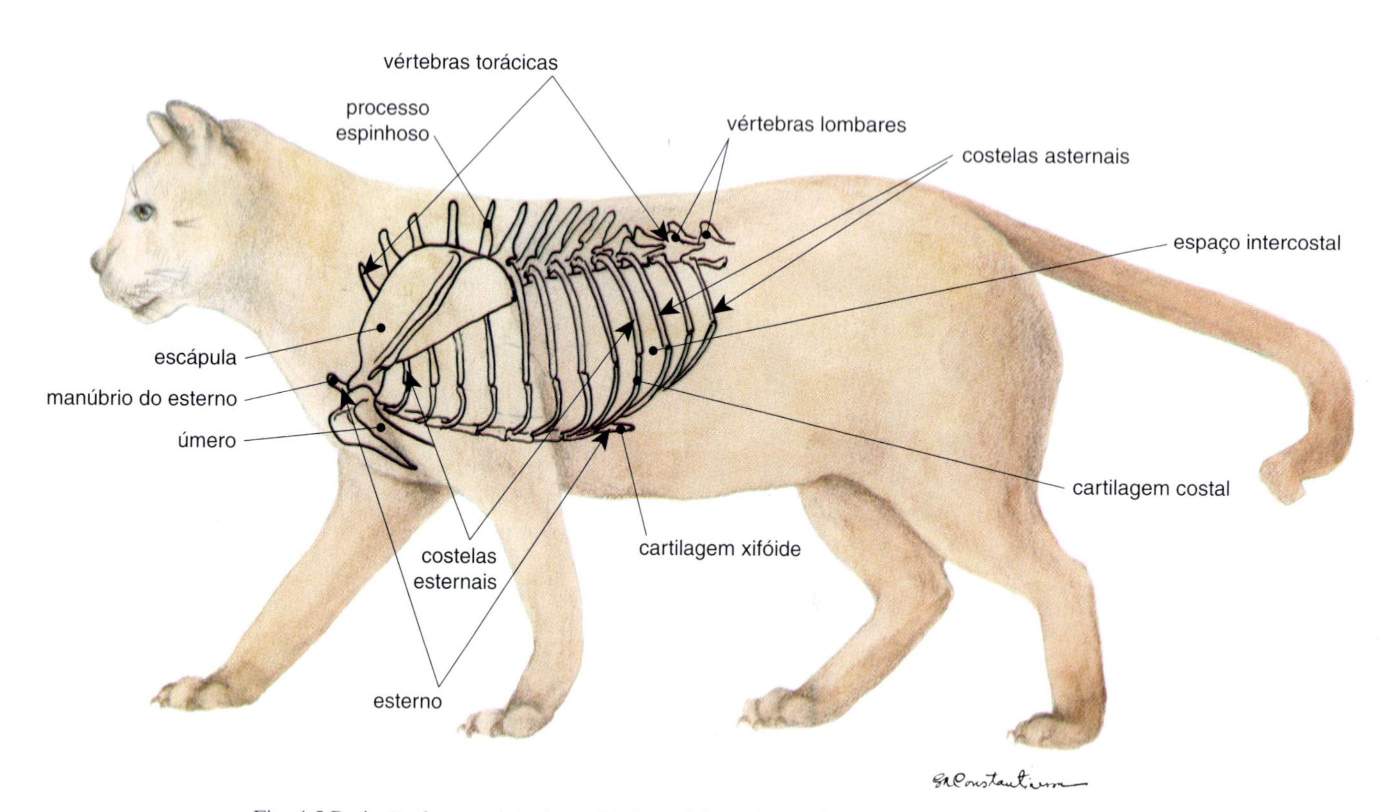

Fig. 4.5 Projeção do esqueleto da cavidade torácica sobre o tórax, face lateral esquerda — gato.

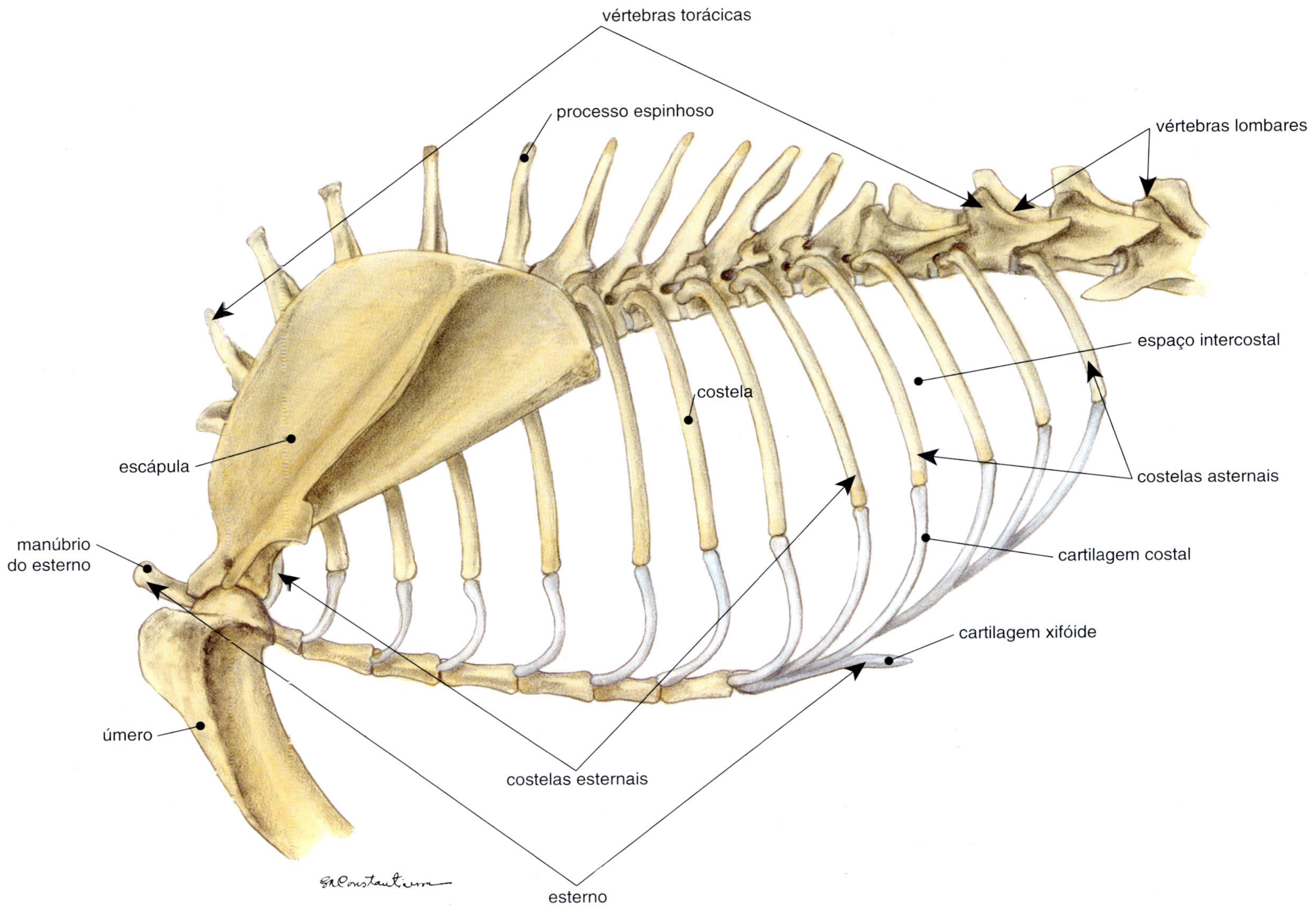

Fig. 4.6 Esqueleto da cavidade torácica, face lateral esquerda — gato.

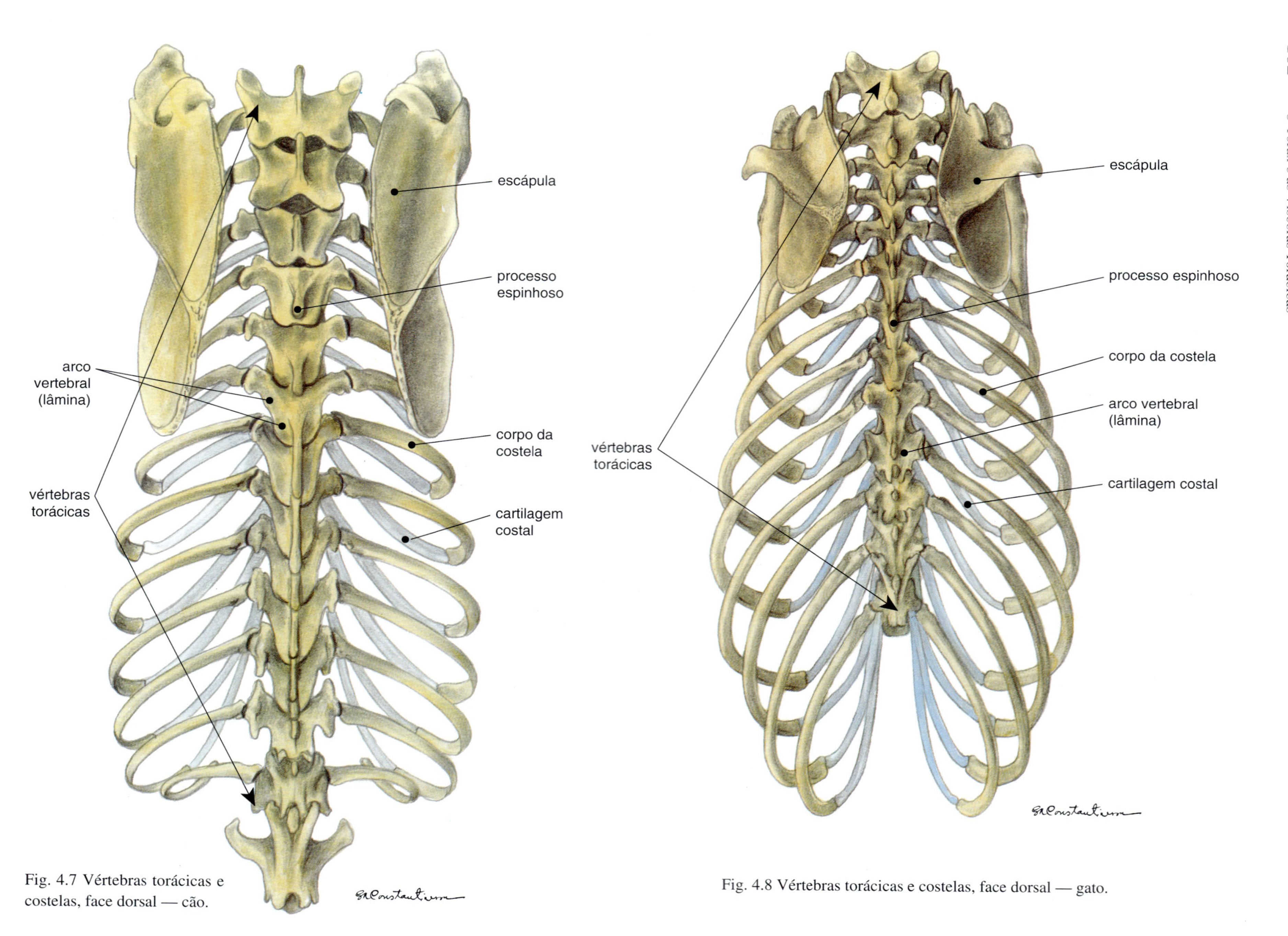

Fig. 4.7 Vértebras torácicas e costelas, face dorsal — cão.

Fig. 4.8 Vértebras torácicas e costelas, face dorsal — gato.

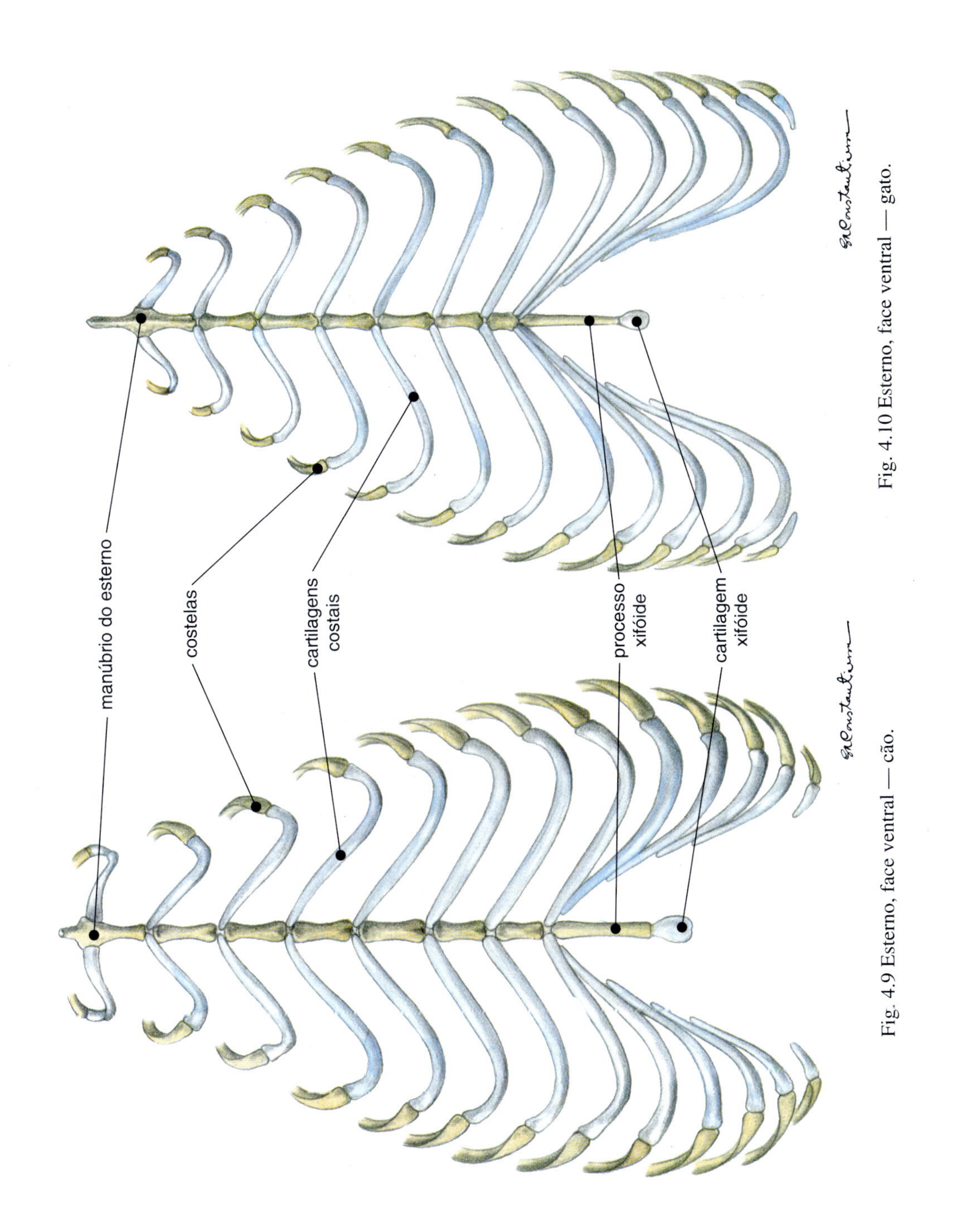

Fig. 4.9 Esterno, face ventral — cão.

Fig. 4.10 Esterno, face ventral — gato.

Músculos

Os músculos da cavidade torácica são mostrados na Fig. 4.11, mas ver também Figs. 3.5, 3.12, 3.13, 3.23 e 3.24.

Os músculos laterais do ombro e do braço são mencionados primeiro aqui, porque cobrem intimamente parte da cavidade torácica; portanto, não é possível ter acesso direto às paredes torácicas nem à cavidade torácica nesta área.

Contudo, movendo-se o antebraço do animal para a frente e empurrando-se a cabeça longa do M. tríceps braquial cranialmente, expõe-se uma área mais ampla para exame clínico do coração.

Além dos músculos laterais do ombro e do braço, os seguintes músculos são mostrados: cutâneo do tronco, partes cervical e torácica do trapézio, latíssimo do dorso (grande dorsal), serrátil ventral do tórax, oblíquo externo do abdome e peitoral profundo.

O M. latíssimo do dorso (grande dorsal) pode ser rebatido craniodorsalmente, em vez de transeccionado, para toracotomia lateral.

A parte torácica do trapézio e o latíssimo do dorso são os únicos músculos que podem ser delineados a partir da perspectiva dorsal.

O M. peitoral superficial mais os Mm. peitorais descendente e transverso e o M. peitoral profundo são os músculos da face ventral do tórax.

Cavidades Torácica e Pleural

A cavidade torácica tem um teto, paredes laterais, um assoalho, uma abertura cranial e uma abertura caudal.

O teto é constituído dos corpos das vértebras torácicas conectados pelos discos intervertebrais correspondentes (as sínfises intervertebrais) e pelos 13 pares de articulações das cabeças das costelas. Além disso (da 1ª à 6ª vértebra), o M. longo do pescoço e (da 6ª à 13ª vértebra) o lig. longitudinal ventral estão conectados com a face ventral dos corpos das vértebras e com os discos intervertebrais.

Os 13 pares de costelas e suas cartilagens conectadas pelos Mm. intercostais externos e internos formam as paredes laterais da cavidade.

O assoalho é representado pelo esterno, pelas sincondroses esternais, pelos ligamentos esternais e pelo M. transverso do tórax.

A entrada e a saída do tórax, incluindo o diafragma, já foram descritas. O esôfago, a traquéia, as Vv. jugulares externa e interna, as Vv. vertebrais axilares e o tronco vagossimpático penetram na entrada do tórax. As estruturas que saem são as Aa. carótidas comuns, axilares e cervicais superficiais, o tronco costocervical (inconstante no gato), os Nn. laríngeos recorrentes e o ducto torácico. A aorta torácica com os troncos vagais dorsal e ventral, os Nn. esplâncnicos e o esôfago passam através da saída do tórax e perfuram o diafragma; a veia cava caudal e o ducto torácico entram através da saída torácica.

O ducto torácico, que se origina da cisterna do quilo na cavidade abdominal, segue a aorta torácica em direção cranial até o nível da sexta vértebra torácica, onde começa a se curvar ventralmente e na direção do lado esquerdo da cavidade torácica. Ele segue dorsalmente para a A. subclávia esquerda e a origem da A. axilar esquerda, saindo pela entrada do tórax para esvaziar-se no ângulo venoso esquerdo (ver a definição do ângulo venoso direito no Cap. 3; eles são semelhantes).

O ducto torácico coleta a linfa do tórax e no ângulo venoso esquerdo une-se à jugular esquerda ou ao ducto traqueal, que coleta linfa da metade esquerda da cabeça e do pescoço.

A cavidade torácica é revestida pela fáscia endotorácica, que é a continuação da lâmina pré-traqueal da fáscia cervical (a fáscia cervical média); ela continua com a fáscia endoabdominal (fáscia transversa) através de três aberturas do diafragma. A fáscia endotorácica é intimamente revestida pela pleura parietal, que se continua com a pleura pulmonar (visceral) na raiz dos pulmões.

Há dois sacos e cavidades pleurais na cavidade torácica. A pleura, que é a membrana serosa da cavidade torácica, possui duas partes principais: a pleura visceral ou pulmonar e a pleura parietal. A última possui quatro partes: aquela em contato com as paredes laterais é denominada pleura costal; a que fica em contato com o diafragma é chamada pleura diafragmática; na linha média, cada saco pleural é representado por uma pleura mediastínica; a pleura que cobre intimamente o pericárdio é a pleura pericárdica. Elas estão em continuidade uma com a outra.

A endoscopia exploradora é uma opção perfeita para exame diagnóstico. As Figs. 4.12 e 4.13 mostram uma toracoscopia em um paciente canino com uma massa pulmonar no lobo caudal (as áreas brancas). O endoscópio penetrou a cavidade pleural no sexto espaço intercostal, no meio do tórax. A Fig. 4.12 mostra o pulmão à inspiração e a Fig. 4.13 o mostra à expiração. A pleura visceral e a diafragmática estão expostas (o diafragma está posicionado em cima).

Entre as duas pleuras mediastínicas, passam o esôfago, a traquéia, vasos e nervos, estando localizado o coração; tal espaço denomina-se mediastino. Os sacos pleurais encontram-se numa grande área na linha média, contribuindo para o mediastino. O mediastino é um septo de tecido conjuntivo, incluindo o par de pleuras mediastínicas e contendo a maioria das estruturas da cavidade torácica exceto os pulmões. O chamado mediastino cranial está localizado entre a entrada do tórax e o coração; o mediastino médio contém o coração e o pericárdio; o mediastino ventral lo-

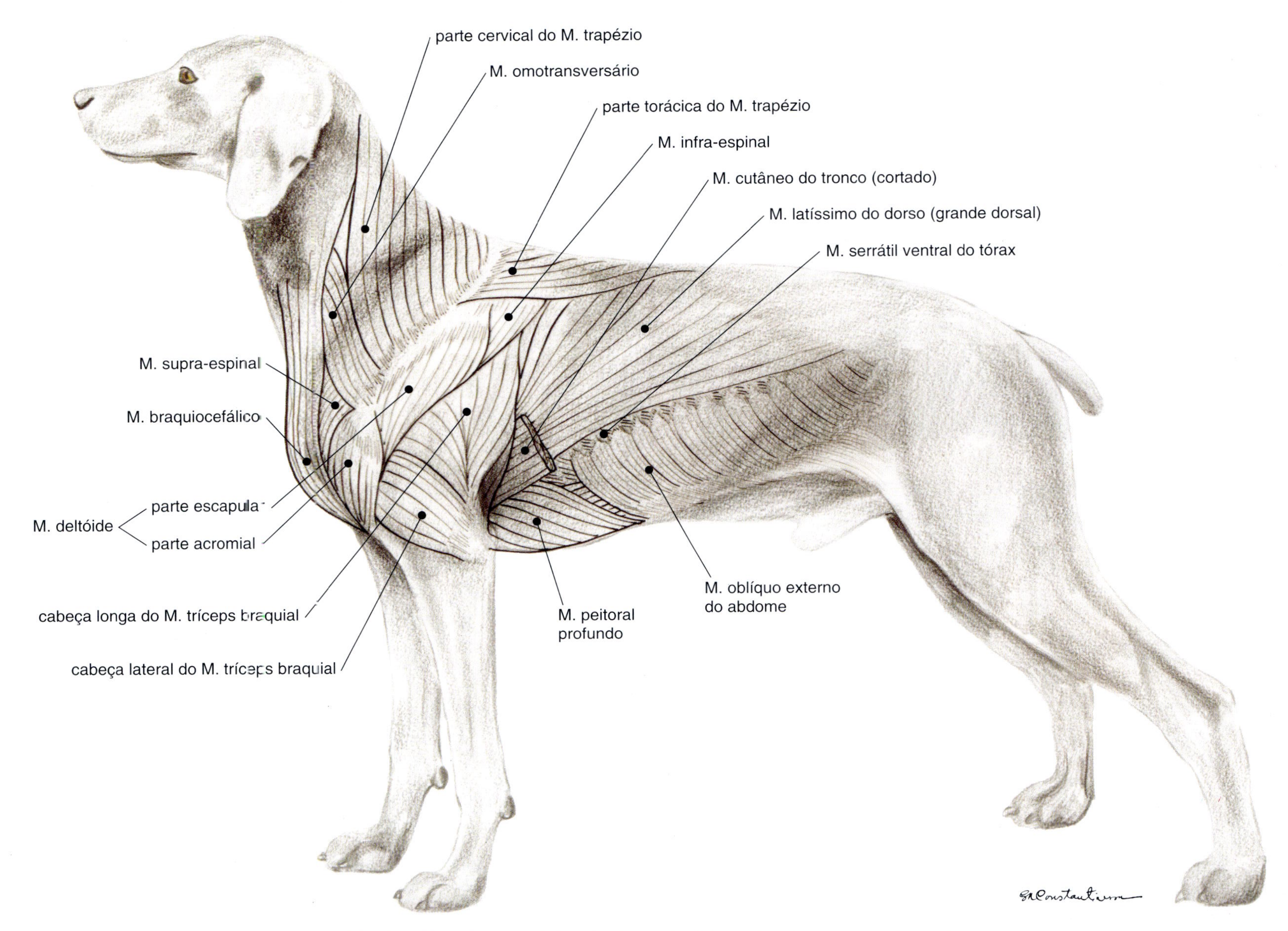

Fig. 4.11 Músculos superficiais do tórax e do abdome, face lateral esquerda — cão.

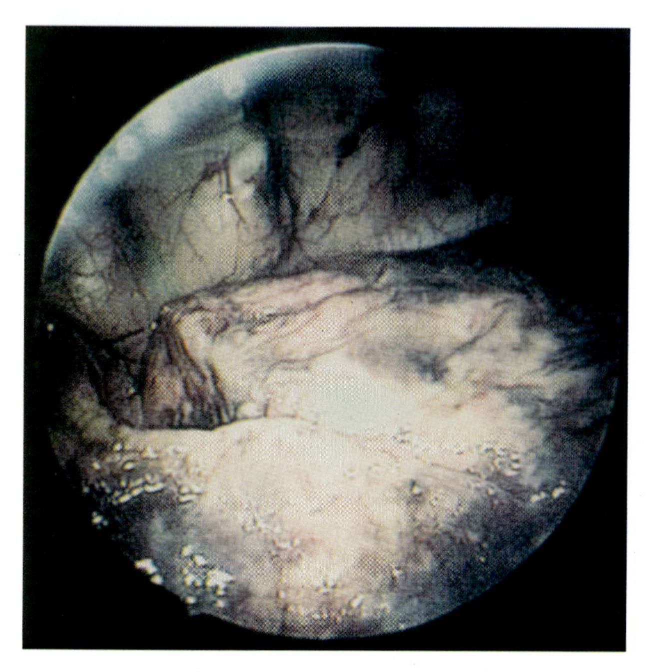

Fig. 4.12 Toracoscopia em um paciente canino com uma massa pulmonar no lobo caudal — pulmão em inspiração.

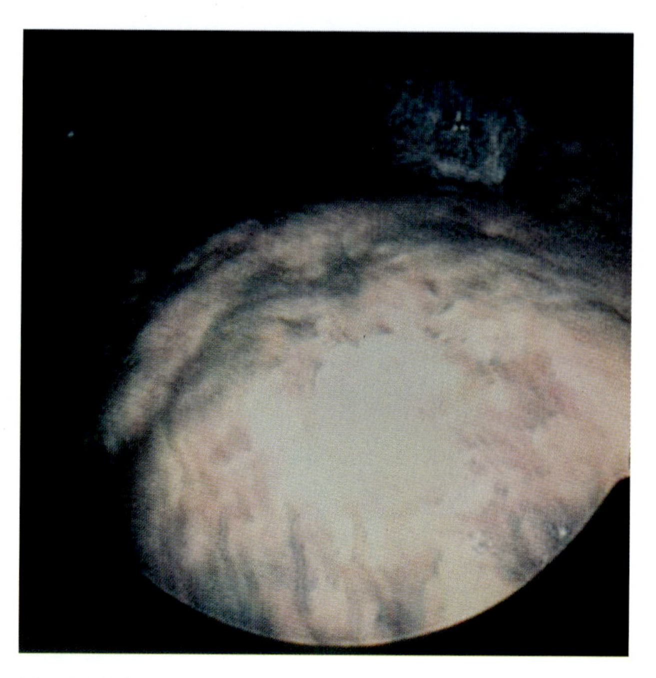

Fig. 4.13 Toracoscopia em um paciente canino com uma massa pulmonar no lobo caudal — pulmão em expiração.

caliza-se entre o pericárdio e o esterno; o mediastino dorsal situa-se entre o pericárdio e as vértebras; o mediastino caudal está entre o coração e o diafragma. As pleuras mediastínicas seguindo os dois brônquios primários na direção dos pulmões continuam e cobrem intimamente os pulmões, correspondendo à pleura visceral ou pulmonar. Também há uma prega no mediastino caudal que conecta a veia cava caudal ao diafragma. Nessa prega, chamada prega para a veia cava, o N. frênico direito é protegido em seu trajeto para a metade direita do diafragma. Uma pequena quantidade de líquido pleural preenche os sacos pleurais; portanto, o líquido pleural está localizado entre as pleuras costal, mediastínica, diafragmática, pericárdica e visceral. Em certas áreas, a pleura parietal ultrapassa em comprimento a pleura visceral, formando bolsas denominadas recessos (costodiafragmático, costomediastinal, lombodiafragmático e mediastinodiafragmático esquerdo); a bolsa maior é a cúpula pleural, que se estende além da cavidade torácica através da entrada do tórax.

Há uma linha de reflexão pleural que pode ser delineada na superfície da cavidade torácica, representada pelo nível em que a pleura costal é contínua com a diafragmática (Fig. 4.14). Dentro da cavidade, ela corresponde ao recesso costodiafragmático, que não pode ser alcançado pelas margens ventrais dos pulmões. O limite até o qual os pulmões podem distender-se é o limite máximo para auscultação/percussão dos pulmões; isto também é mostrado na Fig. 4.14.

Há vários parâmetros para examinar a região torácica que não têm relação direta com o sistema cardiovascular. É importante começar observando o esforço respiratório do paciente. Não apenas a freqüência da respiração, mas o esforço associado à respiração, a profundidade da respiração e quaisquer ruídos anormais ouvidos sem a necessidade de um estetoscópio devem ser observados com cuidado. As anormalidades devem ser correlacionadas ao máximo possível com a fase da respiração, seja a inspiração ou a expiração. Dificuldade inspiratória em geral está associada a doença extrapulmonar, incluindo doença respiratória superior ou pleural; doença pulmonar está associada a sintomas expiratórios ou a sintomas inspiratórios e expiratórios mistos.

Palpação da parede torácica é a etapa seguinte no exame da cavidade torácica. Além de avaliação tátil do ponto cardíaco de intensidade máxima (PIM) e da possibilidade de frêmitos pericárdicos, a caixa torácica e os tecidos subcutâneos devem ser palpados à procura de massas, crepitações ou deslocamento. No gato, o tórax cranial deve ser facilmente compressível. Impossibilidade de comprimir o tórax sugere a presença de uma massa mediastinal; tais massas estão comumente associadas a linfossarcoma.

A auscultação dos campos pulmonares tem de ser feita separadamente da auscultação dos sons traqueais extratorácicos ou das bulhas cardíacas, discutidas em outra parte. O número de campos pulmonares a serem auscultados depende do tamanho do animal, mas no mínimo ambos os lados do tórax devem ser auscultados em quadrantes, com uma divisão cranial e uma caudal, bem como divisões ventral e lateral em mente.

Os pulmões devem estender-se na entrada do tórax cranialmente, enquanto caudalmente eles se estendem até aproximadamente a sétima costela ventralmente e a nona costela dorsalmente.

São sugeridos três pontos dorsais, dois médios e dois ventrais de auscultação no cão e dois dorsais e um ventral no gato, como mostrado nas Figs. 4.15 e 4.16.

Em cada quadrante, deve-se observar a intensidade do som bem como a presença de sibilos anormais (ruídos contínuos de alta tonalidade) ou estertores (ruídos des-

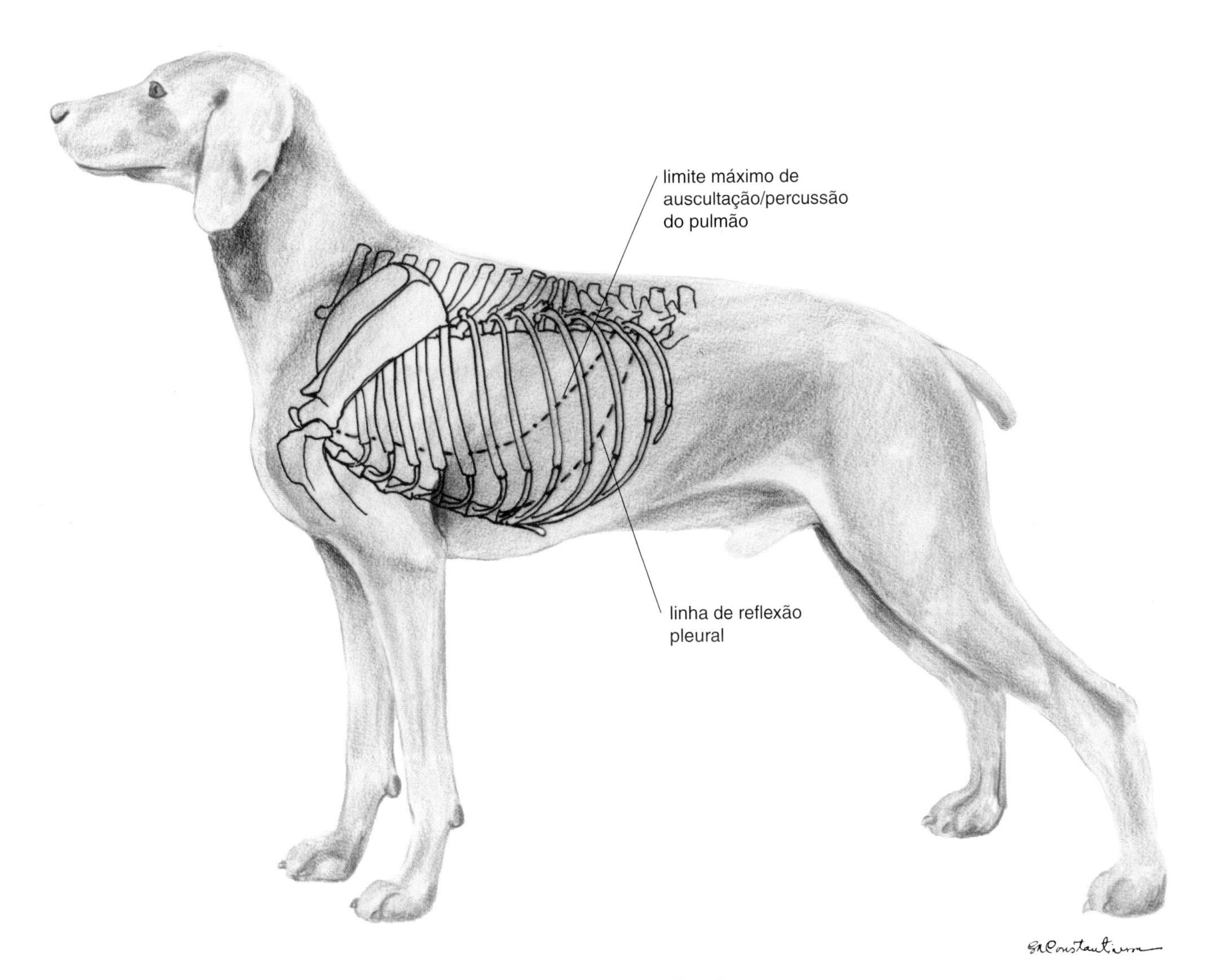

Fig. 4.14 Linha de reflexão pleural — cão.

contínuos semelhantes ao som de pêlo esfregado ou rolado entre os dedos). Som de menor intensidade implica a presença de algo que o abafa, seja líquido ou massa sólida. Pneumotórax também pode resultar em sons pulmonares diminuídos. Massas podem estar localizadas dentro do parênquima pulmonar ou ser extrapulmonares. Lobos pulmonares consolidados e algumas massas na verdade podem intensificar os sons pulmonares, porque a transmissão de ondas sonoras através de certos sólidos pode ser aumentada.

A localização de sons respiratórios anormais pode fornecer indícios de processos mórbidos. Por exemplo, pneumonia por aspiração está tipicamente associada a uma distribuição cranial e ventral da doença (Fig. 4.17); edema pulmonar tende a afetar primeiro áreas caudodorsais dos pulmões (Fig. 4.18). Ausência de som ventralmente pode implicar a presença de líquido pleural, especialmente se puder ser ouvida uma linha nítida de demarcação ao longo da parede torácica, além da qual o som está diminuído e acima da qual ele se intensifica.

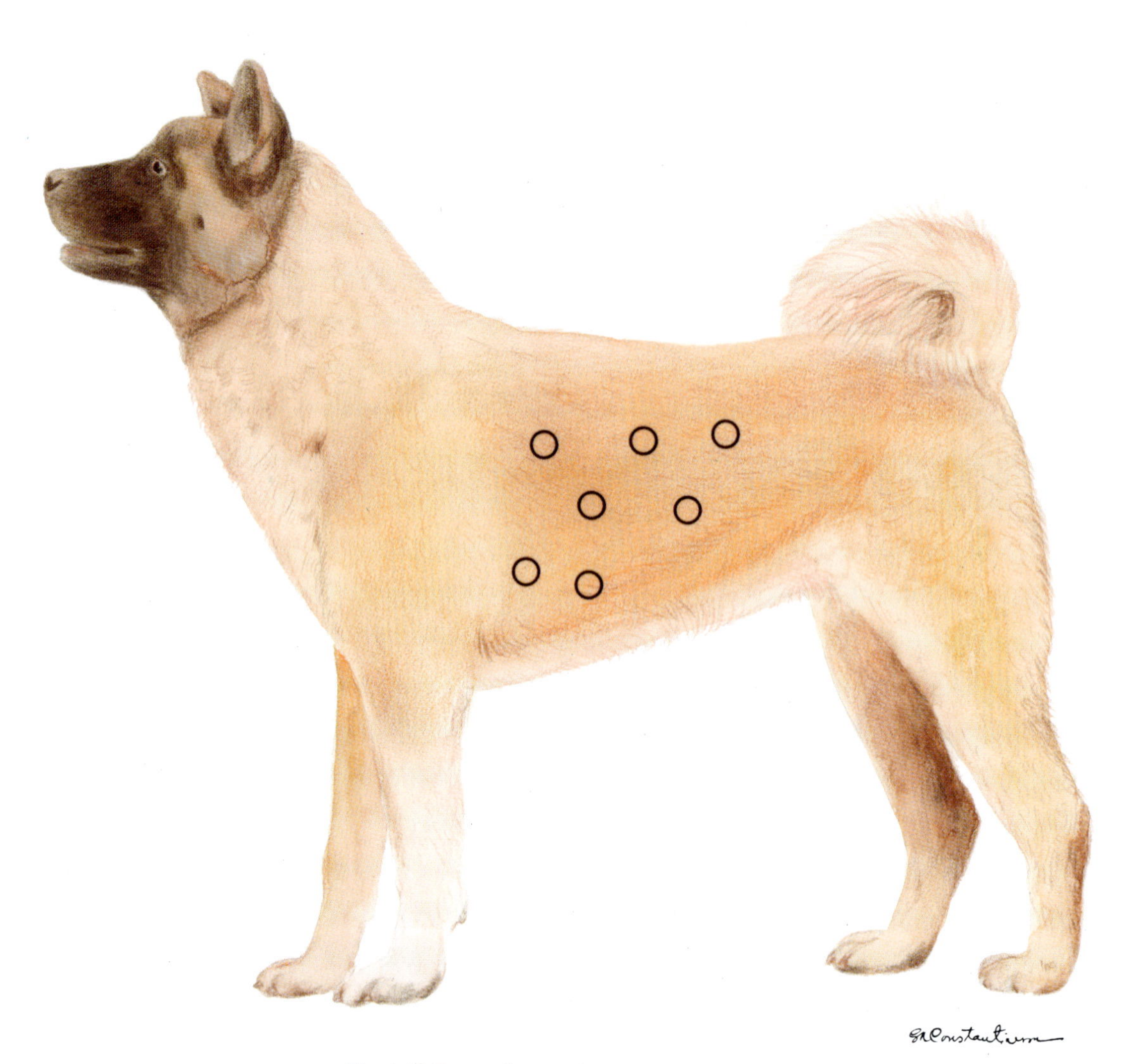

Fig. 4.15 Pontos de auscultação pulmonar — cão.

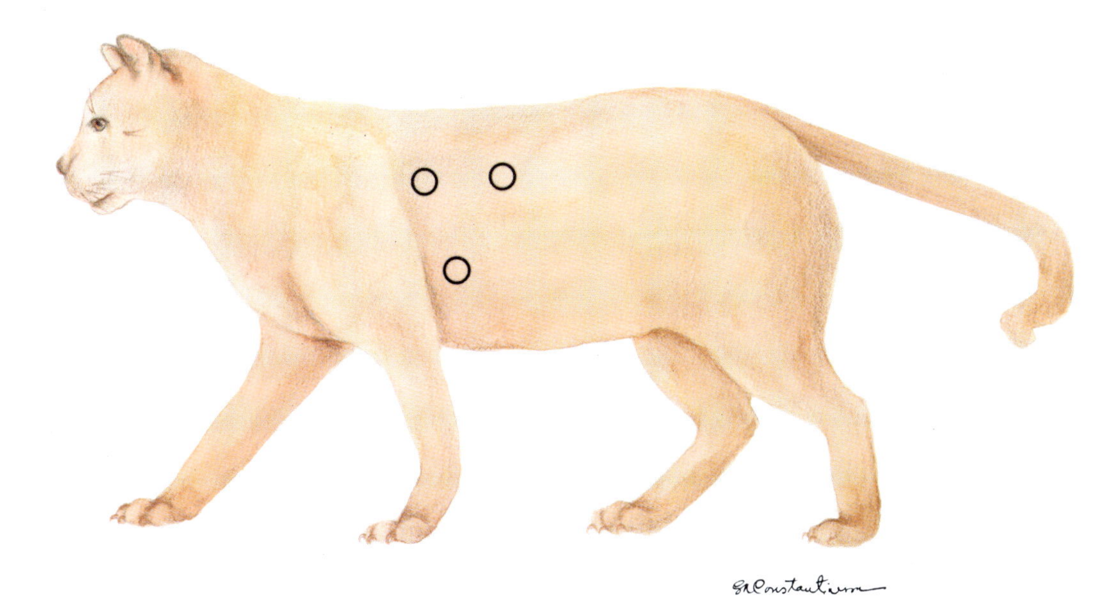

Fig. 4.16 Pontos de auscultação pulmonar — gato.

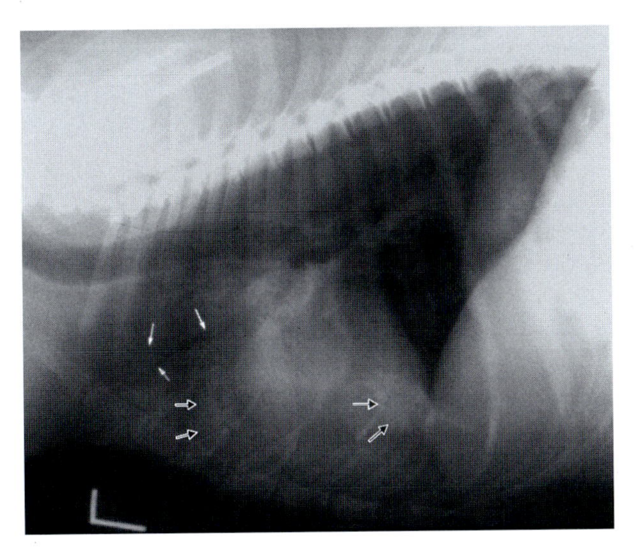

Fig. 4.17 Radiografia lateral do tórax de um cão (broncopneumonia). Observar a distribuição cranioventral do padrão alveolar em um caso de broncopneumonia canina. Os broncogramas aéreos (setas cheias) e as áreas focais de consolidação (setas vazadas) são indicativos de transbordamento alveolar.

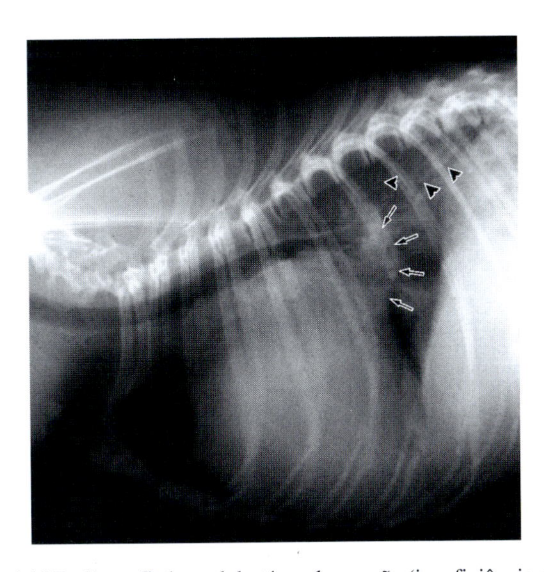

Fig. 4.18 Radiografia lateral do tórax de um cão (insuficiência cardíaca congestiva esquerda). É um exemplo da distribuição caudodorsal do edema pulmonar visto nos casos de insuficiência cardíaca congestiva esquerda. As setas pequenas cheias determinam os limites do átrio esquerdo aumentado e as cabeças de setas grandes mostram broncogramas aéreos, indicativos de transbordamento alveolar com deslocamento do ar dos alvéolos para as vias respiratórias maiores (brônquios e bronquíolos).

VÍSCERAS TORÁCICAS

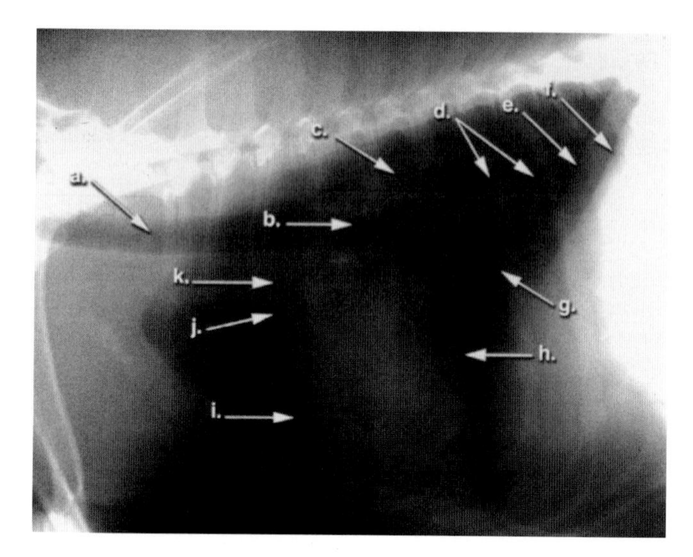

Fig. 4.19 Radiografia lateral direita do tórax de um cão.

a. Traquéia
b. Brônquio lobar cranial direito
c. Aorta
d. Ramo lobar caudal superposto da artéria pulmonar e veia pulmonar
e. Pilar direito do diafragma
f. Pilar esquerdo do diafragma
g. Veia cava caudal
h. Ventrículo esquerdo
i. Ventrículo direito
j. Veia pulmonar lobar cranial direita
k. Artéria pulmonar lobar cranial direita

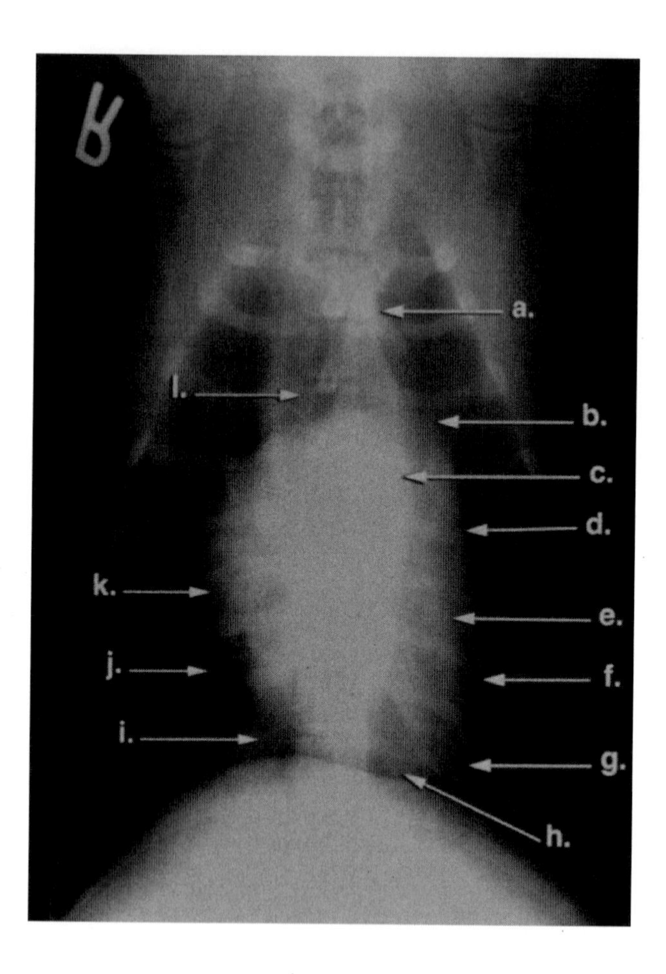

Fig. 4.20 Vista radiográfica ventrodorsal do tórax de um cão.

a. Mediastino cranial
b. Artéria pulmonar principal
c. Aorta descendente
d. Aurícula esquerda
e. Artéria pulmonar lobar caudal esquerda
f. Ventrículo esquerdo
g. Reflexão mediastínica caudal
h. Lobo pulmonar acessório
i. Veia cava caudal
j. Ramo lobar caudal da artéria pulmonar direita
k. Ventrículo direito
l. Traquéia

Os Pulmões e a Árvore Bronquial

As Figs. 4.21–4.26 ilustram os pulmões e a árvore bronquial.

Os pulmões direito e esquerdo são os órgãos essenciais do sistema respiratório. Eles não estão localizados nos sacos pleurais. A continuação/conexão entre as pleuras visceral e mediastínica no hilo pulmonar é chamada ligamento pulmonar.

Cada pulmão tem a forma de semicone e possui um ápice direcionado cranialmente e uma base oblíqua orientada cranioventralmente e se localiza sobre o diafragma. As superfícies e as faces dos pulmões correspondem às paredes do saco pleural; portanto, podemos distinguir uma face costal, uma face medial e uma face diafragmática de cada pulmão. As três superfícies encontram-se na margem dorsal, na margem ventral e na margem basal. Na margem ventral, está esculpida a incisura cardíaca. A superfície medial contém o hilo, depressão através da qual passam o brônquio principal, vasos bronquiais e nervos do mediastino para os pulmões. A combinação de todas essas estruturas é conhecida como a raiz do pulmão. Todas as outras vísceras ou estruturas que passam sobre a superfície medial dos pulmões formam as chamadas "impressões" pulmonares, como a impressão cardíaca, a impressão aórtica e a impressão esofágica, além de um sulco para a veia cava caudal no pulmão direito (ver discussão adiante neste capítulo).

Cada pulmão tem um lobo cranial e um lobo caudal. O lobo cranial do pulmão esquerdo é dividido em uma parte cranial e uma caudal. O pulmão direito, além disso, tem um lobo médio. Medial ao lobo caudal direito está o lobo acessório, separado do lobo caudal pela passagem da veia cava caudal. Os lobos são separados entre si por fissuras.

A árvore bronquial consiste em numerosos segmentos, cada um menor do que o anterior. Tais segmentos são os seguintes: os brônquios principais direito e esquerdo; os brônquios lobares (para cada lobo pulmonar), que originam os brônquios segmentares (cada um entrando num segmento broncopulmonar); e os brônquios subsegmentares, os bronquíolos e os bronquíolos respiratórios.

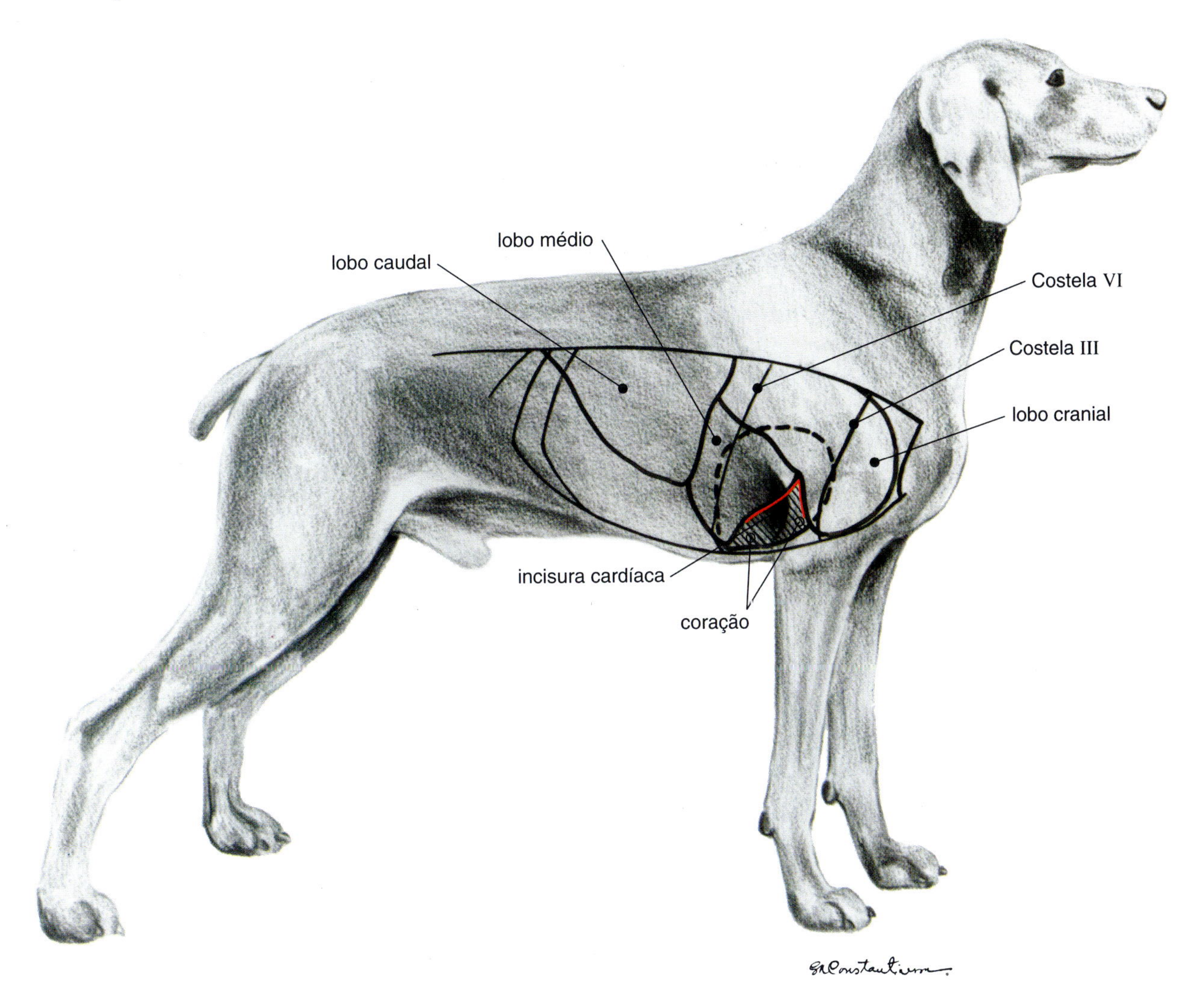

Fig. 4.21 Projeção do pulmão direito sobre a parede torácica — cão.

Com base na Fig. 4.27 (a árvore bronquial canina, um sistema de nomenclatura proposto por Amis e McKiernan), a Fig. 4.28 mostra uma vista endoscópica do brônquio esquerdo 2.

Os bronquíolos respiratórios ramificam-se uma ou duas vezes e são acompanhados pelos dúctulos alveolares. Eles terminam nos sáculos alveolares, constituídos pelos alvéolos pulmonares, as menores unidades respiratórias.

A circulação funcional é fornecida para os pulmões pelo tronco pulmonar através das Aa. pulmonares direita e esquerda. A artéria pulmonar direita envia três ramos para o hilo que seguem a árvore bronquial: para o lobo cranial, para o lobo médio e para o lobo caudal incluindo o lobo acessório. A artéria pulmonar esquerda divide-se, junto com a árvore bronquial, no ramo do lobo cranial e no ramo do lobo caudal. O primeiro divide-se ainda em ramos ascendente e descendente para as duas divisões do lobo cranial, enquanto o último supre o lobo caudal (Figs. 4.25 e 4.26). O suprimento sanguíneo para os pulmões é fornecido pela A. broncoesofágica proveniente da aorta torácica, que se ramifica nos ramos bronquiais direito e esquerdo, que entram no hilo e seguem ao longo dos brônquios. As Vv. bronquiais anastomosam-se na V. broncoesofágica, que se esvazia na V. ázigos direita.

As localizações dos vasos pulmonares em relação aos brônquios são marcos importantes durante lobectomia pulmonar.

A linfa dos pulmões, do coração e de várias partes do mediastino está orientada na direção de diferentes linfonodos pertencentes a quatro linfocentros (o Lc. torácico dorsal, o Lc. torácico ventral, o Lc. mediastínico e o Lc. bronquial). Os linfonodos do linfocentro torácico dorsal podem estar ausentes em carnívoros. Os lnn. esternais craniais e caudais drenam a linfa no Lc. torácico ventral. Os lnn. mediastínicos cranial, médio e caudal estão conectados ao Lc. mediastínico. O Lc. bronquial inclui os lnn. traqueobronquiais direito, esquerdo e médio e bem como às vezes os lnn. pulmonares.

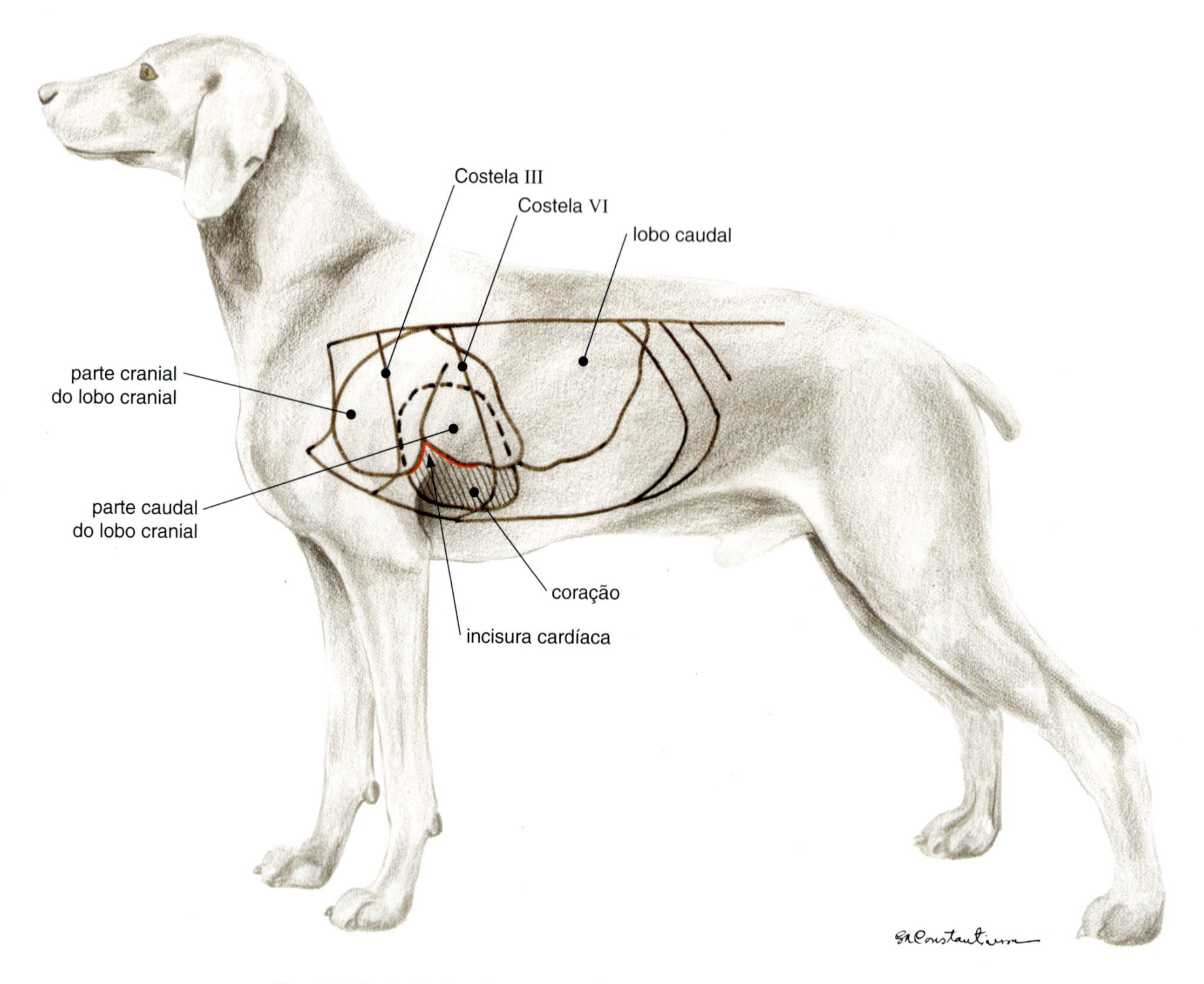

Fig. 4.22 Projeção do pulmão esquerdo sobre a parede torácica — cão.

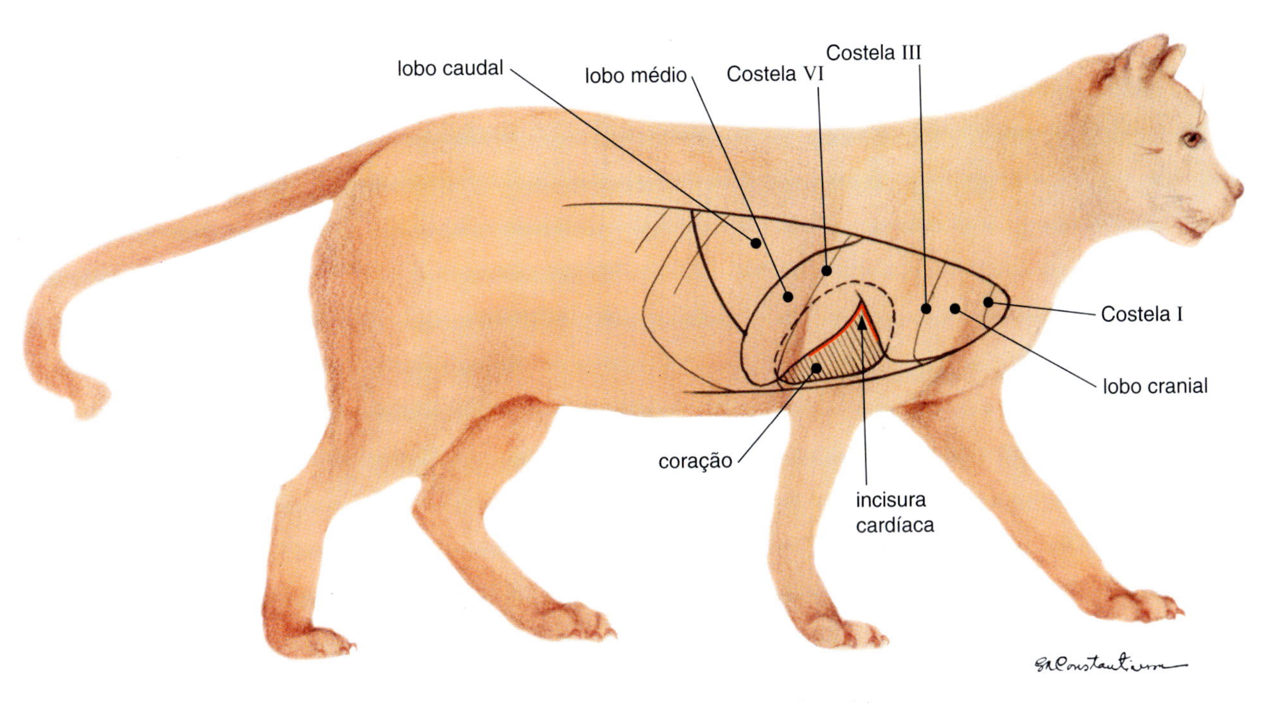

Fig. 4.23 Projeção do pulmão direito sobre a parede torácica — gato.

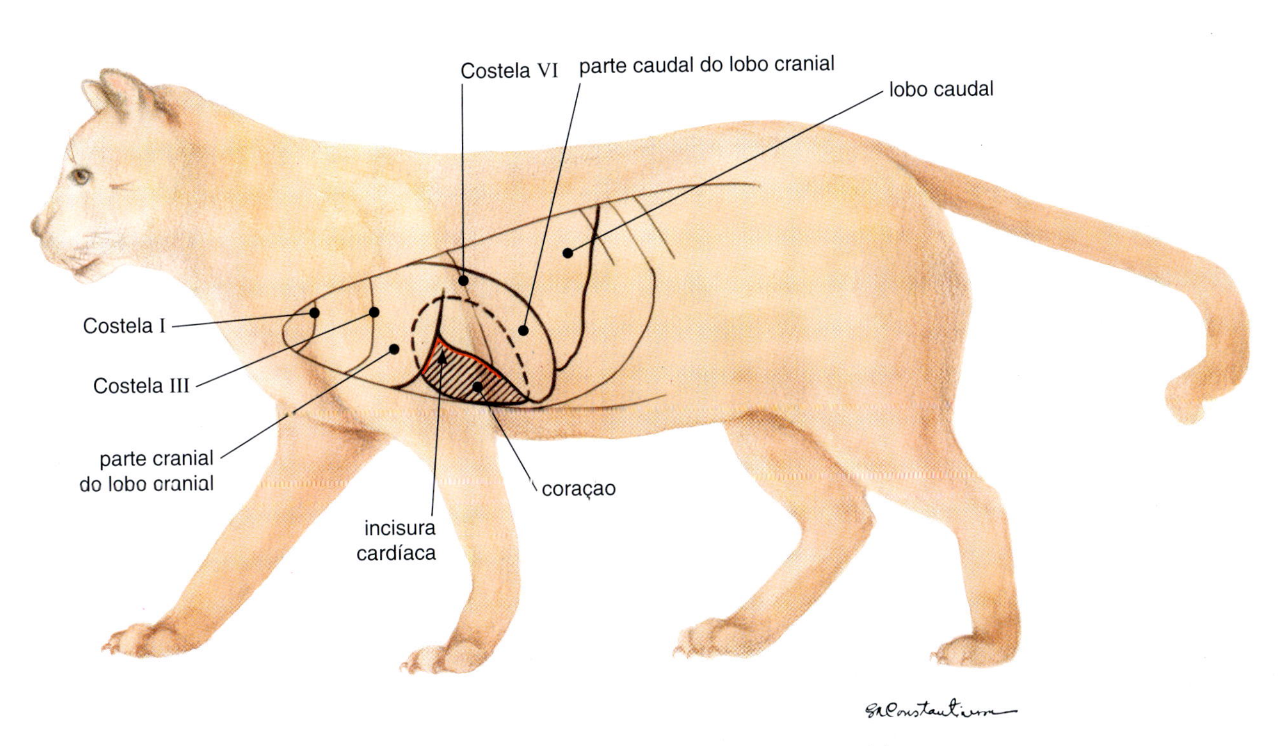

Fig. 4.24 Projeção do pulmão esquerdo sobre a parede torácica — gato.

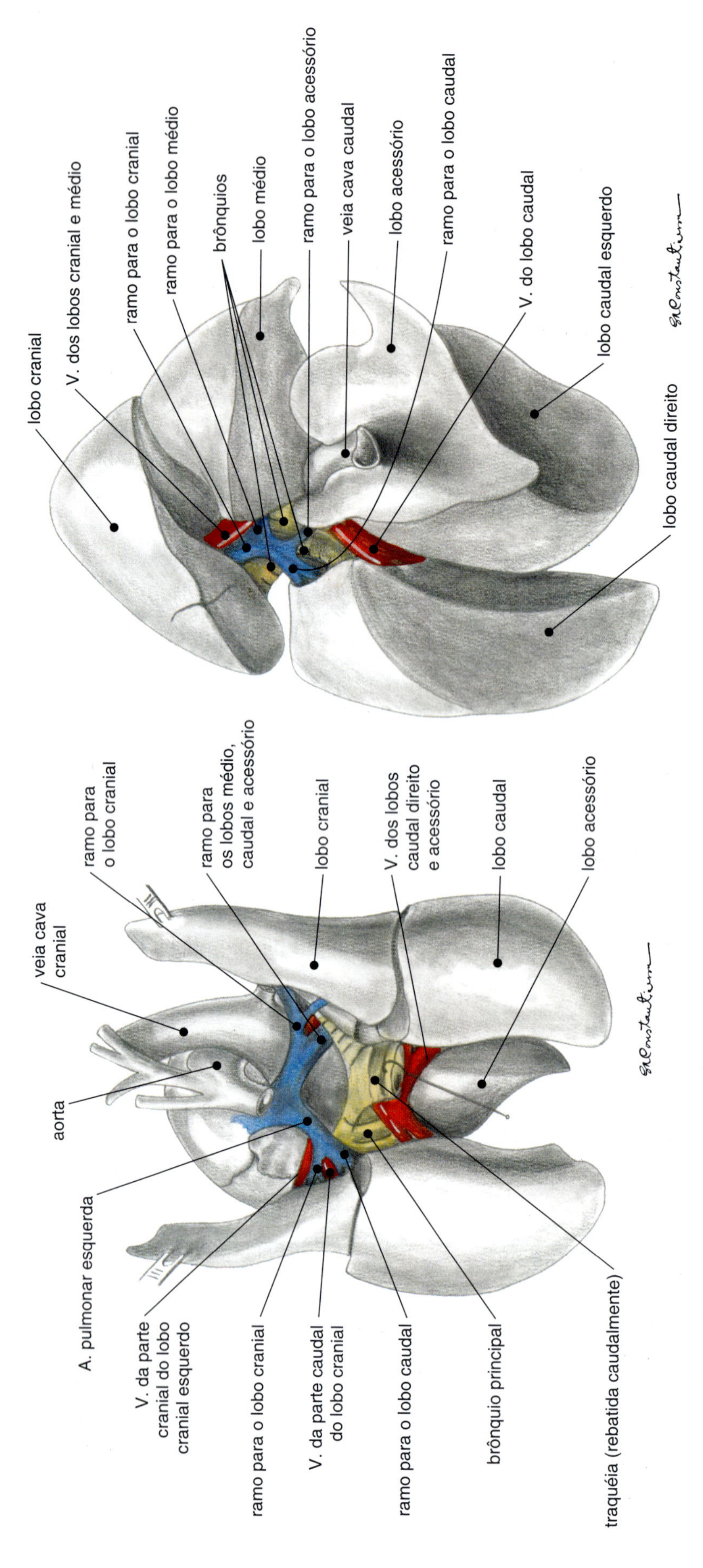

Fig. 4.25 Circulação funcional dos pulmões, face dorsal — cão.

Fig. 4.26 Circulação funcional do pulmão direito, face ventral — cão.

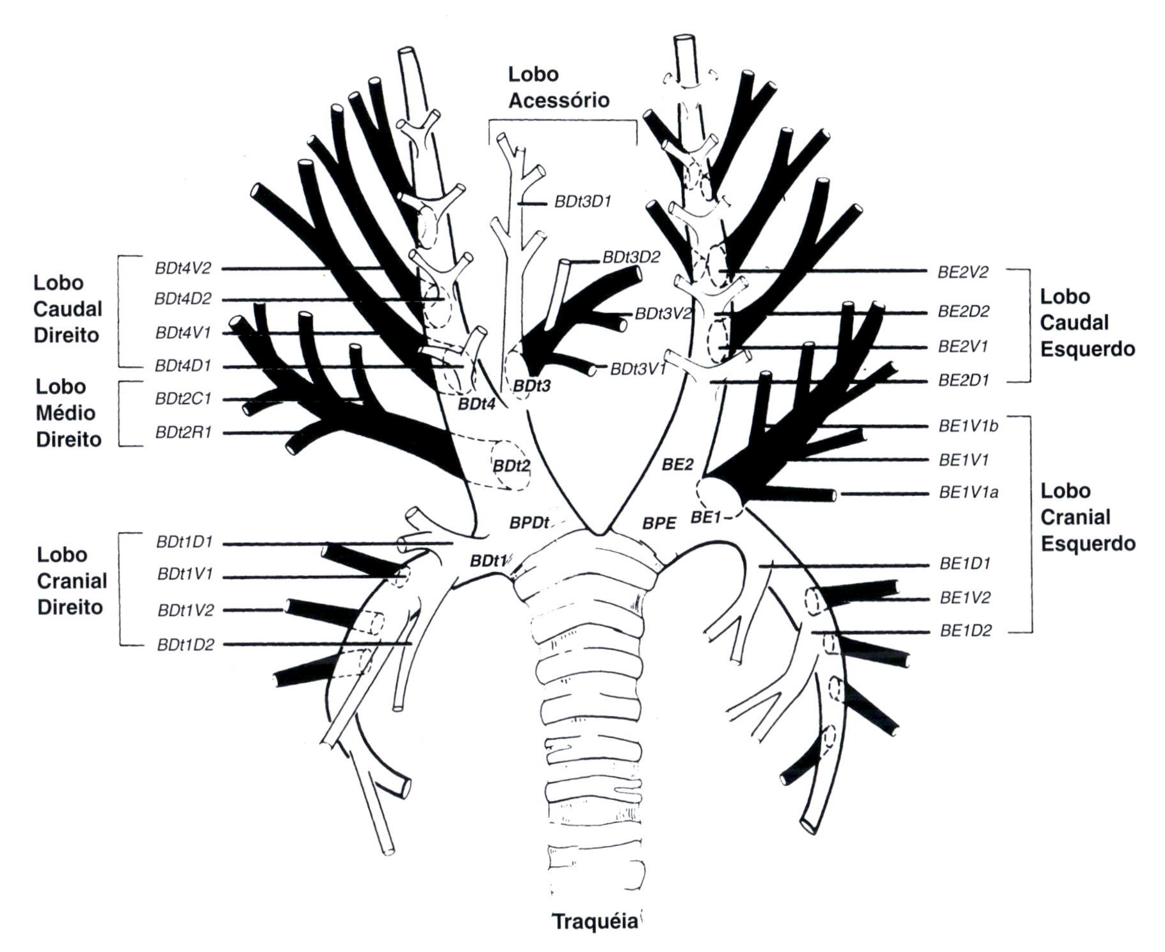

Fig. 4.27 A árvore bronquial canina. O sistema de nomenclatura usa letras e números para identificar os brônquios principais lobares, segmentares e subsegmentares, de acordo com sua ordem de origem broncoscópica e sua orientação anatômica. Abreviaturas: Dt, direito; E, esquerdo; B, brônquio; P, principal; V, ventral; D, dorsal; C, caudal; R, rostral. Os números indicam a ordem de origem e as letras minúsculas indicam a ordem de origem de brônquios subsegmentares sem a orientação anatômica. (De Amis, T.C. e B.C. McKiernan. Systemic identification of endobronchial anatomy during bronchoscopy in the dog. *Am. J. Vet. Res.* 47:2649, 1986. Com autorização do *American Journal of Veterinary Research.*)

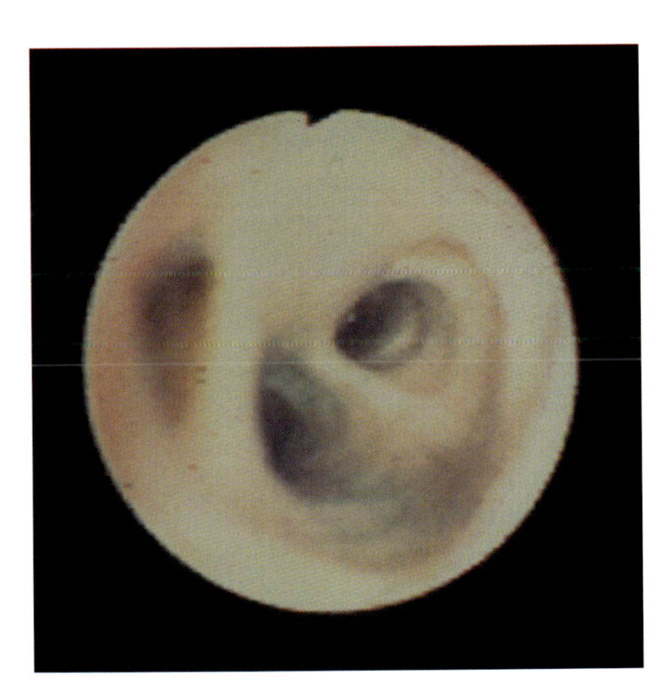

Fig. 4.28 Vista endoscópica do brônquio esquerdo 2.

Vários nervos passam por dentro da cavidade torácica, alguns no mediastino e alguns contra o teto da cavidade torácica.

Os nervos no mediastino são os seguintes: a partir da entrada do tórax, os Nn. frênicos simétricos cruzam a traquéia e o esôfago e tocam o mediastino pericárdico na base do coração em seu trajeto na direção do diafragma; os Nn. vagos simétricos passam ao longo da traquéia, enviam fibras pré-ganglionares parassimpáticas para o coração e os pulmões e em seguida se dividem em ramos dorsais e ventrais.

A pericardiectomia parcial é feita ventral aos nervos frênicos. A pericardiectomia subtotal requer elevação dos nervos frênicos a partir do pericárdio (ver o pericárdio na próxima seção, O Coração).

Os ramos dorsais dos vagos direito e esquerdo comunicam-se entre si no tronco vagal dorsal, e os ramos ventrais emergem para formar o tronco vagal ventral. O N. laríngeo recorrente direito é um ramo do N. vago direito, que circunda o tronco costocervical (A.). O N. laríngeo recorrente esquerdo circunda a aorta ventral até o ligamento arterial.

Ambos seguem em direção cranial, paralelos e ventrais aos Nn. vagos correspondentes.

O N. laríngeo recorrente esquerdo em geral é identificado durante ligadura de um ducto arterial persistente (DAP). A dissecção de um DAP começa logo ventral ao N. vago, e o frêmito do DAP é palpado para ajudar na dissecção.

Os nervos que estão contra o teto da cavidade torácica pertencem ao sistema nervoso autônomo simpático: o tronco simpático simétrico é composto por gânglios metaméricos, com os gânglios cervicotorácicos, localizados dentro do mediastino cranial, sendo os maiores.

A alça subclávia, o N. vertebral e os Nn. cardíacos cervicais caudais são os principais ramos do ggl. cervicotorácico. A alça subclávia conecta o ggl. cervicotorácico ao ggl. cervical médio, também localizados dentro do mediastino cranial. A partir do ggl. cervical médio, emergem os Nn. cardíacos cervicais médios. Os Nn. cardíacos cervicais médio e caudal levam fibras pós-ganglionares simpáticas para o coração.

Há vários Nn. cardíacos torácicos que se originam dos cinco a seis primeiros gânglios torácicos, fornecendo fibras pós-ganglionares simpáticas para o coração.

Dentro do mediastino caudal, os Nn. esplâncnicos maior e menor originam-se dos gânglios torácicos e deixam a cavidade torácica entrando na cavidade abdominal.

O Coração

Muscular e de forma ovóide, o coração tem sua base orientada dorsalmente e seu ápice ventralmente. Está localizado no espaço mediastínico médio do tórax, circundado e protegido pelo pericárdio completamente fechado. O pericárdio é intimamente coberto pela pleura pericárdica e em seguida sobreposto dorsal e lateralmente pelos pulmões.

O ***pericárdio*** consiste em um saco fibroso e um seroso; o fibroso é o mais externo e se continua dorsalmente na túnica externa dos vasos sanguíneos que entram no coração e dele saem. A camada fibrosa está unida ao diafragma perto do esterno por meio do ligamento frenopericárdico. O saco seroso é duplo, consistindo em uma camada externa ou parietal e uma interna ou visceral. A camada externa reveste a camada fibrosa e se funde com ela; a camada interna, também chamada epicárdio, cobre intimamente o miocárdio. Entre as duas camadas serosas há uma pequena camada virtual, a cavidade pericárdica, preenchida por uma pequena quantidade de líquido pericárdico. A cavidade do pericárdio continua dorsalmente entre a origem da aorta e do tronco pulmonar, e as paredes dos dois átrios estão orientadas na direção desses grandes vasos; essa continuação é uma passagem orientada transversalmente denominada seio transverso do pericárdio.

Na Fig. 4.29, o pericárdio é agarrado com pinças "dente-de-rato" para "afastá-lo" do miocárdio, de modo que possa ser cortado ao se fazer um procedimento de janela pericárdica.

A Fig. 4.30 mostra um pericárdio que foi aberto e com parte dele removida para deixar uma "janela" destinada a drenagem contínua para a cavidade torácica da efusão presente antes do procedimento. O tecido inferior e profundo ao pericárdio é o miocárdio.

O pericárdio pode ser acometido em doenças cardíacas tanto congênitas como adquiridas. Em cães e gatos acometidos (jovens com defeitos congênitos), o pericár-

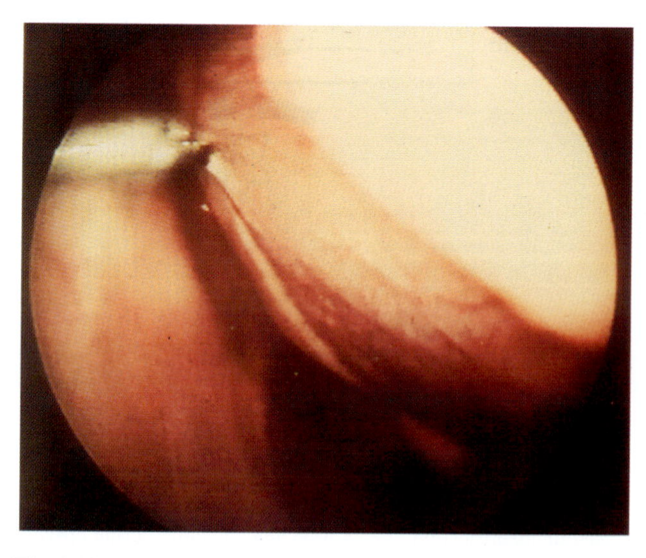

Fig. 4.29 Pericárdio afastado do miocárdio para um procedimento de janela pericárdica (vista endoscópica).

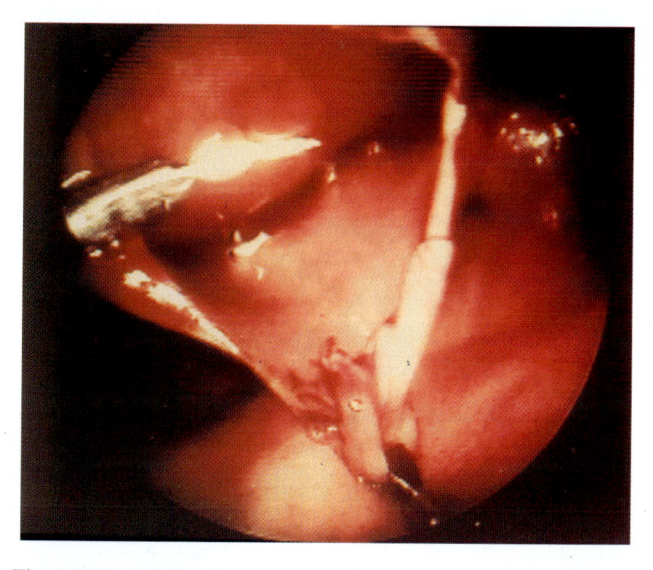

Fig. 4.30 Pericárdio aberto e parte dele removida para permitir drenagem contínua da efusão do pericárdio para a cavidade torácica (vista endoscópica).

dio pode estar fenestrado e ser o local de uma hérnia pericárdica-diafragmática com uma alça de intestino ocupando parte dele.

O saco pericárdico pode encher-se de líquido em decorrência de sangramento espontâneo de tecido neoplásico, especialmente hemangiossarcoma atrial direito, ou em decorrência de uma laceração no átrio. Em certas condições infecciosas, o pericárdio pode tornar-se espessado. Paredes espessadas restringem gravemente o enchimento diastólico dos ventrículos.

A efusão pericárdica idiopática pode requerer pericardiectomia subtotal.

Quando o pericárdio está cheio de líquido de qualquer origem, as bulhas cardíacas em geral ficam abafadas e o aspecto radiográfico do coração é "globóide" (Fig. 4.31).

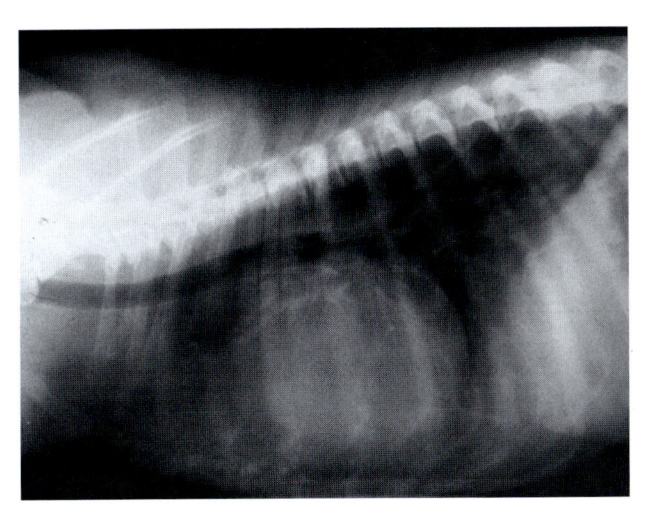

Fig. 4.31 Vista radiográfica lateral direita do tórax de um cão (efusão pericárdica).

Conformação Externa do Coração

Dois átrios localizados dorsalmente na base do coração e dois ventrículos (a massa ventricular) localizados ventralmente, incluindo o ápice do coração, são observados (Figs. 4.32–4.36). Os átrios direito e esquerdo estão separados dos ventrículos correspondentes por um sulco coronário horizontal e profundo, interrompido pelo tronco pulmonar. Os átrios estão separados entre si por um sulco vertical denominado sulco interatrial, localizado no lado direito do coração (também chamado o lado atrial do coração). Ambos os átrios terminam por um divertículo cego, a aurícula, curvado em torno da origem da aorta e do tronco pulmonar; eles são expostos no lado esquerdo do coração (também chamado o lado auricular do coração).

O apêndice auricular direito (aurícula direita) é um local comum de desenvolvimento de hemangiossarcoma.

Freqüentemente ocorre aumento dos átrios em casos de insuficiência (extravasamento) de uma ou ambas as

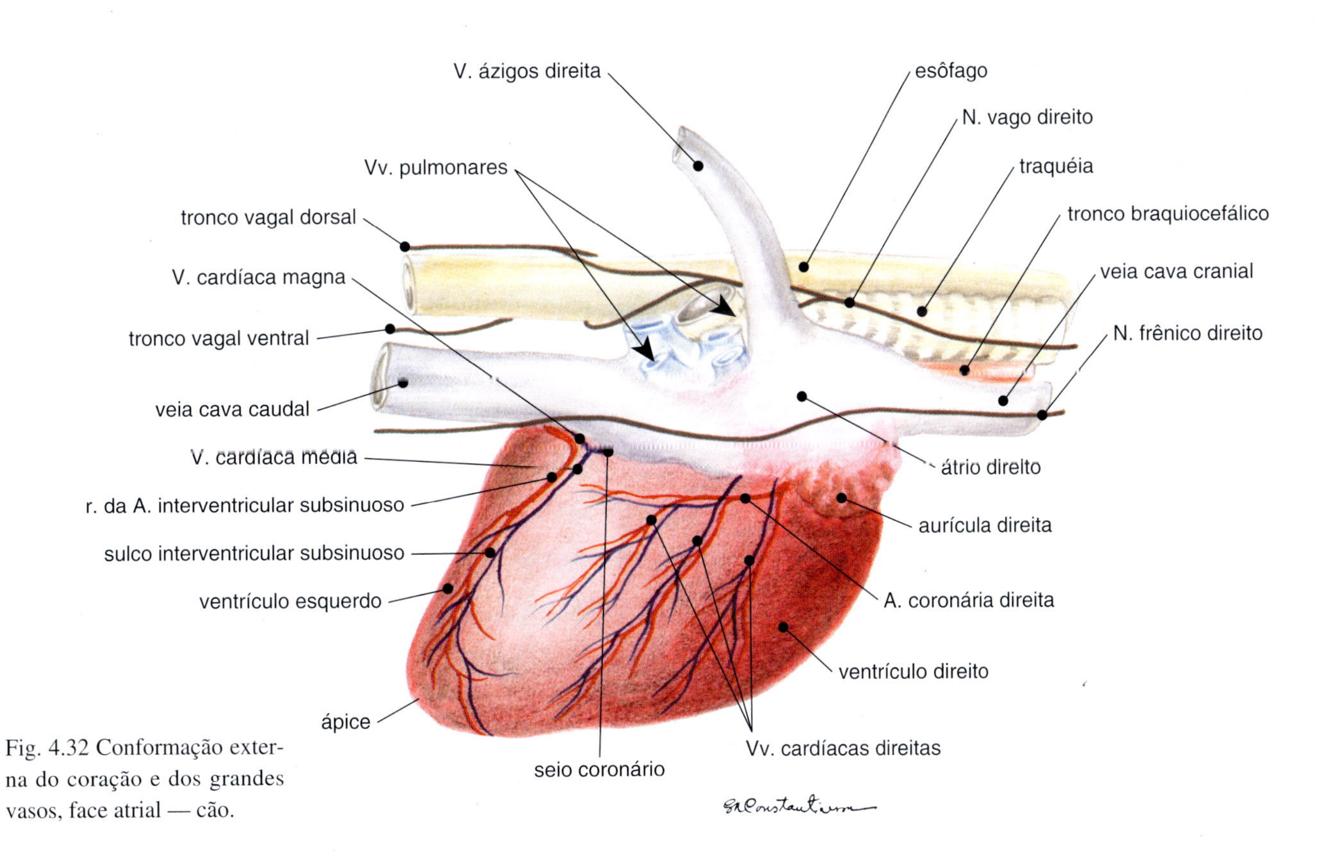

Fig. 4.32 Conformação externa do coração e dos grandes vasos, face atrial — cão.

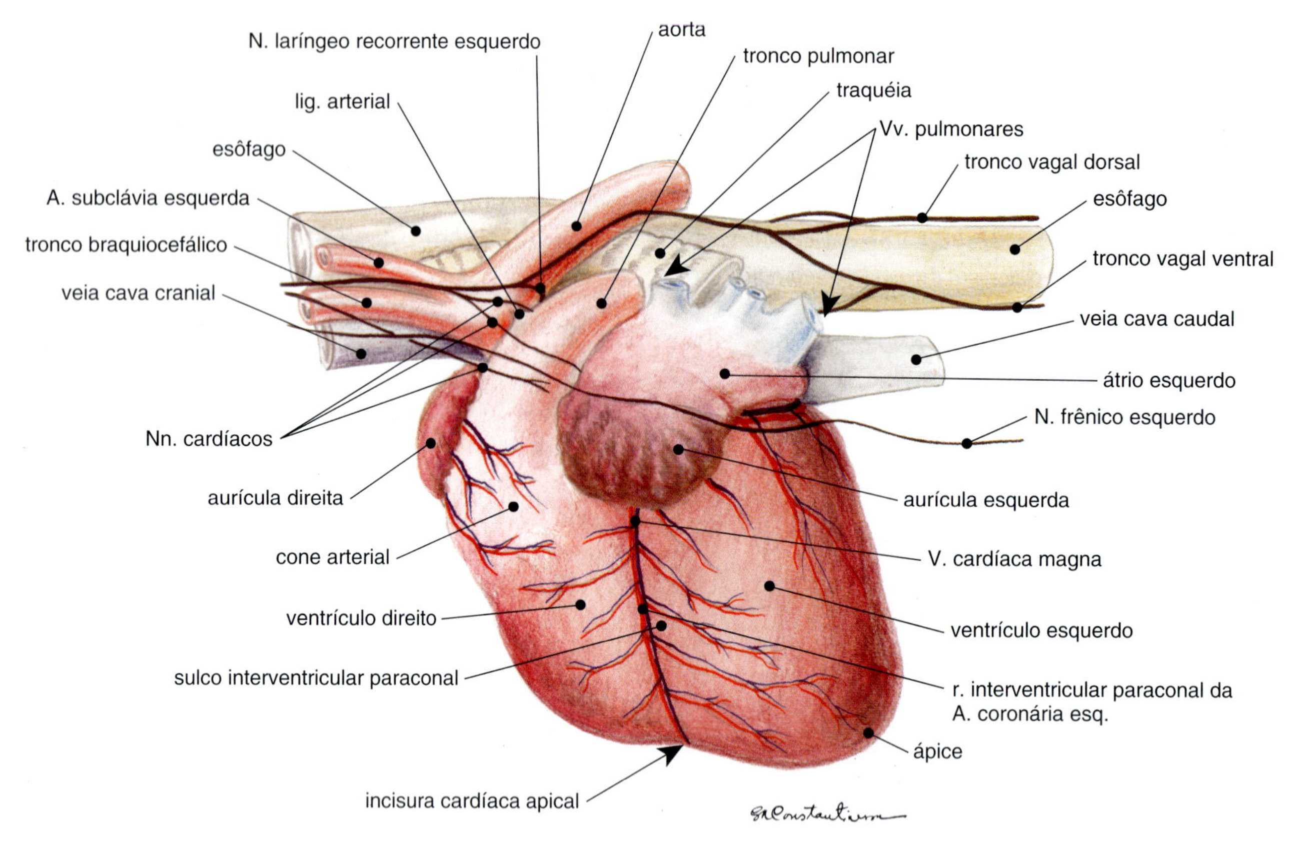

Fig. 4.33 Conformação externa do coração e dos grandes vasos, face auricular — cão.

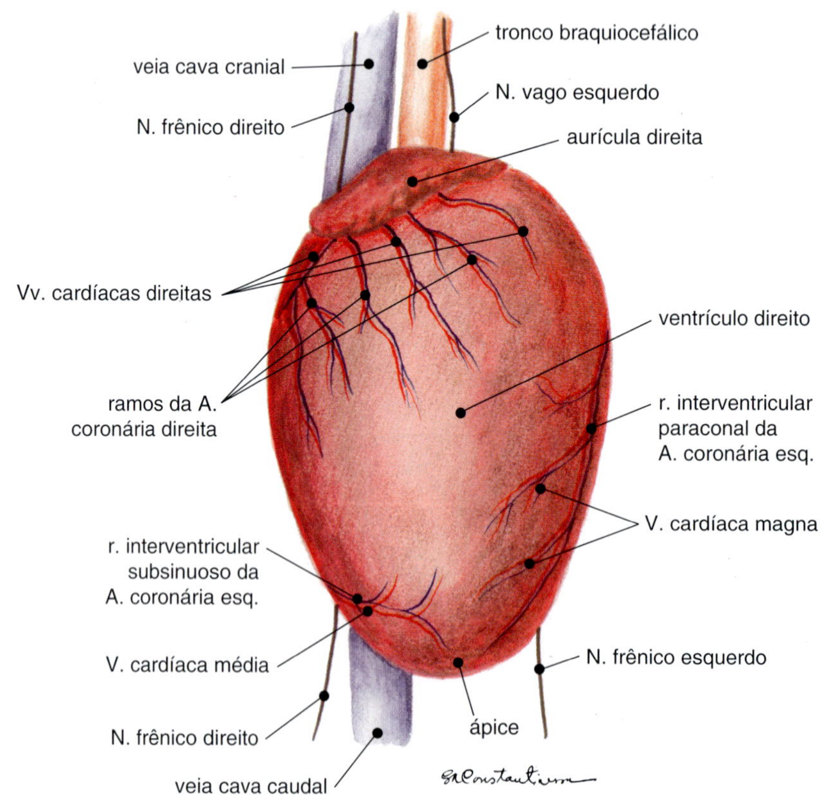

Fig. 4.34 Conformação externa do coração, vista ventral — cão.

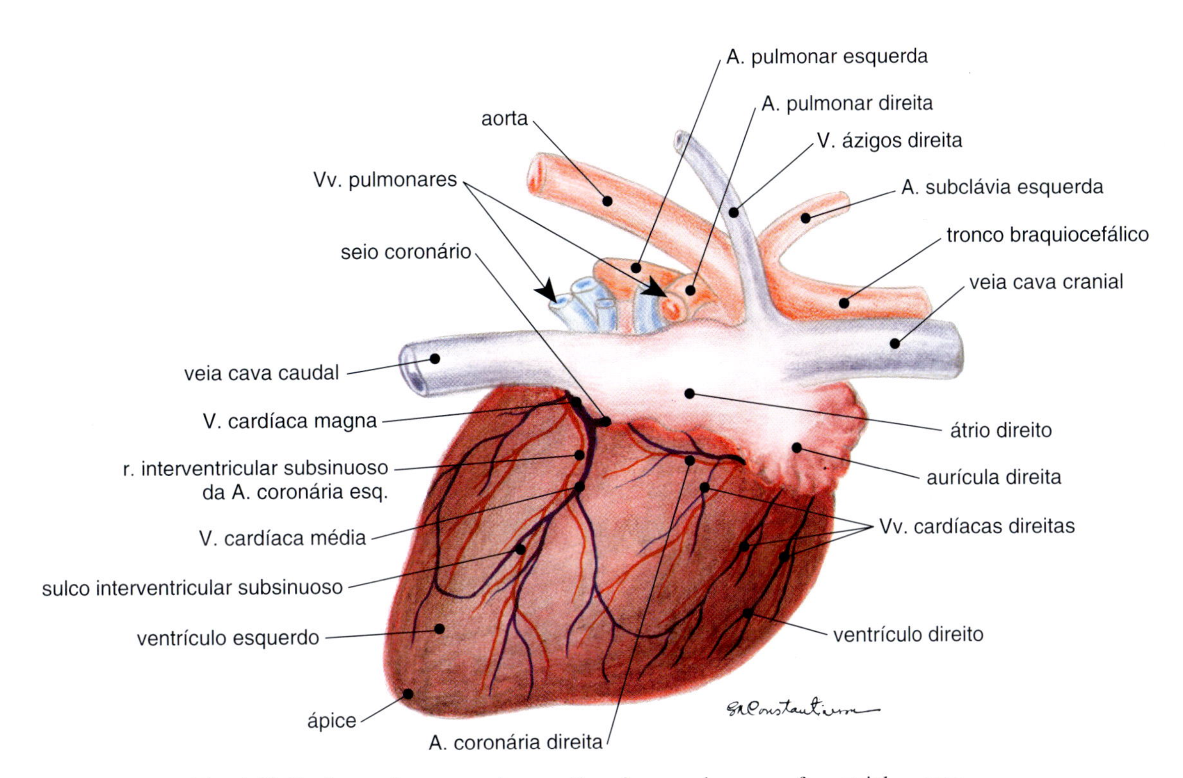

Fig. 4.35 Conformação externa do coração e dos grandes vasos, face atrial — gato.

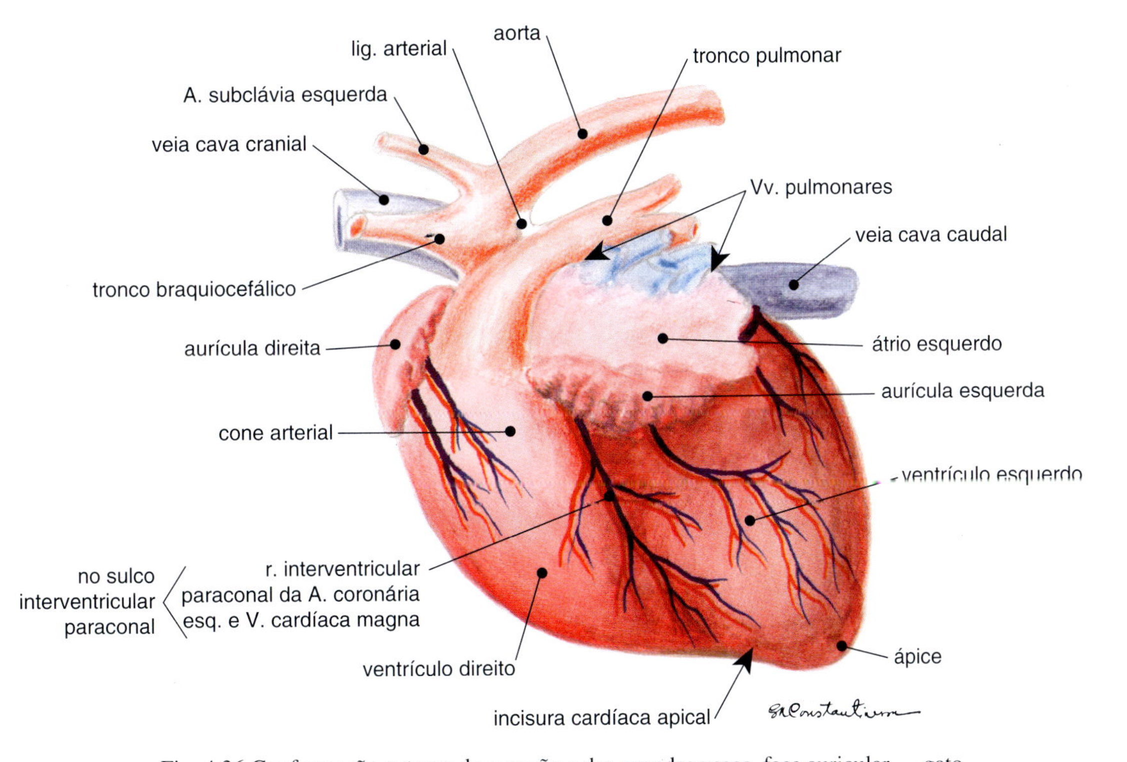

Fig. 4.36 Conformação externa do coração e dos grandes vasos, face auricular — gato.

valvas atrioventriculares. Ocasionalmente, devido à intrusão do jato regurgitante e à erosão da parede, os átrios podem romper-se, enchendo o *saco pericárdico de sangue fresco*, o que é conhecido como tamponamento pericárdico.[1] (ver Nota, no final do capítulo).

Os ventrículos direito e esquerdo estão separados entre si por dois sulcos longitudinais (verticais), que se originam do sulco coronário e seguem em direção ao ápice do coração. O sulco longitudinal esquerdo é denominado sulco interventricular paraconal e o direito é chamado sulco interventricular subsinusal. O ápice do coração pertence ao ventrículo esquerdo. Na junção da margem ventricular direita (cranial) do coração com o sulco interventricular paraconal, há uma incisura cardíaca apical. A margem caudal do coração pertence ao ventrículo esquerdo.

O tecido muscular dos ventrículos pode sofrer alterações degenerativas decorrentes de processos infecciosos, tóxicos ou em geral espontâneos de etiologias nutricionais ou desconhecidas (endócrinas — p. ex., tireóideas). Essas "miocardiopatias" limitam a eficiência contrátil dos ventrículos (mais freqüentemente do esquerdo), e os animais acometidos desenvolvem insuficiência cardíaca e sua síndrome resultante.

A aorta origina-se do ventrículo esquerdo e o tronco pulmonar tem origem no lado direito. Após o nascimento, há um ligamento arterial entre essas duas artérias, um resquício do ducto arterial do desenvolvimento fetal.

Em alguns cães, é possível diagnosticar um ducto arterial persistente (Figs. 4.37–4.40) causando uma mistura do sangue arterial com o venoso. O tratamento é cirúrgico (ligadura do ducto arterial persistente).

Um arco aórtico direito persistente proveniente do desenvolvimento fetal pode ser visto entre a A. carótida comum direita e a aorta (Fig. 4.41).

As veias cavas cranial e caudal, a V. ázigos (direita), a V. oblíqua do átrio esquerdo e as Vv. cardíacas (V. cardíaca magna e Vv. destras do coração) abrem-se no átrio direito, enquanto as Vv. pulmonares o fazem no átrio esquerdo.

As duas veias cavas abrem-se face a face dentro do seio das veias cavas, acima do óstio atrioventricular direito. A V. ázigos direita, a V. oblíqua do átrio esquerdo e as Vv. cardíacas abrem-se juntas no seio coronário.

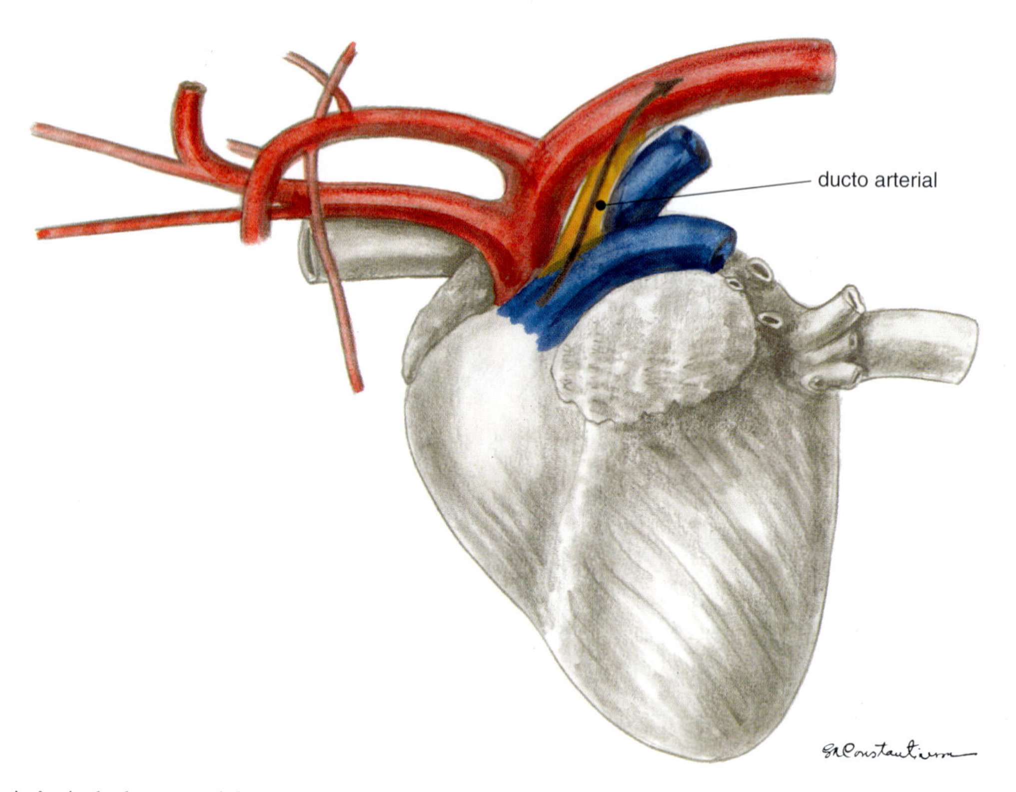

Fig. 4.37 Persistência do ducto arterial — cão. (Reimpresso de *The Merck Veterinary Manual, Oitava Edição, CD-Rom 2000,* com autorização do editor, Merck & Co., Inc., Whitehouse Station, NJ.)

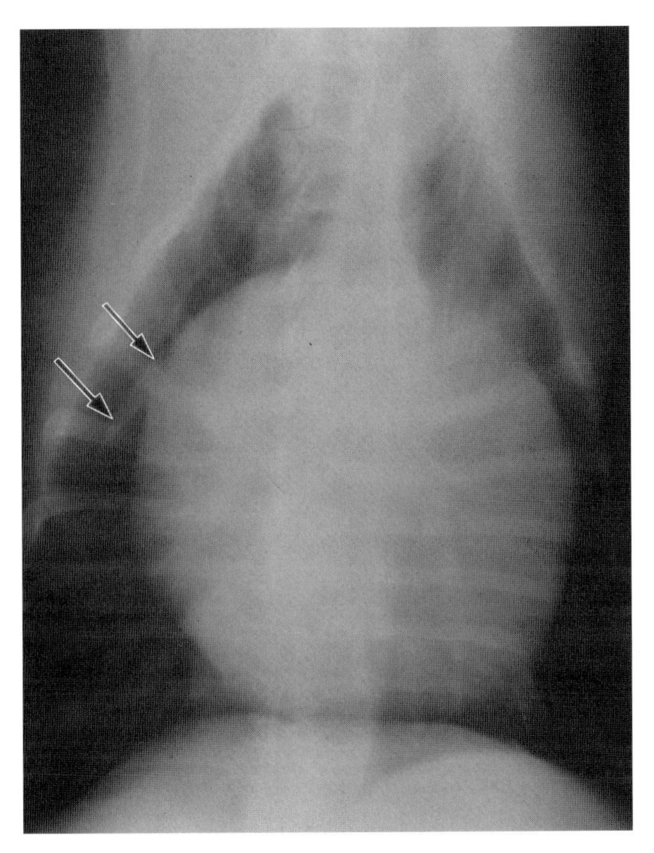

Fig. 4.38 Vista ventrodorsal do tórax de um cão (com efusão pericárdica). A radiografia mostra o formato "globóide" típico que comumente ocorre em casos de efusão pericárdica. As setas na vista ventrodorsal indicam linhas de fissura devido a efusão pleural coincidente.

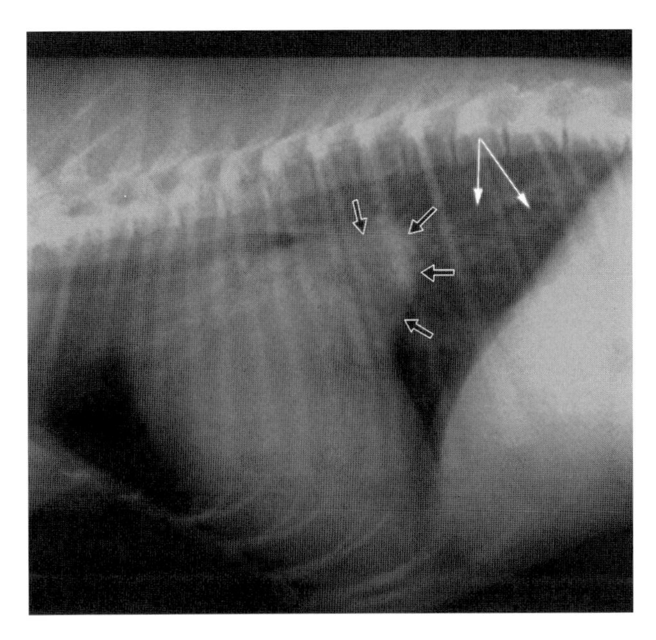

Fig. 4.39 Vista lateral direita do tórax de um cão (com persistência do ducto arterial). A radiografia mostra alterações típicas de casos de persistência do ducto arterial (PDA). Observar que o átrio esquerdo está aumentado (setas vazadas). As artérias e veias (setas cheias) pulmonares aumentadas devem-se a hipercirculação.

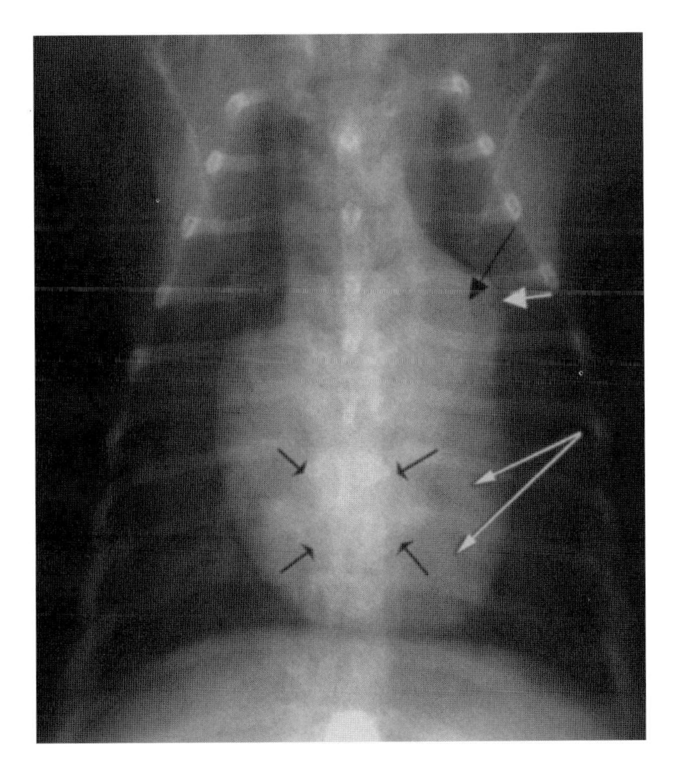

Fig. 4.40 Vista ventrodorsal do tórax de um cão (com persistência do ducto arterial). A radiografia mostra alterações típicas da persistência do ducto arterial (PDA). Observar o abaulamento pulmonar (seta branca de cabeça grande) e o abaulamento aórtico (seta preta grande). O átrio esquerdo está aumentado (setas pretas pequenas). As artérias e veias pulmonares aumentadas (setas brancas finas) devem-se a hipercirculação.

Notar que a V. oblíqua do átrio esquerdo é um remanescente da V. cardinal comum esquerda e descarrega sangue do átrio esquerdo.

As duas circulações ou sistemas sanguíneos no corpo são conhecidas como circulações sistêmica e funcional.

A circulação sistêmica começa no ventrículo esquerdo, onde se origina a aorta. Ela leva sangue arterial para todo o corpo: pelas duas veias cavas e por outras veias pequenas, o sangue venoso retorna ao átrio direito e daí é impulsionado para o ventrículo direito pela sístole atrial direita.

A circulação funcional começa no ventrículo direito, de onde emerge o tronco (A.) pulmonar. O sangue venoso é levado pelas Aa. pulmonares para os pulmões, onde é oxigenado e convertido em sangue arterial. Através das Vv. pulmonares, o sangue arterial retorna para o átrio esquerdo, de onde é impulsionado para o ventrículo esquerdo pela sístole atrial esquerda.

Posição do Coração

A maioria do ventrículo esquerdo e pequena parte do direito estão localizadas no lado esquerdo do coração. A maioria do ventrículo direito e pequena parte do esquerdo estão localizadas no lado direito. A margem cranial do coração pertence ao ventrículo direito e a margem caudal faz parte do ventrículo esquerdo.

Sobre a parede torácica, os sons que emanam do coração podem ser ouvidos com um estetoscópio. Sons de anormalidades em várias valvas podem ser *mais* audíveis em áreas especiais do tórax de cães. Tais áreas são denominadas de acordo com as valvas cardíacas. A *área mitral* é o local onde os sons produzidos por anormalidades da *valva mitral* (valva atrioventricular esquerda) podem ser mais bem apreciados. Ela se localiza na junção costocondral *esquerda* próximo ao quinto espaço intercostal (Fig. 4.42). A *área aórtica* também está no lado esquerdo do tórax na região do ombro e no nível do terceiro ao quarto espaço intercostal (Fig. 4.42), onde os sons relacionados com anormalidades da *valva da aorta* podem ser mais audíveis.

*Nota. **Ao mover-se a campânula do estetoscópio da área mitral para a aórtica, é possível ouvir o aumento de intensidade da segunda bulha cardíaca.***

Ventral à área aórtica está a *área subaórtica,* onde os sons de um trato de fluxo de saída aórtico estreitado podem ser mais audíveis. Também na entrada do tórax é possível ouvir sopros decorrentes de obstrução do trato do fluxo de saída aórtico.

Os sons causados por anormalidades da *valva do tronco pulmonar* podem ser mais audíveis na *área do tronco pulmonar*, ainda no lado esquerdo do tórax, porém na junção costocondral no nível do terceiro ao quarto espaço intercostal — em geral na axila (ver Fig. 4.42).

Ao mover-se o estetoscópio para o lado direito do tórax, é possível apreciar melhor os sons da *valva tricúspide* (valva atrioventricular direita) na junção costocondral no nível do quarto ou quinto espaço intercostal (Fig. 4.43), região conhecida como *área tricúspide*.

No cão, o eixo longitudinal do coração forma com o esterno um ângulo de 40°, aberto cranialmente (Fig. 4.44). No gato, o ângulo é de 25–30°, com o coração apontando na direção do diafragma (Fig. 4.45).

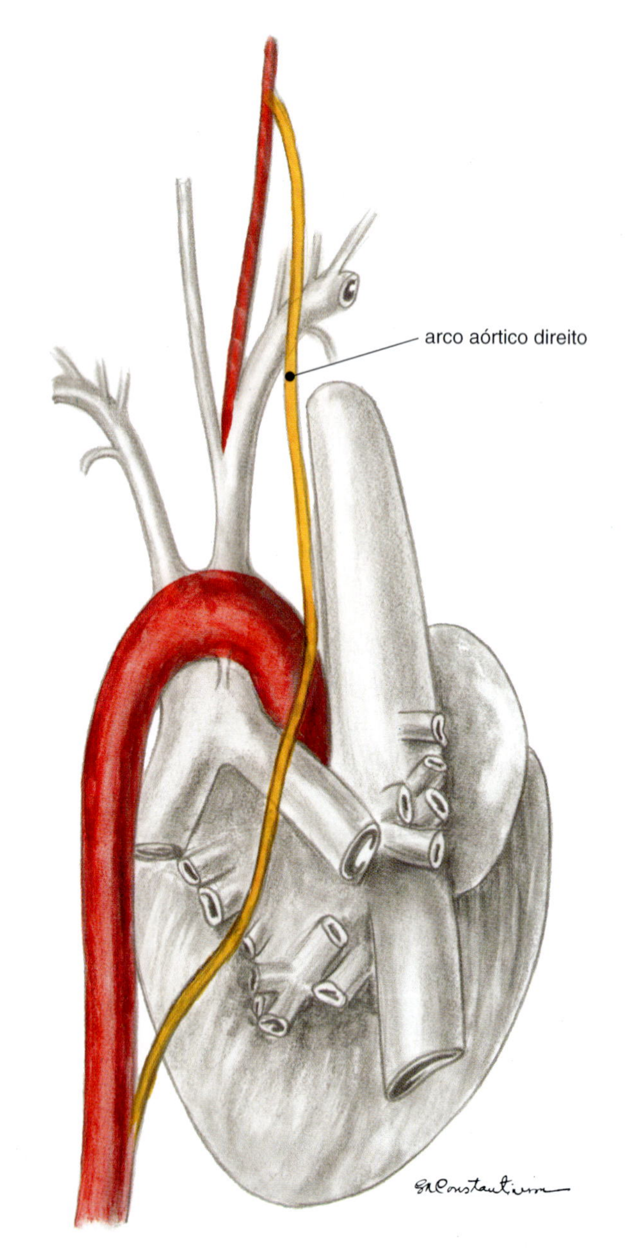

Fig. 4.41 Persistência do arco aórtico direito — cão. (Reimpresso de *The Merck Veterinary Manual, Oitava Edição, CD-Rom 2000*, com autorização do editor, Merck & Co., Inc., Whitehouse Station, NJ.)

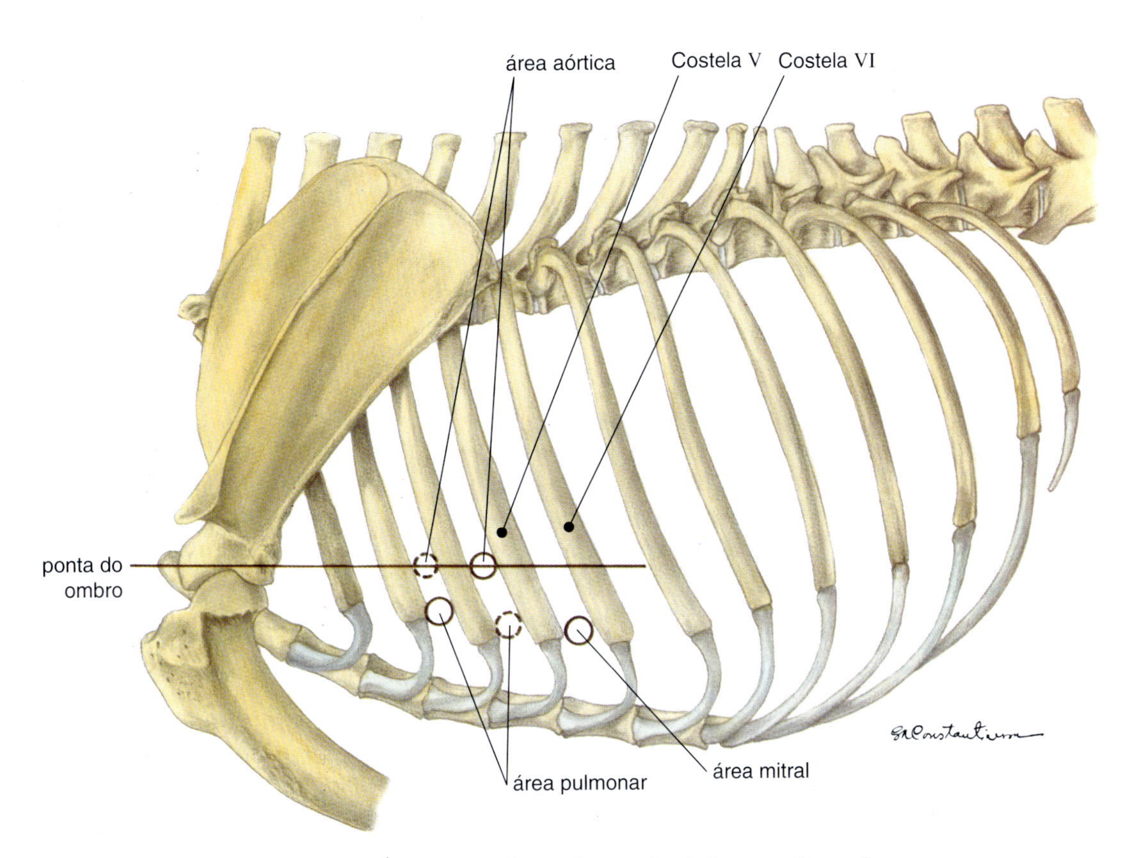

Fig. 4.42 Área de auscultação do coração, lado esquerdo — cão.

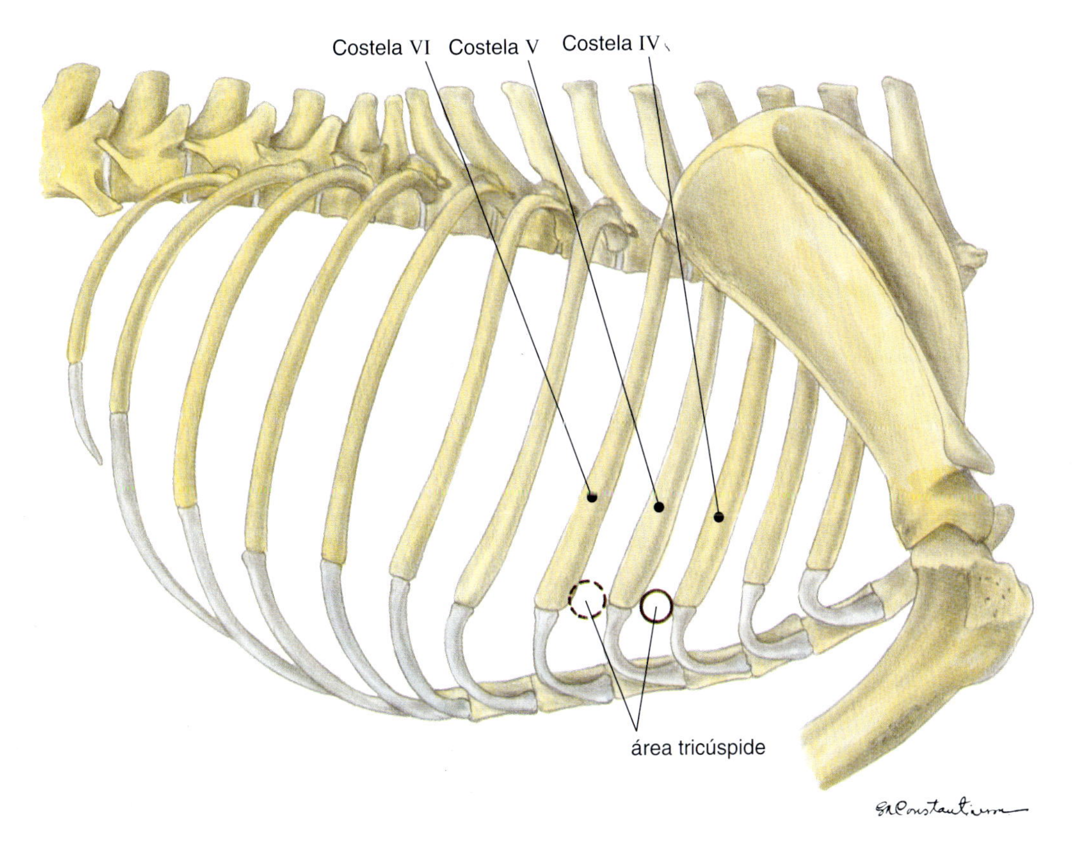

Fig. 4.43 Área de auscultação do coração, lado direito — cão.

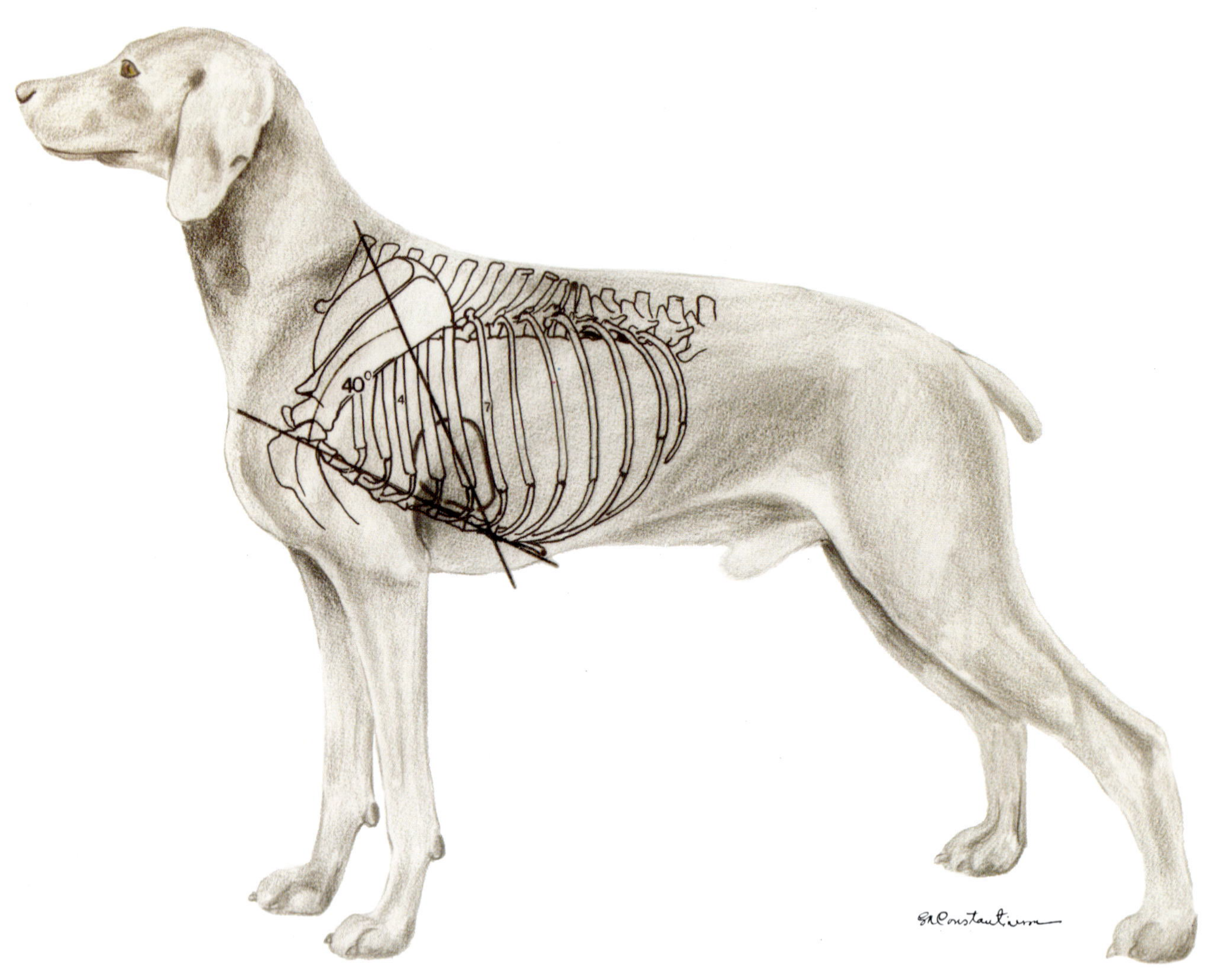

Fig. 4.44 Posição normal do coração, lado esquerdo — cão.

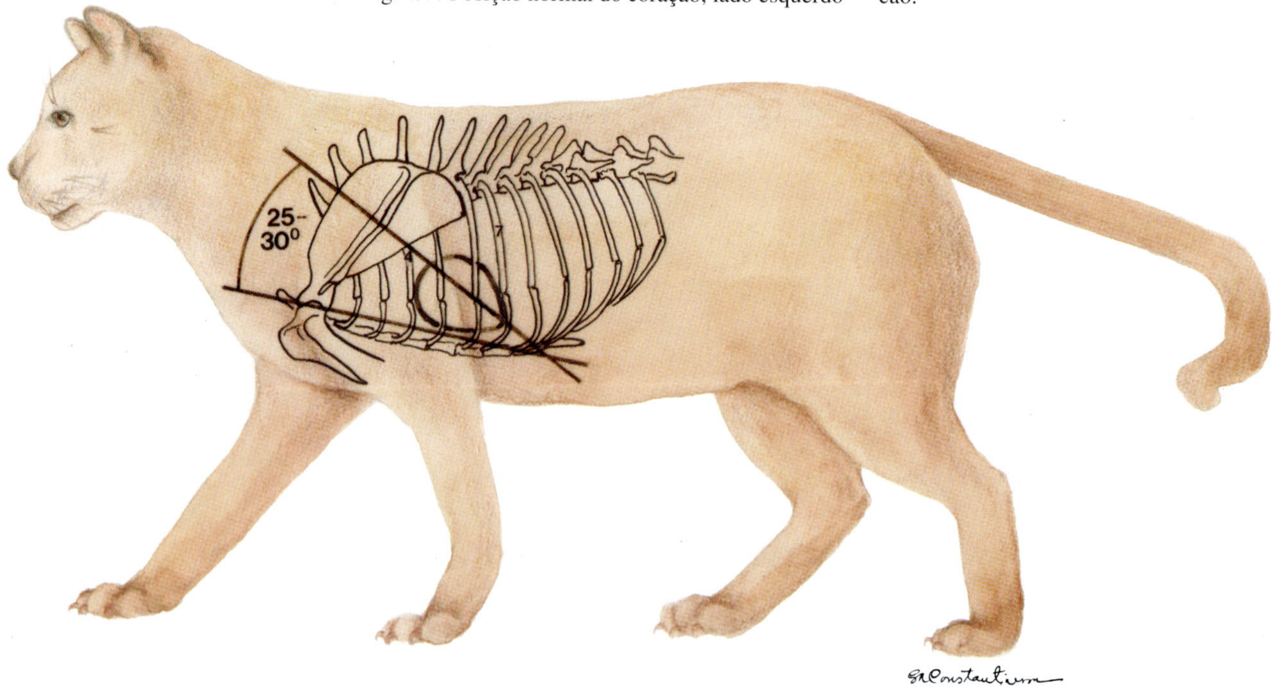

Fig. 4.45 Posição normal do coração, lado esquerdo — gato.

A extensão craniocaudal do coração está entre a terceira ou quarta e a sexta ou sétima costelas no cão e entre a quarta e a sétima costelas no gato.

A expansão do ventrículo direito estende a margem cranial do coração, e a expansão do ventrículo esquerdo estende a margem caudal, mas isto se deve à rotação do septo em um plano mais sagital. A expansão do átrio esquerdo reflete-se na elevação dorsal da silhueta cardíaca em radiografias e na impressão sobre a bifurcação da traquéia.

Com relação ao plano mediano, a maior parte do coração está localizada na metade esquerda do tórax, cerca de 4/7 no cão. O contorno do coração com relação ao esterno é mostrado nas Figs. 4.46 e 4.47

Em ocasiões muito raras, um defeito congênito causa uma inversão completa do coração em sua posição na cavidade torácica (*situs inversus*).

Esqueleto do Coração

Tecido conjuntivo e até cartilagem estão envolvidos no esqueleto do coração, que consiste em quatro anéis fibrosos; duas cartilagens adicionais são encontradas no cão.

Dois anéis fibrosos mantêm-se abertos e ancoram as comunicações atrioventriculares, sendo chamados anéis fibrosos atrioventriculares direito e esquerdo. Eles enviam fibras para as valvas atrioventriculares. Os outros dois anéis fibrosos estão localizados na origem da aorta e do tronco pulmonar, sendo denominados anéis fibrosos arteriais.

Arquitetura da Musculatura Cardíaca

As fibras musculares do coração são atriais e ventriculares. Elas são próprias ou profundas e comuns ou superficiais; em termos de localização, as fibras superficiais são subepicárdicas e subendocárdicas, as últimas responsáveis pelas tra-

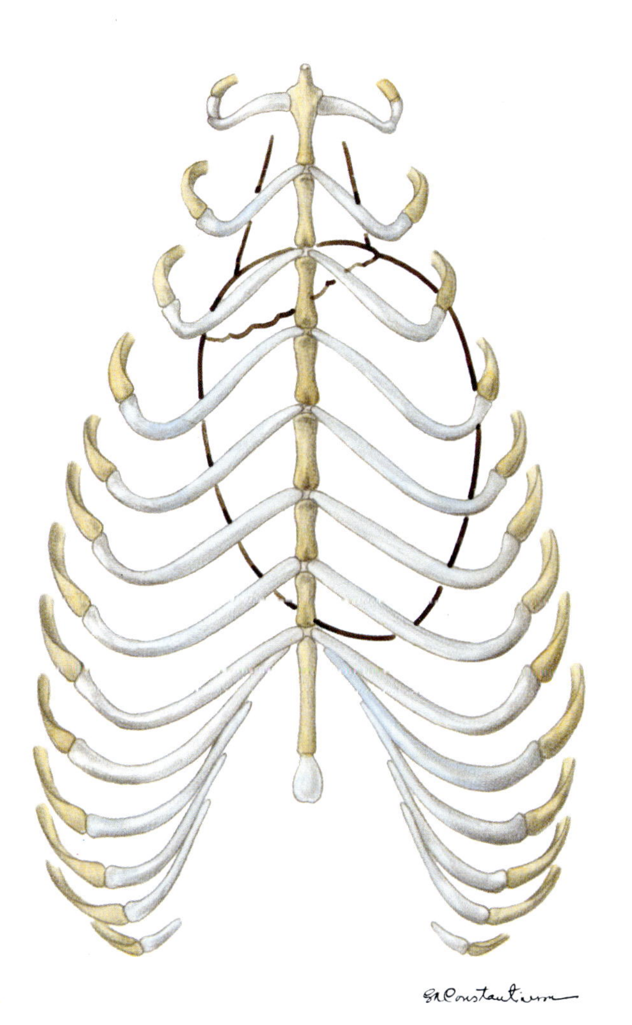

Fig. 4.46 Projeção do coração sobre o esterno, face ventral — cão.

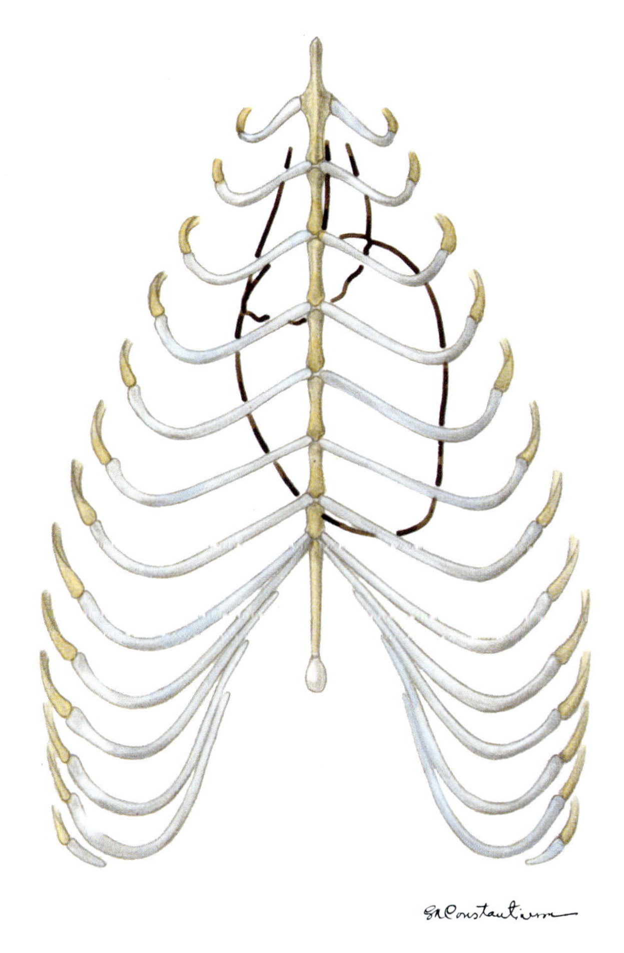

Fig. 4.47 Projeção do coração sobre o esterno, face ventral — gato.

béculas cárneas, pelos Mm. papilares e pelas trabéculas septomarginais (nos ventrículos), além de responsáveis pelos Mm. pectíneos nas aurículas.

O arranjo das fibras é o ideal para a ejeção de sangue das câmaras.

Câmaras do Coração

As câmaras do coração estão intimamente revestidas pelo endocárdio, que cobre todas as irregularidades do interior do coração.

Os ***átrios direito e esquerdo*** estão separados entre si pelo septo interatrial, no meio do qual está presente a fossa oval circundada por uma margem (o limbo da fossa oval), o resquício da antiga comunicação entre os dois átrios antes do nascimento. Os dois átrios comunicam-se com os ventrículos correspondentes. Na face interna das aurículas, observam-se os Mm. pectíneos.

Durante a vida fetal, há um canal aberto para o sangue fluir do átrio direito para o esquerdo sem passar pela circulação pulmonar (afuncional). Esse canal é conhecido como forame oval e em geral se fecha pouco após o nascimento, embora permaneça aberto até por uma semana depois do nascimento. A falha no fechamento de certos elementos do septo interatrial durante o crescimento fetal resulta na formação de um defeito do septo atrial (DSA), que nunca se fecha e resulta em fluxo de sangue do átrio esquerdo para o direito durante a vida pós-natal (Fig. 4.48). Tais anormalidades causam uma sobrecarga na circulação pulmonar e podem provocar insuficiência cardíaca mais tarde.

O ***átrio direito*** mostra as seguintes estruturas nas suas faces externa e interna:

- O sulco terminal, um sulco externo pouco definido oposto à crista terminal; o nó sinoatrial fica encoberto no sulco terminal.
- A crista terminal, uma crista muscular interna entre a abertura (seio) comum das veias cavas e o próprio átrio.
- O seio ou abertura comum das veias cavas cranial e caudal.
- O tubérculo intervenoso, uma crista interna de orientação vertical entre as aberturas das Vv. cavas.
- A válvula da veia cava caudal.
- A válvula do seio coronário (a abertura comum da maioria das Vv. cardíacas).

No ***átrio esquerdo***, apenas as Vv. pulmonares se esvaziam.

Os ***ventrículos direito e esquerdo*** estão separados entre si pelo septo interventricular, cujos marcos externos são os dois sulcos interventriculares. O septo interventricular tem uma parte membranácea dorsalmente e uma parte muscular, a maioria do septo ventral.

Durante a formação do septo do coração na vida fetal, pode formar-se um defeito ou abertura (em geral no septo membranáceo superior), o chamado "defeito sep-

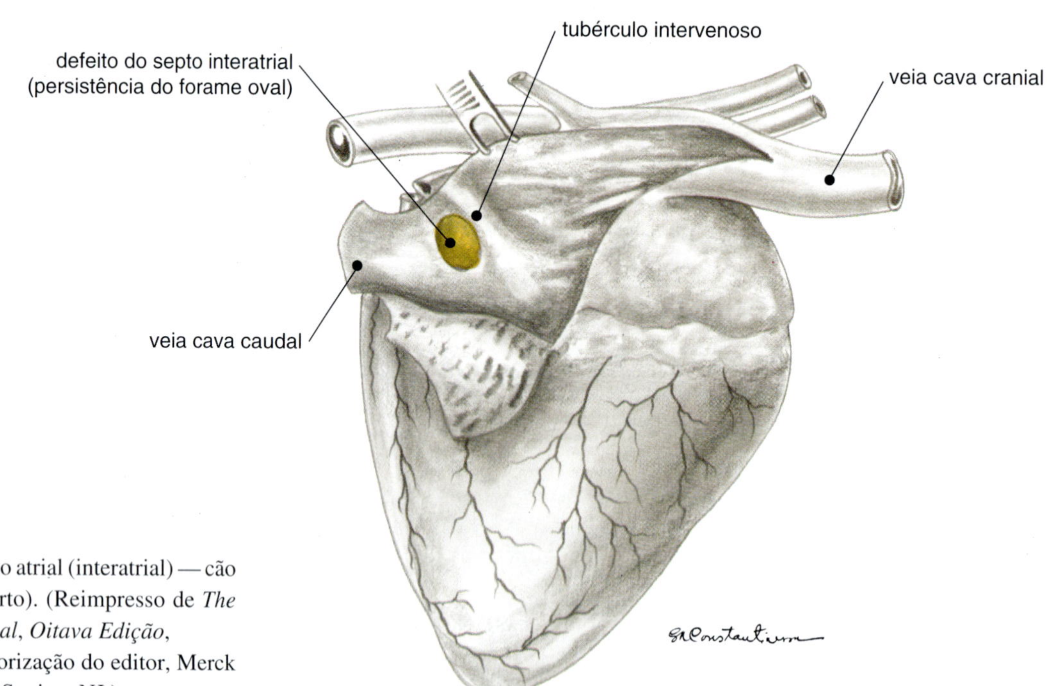

Fig. 4.48 Defeito do septo atrial (interatrial) — cão (o átrio direito está aberto). (Reimpresso de *The Merck Veterinary Manual, Oitava Edição, CD-Rom 2000*, com autorização do editor, Merck & Co. Inc., Whitehouse Station, NJ.)

tal ventricular alto" ou "DSV subaórtico" (Fig. 4.49), mas ocasionalmente no septo muscular. O defeito é uma conexão direta entre os ventrículos esquerdo e direito, com o sangue fluindo do ventrículo esquerdo de alta pressão para o ventrículo direito de baixa pressão. Esse fluxo em alta velocidade causa um sopro cardíaco durante contração cardíaca (um sopro holossistólico). A lesão também contribui primeiro para aumento do ventrículo esquerdo e depois do ventrículo direito.

O ***ventrículo direito*** comunica-se com o átrio direito através da abertura atrioventricular direita e está equipado com a valva atrioventricular direita, composta por três cúspides grandes (angular, parietal e septal). Conseqüentemente, a valva atrioventricular direita também é chamada valva tricúspide.

Na face interna do ventrículo direito, as três cúspides estão fixadas aos Mm. papilares pelas cordas tendíneas. Também são observadas trabéculas cárneas na direção do ápice e trabécula septomarginal localizadas transversalmente no meio do ventrículo; além disso, observa-se a crista supraventricular entre o óstio atrioventricular e o cone arterial.

No cão, aumento do ventrículo direito é causado com maior freqüência pela presença de dirofilárias que infestam a artéria pulmonar e o ventrículo direito ou por uma restrição congênita do trato do fluxo de saída do ventrículo direito (estenose da valva do tronco pulmonar). Outras causas podem ser miocardiopatia ou doença ou displasia da valva tricúspide (Fig. 4.50).

O ***tronco pulmonar*** começa no ventrículo direito. O cone arterial é a parte em formato de cone do ventrículo direito de onde surge o tronco pulmonar. Entre o cone arterial e o tronco pulmonar, está a abertura pulmonar circundada pelo anel arterial fibroso correspondente. A valva do tronco pulmonar está conectada com o anel fibroso, sendo composta por três válvulas semilunares (intermediária, direita e esquerda).

O fechamento das valvas do tronco pulmonar (e aórtica) coincide com a segunda bulha cardíaca, que pode ser ouvida no lado esquerdo do tórax entre o segundo e o quarto espaços intercostais dorsalmente à margem esternal.

As três válvulas semilunares ficam em sentido dorsal. Há um nódulo próximo ao meio das bordas (margens) côncavas livres de cada válvula. As cristas de ambos os lados dos nódulos são denominadas lúnulas. Tanto os nódulos como as lúnulas contribuem para o melhor fechamento da valva durante diástole ventricular direita.

Estenose (um estreitamento) da valva do tronco pulmonar (EP) é uma lesão congênita que acomete algumas raças mais que outras. O estreitamento pode ser na pró-

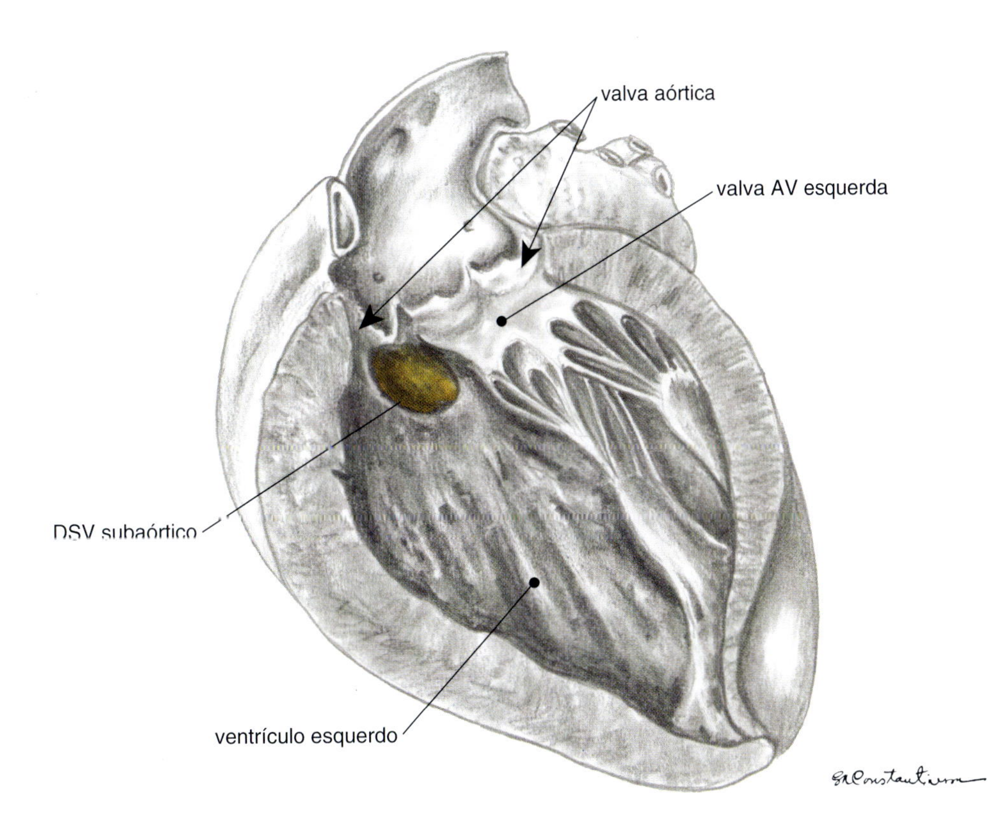

Fig. 4.49 Defeito do septo ventricular (interventricular) alto — gato (DSV subaórtico). (Reimpresso de *The Merck Veterinary Manual, Oitava Edição, CD-Rom 2000*, com autorização do editor, Merck & Co. Inc., Whitehouse Station, NJ.)

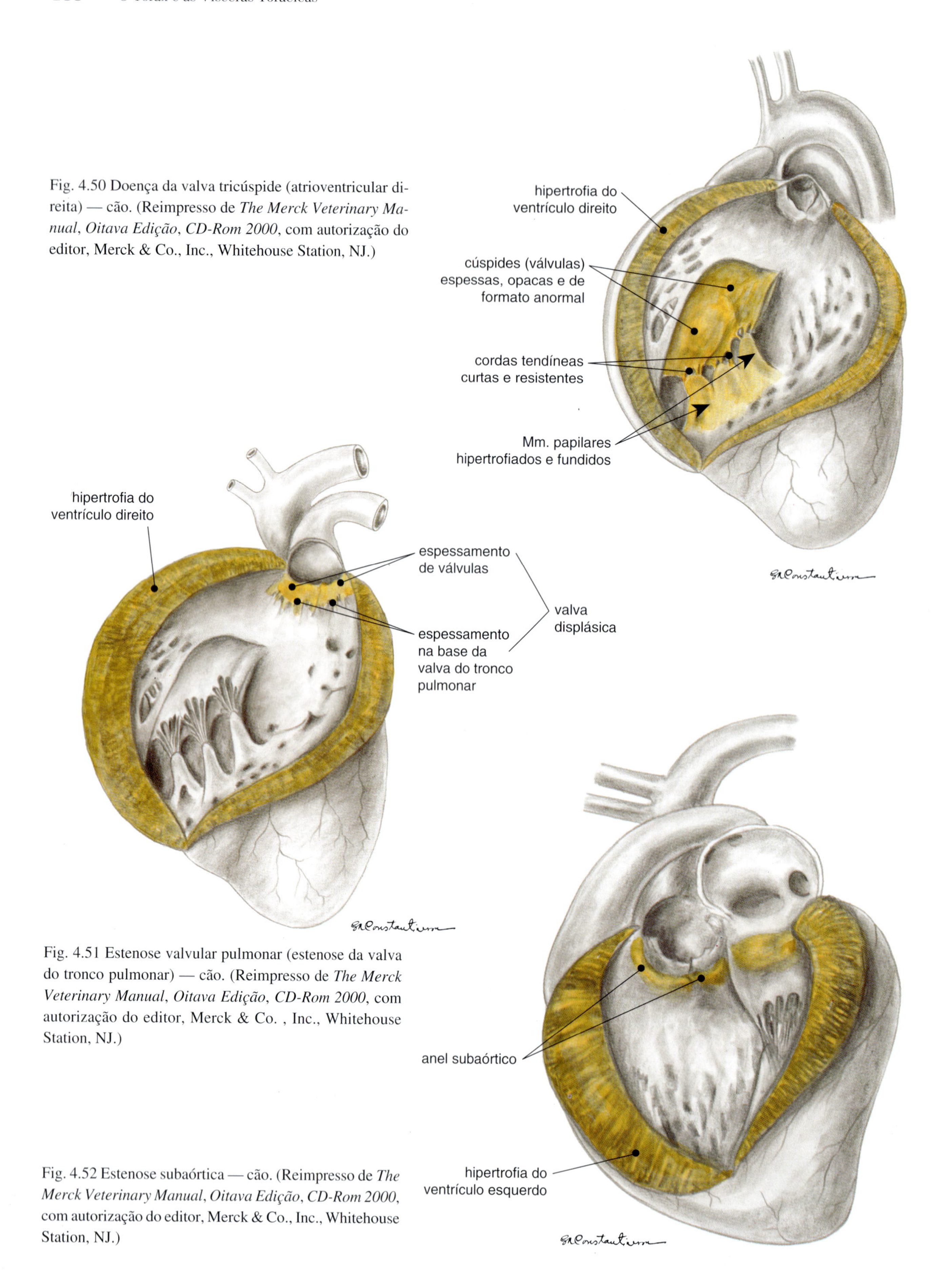

Fig. 4.50 Doença da valva tricúspide (atrioventricular direita) — cão. (Reimpresso de *The Merck Veterinary Manual, Oitava Edição, CD-Rom 2000*, com autorização do editor, Merck & Co., Inc., Whitehouse Station, NJ.)

Fig. 4.51 Estenose valvular pulmonar (estenose da valva do tronco pulmonar) — cão. (Reimpresso de *The Merck Veterinary Manual, Oitava Edição, CD-Rom 2000*, com autorização do editor, Merck & Co. , Inc., Whitehouse Station, NJ.)

Fig. 4.52 Estenose subaórtica — cão. (Reimpresso de *The Merck Veterinary Manual, Oitava Edição, CD-Rom 2000*, com autorização do editor, Merck & Co., Inc., Whitehouse Station, NJ.)

pria valva (EP valvular, Fig. 4.51), acima dela (EP supravalvular), abaixo dela no trato do fluxo de saída pulmonar (EP subvalvular) ou mesmo mais abaixo no infundíbulo do cone pulmonar (EP infundibular). Todas as formas são acompanhadas por um sopro sistólico áspero em crescendo-decrescendo e hipertrofia ventricular direita. A lesão pode ser observada ao ultra-som cardíaco ou em radiografias contrastadas.

Insuficiência da valva do tronco pulmonar é rara, mas ocorre em geral acompanhada por um sopro diastólico baixo.

O ***ventrículo esquerdo*** comunica-se com o átrio esquerdo através da abertura atrioventricular esquerda, guardada pela valva atrioventricular esquerda representada por duas grandes cúspides, a parietal e a septal. Conseqüentemente, a valva atrioventricular esquerda também recebe a denominação de valva bicúspide, ou mesmo mitral, devido à sua semelhança com a mitra de um papa ou um bispo.

O fechamento de ambas as valvas atrioventriculares coincide com a primeira bulha cardíaca.

O ponto de intensidade máxima do som da valva mitral situa-se no nível do quarto ao sexto espaço intercostal, no lado esquerdo do tórax sobre a margem esternal. Essa área é a região onde o batimento apical pode ser palpado.

É comum a presença de cordas tendíneas, Mm. papilares e trabéculas cárneas, mas trabéculas septomarginais são observadas raramente.

Em algumas ocasiões, as cordas tendíneas podem romper-se (na maioria das vezes subitamente), permitindo que a valva AV "prolapse" para o átrio. Quando isto acontece, em geral ocorre no lado esquerdo do coração, e a valva mitral torna-se subitamente insuficiente, ouvindo-se um sopro holossistólico à auscultação cardíaca.

A ***aorta*** começa no ventrículo esquerdo. O anel fibroso correspondente circunda a abertura aórtica. Uma valva similar, como na origem do tronco pulmonar, está presente (a valva aórtica), incluindo as três válvulas semilunares (septal, direita e esquerda) e as margens e nódulos (fechando a valva durante a diástole ventricular esquerda).

O fechamento das valvas aórtica (e do tronco pulmonar) coincide com a segunda bulha cardíaca, que pode ser ouvida do lado esquerdo do tórax no quarto espaço intercostal no nível da articulação do ombro.

Observa-se estenose ou estreitamento do trato do fluxo aórtico de saída com muito mais freqüência em várias raças de cães que em outras. As raças que estão em risco de ter esse defeito são Retriever Dourado, Newfoundland, Rottweiler, Boxer e Pastor Alemão. As lesões em geral são logo abaixo da valva aórtica (daí a denominação de estenose aórtica subvalvular, EAS, ou estenose subaórtica, Fig. 4.52), e em sua manifestação completa há um anel fibroso que a envolve e restringe o fluxo sanguíneo para fora do ventrículo esquerdo. A valva mitral também pode ser acometida na anatomia anormal da região do trato do fluxo de saída, como no caso de displasia da valva mitral (Fig. 4.53). Com menor freqüência são vistas lesões estenóticas da própria valva aórtica e lesões supravalvulares. Ocasionalmente, infecções da valva podem criar uma estenose e em alguns casos uma insuficiência da valva. Estenose do trato do fluxo de saída causa um sopro sistólico cuja intensidade depende da gravidade da restrição ao fluxo de saída. Insuficiência da valva causa um sopro diastólico. Lesões do trato do fluxo aórtico de saída são mais bem observadas ao ultra-som cardíaco.

Tetralogia de Fallot (Fig. 4.54), mais freqüente em gatos que em cães, é uma combinação do seguinte: dextroposição e acavalamento da aorta, estenose pulmonar, defeito septal ventricular alto (DSV subaórtico) e hipertrofia do ventrículo direito.

O *sistema de excitação e condução do coração* (complexo estimulante do coração) (Fig. 4.55) consiste em dois nós (o sinoatrial ou de Keith-Flack e o atrioventricular ou de Aschoff-Tawara) e um fascículo (feixe atrioventricular de His). O último é representado por um tronco e duas faixas, direita e esquerda, que terminam em uma rede de projeções celulares conhecida como fibras de Purkinje. Além daquelas estruturas, estão presentes os seguintes tratos, vias e fibras: o trato internodal e a via de James; a via de James átrio-His; as fibras AV esquerdas de Kent; e as fibras nós ventriculares, nós fasciculares e fasciculoventriculares de Mahaim.

O nó sinoatrial (SA) é *o* marca-passo do coração, sendo inervado tanto por fibras simpáticas como parassimpáticas, de modo que a freqüência cardíaca pode, mediante controle neural, aumentar (simpático) ou diminuir (parassimpático). Quando uma doença acomete o nó, ele não produz mais um impulso regular de marcação dos batimentos. Isto às vezes resulta em bloqueio SA ou síndrome da doença sinusal (SDS), em que a freqüência pode estar aumentada (taquicardia) ou diminuída (bradicardia). (A SDS é mais comum na raça Schnauzer!) Às vezes, há bradicardia e taquicardia na SDS, com alternância entre uma freqüência rápida e uma lenta. Estas e muitas outras anormalidades são mais bem documentadas com um eletrocardiograma.

O nó atrioventricular (AV) ou regiões do miocárdio ventricular próximas a ele podem estar sujeitos a alterações fisiológicas ou anatomopatológicas. O nó ou as regiões podem tornar-se "hiperexcitáveis" e seu próprio marca-passo impor um ritmo "supraventricular" mais rápido. O próprio nó pode tornar-se incapaz de conduzir o impulso liberado para ele pelo átrio. Em tal circuns-

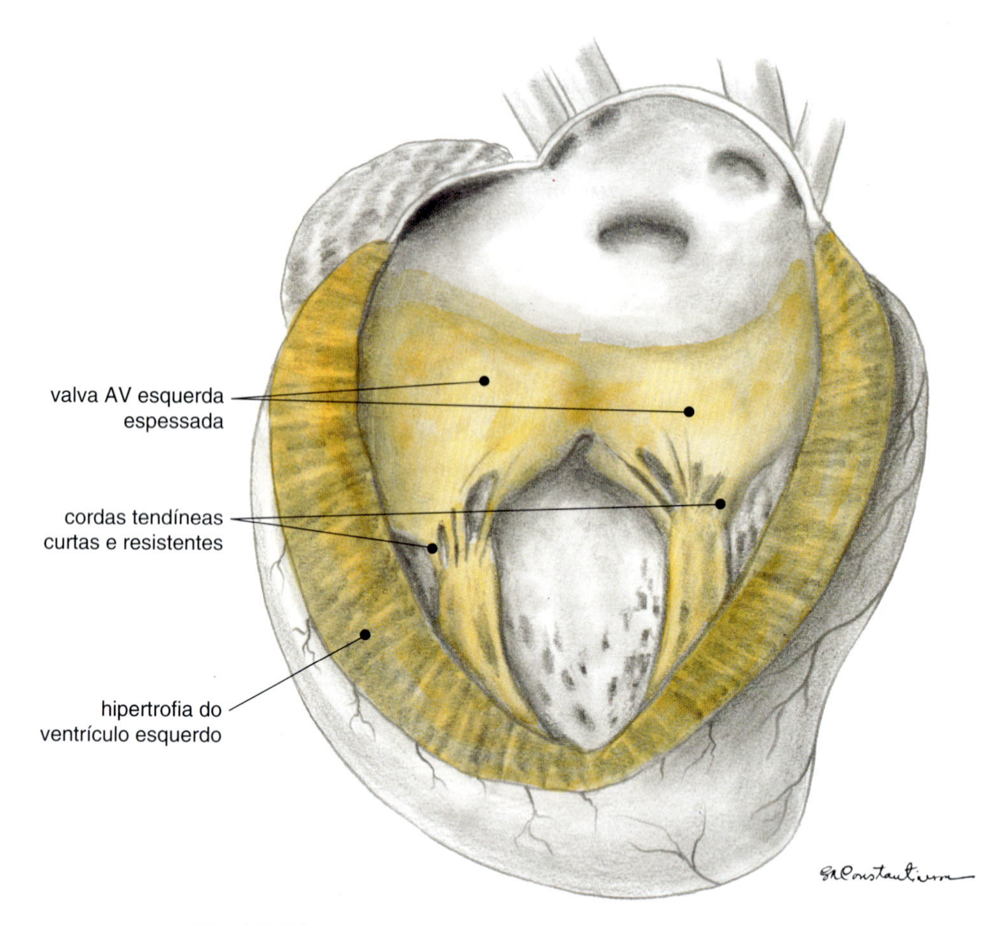

Fig. 4.53 Displasia da valva mitral (atrioventricular esquerda) — cão.

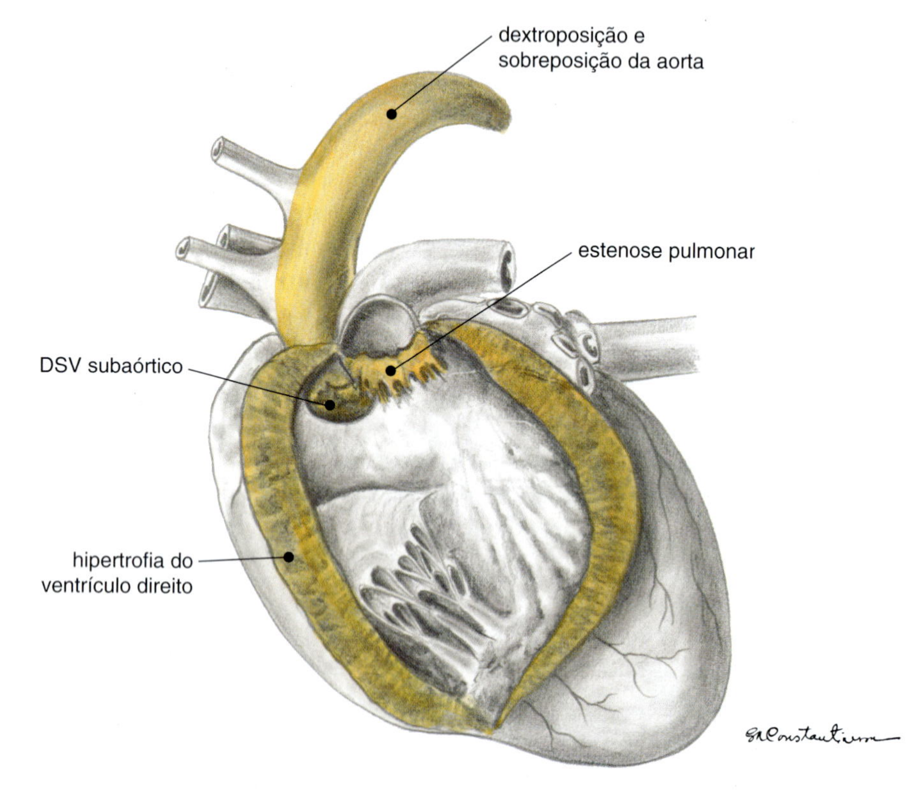

Fig. 4.54 Tetralogia de Fallot — gato.

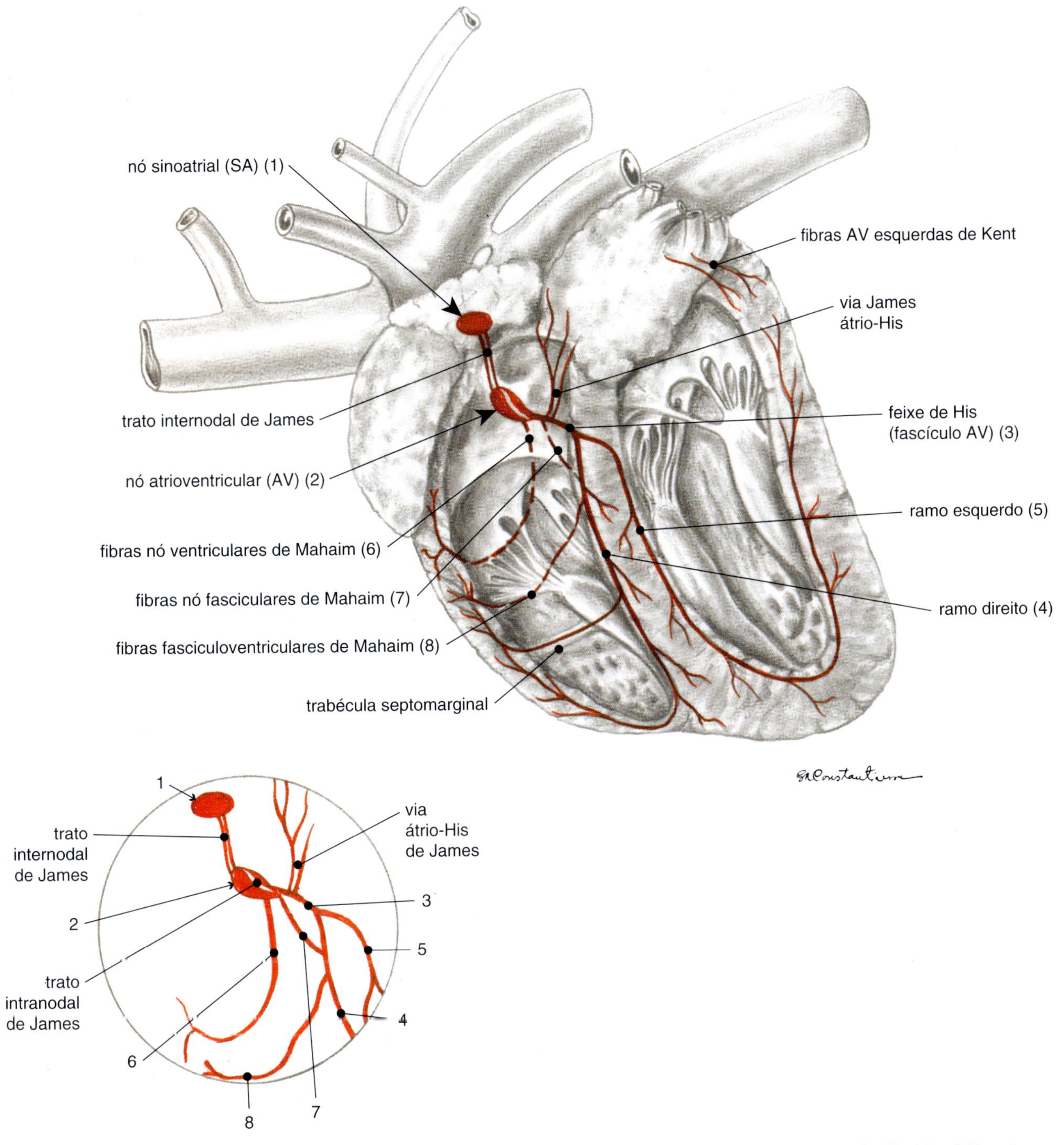

Fig. 4.55 Sistema de excitação e condução do coração (complexo estimulante do coração) — cão. (Reimpresso de *The Merck Veterinary Manual, Oitava Edição, CD-Rom 2000*, com autorização do editor, Merck & Co., Inc., Whitehouse Station, NJ.)

tância, os ventrículos respondem com uma freqüência muito mais lenta. Esse nó AV é o local de bloqueios AV. Bloqueio AV de primeiro grau é simplesmente um prolongamento do intervalo PR. Bloqueio AV de segundo grau é a queda ocasional de batimentos ventriculares. Ocorre bloqueio AV de terceiro grau (ou completo) quando são vistas ondas P (atividade elétrica atrial) com uma freqüência nominal e os complexos QRS estão numa freqüência muito mais lenta, sem nenhuma relação com as ondas P (Figs. 4.56 e 4.57). Na Fig. 4.56 (derivação Ii do ECG canino), a onda R é bastante alta (aproximadamente 2,8 mV), o que às vezes poderia ser indício de aumento do ventrículo esquerdo. Na Fig. 4.57 (um ECG felino), a linha basal mostra "ruído" elétrico (ou sinal indesejável), em geral típico de ECG obtidos de gatos e que se deve a tremor muscular.

O ***suprimento nervoso autônomo para o coração*** é representado pelos nervos cardíacos, tanto simpáticos como parassimpáticos.

Os nervos cardíacos simpáticos transportam fibras pós-ganglionares aceleradoras do gânglio cervical médio e do gânglio cervical caudal (cervicotorácico). Nervos cardíacos torácicos provenientes de vários gânglios vertebrais também são observados.

A inervação parassimpática do coração se deve ao N. vago, que conduz fibras pré-ganglionares moderadoras (inibitórias). A sinapse com as fibras pós-ganglionares é feita no ggl. cardíaco intramural.

Suprimento Sanguíneo do Coração

As Aa. coronárias direita e esquerda originam-se do seio da aorta dentro do bulbo da aorta, localizado proximal às válvulas semilunares da aorta. Cada artéria coronária está dividida em ramos localizados basicamente nos sulcos interventriculares. Os ramos da A. coronária direita são os seguintes: a A. coronária direita acessória (em 20% dos cães), o ramo marginal direito (apenas no cão), o ramo interventricular subsinusal (às vezes no gato) e o ramo septal. Os ramos da A. coronária esquerda são o ramo interventricular paraconal, o ramo circunflexo, o ramo intermediário (marginal esquerdo), o ramo interventricular subsinusal e os ramos septais.

O padrão de distribuição e a proporção de todo o órgão suprido pela A. coronária esquerda e pela A. coronária direita em carnívoros é um tipo de suprimento coronário esquerdo.

Ao contrário do que se observa nas pessoas, cães e gatos não são acometidos por doença coronariana (aterosclerose coronariana). Em raras ocasiões, geralmente na presença de hipotireoidismo ou hipercolesterolemia familiar, cães podem exibir sinais de coronariopatia um tanto semelhantes aos da doença vista em pessoas. Quando comprometida, a circulação coronariana não fornece sangue suficiente para o miocárdio, sobrevindo degeneração das fibras miocárdicas.

As veias são representadas pelas seguintes: V. cardíaca magna, direcionando sangue do sulco interventricular esquerdo para o seio coronário e recebendo sangue também do ramo intermediário (que cursa sobre a margem ventricular esquerda do coração); a V. oblíqua do átrio esquerdo (da parede do átrio esquerdo para o seio coronário); as Vv. cardíacas direitas (da parede do ventrículo direito para o átrio direito); e as Vv. mínimas do coração (veias microscópicas que se abrem em todas as câmaras do coração e conectam algumas artérias e veias).

Os vasos linfáticos do coração originam-se das redes subendocárdica, miocárdica e subepicárdica de capilares linfáticos. Os linfáticos maiores esvaziam-se em vários linfocentros ou linfonodos, diferentes em cães e gatos.

Em cães e gatos, como nas demais espécies, ocorrem tumores do coração ou nos tecidos em torno dele. O tecido neoplásico pode ser primário ou metastático. Quando o processo neoplásico invade o tecido contrátil, a contratilidade do miocárdio é comprometida. Quando os processos invadem o epicárdio ou a camada parietal do pericárdio seroso, ocorrem extravasamento pericárdico e conseqüente diminuição do enchimento diastólico. Também é possível observar tumores intracardíacos, que em geral impedem o fluxo livre de sangue sobre as superfícies endocárdicas. Os tipos de neoplasias são extremamente variados, e sua discussão está além do âmbito deste livro.

Nota

1. Implica comprometimento hemodinâmico, e não a etiologia específica do líquido que esteja causando comprometimento.

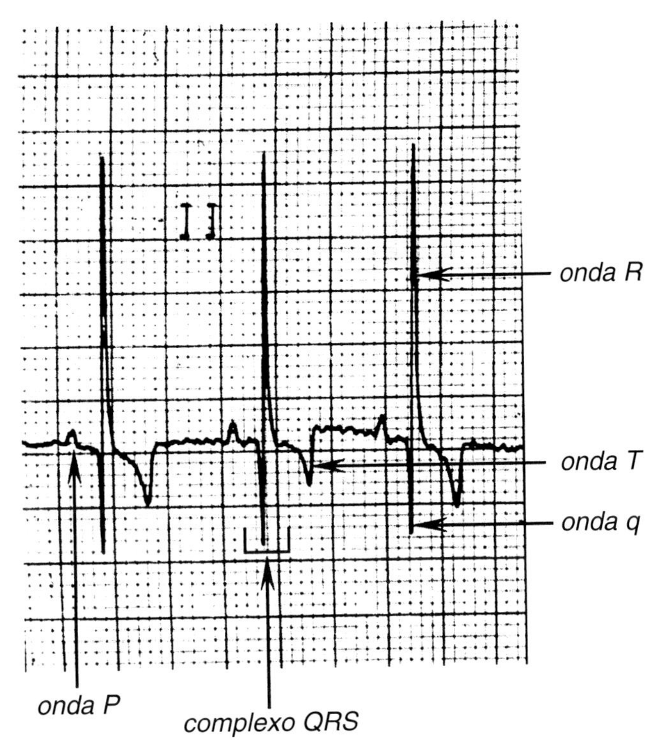

Fig. 4.56 Eletrocardiograma (ECG) de um cão normal. Comparar as amplitudes complexas com as do gato.

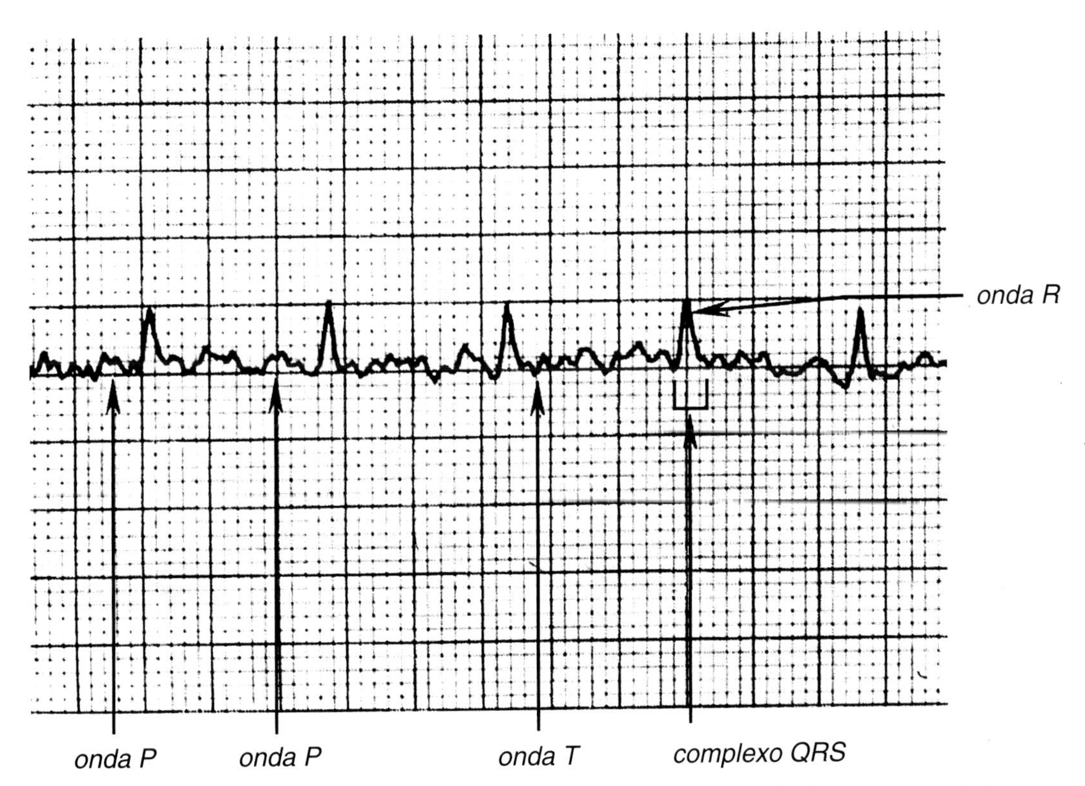

Fig. 4.57 Eletrocardiograma (ECG) de um gato normal. Observar a amplitude relativamente baixa.

5

O Membro Torácico

Regiões Anatômicas

As regiões anatômicas são mostradas nas Figs. 5.1–5.6.

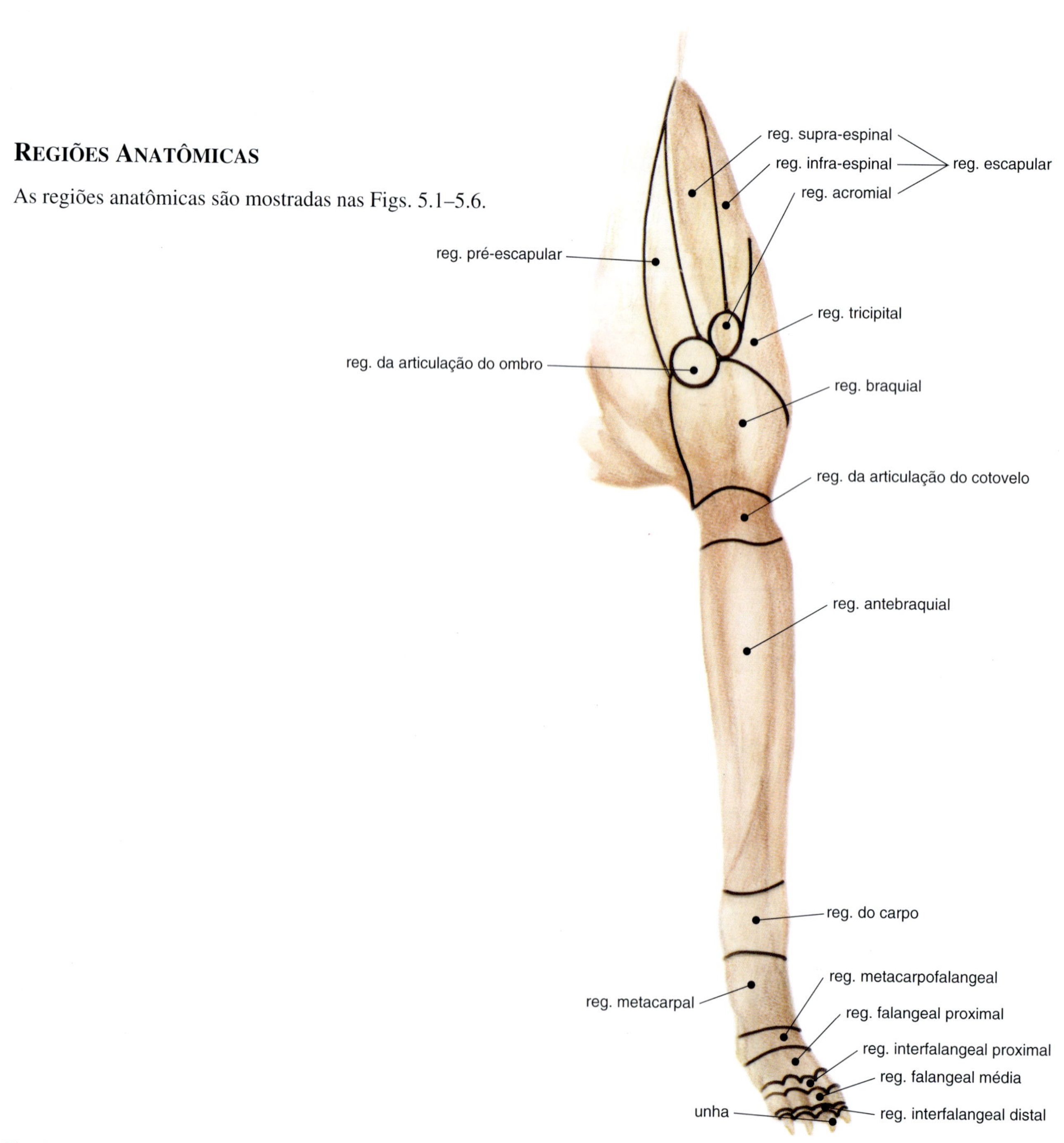

Fig. 5.1 Regiões anatômicas do membro torácico, face cranial — cão.

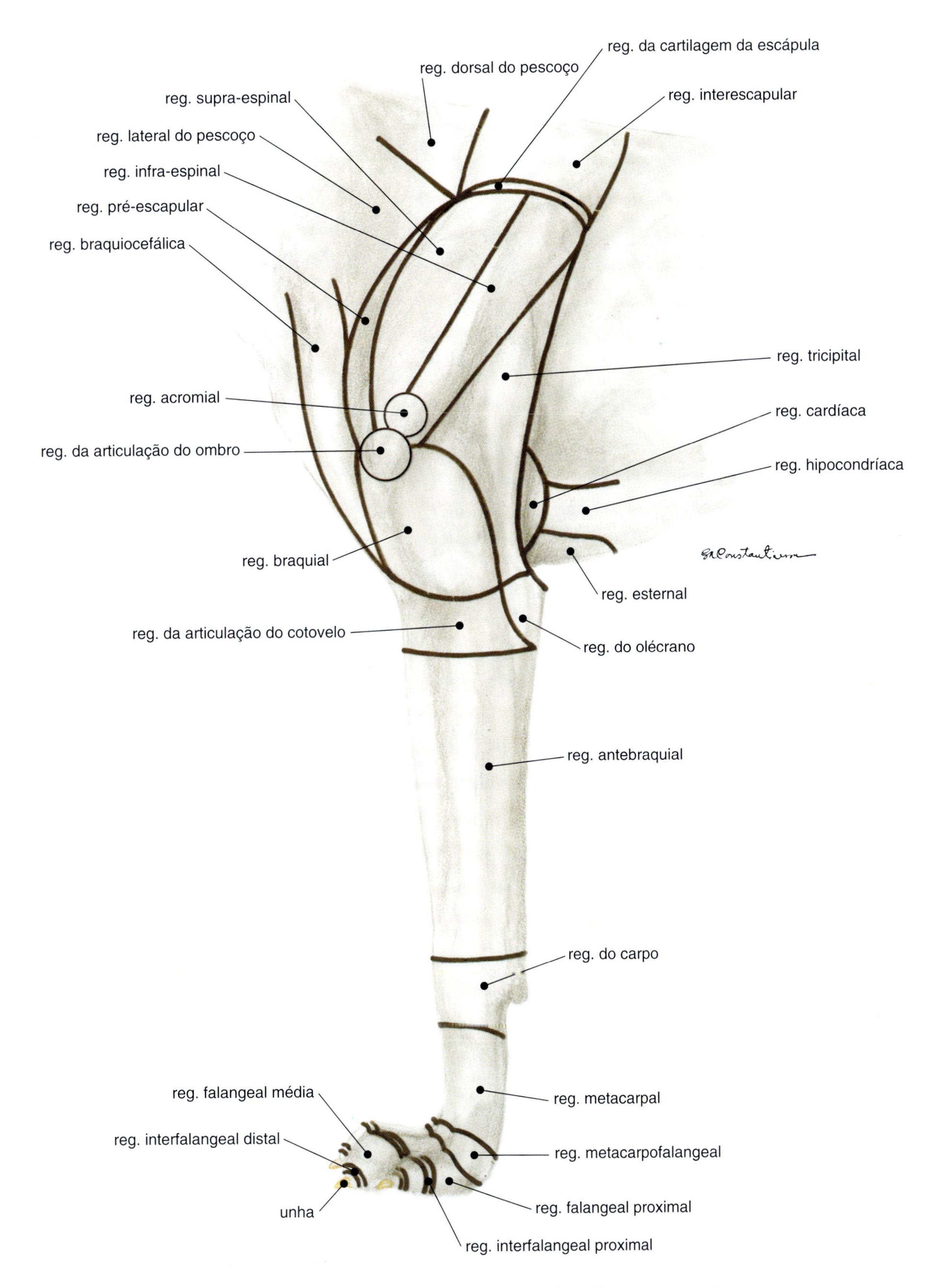

Fig. 5.2 Regiões anatômicas do membro torácico, face lateral — cão.

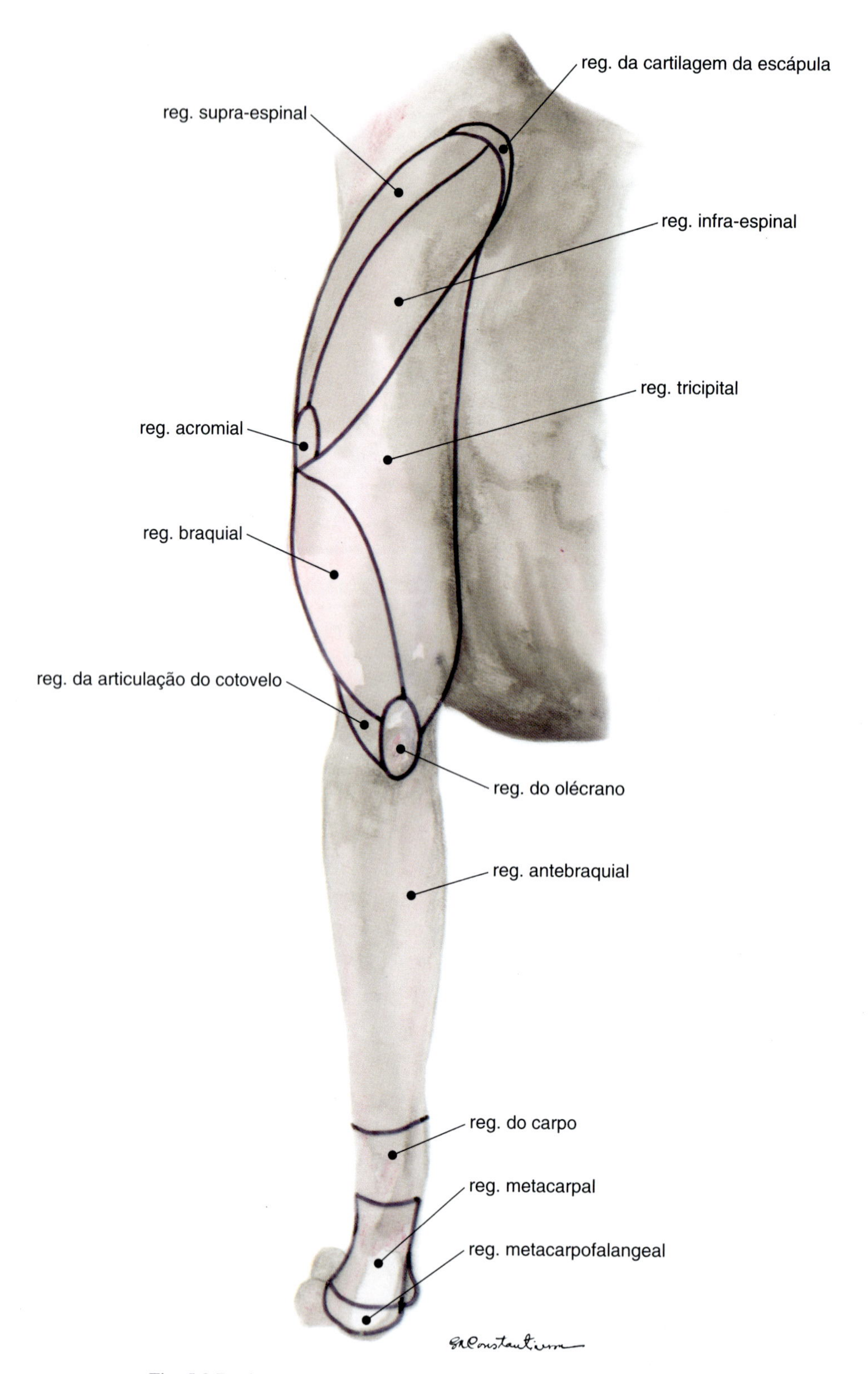

Fig. 5.3 Regiões anatômicas do membro torácico, face caudal — cão.

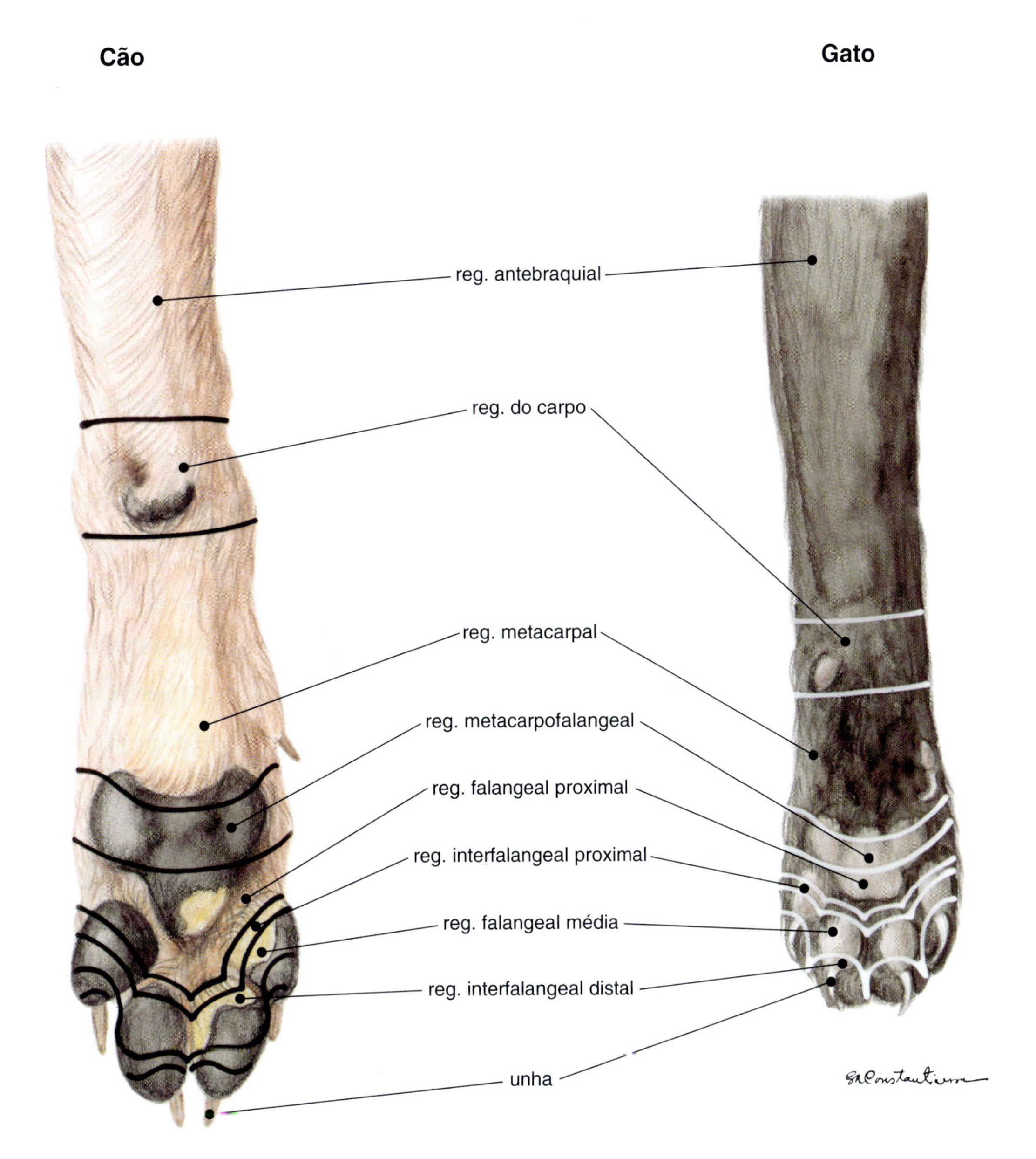

Figs. 5.4–5.5 Regiões anatômicas do membro torácico, face palmar.

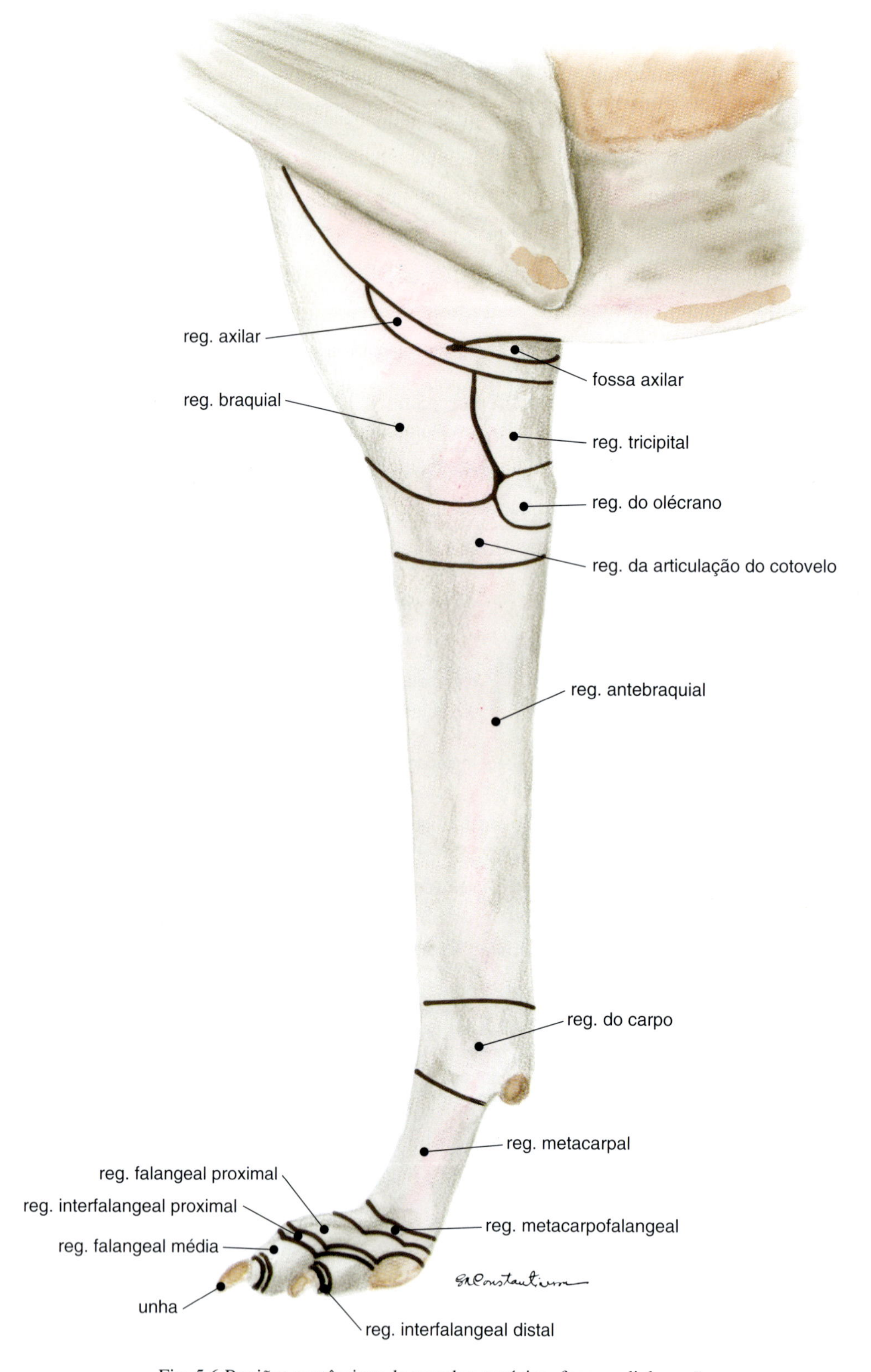

Fig. 5.6 Regiões anatômicas do membro torácico, face medial — cão.

Ossos

Os ossos do membro torácico (anterior) são mostrados nas Figs. 5.7–5.25.

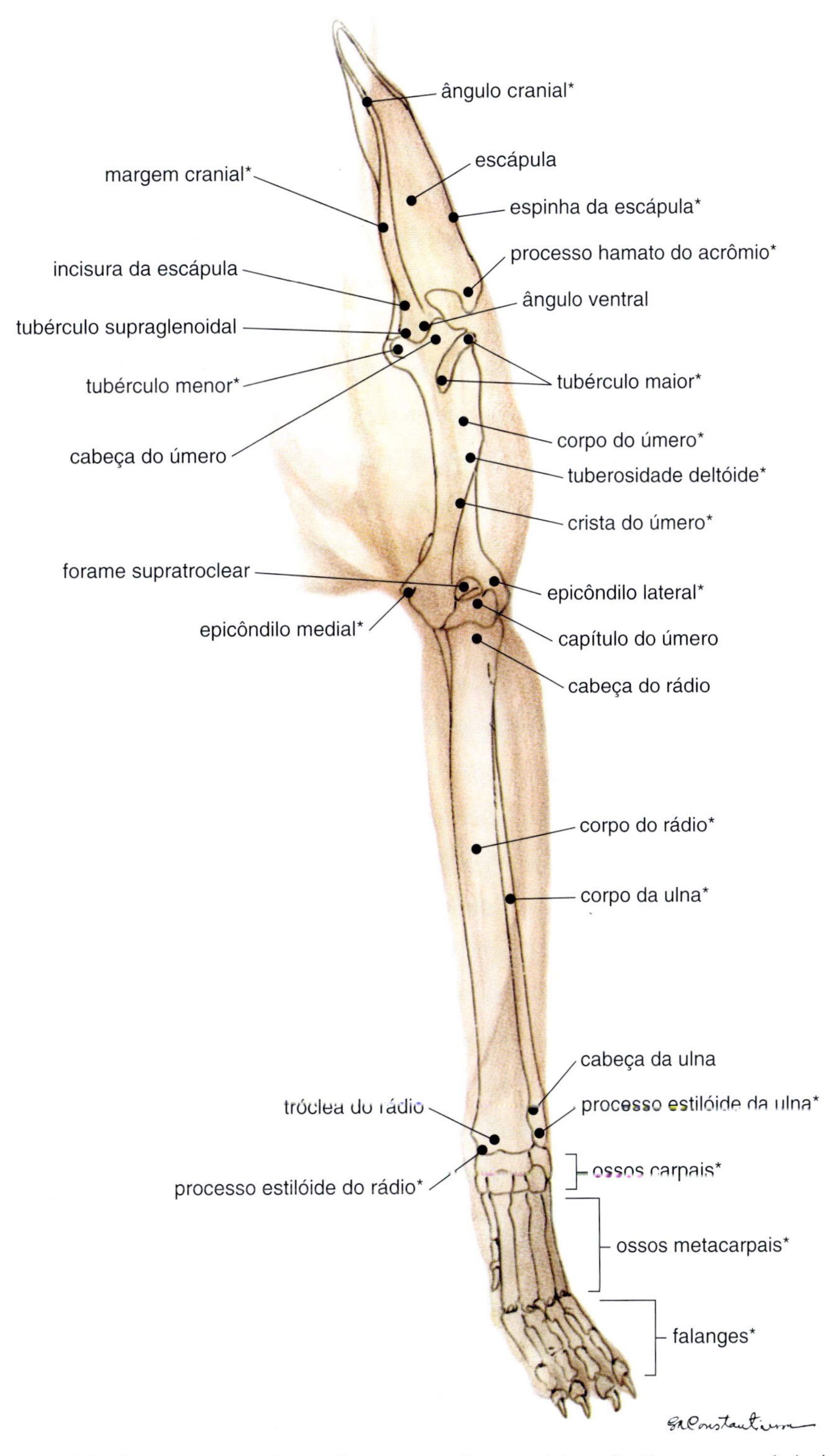

Fig. 5.7 Projeção dos ossos do membro torácico, face cranial — cão (* = marcos palpáveis).

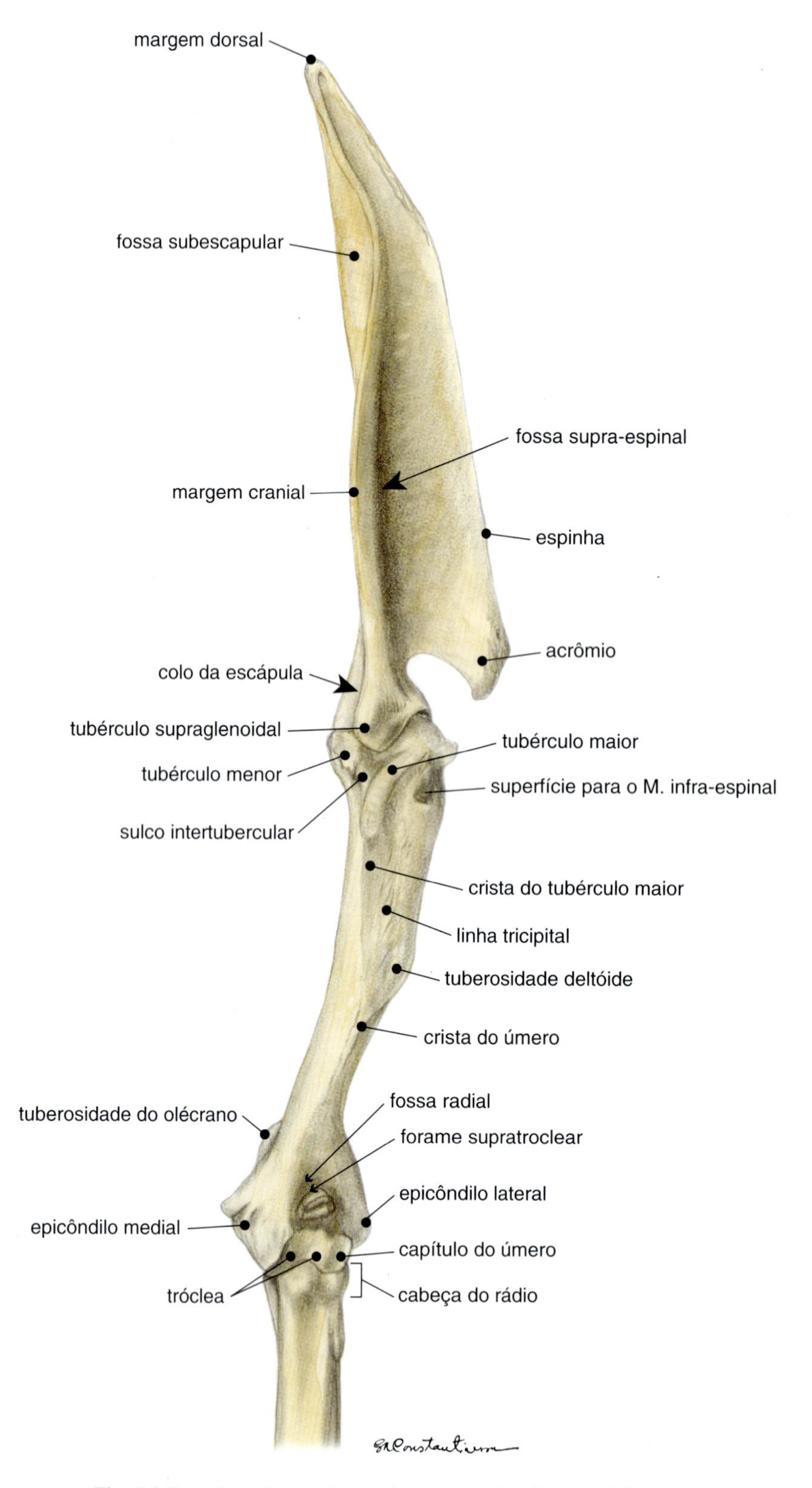

Fig. 5.8 Esqueleto do membro torácico esquerdo, face cranial — cão.

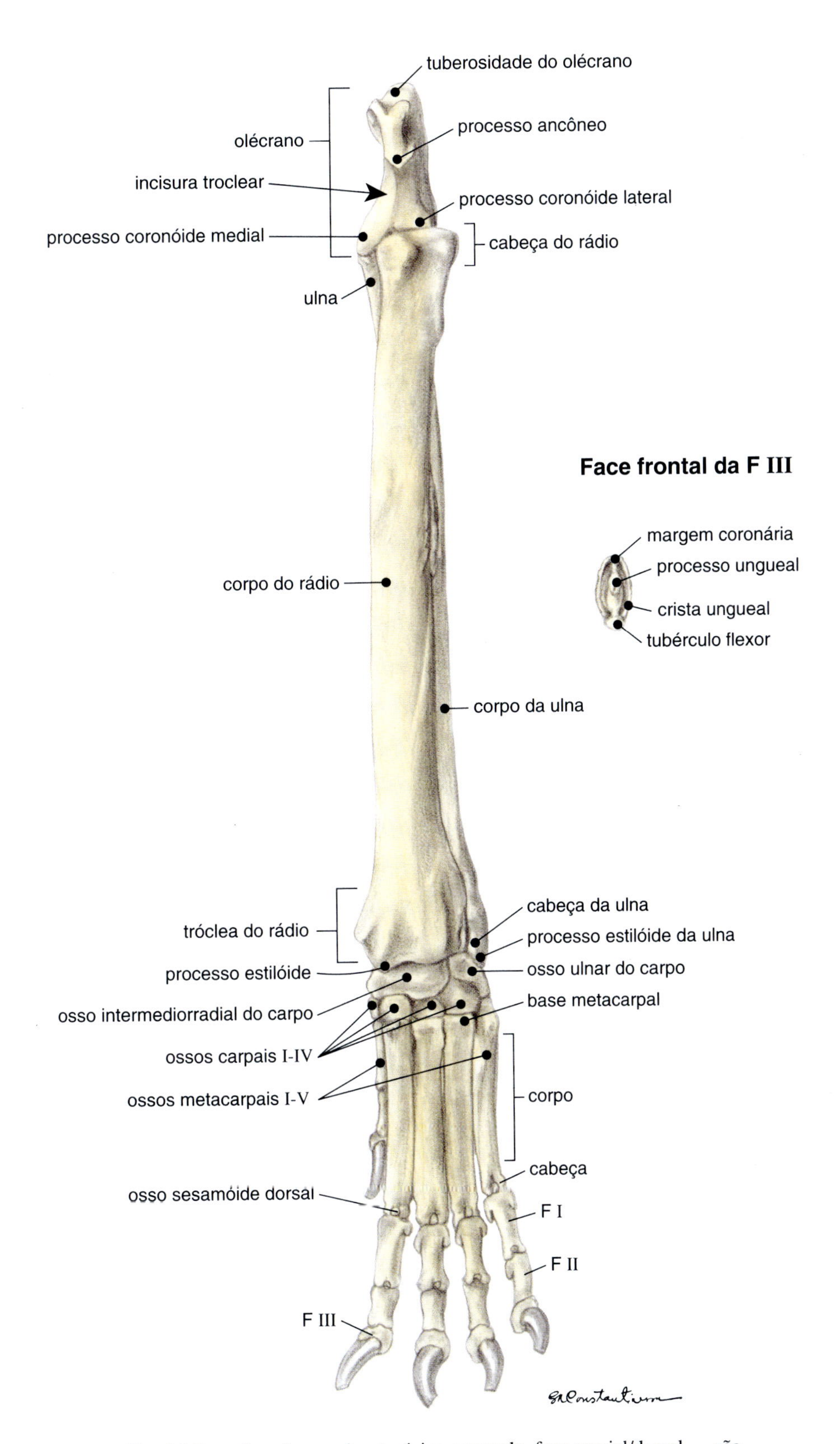

Fig. 5.9 Esqueleto do membro torácico esquerdo, face cranial/dorsal — cão.

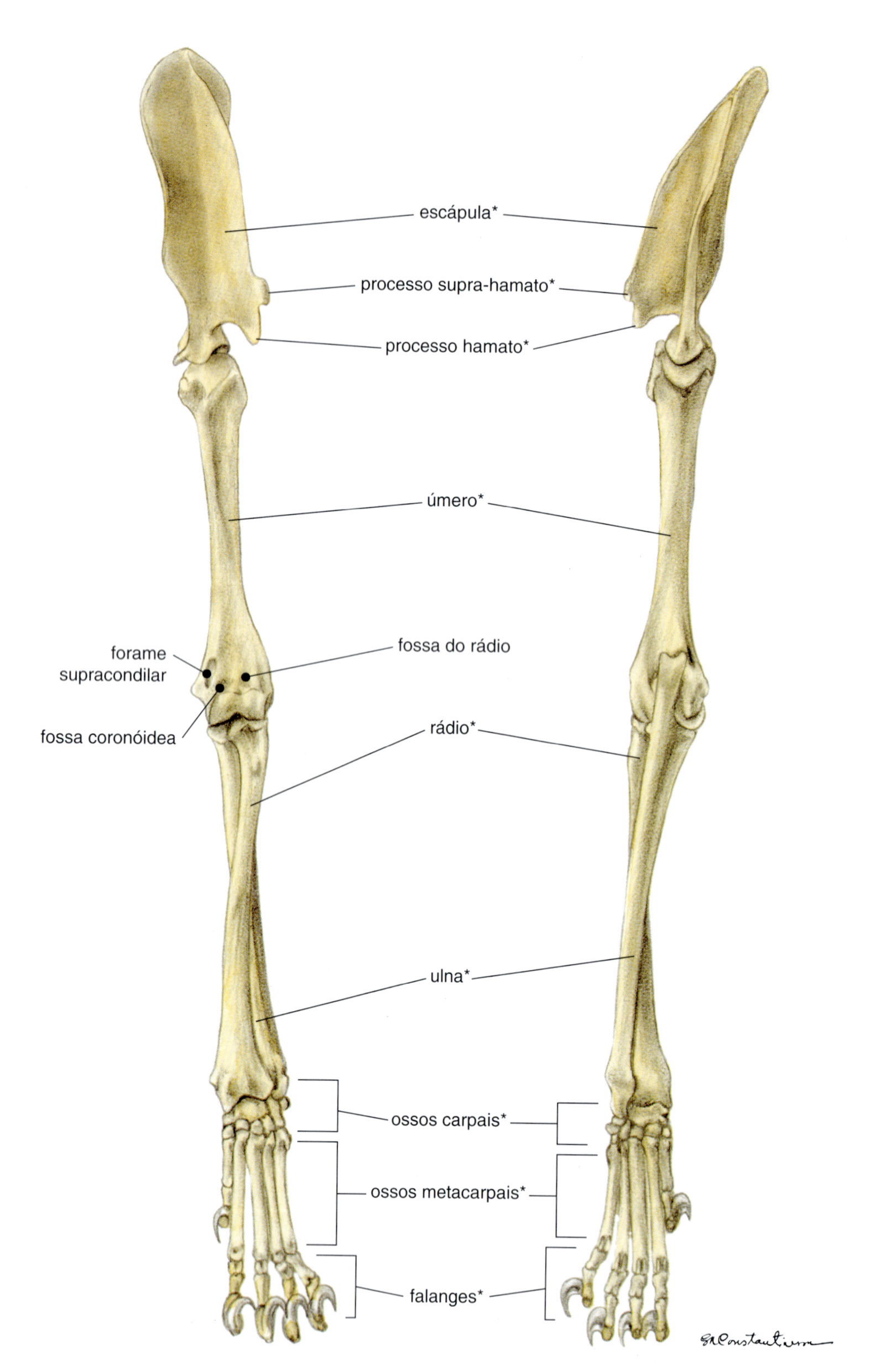

Fig. 5.10 Esqueleto do membro torácico esquerdo, face cranial/dorsal — gato (* = marcos palpáveis).

Fig. 5.11 Esqueleto do membro torácico esquerdo, face caudal/palmar — gato (* = marcos palpáveis).

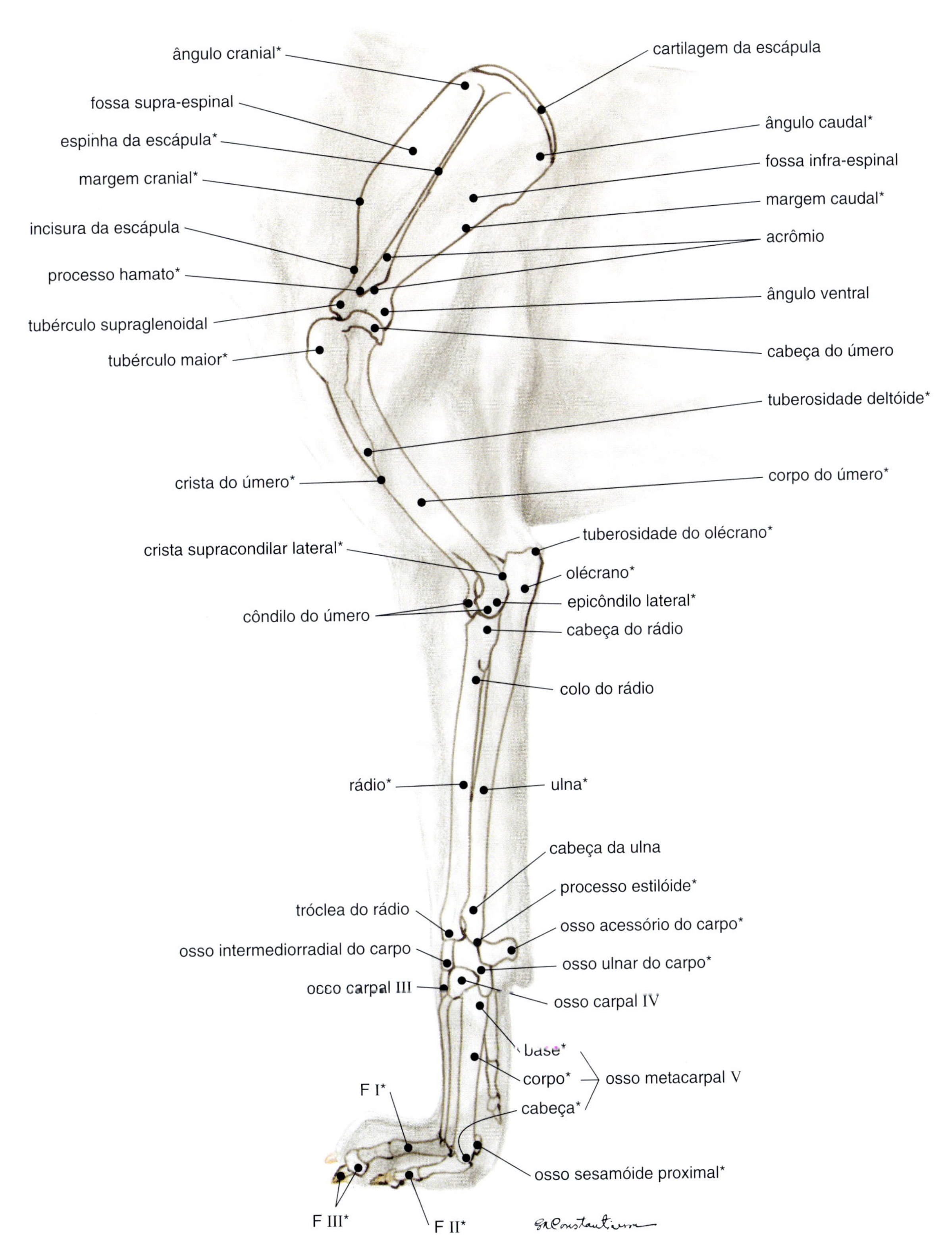

Fig. 5.12 Projeção dos ossos do membro torácico, face lateral — cão (* = marcos palpáveis).

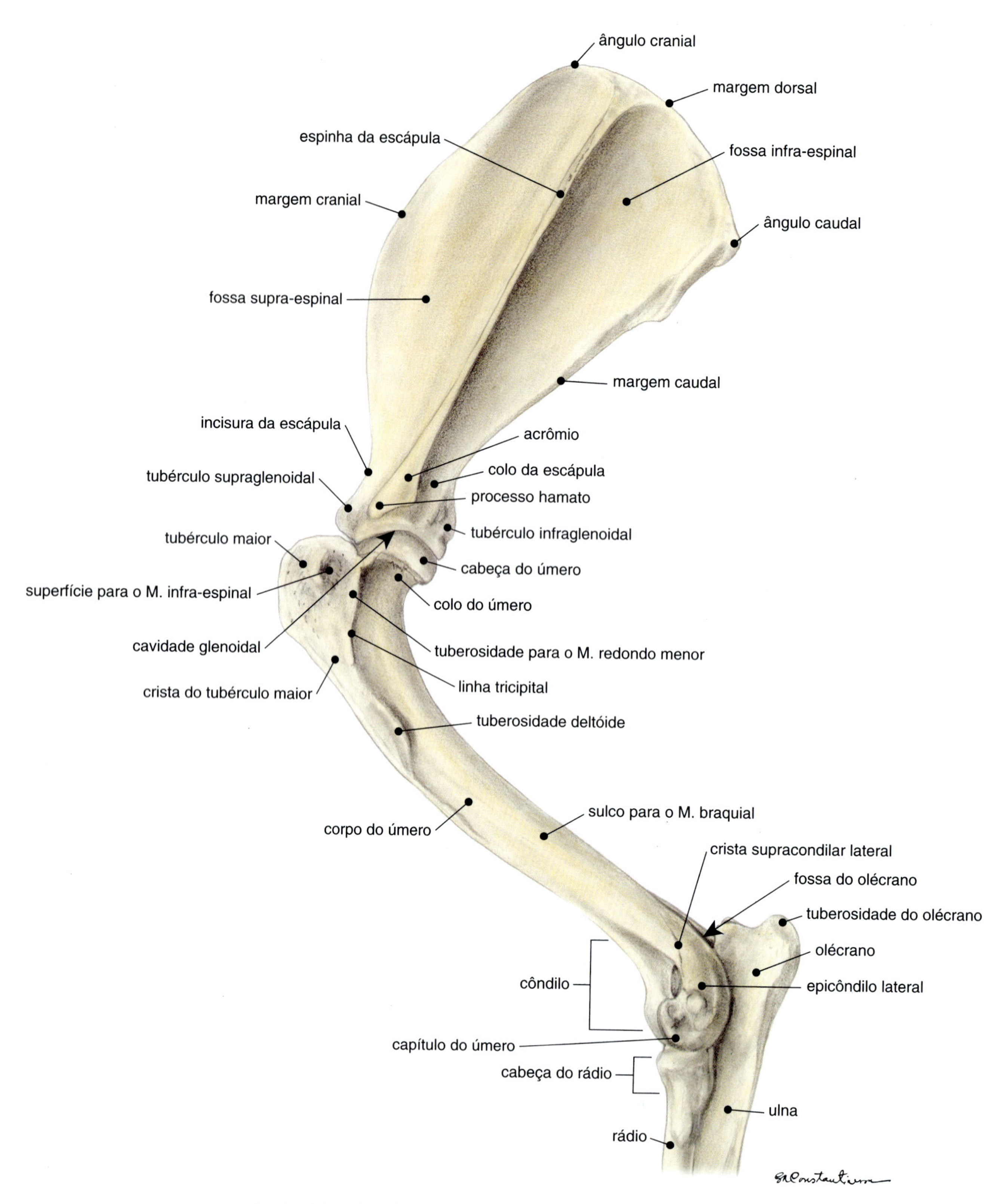

Fig. 5.13 Esqueleto do membro torácico esquerdo, face lateral — cão.

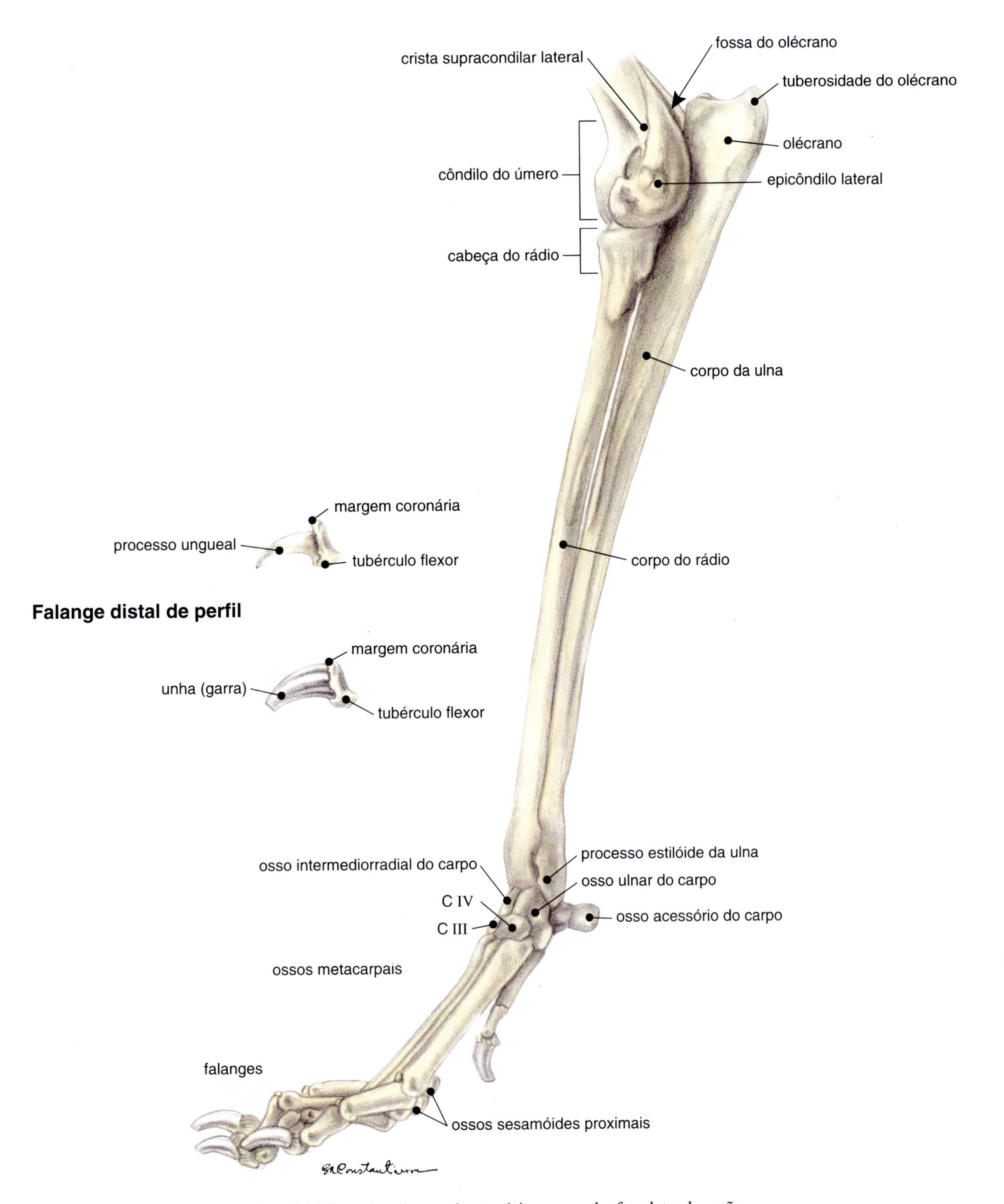

Fig. 5.14 Esqueleto do membro torácico esquerdo, face lateral — cão.

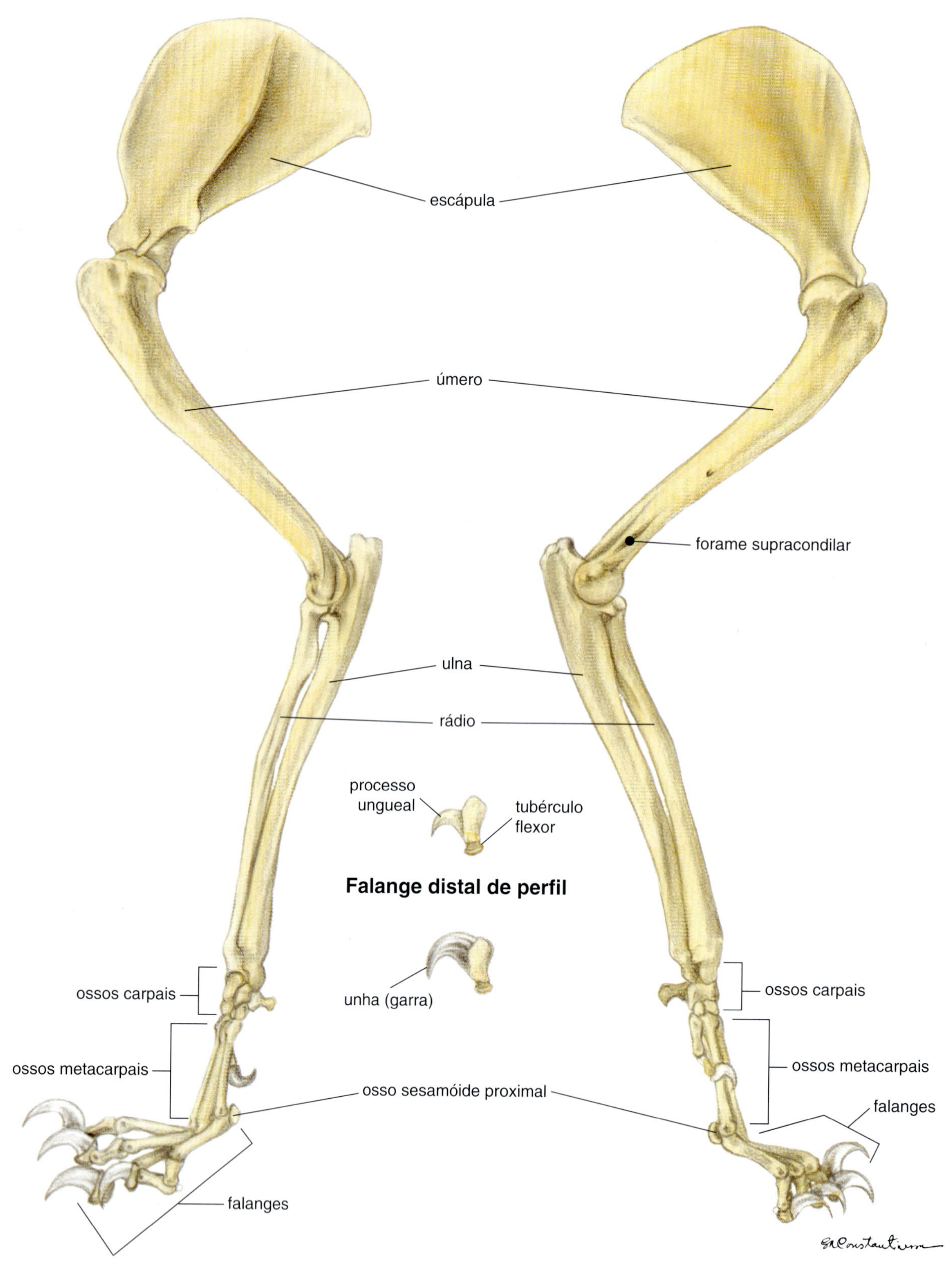

Fig. 5.15 Esqueleto do membro torácico esquerdo, face lateral — gato.

Fig. 5.16 Esqueleto do membro torácico esquerdo, face medial — gato.

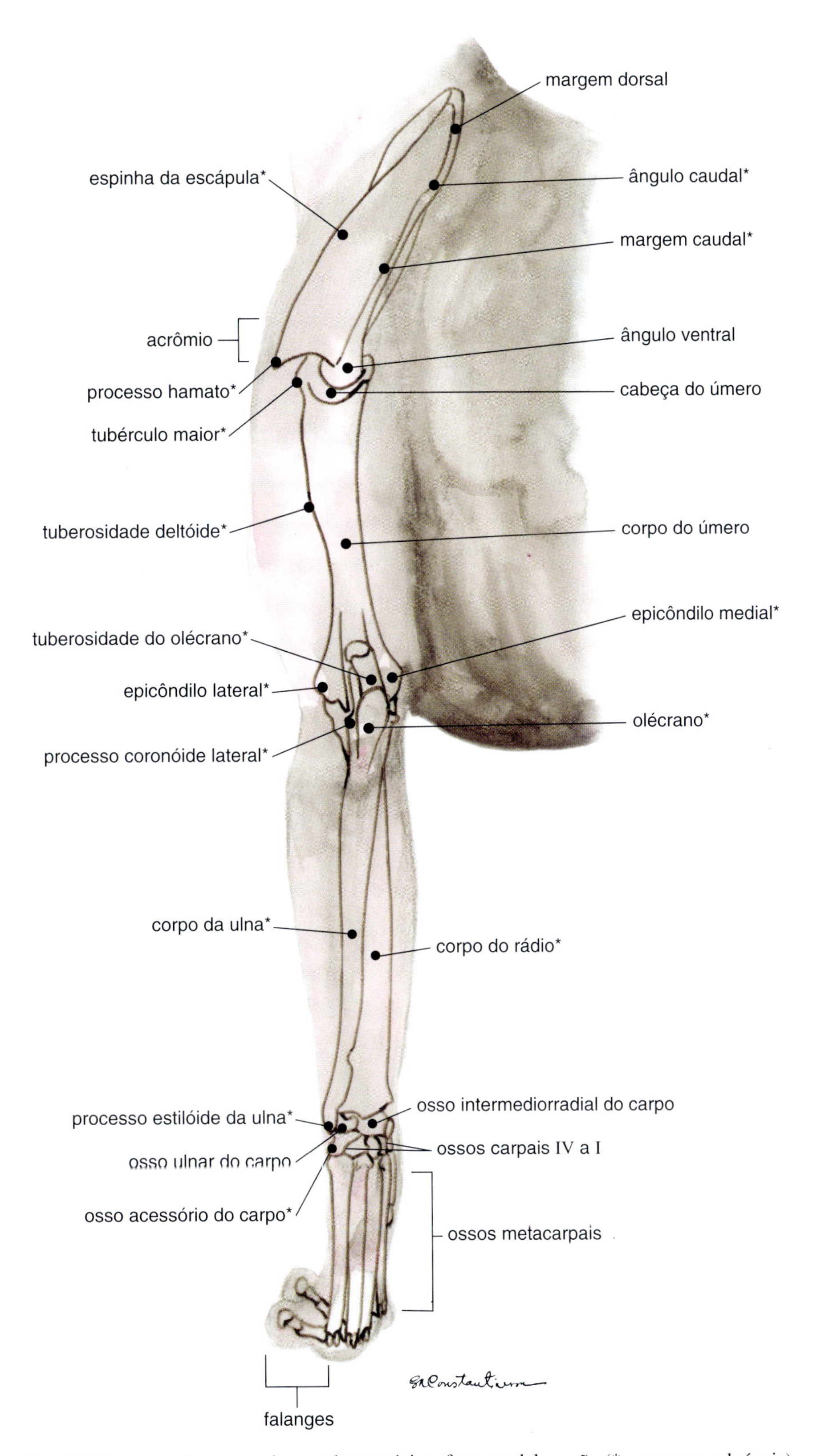

Fig. 5.17 Projeção dos ossos do membro torácico, face caudal — cão (* = marcos palpáveis).

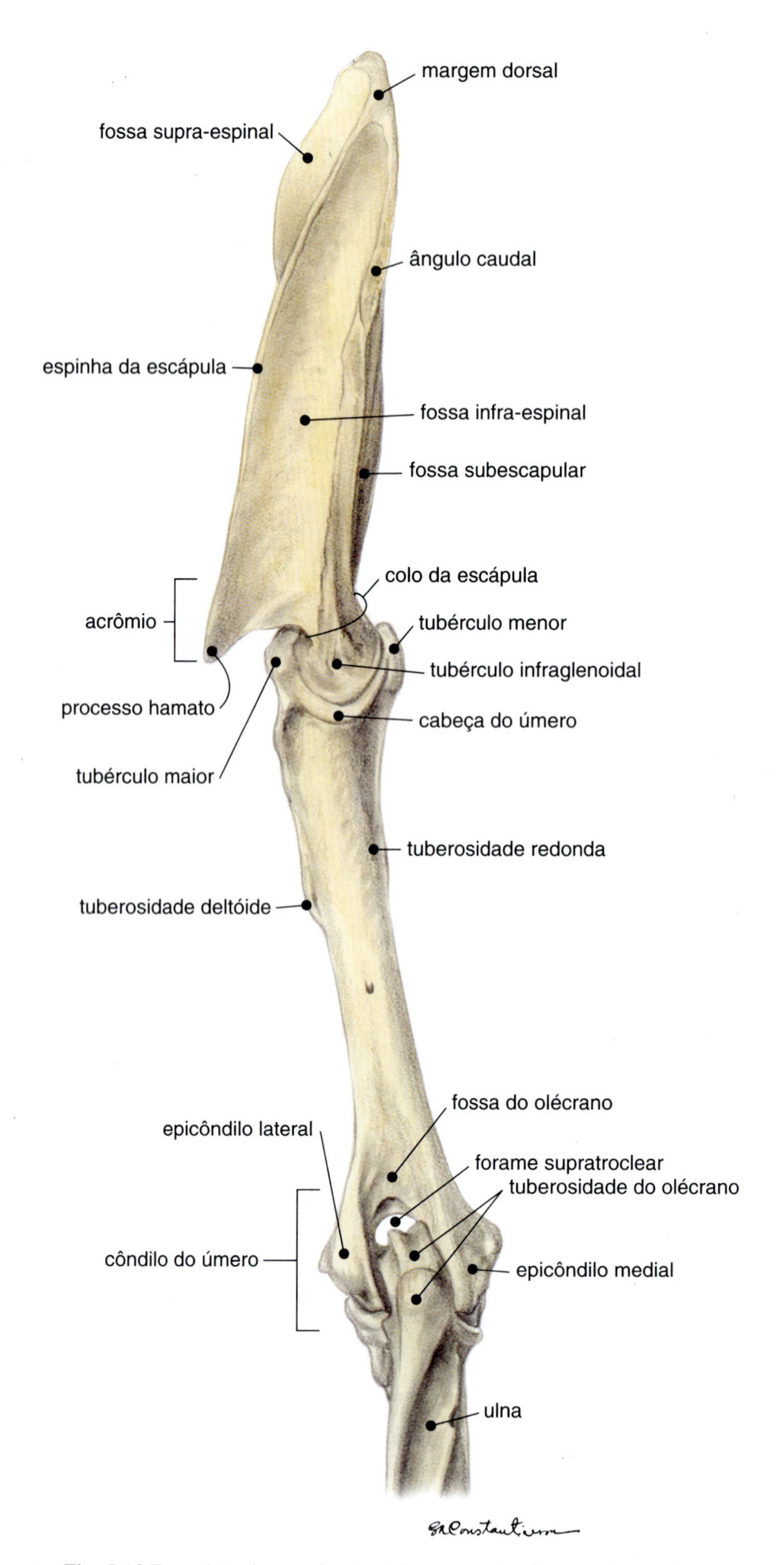

Fig. 5.18 Esqueleto do membro torácico esquerdo, face caudal — cão.

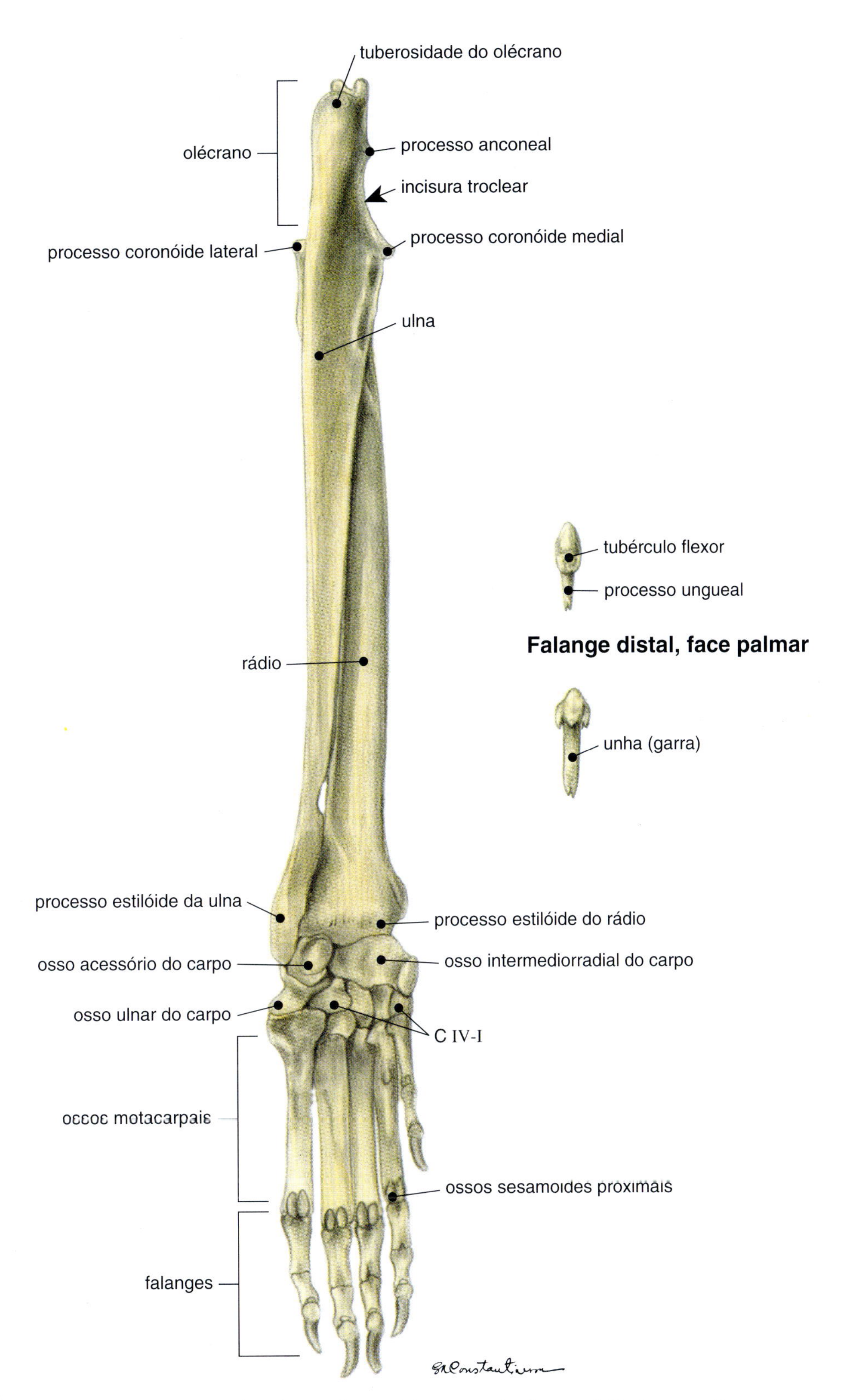

Fig. 5.19 Esqueleto do membro torácico esquerdo, face caudal/palmar — cão.

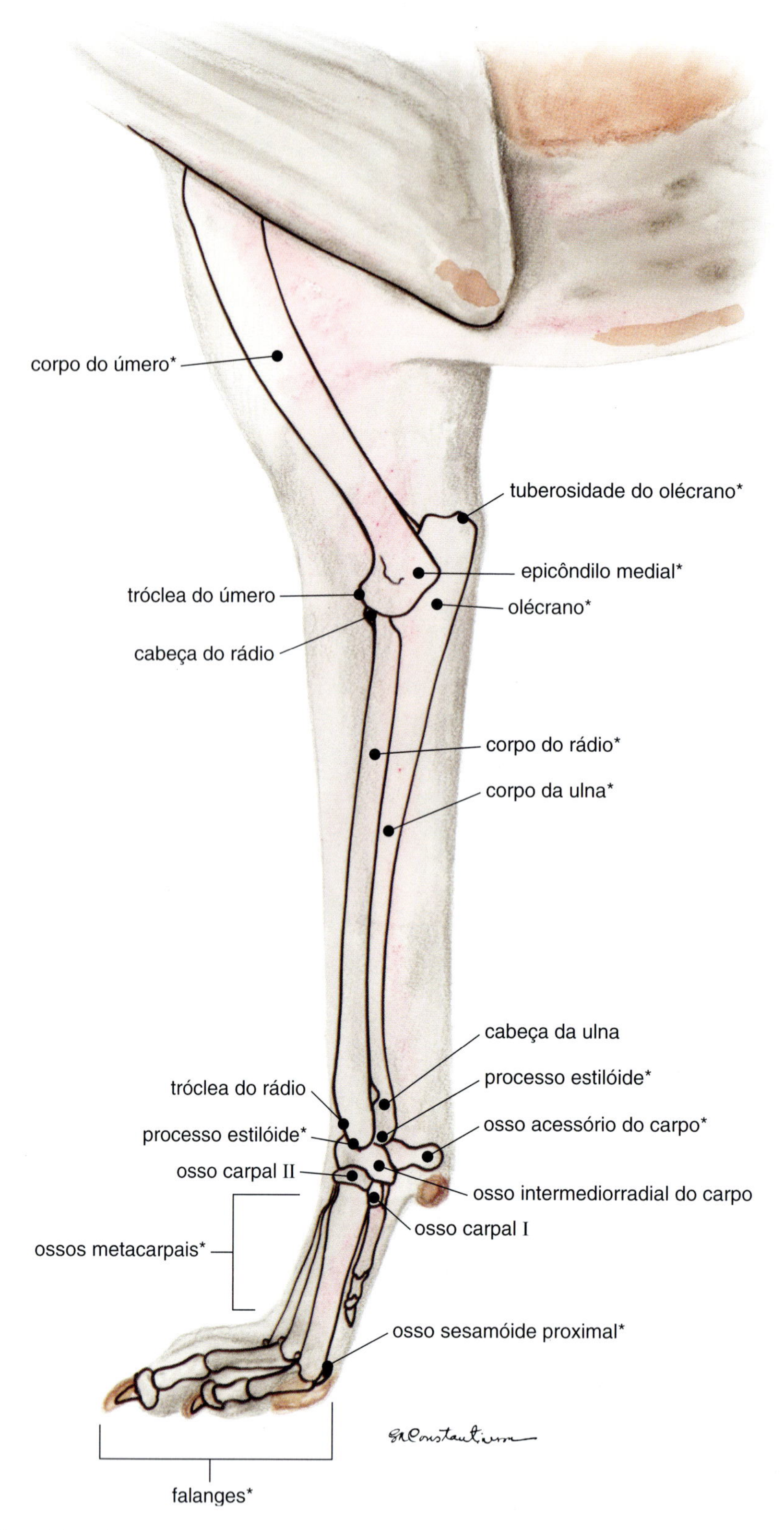

Fig. 5.20 Projeção dos ossos do membro torácico, face medial — cão (* = marcos palpáveis).

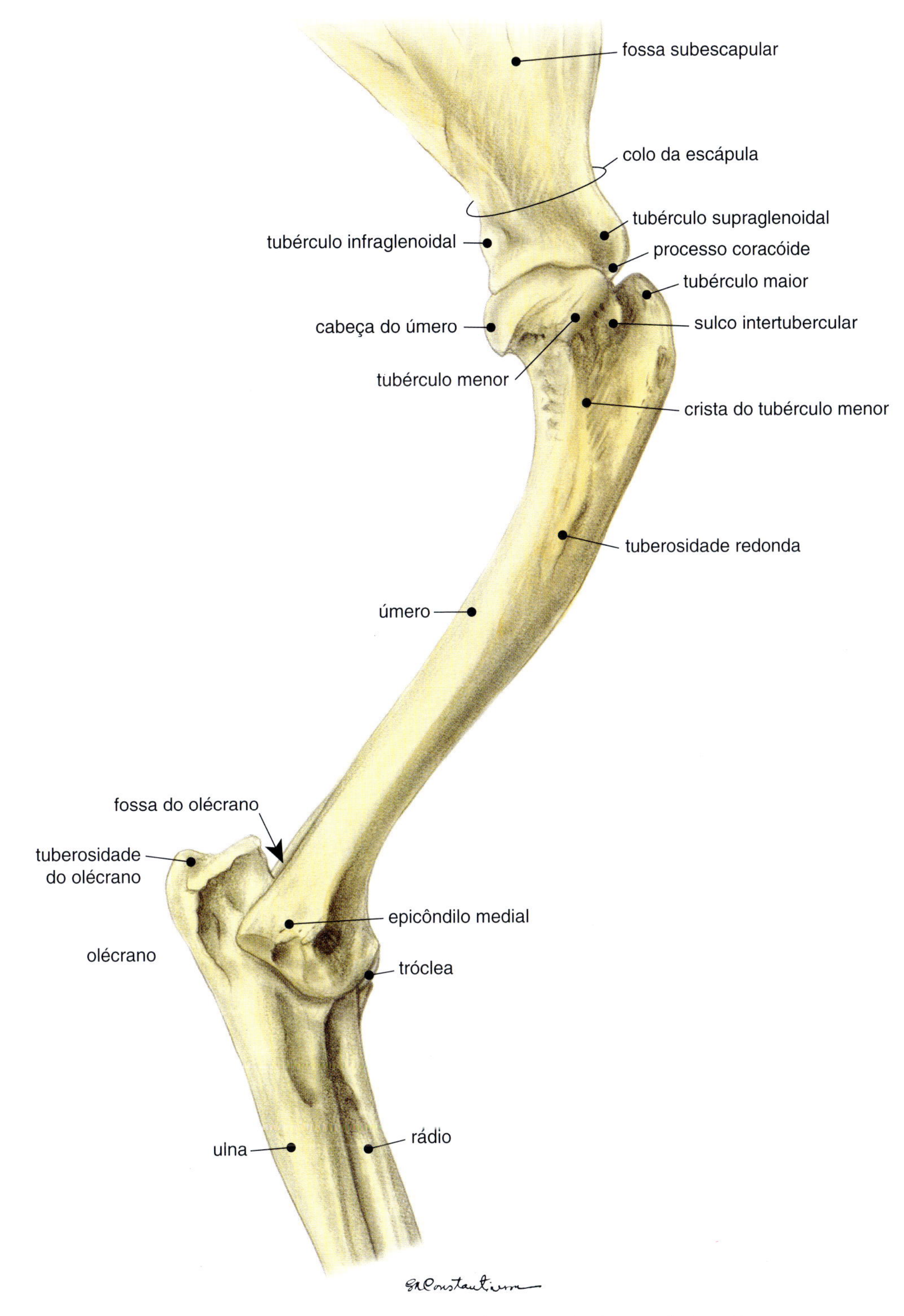

Fig. 5.21 Esqueleto do membro torácico esquerdo, face medial — cão.

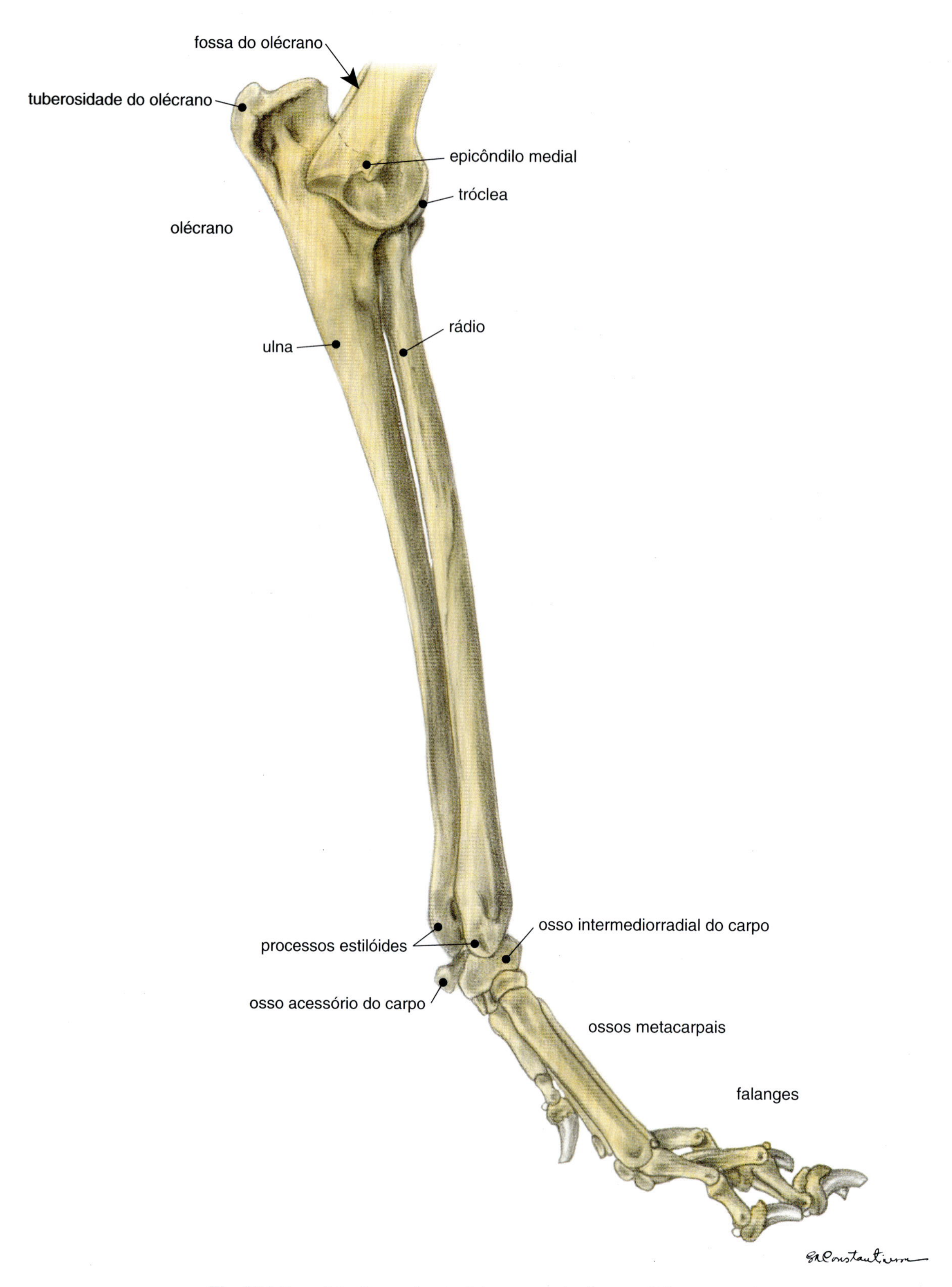

Fig. 5.22 Esqueleto do membro torácico esquerdo, face medial — cão.

A ***escápula*** mostra as seguintes estruturas: o ângulo e a margem craniais; a incisura da escápula; o ângulo ventral com o tubérculo supraglenoidal e a cavidade glenoidal; no cão, o acrômio com o processo hamato (**M**) e, no gato, o acrômio com o processo hamato e o processo supra-hamato (**M**); a cartilagem da escápula inserida à margem dorsal; a espinha da escápula (**M**) dividindo a face lateral nas fossas supra- e infra-espinais; o ângulo caudal (**M**); e a margem caudal da escápula.

O tubérculo supraglenoidal é o local de inserção do tendão do bíceps braquial. Ocorrem fraturas por avulsão do tubérculo devido a estresse aplicado pelo músculo bíceps braquial.

O acrômio é o marco central para se iniciar a palpação do ombro e também o local de fraturas por avulsão decorrentes de estresse aplicado pelo músculo deltóide. O N. supra-escapular segue um trajeto profundo ao acrômio e precisa ser evitado durante osteotomia acromial (Fig. 5.23).

É comum haver fratura da espinha da escápula durante traumatismo.

A margem caudal da escápula é um marco palpável para a criação de um retalho de padrão axial com base na A. toracodorsal, cujo pedículo está localizado na "depressão caudal do ombro", logo caudal à escápula no nível do acrômio.

O ***úmero*** articula-se proximalmente com a escápula através da cabeça, em cuja frente o tubérculo maior (**M**) e o tubérculo menor (**M**) são facilmente palpáveis.

A face caudal da cabeça do úmero é a localização de lesões da osteocondrite dissecante (OCD).

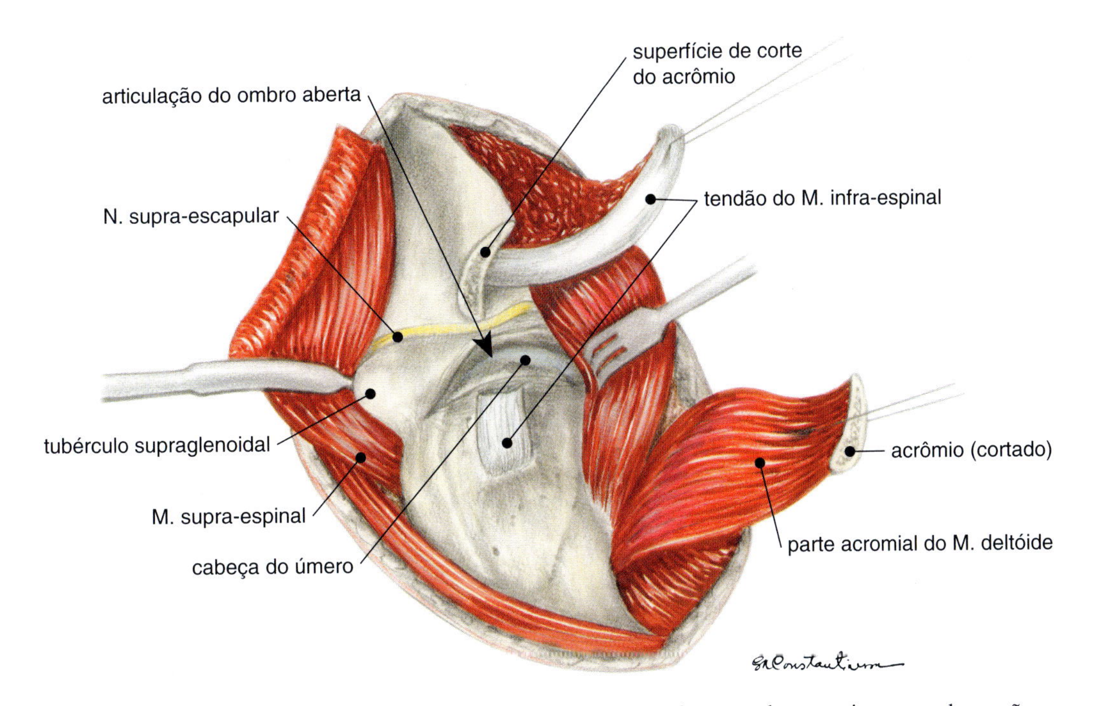

Fig. 5.23 Relação entre o N. supra-escapular e a articulação do ombro, membro anterior esquerdo — cão.

O tubérculo maior do úmero é o local preferido — assim como a asa do ílio — para coleta de retalhos de osso esponjoso que ajudam na cicatrização óssea. O tubérculo maior também é um bom local para aspirados de medula óssea com finalidades diagnósticas.

Nas luxações do ombro, a relação entre o acrômio e o tubérculo maior deve ser cuidadosamente avaliada.

O corpo do úmero é palpável, bem como a tuberosidade deltóide (**M**) e a crista do úmero (**M**).

O N. radial, que fica em contato íntimo com o úmero (cruzando-o no meio em direção oblíqua ventrocranialmente), tem de ser evitado durante acesso lateral ao úmero para reparo de fratura da haste (diáfise ou corpo) do osso (Fig. 5.24).

A relação entre os Nn. musculocutâneo, mediano e ulnar e o úmero durante acesso medial ao úmero para reparo de fratura da diáfise é mostrada na Fig. 5.25.

A crista supracondilar lateral (**M**) e os epicôndilos lateral e medial (**M**) também são palpáveis.

Se o epicôndilo lateral do úmero e a ponta do olécrano (a tuberosidade do olécrano) não puderem ser palpados, é sinal de que há efusão no cotovelo.

Na extremidade distal, o úmero articula-se com o rádio pelo côndilo, formado pelo capítulo (**M**) e pela tróclea. Apenas a crista medial da tróclea é palpável (**M**).

O forame supracondilar só está presente no gato, dando passagem à A. braquial e ao N. mediano. No cão, o forame supratroclear em geral está presente como uma estrutura específica da espécie.

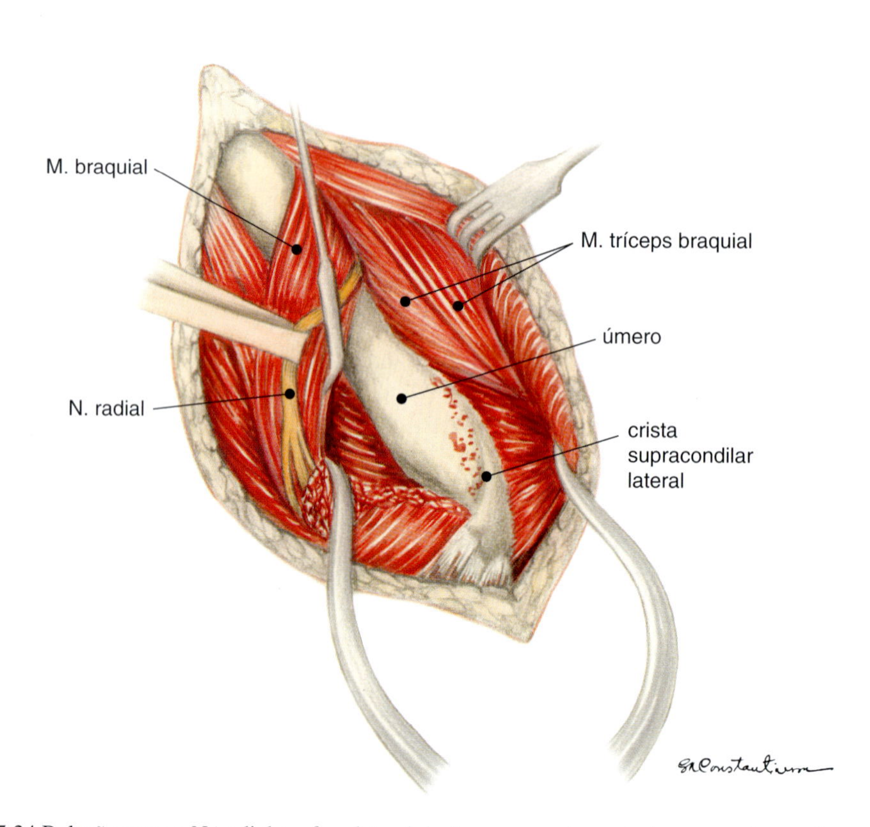

Fig. 5.24 Relação entre o N. radial e a face lateral do úmero, membro anterior esquerdo — cão.

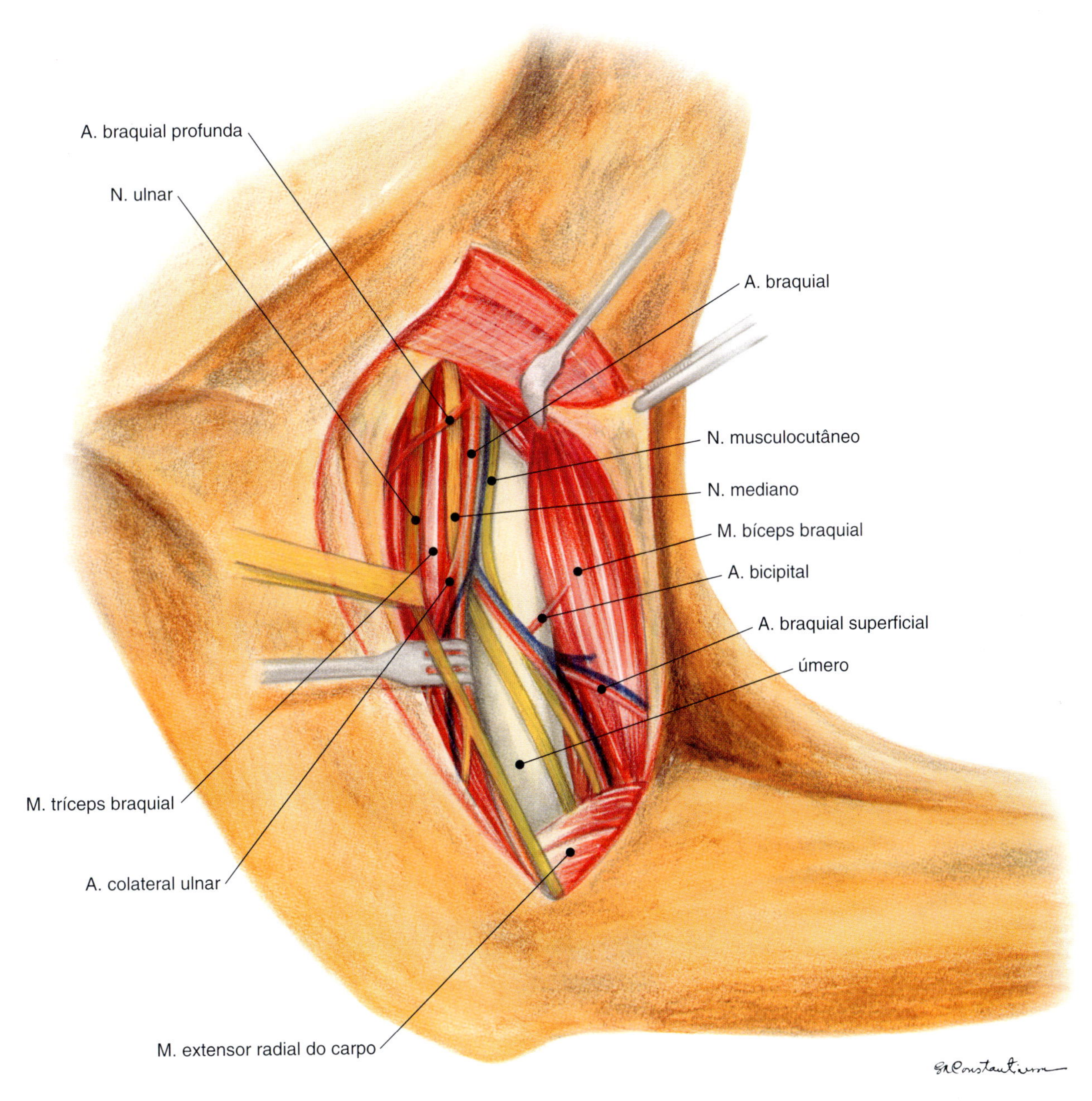

Fig. 5.25 Relação entre os nervos e a face medial do úmero, membro anterior esquerdo — cão.

O úmero articula-se proximalmente com a cavidade glenoidal da escápula através de sua cabeça e distalmente com a fóvea da cabeça do rádio e a incisura troclear da ulna através do côndilo do úmero (**Fig. 5.26**).

O côndilo do úmero é um local comum de fraturas articulares, que podem ocorrer em qualquer face ou parte do côndilo, porém a parte lateral é mais comum. Elas são muito importantes por serem fraturas articulares. Ocorrem lesões da OCD e "em forma de beijo" na face medial do côndilo do úmero (Fig. 5.27).

Todo o ***rádio*** está exposto a partir da perspectiva cranial, com a cabeça, o corpo e a tróclea.

A face cranial do corpo do rádio é o local para colocação de placa óssea em procedimento de reparo de fratura.

Fraturas da parte distal do rádio são muito comuns em raças *toy*. A cicatrização é complicada por causa do pouco suprimento sanguíneo (como um ramo da A. interóssea caudal, a A. nutridora do rádio penetra no osso na junção dos terços proximal e médio do rádio e se estende distalmente; a extensão distal do osso recebe pouco sangue dessa artéria).

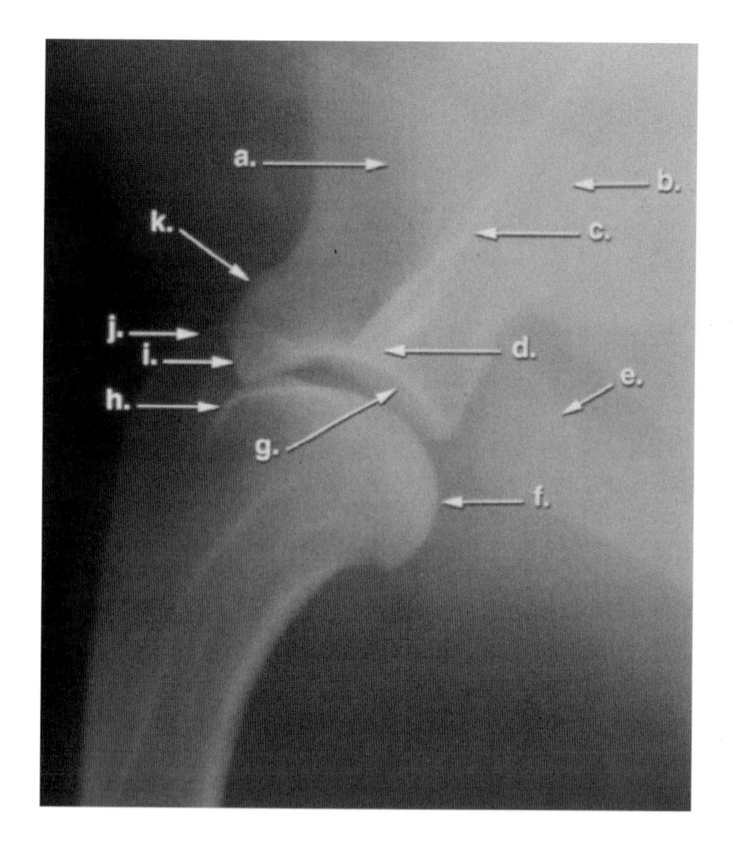

Fig. 5.26 Vista lateral do ombro canino (estendido).

a. Fossa supra-espinal
b. Fossa infra-espinal
c. Espinha da escápula
d. Acrômio
e. Manúbrio do esterno
f. Face caudal da cabeça do úmero
g. Cavidade glenoidal
h. Sulco intertubercular
i. Tubérculo supraglenoidal
j. Tubérculo maior
k. Processo coracóide

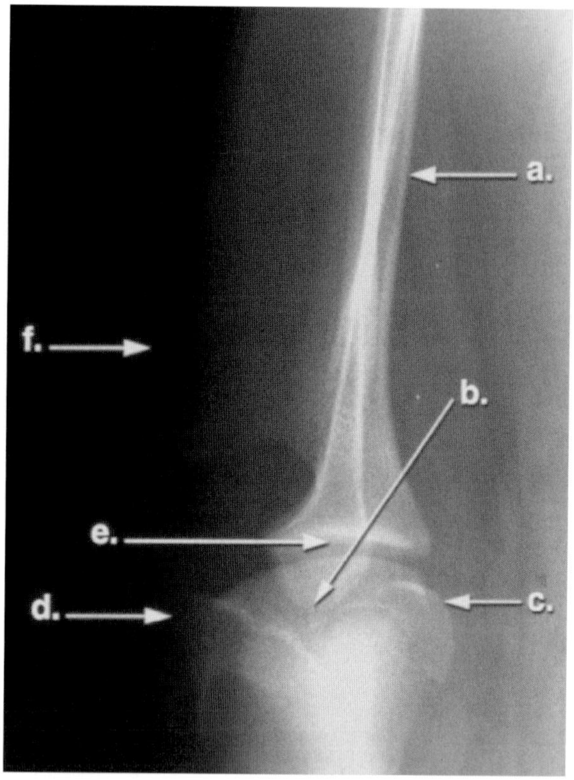

Fig. 5.27 Vista craniocaudal do ombro canino.

a. Corpo da escápula
b. Tubérculo supraglenoidal da escápula
c. Cabeça do úmero
d. Tubérculo maior
e. Cavidade glenoidal
f. Espinha da escápula

A tróclea (extremidade distal) mostra seu processo estilóide (**M**) na extensão medial do osso.

O ***rádio*** articula-se proximalmente com o úmero e a ulna, e distalmente com a ulna e a primeira fileira de ossos do carpo; pelo seu corpo, o rádio articula-se caudalmente com a ulna. Além da fóvea da cabeça do rádio (implicada na articulação umerorradial), a circunferência articular do rádio une-se à incisura radial da ulna.

Da perspectiva caudal, o rádio mostra a margem medial, enquanto a ulna mostra a margem lateral, ambas palpáveis. A estrutura mais proeminente é o olécrano (**M**), com sua tuberosidade proximal (**M**); o processo coronóide lateral do olécrano pode ser palpado dessa perspectiva. Na extremidade distal, o processo estilóide da ulna (**M**) no lado lateral e o processo estilóide do rádio (**M**) no lado medial são as principais estruturas.

A ***ulna*** é mostrada na face cranial do antebraço com a metade distal de seu corpo, a cabeça (extremidade distal) e o processo estilóide (**M**) na face lateral da parte distal do antebraço.

A ulna possui um olécrano muito desenvolvido (**M**) com uma tuberosidade proximal, o processo ancôneo, a incisura troclear e, na extremidade, o processo coronóide lateral (**Figs. 5.28–5.30**).

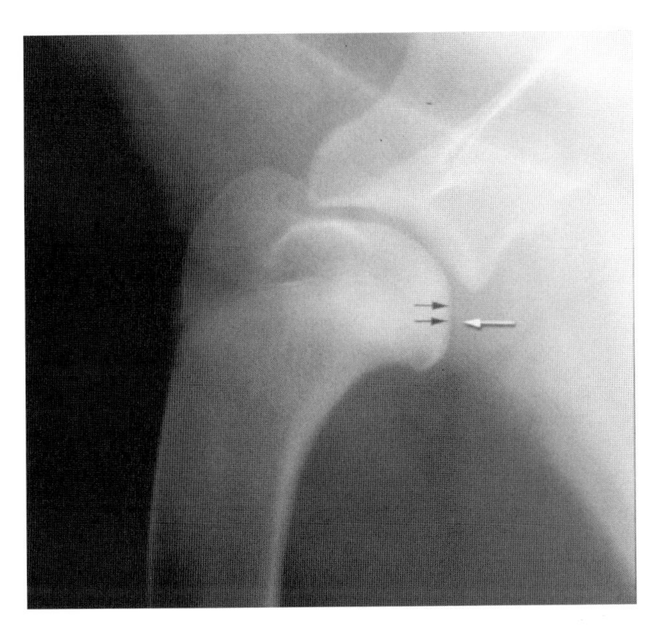

Fig. 5.28 Radiografia lateral da articulação do ombro canino (OCD). Este é um exemplo de osteocondrite dissecante (OCD). Há um retalho livre de cartilagem na articulação (seta branca), com achatamento e erosão do osso subcondral da cabeça do úmero (setas negras).

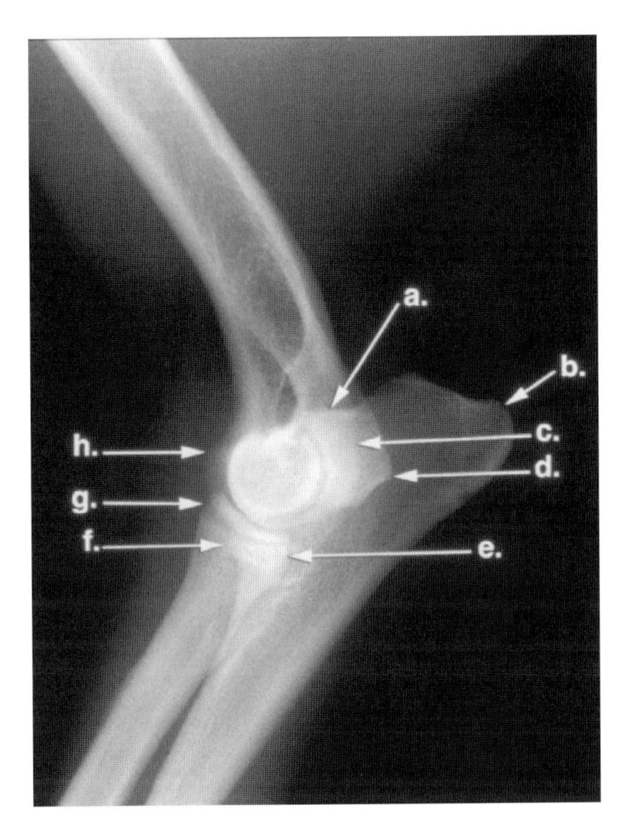

Fig. 5.29 Radiografia lateral da articulação do cotovelo canino.

a. Processo ancôneo
b. Tuberosidade do olécrano
c. Margem caudal do epicôndilo lateral
d. Extensão distal do epicôndilo medial
e. Articulação radioulnar
f. Processo coronóide medial da ulna
g. Cabeça do rádio
h. Côndilo do úmero

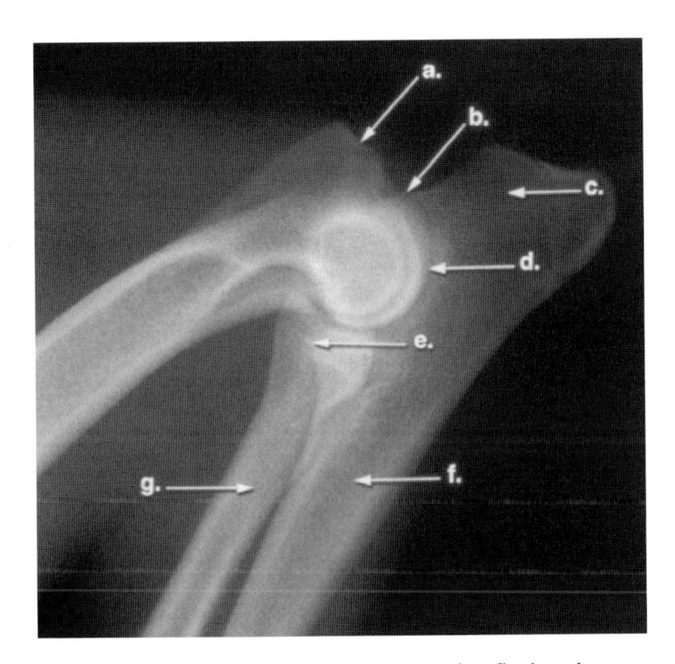

Fig. 5.30 Radiografia lateral do cotovelo canino flexionado.

a. Epicôndilo medial
b. Processo ancôneo
c. Olécrano
d. Margem medial do côndilo do úmero
e. Processo coronóide medial da ulna
f. Corpo da ulna
g. Corpo do rádio

O olécrano é propenso a fraturas por avulsão por causa da forte inserção do músculo tríceps. Também se recorre a osteotomia do olécrano para expor a face caudal da articulação do cotovelo com vistas ao reparo de fratura da face distal do úmero.

Na luxação do cotovelo, o olécrano palpável é deslocado lateralmente para o epicôndilo lateral, também palpável.

O processo ancôneo é um centro de ossificação separado em cães imaturos. Em Pastores Alemães, este processo deve fundir-se ao restante da ulna por volta das 20 semanas de idade. Se o processo não se fundir no tempo apropriado, desenvolve-se uma condição conhecida como desunião do processo ancôneo, que acarreta osteoartrite ou DAD (doença articular degenerativa) do cotovelo (Fig. 5.31).

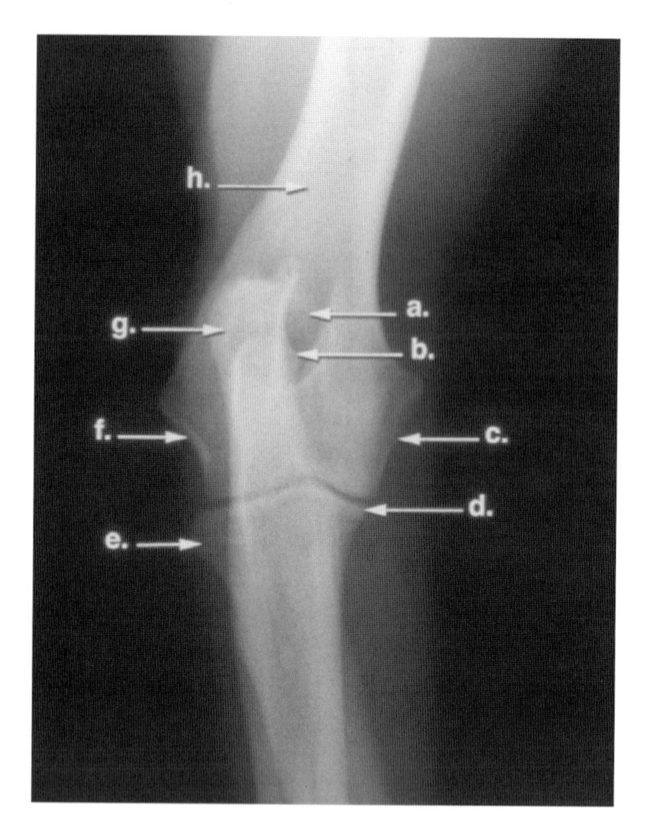

Fig. 5.31 Vista craniocaudal do cotovelo canino.

a. Forame supratroclear do úmero
b. Processo ancôneo
c. Epicôndilo medial
d. Processo coronóide medial da ulna
e. Rádio
f. Epicôndilo lateral
g. Olécrano
h. Corpo do úmero

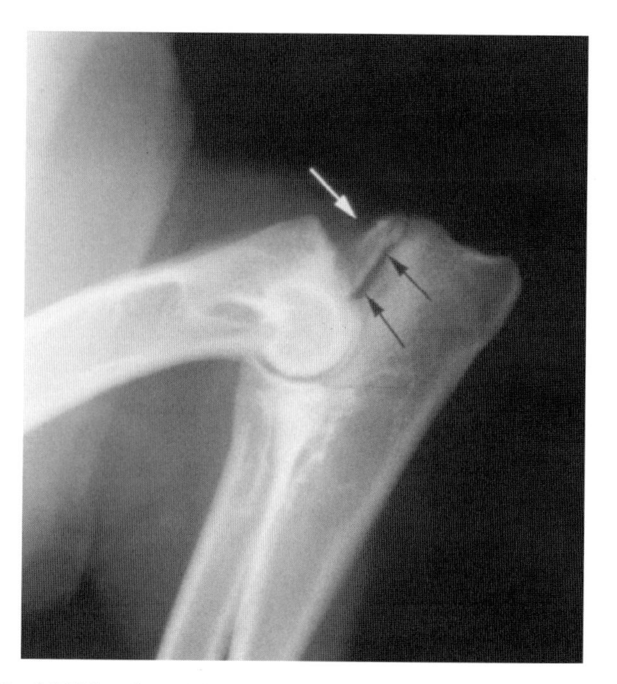

Fig. 5.32 Vista lateral do cotovelo canino flexionado (processo ancôneo desunido). Área de ossificação incompleta (setas negras) com separação do processo ancôneo (seta branca) do restante da ulna.

O corpo da ulna continua até a região do carpo e termina com a extremidade distal chamada cabeça da ulna, que por sua vez termina como o processo estilóide (**M**). Duas superfícies articulares são mostradas na cabeça da ulna: a circunferência articular para a articulação com o rádio e uma superfície para a articulação com o osso ulnar do carpo.

O olécrano e sua tuberosidade (**M**) são facilmente palpáveis, enquanto o processo ancôneo e o processo coronóide medial não o são, por causa da massa muscular. A metade distal da margem medial do rádio (**M**) está localizada imediatamente sob a pele; observar o processo estilóide na extremidade distal do rádio (**M**).

O processo coronóide medial é um local muito propenso a fragmentação, que causa osteoartrite ou DAD da articulação do cotovelo. Aplicação de pressão diretamente sobre o processo coronóide medial provoca dor se ele não estiver bem inserido.

Do carpo às falanges, o termo "cranial" é substituído por "dorsal" e o termo "caudal" por "palmar".

Os ossos do carpo, os ossos do metacarpo e as falanges são estruturas palpáveis e marcos para exame físico e avaliação clínica.

Os seguintes ***ossos do carpo*** são mostrados a partir da perspectiva lateral: o osso acessório do carpo (**M**) e o osso ulnar do carpo (**M**), da fileira proximal, e o quarto osso do carpo da fileira distal. No entanto, partes do osso intermediorradial e do terceiro osso do carpo ainda são visíveis a partir dessa face do membro **(Figs. 5.32 e 5.33). (O osso intermediorradial é formado pela fusão dos ossos radial e intermédio do carpo.)**

Na face dorsal, os ossos do carpo são todos mostrados (numa radiografia, até o osso acessório do carpo é visível). Em ordem lateromedial, na fileira proximal, o osso ulnar do carpo e o intermediorradial são mostrados; na fileira distal, são mostrados os quatro ossos do carpo desde o primeiro **(Fig. 5.34).**

Na vigência de efusão da articulação do carpo, a palpação dos ossos do carpo é quase impossível.

Na instabilidade do carpo, afastamento medial e lateral e hiperextensão são facilmente realizados.

Entre os ossos do carpo, apenas o osso acessório do carpo (**M**) é palpável da perspectiva palmar. O restante dos ossos do carpo está encoberto pelos ligamentos e tendões dos músculos flexores superficiais e profundos dos dedos que

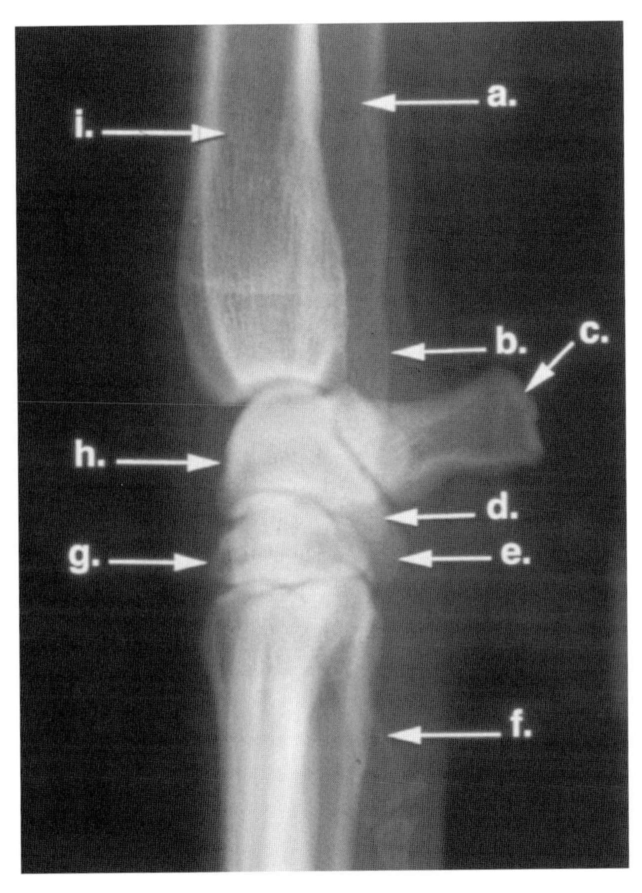

Fig. 5.33 Radiografia lateral do carpo canino.

a. Corpo da ulna
b. Processo estilóide da ulna
c. Osso acessório do carpo
d. Osso ulnar do carpo
e. Osso sesamóide do M. abdutor longo do polegar (dedo I)
f. Metacarpal I
g. Terceiro osso do carpo
h. Osso intermediorradial do carpo
i. Corpo do rádio

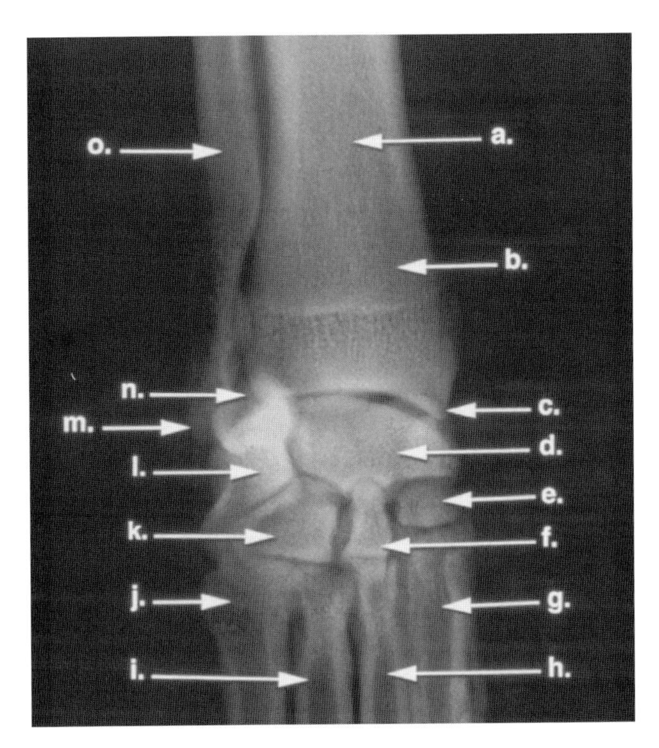

Fig. 5.34 Radiografia dorsopalmar do carpo canino.

a. Rádio
b. Metáfise distal do rádio
c. Processo estilóide do rádio
d. Osso intermediorradial do carpo
e. Osso carpal II
f. Osso carpal III
g. Osso metacarpal II
h. Osso metacarpal III
i. Osso metacarpal IV
j. Osso metacarpal V
k. Osso carpal IV
l. Osso ulnar do carpo
m. Processo estilóide da ulna
n. Osso acessório do carpo
o. Ulna

deslizam sobre o sulco do carpo e dentro do canal do carpo (sulco do carpo + retináculo flexor = canal do carpo).

Na face medial do carpo, o osso intermediorradial do carpo (da fileira proximal) e o primeiro e o segundo ossos do carpo (da fileira distal) são expostos.

Os ***ossos metacarpais*** são expostos do segundo ao quinto na face dorsal com suas bases, seus corpos e suas cabeças (**M**).

A identificação dos ossos metacarpais é importante na fixação do metacarpo.

O quarto e o quinto ossos metacarpais, bem como parte do terceiro, mostram, da perspectiva lateral, suas bases (**M**), seus corpos (**M**) e suas cabeças (**M**).

As faces palmares dos ossos metacarpais não são palpáveis por causa da sobreposição dos Mm. interósseos e lumbricais e dos tendões dos Mm. flexores superficial e profundo dos dedos.

Quando presente, o primeiro metacarpal, junto com o segundo e o terceiro ossos metacarpais, são expostos com suas bases (**M**), seus corpos (**M**) e suas cabeças (**M**) na face medial do metacarpo.

As ***falanges*** do terceiro ao quinto dedos mostram suas bases (**M**), seus corpos (**M**) e suas cabeças (**M**) de F_1 e F_2 e a margem coronária da crista ungueal (**M**) de F_3. O processo ungueal de F_3 está escondido dentro da unha.

Os ***ossos sesamóides proximais*** (**M**) também estão presentes.

A face palmar das falanges, incluindo os sesamóides proximais, não é palpável por causa dos tendões dos Mm.

flexores superficial e profundo dos dedos que passam sobre ela.

A crista ungueal e o processo extensor de F_3 são marcos importantes durante a extração das garras. A não-remoção completa da crista ungueal resulta em novo crescimento da unha.

O segundo e o sétimo ossos sesamóides (além do oitavo normalmente presente) são os ossos sesamóides mais comumente fraturados, sobretudo em Greyhounds de corrida.

Pequenos nódulos ósseos localizam-se na face dorsal das articulações metacarpofalangeais do segundo ao quinto dedos. Nódulos cartilagíneos, que podem ossificar, são encontrados nas faces dorsal e palmar das articulações interfalangeais distais. ***Carnívoros não possuem ossos sesamóides distais primários.***

Articulações

As articulações do membro torácico são mostradas nas Figs. 5.35–5.46.

A ***articulação do ombro*** é dotada de uma cápsula articular que, na face cranial, circunda o tendão do M. bíceps braquial, agindo como uma bainha tendínea; a cápsula estende-se pelo sulco intertubercular e embaixo se une com o tendão pelo retináculo transverso do úmero.

Na instabilidade da articulação do ombro, a extremidade proximal do úmero pode ser movida cranialmente com facilidade, sendo possível uma hiperextensão.

O acrômio e o tubérculo maior do úmero são os marcos para golpear a articulação do ombro, a meio caminho entre eles. Da perspectiva lateral, o tubérculo maior está em continuidade com a espinha da escápula e o acrômio, ventral 1-2 cm ao último. Tanto o acrômio como o tubérculo maior são palpáveis com facilidade.

Nas faces lateral e medial, a cápsula articular é espessada pelos ligg. glenoumerais lateral e medial do interior da cavidade articular. O retináculo transverso do úmero faz uma ponte com o sulco intertubercular na face medial do úmero.

O ligamento glenoumeral medial é lesado em cães de pequeno porte com luxações mediais do ombro.

Na instabilidade da articulação do ombro, a relação entre a escápula e o úmero não é firme. Eles ficam soltos e fáceis de separar.

A articulação do ombro não é acessível da perspectiva caudal.

A ***articulação do cotovelo*** expõe na face cranial a cápsula articular com o chamado lig. oblíquo (não mencionado na *N.A.V.*), o lig. anular e os ligg. colaterais lateral e medial.

Os ligg. colaterais lateral e medial do cotovelo são rompidos em casos de luxações do cotovelo.

Das perspectivas lateral e medial, a articulação do cotovelo mostra a cápsula articular, os ligg. colaterais e a membrana interóssea do antebraço; apenas na face lateral essa membrana é reforçada na metade proximal pelo lig. interósseo do antebraço.

Além disso, na face palmar da articulação do cotovelo, é possível identificar o lig. elástico do olécrano.

A ***articulação radioulnar distal*** também é exposta, com a cápsula articular e o lig. radioulnar.

A ***articulação do carpo*** mostra na face dorsal uma cápsula articular comum, os ligg. colaterais lateral e medial e profundamente à cápsula articular os ligg. curtos intercarpais e carpometacarpais das articulações correspondentes.

A articulação do carpo é um local freqüente de traumatismo que ocasiona luxação ou subluxação por causa de lesão da complexa estrutura ligamentar de sua sustentação, o que em geral exige artrodese pancarpal (ancilose cirúrgica de todo o carpo).

Das perspectivas lateral e medial, a articulação do carpo expõe as cápsulas articulares dorsal e palmar; os ligg. colaterais; e, da perspectiva lateral, o lig. radiocarpal dorsal, o lig. acessoriocarpoulnar e o lig. acessoriometacarpal (**M**). Profundamente às duas cápsulas articulares, estão os ligg. curtos intercarpais.

Na face palmar, só o lig. acessoriometacarpal da articulação do carpo é palpável. Os outros ligamentos estão encobertos por músculos e tendões.

As ***articulações carpometacarpais*** expõem as cápsulas articulares e os ligg. carpometacarpais dorsal e palmar.

Na face dorsal, as ***articulações intermetacarpais*** possuem os ligg. metacarpais dorsal e interósseo entre as bases dos ossos metacarpais. Os corpos e as cabeças dos ossos metacarpais são separados pelos espaços interósseos metacarpais.

As articulações entre as bases das articulações metacarpais, com as cápsulas articulares dorsais e palmares, e os ligg. interósseos metacarpais são mostrados das perspectivas lateral e medial.

As articulações intermetacarpais não são acessíveis da perspectiva palmar porque estão encobertas pelos músculos e tendões que passam na área.

Na face dorsal, as ***articulações metacarpofalangeais*** incluem cápsulas articulares e dois ligg. colaterais para cada articulação.

Das perspectivas lateral e medial, as articulações metacarpofalangeais (incluindo os ossos sesamóides proximais) mostram cápsulas articulares, ligg. colaterais e ligg. sesamóideos colaterais.

As articulações metacarpofalangeais, incluindo os sesamóides proximais com seus ligg. palmares, não são palpáveis da perspectiva palmar, mesmo que os ligg. colaterais e os ligg. sesamóideos colaterais estejam livremente expostos;

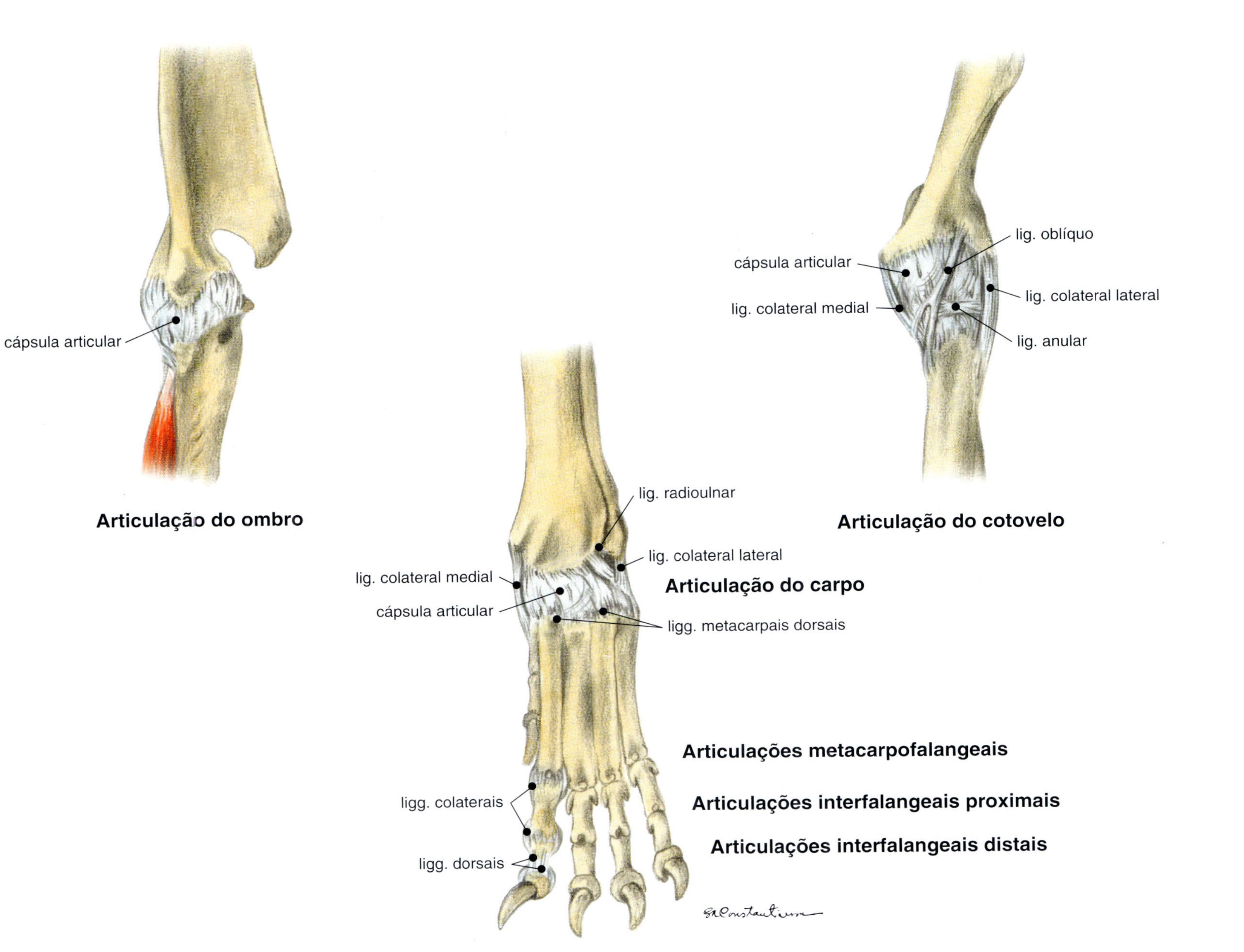

Figs. 5.35–5.37 Articulações do membro torácico, face cranial — cão.

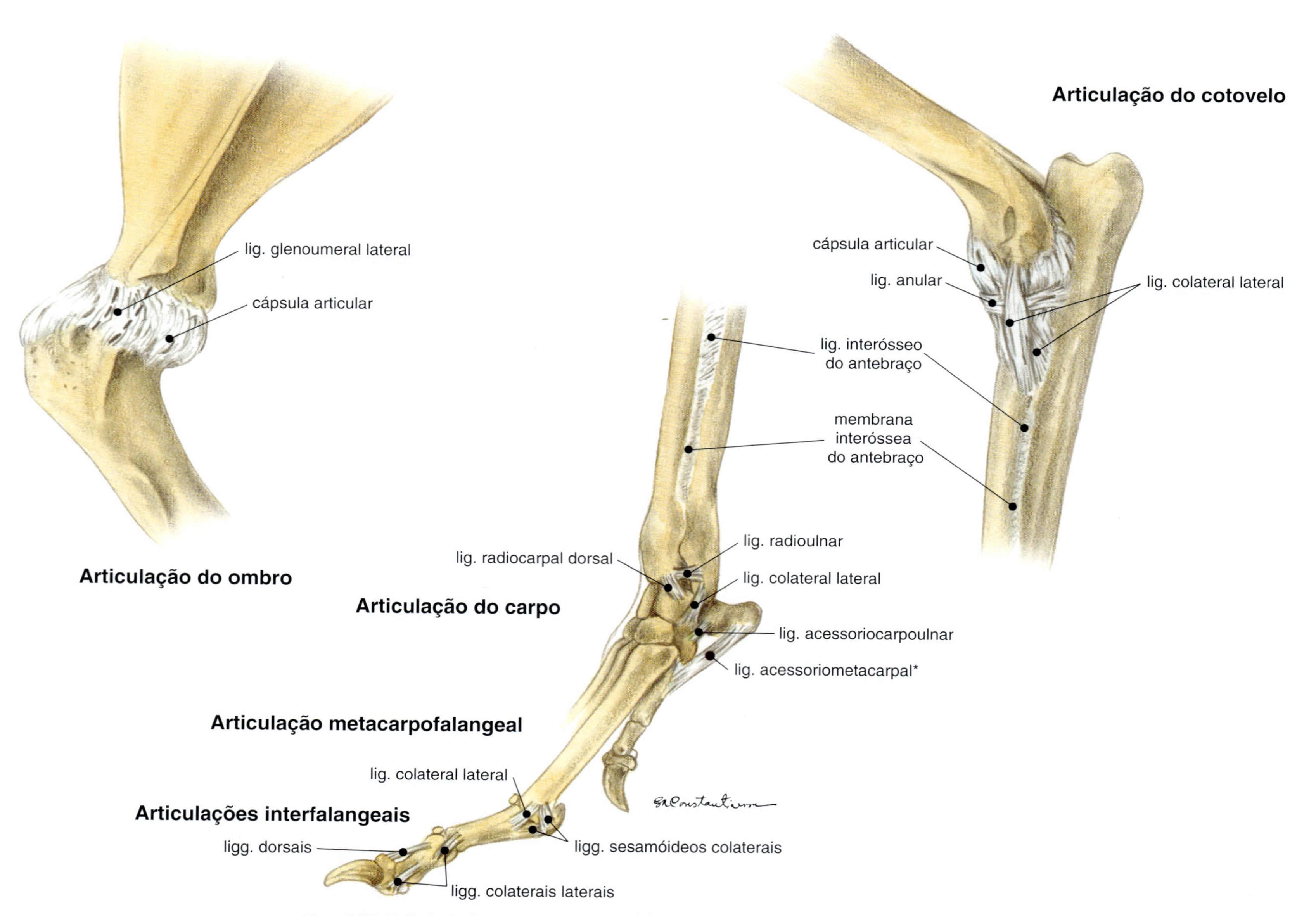

Figs. 5.38–5.40 Articulações do membro torácico, face lateral — cão (* = marco palpável).

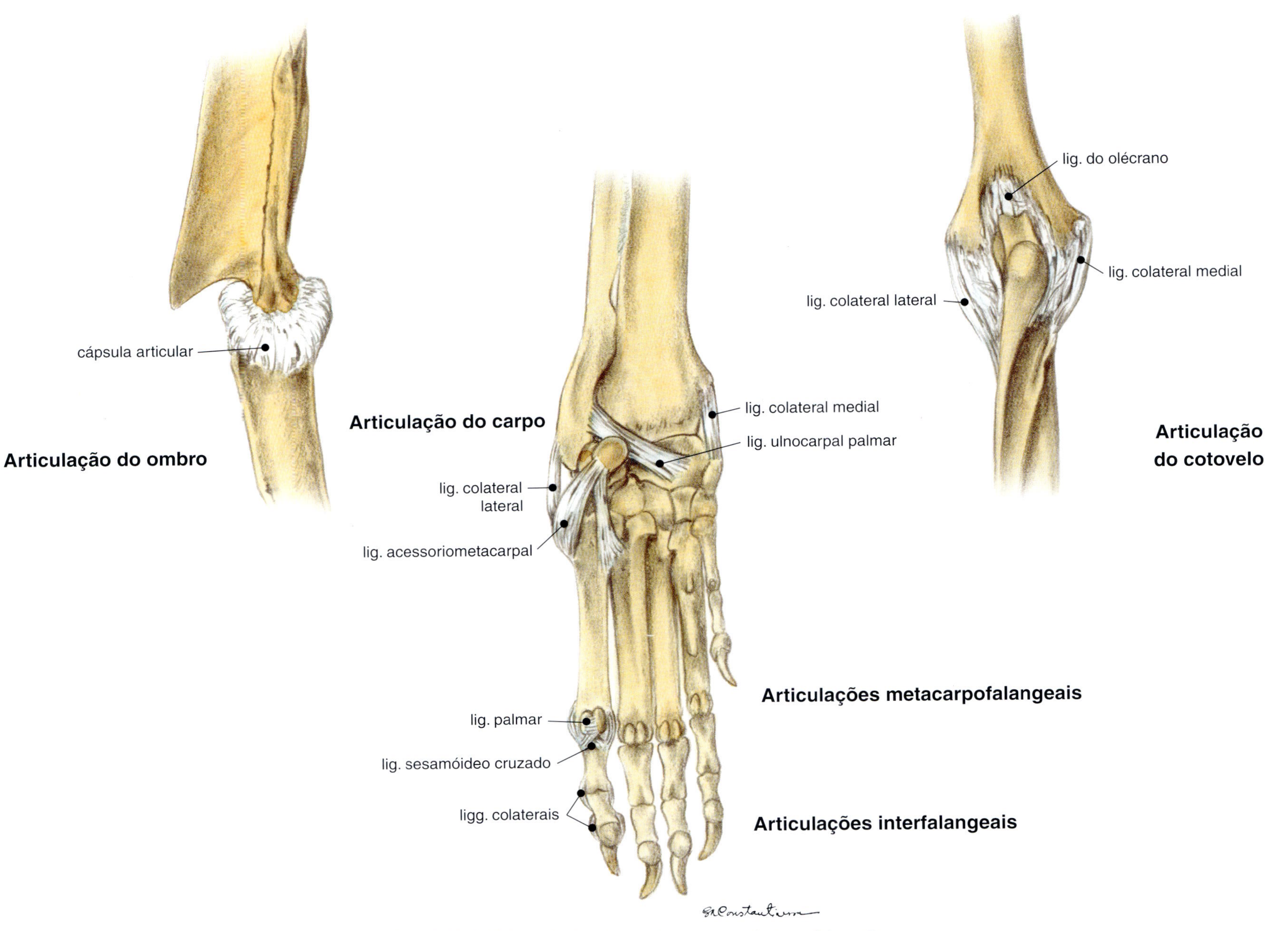

Figs. 5.41–5.43 Articulações do membro torácico, face caudal — cão.

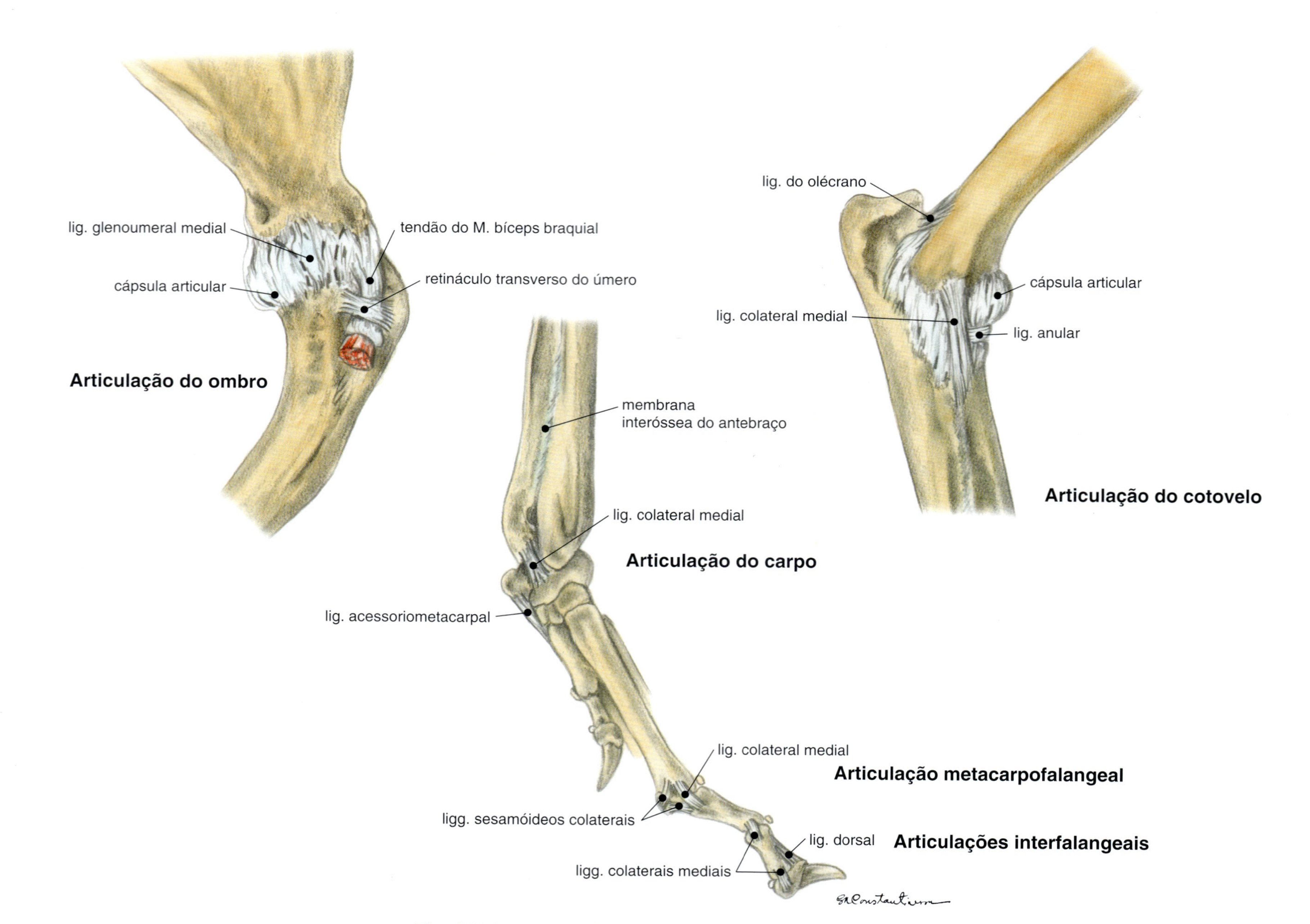

Figs. 5.44–5.46 Articulações do membro torácico, face medial — cão.

a face palmar das articulações é encoberta pelos tendões dos Mm. flexores superficial e profundo dos dedos.

Na face dorsal, as ***articulações interfalangeais*** possuem cápsulas articulares e dois ligg. colaterais para cada articulação. Além disso, a articulação interfalangeal distal possui os ligg. dorsais (duas faixas elásticas que conectam a FII à FIII no nível da crista ungueal).

As articulações interfalangeais, tanto proximais como distais, não são palpáveis da perspectiva palmar.

Da perspectiva lateral/medial, as articulações interfalangeais proximais exibem cápsulas articulares e ligg. colaterais lateral/medial.

Nas faces lateral/medial, as articulações interfalangeais distais contêm cápsulas articulares, ligg. colaterais laterais e os ligg. elásticos dorsais.

MÚSCULOS

Os músculos do membro torácico são mostrados nas Figs. 5.47–5.52.

Os músculos do ombro são cobertos na ***face cranial*** pelos Mm. omotransversário, braquiocefálico e trapézio. Entretanto, o M. deltóide e pequena parte do M. infra-espinal podem ser palpados, ambos circundados pela fáscia axilar.

Na região braquial, as cabeças longa e lateral do M. tríceps braquial são palpáveis, estando cobertas e protegidas pela fáscia braquial.

No antebraço, em ordem mediolateral, é possível identificar, sob a fáscia do antebraço muito apertada, os Mm. pronador redondo, braquiorradial, extensor radial do carpo, abdutor longo do polegar (dedo I), extensor comum dos dedos e extensor lateral dos dedos com seus tendões. Observar que o M. extensor radial do carpo possui dois tendões no cão e duas divisões no gato: o extensor radial do carpo longo (divisão medial ou tendão, respectivamente) e o extensor radial do carpo curto (divisão lateral ou tendão, respectivamente).

Os tendões dos seguintes músculos passam sobre ***a face dorsal do carpo, do metacarpo e das falanges***: Mm. abdutor longo do polegar (dedo I), extensor radial do carpo com suas duas divisões ou tendões (ver antes), extensor comum dos dedos, extensor longo do polegar e próprio do indicador e o extensor lateral dos dedos (em ordem mediolateral).

Na face lateral do membro torácico, na área do ombro, a maioria dos músculos é coberta pelos Mm. omotransversário e trapézio. Apenas o M. deltóide com as suas partes escapular e acromial e uma pequena área do M. infra-espinal podem ser delineados; a fáscia axilar está firmemente aderida a esses músculos.

A separação entre as cabeças escapular e acromial do M. deltóide é o marco de acesso caudolateral à articulação do ombro para remoção de lesões da OCD da articulação do ombro.

Traumatismo do M. infra-espinal acarreta fibrose do músculo, resultando em rotação externa e extensão da articulação do ombro, denominada contratura infra-espinal.

Os músculos do braço são representados pelas cabeças lateral e longa do M. tríceps braquial e pelo M. ancôneo. A fáscia braquial está intimamente relacionada com a face lateral desses músculos.

O N. radial emerge entre os Mm. tríceps braquial e braquial. A localização do braquial em geral requer retração cranial ou caudal alternada em casos de fraturas da haste do úmero com avaliação lateral.

O M. ancôneo é elevado do epicôndilo lateral do úmero para se expor um processo ancôneo desunido a ser removido.

No antebraço, em ordem craniocaudal, podem ser identificados os seguintes músculos: o braquiorradial, o extensor radial do carpo, o extensor comum dos dedos, o extensor longo do polegar (dedo I) e próprio do indicador (dedo II), o extensor lateral dos dedos, o extensor ulnar do carpo (ulnar lateral) e as cabeças umeral e ulnar do flexor ulnar do carpo. Distalmente, além disso, é mostrado o M. abdutor longo do polegar (dedo I). A fáscia do antebraço apertada cobre todos esses músculos, enviando septos que os separam um do outro.

A separação entre os músculos extensor radial do carpo e extensor comum dos dedos é o marco para a exposição do rádio em reparo de fraturas.

Nas regiões do carpo, do metacarpo e das falanges, os tendões dos seguintes músculos passam sobre eles e podem ser identificados em ordem lateromedial: Mm. extensor lateral dos dedos, extensor longo do polegar e próprio do indicador e extensor comum dos dedos e extensor radial do carpo. Nas regiões falangeais, na face palmar, é possível identificar o tendão do M. flexor superficial dos dedos junto com vários músculos pequenos, como o abdutor e o flexor do quinto dedo e o quarto interósseo. Na face dorsal, os tendões dos Mm. extensores comum e lateral dos dedos (para o quinto, o quarto e o terceiro dedos) são mostrados, junto com os tendões extensores dos Mm. interósseos. Todos os tendões mencionados são unidos embaixo pelo retináculo dos extensores (na face dorsal) e pelo retináculo dos flexores (na face palmar) da região do carpo. Ambos os retináculos são continuações da fáscia do antebraço. Da perspectiva lateral, podemos identificar o lig. anular palmar e os ligg. anulares proximal e distal dos dedos, unindo embaixo os tendões dos Mm. flexores superficial e profundo dos dedos para o quinto dedo.

O M. deltóide com suas duas partes, acromial e escapular; o M. tríceps braquial com suas cabeças longa e lateral; e

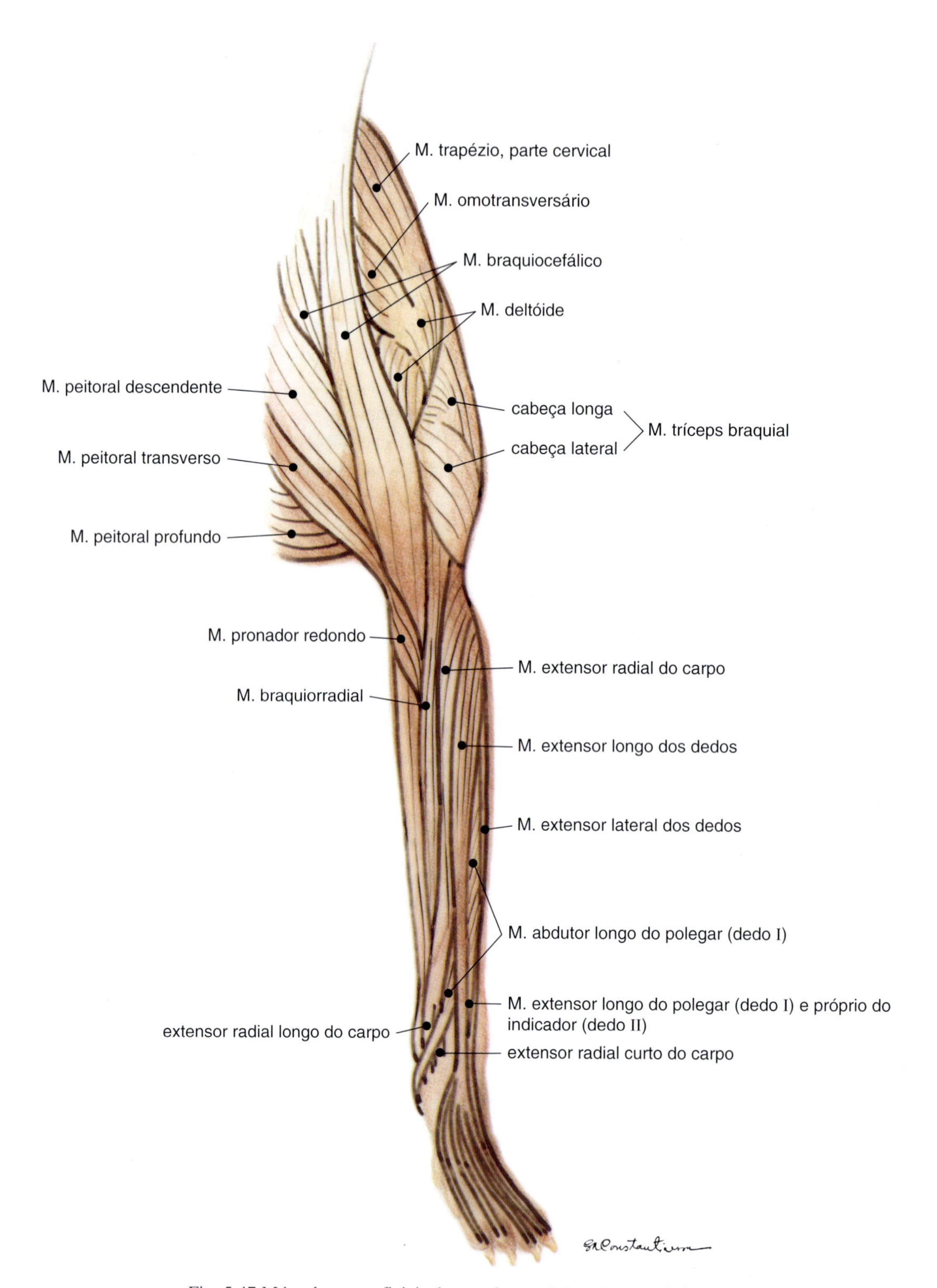

Fig. 5.47 Músculos superficiais do membro torácico, face cranial — cão.

o M. ancôneo são os únicos músculos palpáveis da ***perspectiva caudal*** no ombro e no braço. A fáscia do braço, mais forte na face lateral, protege os músculos.

No antebraço, começando em torno da articulação do cotovelo, é possível identificar o M. extensor ulnar do carpo (ulnar lateral), as cabeças umeral e ulnar do M. flexor ulnar do carpo, o M. flexor superficial dos dedos e a extensão distal do M. flexor radial do carpo numa ordem lateromedial. Todos esses músculos são cobertos e protegidos intimamente pela fáscia do antebraço.

A separação entre os músculos extensor ulnar do carpo (ulnar lateral) e flexor ulnar do carpo é o marco para exposição da ulna em reparo de fraturas.

Da ***perspectiva palmar*** nas regiões do carpo e do metacarpo, são acrescentados músculos abdutores, flexores, extensores e interósseos como o abdutor curto do dedo I (polegar), o flexor curto do dedo I (polegar), o abdutor do dedo I (polegar), o abdutor longo do dedo I (polegar) e o extensor do dedo I (polegar), bem como o M. interósseo do segundo dedo. Eles são cobertos por tendões ramificados dos Mm. flexores superficial e profundo dos dedos. O retináculo dos flexores une embaixo os tendões que passam através do canal do carpo.

A listagem de todos esses músculos profundos e pequenos ajuda em casos cirúrgicos.

Na área falangeal, os tendões flexores digitais profundos e superficiais para cada dedo são unidos embaixo pelo lig.

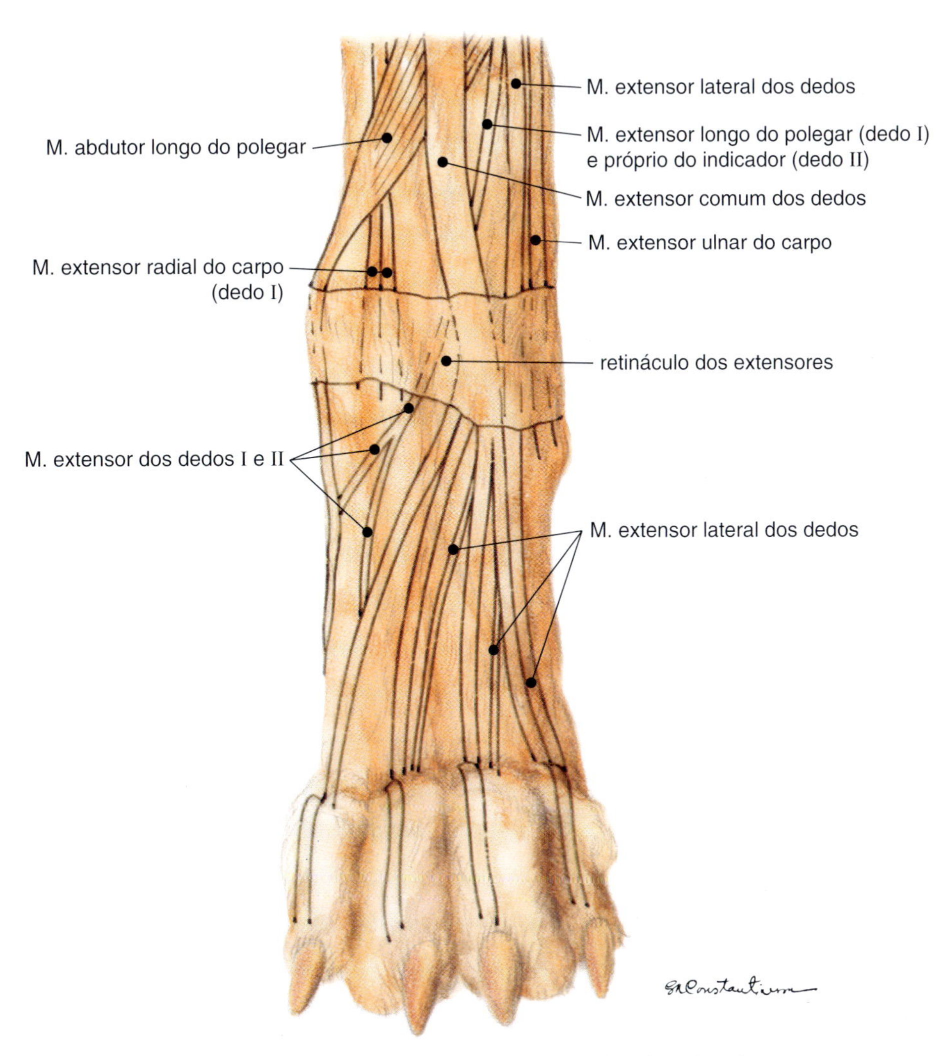

Fig. 5.48 Tendões do autopódio do membro torácico, face dorsal — cão.

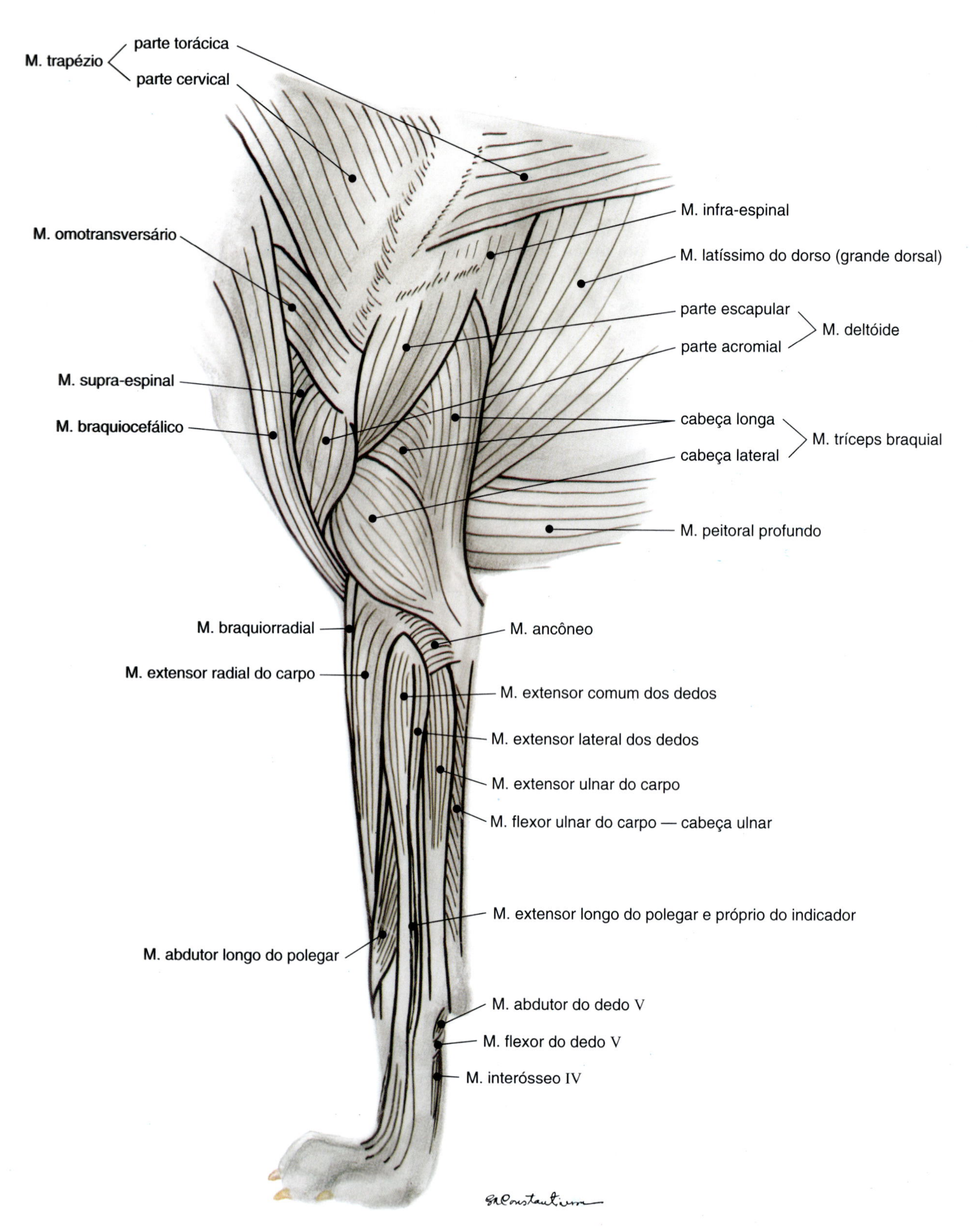

Fig. 5.49 Músculos superficiais do membro torácico, face lateral — cão.

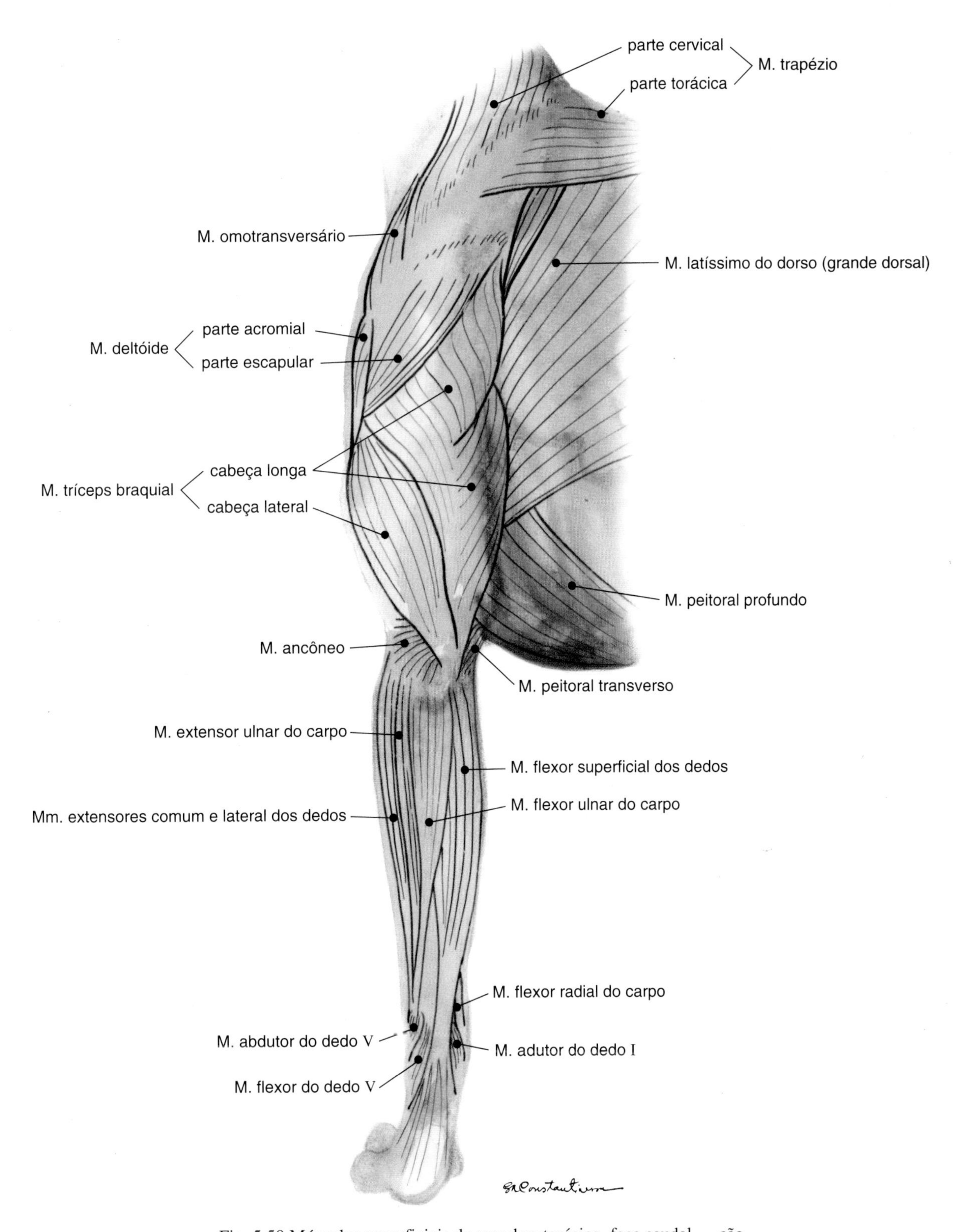

Fig. 5.50 Músculos superficiais do membro torácico, face caudal — cão.

anular palmar e pelos ligg. anulares digitais proximal e distal.

Na *face medial*, os Mm. cleidobraquial e peitorais descendente e transverso encobrem a maioria dos músculos mediais do braço. Portanto, apenas a extensão distal do M. bíceps braquial e as partes principais do M. tensor da fáscia do antebraço e a cabeça medial do M. tríceps braquial podem ser delineadas imediatamente sob a pele.

O M. bíceps braquial tem de ser rebatido alternadamente em direção caudal e cranial para ser exposto durante reparo de fraturas da diáfise do úmero com acesso medial.

Os seguintes músculos do antebraço podem ser palpados em ordem craniocaudal: Mm. braquiorradial, extensor radial do carpo, pronador redondo inserido no rádio (o rádio também é palpável), flexor radial do carpo, flexor superficial dos dedos e a cabeça ulnar do M. flexor ulnar do carpo.

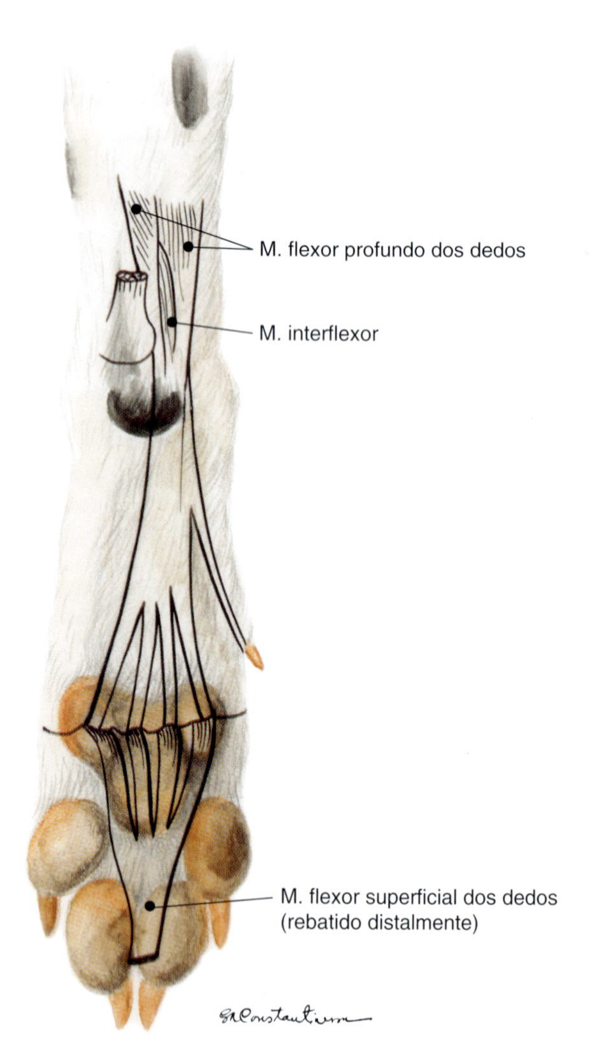

Fig. 5.51 Tendões profundos do autopódio do membro torácico, face palmar — cão.

A separação entre os músculos pronador redondo e flexor radial do carpo é o marco de acesso medial à articulação do cotovelo para remoção de um processo coronóide medial fragmentado.

Na metade distal do antebraço, há dois outros músculos de ambos os lados do tendão do M. flexor radial do carpo: em sua frente está a cabeça radial do M. flexor digital profundo, e atrás fica a cabeça umeral do mesmo músculo. Proximal ao osso acessório do carpo, é possível identificar a extensão distal do M. flexor ulnar do carpo. Os músculos da face medial do antebraço estão cobertos e protegidos pela fáscia do antebraço — cujo tensor é o M. tensor da fáscia do antebraço — e pela fáscia superficial do antebraço — cujo tensor é o M. peitoral transverso.

Na área do carpo, os tendões dos músculos flexores já mencionados, exceto os Mm. pronador redondo e flexor ulnar do carpo, passam através do canal do carpo e são unidos embaixo pelo retináculo dos flexores; além disso, o tendão do M. abdutor longo do polegar (dedo I) cruza obliquamente o carpo sob a proteção do retináculo dos extensores.

Na região falangeal, os tendões dos Mm. flexores profundo e Mm. superficial dos dedos para o segundo dedo se unem embaixo pelo lig. anular palmar e pelos ligg. anulares digitais proximal e distal.

Por motivos clínicos, em especial interpretações radiográficas e técnicas cirúrgicas, o quadro a seguir mostra a época de fusão das epífises de todos os ossos do membro torácico.

Quadro 5.1 Fusão das epífises de ossos do membro torácico (de Barone, R. 1999. Anatomie Comparée des mammifères domestiques, vol. 1. Paris: Vigot Frères)

Osso	Centro de ossificação	Idade
Escápula	Coracóide	5–8 meses
Úmero	Extremidade proximal	12–15 meses
	Extremidade distal	7–8 meses
Rádio	Extremidade proximal	9–10 meses
	Extremidade distal	10–12 meses
Ulna	Extremidade proximal	7–8 meses
	Extremidade distal	9–12 meses
Metacarpos	Extremidades distais	6–7 meses
Falange proximal	Extremidade proximal	6–7 meses
Falange média	Extremidade proximal	6–7 meses

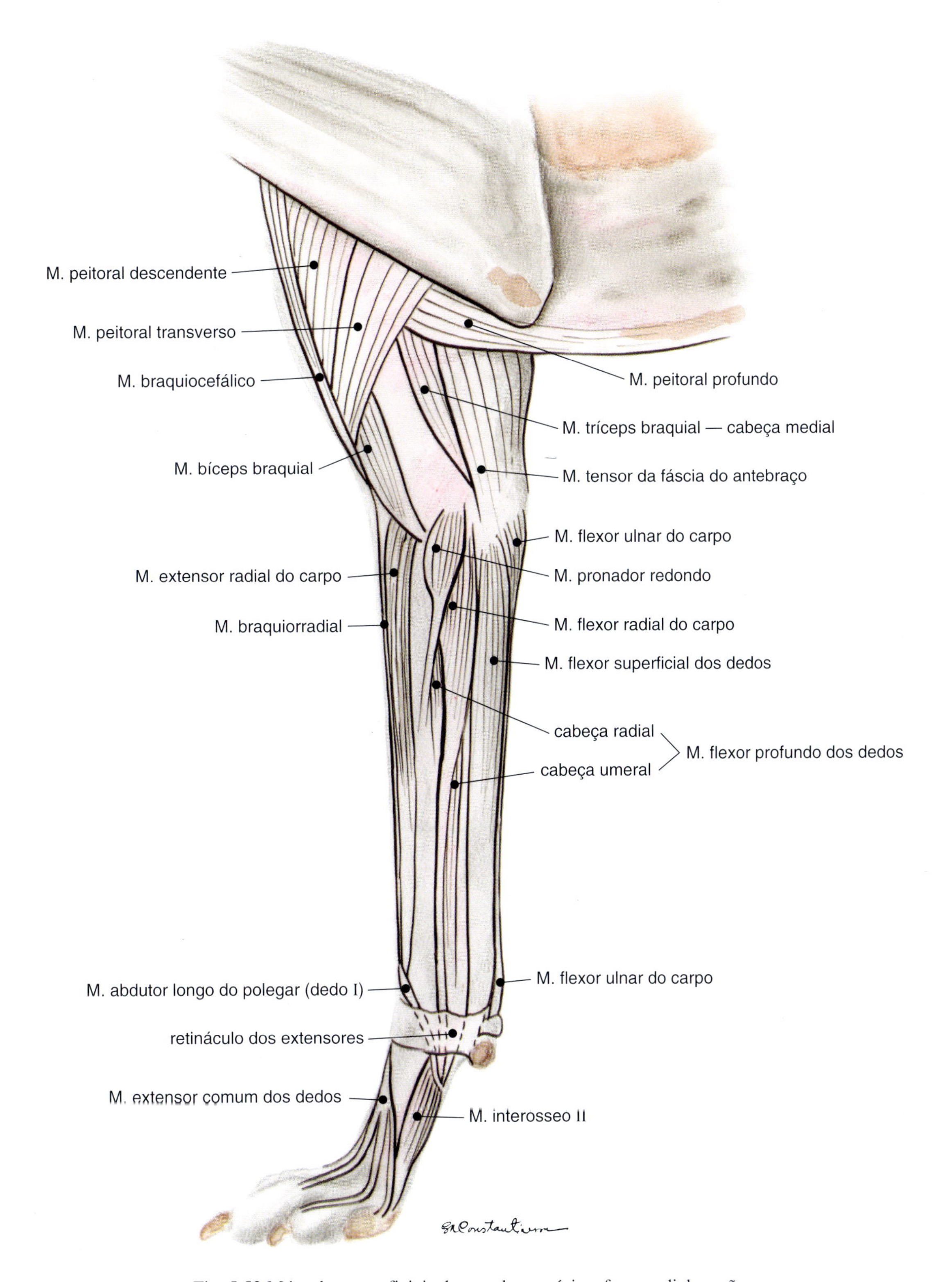

Fig. 5.52 Músculos superficiais do membro torácico, face medial — cão.

6

O Abdome e as Vísceras Abdominais

Regiões Anatômicas

As regiões anatômicas são mostradas no Cap. 3 (ver Figs. 3.1–3.5).

A região lombar era considerada parte da face lateral do abdome porque incorpora as vértebras lombares, que representam a parte óssea do teto da cavidade abdominal.

O limite cranial da cavidade abdominal estende-se além das paredes laterais, profundamente dentro dos limites da cavidade torácica, até o centro tendíneo do diafragma, como mostrado nas ilustrações com a topografia das vísceras abdominais. A projeção das vísceras abdominais mais craniais passa através da parede costal (torácica), como discutido adiante. Portanto, para exame físico e procedimentos clínicos, as vísceras abdominais localizadas nessa área serão abordadas de maneira diferente.

A extensão caudal da cavidade abdominal não corresponde ao limite caudal das paredes laterais (a margem caudal do flanco). A extensão caudal da cavidade, que se comunica com a cavidade pélvica, é limitada pelo promontório do sacro dorsalmente, pelo ílio par lateralmente e pela margem cranial do púbis ventralmente, estruturas que delineiam a entrada pélvica. Essa extensão caudal da cavidade abdominal está localizada profundamente à coxa, não sendo, portanto, acessível. A entrada pélvica será descrita com a pelve.

Para celiotomia exploradora, o prepúcio obriga a se fazer a incisão cutânea desviada lateralmente na parte caudal do abdome em caninos machos.

As regiões lombar e abdominal lateral, incluindo a fossa paralombar, são mostradas na face dorsal da área abdominal.

Ossos

Os ossos do abdome são mostrados nas Figs. 6.1–6.8, mas ver também Figs. 3.12 e 3.13.

As ***vértebras lombares*** e as ***últimas seis costelas*** com suas cartilagens, que contribuem para o hipocôndrio e também delineiam o arco costal, são os ossos dorsais e laterais na região.

Os processos espinhosos (**M**) e os processos transversos das vértebras lombares são palpáveis.

As costelas (**M**) e o arco costal (**M**) também são palpáveis. A 7ª e a 8ª costelas são esternais, enquanto a 9ª até a 12ª são asternais; as cartilagens das costelas asternais unem-se para formar o hipocôndrio (**M**), cuja margem ventral é chamada arco costal. A última costela em geral é flutuante, porque sua extremidade ventral não está inserida ao arco costal e portanto termina livremente na musculatura.

A 7ª e a 8ª costelas são marcos importantes para toracocentese, procedimento realizado através do 7º espaço intercostal. Tubos de toracostomia também são colocados através do 7º espaço intercostal. A colocação de uma agulha ou um tubo caudal à 8ª costela em geral resulta em seu posicionamento no abdome, e não no tórax.

O ***processo e a cartilagem xifóides*** (**M**) e a ***parte caudal do esterno*** são os ossos ventrais da região.

O processo e a cartilagem xifóides mais o arco costal são as únicas estruturas rígidas do assoalho da cavidade abdominal.

O processo xifóide é o marco para a extensão cranial da incisão destinada a celiotomia exploradora.

O púbis será descrito com a pelve.

O púbis é o marco para a extensão caudal da incisão destinada a celiotomia exploradora.

Para fins radiográficos, são mostradas as faces dorsal e ventral das vértebras lombares.

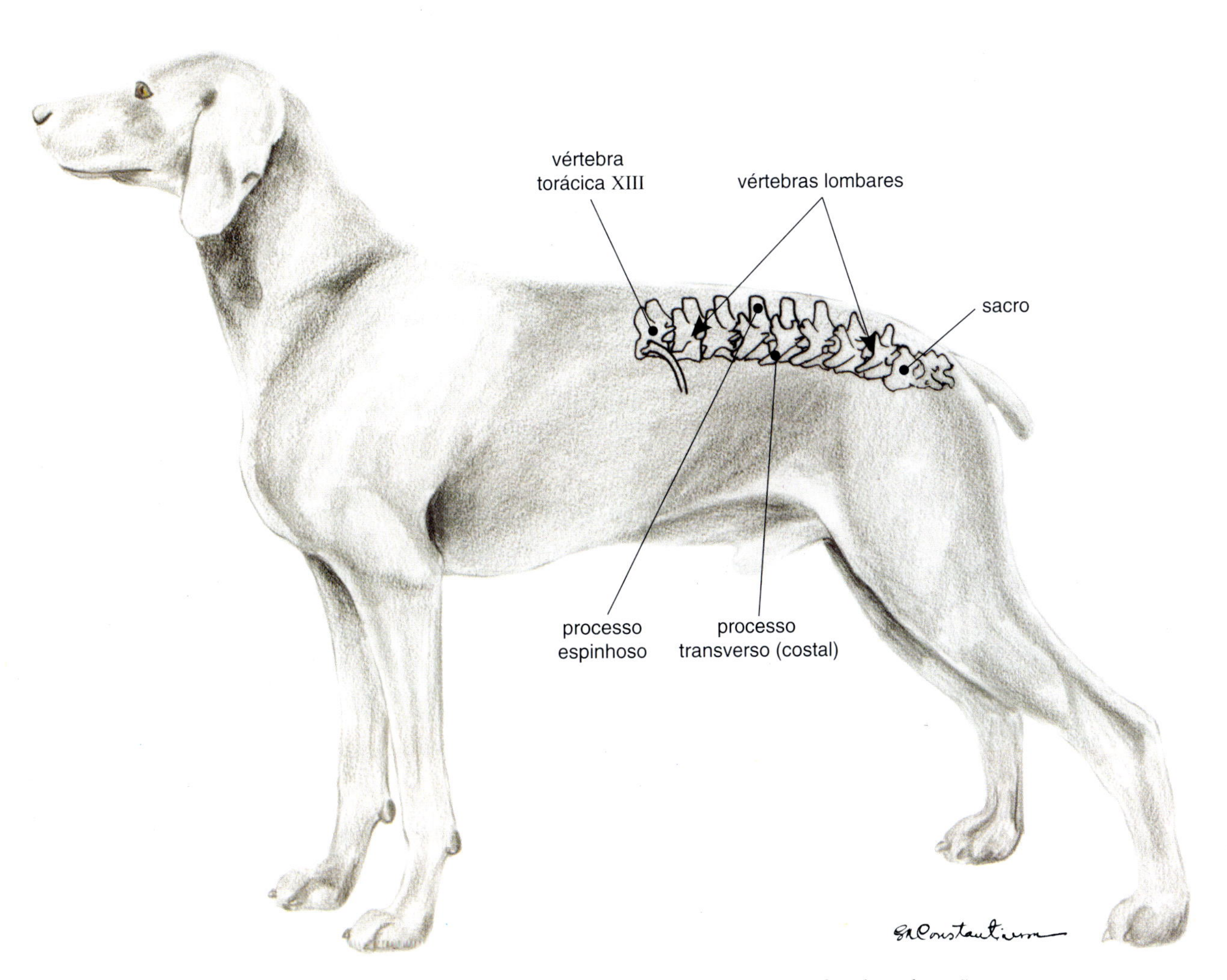

Fig. 6.1 Projeção das vértebras lombares sobre a região lombar, face lateral — cão.

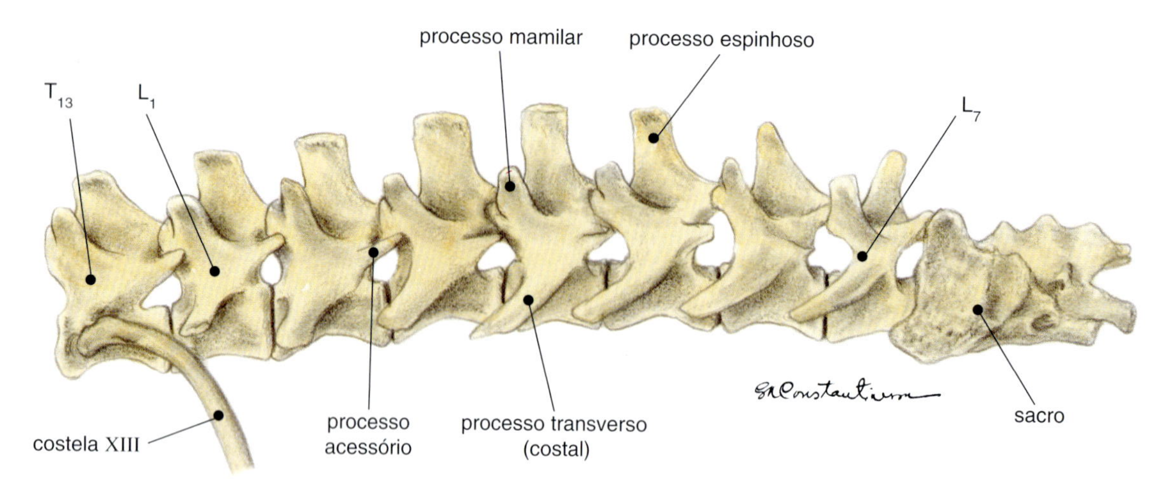

Fig. 6.2 Vértebras lombares, face lateral — cão.

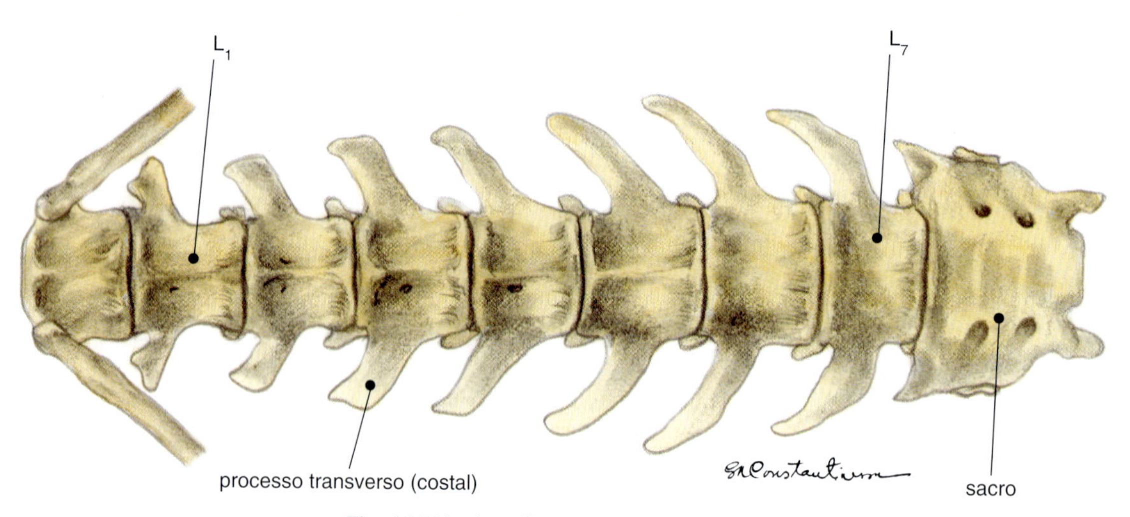

Fig. 6.3 Vértebras lombares, face ventral — cão.

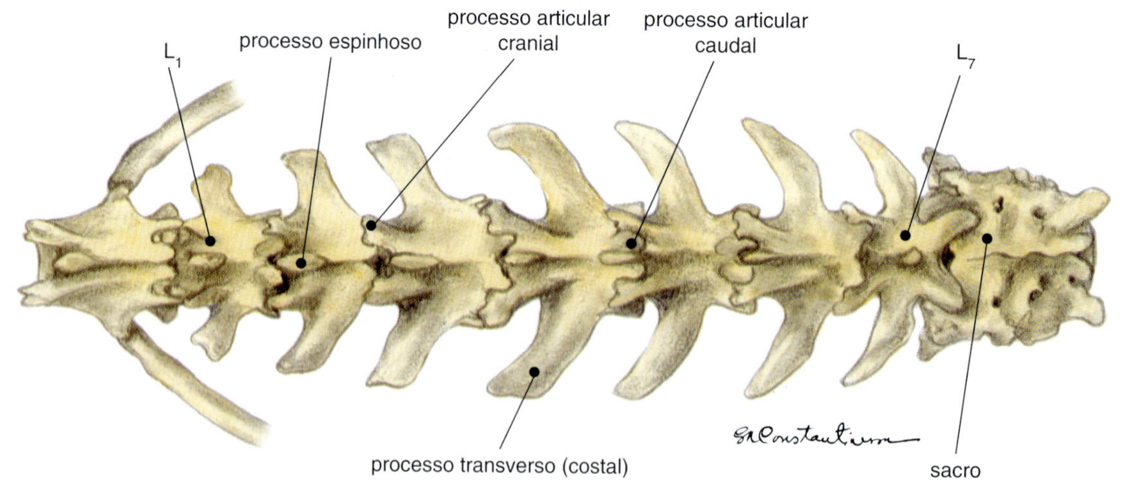

Fig. 6.4 Vértebras lombares, face dorsal — cão.

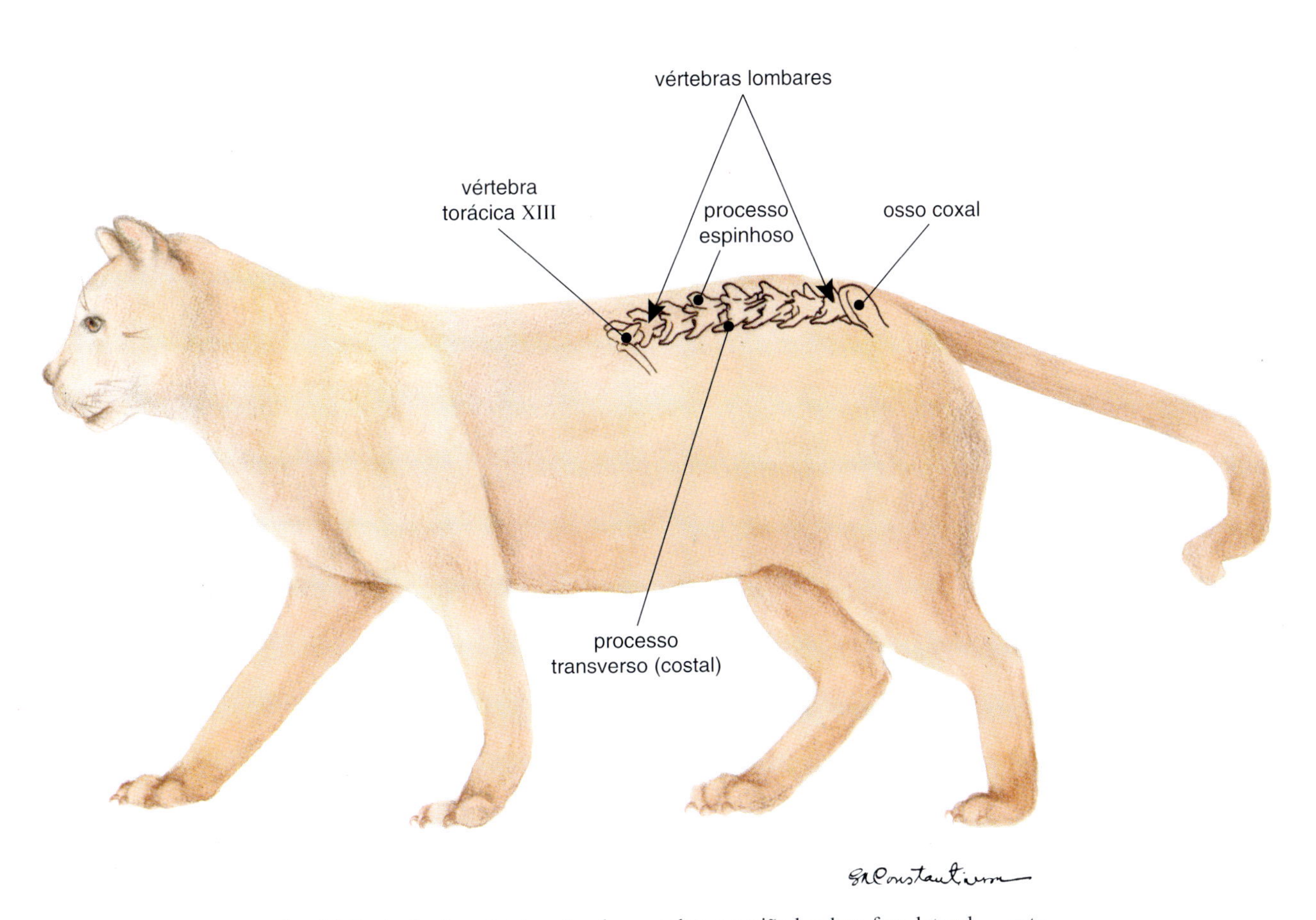

Fig. 6.5 Projeção das vértebras lombares sobre a região lombar, face lateral — gato.

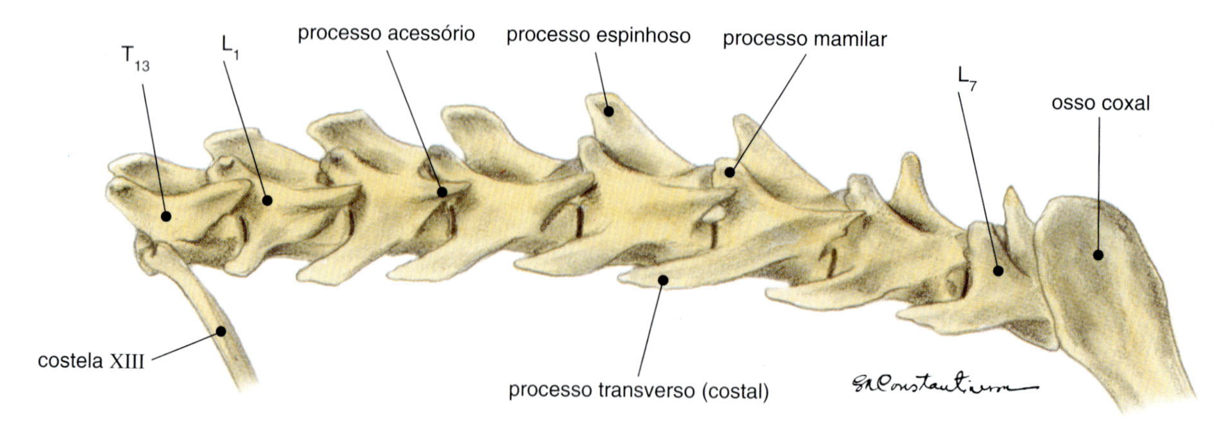

Fig. 6.6 Vértebras lombares, face lateral — gato.

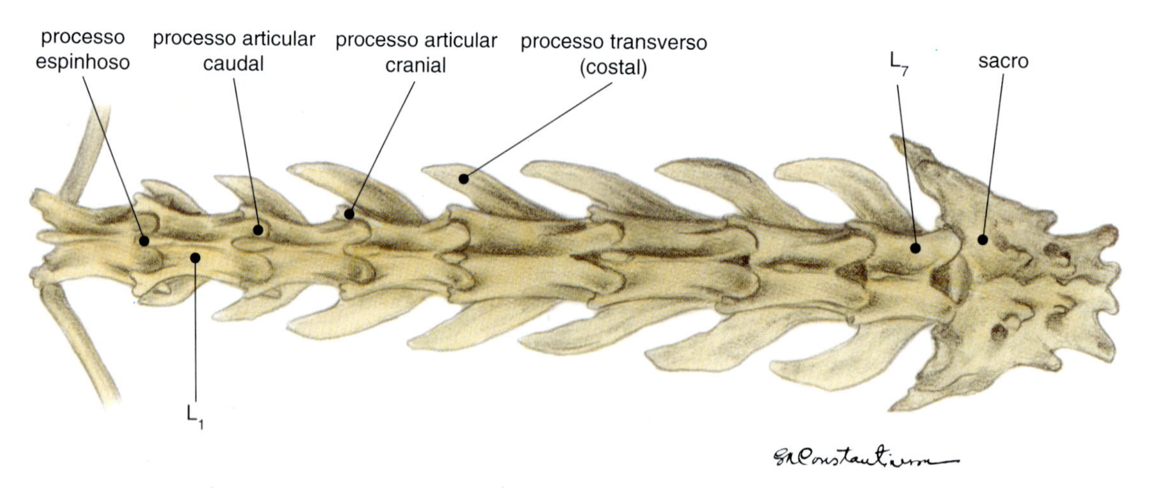

Fig. 6.7 Vértebras lombares, face dorsal — gato.

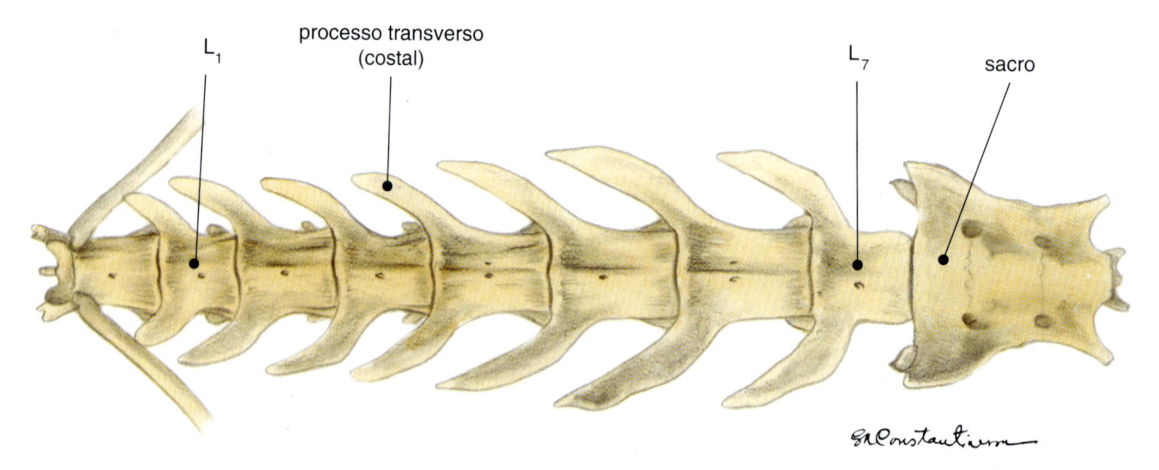

Fig. 6.8 Vértebras lombares, face ventral — gato.

Articulações

O contato entre a extremidade ventral das costelas esternais e asternais e suas cartilagens é conhecido como ***articulações costocondrais. Articulações intracondrais*** (articulações sinoviais dentro de algumas cartilagens de costelas) podem ocorrer às vezes em cães idosos.

As articulações e os ligamentos seguintes podem ser identificados na face dorsal da área lombar: ***as articulações entre os processos articulares, os ligamentos entre os processos transversos, o ligamento entre a última costela e o processo transverso da primeira vértebra lombar e o ligamento entre o processo transverso da última vértebra lombar e a crista ilíaca.***

Músculos

Os músculos do abdome são mostrados na Fig. 6.9 e ver também Figs. 3.12, 3.13, 3.23, 3.26 e 4.11.

Nas paredes laterais da cavidade abdominal, os seguintes músculos podem ser delineados, em ordem do mais superficial para o mais profundo: Mm. cutâneo do tronco, oblíquo externo do abdome, oblíquo interno do abdome e transverso do abdome. Mesmo que parte do M. reto do abdome seja mostrada nas paredes laterais, será descrita com a face ventral da cavidade abdominal.

O ponto de entrada na laparoscopia na maioria dos procedimentos laparoscópicos em pequenos animais é o flanco direito cranial ao M. tensor da fáscia lata. Dessa posição, os lobos hepáticos direito e caudado, a vesícula biliar, o rim direito, o pâncreas, o intestino delgado, o cólon, a bexiga, a glândula adrenal direita e o ovário direito podem ser vistos com facilidade (Fig. 6.10).

O M. cutâneo do tronco cobre toda a parede lateral, terminando na prega do flanco. No gato, estende-se também sobre a coxa. As fibras do músculo estão orientadas obliquamente, em direção caudodorsal.

Retalhos cutâneos da parede abdominal incluem o M. cutâneo do tronco.

As fibras musculares do M. oblíquo externo do abdome que se originam da parede lateral da cavidade torácica e da fáscia toracolombar estão orientadas obliquamente, em ***direção caudoventral***. Elas se estendem até a margem dorsal do M. reto do abdome e o meio do flanco, continuando-se com uma aponeurose inserida caudalmente ao pécten do osso púbis, enquanto medialmente se unem com a estrutura simétrica na linha alba.

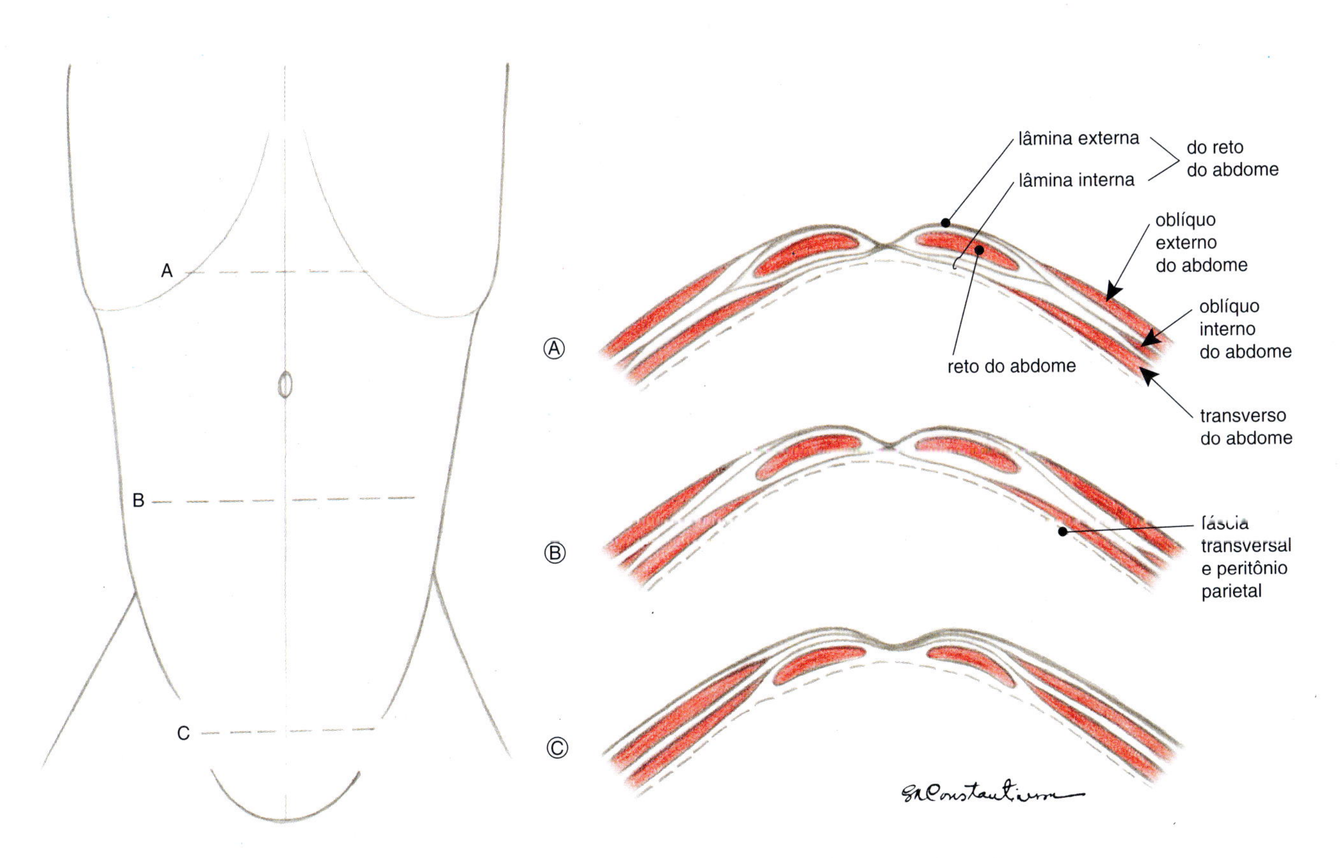

Fig. 6.9 Relações topográficas dos músculos abdominais ventrais — cão.

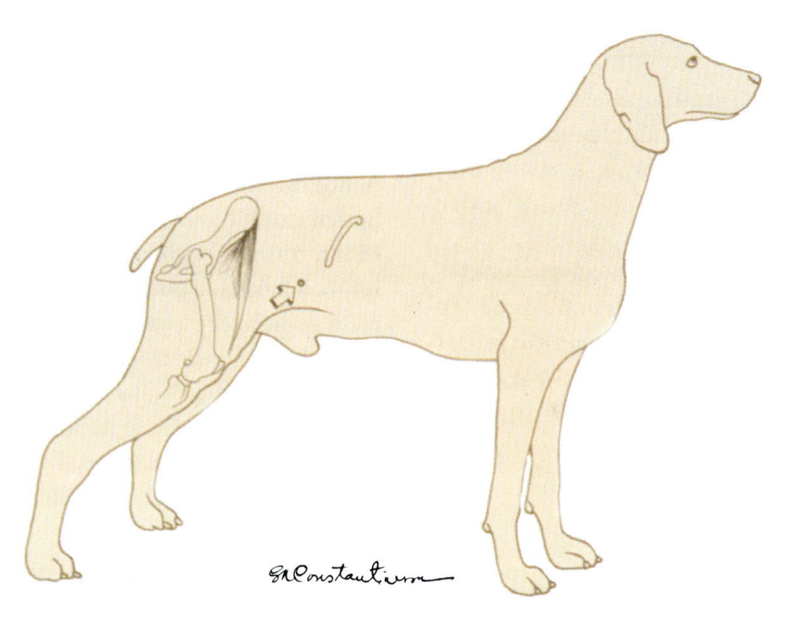

Fig. 6.10 Ponto de entrada para o laparoscópio.

A linha alba é a linha média fibrosa branca de inserção das aponeuroses simétricas de todos os músculos abdominais ventrais, desde a cartilagem xifóide até o púbis.

As fibras musculares do M. oblíquo interno do abdome, originárias da tuberosidade coxal e da fáscia toracolombar, são orientadas obliquamente em ***direção cranioventral***, quase perpendiculares às do M. oblíquo externo do abdome. Sua aponeurose prossegue até a linha alba.

O M. transverso do abdome origina-se com suas ***fibras musculares orientadas verticalmente*** da tuberosidade coxal, dos processos transversos das vértebras lombares e da face medial das cartilagens costais das costelas asternais e da face medial das duas últimas costelas asternais. Aproximadamente na margem dorsal do reto do abdome, as fibras musculares prosseguem com a aponeurose que termina na linha alba.

As aponeuroses dos Mm. oblíquos externo e interno do abdome e do transverso do abdome estão organizadas na bainha do M. reto do abdome, que será descrita com o M. reto do abdome.

Os músculos mais superficiais ***na face ventral do abdome*** pertencem ao M. cutâneo do tronco e são os músculos prepuciais craniais em machos caninos e os supramamários em cadelas e gatas. Os músculos prepuciais craniais separam-se da margem ventral dos músculos cutâneos do tronco simétricos como um corpo comum no nível do processo xifóide. O M. prepucial cranial segue caudalmente na direção do prepúcio, em cuja frente se divide, formando um anel em torno do óstio prepucial. Dois músculos supramamários são específicos dos carnívoros: o cranial e o caudal. O músculo supramamário cranial passa profundamente às glândulas mamárias abdominais, enquanto o músculo supramamário caudal está localizado profundamente à glândula mamária inguinal, e suas fibras se fundem com o músculo simétrico.

Além dos músculos e de suas aponeuroses descritos da perspectiva lateral, o M. reto do abdome está localizado inteiramente na face ventral da cavidade abdominal. Os músculos simétricos ficam lado a lado da linha alba e paralelos a ela. Originando-se com uma aponeurose a partir da cavidade torácica, eles se inserem ao pécten do osso púbis. Suas ***fibras orientadas longitudinalmente*** são interrompidas por 3–6 interseções tendíneas orientadas transversalmente.

Cada M. reto do abdome está protegido dentro da chamada bainha do reto, que resulta de uma combinação das aponeuroses dos outros três músculos principais das paredes abdominais, como se segue:

No ***terço cranial da cavidade abdominal***, a aponeurose do M. oblíquo interno do abdome divide-se em uma camada superficial e uma profunda. A superficial funde-se com a aponeurose do M. oblíquo externo do abdome e juntas cobrem a face lateral do M. reto do abdome com a denominação de lâmina externa; a camada profunda funde-se ou não com a aponeurose do M. transverso do abdome e juntas delineiam a face medial do reto do abdome com a denominação de lâmina interna (ver Fig. 6.9).

Quando a incisão no abdome se desvia para o lado da linha alba durante celiotomia, o fechamento começa na lâmina externa da bainha do reto.

Nota. *Esse fato é importante e em geral confuso para estudantes, que costumam ter a concepção errônea (antigamente endossada pelas escolas de veterinária) de que o "peritônio" tem de ser fechado com sutura em tal caso.*

No ***terço médio da cavidade abdominal***, a aponeurose do M. oblíquo interno do abdome se une à do M. oblíquo externo do abdome, cobrindo juntas a face lateral do M. reto do abdome. Portanto, a única aponeurose que reveste a face medial do M. reto do abdome é a do M. transverso do abdome.

No ***terço caudal da cavidade abdominal***, todas as três aponeuroses se unem, cobrindo a face lateral do M. reto do abdome. Aqui, a única estrutura que reveste esse músculo é a fáscia transversal.

A celiotomia padrão é feita por incisão da linha alba (após incisão da pele e do tecido conjuntivo subcutâneo na linha média ventral).

A exposição das vísceras abdominais craniais pode ser facilitada estendendo-se a incisão até a parte caudal do esterno ou fazendo-se uma incisão paralombar, que melhora a exposição do hilo hepático e da árvore biliar extra-hepática do lado direito.

Logo antes de se inserir ao pécten do osso púbis, a aponeurose do M. oblíquo externo do abdome é perfurada por uma abertura elíptica chamada anel inguinal superficial. Esse anel está orientado craniolateralmente e apresenta um pilar medial e um lateral, o último mais forte em termos cirúrgicos. A partir da extensão caudal do pilar lateral, a aponeurose do M. oblíquo externo do abdome divide-se em duas estruturas, uma proximal e uma distal. A estrutura proximal é o arco inguinal, que se estende até a fáscia ilíaca e a tuberosidade coxal dentro da cavidade abdominal e será descrito no Cap. 7, enquanto a estrutura distal é a lâmina femoral, que cobre a face medial da coxa.

Os Mm. latíssimo do dorso (grande dorsal) e oblíquo externo do abdome são os únicos músculos que podem ser delineados na face dorsal.

Cavidades Abdominal e Peritoneal

A cavidade abdominal é delimitada pelas vértebras lombares e pelos músculos psoas dorsalmente, pelos dois últimos pares de costelas com suas cartilagens correspondentes e pelos músculos abdominais lateralmente, pelo processo e pela cartilagem xifóides e pelo M. reto do abdome ventralmente e pelo diafragma cranialmente. A cavidade abdominal comunica-se com a cavidade pélvica pela entrada pélvica.

A cavidade abdominal é revestida pela fáscia transversal ou endoabdominal, que prossegue dentro da cavidade pélvica. Essa fáscia está intimamente revestida pelo peritônio parietal, que também prossegue na cavidade pélvica. A partir do teto da cavidade abdominal, o peritônio parietal envia diferentes tipos de pregas que prosseguem com o peritônio visceral. Existem apenas duas pregas peritoneais no assoalho da cavidade abdominal e poucas inseridas na face caudal do diafragma.

O mesentério (incluindo o mesojejuno e o mesoíleo), os omentos maior e menor, vários ligamentos e mesos e pregas com nomes específicos são todos considerados ligações entre o peritônio parietal e o visceral.

As duas pregas no assoalho da cavidade abdominal são o lig. falciforme e o lig. mediano da bexiga, ambos começando no umbigo e seguindo em direções opostas. O lig. falciforme estende-se para o fígado e o lig. mediano da bexiga para a superfície ventral do ápice da bexiga. Essas duas pregas inserem-se na linha alba pela fáscia transversal. Na margem livre do lig. falciforme, o lig. redondo do fígado pode ser visto e palpado, correspondendo ao remanescente da V. umbilical do desenvolvimento fetal. O lig. mediano da bexiga encerra o remanescente do úraco, também uma estrutura do desenvolvimento fetal.

Essas duas estruturas costumam ser incisadas (ou excisadas) desde a linha alba durante celiotomia. Quando isto não é feito (ou não se reconhece tal relação anatômica), pode ocorrer fechamento inadequado do abdome e resultante herniação. A presença do lig. falciforme também faz com que abdominocentese e lavado peritoneal diagnóstico sejam ligeiramente afastados da linha média.

Os ligg. gastrofrênico, frenicoesplênico, coronário e triangulares direito e esquerdo começam desde a face caudal do diafragma.

O espaço virtual entre o peritônio parietal e o visceral é a cavidade peritoneal, preenchida por pequena quantidade de líquido peritoneal.

Anatomia Descritiva das Vísceras Abdominais

A anatomia descritiva detalhada da cavidade abdominal e das vísceras abdominais será muito útil durante o exame físico, cirurgias e necropsias. Apenas algumas dessas estruturas estão em contato íntimo com as paredes da cavidade abdominal, porém a maioria delas é passível de investigação clínica e/ou outras técnicas.

Passando através do hiato esofágico (uma abertura na parte cranioventral do pilar direito do diafragma), a última e mais curta parte do ***esôfago*** (a parte abdominal dele) termina abrindo-se dentro do estômago, abertura denominada óstio cárdico e circundada pelo esfíncter e pela alça do cárdia; juntas, essas estruturas são chamadas cárdia ou região cárdica.

À endoscopia exploradora do cárdia, usa-se um endoscópio encurvado na extremidade livre para adaptar o instrumento à flexura da parte abdominal do esôfago, como mostrado na Fig. 6.11.

A Fig. 6.12 mostra uma vista endoscópica da abertura do cárdia no estômago, quando fechado, mas que se abre mediante insuflação da parte distal do esôfago com

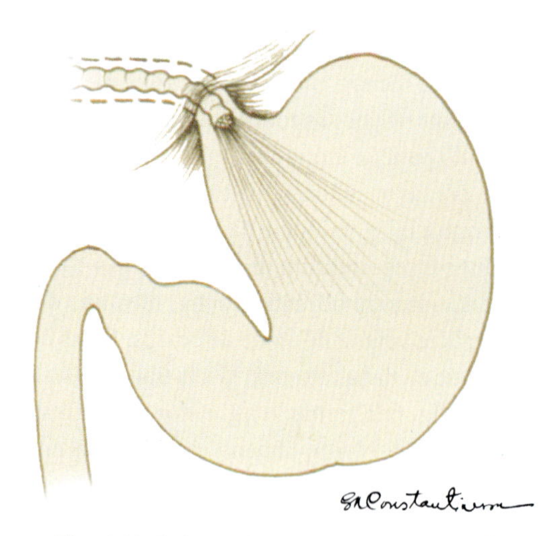

Fig. 6.11 Endoscopia exploradora do cárdia.

ar ou pressão leve sobre o óstio cárdico com o endoscópio. Observar que o óstio cárdico está em ligeira angulação com o esôfago.

Na Fig. 6.13, o óstio do cárdia está aberto e o endoscópio pode entrar com facilidade no estômago.

A manutenção da parte terminal do esôfago dentro da cavidade abdominal é uma meta importante ao tratar hérnia hiatal e seus sinais clínicos associados (esofagite por refluxo).

O ***estômago*** está localizado entre o esôfago e o duodeno, abrindo-se no cárdia, enquanto o duodeno começa na abertura pilórica. A superfície parietal (cranial) do estômago está em contato íntimo com a face visceral do fígado e com o diafragma. A superfície visceral (caudal) do estômago está em contato com alças jejunais, o pâncreas e o rim esquerdo. A região do cárdia está localizada na curvatura menor, que possui uma indentação em seu meio, a incisura angular, no limite entre o corpo e a parte pilórica do estômago. No outro lado do cárdia e separando-o do fundo do estômago, é mostrada outra incisura, a incisura do cárdia.

Nota*: O termo "cárdico" usado aqui nada tem a ver com o coração!*

A curvatura menor às vezes fica em contato com o processo papilar do fígado. A curvatura maior é convexa e toca o assoalho da cavidade abdominal, exceto com o estômago vazio; parte dela está em contato com a face visceral do baço. O fundo do estômago é um saco cego do lado esquerdo do órgão. Em continuação, o corpo dele ocupa a maior parte do estômago.

A necrose avascular, que ocasionalmente ocorre com dilatação-vólvulo gástricos, costuma afetar o fundo do estômago ao longo da curvatura maior, às vezes estendendo-se até o cárdia em casos graves (Figs. 6.14–6.18).

Gastrotomia (como para retirada de corpos estranhos) costuma ser feita incisando-se o fundo e/ou o corpo do estômago a meio caminho entre as curvaturas maior e menor. A incisão deve ser feita paralela ao eixo longitudinal do estômago, para minimizar interferência na atividade mioelétrica.

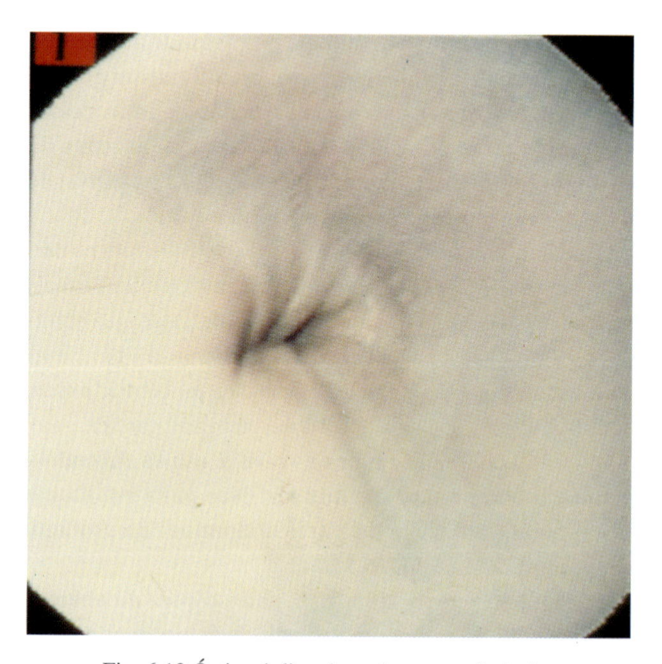

Fig. 6.12 Óstio cárdico do estômago — fechado.

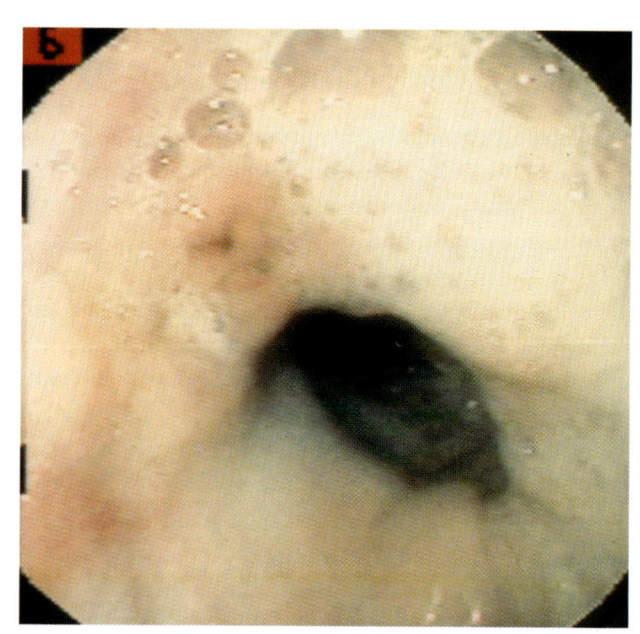

Fig. 6.13 Óstio cárdico do estômago — aberto.

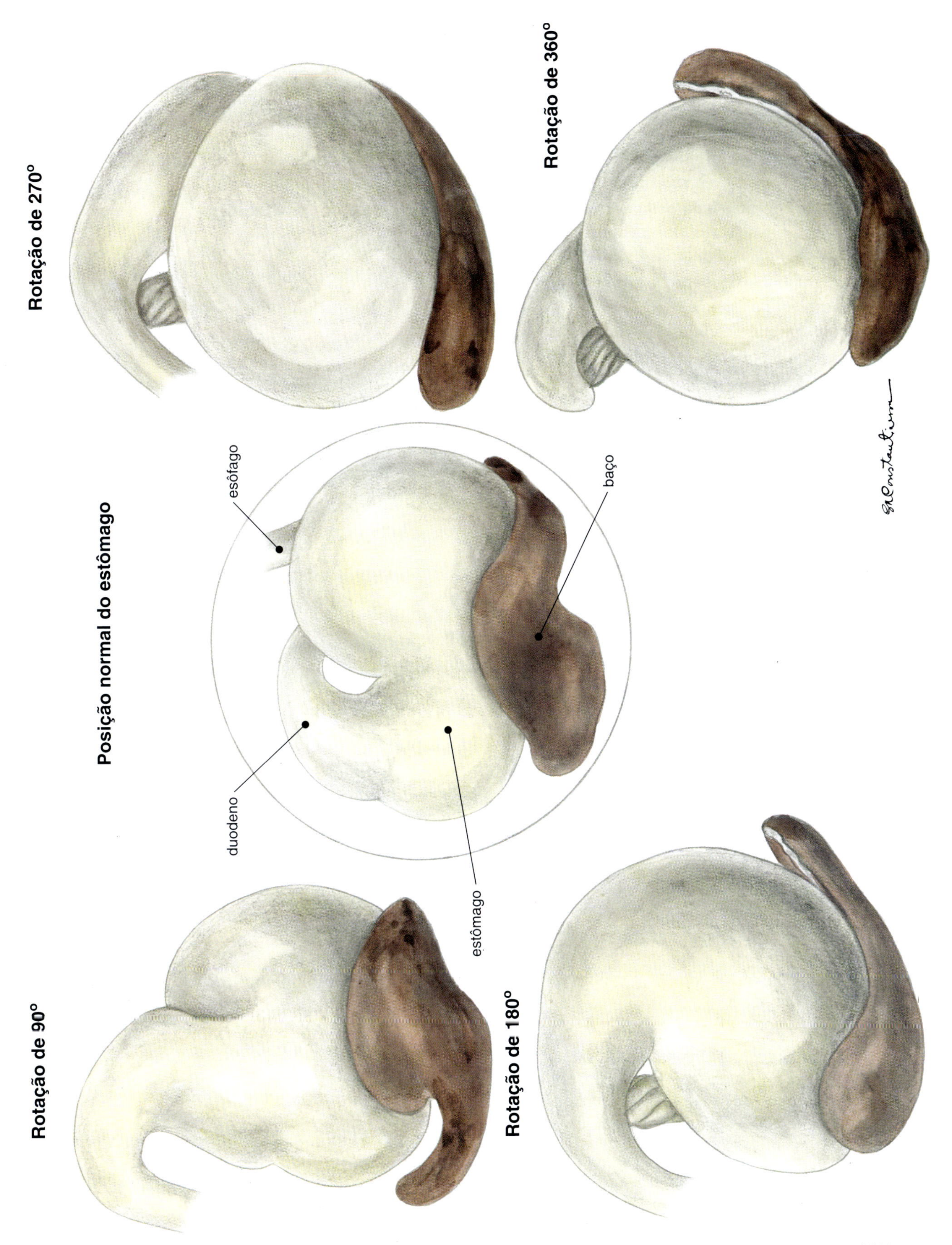

Figs. 6.14–6.18 Dilatação gástrica, vólvulo — cão. (Reimpresso de *The Merck Veterinary Manual, Oitava Edição, CD-Rom 2000*, com autorização do editor, Merck & Co., Inc., Whitehouse Station, NJ.)

Tanto o fundo como o corpo do estômago são revestidos por mucosa gástrica glandular (em carnívoros, a mucosa do estômago é inteiramente glandular). Do lado direito está a parte pilórica do estômago, entre a incisura angular e o piloro.

A gastropexia feita durante correção cirúrgica de dilatação-vólvulo gástricos abrange fixação da parte pilórica do estômago logo à direita da incisura angular, na direção da parede direita ou da última costela.

Dentro do estômago, no nível da curvatura menor, um sulco gástrico estende-se do cárdia ao piloro.

A Fig. 6.19 mostra o trajeto do endoscópio a partir do cárdia para explorar o estômago.

Na Fig. 6.20, um endoscópio está passando através do óstio cárdico para o estômago. O endoscópio sofre retroflexão para afastar-se da curvatura maior.

A Fig. 6.21 mostra uma vista mais próxima de um endoscópio passando através do óstio cárdico do estômago.

A parte pilórica do estômago, contendo glândulas pilóricas, é representada pela parte inicial mais larga denominada antro, seguida por um segmento estreito, o canal pilórico. Em continuação, o piloro é uma constrição no lado direito do estômago, devido à presença do esfíncter pilórico.

A Fig. 6.22 mostra o sulco gástrico, correspondente, na superfície externa do estômago, à incisura angular, como visto ao endoscópio. É um marco importante para o endoscopista ao se fazer gastroscopia. Em um lado está a parte pilórica (acima) e do outro o cárdia (embaixo).

A Fig. 6.23 mostra uma vista do piloro a partir do antro pilórico.

A identificação e a apreciação das características normais do esfíncter pilórico são importantes para os seguintes diagnósticos: gastropatia pilórica hipertrófica e tratamento por piloroplastia ou gastroduodenostomia Bilroth I e estenose pilórica e tratamento por piloromiotomia (Fig. 6.24).

A curvatura menor do estômago está conectada à face caudal do fígado pelo lig. hepatogástrico, que é parte do omento menor.

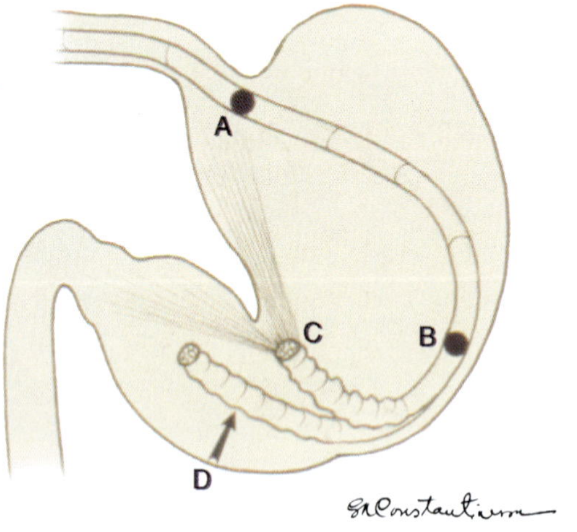

Fig. 6.19 Trajeto do endoscópio em seu caminho a partir do cárdia para explorar o estômago. A: ver Fig. 6.20; B: ver Fig. 6.21; C: ver Fig. 6.22; D: ver Fig. 6.23.

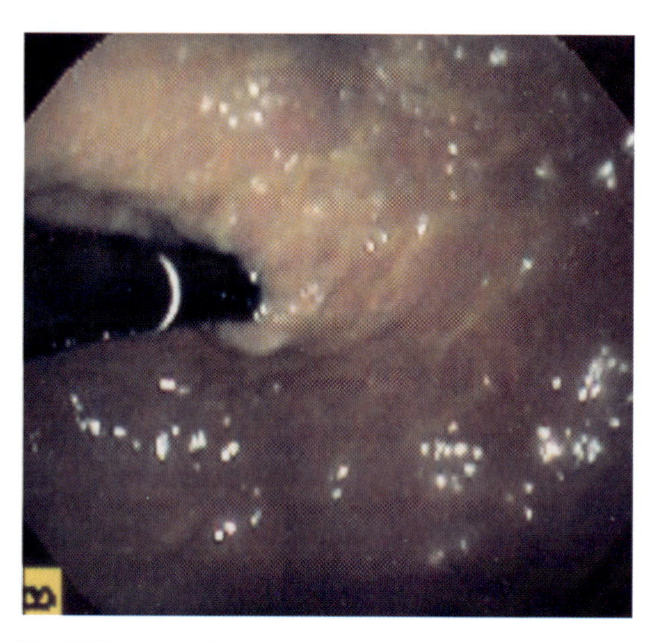

Fig. 6.20 Passagem de um endoscópio através do óstio cárdico para o interior do estômago.

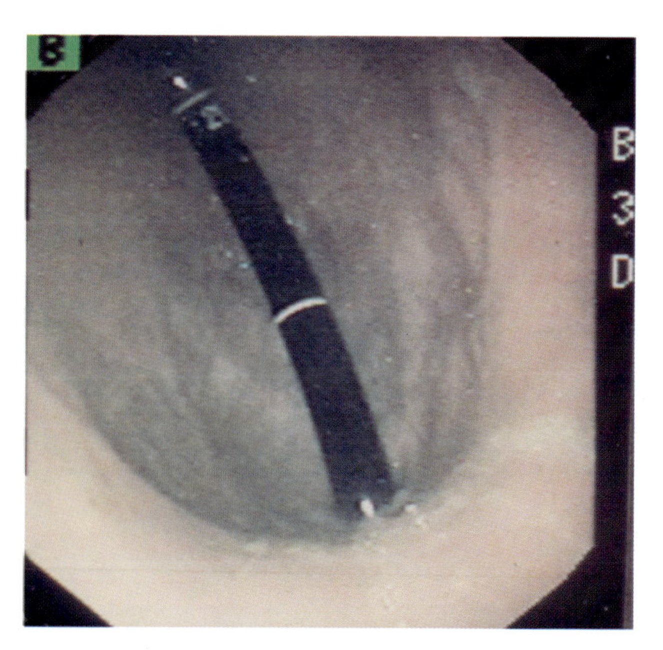

Fig. 6.21 Vista de perto da passagem de um endoscópio através do óstio cárdico do estômago.

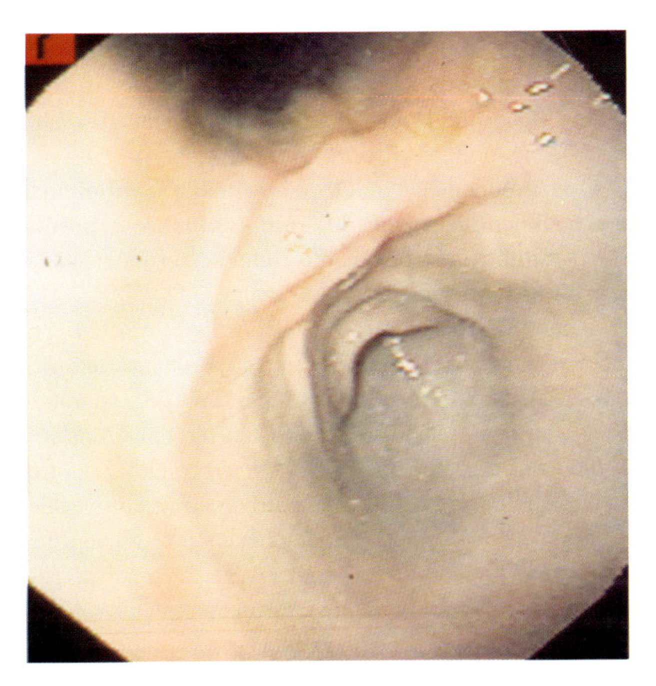

Fig. 6.22 Vista endoscópica do sulco gástrico.

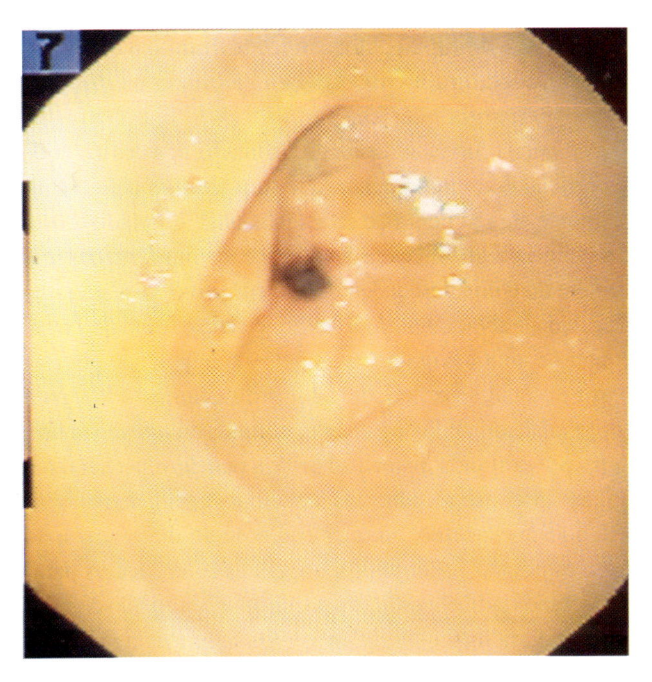

Fig. 6.23 Vista endoscópica do piloro a partir do antro pilórico.

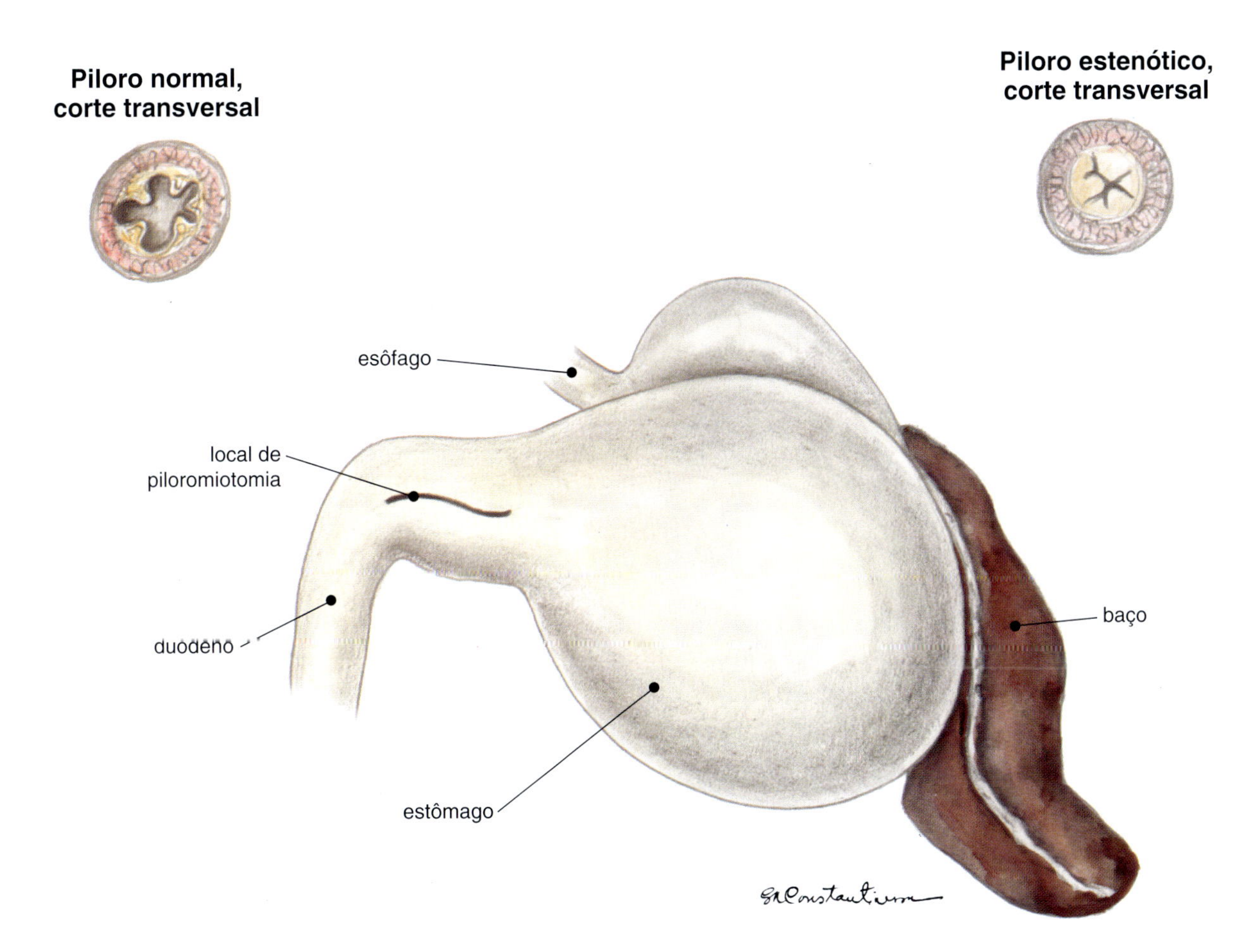

Fig. 6.24 Estenose pilórica e piloromiotomia — cão. (Reimpresso de *The Merck Veterinary Manual, Oitava Edição, CD-Rom 2000*, com autorização do editor, Merck & Co., Inc., Whitehouse Station, NJ.)

A incisão do lig. hepatogástrico (evitando o ducto biliar comum lateralmente) ajuda a mobilizar o estômago durante cirurgia pilórica.

A partir da curvatura maior do estômago, começa a parede superficial do omento maior, que se estende ventral e caudalmente até um ponto de reflexão caudal, cobrindo toda a massa intestinal com exceção do baço, do duodeno descendente e do cólon descendente e em contato com o assoalho da cavidade abdominal. A extensão (reflexão) caudal fica em contato com a bexiga no nível da entrada pélvica, ponto a partir do qual se reflete dorsal e profundamente à parede superficial, tornando-se a parede profunda do omento maior. A parede profunda insinua-se entre a parede superficial e o jejuno, insere-se ao pâncreas, ao teto da cavidade abdominal, ao rim esquerdo, ao pilar esquerdo do diafragma e ao hiato esofágico, encerrando a origem da A. celíaca. A parede profunda também está firmemente inserida ao hilo do baço e à curvatura maior do estômago. Os seguintes ligamentos estão incluídos no omento maior: o lig. frenoesplênico (diafragma-baço), o lig. gastroesplênico (estômago-baço) e o lig. gastrofrênico (diafragma-fundo do estômago).

O estômago normalmente não é coberto pelo **omento maior. Em conseqüência, o achado de cobertura do estômago** pelo **omento maior durante celiotomia é um indício de dilatação-vólvulo gástricos.**

Perfurar o omento maior e olhar dorsalmente entre as duas paredes é uma boa maneira de observar a veia cava caudal na área onde tipicamente entram os desvios portossistêmicos.

O omento maior pode ser mobilizado e suturado a vísceras enfraquecidas (como locais de enterotomia) para aumentar o fluxo sanguíneo e facilitar a vedação de potenciais extravasamentos.

Juntas, as paredes superficial e profunda do omento maior, o estômago e o fígado encerram a bolsa omental. Vários espaços e recessos estão associados à bolsa omental; o mais importante deles é o vestíbulo da bolsa omental, entre o omento menor, o estômago e o fígado. Há uma comunicação entre a cavidade peritoneal e o vestíbulo da bolsa omental chamada de forame omental (epiplóico), delineado entre a veia cava caudal (dorsalmente), a V. porta (ventralmente), o pâncreas (caudalmente) e o processo caudado do fígado (cranialmente).

O forame omental (epiplóico) é outro marco para se detectar derivações portossistêmicas.

Há relatos de herniações de alças intestinais através do forame omental.

Sob o peritônio visceral longitudinal, há fibras musculares circulares e oblíquas dentro das paredes do estômago; a partir da região em torno da abertura esofágica, fibras internas oblíquas espalham-se na direção da curvatura maior do estômago. O esfíncter pilórico, o esfíncter cárdico e a alça cárdica são parte da cobertura muscular do estômago (a alça cárdica é constituída por fibras musculares dentro do sulco gástrico em torno da abertura do cárdia).

É de importância clínica que a camada seromuscular seja facilmente separada da submucosa/mucosa, porque isto possibilita gastropexia das camadas seromusculares sem necessidade de abrir o estômago.

O suprimento sanguíneo do estômago é fornecido por meio de ramos da A. celíaca, como se segue: a A. gástrica esquerda supre a região do cárdia, o fundo e a curvatura menor, anastomosando-se por inosculação com a A. gástrica direita na curvatura menor. A A. gastroepiplóica (gastromental) direita, um ramo da A. gastroduodenoal proveniente da A. hepática, segue a curvatura maior do estômago e se anastomosa por inosculação com a A. gastroepiplóica (gastromental) esquerda, que é um ramo da A. esplênica. A última envia ramos gástricos, denominados Aa. gástricas curtas, para a curvatura maior do estômago.

É provável que as artérias gástricas curtas sejam as mais vulneráveis a lesão por dilatação-vólvulo gástricos.

As veias são um pouco diferentes das artérias: apenas o gato tem uma V. gástrica direita; as principais veias são a V. gastroduodenal e a V. esplênica, ambas tributárias da V. porta.

A linfa é drenada para os lnn. gástricos, hepáticos e esplênicos, mas no cão, além disso, também para os lnn. pancreaticoduodenais.

O suprimento nervoso parassimpático é fornecido pelos ramos gástricos parietais e viscerais. Os ramos gástricos parietais vêm do tronco ventral do vago e os ramos gástricos viscerais são provenientes do tronco dorsal do vago. Ambos trazem fibras pré-ganglionares para os gânglios intramurais dentro dos plexos mioentérico e subseroso. O componente simpático é representado pelos ramos pós-ganglionares dos gânglios celíaco e mesentérico cranial.

O ***intestino delgado*** é representado pelo duodeno, pelo jejuno e pelo íleo.

O ***duodeno*** estende-se do piloro à flexura duodenojejunal e consiste em várias partes e flexuras: a parte cranial começa com o bulbo duodenal (uma dilatação) e continua até a flexura cranial, seguindo em contato íntimo com a face visceral do fígado, ao qual está conectada pelo lig. hepatoduodenal, parte do omento menor (o outro componente do omento menor é o lig. hepatogástrico). Entre os dois folhetos do lig. hepatoduodenal, a V. porta, a A. hepática e o ducto biliar estão protegidos; além disso, esse ligamento representa a margem ventral do forame omental.

A papila duodenal maior (papila maior do duodeno), que é a abertura comum do ducto biliar, e o ducto pancreático estão localizados dentro da parte cranial do duodeno.

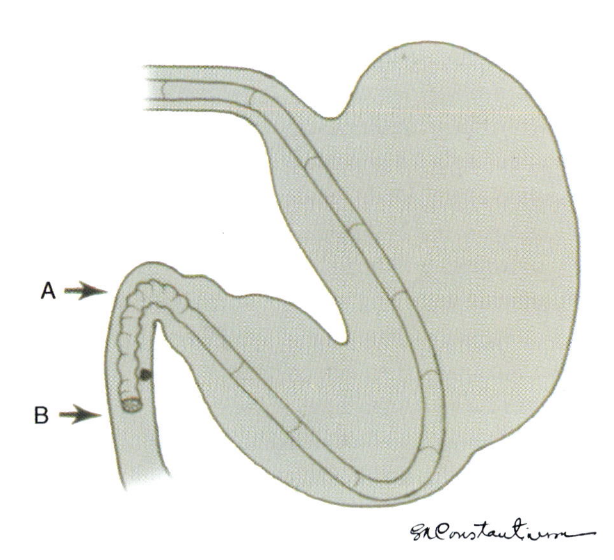

Fig. 6.25 Trajeto do endoscópio explorando a parte cranial do duodeno. A: ver Fig. 6.26; B: ver Fig. 6.27.

A Fig. 6.25 mostra o trajeto do endoscópio explorando a parte cranial do duodeno.

A Fig. 6.26 mostra o lúmen do duodeno cranial. O endoscópio está logo distal ao bulbo duodenal (o segmento inicial do duodeno cranial). A protrusão é a papila duodenal maior.

A Fig. 6.27 mostra o lúmen do duodeno cranial. Na extremidade distal está a flexura cranial.

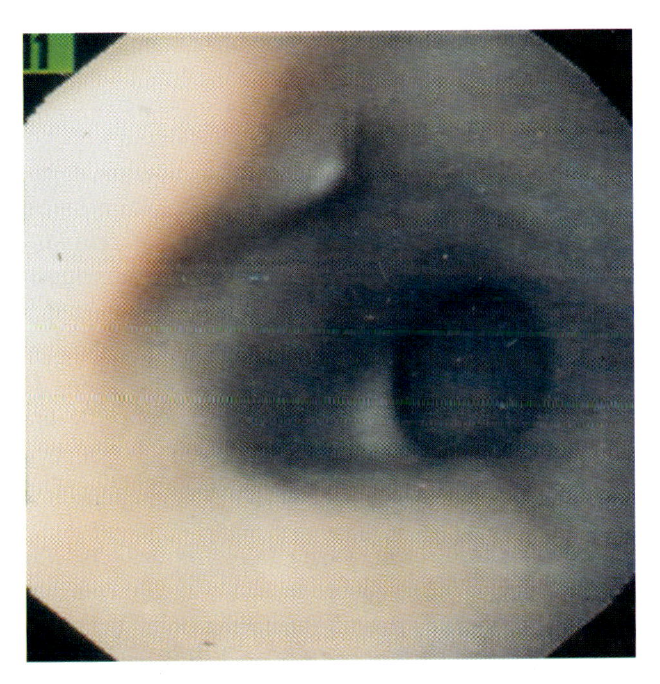

Fig. 6.26 Vista endoscópica do lúmen da parte cranial do duodeno — o endoscópio está logo distal ao bulbo duodenal. A papila maior do duodeno também é mostrada.

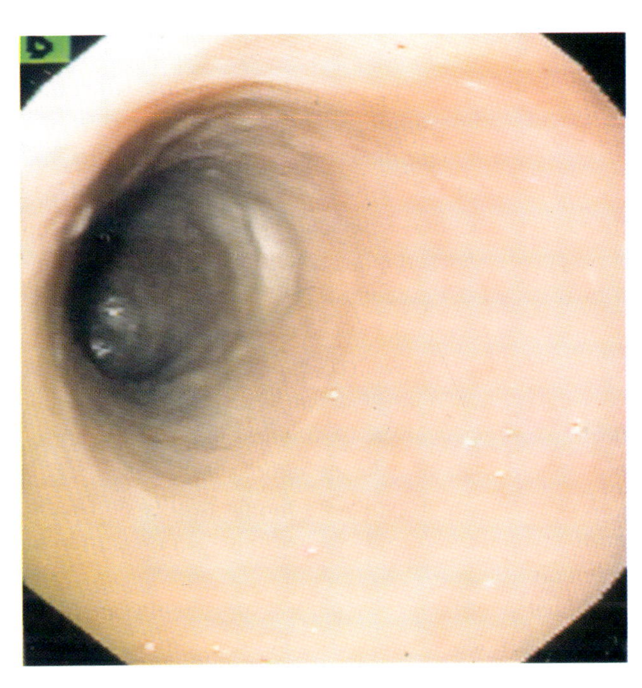

Fig. 6.27 Vista endoscópica do lúmen da parte cranial do duodeno — na extremidade distal está a flexura cranial.

A partir da flexura cranial, a parte descendente do duodeno estende-se caudalmente em direção ao rim direito, até a flexura duodenal caudal, a partir da qual, caudal ao rim direito, o duodeno muda de posição e continua como a parte transversa, do lado direito para o esquerdo, perto do rim esquerdo. A parte transversa é seguida pela parte ascendente, orientada cranialmente e passando no meio da cavidade peritoneal até a flexura duodenojejunal.

O duodeno está suspenso pelo mesoduodeno, que prossegue com o mesojejuno, o principal componente do mesentério. No nível da flexura duodenojejunal, o duodeno está inserido ao cólon descendente por uma prega peritoneal adicional, a prega duodenocólica (no cão, essa prega conecta a parte ascendente do duodeno com o mesocólon descendente).

O duodeno é mantido de forma que o mesoduodeno serve como um afastador "anatômico" para afastar as vísceras para a esquerda de maneira a se poder explorar a área lombar direita durante celiotomia.

A prega duodenocólica é um marco usado ao se "percorrer o intestino" durante celiotomia.

O *jejuno* estende-se entre o duodeno e o íleo, forma várias alças, possui uma curvatura maior e uma menor e está suspenso pelo mesojejuno, este inserido à curvatura menor.

Corpos estranhos espiralados tendem a alojar-se na curvatura menor (a margem mesentérica) do jejuno e causar sua erosão.

São feitas enterotomias na curvatura maior (margem antimesentérica) do jejuno, para preservar o suprimento sanguíneo intestinal.

O ***íleo*** é o último e mais curto segmento do intestino delgado. Está suspenso da curvatura menor pelo mesoíleo, o menor componente do mesentério. Depois de circundar o íleo, o mesoíleo segue a partir da curvatura maior para o ceco como a prega ileocecal. Em contraste com outras espécies (grandes animais, por exemplo), em que o íleo se abre no ceco, nos carnívoros o íleo une-se ao cólon ascendente, com o qual se comunica pela abertura ou orifício ileal, protegido pela papila ileal. Assim, em carnívoros, o íleo desvia-se do ceco, um aspecto muito importante durante cirurgia intestinal.

Uma vista endoscópica da papila ileal (e do ceco) é mostrada na Fig. 6.28. O endoscópio está localizado no cólon direito cranial.

É fácil identificar o íleo por seu suprimento sanguíneo antimesentérico.

O íleo é a parte do intestino delgado mais comumente envolvida em intussuscepção (*i. e.*, intussuscepção ileocólica ou ileocecocólica).

A mucosa do íleo projeta-se na primeira parte do cólon ascendente como a papila ileal, que se assemelha a uma prega anular. O orifício ileal e o esfíncter ileal são estruturas associadas à papila ileal.

O intestino delgado é suprido pelas seguintes artérias: A. pancreaticoduodenal cranial (ramo da gastroduodenal da A. hepática), A. pancreaticoduodenal caudal (ramo da A. mesentérica cranial) (essas duas artérias anastomosam-se entre si por inosculação), Aa. jejunais, Aa. ileais, A. ileocólica e ramos ileais mesentéricos e antimesentéricos (todos originários da A. mesentérica cranial). As veias acompanham as artérias correspondentes, não havendo ramos venosos ileais mesentéricos nem antimesentéricos.

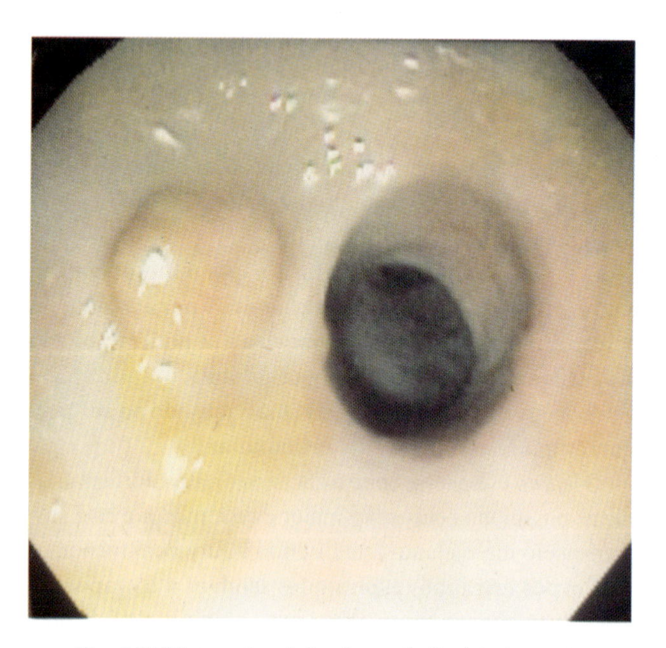
Fig. 6.28 Vista endoscópica da papila ileal (e do ceco).

Os vasos linfáticos do duodeno drenam a linfa nos lnn. hepáticos e pancreaticoduodenais (no gato, também nos lnn. jejunais). No cão, a linfa do jejuno e do íleo é drenada para os lnn. jejunais; a linfa do íleo também é drenada para os lnn. cólicos. No gato, os lnn. jejunais drenam o jejuno e o íleo, este drenado ainda pelos lnn. cólicos.

A inervação autônoma dupla do intestino delgado pertence às fibras pós-ganglionares simpáticas do ggl. celíaco e do ggl. mesentérico cranial, bem como às fibras pré-ganglionares parassimpáticas vagais, estas fazendo sinapse com gânglios intramurais[1] nos plexos mioentérico e submucoso (ver Nota[1], no final do capítulo).

O ***intestino grosso*** possui três componentes principais: o ceco, o cólon e o reto. Apenas o ceco e o cólon fazem parte das vísceras abdominais; o reto será descrito com a cavidade pélvica. O ceco e o cólon são impelidos contra o teto da cavidade abdominal pelo intestino delgado.

O ***ceco***, localizado no lado direito da cavidade abdominal, é a estrutura mais curta do intestino grosso. No gato, ele se assemelha a um pequeno botão ou uma vírgula e prossegue suavemente com o cólon ascendente, sem nenhuma demarcação aparente; apenas a junção do íleo ao intestino grosso assinala a transição entre o ceco e o cólon ascendente. No cão, o ceco é uma estrutura em forma de saca-rolha que, como no gato, se comunica apenas com o cólon ascendente. Em ambas as espécies, tal comunicação é facilitada pelo orifício cecocólico, que possui um esfíncter.

O ***cólon*** está dividido em ascendente, transverso e descendente, que se comunicam entre si pelas flexuras.

O cólon ascendente, localizado no lado direito e começando no orifício cecocólico, estende-se cranialmente até o cólon transverso, com o qual se comunica pela flexura cólica direita. O cólon transverso está localizado transversalmente, cranial à raiz do mesentério e à origem da A. mesentérica cranial, e se estende até o cólon descendente; a comunicação entre os dois segmentos é a flexura cólica esquerda. O cólon descendente estende-se caudalmente desde a flexura cólica esquerda à origem do reto; tal junção sem nenhuma demarcação entre as duas estruturas está localizada no nível da entrada pélvica.

A Fig. 6.29 mostra uma vista do cólon transverso. Os vasos sanguíneos na submucosa são normais, com sua ausência implicando doença da mucosa do cólon.

A colopexia é feita fixando-se o cólon descendente à parede esquerda do corpo.

No gato, o cólon assemelha-se a três quartos de uma ferradura; os três segmentos do cólon e as duas flexuras que os

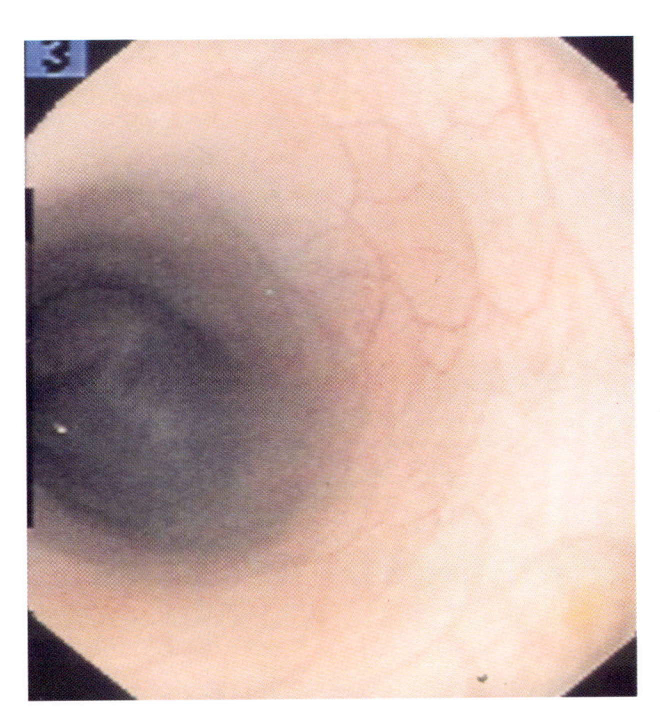

Fig. 6.29 Vista endoscópica do cólon transverso.

separam não podem ser distinguidos. No cão, as flexuras cólicas direita e esquerda estão aproximadamente em ângulo reto.

Todo o intestino, incluindo o delgado e o grosso, contém duas camadas musculares: uma longitudinal (externamente) e uma circular (internamente).

O intestino grosso está suspenso pelo mesocólon (ascendente, transverso e descendente).

Durante celiotomia, o cólon descendente é mantido de forma que o mesocólon descendente é usado como um afastador "anatômico" para afastar as vísceras para a direita com a finalidade de se explorar a área lombar esquerda.

O suprimento sanguíneo do intestino grosso é fornecido pelas seguintes artérias principais: A. ileocólica, A. cólica média (proveniente da A. mesentérica cranial) e A. cólica esquerda (originária da A. mesentérica caudal). As seguintes artérias são ramos da A. ileocólica: o ramo cólico supre o segmento inicial do cólon ascendente e a A. cólica direita supre o segmento terminal do cólon ascendente, anastomosando-se entre si. No gato, a A. cecal segue ao longo da margem dorsal do ceco, enquanto no cão ela acompanha o eixo longitudinal das alças cecais. A A. cólica média supre o cólon transverso. A A. cólica esquerda supre o cólon descendente. A cólica média anastomosa-se com as Aa. cólicas direita e esquerda.

As veias, tributárias das Vv. mesentéricas cranial e caudal, acompanham as artérias correspondentes.

Lnn. cólicos e mesentéricos caudais drenam a linfa do ceco e do cólon no cão; além deles, os gatos também têm lnn. cecais.

O componente simpático do suprimento nervoso está representado pelas fibras pós-ganglionares do ggl. mesentérico cranial. Quanto à inervação parassimpática, o ceco e os cólons ascendente e transverso são supridos pelo N. vago por meio dos plexos celíaco e mesentérico cranial; o cólon descendente é suprido por fibras pós-ganglionares do ggl. pélvico distribuídas pelo plexo pélvico.

O ***fígado*** é a estrutura mais cranial da cavidade abdominal, estando em contato íntimo com a face abdominal do diafragma. Ele contém duas superfícies, ou faces, e um contorno que pode ser dividido em quatro margens (bordas): dorsal, ventral, direita e esquerda. A face cranial, denominada face diafragmática, é convexa e exibe alguns lobos divididos por incisuras interlobares profundas, além do fundo da vesícula biliar. A face caudal, denominada face visceral, é côncava e fica em contato com várias vísceras abdominais; a área de contato é côncava e chamada "impressão" (gástrica, duodenal, renal e assim por diante). Na face caudal, todos os lobos e incisuras interlobares são visíveis. Em carnívoros, o fígado tem os seguintes lobos: lateral esquerdo, medial esquerdo, quadrado, medial direito, lateral direito e caudado. O lobo caudado é dividido em dois processos: o processo papilar e o processo caudado. Em ambas as faces, além dos lobos, podem também ser vistos incisuras interlobares, impressões e a vesícula biliar, vasos, linfonodos e pregas peritoneais.

Há relatos de desvios portossistêmicos especialmente em cães, sendo mostrados dois exemplos nas Figs. 6.30 e 6.31.

A Fig. 6.32 mostra uma vista laparoscópica da vesícula biliar entre o lobo hepático medial direito (à esquerda) e o lobo hepático medial esquerdo (em cima).

As Figs. 6.33 e 6.34 mostram vistas laparoscópicas de um fígado normal (o laparoscópio foi inserido na cavidade peritoneal na área do flanco direito).

Pequenas incisuras na margem ventral e na extensão caudal de certos lobos (medial esquerdo, quadrado e processo caudado do lobo caudado) são locais convenientes para biópsia cirúrgica na vigência de doença hepática difusa. Macroscopicamente, o sistema de ductos biliares (passagens biliares) no cão começa com três a cinco ductos hepáticos e no gato com um ou mais. Individualmente, eles se unem no ducto cístico e continuam como o ducto biliar. Portanto, o "ducto biliar comum ou colédoco" das demais espécies é substituído em carnívoros pelo "ducto biliar". ***Observar** que **não existe ducto hepático comum em carnívoros**.*

No gato, o ducto cístico é sinuoso e a vesícula biliar pode ser completa ou parcialmente duplicada. O ducto biliar drena

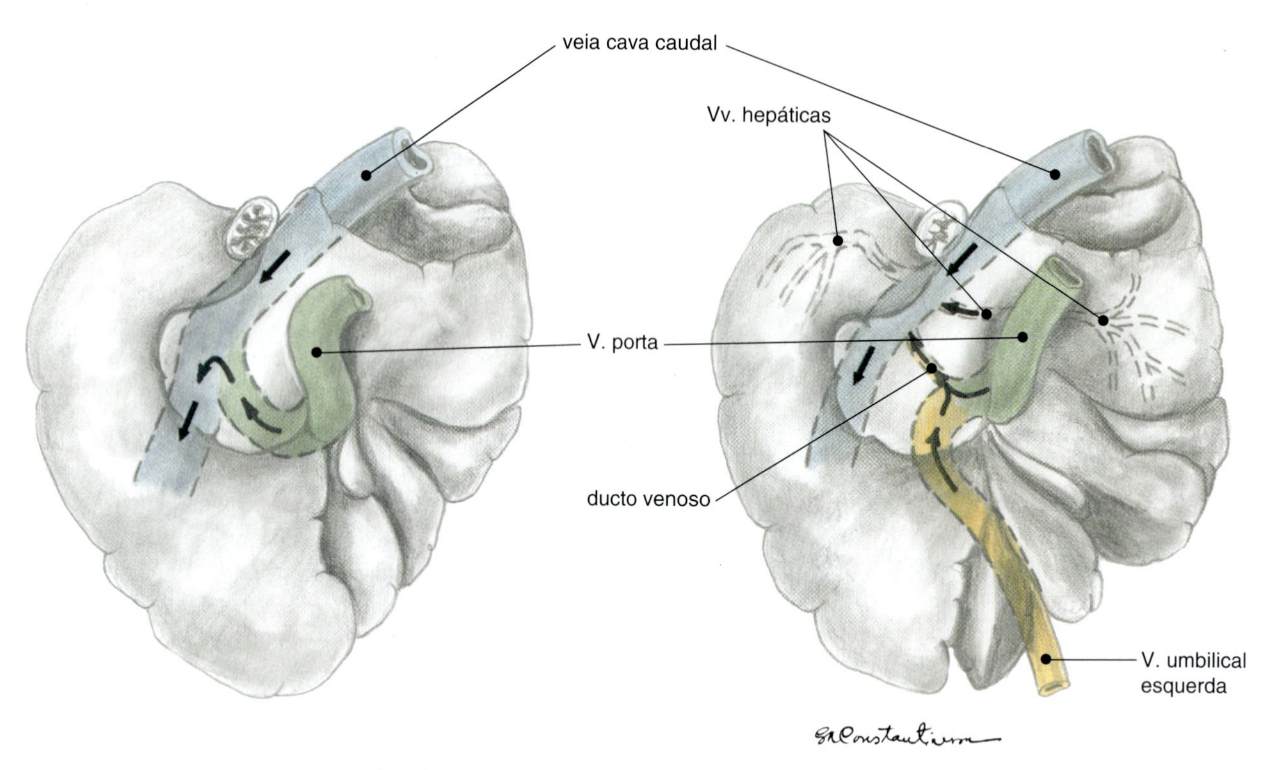

Figs. 6.30–6.31 Desvios portossistêmicos congênitos — cão.

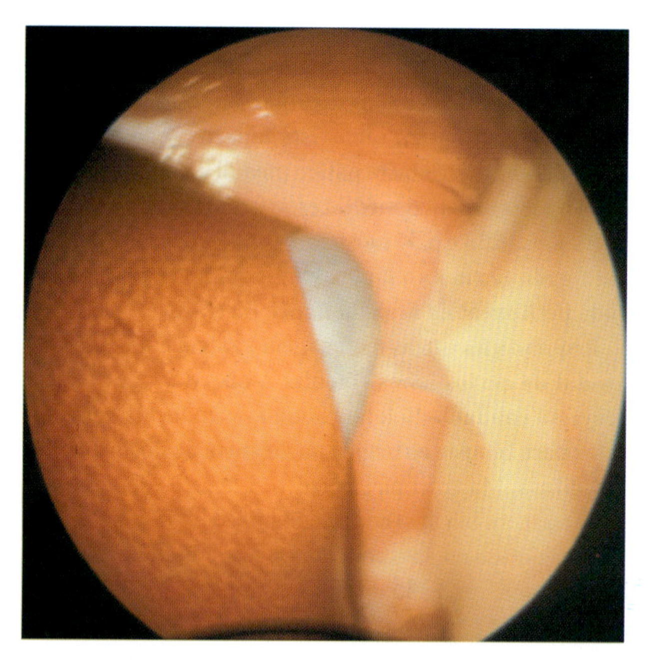

Fig. 6.32 Vista laparoscópica da vesícula biliar.

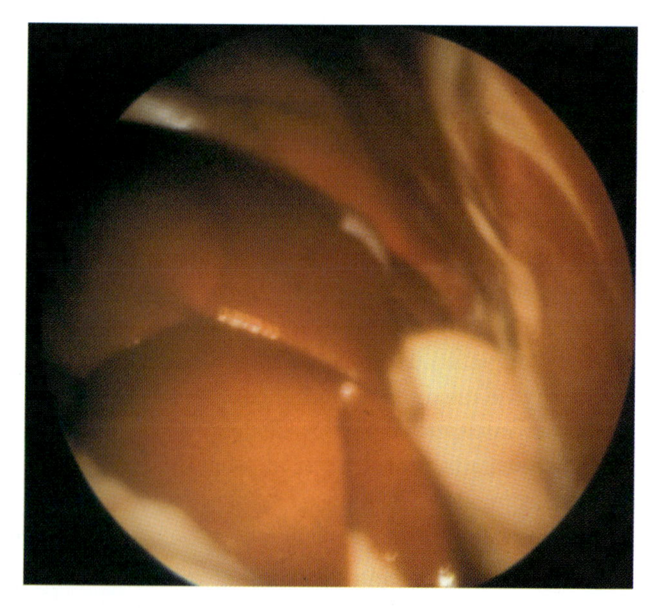

Fig. 6.33 Vista laparoscópica de um fígado normal.

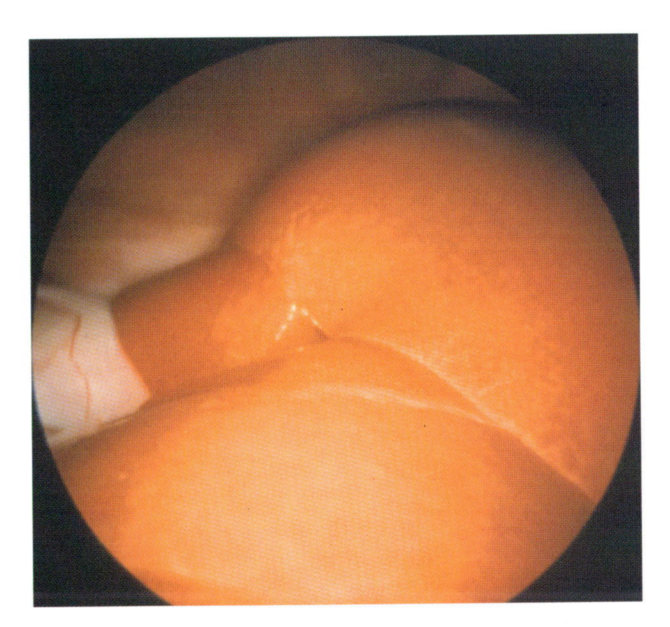

Fig. 6.34 Vista laparoscópica de um fígado normal.

a bile para a parte cranial do duodeno, a curta distância do piloro. O ducto biliar e o ducto pancreático abrem-se juntos na papila duodenal maior, que no gato se situa em uma dilatação chamada ampola hepatopancreática, que contém um esfíncter nessa espécie; no cão, fibras musculares circundam as partes terminais do ducto biliar e do ducto pancreático.

O suprimento sanguíneo é fornecido pela A. hepática (originária da A. celíaca). O vaso funcional do fígado é a V. porta e a drenagem é proporcionada pelas Vv. hepáticas. A linfa é drenada para os lnn. hepáticos e esplênicos.

A inervação simpática é fornecida pelas fibras pós-ganglionares do ggl. celíaco via plexo celíaco, enquanto a inervação parassimpática pertence a fibras pré-ganglionares dos troncos vagais dorsal e ventral, que fazem sinapse com fibras pós-ganglionares no ggl. hepático justavisceral[2] (ver Nota[2], no final do capítulo).

O ***pâncreas***, com seu corpo e seus lobos direito e esquerdo, fica em íntima relação com o estômago, o duodeno, o fígado, a parede profunda do omento maior e o mesoduodeno. O corpo do órgão fica em contato com o piloro e o segmento inicial do duodeno cranial. O lobo direito acompanha o duodeno descendente e toca o ceco, a origem do cólon ascendente e o rim direito.

Uma vista laparoscópica do lobo direito do pâncreas no cão é mostrada na Fig. 6.35. O duodeno descendente está à direita do pâncreas.

Uma vista laparoscópica do lobo direito do pâncreas perto de sua margem livre é mostrada na Fig. 6.36.

A laparoscopia dá ao clínico a oportunidade de visualizar diretamente o pâncreas à procura de doenças como pancreatite.

O lobo esquerdo segue a curvatura maior do estômago e se estende até o fígado, o cólon transverso e o rim esquerdo. A veia porta cursa sobre a incisura pancreática em seu trajeto para o fígado. Tanto no cão como no gato, existe um ducto pancreático que se abre na papila maior do duodeno junto com o ducto biliar. Além disso, no cão e em 20% dos gatos, há um ducto pancreático acessório, que se abre na papila menor do duodeno, vários centímetros distais à papila principal. ***Em carnívoros, o ducto pancreático acessório é maior***

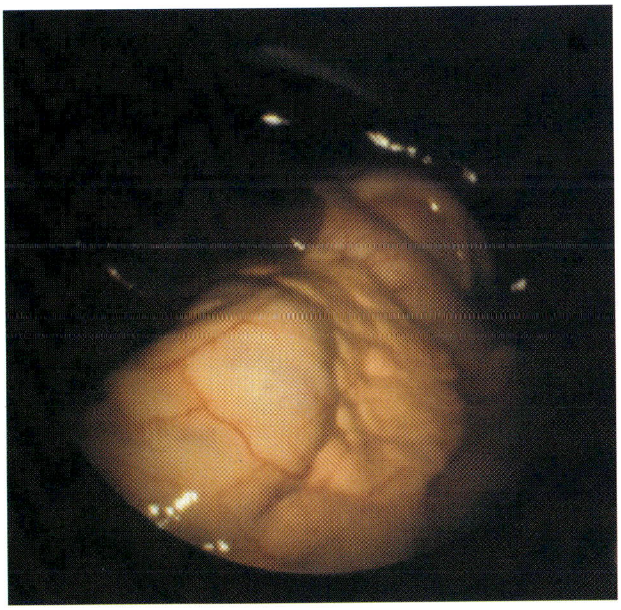

Fig. 6.35 Vista laparoscópica do lobo direito do pâncreas — cão. O duodeno descendente está à direita do pâncreas.

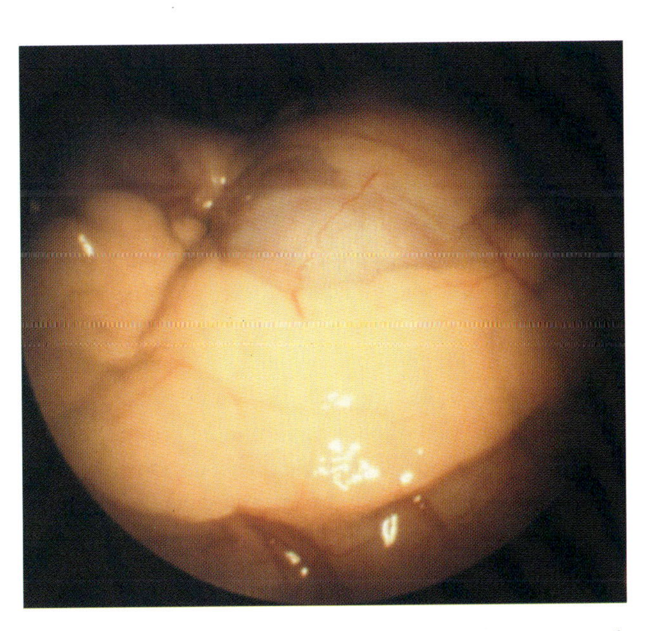

Fig. 6.36 Vista laparoscópica do lobo direito do pâncreas perto de sua extremidade livre.

do que o ducto pancreático. Alguns cães só têm o ducto pancreático acessório.

A papila maior do duodeno é um marco importante para a canulação do ducto biliar durante cirurgia biliar.

O suprimento sanguíneo é fornecido pela A. pancreaticoduodenal cranial (originária da A. gastroduodenal, proveniente por sua vez da A. hepática) e pela A. pancreaticoduodenal caudal (vinda da A. mesentérica cranial), bem como por meio de ramos pancreáticos da A. esplênica. As veias acompanham as artérias correspondentes. A linfa é drenada nos lnn. pancreaticoduodenal, esplênico, hepático e jejunal.

A inervação autônoma é semelhante à do fígado, com as seguintes diferenças: as fibras pós-ganglionares simpáticas originárias do ggl. mesentérico cranial e do ggl. parassimpático justavisceral constituem o chamado ggl. pancreático.

O ***baço*** é uma estrutura linfática associada ao sistema circulatório, sempre localizado do lado esquerdo da cavidade abdominal e perto da curvatura maior do estômago. É um órgão parenquimatoso, com uma face parietal e uma visceral, uma extremidade dorsal e uma ventral e uma margem cranial e uma caudal.

A face parietal fica em contato com a parede lateral esquerda da cavidade abdominal e é convexa em ambos os sentidos. A face visceral possui um hilo, sobre o qual o omento maior está inserido por meio do lig. gastroesplênico. A extremidade dorsal é arredondada, enquanto a forma e o tamanho da extremidade ventral variam entre o cão e o gato e entre os indivíduos de cada espécie.

O suprimento sanguíneo é fornecido pela A. esplênica, um ramo importante da A. celíaca, e drenado pela V. esplênica. Os linfonodos esplênicos, dispersos ao longo dos vasos esplênicos, drenam a linfa para o Lc. celíaco.

O suprimento nervoso pertence a fibras pós-ganglionares simpáticas do plexo celíaco e pré-ganglionares parassimpáticas vagais que fazem sinapse dentro de um ggl. justavisceral.

Os ***rins***, pertencentes ao sistema urinário, estão localizados dentro da cavidade abdominal. Nos carnívoros, são quase totalmente circundados e protegidos pelo peritônio. Portanto, a face ventral e a parte da dorsal são cobertas pelo peritônio. Os rins do cão ficam numa posição mais cranial que os do gato. O rim direito é ligeiramente mais cranial que o esquerdo. No cão, o pólo cranial do rim direito alcança o nível da última ou da 12ª costela e está em íntimo contato com o processo caudado do lobo hepático caudado. O pólo caudal estende-se até o processo transverso da segunda ou da terceira vértebra lombar. O rim direito mantém estreitas relações com o pilar direito do diafragma e os Mm. psoas, a veia cava caudal, o duodeno descendente, o cólon ascendente, o pâncreas, os vasos renais, a glândula adrenal direita e às vezes com o estômago.

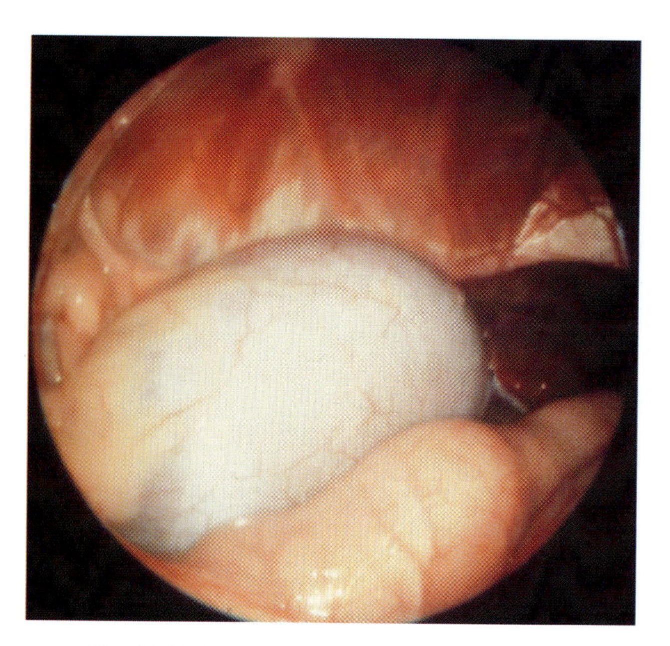

Fig. 6.37 Vista laparoscópica do rim direito — cão.

A Fig. 6.37 mostra uma vista laparoscópica do rim direito no cão, circundado pelo diafragma (em cima), pelo processo caudado do lobo hepático caudado (à direita) e pelo duodeno descendente (embaixo).

O rim esquerdo está localizado entre os processos transversos da segunda e da quinta vértebras lombares, ficando em contato com o baço, o cólon descendente, o estômago, o duodeno ascendente e os vasos renais. No gato, ambos os rins correspondem ao nível dos processos transversos das vértebras lombares (o rim direito entre L_1-L_4 e o esquerdo entre L_2-L_5).

O hilo renal está posicionado medialmente. Em sua superfície, os rins do cão exibem um desenho distinto em torno do hilo, representando veias capsulares. No gato, esse desenho é maravilhoso, semelhante aos ramos de uma árvore, tanto na face dorsal como na ventral. Entre o peritônio e os rins, pode-se observar uma quantidade variável de gordura perirrenal, como uma cápsula adiposa. Os rins estão intimamente cobertos pela cápsula renal aderente a eles. O ureter começa a partir do hilo renal e segue contra o teto da cavidade abdominal com a ajuda de um mesoureter que entra na cavidade pélvica.

É importante notar a localização anatômica do ureter em relação ao ovário e ao útero, porque a ligadura acidental do ureter durante ovarioisterectomia é uma complicação desastrosa porém evitável.

O suprimento e a drenagem de sangue são feitos pela A. renal e pela V. renal, respectivamente — a primeira ramo da aorta abdominal e a última tributária da veia cava caudal. A linfa drena pelos lnn. renais no Lc. lombar. Tanto no cão

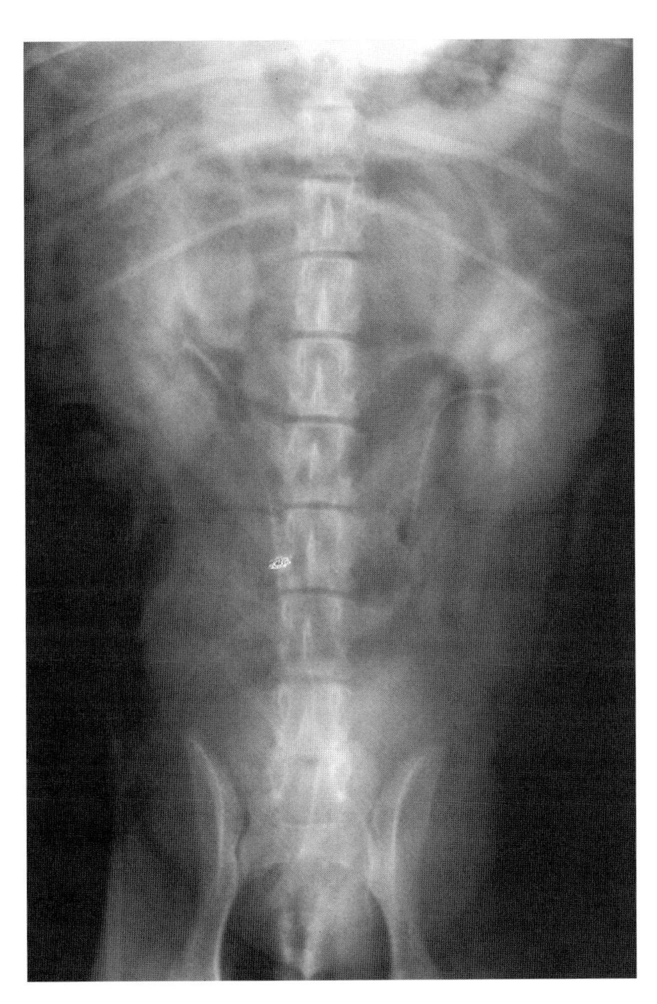

Fig. 6.38 Radiografia abdominal de uma urografia excretora, mostrando a acentuação do sistema urinário aproximadamente 15 minutos após a administração de um meio de contraste intravenoso. Observar a acentuação dos rins, da pelve renal, dos ureteres e da bexiga.

como no gato, é difícil distinguir os lnn. renais dos lnn. lomboaórticos.

O sistema nervoso autônomo é representado por fibras pós-ganglionares simpáticas provenientes do ggl. esplâncnico, do ggl. aorticorrenal e do ggl. renal, bem como por fibras pré-ganglionares parassimpáticas do vago que fazem sinapse dentro dos gânglios renais justaviscerais.

Os ***ovários*** estão localizados caudais aos rins, também na cavidade abdominal, a distâncias variáveis dos rins dependendo da idade da fêmea e do número de gestações que ela teve. A superfície dos ovários é irregular; na cadela, eles ficam totalmente cobertos pela bolsa do ovário. Cranialmente, estão conectados ao diafragma pelo lig. suspensor do ovário, enquanto a extremidade caudal deles está conectada à dos cornos uterinos pelos ligg. próprios dos ovários (ligg. útero-ováricos). Como parte do lig. largo do útero, o mesovário mantém os ovários suspensos do teto da cavidade abdominal.

Durante ovarioisterectomia, corta-se o lig. suspensor do ovário para se exteriorizar o pedículo ovárico.

O acesso para ovarioisterectomia na gata é feito mais caudalmente por causa do lig. suspensor longo e do corpo uterino curto.

O lig. próprio é usado como ponto de referência durante ovarioisterectomia. Uma pinça hemostática é presa ao lig. próprio como primeira etapa, o que constitui um fator de segurança e serve como uma alavanca para manter o ovário no abdome e evitar laceração de vasos ováricos à medida que o lig. suspensor é cortado.

O lig. largo é cortado a partir da cavidade abdominal depois da remoção dos ovários durante ovarioisterectomia.

O suprimento sanguíneo é fornecido pelas Aa. ováricas, ramos da aorta abdominal. As Vv. ováricas drenam diferentemente, como se segue: a V. ovárica direita drena na veia cava caudal e a V. ovárica esquerda drena na V. renal esquerda. Os vasos linfáticos drenam no Lc. lombar.

As artérias ováricas são ligadas no que se costuma chamar de "pedículo ovárico" durante ovarioisterectomia.

Fibras pós-ganglionares simpáticas provenientes dos plexos aórtico abdominal e mesentérico caudal e os Nn. lombares esplâncnicos bem como fibras pré-ganglionares parassimpáticas vagais misturam-se no plexo ovárico.

As ***tubas uterinas*** e os ***cornos uterinos*** seguem na direção da entrada pélvica, continuando-se como o ***corpo do útero***, dentro da cavidade pélvica.

Durante ovarioisterectomia, o corpo uterino é ligado logo cranial à cérvice (cérvix), a parte mais caudal do corno uterino.

As tubas uterinas, os cornos uterinos e o corpo do útero ficam suspensos pelo mesossalpinge e pelo mesométrio, respectivamente, que pertencem ao lig. largo. Na abertura abdominal da tuba uterina, observam-se o infundíbulo e as fímbrias.

As Aa. e Vv. ováricas e uterinas nutrem as tubas e os cornos uterinos. Além do Lc. lombar, o ln. hipogástrico drena a linfa dessas vísceras.

Dentro da cavidade abdominal, a linfa coletada dos membros pélvicos, da pelve, das paredes abdominais e das vísceras abdominais esvazia-se por meio de vasos linfáticos diferentes em um grande reservatório temporário, que é a cisterna do quilo, localizada dorsal à aorta abdominal e do seu lado direito no cão, entre a primeira e a quarta vértebras lombares. No gato, a cisterna do quilo situa-se entre os vasos renais e os pilares do diafragma, bem como entre a parede dorsal da cavidade abdominal e a aorta abdominal.

A linfa das vísceras abdominais alcança a cisterna do quilo através do tronco visceral ventralmente; a linfa dos membros pélvicos, da pelve e das paredes da cavidade abdominal alcança a cisterna do quilo por meio de troncos lombares caudalmente.

O ducto torácico origina-se da extensão cranial da cisterna do quilo, perfurando o hiato aórtico paralelo à aorta abdominal e entrando na cavidade torácica.

Fibras pós-ganglionares simpáticas toracolombares distribuídas pelos plexos aórtico e renal inervam as tubas uterinas, enquanto os cornos uterinos são inervados por fibras pós-ganglionares simpáticas provenientes do N. hipogástrico distribuídas pelo plexo pélvico. A inervação parassimpática é fornecida pelo plexo pélvico, tanto para as tubas como para os cornos uterinos.

Topografia das Vísceras Abdominais

As Figs. 6.39–6.44 mostram o delineamento das áreas de projeção de vísceras sobre as paredes abdominais no cão e no gato.

Em ambos os lados, apenas as vísceras localizadas caudais à 12ª costela ficam em contato íntimo com a parede abdominal (Figs. 6.39–6.44). Localizadas craniais àquela costela e preenchendo o restante do espaço da cavidade abdominal, as vísceras ficam em contato com o diafragma. Ainda assim é possível fazer o exame físico daquelas vísceras, tomando em consideração a cavidade torácica e as vísceras nela inclusas.

No lado direito da parede abdominal, as seguintes vísceras podem ser projetadas: os lobos hepáticos quadrado, medial direito, lateral direito e caudado; a vesícula biliar; o estômago; o duodeno descendente; o omento maior cobrindo o jejuno; o íleo e o ceco; e o rim direito. Às vezes os lobos hepáticos medial e lateral esquerdos podem ser projetados, dependendo da distensão das outras vísceras (ver Figs. 6.39 e 6.40). Além disso, em fêmeas também é possível projetar o ovário, a tuba uterina e o corno uterino direitos.

No lado esquerdo da parede abdominal, os lobos hepáticos lateral e medial esquerdos, o estômago, o baço, o cólon descendente, o omento maior cobrindo o jejuno e o rim esquerdo podem ser projetados em ambas as espécies (ver Figs. 6.41 e 6.42). O corno uterino, a tuba uterina e o ovário esquerdos também podem ser projetados em fêmeas.

Na face ventral da parede abdominal, a maioria da área está preenchida pelo omento maior cobrindo o jejuno. Cranialmente, os lobos hepáticos medial direito, quadrado e medial esquerdo podem ser projetados livremente. Na margem cranial direita daquela área, o duodeno descendente pode ser projetado; na margem cranial esquerda da área, também se pode delinear a face ventral do baço (ver Figs. 6.43 e 6.44).

Na face dorsal da parede abdominal, as seguintes vísceras podem ser projetadas:

- Na linha média, a aorta abdominal (no lado esquerdo) e a veia cava caudal (no lado direito).
- No lado direito, em direção craniocaudal: o processo caudado do lobo hepático caudado, o rim, o ureter, o pâncreas, o ceco, o cólon ascendente, o duodeno transverso e o jejuno.
- No lado esquerdo, em direção craniocaudal: o estômago (dependendo de quanto estiver cheio), o baço, o rim, o ureter, o duodeno ascendente, o cólon descendente e o jejuno.

A palpação do abdome é um pouco diferente em cães e gatos. No gato, em geral é muito mais fácil palpar os órgãos individuais.

Em qualquer caso, o abdome tem de ser palpado permitindo-se que os órgãos deslizem entre as duas mãos ou o polegar e os demais dedos. Colocam-se as mãos ou os dedos de cada lado do abdome e faz-se leve pressão com os dedos apontando cranialmente. Movem-se então as mãos na direção da face mais caudal do abdome, mantendo pressão leve todo o tempo. Inicia-se esse procedimento na parte cranial ventral do abdome, repetindo-o, novamente em direção craniocaudal, a partir de um ponto a meio caminho entre as faces ventral e dorsal do abdome. Repete-se outra vez no nível do abdome dorsal. A melhor maneira de palpar os rins no gato ou em alguns cães pequenos é logo ventral à coluna vertebral, separadamente do restante da palpação abdominal.

Em geral, é necessário determinar se um abdome aumentado é resultante de organomegalia, massas intra-abdominais, gordura intra-abdominal, redução do tônus muscular ou líquido.

Organomegalia e massas geralmente podem ser palpadas sem dificuldade.

Pode ser difícil palpar o abdome de um animal obeso, mas o grau de obesidade pode ser avaliado pela quantidade de gordura extra-abdominal ao longo do dorso e sobre as costelas.

O animal com abdome em pêndulo por ausência de tônus muscular (*i. e.*, pacientes com síndrome de Cushing) não terá organomegalia acentuada nem massas, tampouco necessariamente terá uma quantidade considerável de gordura extra-abdominal. Cada órgão de tal paciente pode ser palpado com facilidade.

É possível detectar líquido mediante o baloteamento de uma onda de líquido através do abdome. Pode ser difícil palpar individualmente os órgãos desses pacientes, mesmo que eles não sejam obesos. Colocando-se uma das mãos ao longo da parede do abdome e dando-se um empurrão firme na parede abdominal oposta com a outra mão, é possível sentir na primeira mão uma "onda" de líquido batendo e saltando.

Pode-se começar a palpação abdominal na área cranial do abdome ventral, logo caudal a cada arco costal, ao processo xifóide e à cartilagem.

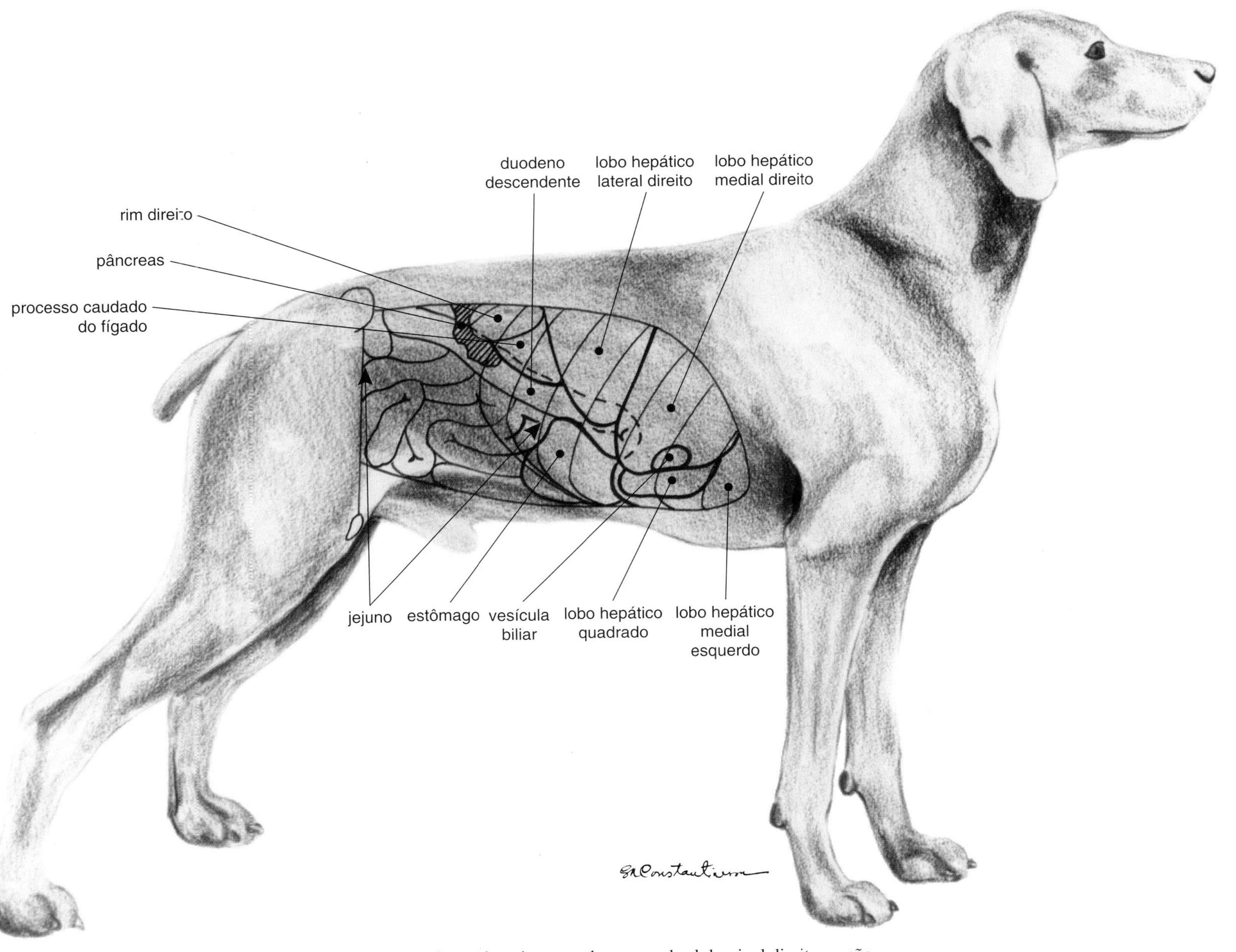

Fig. 6.39 Projeção das vísceras sobre a parede abdominal direita — cão.

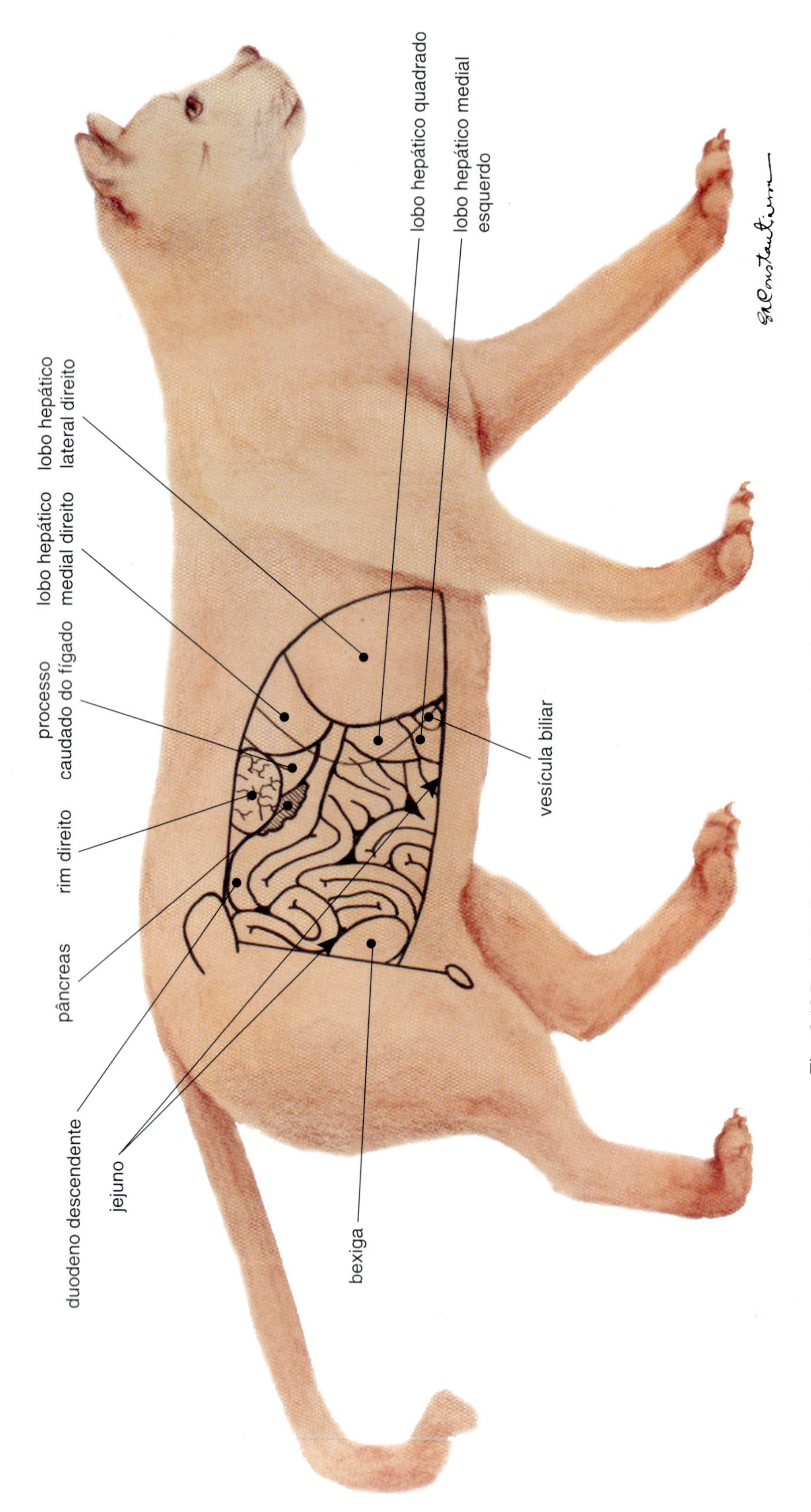

Fig. 6.40 Projeção das vísceras sobre a parede abdominal direita — gato.

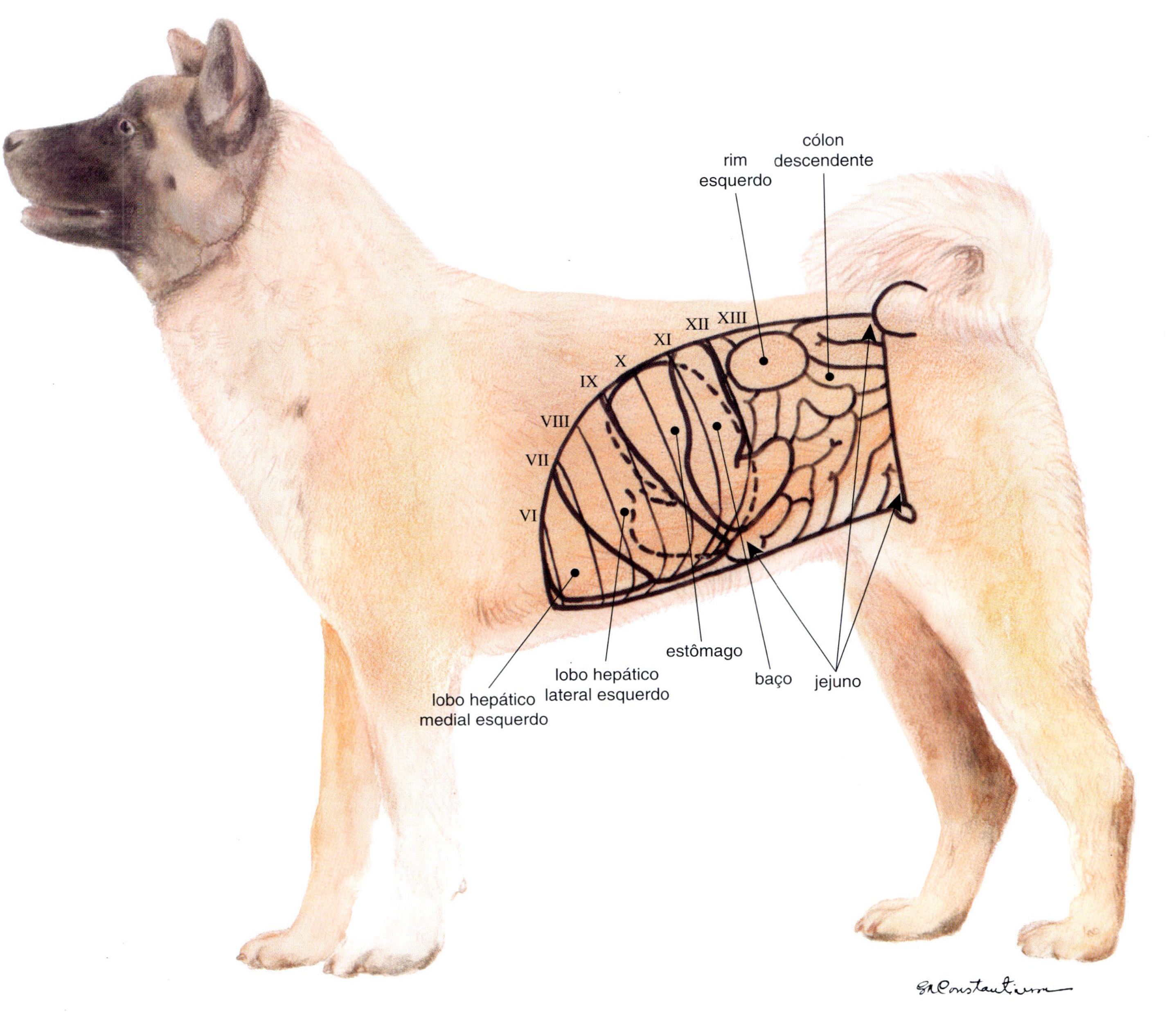

Fig. 6.41 Projeção das vísceras sobre a parede abdominal esquerda — cão.

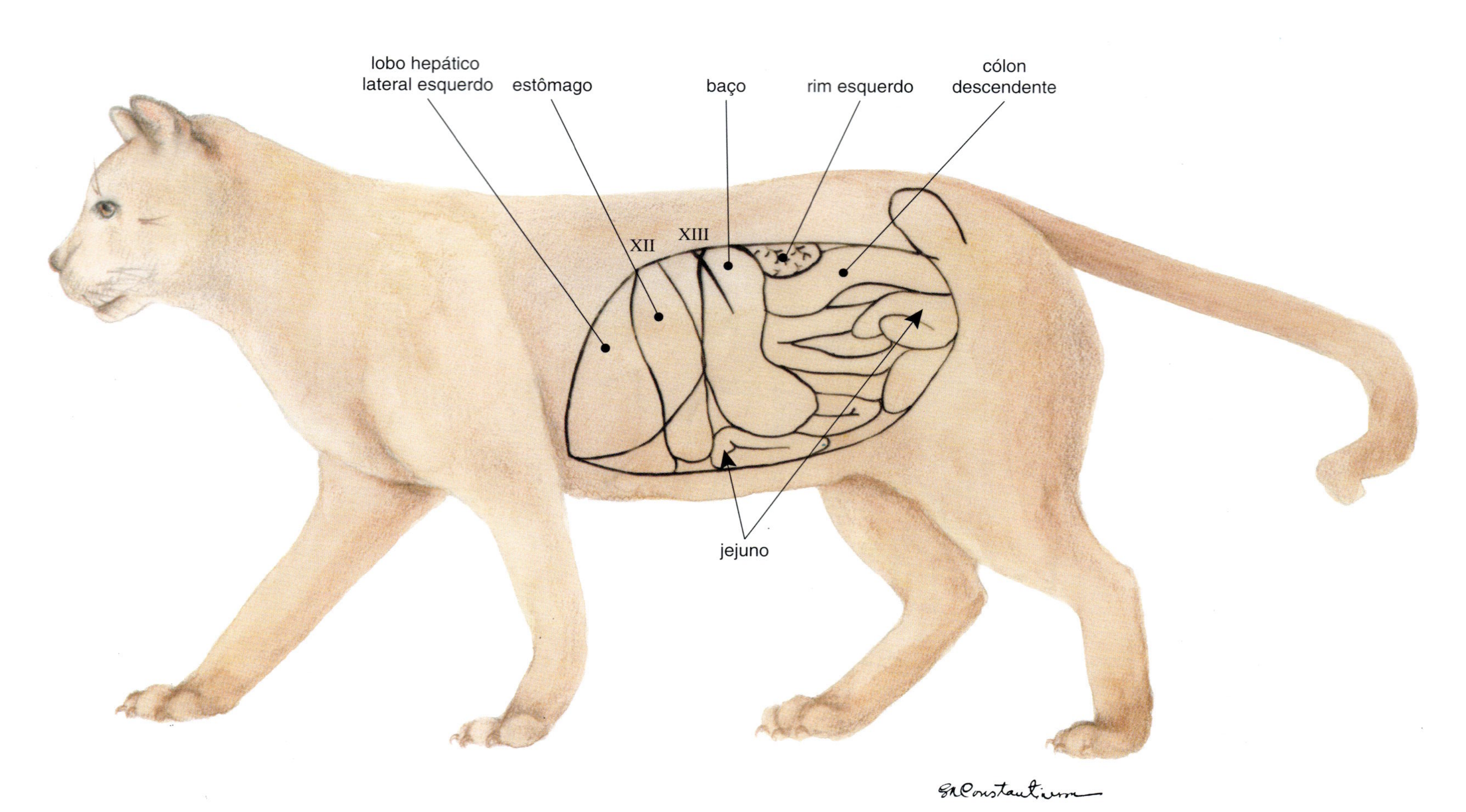

Fig. 6.42 Projeção das vísceras sobre a parede abdominal esquerda — gato.

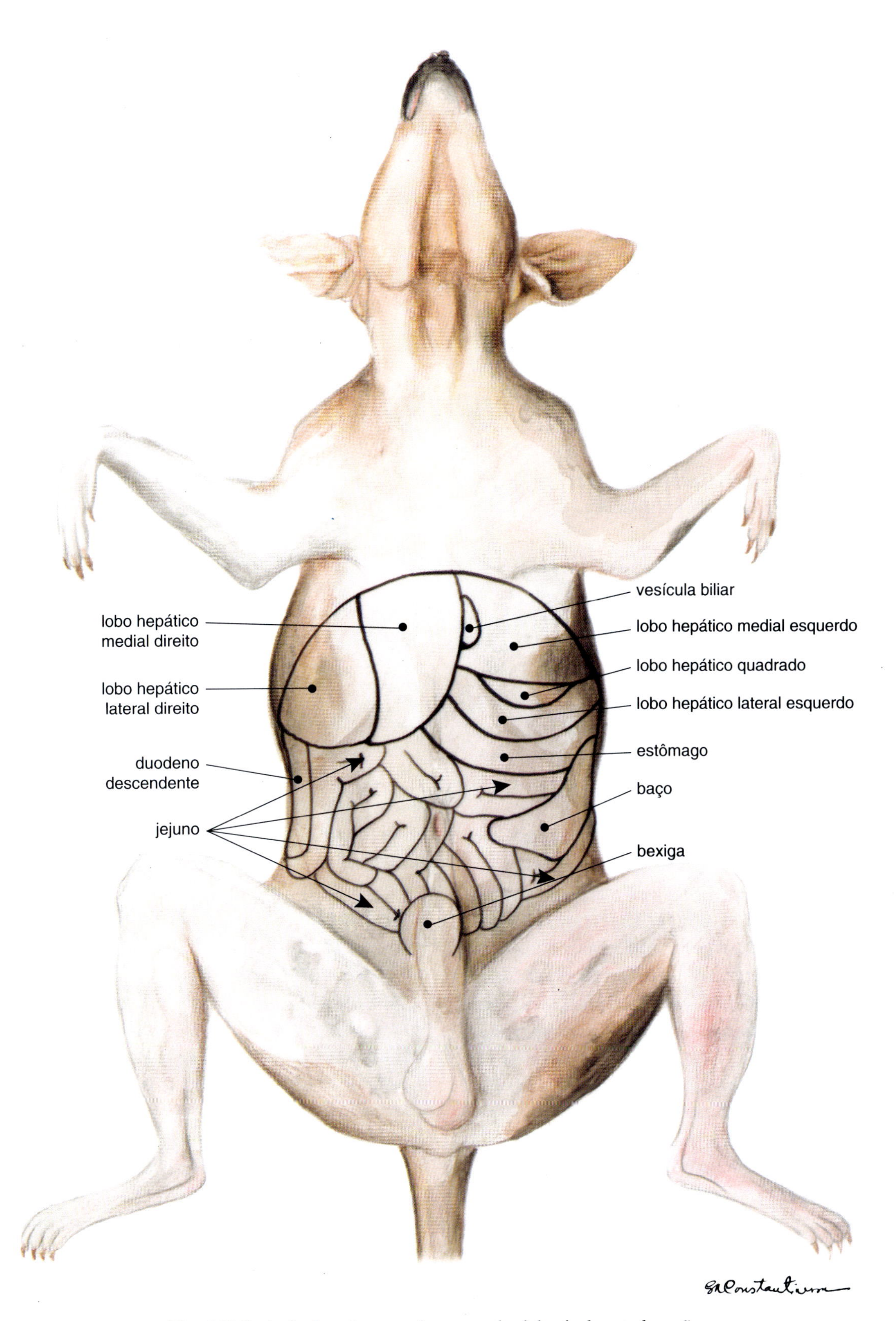

Fig. 6.43 Projeção das vísceras sobre a parede abdominal ventral — cão.

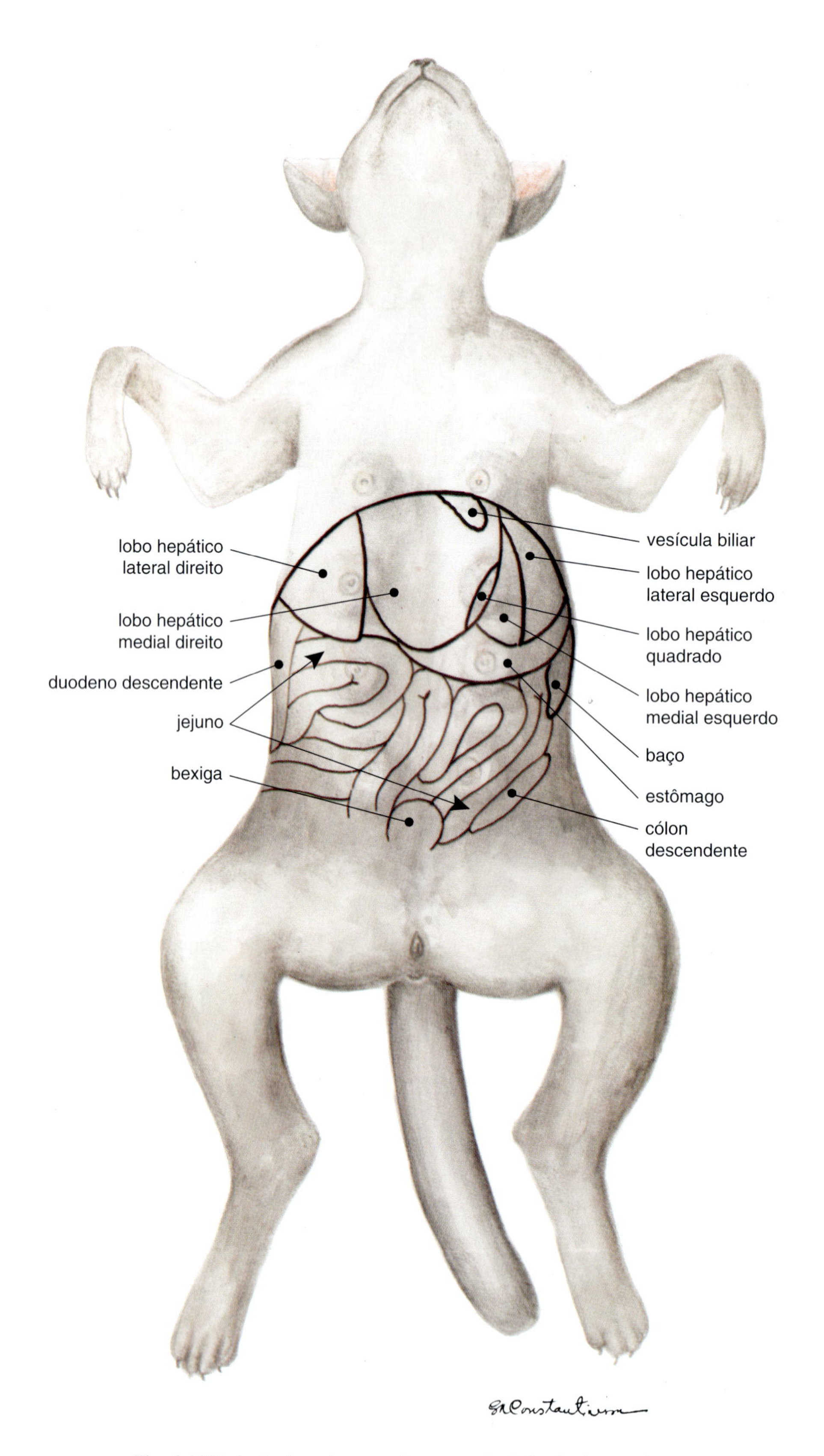

Fig. 6.44 Projeção das vísceras sobre a parede abdominal ventral — gato.

Faz-se leve pressão com os dedos para a frente, sob as costelas, para avaliar o fígado, que deve estender-se apenas um pouco caudal ao arco costal e só na face mais ventral do abdome.

Num movimento caudal, o próximo órgão a ser avaliado é a face ventral do baço, órgão que deve estar primariamente no lado esquerdo e não se estender muito ao longo da parede abdominal direita. Tanto o fígado como o baço devem ter consistência firme e textura lisa.

Em geral, alças intestinais são palpáveis no mesoabdome. É importante não apenas verificar se há presença de massas, mas também avaliar a espessura da parede intestinal e a ocorrência ou não de gás, material amolecido ou material de consistência firme no interior das alças.

Lnn. mesentéricos aumentados podem ser palpados como massas arredondadas a ovais dentro do mesoabdome.

No abdome caudal, a bexiga deve ser sentida como um balão cheio de água. O tamanho terá relação com a quantidade de urina nela contida. Às vezes, é possível sentir cistólitos dentro do lúmen da bexiga. A maioria dos tumores surge na face caudal da bexiga, na área do trígono vesical (ver detalhes anatômicos no Cap. 7).

Embora normalmente não seja palpável por via transabdominal, uma próstata aumentada pode ser sentida na extensão caudal da área abdominal ventral (ver detalhes anatômicos no Cap. 7).

Durante o exame físico de fêmeas, um útero aumentado, esteja prenhe ou doente, pode ser palpável na extensão caudal da área abdominal ventral.

À medida que a palpação prossegue a meio caminho entre as faces dorsal e ventral da cavidade abdominal, o fígado não deve ser palpado. O baço deve estar apenas no lado esquerdo da parede abdominal. A maioria das alças intestinais será palpada nessa área, bem como podem ser palpados lnn. mesentéricos aumentados. A bexiga deve ser novamente palpável. Essa área mesoabdominal caudal corresponde à localização mais provável de um útero sadio, porém é comum não se perceber um útero normal não-prenhe.

A palpação do abdome dorsal pode revelar a presença de um rim ou de ambos. É mais provável palpar-se o esquerdo, porque ele se situa mais caudal e retroperitonealmente. O rim direito não costuma ser palpável porque está encoberto pelas costelas (apenas no cão; lembrar que o rim direito do gato está localizado na área lombar). Como ocorre com o fígado, a pressão dos dedos para a frente sob o arco costal pode facilitar a palpação do rim direito mais cranial (também no cão).

A elevação dos membros anteriores do animal pode facilitar a palpação de estruturas abdominais craniais, o que tem especial importância em casos de intussuscepção na junção ileocólica.

NOTAS

1. Os gânglios intramurais estão localizados dentro das paredes das vísceras que eles suprem.

2. Os gânglios parassimpáticos justaviscerais estão situados perto das vísceras que suprem.

7

A Pelve e os Órgãos Genitais

A pelve é a parte do corpo que inclui várias regiões superficiais, como as regiões do sacro, glútea, da garupa, da tuberosidade isquiática e da cauda e o períneo (as regiões anal e urogenital). A região urogenital está situada ventral ao ânus e entre as coxas; inclui a vulva e — apenas no gato — o escroto. Como uma estrutura profunda, a fossa isquiorretal, parte do períneo, é o espaço entre o diafragma da pelve, o lig. sacrotuberal e a fáscia obturatória.

Além dessas estruturas superficiais e profundas, a pelve inclui a cavidade pélvica, através da qual passam os últimos segmentos das vísceras digestórias e urogenitais. A cavidade pélvica é delineada entre a entrada pélvica (abertura cranial da pelve) e a saída pélvica (abertura caudal da pelve). A entrada pélvica é delimitada pela linha terminal (a linha circular a partir do promontório, cruzando as asas do sacro, a linha arqueada e os péctens ou linhas pectíneas dos ossos púbicos). A saída pélvica é delimitada pelo sacro, pelo arco isquiático e — apenas no cão — pelo lig. sacrotuberal (lateralmente); **no gato, vários músculos desempenham o papel de paredes laterais da saída pélvica**.

Regiões Anatômicas

As regiões mostradas nas Figs. 7.1–7.3 e nas Figs. 3.1–3.5 podem ser delineadas sobre a pelve.

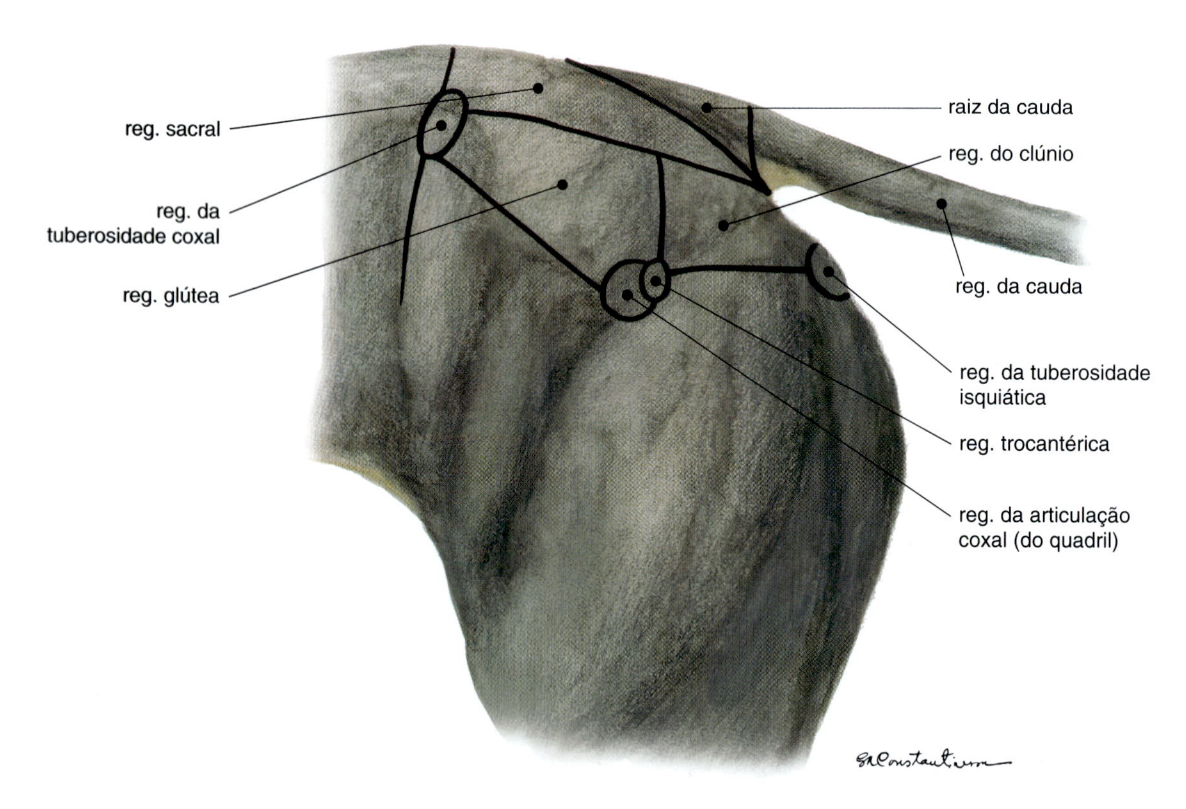

Fig. 7.1 Regiões anatômicas da pelve, face lateral — cão.

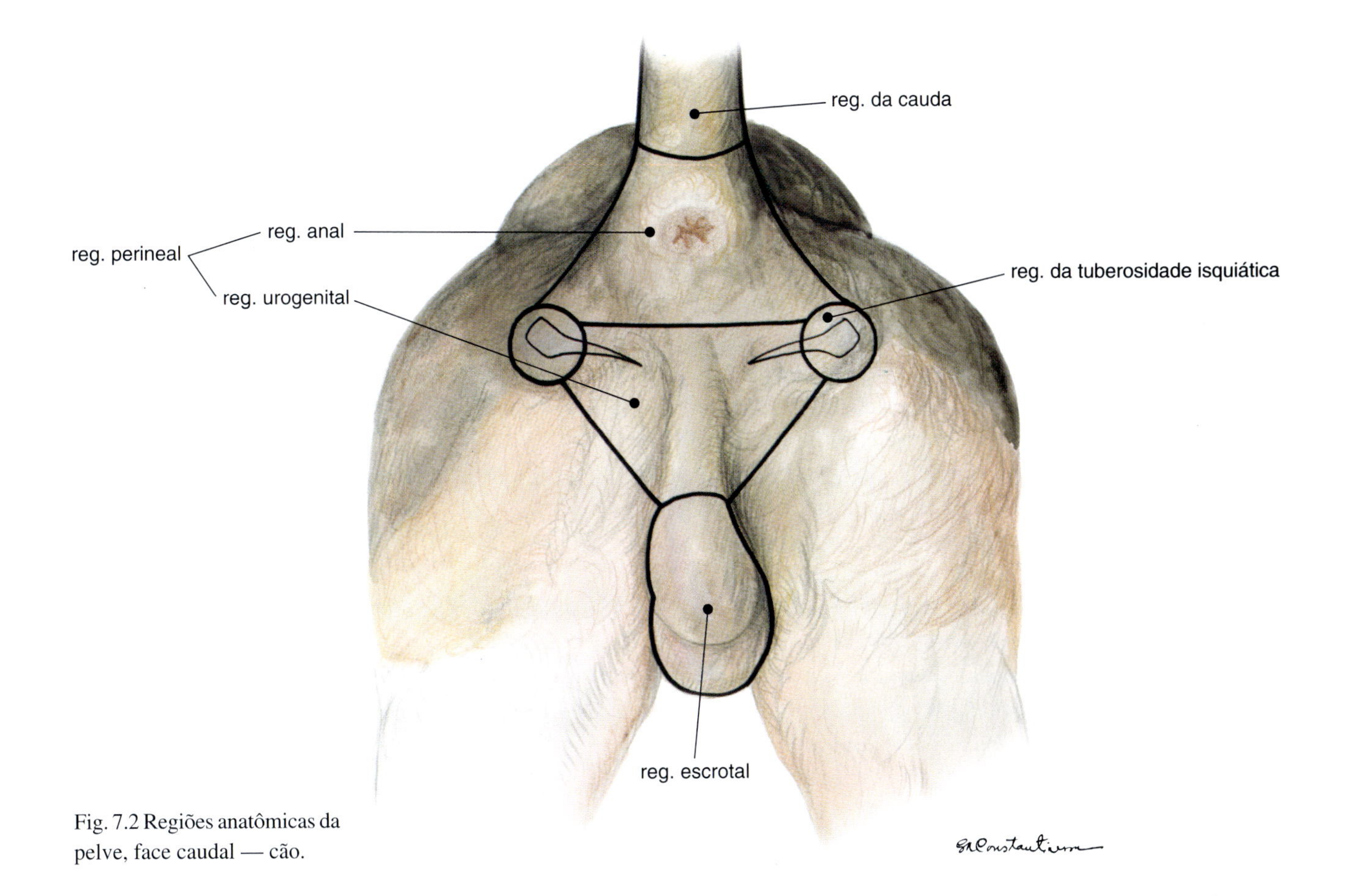

Fig. 7.2 Regiões anatômicas da pelve, face caudal — cão.

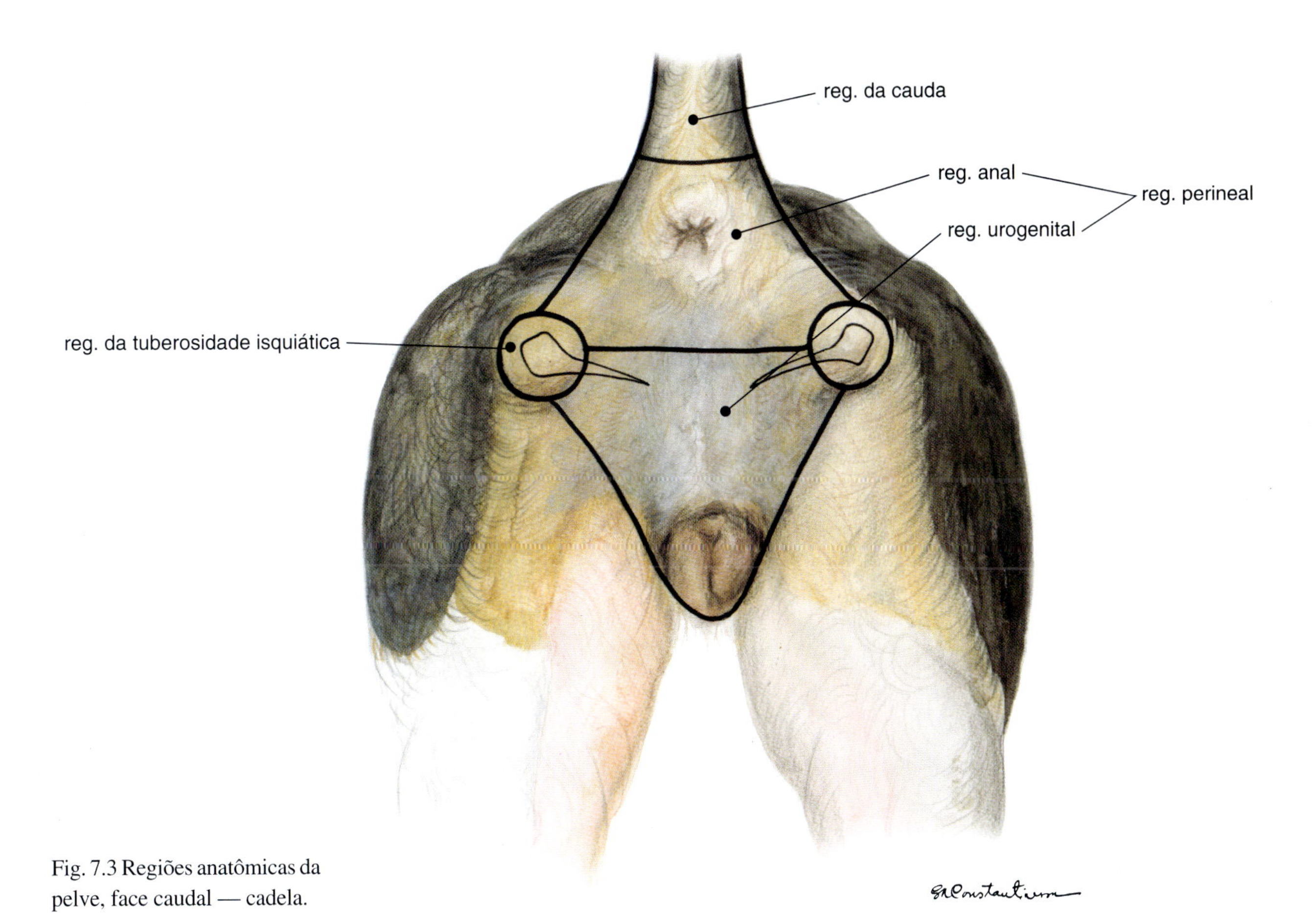

Fig. 7.3 Regiões anatômicas da pelve, face caudal — cadela.

Ossos

Os ossos da pelve são mostrados nas Figs. 7.4–7.22, mas ver também Figs. 3.12 e 3.13.

Da perspectiva lateral, o osso coxal articula-se proximocranialmente com o sacro e, através da cavidade do acetábulo, com o fêmur. O osso coxal tem várias estruturas palpáveis, usadas como marcos para exame físico e em cirurgia. Tais estruturas são a asa do ílio delimitada dorsalmente pela tuberosidade sacral (**M**) com as espinhas ilíacas craniodorsal e caudodorsal (**M**), dorsocranialmente pela crista ilíaca (**M**) e lateroventralmente pela tuberosidade coxal (**M**), pela espinha ilíaca cranioventral (**M**) e pela espinha alar ou espinha ilíaca caudoventral (**M**); o corpo do ílio; a margem (limbo) do acetábulo (**M**); a tuberosidade isquiática (**M**), que fornece inserção para músculo e, no cão, também para inserção do lig. sacrotuberal; e a espinha isquiática, que serve de inserção para o músculo coccígeo.

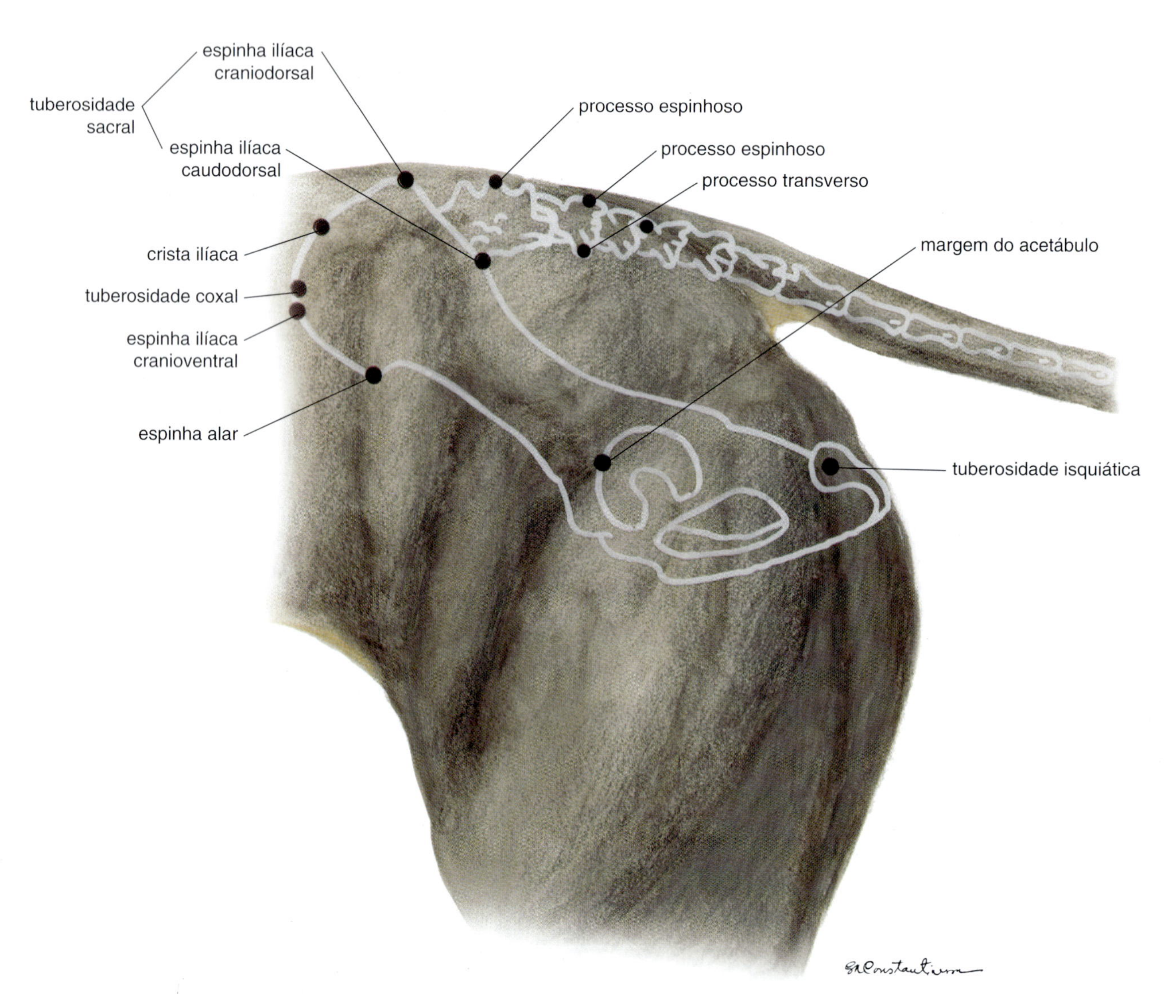

Fig. 7.4 Projeção dos ossos sobre o lado lateral da pelve — cão (todos marcos palpáveis).

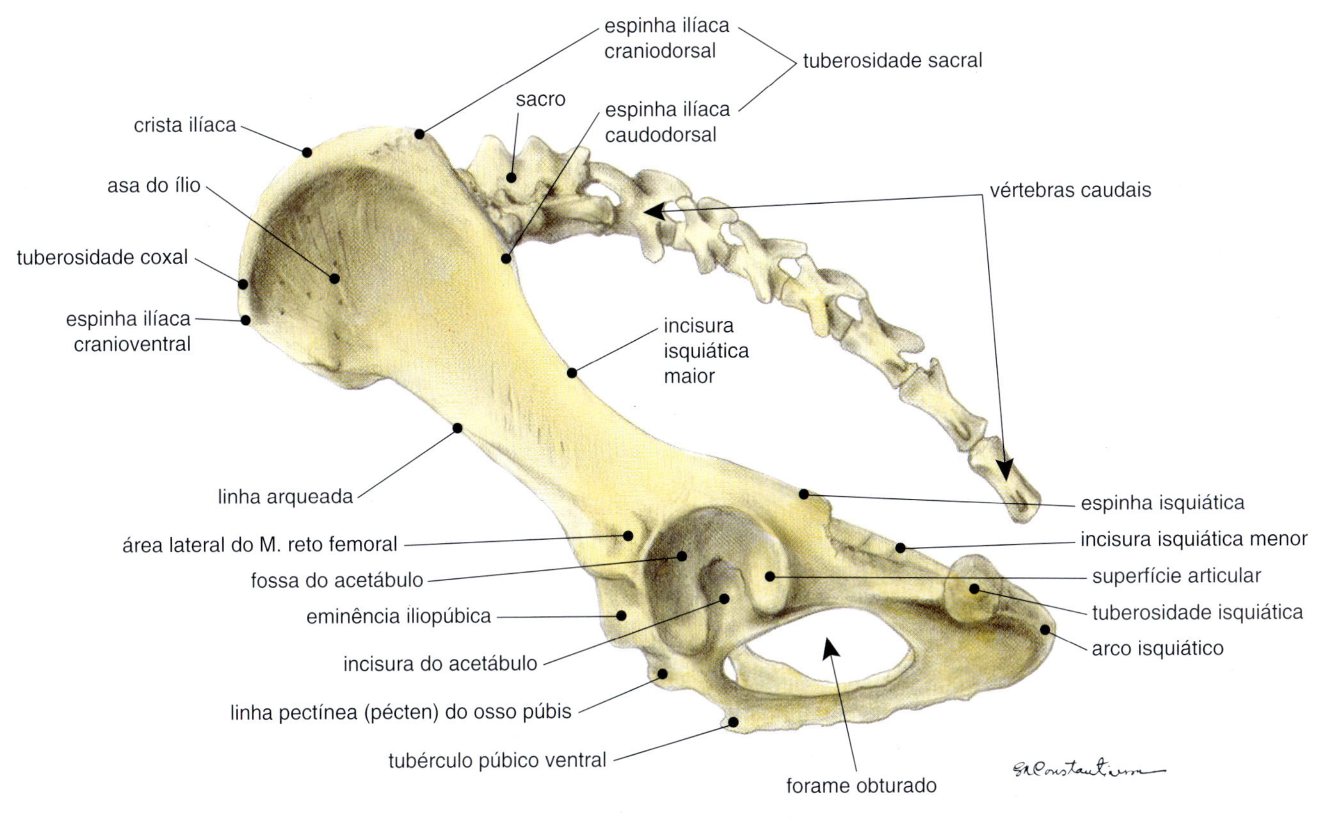

Fig. 7.5 Ossos da pelve, face lateral — cão.

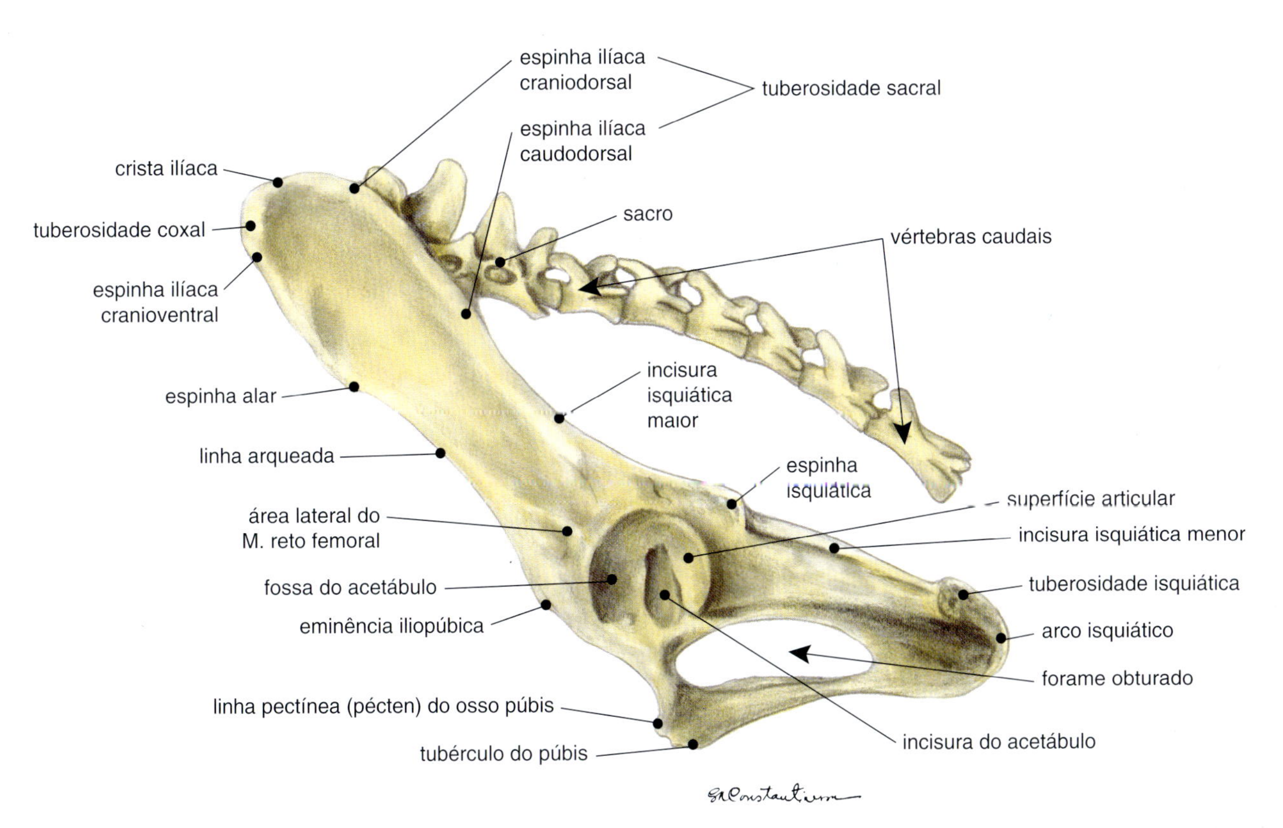

Fig. 7.6 Ossos da pelve, face lateral — gato.

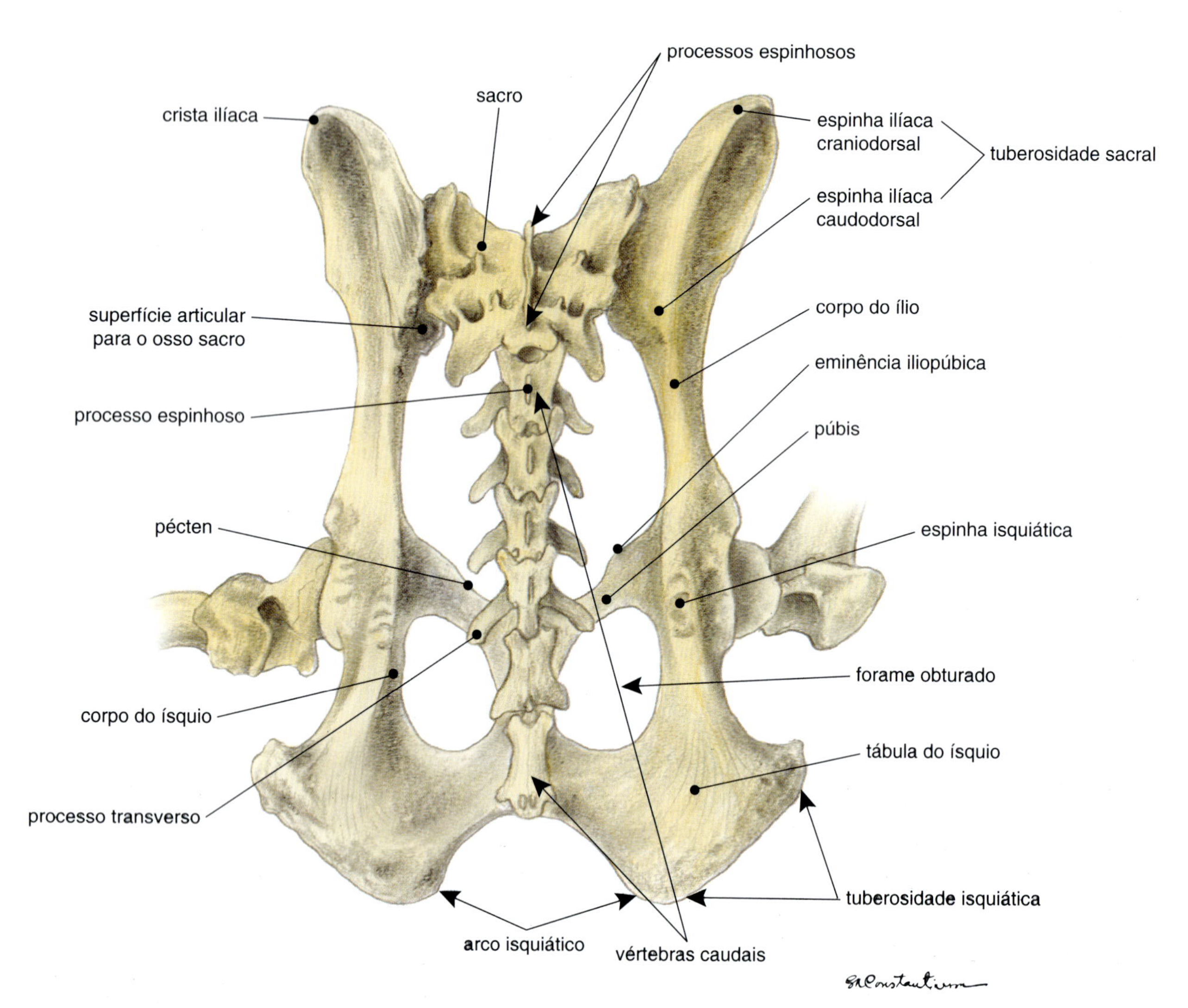

Fig. 7.7 Ossos da pelve, face dorsal — cão.

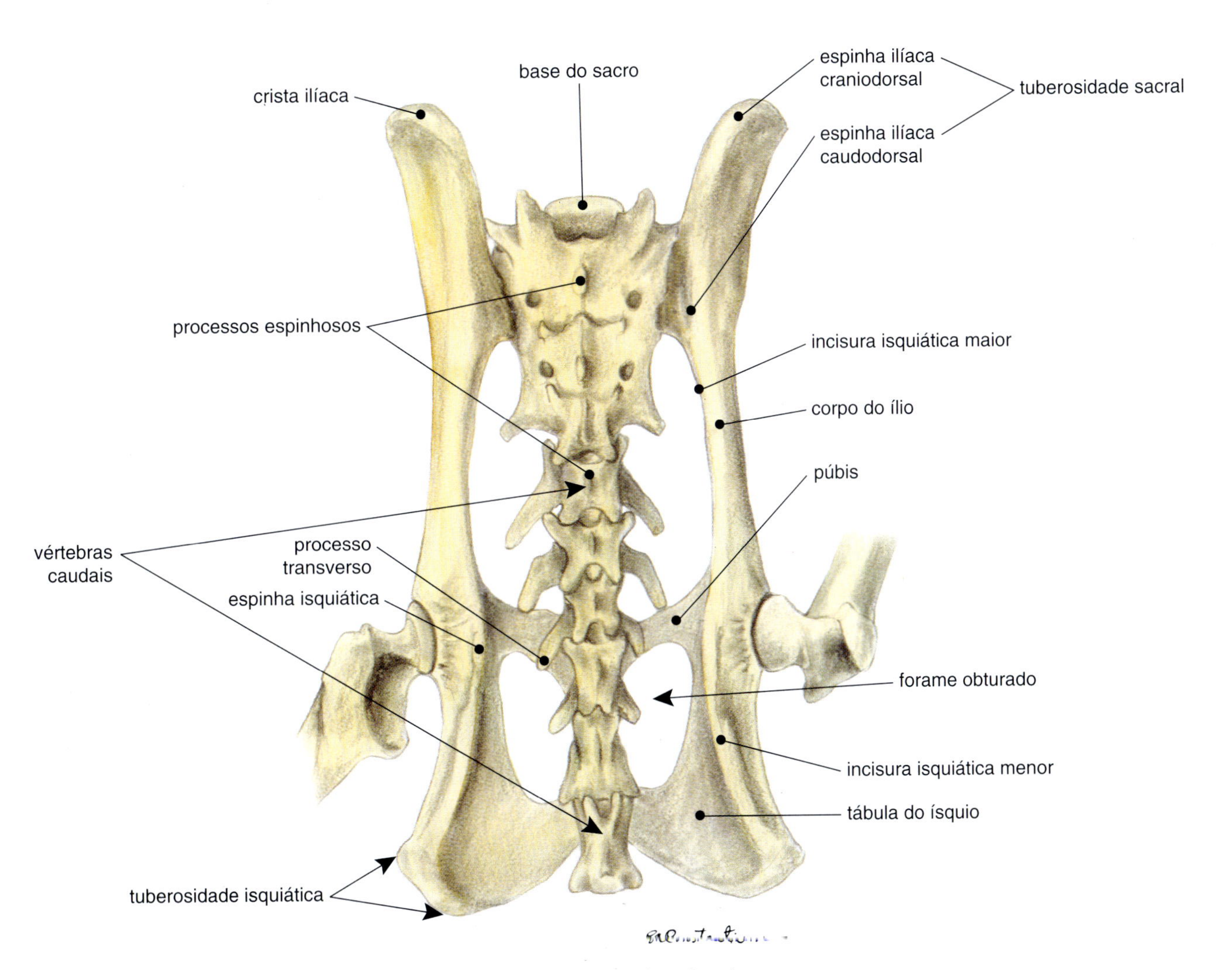

Fig. 7.8 Ossos da pelve, face dorsal — gato.

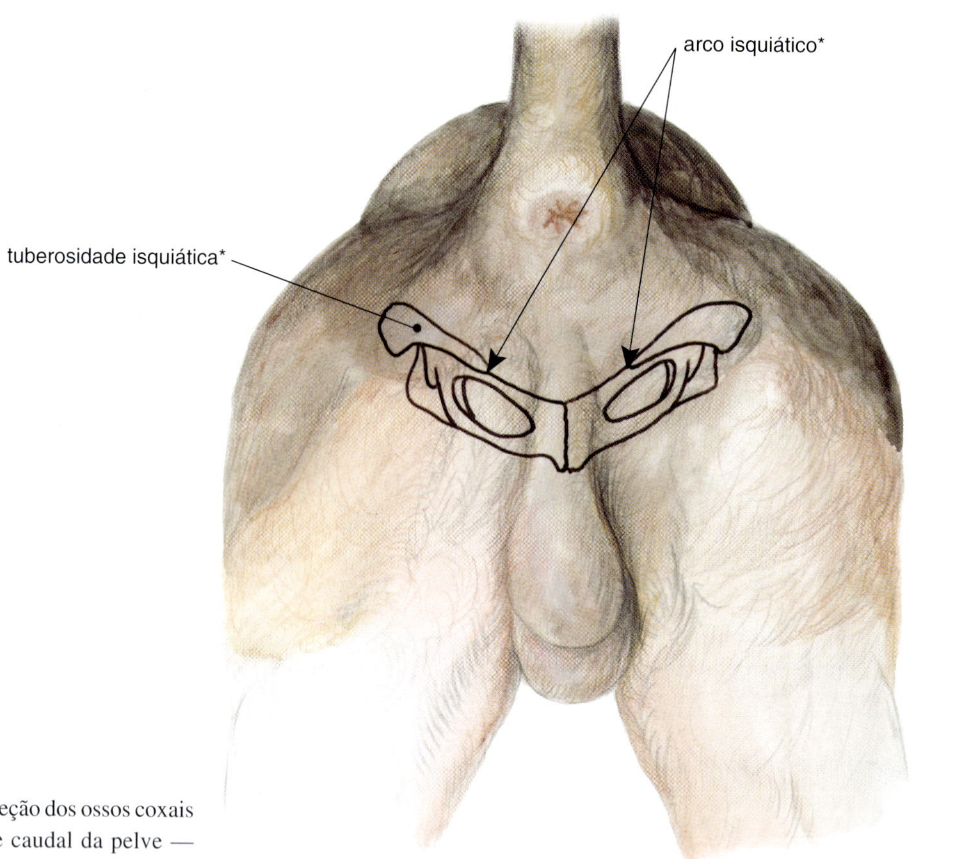

Fig. 7.9 Projeção dos ossos coxais sobre a face caudal da pelve — cão (* = marcos palpáveis).

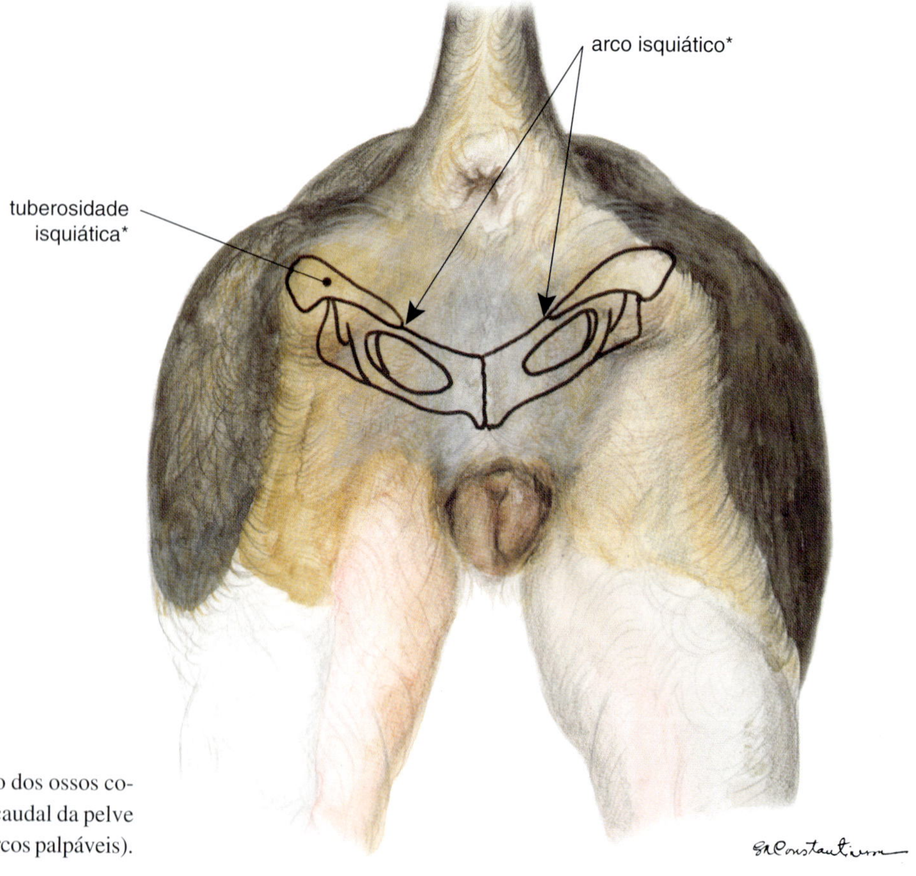

arco isquiático*

tuberosidade isquiática*

Fig. 7.10 Projeção dos ossos coxais sobre a face caudal da pelve — cadela (* = marcos palpáveis).

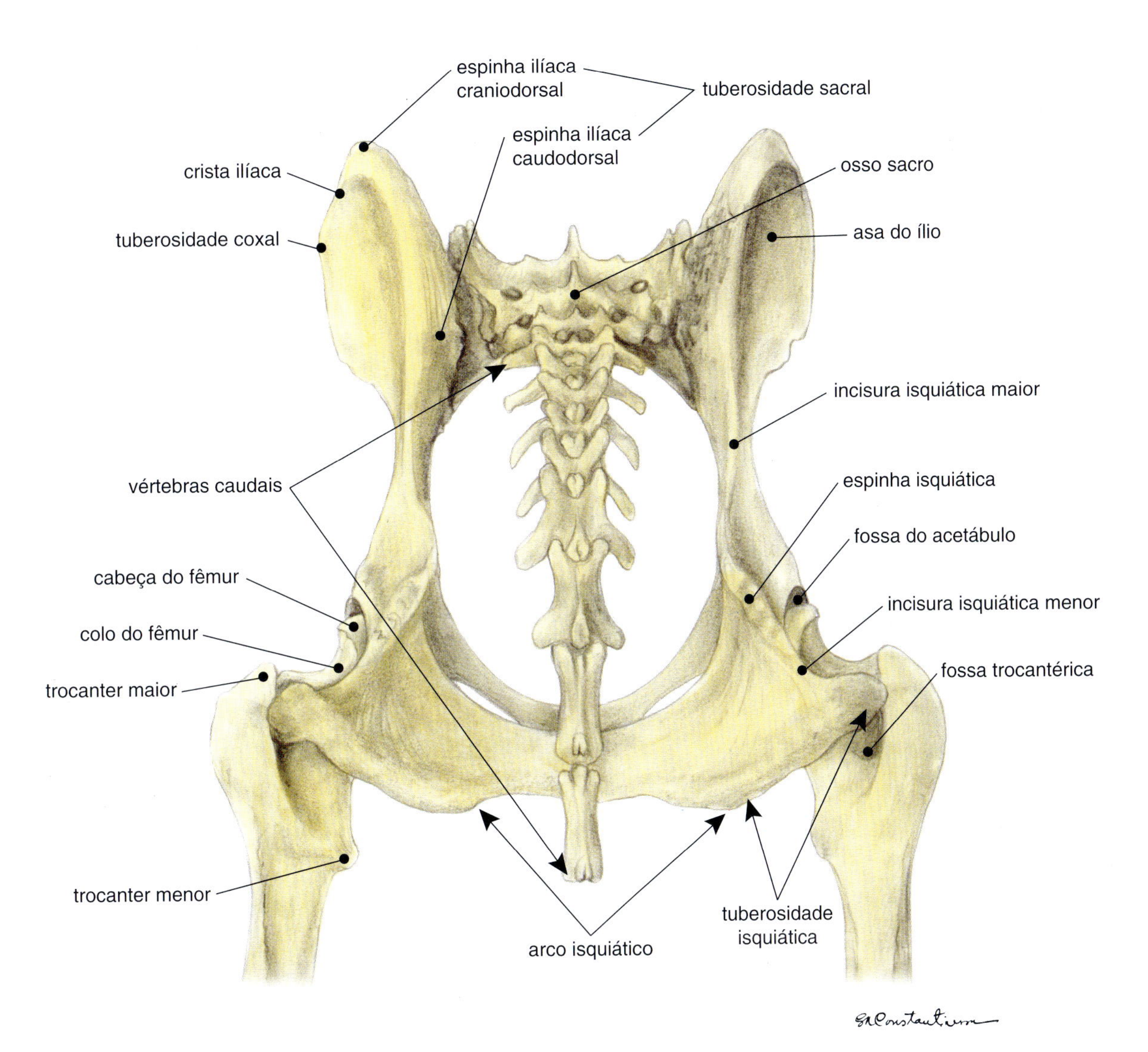

Fig. 7.11 Ossos da pelve, face caudal — cão.

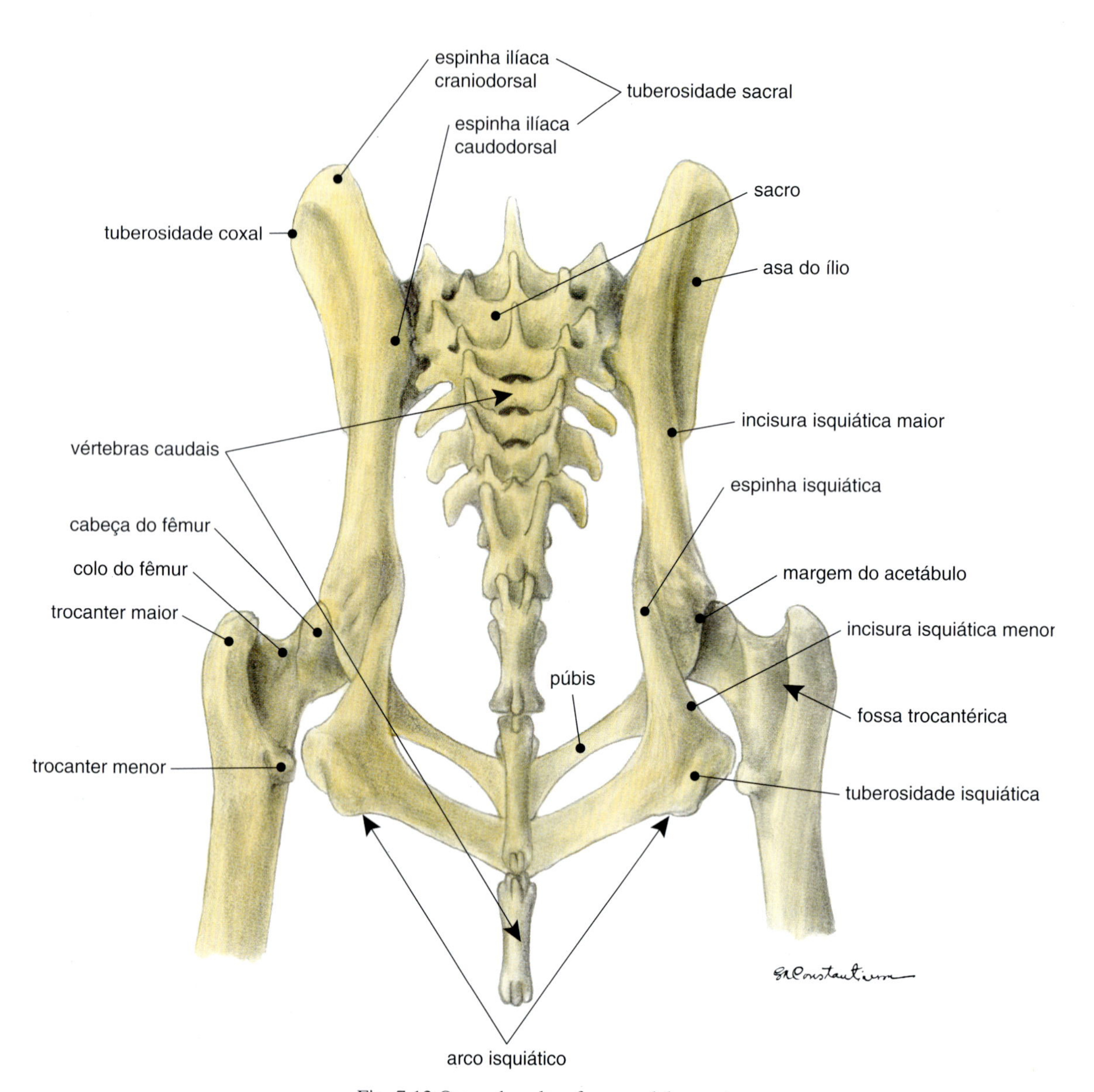

Fig. 7.12 Ossos da pelve, face caudal — gato.

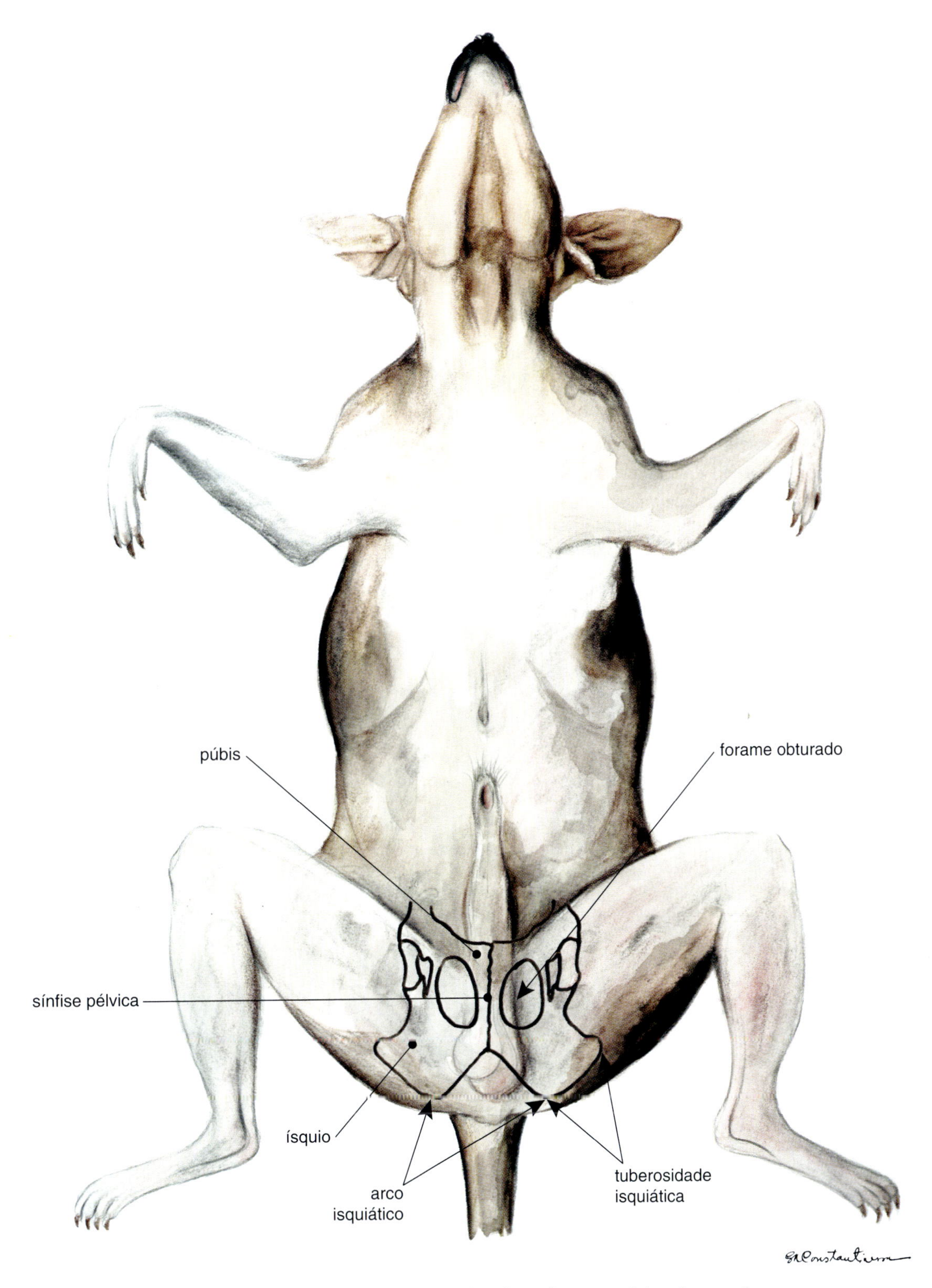

Fig. 7.13 Projeção dos ossos coxais sobre a face ventral da pelve — cão.

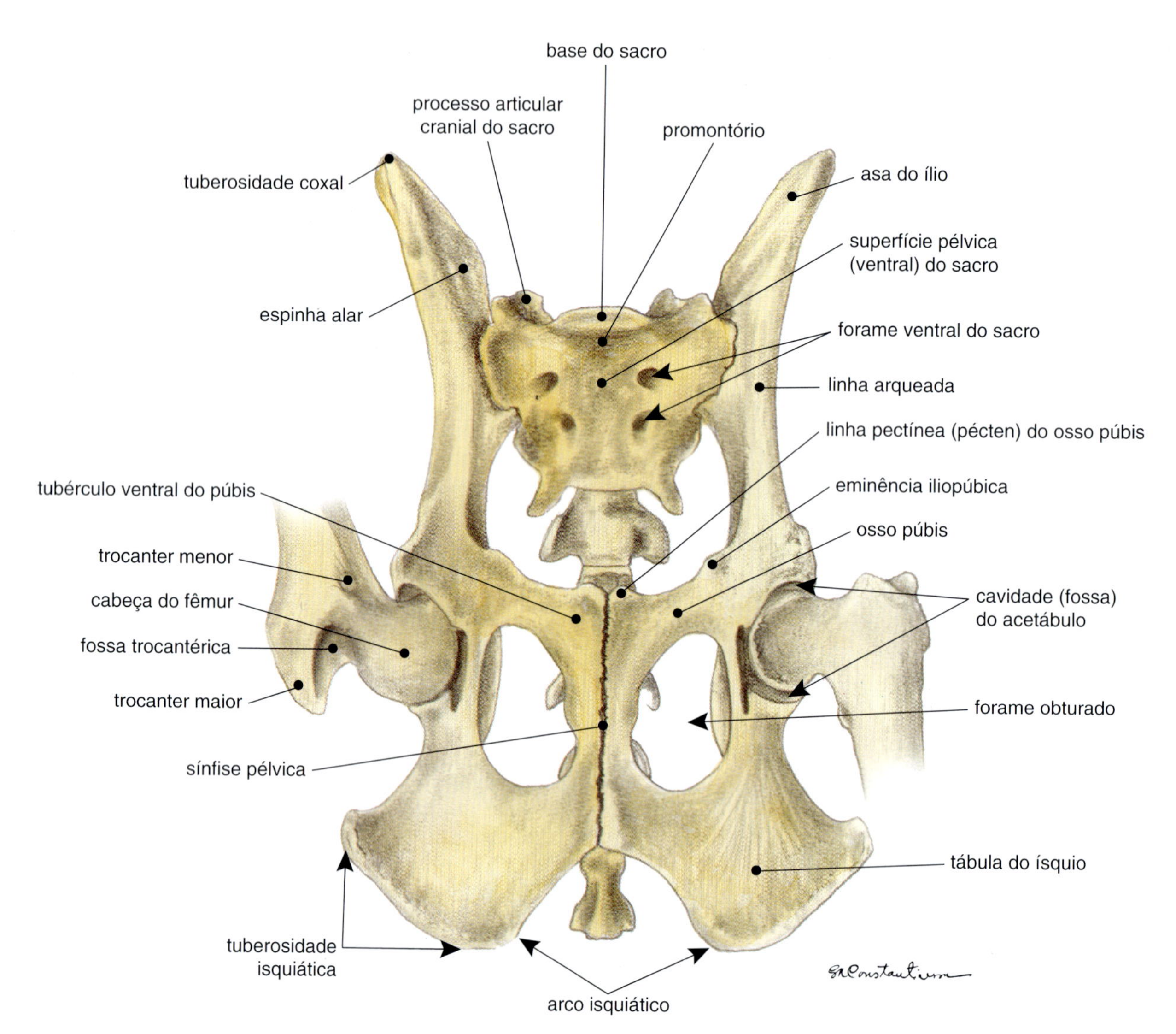

Fig. 7.14 Ossos da pelve, face ventral — cão.

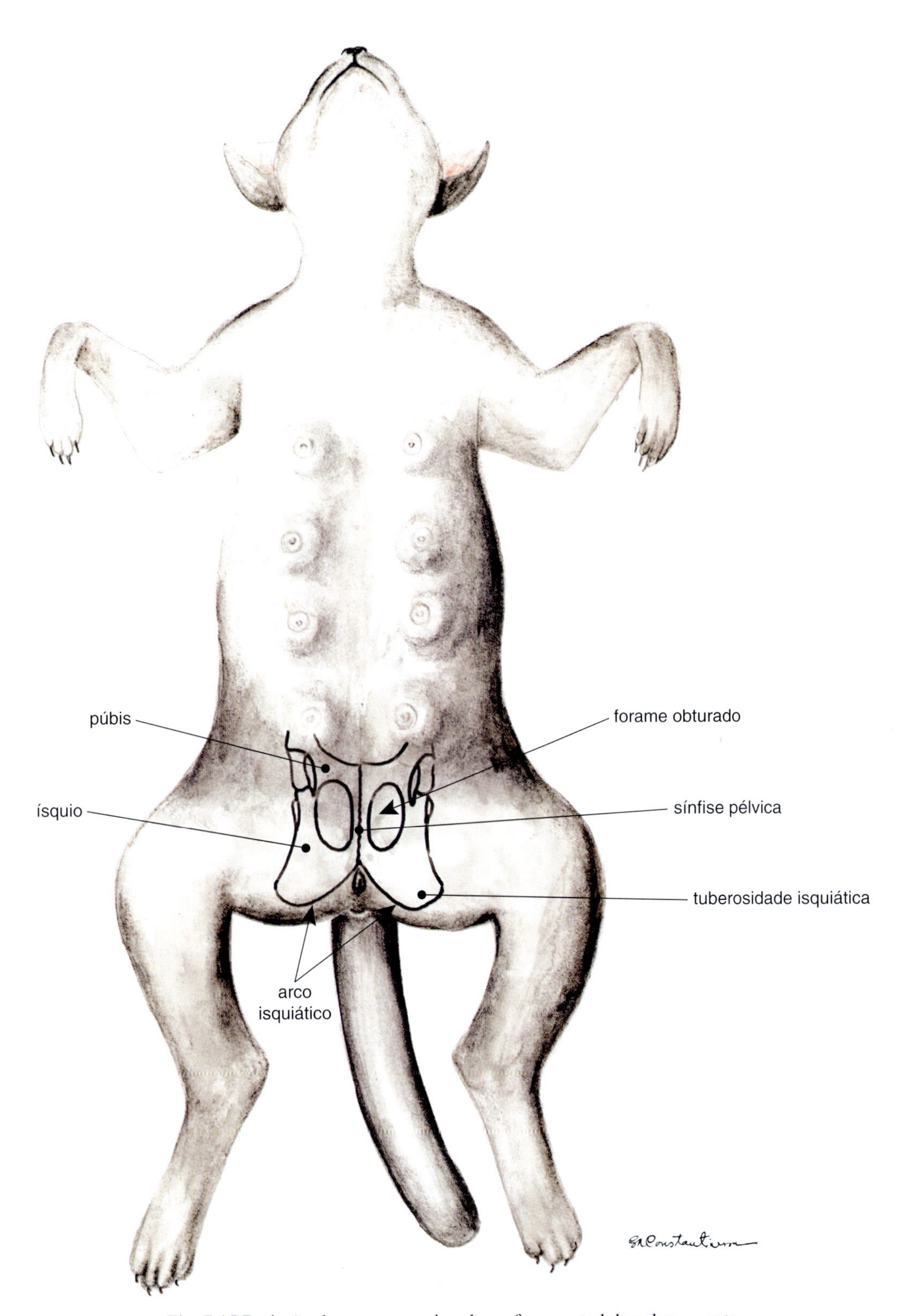

Fig. 7.15 Projeção dos ossos coxais sobre a face ventral da pelve — gata.

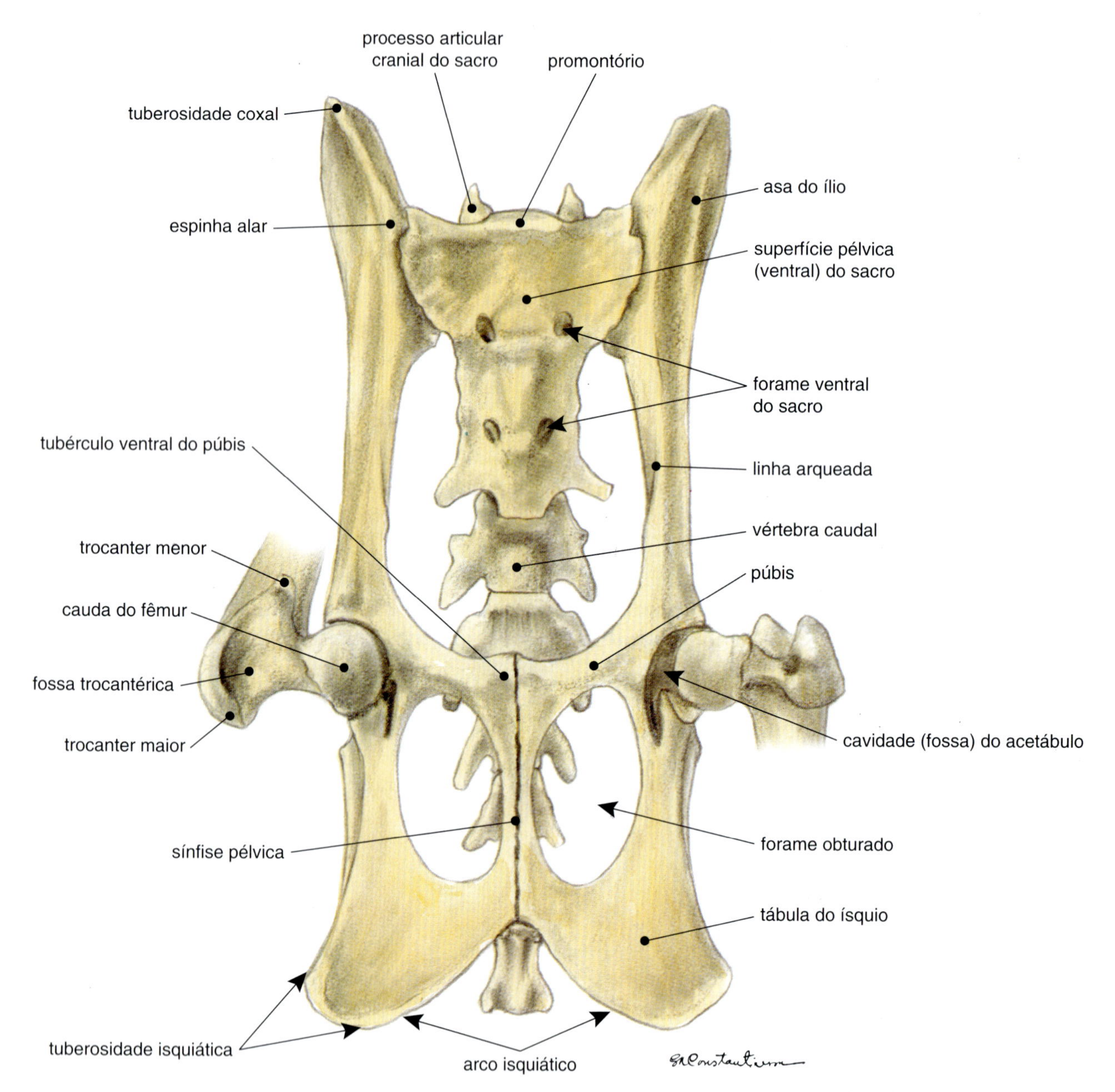

Fig. 7.16 Ossos da pelve, face ventral — gato.

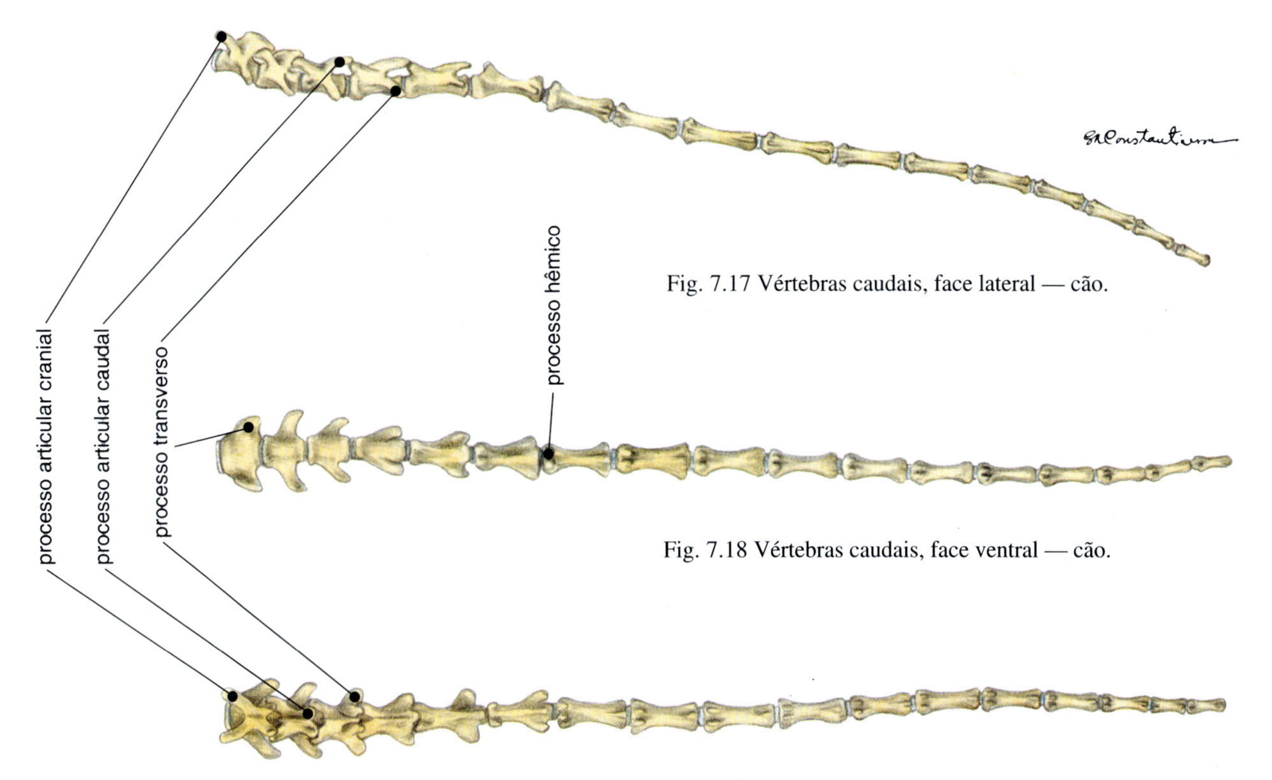

Fig. 7.17 Vértebras caudais, face lateral — cão.

Fig. 7.18 Vértebras caudais, face ventral — cão.

Fig. 7.19 Vértebras caudais, face dorsal — cão.

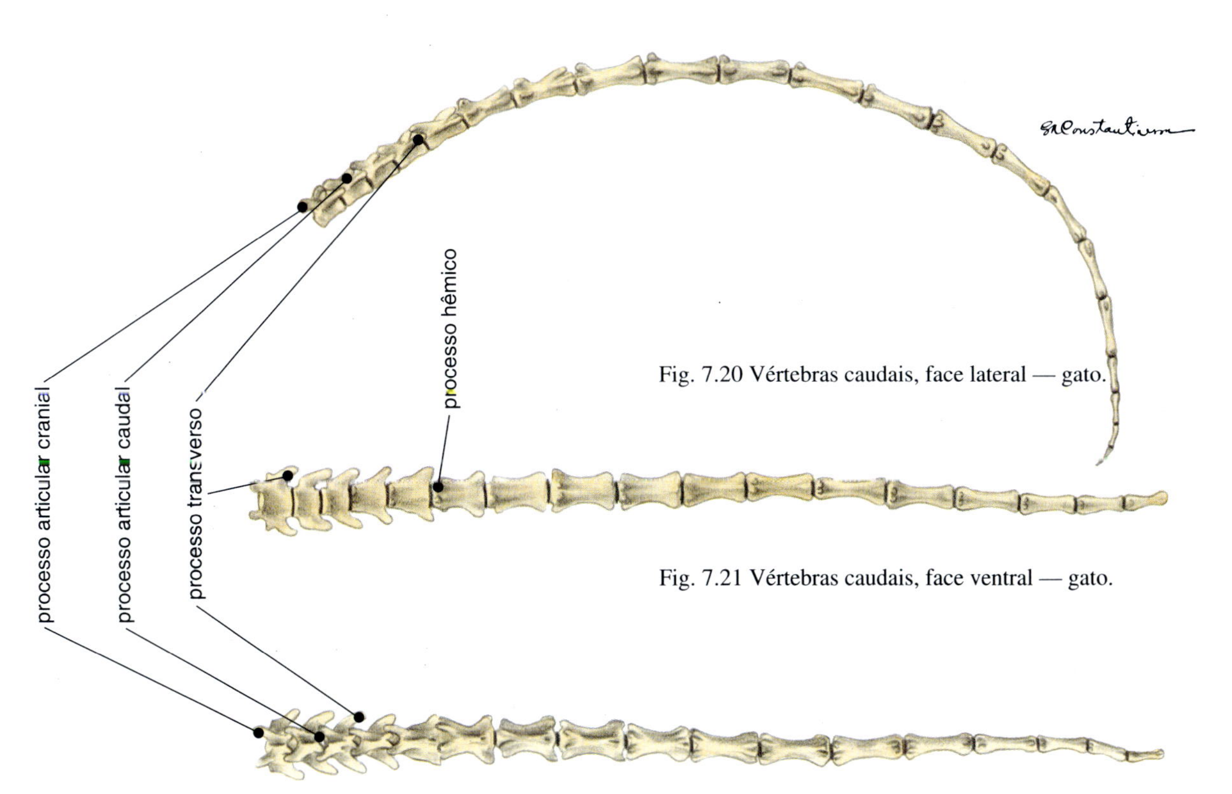

Fig. 7.20 Vértebras caudais, face lateral — gato.

Fig. 7.21 Vértebras caudais, face ventral — gato.

Fig. 7.22 Vértebras caudais, face dorsal — gato.

Na face dorsal, o osso sacro sustenta três processos espinhosos nítidos (**M**), fáceis de palpar em indivíduos magros.

O par de ílios expõe a crista ilíaca (**M**) e a tuberosidade sacral (**M**), com as espinhas ilíacas dorsocranial e dorsocaudal. A espinha isquiática e a tuberosidade isquiática (**M**) podem também ser identificadas (Figs. 7.23–7.25).

A face dorsal das vértebras caudais mostra os processos espinhosos, os processos articulares craniais que sustentam os processos mamilares, os processos articulares caudais e

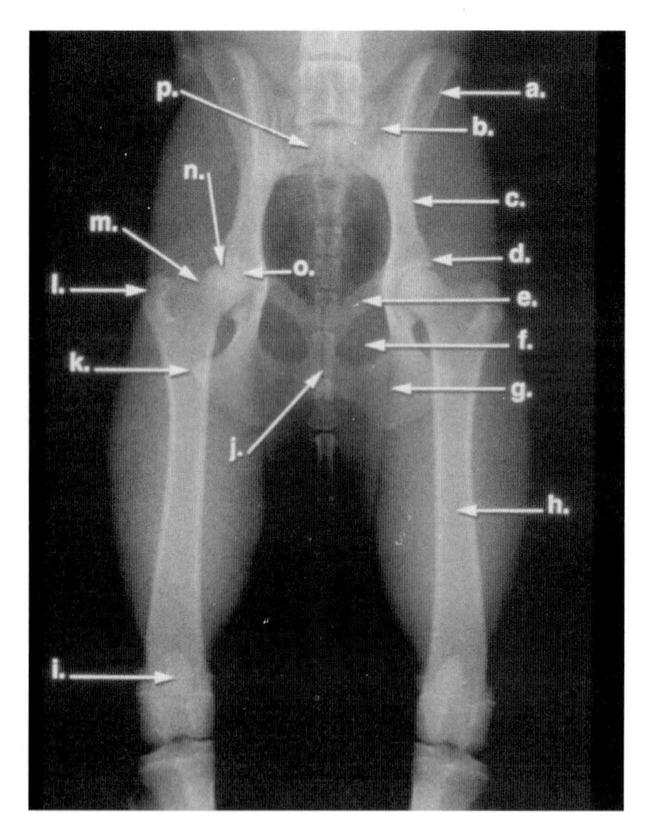

Fig. 7.23 Vista ventrodorsal da pelve canina.

a. Asa do ílio
b. Articulação sacroilíaca
c. Corpo do ílio
d. Margem craniodorsal do acetábulo
e. Púbis
f. Forame obturado
g. Ísquio
h. Fêmur esquerdo
i. Patela direita
j. Sínfise pélvica superposta a vértebras caudais
k. Tuberosidade isquiática
l. Trocanter maior
m. Colo do fêmur
n. Cabeça do fêmur
o. Fóvea da cabeça do fêmur
p. Sacro

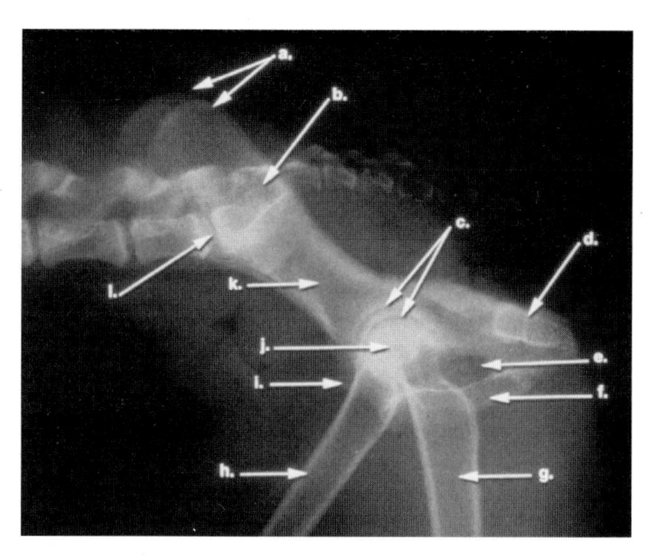

Fig. 7.24 Vista lateral direita da pelve canina.

a. Asas do ílio superpostas
b. Sacro
c. Margens acetabulares superpostas
d. Tuberosidade isquiática
e. Forame obturado
f. Ísquio
g. Corpo do fêmur esquerdo
h. Corpo do fêmur direito
i. Eminência do púbis
j. Cabeça do fêmur esquerdo
k. Corpo do ílio
l. Articulação lombossacral

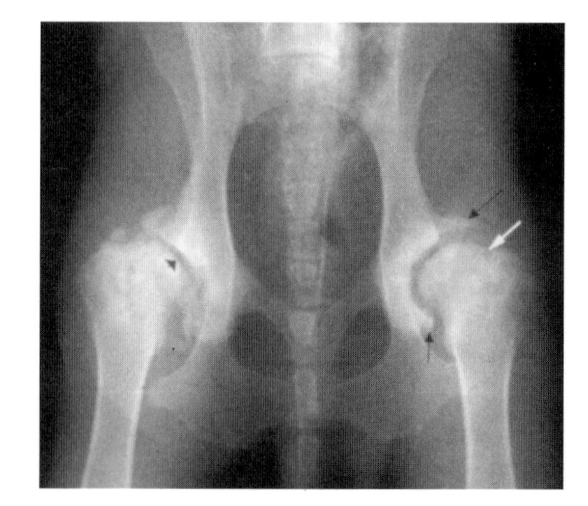

Fig. 7.25 Vista ventrodorsal da pelve canina (displasia do quadril). A radiografia mostra um exemplo de um caso grave de displasia do quadril canina. Observa-se subluxação grave de ambos os fêmures, com osteofitose significativa das margens do acetábulo (setas negras). Há remodelamento da cabeça e do colo do fêmur (seta branca). Também ocorreu eburnação da cabeça do fêmur (cabeça de seta negra) em decorrência dessa condição.

os processos transversos, todos sendo estruturas cujo tamanho diminui na direção do final da cauda.

A crista ilíaca é um local conveniente para aspiração de medula óssea no cão e para colheita de osso esponjoso usado para estimular a cicatrização de fraturas.

O corpo do ílio é um local comum de fraturas ilíacas, logo caudal ao sacro.

A crista ilíaca, o trocanter maior e a tuberosidade isquiática são os três marcos (pontos de palpação) para se avaliar a presença de luxação do quadril. A distância entre a crista ilíaca e a tuberosidade isquiática é dividida dois terços entre a crista ilíaca e o trocanter maior e um terço entre o trocanter maior e a tuberosidade isquiática. O trocanter maior é o menor dos três pontos. Se tais pontos estiverem no mesmo alinhamento, isto é sinal de luxação do quadril.

Quando ocorre separação sacroilíaca, a tuberosidade sacral e a superfície articular (face articular) do sacro separam-se da tuberosidade ilíaca correspondente e da superfície articular (face articular) do ílio.

A anestesia epidural é feita em uma pequena depressão entre as cristas ilíacas simétricas, o processo espinhoso da última vértebra lombar e o processo espinhoso da primeira vértebra sacral.

O sacro deixa expostos seus processos espinhosos (**M**) e sua parte lateral, que é constituída pelos processos transversos fundidos.

As vértebras caudais mostram diminuição na altura dos processos espinhosos (**M**) e dos processos articulares (**M**), bem como redução gradual dos processos transversos (**M**) e dos processos hemais (**M**).

As faces caudais dos ossos coxais expõem as estruturas mencionadas a seguir.

A tuberosidade isquiática (**M**) **é um marco para um procedimento cirúrgico de reconstrução de hérnia perineal (técnica de transposição do obturador interno), também usado no diagnóstico de luxação da articulação coxofemoral.**

Na OPT (osteotomia pélvica tripla), a tuberosidade isquiática é o marco para osteotomia isquiática, que é a segunda osteotomia da técnica cirúrgica.

É mais fácil palpar o arco isquiático (**M**) em fêmeas.

A face ventral do par de ossos do púbis e do par de ossos ísquios pode ser delineada. Entre esses dois ossos e o acetábulo (o encaixe do osso do quadril), delineia-se o forame obturado.

As vértebras caudais mostram os arcos hemais (**M**) e os processos transversos (**M**), que diminuem na direção do final da cauda.

Articulações

A ***articulação sacroilíaca***, entre o sacro e o ílio, inclui ligg. ventrais, dorsais e interósseos (Fig. 7.26).

O ***lig. sacrotuberal***, presente apenas no cão, estende-se do sacro e da primeira vértebra caudal até a tuberosidade isquiática.

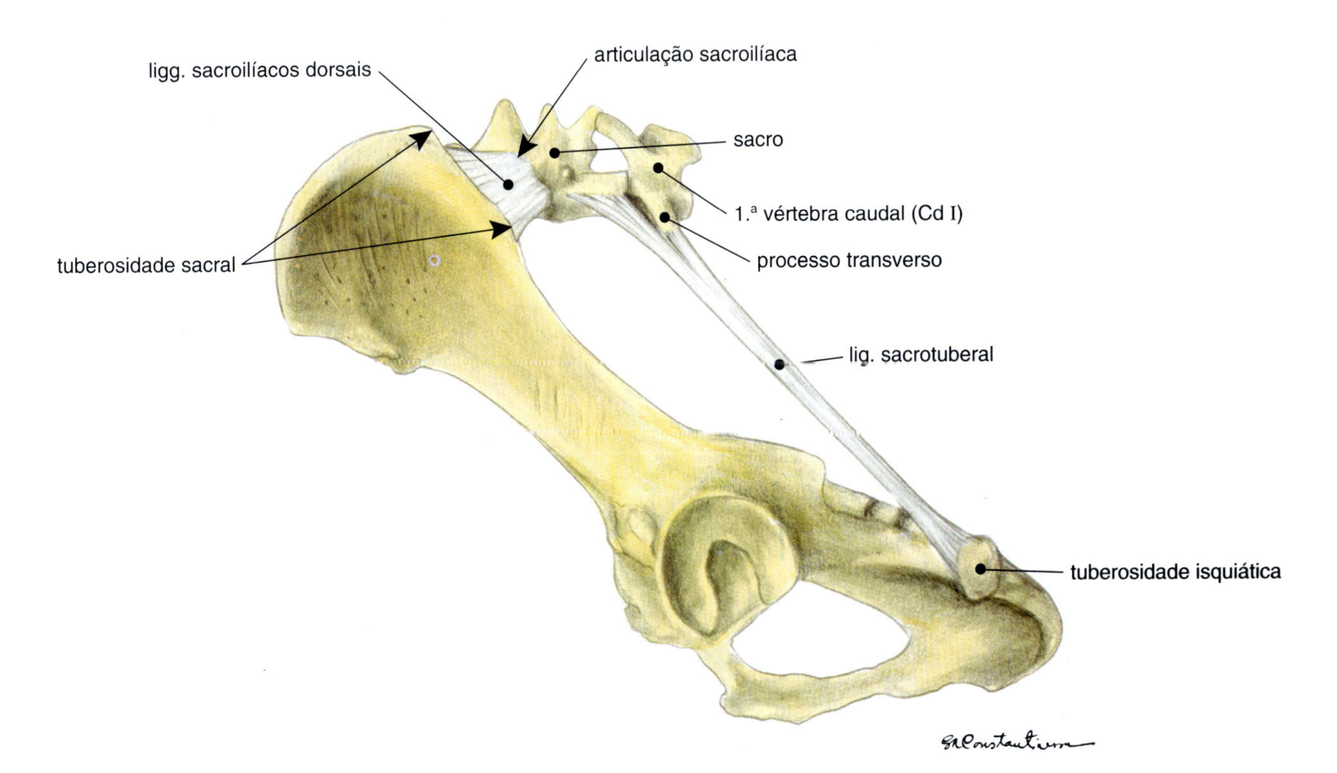

Fig. 7.26 Articulações da pelve, face lateral — cão.

O lig. sacrotuberal serve de inserção para músculos (os Mm. bíceps femoral, glúteo superficial, piriforme e abdutor crural caudal) e é um importante marco cirúrgico, usado como ponto de ancoragem de suturas no reparo de hérnia perineal (herniorrafia perineal canina).

Cuidado com a localização do N. isquiático (ciático)! (Figs. 7.27–7.29). Lateralmente e muito próximo do lig. sacrotuberal, o N. isquiático, acompanhado pela A. e pela V. glúteas caudais (Figs. 7.30–7.32), segue junto com elas em direção caudoventral, coberto pelos Mm. piriforme, glúteo médio e glúteo superficial.

O gato não possui o lig. sacrotuberal!

Na linha média do arco isquiático, identifica-se a extensão caudal da ***sínfise pélvica***, que se une aos ossos púbicos e ísquios simétricos.

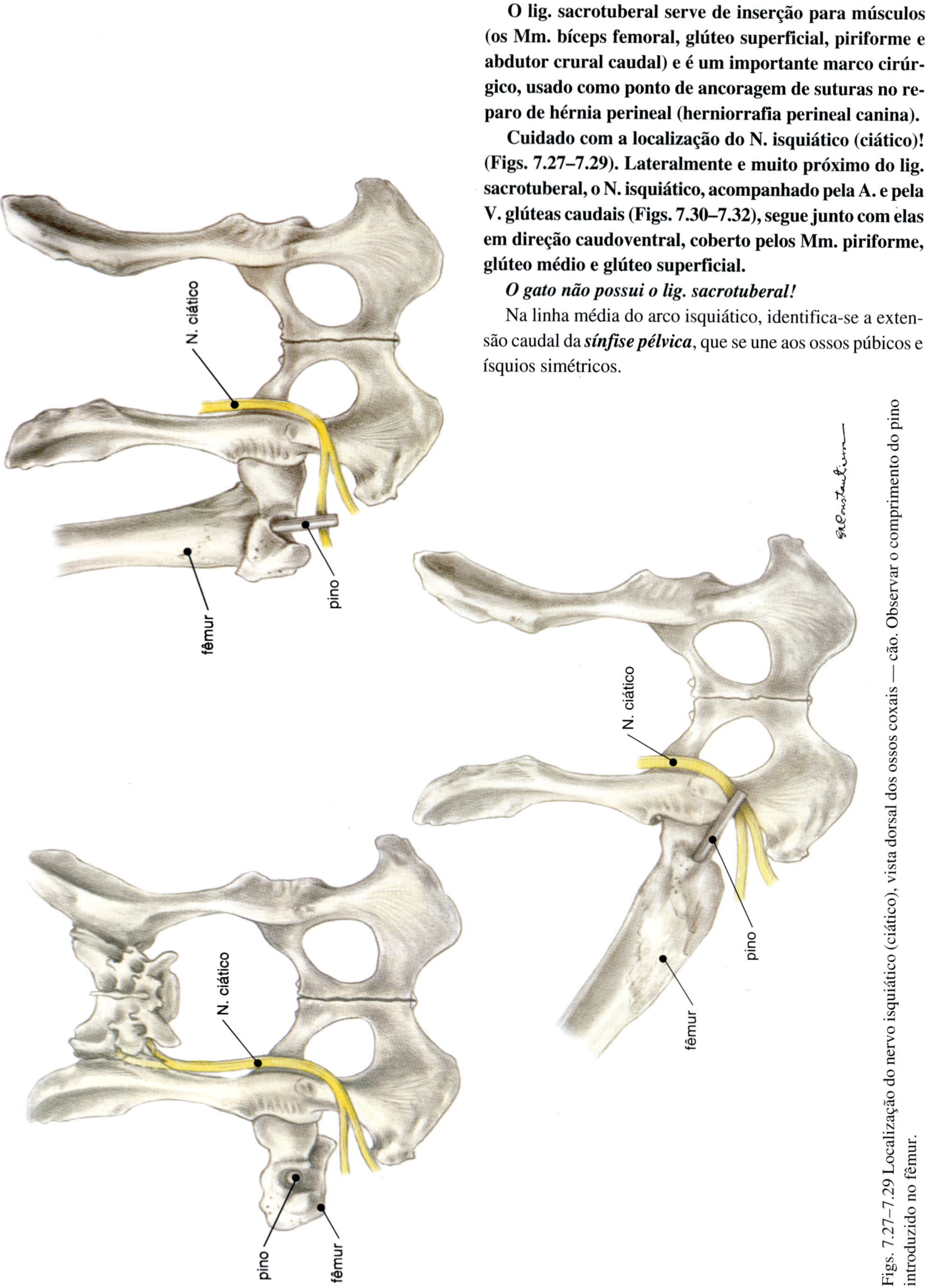

Figs. 7.27–7.29 Localização do nervo isquiático (ciático), vista dorsal dos ossos coxais — cão. Observar o comprimento do pino introduzido no fêmur.

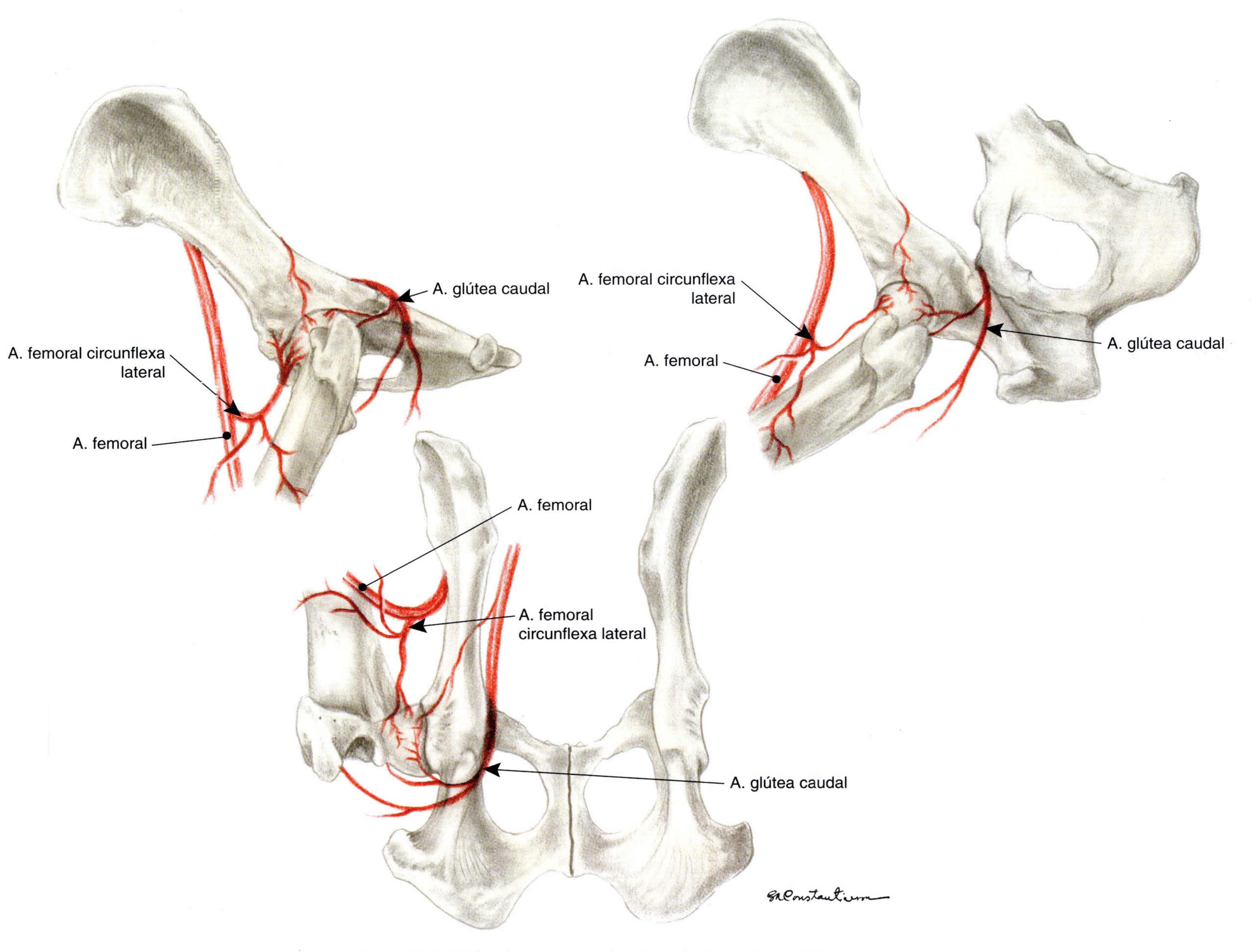

Figs. 7.30–7.32 Suprimento sanguíneo da articulação do quadril — cão.

MÚSCULOS

Os músculos da pelve são mostrados nas Figs. 7.33–7.39, mas ver também Fig. 3.23.

Da perspectiva lateral, o delineamento dos músculos da pelve, incluindo os da cauda, é mostrado na Fig. 7.33 (e ver Fig. 3.23).

O diafragma da pelve é composto pelos Mm. coccígeo e levantador do ânus, bem como pelas fáscias interna e externa.

Os Mm. coccígeo e levantador do ânus são duas estruturas muito importantes para procedimentos cirúrgicos (**no caso de hérnia perineal e herniorrafia perineal**).

O M. coccígeo origina-se na espinha isquiática do osso coxal e se insere no segmento da segunda à quarta vértebra caudal.

O M. levantador do ânus está localizado lateral ao reto e ao trato urogenital e medial ao M. coccígeo. Ele se origina do corpo do ílio e da superfície dorsal da sínfise pélvica, inserindo-se na extensão da terceira à sétima vértebra caudal. Está dividido nos Mm. iliocaudal e pubocaudal.

O músculo levantador do ânus é o mais comumente acometido nos casos de hérnia perineal.

Devido à implicação em várias condições, como prolapso anal e/ou retal, reparo de hérnia perineal, uretrostomia perineal, cálculos uretrais, lacerações e rupturas vaginais e labiais, e especialmente em razão da ausência do lig. sacrotuberal no gato, as estruturas superficiais e profundas do períneo a partir da perspectiva lateral são mostradas no gato (ver Figs. 7.34 e 7.35) e na gata (ver Figs. 7.36 e 7.37, respectivamente).

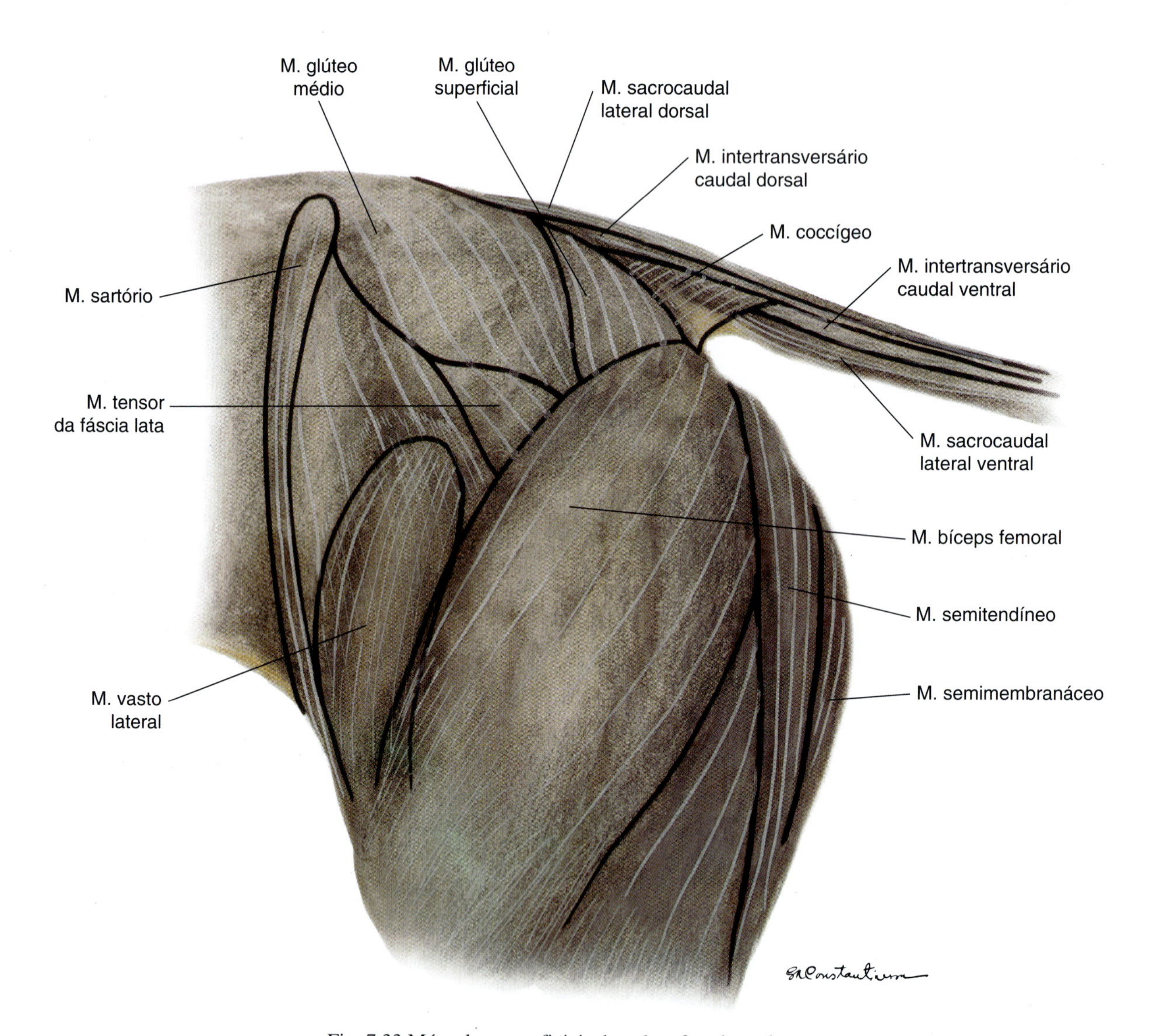

Fig. 7.33 Músculos superficiais da pelve, face lateral — cão.

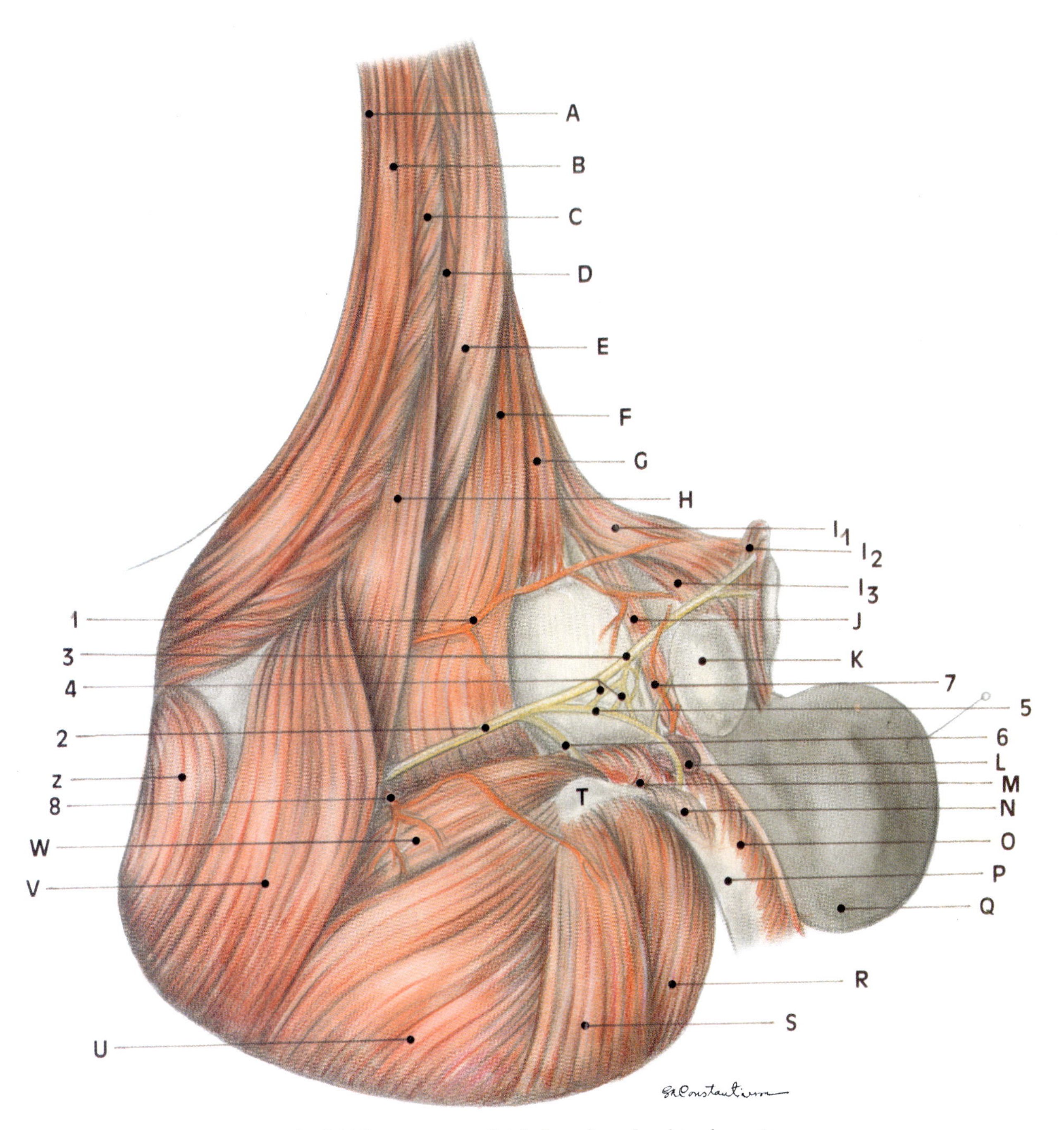

Fig. 7.34 Estruturas superficiais do períneo, face lateral — gato.

A, M. sacrocaudal dorsal medial; B, M. sacrocaudal dorsal lateral; C, Mm. intertransversários dorsais caudais; D, Mm. intertransversários ventrais caudais; E, M. sacrocaudal ventral lateral; F, M. levantador do ânus; G, M. retococcígeo; H, M. coccígeo; I_1, parte superficial do esfíncter externo do ânus; I_2, parte cutânea do esfíncter externo do ânus; I_3, parte profunda do esfíncter externo do ânus; J, M. retrator do pênis; K, seio paranal; L, ln. isquiático; M, M. isquiouretral; N, M. isquiocavernoso; O, M. bulboesponjoso; P, pênis; Q, escroto; R, M. semimembranáceo; S, M. semitendíneo; T, tuberosidade isquiática; U, M. bíceps femoral; V, M. gluteofemoral; W, M. obturador interno; Z, M. glúteo superficial.

1, A. perineal dorsal (proveniente da A. glútea caudal); 2, N. pudendo; 3, N. retal caudal; 4, plexo retal caudal; 5, N. perineal profundo; 6, N. perineal superficial; 7, A. retal caudal; 8, A. glútea caudal.

(De Constantinescu G.M., J.F. Amann, M.A. Anderson, E.R. Pope, B.L. Frappier, R.C. McClure. Zur Topographie und Chirurgie der Regio perinealis bei der Katze. Wien. Tieraerztl. Mschr. 80: 208–211, 1993.)

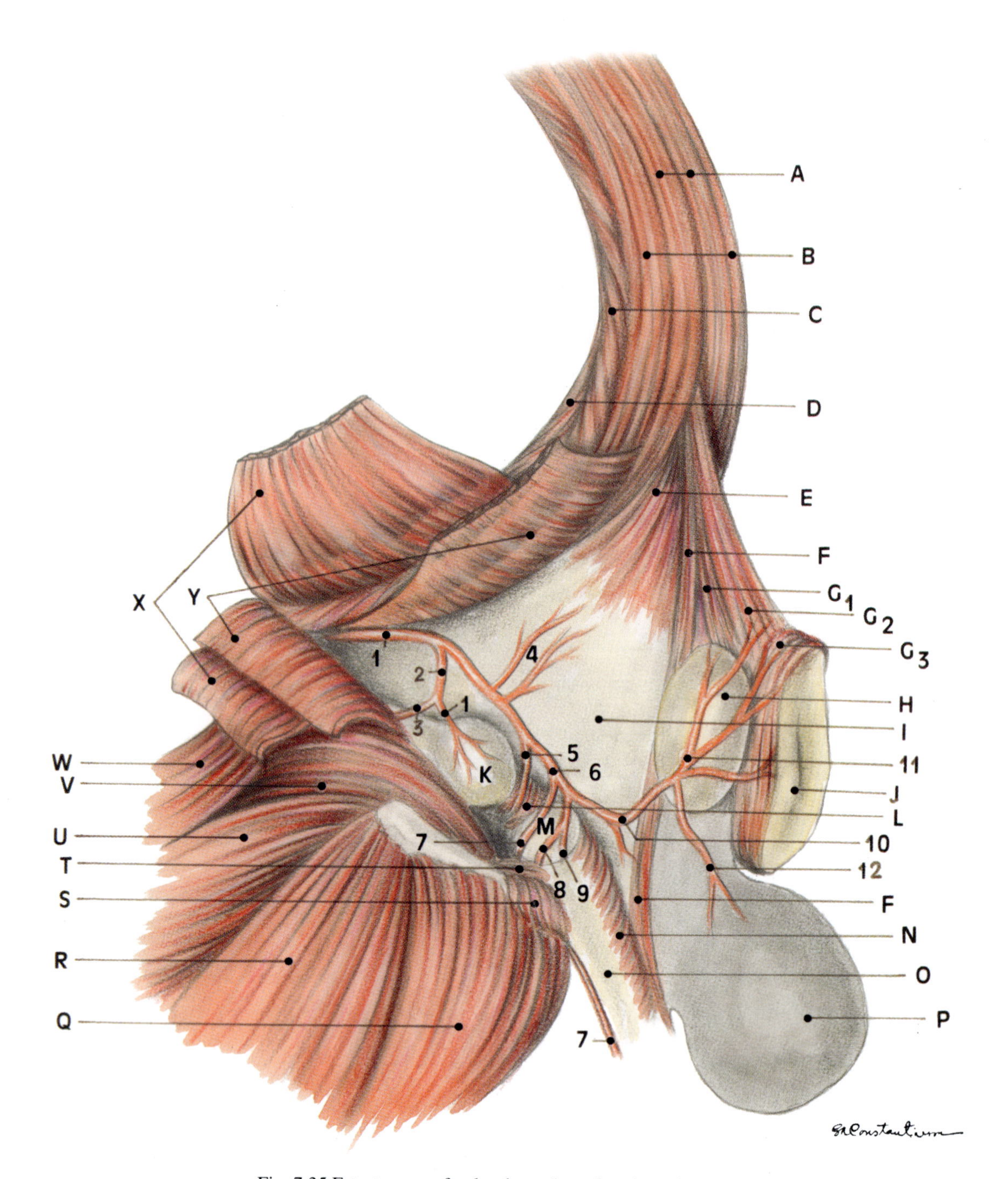

Fig. 7.35 Estruturas profundas do períneo, face lateral — gato.

A, M. sacrocaudal dorsal medial; B, M. sacrocaudal dorsal lateral; C, Mm. intertransversários ventrais caudais; D, Mm. intertransversários dorsais caudais; E, M. retococcígeo; F, M. retrator do pênis; G_1, parte profunda do esfíncter externo do ânus; G_2, parte superficial do esfíncter externo do ânus; G_3, parte cutânea do esfíncter externo do ânus; H, seio paranal; I, reto; J, ânus; K, glândula próstata; L, M. uretral; M, M. bulbouretral; N, M. bulboesponjoso; O, pênis; P, escroto; Q, M. semimembranáceo; R, M. semitendíneo; S, M. isquiocavernoso; T, M. isquiouretral; U, M. bíceps femoral; V, M. obturador interno; W, M. gluteofemoral; X, M. coccígeo; Y, M. levantador do ânus.

1, A. pudenda interna; 2, A. prostática; 3, A. vesical caudal; 4, Aa. retais médias; 5, A. uretral; 6, A. do pênis; 7, A. dorsal do pênis; 8, A. profunda do pênis; 9, A. do bulbo do pênis; 10, A. perineal ventral; 11, A. retal caudal; 12, ramo dorsal da A. escrotal.

(De Constantinescu G.M., J.F. Amann, M.A. Anderson, E.R. Pope, B.L. Frappier, R.C. McClure. Zur Topographie und Chirurgie der Regio perinealis bei der Katze. Wien. Tieraerztl. Mschr. 80: 208–211, 1993.)

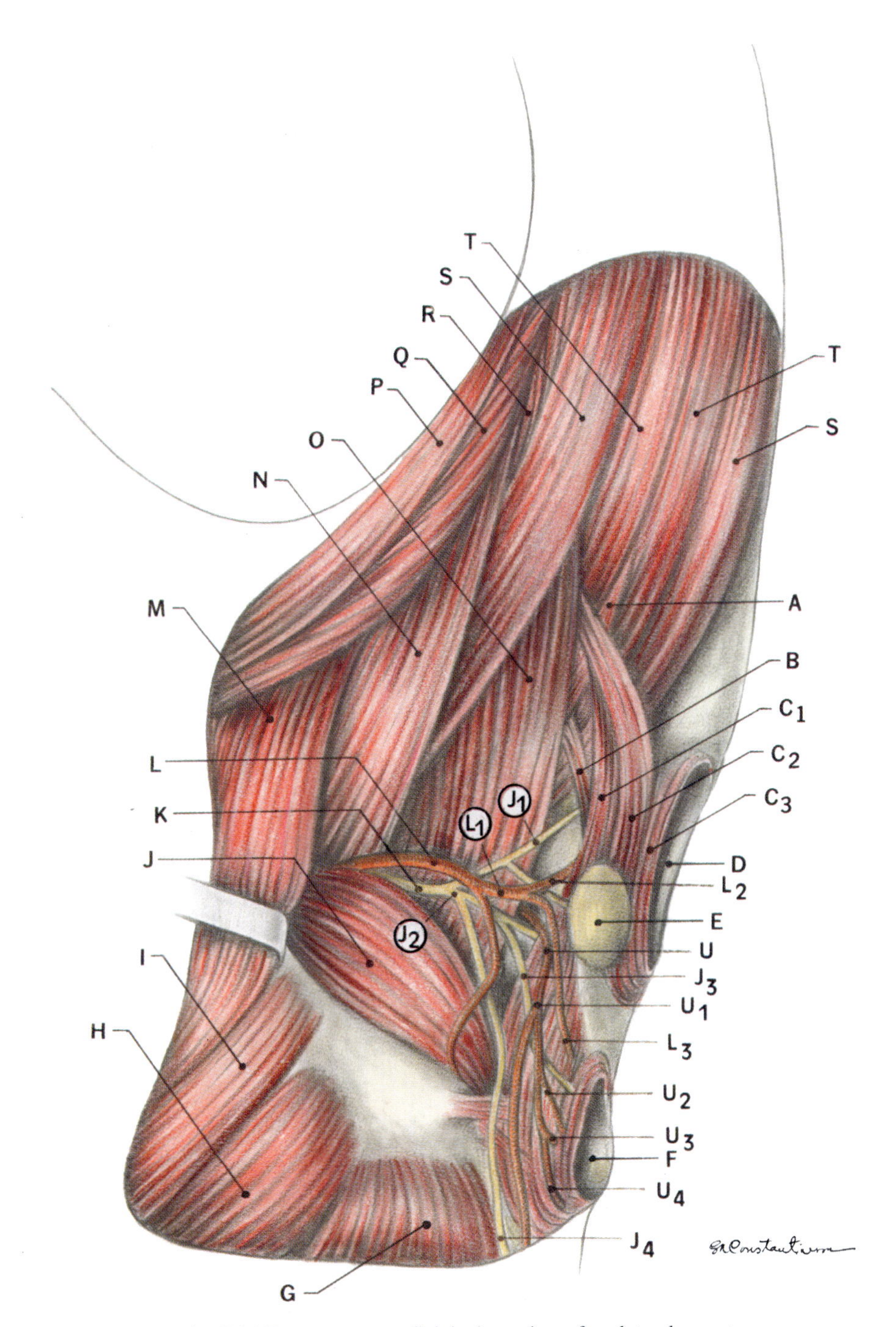

Fig. 7.36 Estruturas superficiais do períneo, face lateral — gata.

A, M. retococcígeo; B, M. retrator do clitóris, C_1, parte profunda do esfíncter externo do ânus; C_2, parte superficial do esfíncter externo do ânus; C_3, parte cutânea do esfíncter externo do ânus; D, ânus; E, seio paranal; F, vulva; G, M. semimembranáceo; H, M. semitendíneo; I, M. bíceps femoral; J, M. obturador interno; J_1, N. perineal dorsal; J_2, N. perineal ventral; J_3, N. labial; J_4, N. dorsal do clitóris; K, N. pudendo; L, A. glútea caudal; L_1, A. perineal ventral; L_2, A. retal caudal; L_3, ramo dorsal da A. labial; M, M. gluteofemoral; N, M. coccígeo; O, M. levantador do ânus; P, M. sacrocaudal dorsal lateral; Q, Mm. intertransversários dorsais caudais; R, Mm. intertransversários ventrais caudais; S, M. sacrocaudal ventral lateral; T, M. sacrocaudal ventral medial; U, A. pudenda interna; U_1, A. do clitóris; U_2, A. do bulbo do vestíbulo; U_3, A. profunda do clitóris; U_4, A. dorsal do clitóris.

(De Constantinescu G.M., J.F. Amann, M.A. Anderson, E.R. Pope, B.L. Frappier, R.C. McClure. Zur Topographie und Chirurgie der Regio perinealis bei der Katze. Wien. Tieraerztl. Mschr. 80: 208–211, 1993.)

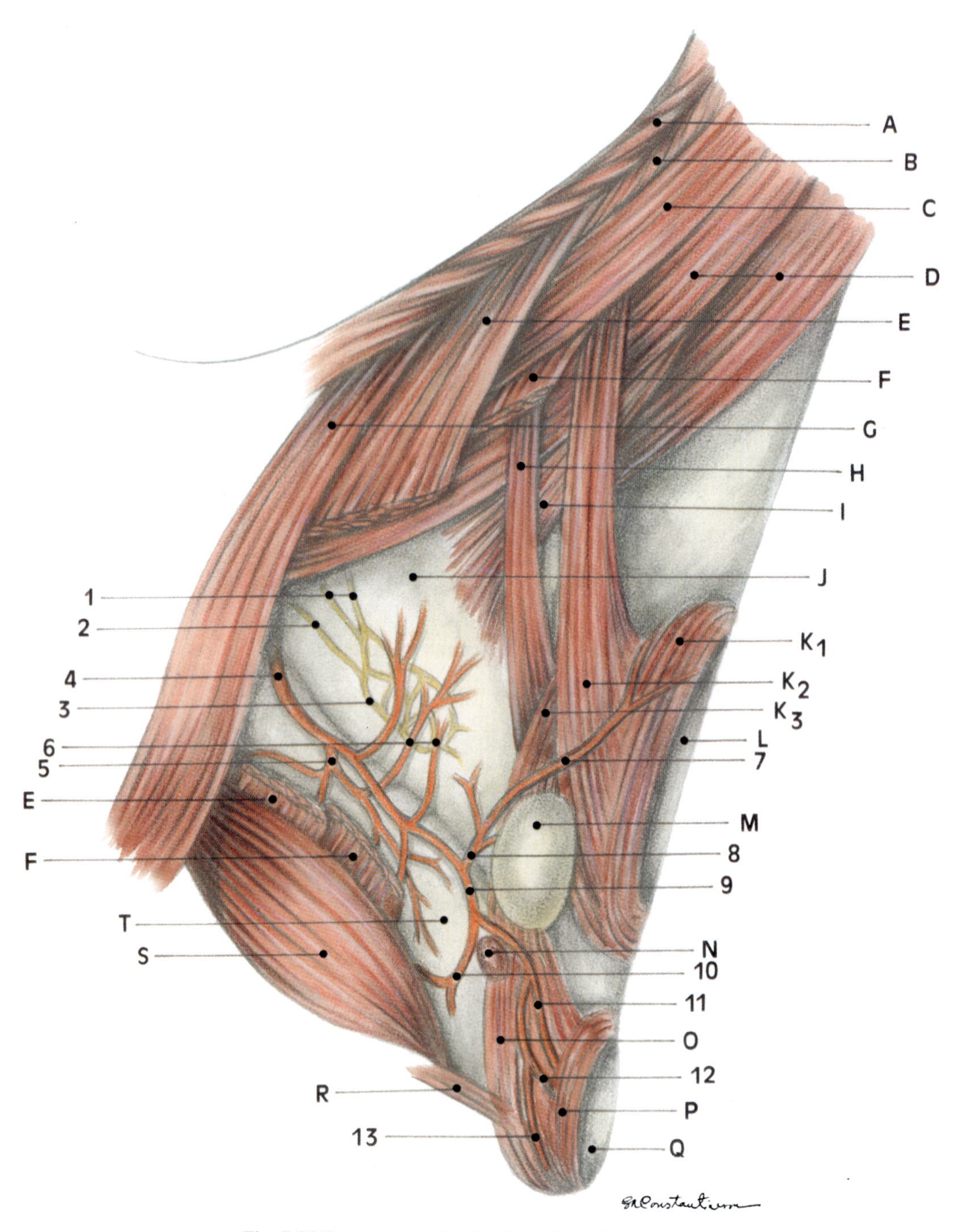

Fig. 7.37 Estruturas profundas do períneo, face lateral — gata.

A, Mm. intertransversários dorsais caudais; B, Mm. intertransversários ventrais caudais; C, M. sacrocaudal ventral lateral; D, M. sacrocaudal ventral medial; E, M. coccígeo; F, M. levantador do ânus; G, M. gluteofemoral; H, M. retrator do clitóris; I, M. retococcígeo; J, reto; K_1, parte cutânea do esfíncter externo do ânus; K_2, parte superficial do esfíncter externo do ânus; K_3, parte profunda do esfíncter externo do ânus; L, ânus; M, seio paranal; N, ln. isquiático; O, M. constritor do vestíbulo; P, M. constritor da vulva; Q, vulva; R, M. isquiouretral; S, M. obturador interno; T, vagina.

1, Nn. pélvicos; 2, N. hipogástrico; 3, plexo pélvico; 4, A. pudenda interna; 5, A. vaginal; 6, Aa. retais médias; 7, A. retal caudal; 8, A. perineal ventral; 9, A. do clitóris; 10, A. uretral; 11, A. do bulbo do vestíbulo; 12, A. profunda do clitóris; 13, A. dorsal do clitóris.

(De Constantinescu G.M., J.F. Amann, M.A. Anderson, E.R. Pope, B.L. Frappier, R.C. McClure. Zur Topographie und Chirurgie der Regio perinealis bei der Katze. Wien. Tieraerztl. Mschr. 80: 208–211, 1993.)

Caudalmente, o M. levantador do ânus está em contato, ou é contínuo, com a parte profunda do músculo esfíncter externo do ânus, que tem três partes: cutânea, superficial e profunda.

Os músculos superficiais da *face dorsal* da pelve (ver Figs. 3.12 e 3.13) são o glúteo médio, o glúteo superficial, o gluteofemoral (apenas no gato), o bíceps femoral, o semitendíneo, o semimembranáceo, o obturador interno, o sacrocaudal dorsal medial, o sacrocaudal dorsal lateral, o intertransversário caudal dorsal e o coccígeo.

Os Mm. glúteos superficial e médio são elevados durante acesso cirúrgico ao ílio. O M. glúteo profundo é elevado no acesso craniolateral à articulação do quadril.

Os seguintes músculos podem ser delineados ***na face caudal*** (com a cauda abaixada): glúteo médio, glúteo superficial, gluteofemoral (apenas no gato), bíceps femoral, semitendíneo, semimembranáceo, grácil e obturador interno.

Os músculos delineados com a cauda erguida são mostrados nas Figs. 7.38 e 7.39.

A transposição do obturador interno é usada mais comumente para reparo de hérnia perineal.

O M. semitendíneo é uma estrutura alternativa para reconstrução de falhas em herniorrafia perineal.

O M. obturador interno é elevado para uso no reparo de hérnia perineal. O N. pudendo segue sobre o M. obturador.

Com a cauda erguida, ***sobre a face ventral da cauda***, os Mm. retococcígeo e sacrocaudais ventrais lateral e medial também podem ser expostos. Os Mm. coccígeo e levantador do ânus são tensionados e também podem ser expostos.

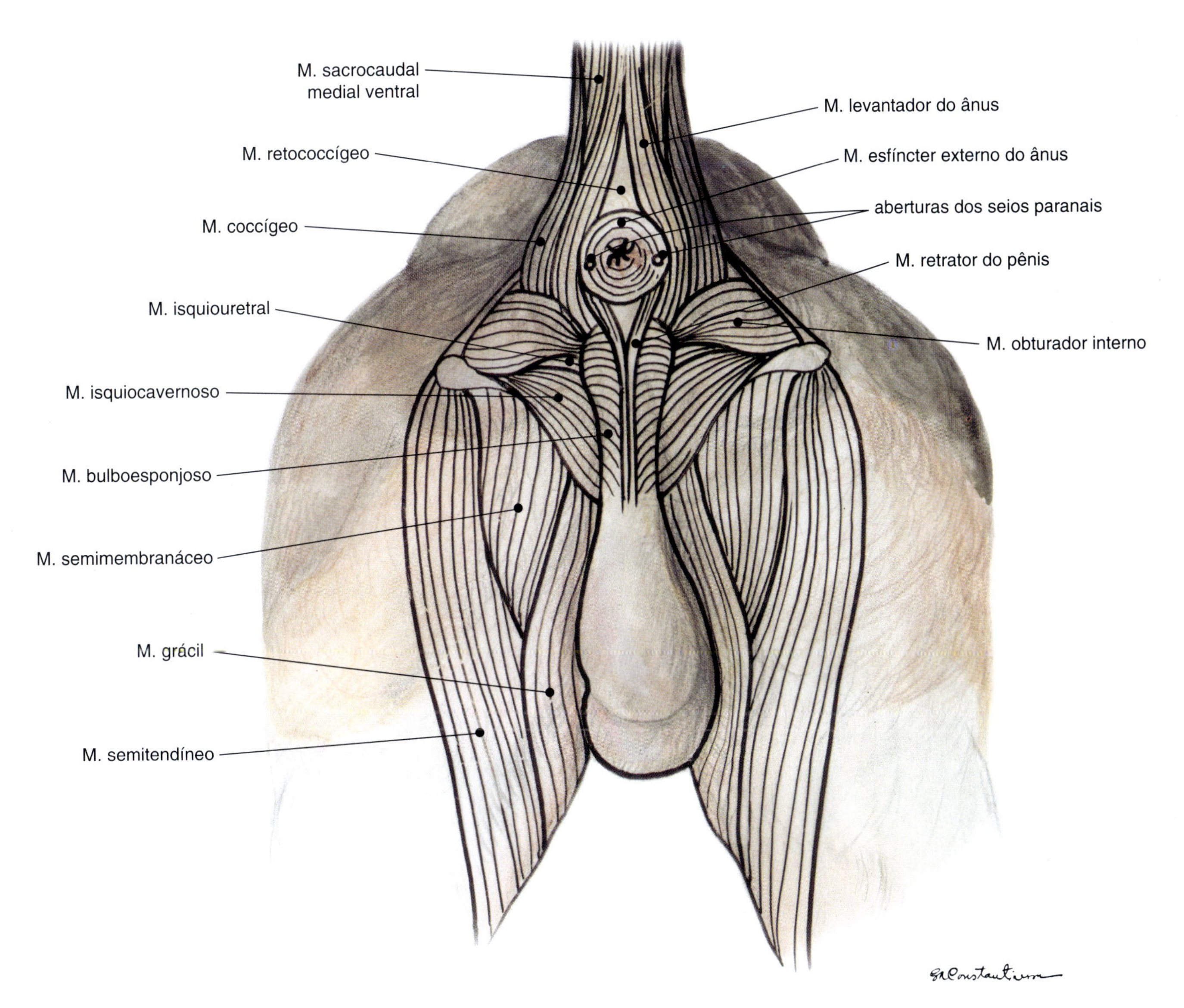

Fig. 7.38 Músculos superficiais da pelve, face caudal — cão.

Além disso, o esfíncter externo do ânus, o isquiocavernoso, o isquiouretral (no macho e na fêmea), o bulboesponjoso e o retrator do pênis (no macho) e o retrator do clitóris, o constritor do vestíbulo e o constritor da vulva (na fêmea) estão ilustrados nas Figs. 7.38 e 7.39, respectivamente.

O M. isquiocavernoso é transeccionado para uretrostomia perineal em gatos.

Com o membro pélvico em abdução, os seguintes músculos podem ser delineados (ver Fig. 3.24): sartório (com as partes cranial e caudal apenas no cão), iliopsoas, pectíneo (e adutor longo associado a ele — apenas no cão; como um músculo separado no gato), adutor curto, adutor magno e grácil. O adutor magno e o curto são músculos distintos no gato, e freqüentemente no cão.

Vísceras Pélvicas

A parte cranial das vísceras pélvicas está protegida pelo peritônio, enquanto a parte caudal é circundada por tecido conjuntivo, músculos e fáscias sob a denominação geral de diafragma da pelve. O diafragma da pelve está localizado no espaço retroperitoneal, entre o peritônio e a parede do corpo.

Dentro da cavidade pélvica, o peritônio termina e se reflete sobre si mesmo a partir do teto da cavidade pélvica até o reto, do reto para os órgãos genitais, dos órgãos genitais para a bexiga e da bexiga para o assoalho da cavidade pélvica, constituindo as chamadas reflexões peritoneais. Laterais ao reto e ao mesorreto (a prega peritoneal que mantém o reto suspenso), há duas fossas pararretais. Entre o reto e os ór-

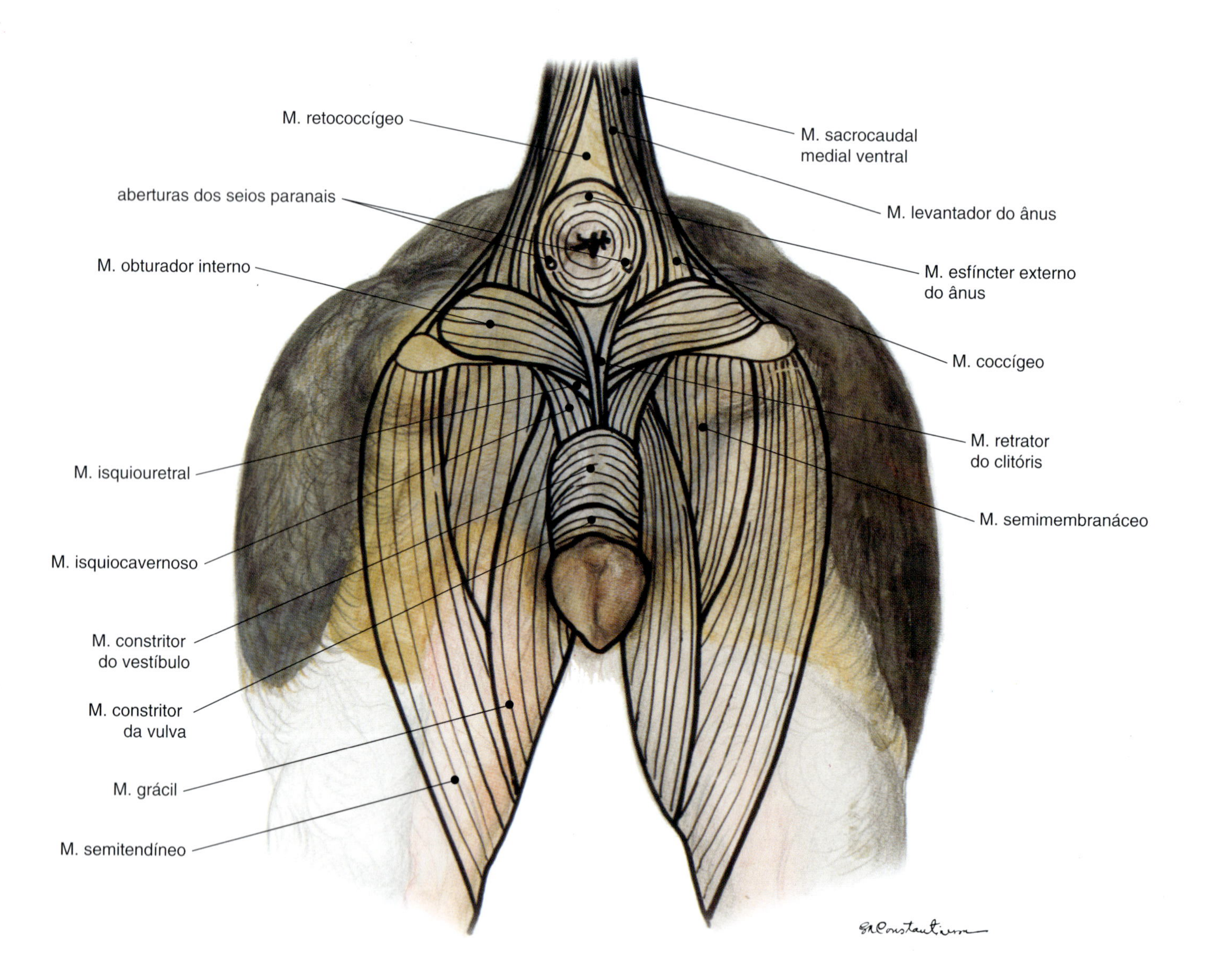

Fig. 7.39 Músculos superficiais da pelve, face caudal — cadela.

gãos genitais, forma-se a bolsa ou escavação retogenital. Semelhante a tal bolsa, a escavação vesicogenital separa os órgãos genitais da bexiga; por fim, entre a última e os ossos púbicos, delineia-se a escavação pubovesical.

O reto é a continuação direta do cólon descendente na entrada pélvica e se continua caudalmente com o canal anal, que corresponde ao segmento terminal do sistema digestório. O limite entre o reto e o canal anal é denominado linha anorretal. O epitélio que reveste o canal anal tem três zonas diferentes (em direção caudocranial): cutânea, intermediária e colunar. A zona colunar só existe no cão. Os seios paranais (bolsas anais), um de cada lado, abrem-se na zona cutânea (Figs. 7.40 e 7.41). Apenas no cão, são encontradas glândulas circum-anais, derivadas de glândulas sebáceas porém não contendo ductos.

A zona cutânea sem pêlos é um local freqüente de fístulas perianais (especialmente em cães Pastores Alemães) e adenomas perianais (tumores hepatóides) em caninos machos, principalmente se inteiros (não-castrados).

Dois esfíncteres estão associados ao canal anal: um esfíncter interno do ânus e um esfíncter externo do ânus. O músculo do esfíncter interno do ânus é a extensão caudal da camada circular mais interna da túnica muscular do reto (músculo liso). O músculo (estriado) do esfíncter externo do ânus circunda o músculo do esfíncter interno do ânus. Os seios paranais estão situados entre os dois músculos esfincterianos.

O esfíncter externo do ânus é um marco importante para reparo de hérnia perineal e saculotomia anal. Os seios paranais são marcos importantes para reparo de hérnia perineal — sua penetração com suturas pode acarretar infecção pós-operatória.

A camada longitudinal externa da túnica muscular do reto aglomera suas fibras em direção à face dorsal do reto e está inserida como uma estrutura não-simétrica (o M. retococcígeo) às primeiras vértebras caudais.

Localizada principalmente na cavidade pélvica, a bexiga é um reservatório ímpar temporário, em forma de pêra, de urina antes de sua eliminação pela uretra. Três partes podem ser distinguidas na bexiga: um corpo, um ápice (orientado cranialmente) e um colo (orientado caudalmente), culminando na uretra. Os ureteres alcançam a bexiga na face dorsal do colo, passam através de sua parede em um ângulo agudo entre a camada muscular e a mucosa e se abrem muito perto um do outro pelos óstios ureterais. Essas aberturas estão localizadas na extremidade caudal de duas proeminências (elevações) da mucosa que assinalam o trajeto dos ureteres dentro da parede da bexiga. As duas proeminências chamadas

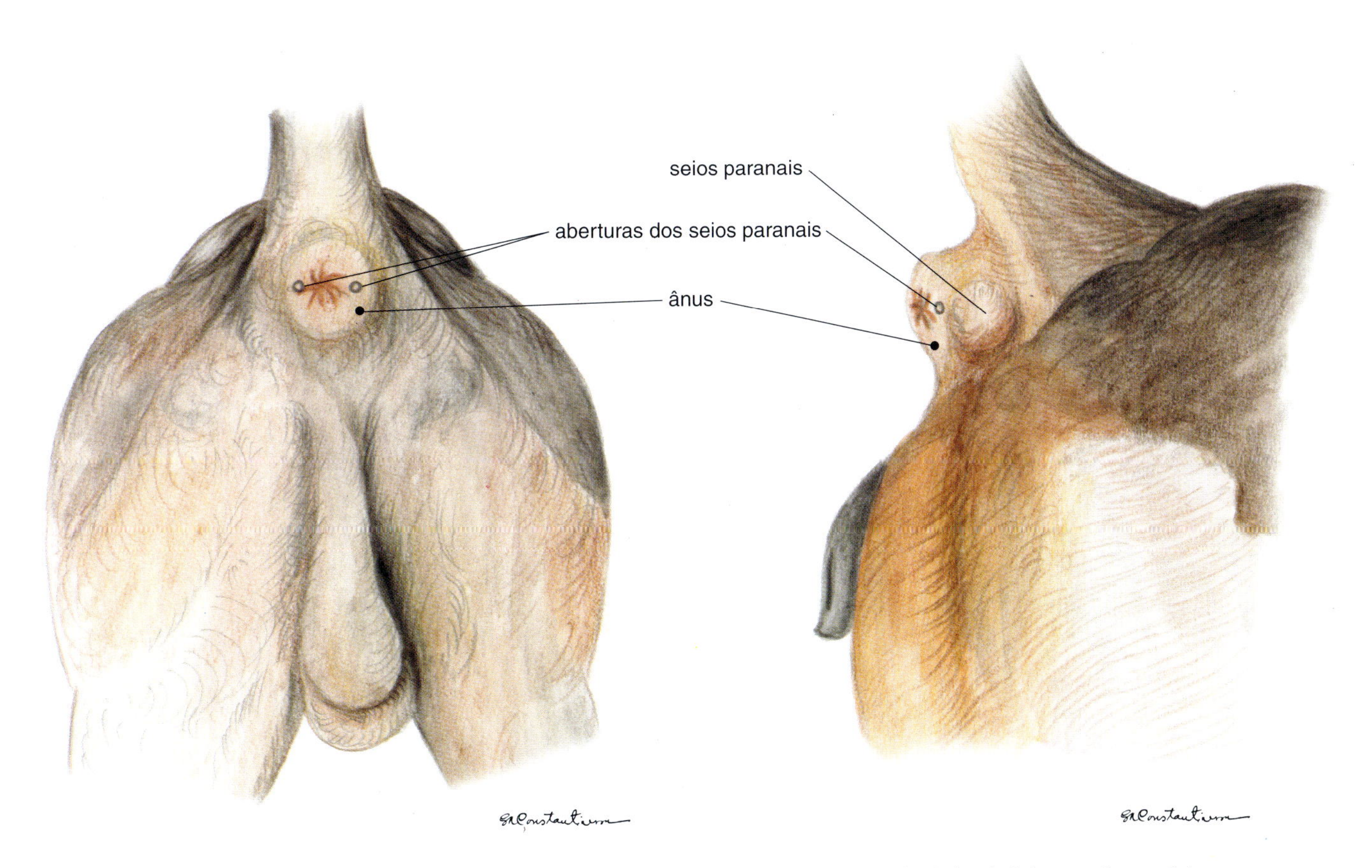

Fig. 7.40 Bolsas (seios) paranais — cão.

Fig. 7.41 Bolsa (seio) paranal — cadela.

colunas ureterais continuam como pregas ureterais dentro da uretra, onde se encontram na crista uretral.

A localização do óstio ureteral é um marco importante para cirurgia de ureter ectópico. Contudo, o óstio nem sempre está em sua localização normal em tais casos e, conseqüentemente, é um marco difícil de encontrar.

A área triangular dentro da bexiga na parede dorsal entre os dois óstios ureterais e o óstio interno da uretra é o trígono da bexiga.

Uma vista cistoscópica da uretra em um cão é mostrada na Fig. 7.42.

A Fig. 7.43 mostra uma vista cistoscópica do óstio ureteral em um cão. Durante o exame cistoscópico, é possível ver gotas de urina que saem do ureter para a bexiga.

A Fig. 7.44 mostra uma vista de perto do óstio ureteral em um cão.

A bexiga é mantida em sua posição por três pregas de peritônio: dois ligamentos laterais e um mediano. Os ligg. laterais contêm os ligg. redondos da bexiga, correspondentes a vestígios das Aa. umbilicais. O lig. mediano contém, no feto, o úraco em sua margem livre (o úraco é o ducto fetal que vai da bexiga até o cordão umbilical para a cavidade alantóide).

O ligamento mediano da bexiga pode ser excisado durante celiotomia para se melhorar a exposição.

Na fêmea, a uretra é curta, começando no colo da bexiga com o óstio interno da uretra e terminando no óstio externo da uretra no assoalho da vagina em sua junção com o vestíbulo.

No macho, a uretra pertence tanto ao trato urinário quanto ao genital. A uretra urinária começa no óstio interno da uretra e continua até o colículo seminal, pequena estrutura em forma de papila através da qual o esperma é eliminado pelo ducto deferente para a uretra. A partir do colículo seminal, a uretra passa a pertencer tanto ao aparelho urinário como ao genital. Em termos topográficos, a uretra tem uma

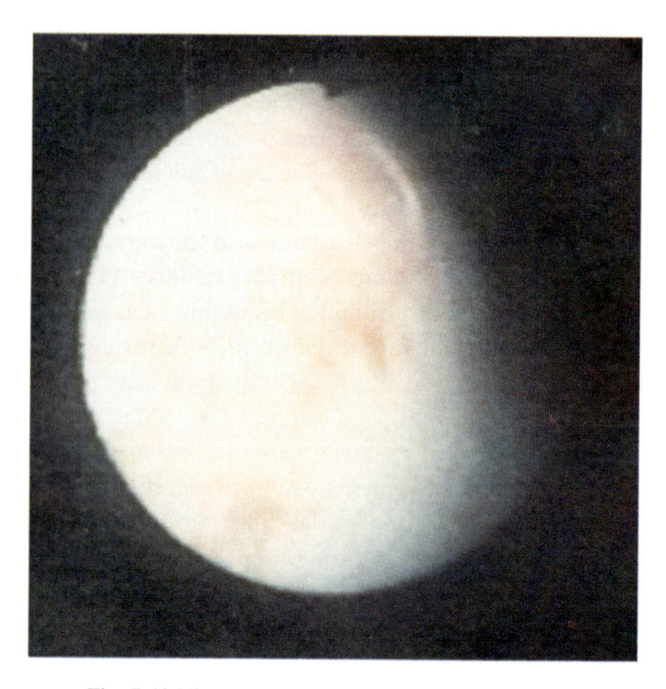

Fig. 7.43 Vista cistoscópica do óstio ureteral — cão.

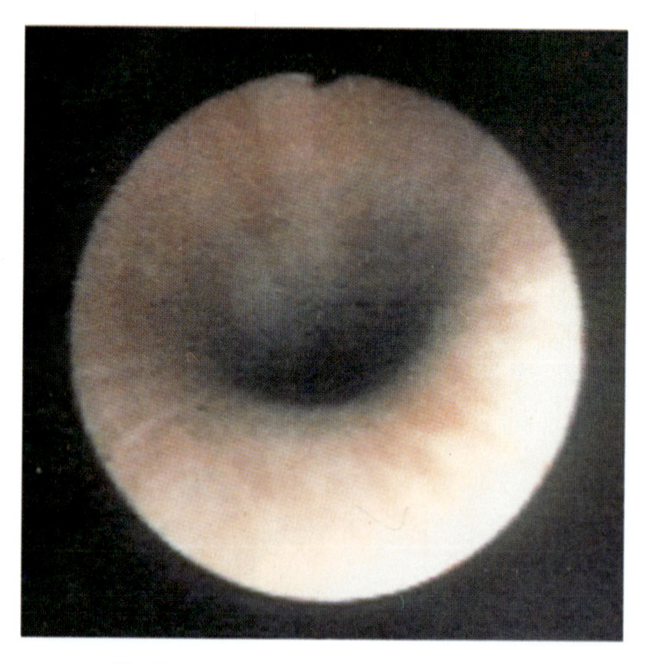

Fig. 7.42 Vista cistoscópica da uretra — cão.

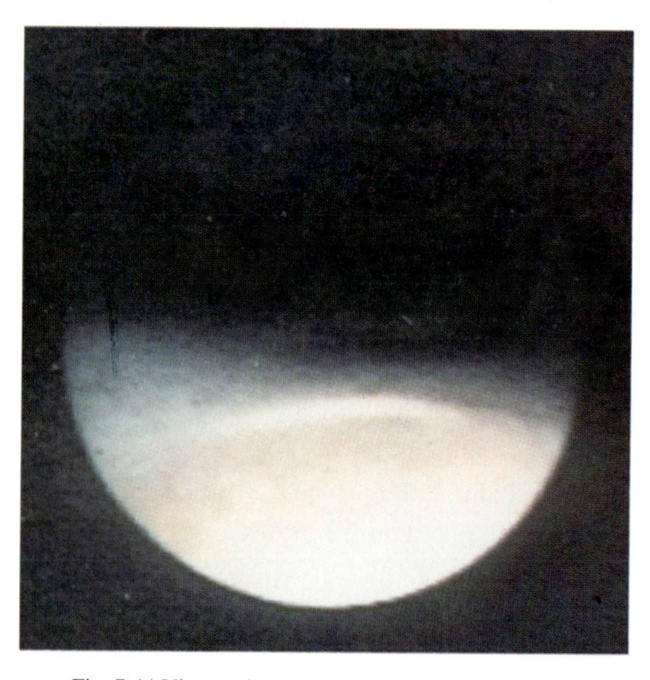

Fig. 7.44 Vista mais próxima do óstio ureteral — cão.

parte pélvica e uma peniana. A parte pélvica é dividida entre o segmento urinário e o genital pela presença do colículo seminal. A transição entre as partes pélvica e peniana, chamada istmo uretral, está no nível do arco isquiático. O M. isquiouretral ancora a uretra ao arco isquiático. A parte pélvica da uretra é circundada pelo M. uretral (originário, na fêmea, dos lados da vagina e formando uma fenda ventral à uretra). A parte pélvica da uretra é primeiro circundada por uma camada esponjosa, um tecido cavernoso e em seguida pelo M. uretral. As glândulas bulbouretrais (presentes apenas no gato) estão inseridas na face dorsal da parte caudal da uretra pélvica. O segmento do M. uretral que circunda as glândulas bulbouretrais denomina-se M. bulboglandular.

O músculo isquiouretral e as glândulas bulbouretrais são marcos importantes durante uretrostomia perineal no gato. Para expor as glândulas bulbouretrais, a dissecção deve ser estendida mais cranialmente.

Prolapso uretral é mais comum em cães braquicefálicos.

A parte pélvica da uretra é dividida em segmentos pré-prostático e prostático. O gato tem o segmento pré-prostático mais longo.

A próstata possui duas partes: o corpo e a parte disseminada. O corpo exibe dois lobos divididos parcialmente por um sulco e que se esvaziam de ambos os lados do colículo seminal.

A localização da uretra dentro da próstata é importante durante cirurgia prostática.

No gato, a próstata está localizada mais caudalmente, diferença importante em procedimentos de salvamento urinário, como uretrostomia pré-púbica.

Acompanhar o ducto deferente desde a próstata é uma forma conveniente de localizar testículos criptorquídicos.

Representações semi-esquemáticas de perfil são mostradas na Fig. 7.45 (macho canino) e na Fig. 7.46 (gato).

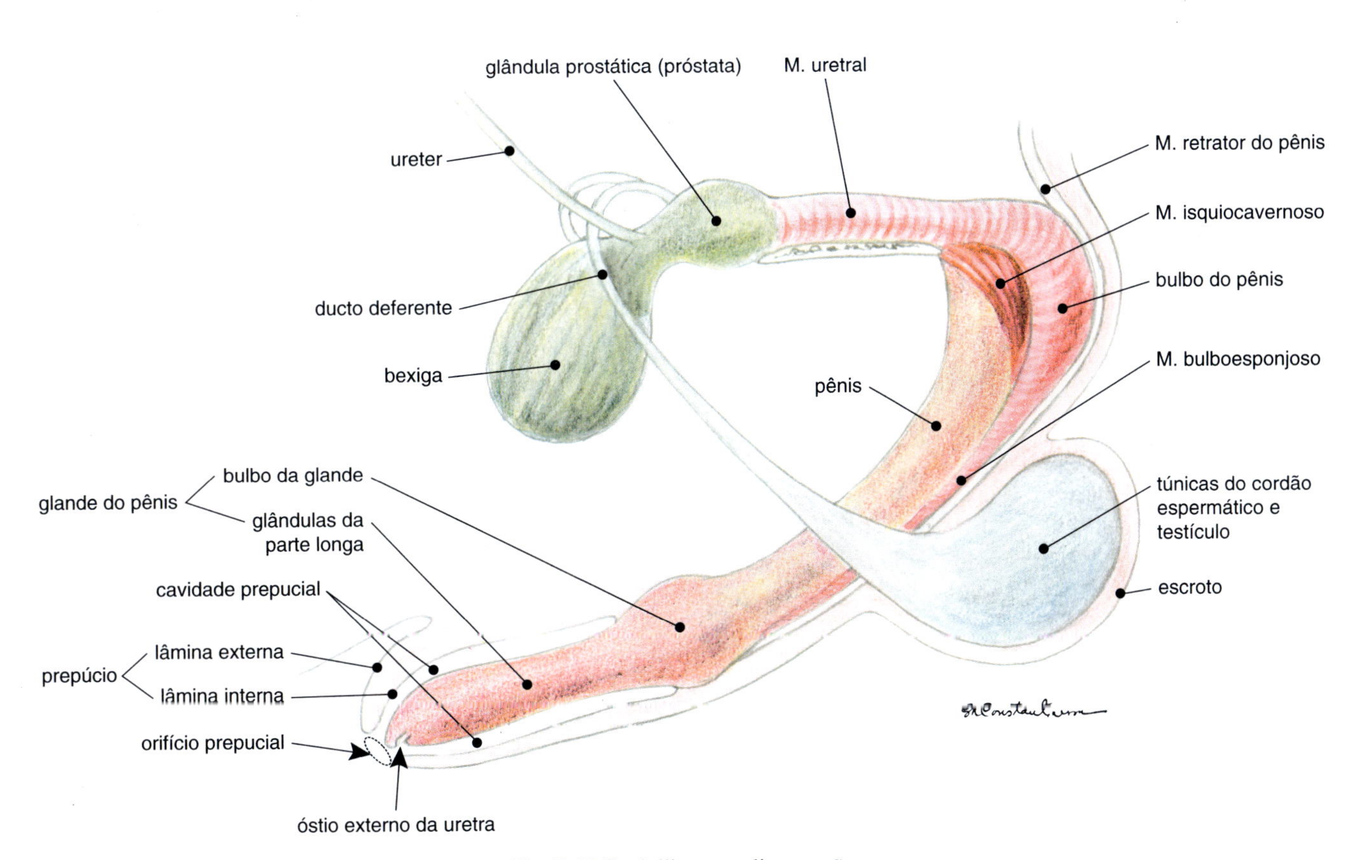

Fig. 7.45 Genitália masculina — cão.

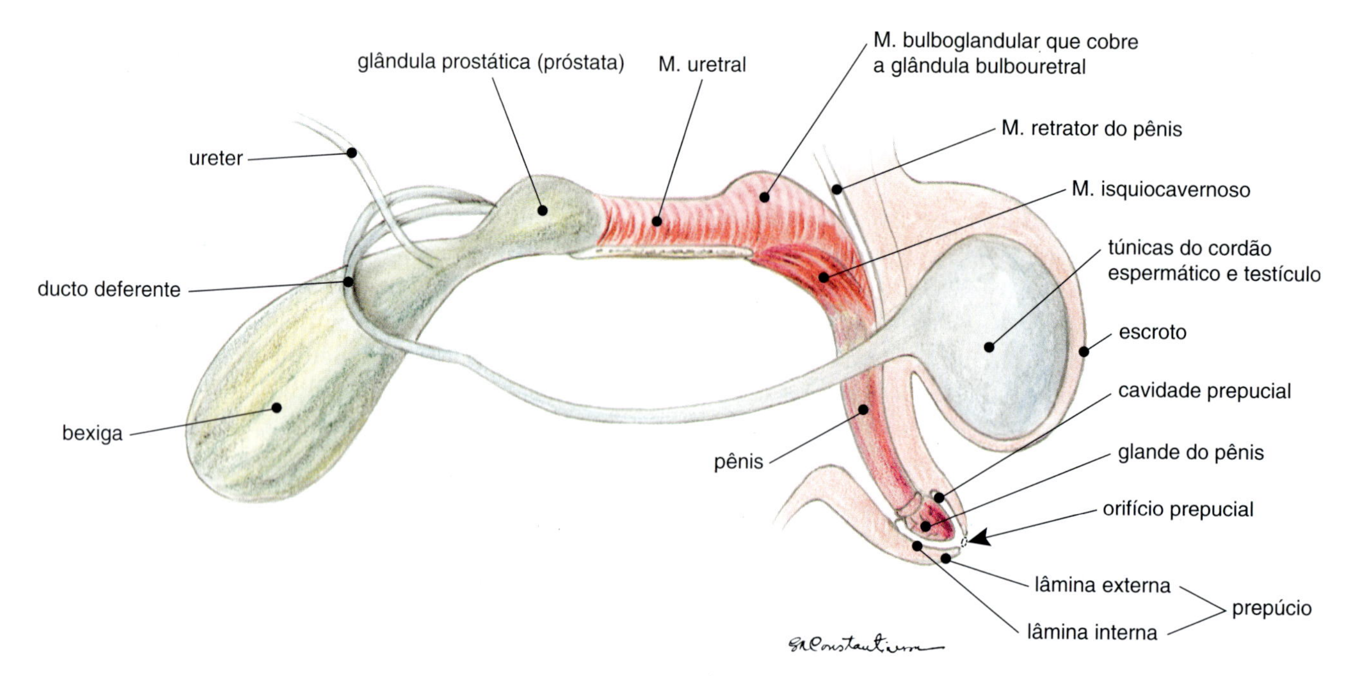

Fig. 7.46 Genitália masculina — gato.

A maioria dos órgãos genitais femininos localiza-se dentro da cavidade pélvica; apenas os ovários e as tubas uterinas estão situados dentro da cavidade abdominal, sendo descritos em conjunto.

A junção vestibulovaginal pode ser a localização de estenose congênita ou septos e faixas vaginais; ambos podem interferir na reprodução e podem causar acúmulo de urina.

O óstio externo da uretra abre-se em uma projeção, o tubérculo uretral, localizada na extremidade cranial do vestíbulo apenas na cadela.

As Figs. 7.47 e 7.48 mostram vistas cistoscópicas do tubérculo uretral na cadela.

O tubérculo uretral é um marco importante ao se excisar massas vaginais como lesões hiperplásicas.

Bulbos do vestíbulo, duas massas de tecido erétil, são encontrados nas paredes ventrolaterais do vestíbulo, sendo homólogos ao bulbo do pênis do macho. Observar que a vagina e o vestíbulo estão direcionados caudoventralmente. É importante não esquecer isto ao ajudar por ocasião do trabalho de parto.

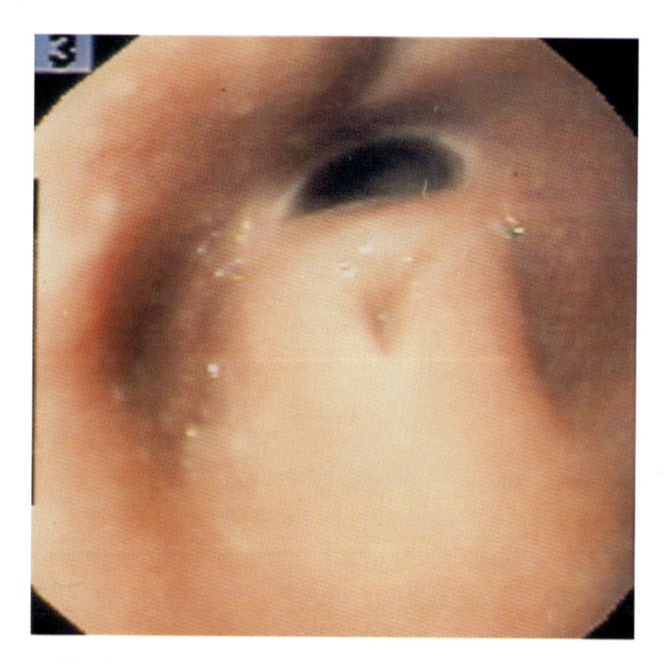

Fig. 7.47 Vista cistoscópica do tubérculo uretral — cadela.

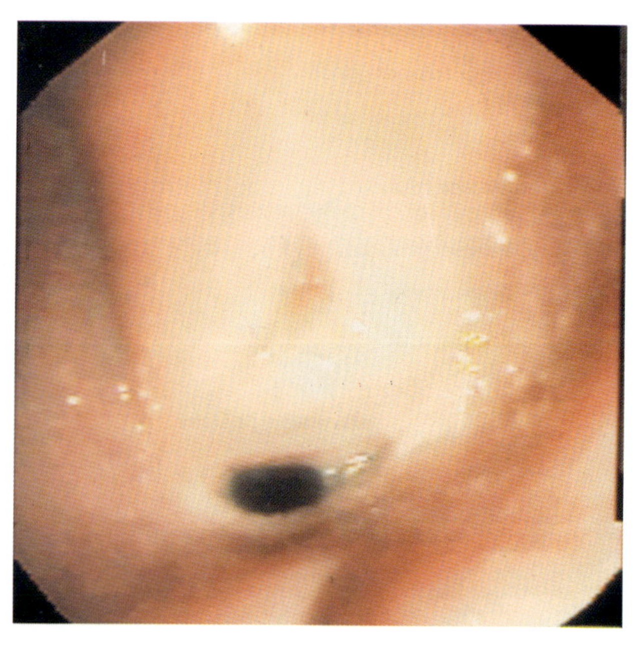

Fig. 7.48 Vista cistoscópica do tubérculo uretral — cadela.

Órgãos Genitais Masculinos

Os testículos, os epidídimos, os ductos deferentes, as túnicas testicular e do cordão espermático e o pênis com o prepúcio são descritos nesta seção.

Órgãos pares, os ***testículos*** localizam-se dentro do escroto e estão associados a várias outras estruturas. De formato ovóide, cada testículo tem uma face lateral e uma medial, uma margem livre e uma epididimária (onde está inserido o epidídimo) e dois pólos, um distal e um proximal. A cabeça do epidídimo está localizada no pólo cranial/proximal e a cauda do epidídimo situa-se no pólo caudal/distal do testículo.

A túnica albugínea, uma estrutura fibrosa inelástica, circunda e protege o tecido testicular. Dela emergem vários septos, que se encontram perto da margem do epidídimo e formam o mediastino do testículo.

O ***epidídimo*** é o órgão conectado ao testículo e que consiste em albugínea testicular e ducto epididimário, este continuando-se como ducto deferente. O epidídimo possui uma cabeça, um corpo e uma cauda.

O ***ducto deferente*** conduz o esperma para a uretra e faz parte do cordão (funículo) espermático. Ele se estende além do canal vaginal, curva-se dorsocaudalmente e entra na uretra pélvica depois de formar um alargamento chamado ampola do ducto deferente (presente apenas no cão), antes de chegar ao colículo seminal.

O ***cordão espermático*** inclui o ducto deferente, músculos lisos, vasos sanguíneos, linfáticos e nervos, todos circundados pela lâmina visceral da túnica vaginal.

O testículo, estruturas associadas e o cordão espermático estão protegidos por estruturas provenientes da cavidade abdominal e também de fora dela, todas chamadas túnicas testiculares.

As ***túnicas testiculares*** podem ser divididas em duas categorias: intra- e extra-abdominais. As primeiras são aquelas trazidas pelos testículos durante sua descida. As túnicas extra-abdominais são a pele e as estruturas subcutâneas.

As túnicas intra-abdominais são a fáscia espermática interna (a continuação da fáscia transversa da cavidade abdominal) e a túnica vaginal (a continuação do peritônio). A túnica vaginal possui duas lâminas, uma parietal (a continuação do peritônio parietal) e uma visceral (a continuação do peritônio visceral), separadas por um espaço virtual, o canal e a cavidade vaginais.

As camadas extra-abdominais são o escroto, a dartos e a fáscia espermática externa. O escroto, situado na região inguinal no cão (Fig. 7.49) e no períneo no gato (Figs. 7.50–7.53), é a continuação da pele da área testicular, intimamente associada a uma camada de músculo liso denominada (túnica) dartos. A fáscia espermática externa é uma continuação da fáscia do M. oblíquo externo do abdome. Há uma partição mediana entre as metades direita e esquerda do escroto, formada pela dartos (o chamado septo interdartóico ou escrotal).

O cordão espermático e suas lâminas localizam-se dentro do canal inguinal, por sua vez limitado cranialmente pelo M. oblíquo interno do abdome e caudalmente pelo arco inguinal (uma extensão da aponeurose do M. oblíquo externo do abdome). O canal inguinal tem duas aberturas conhecidas como anéis inguinais: o anel inguinal superficial e o anel inguinal profundo. O anel inguinal superficial é uma fenda na aponeurose do M. oblíquo externo do abdome, enquanto o anel inguinal profundo é um espaço muito estreito entre o arco inguinal e a margem caudal do M. oblíquo interno do abdome.

Dentro do canal inguinal, o M. cremaster, protegido por sua fáscia, cobre a fáscia espermática interna no lado lateral. O M. cremaster origina-se do M. oblíquo interno do abdome. A reflexão do peritônio parietal dentro do anel inguinal profundo é chamada anel vaginal. Nesse nível, a cavidade peritoneal continua-se como o canal vaginal. Em torno do testículo, o canal vaginal denomina-se cavidade vaginal, um espaço virtual entre as lâminas parietal e visceral da túnica vaginal. O canal vaginal, a A. pudenda externa e o N. genitofemoral passam no macho dentro do canal inguinal.

Portanto, há um certo espaço entre os dois canais, inguinal e vaginal, para onde as vísceras da cavidade peritoneal podem herniar, ao longo da fáscia espermática interna e da túnica vaginal, condição conhecida como hérnia inguinal e classificada como *herniação direta*. Há outro tipo de hérnia, dentro da cavidade vaginal, chamada hérnia escrotal e classificada como *hérnia indireta*.

As fêmeas de carnívoros também possuem canais vaginais, porém, em vez do cordão espermático, o lig. redondo do útero é que passa através dele, circundado pela fáscia espermática interna e pela túnica vaginal. Portanto, elas também podem apresentar tanto herniações diretas (inguinais) como indiretas (vaginais).

Aqui, o termo "vaginal" refere-se ao "canal vaginal", e não à vagina.

O ducto deferente está suspenso pelo mesoduto deferente, uma prega da lâmina visceral da túnica vaginal. O menor segmento da lâmina visceral localizado entre a lâmina parietal e o mesoduto deferente é chamado mesofunículo. A parte maior da camada visceral que circunda os vasos e nervos do cordão espermático denomina-se mesórquio. Ela alcança o testículo e o epidídimo.

Há vários ligamentos associados ao testículo e ao epidídimo, como o lig. próprio do testículo (entre o testículo e a cauda do epidídimo), o lig. da cauda do epidídimo (apenas em carnívoros entre o epidídimo e a fáscia espermática interna) e o lig. escrotal (apenas em carnívoros entre a dartos

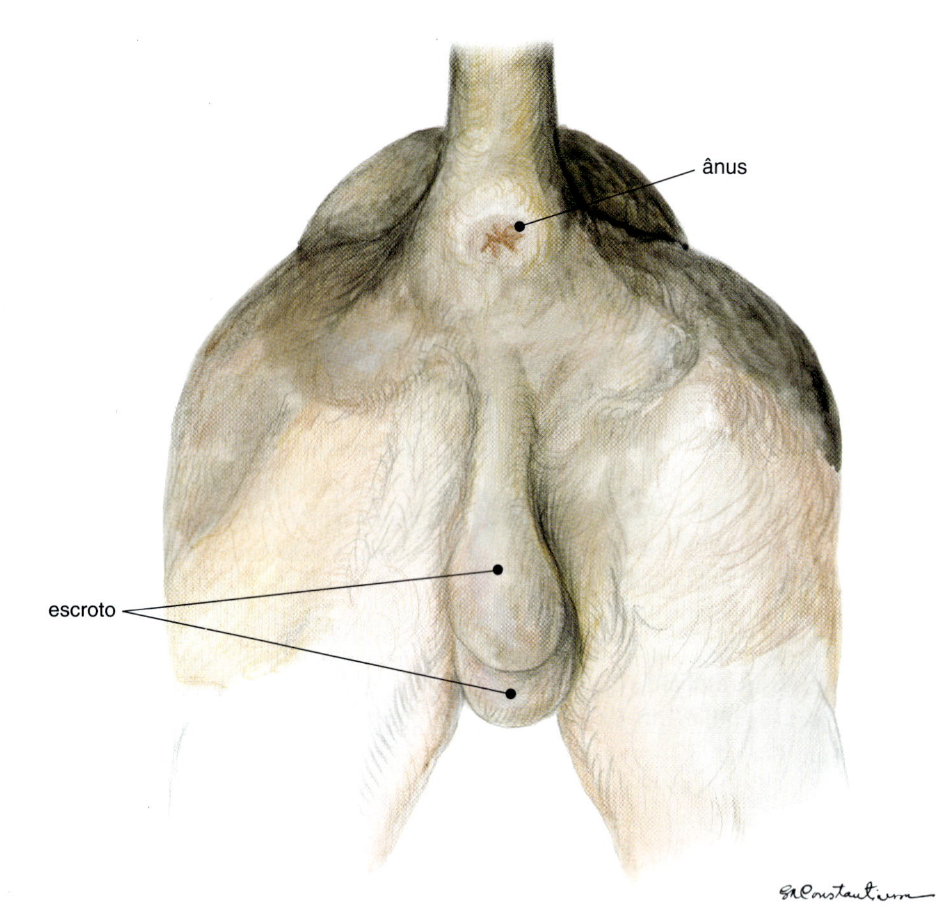

Fig. 7.49 Escroto, vista caudal — cão.

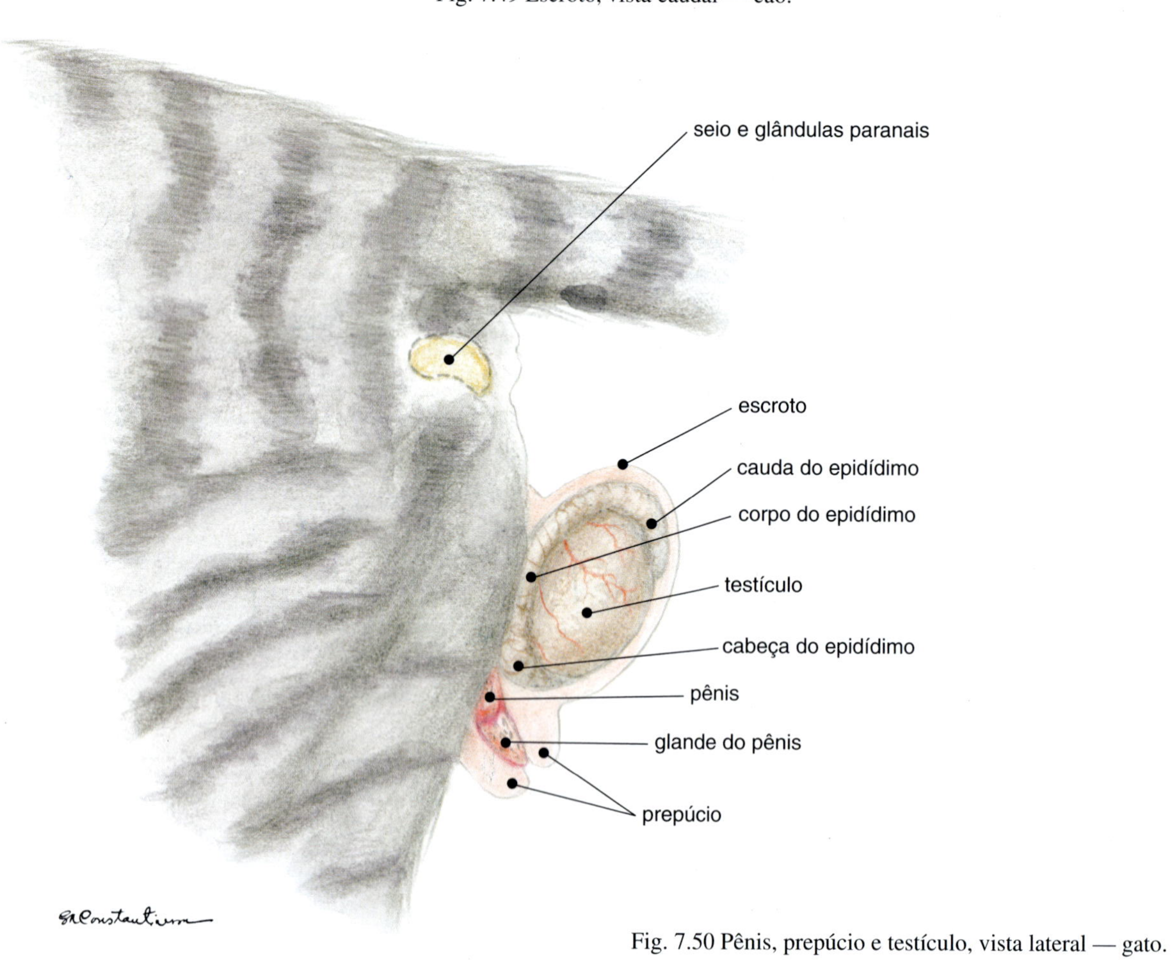

Fig. 7.50 Pênis, prepúcio e testículo, vista lateral — gato.

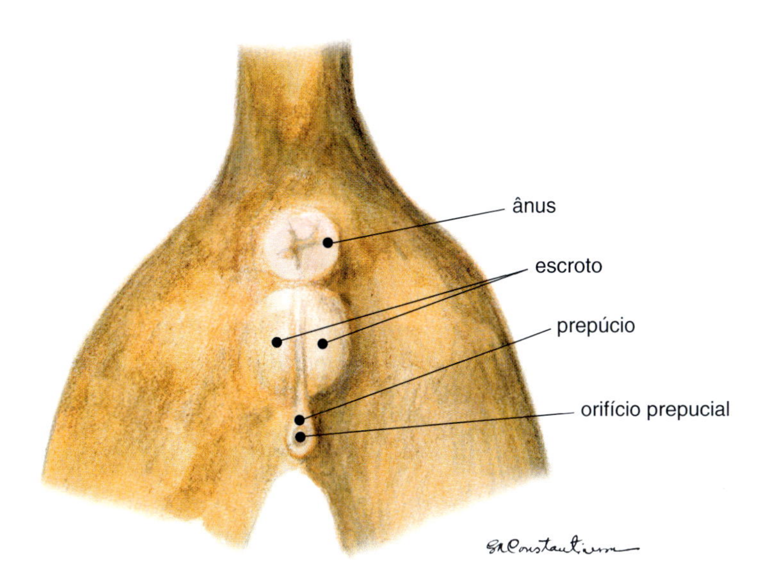

Fig. 7.51 Prepúcio e escroto, vista caudal — gato.

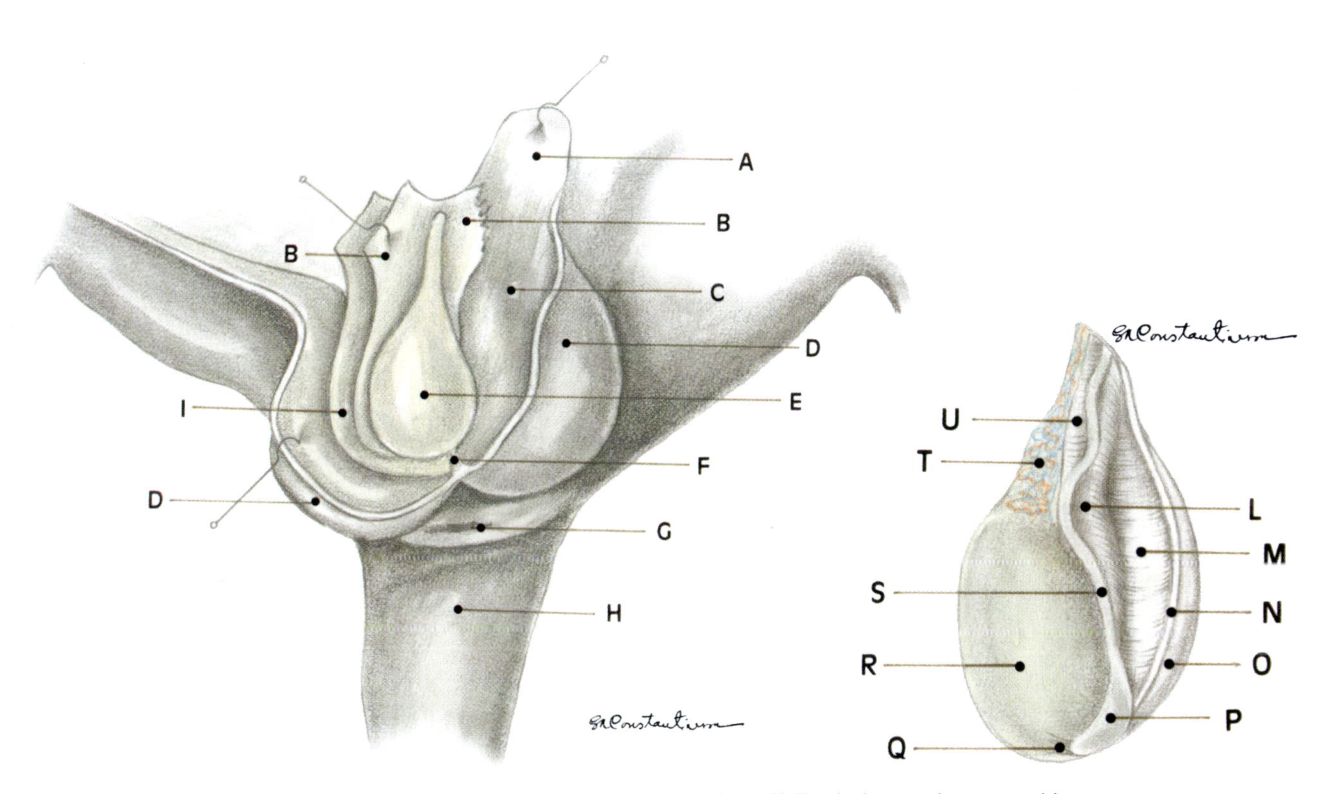

Fig. 7.52 Pênis e túnicas testiculares — gato.

A, pênis; B, fáscia espermática externa; C, septo escrotal; D, escroto; E, fáscia espermática interna; F, lig. escrotal; G, ânus; H, cauda; I, túnica dartos

Fig. 7.53 Testículo e cordão espermático — gato.

L, mesoducto deferente; M, mesofunículo; N., lâmina parietal da túnica vaginal; O, fáscia espermática interna; P, cauda do epidídimo; Q, lig. próprio do testículo; R, lâmina visceral da túnica vaginal; S, ducto deferente; T, A. e V. testicular; U, mesórquio e a cauda do epidídimo). O lig. próprio do testículo e o lig. da cauda do epidídimo são resquícios do gubernáculo testicular do desenvolvimento fetal.

O órgão copulador do macho, o ***pênis*** (Fig. 7.54, ver também Figs. 7.45 e 7.46), constituído pelo corpo cavernoso, pelo corpo esponjoso e pela parte peniana da uretra, consiste em três partes: a raiz, o corpo e a glande.

A raiz do pênis é composta por dois ramos e pelo bulbo do pênis. O ramo é a extremidade proximal de cada corpo cavernoso, está inserido ao arco isquiático e é coberto pelo M. isquiocavernoso. O bulbo do pênis é a expansão caudal do corpo esponjoso do pênis.

O corpo do pênis estende-se desde a raiz da glande.

O corpo cavernoso do pênis consiste em tecido erétil e resulta da fusão entre os dois corpos cavernosos primordiais, estando protegido por sua própria túnica albugínea.

O corpo esponjoso do pênis corresponde ao tecido erétil que circunda a uretra peniana.

A abertura da uretra peniana chama-se óstio externo da uretra e apenas no cão está associada ao processo uretral, a parte distal livre da uretra.

Na obstrução uretral decorrente de cálculos, pode ser necessária uretrotomia ou uretrostomia. É importante fazer a incisão na linha média.

A glande do pênis é a cabeça do pênis contendo o corpo esponjoso da glande. Apenas no cão, a glande tem duas partes distintas: o bulbo da glande e a parte longa da glande. O bulbo é a parte proximal; a parte longa da glande é a parte distal. Um único osso (cartilagíneo no gato) peniano constitui o esqueleto de toda a glande do pênis. Na face ventral, o osso do pênis tem — apenas no cão — um sulco estreito e profundo que protege a uretra circundada pelo corpo esponjoso do pênis.

O bulbo do pênis e parte do corpo esponjoso do pênis são cobertos pelo M. bulboesponjoso, ímpar, coberto por sua vez pelo par de Mm. retratores do pênis, que têm três partes: anal, retal e peniana.

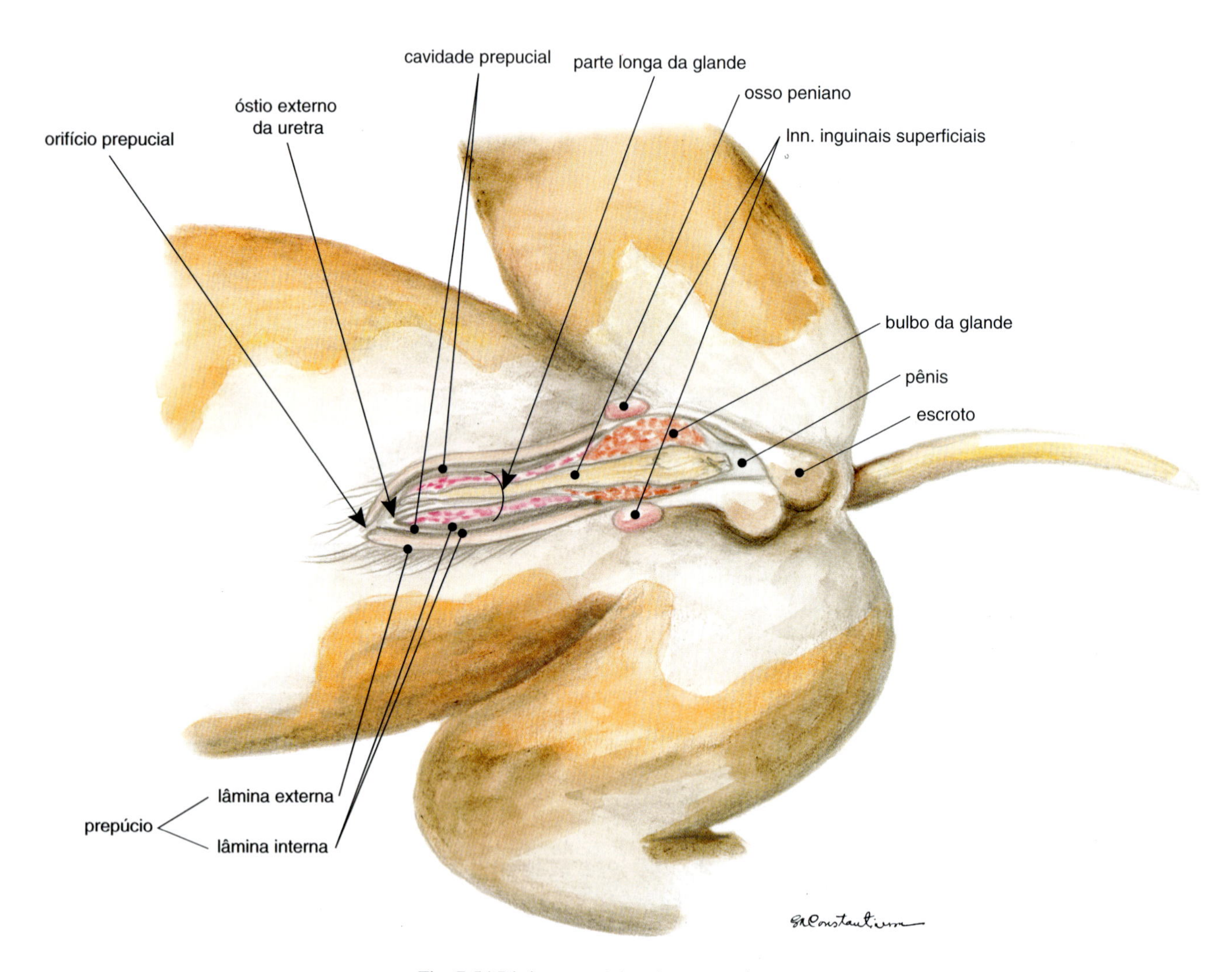

Fig. 7.54 Pênis e prepúcio, vista ventral — cão.

O M. retrator do pênis é um marco importante durante uretrostomia no cão e no gato.

O pênis do felino está em direção caudoventral mas, durante a ereção, ele assume direção oposta. A glande do pênis é cônica, menos distinta que no cão e coberta com papilas cornificadas (espinhos).

A ausência de espinhos no pênis do gato inteiro sugere controle hormonal deficiente.

O pênis está localizado no prepúcio e protegido por ele (Figs. 7.45–7.47), estrutura formada por uma prega dupla com uma lâmina externa e uma interna. A lâmina externa é coberta por pêlos e contínua com a pele do abdome ventral, enquanto a lâmina interna cobre o corpo esponjoso da glande, que se torna a glande do pênis. A lâmina externa é contínua com a lâmina interna no orifício prepucial, a abertura da cavidade prepucial, que corresponde ao espaço entre a lâmina interna e a parte livre do pênis.

Defeitos do prepúcio incluem fimose, parafimose e hipoplasia; muitos requerem correções cirúrgicas.

Órgãos Genitais Femininos

Os ovários, as tubas uterinas, o útero, a vagina, o vestíbulo e a vulva são descritos nesta seção, mesmo nem todos estando localizados na pelve.

Estruturas de forma oval, os ***ovários*** são circundados pela túnica albugínea e têm superfície áspera. Eles estão localizados na área sublombar, caudais aos rins. Na cadela, o ovário é completamente circundado pela bolsa ovárica, uma cavidade que contém o mesossalpinge, o mesovário distal e o ovário. Na entrada de vasos e nervos, há uma pequena fossa, o hilo. O ovário tem dois pólos: uma extremidade tubária (cranialmente) e uma uterina (caudalmente). A última está conectada ao corno uterino pelo lig. próprio do ovário. O ovário está suspenso pela parte mais cranial do lig. largo, chamada mesovário, e pelo lig. suspensor, que conecta o ovário ao diafragma.

Durante ovariectomia, o lig. suspensor e o lig. próprio do ovário são transeccionados. Durante ovarioisterectomia, transeccionam-se o lig. largo e o lig. suspensor.

Também conhecida como salpinge, ou oviduto, a ***tuba uterina*** é uma estrutura tubular muito estreita e desigual com duas aberturas: um óstio abdominal e um uterino. O infundíbulo é a extremidade ovárica em forma de funil da tuba. Em torno da abertura da tuba, há uma franja de processos chamados fímbrias. A parte da tuba que leva ao infundíbulo é mais larga e denomina-se ampola, enquanto a parte que leva ao útero é mais estreita e se chama istmo. A parte da tuba que passa através da parede uterina termina em uma papila. A tuba uterina está suspensa pela parte média do lig. largo chamada de mesossalpinge.

O ***útero*** possui três partes: os cornos, o corpo e a cérvice (cérvix).

Os cornos do útero, tubos musculares, divergem em direção cranial a partir do corpo do útero. O corpo é um só e se continua caudalmente com a cérvice. Esta, ou colo do útero, possui uma parte pré-vaginal e uma vaginal (que se projeta na vagina). A cérvice tem duas aberturas: o óstio interno do útero, que se abre no corpo do útero, e o óstio externo do útero, que se abre na vagina. Entre os dois orifícios, há um canal cervical estreito. O útero está suspenso pela parte caudal do lig. largo, chamada mesométrio. O lig. largo conecta-se às paredes dorsolaterais da cavidade pélvica. De cada corno uterino, um lig. redondo do útero se estende para o anel inguinal profundo, encerrado em uma prega lateral do lig. largo e acompanhado pelo peritônio e pela fáscia transversa. Ele passa através do canal inguinal e pode ser palpado sob a pele sobre o anel inguinal superficial.

A ***vagina*** é o segmento dos órgãos genitais femininos situado caudal à cérvice e que se estende ao óstio externo da uretra. O recesso entre a extensão cranial da vagina em torno da cérvice denomina-se fórnice (fórnix) vaginal.

O ***vestíbulo*** é a continuação caudal da vagina até a vulva. A comunicação entre a vagina e o vestíbulo é chamada abertura (óstio) vaginal. O vestíbulo é mais curto que a vagina, mas na gata tem quase o mesmo comprimento. Tecidos eréteis conhecidos como bulbos do vestíbulo estão situados nas paredes laterais. Glândulas vestibulares menores podem ser observadas no assoalho do vestíbulo.

Sendo a abertura caudal dos órgãos genitais femininos, a ***vulva*** (Figs. 7.55 e 7.56) possui dois lábios que se encontram em duas comissuras, a dorsal e a ventral, esta última afilando-se ventralmente na cadela e sendo arredondada na gata.

A comissura dorsal da vulva é um marco para episiotomia.

Os dois lábios estão separados por um sulco denominado fenda vulvar (rima do pudendo). A comissura ventral protege o clitóris, a estrutura homóloga ao pênis. O clitóris é composto de dois ramos, um corpo e uma glande (mais bem desenvolvida na cadela), e está protegido pelo prepúcio e localizado dentro da fossa do clitóris.

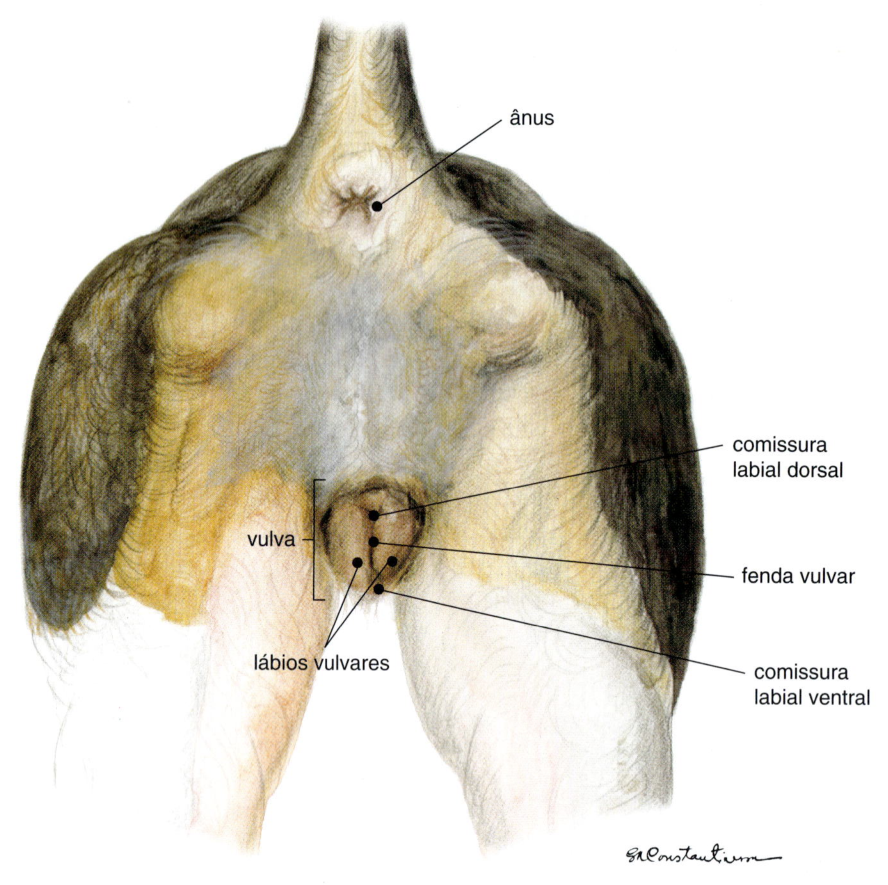

Fig. 7.55 Vulva — cadela.

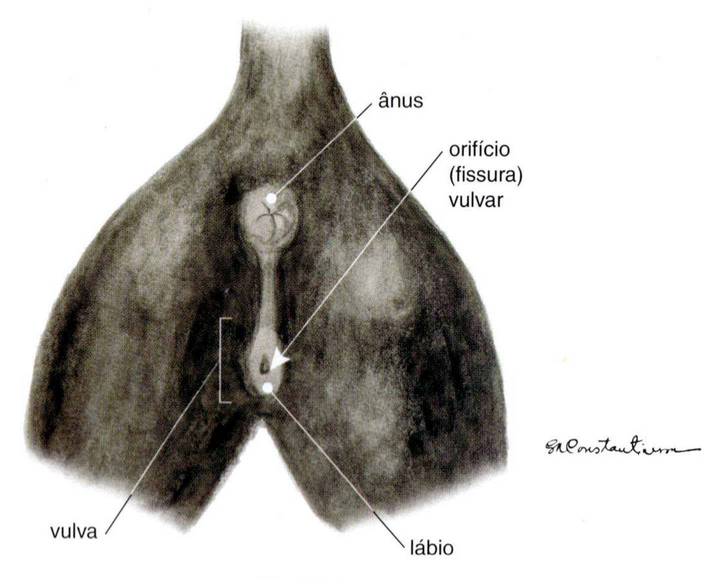

Fig. 7.56 Vulva — gata.

8

O Membro Pélvico

Regiões Anatômicas

As regiões anatômicas mostradas nas Figs. 8.1–8.5 podem ser delineadas no membro pélvico (posterior).

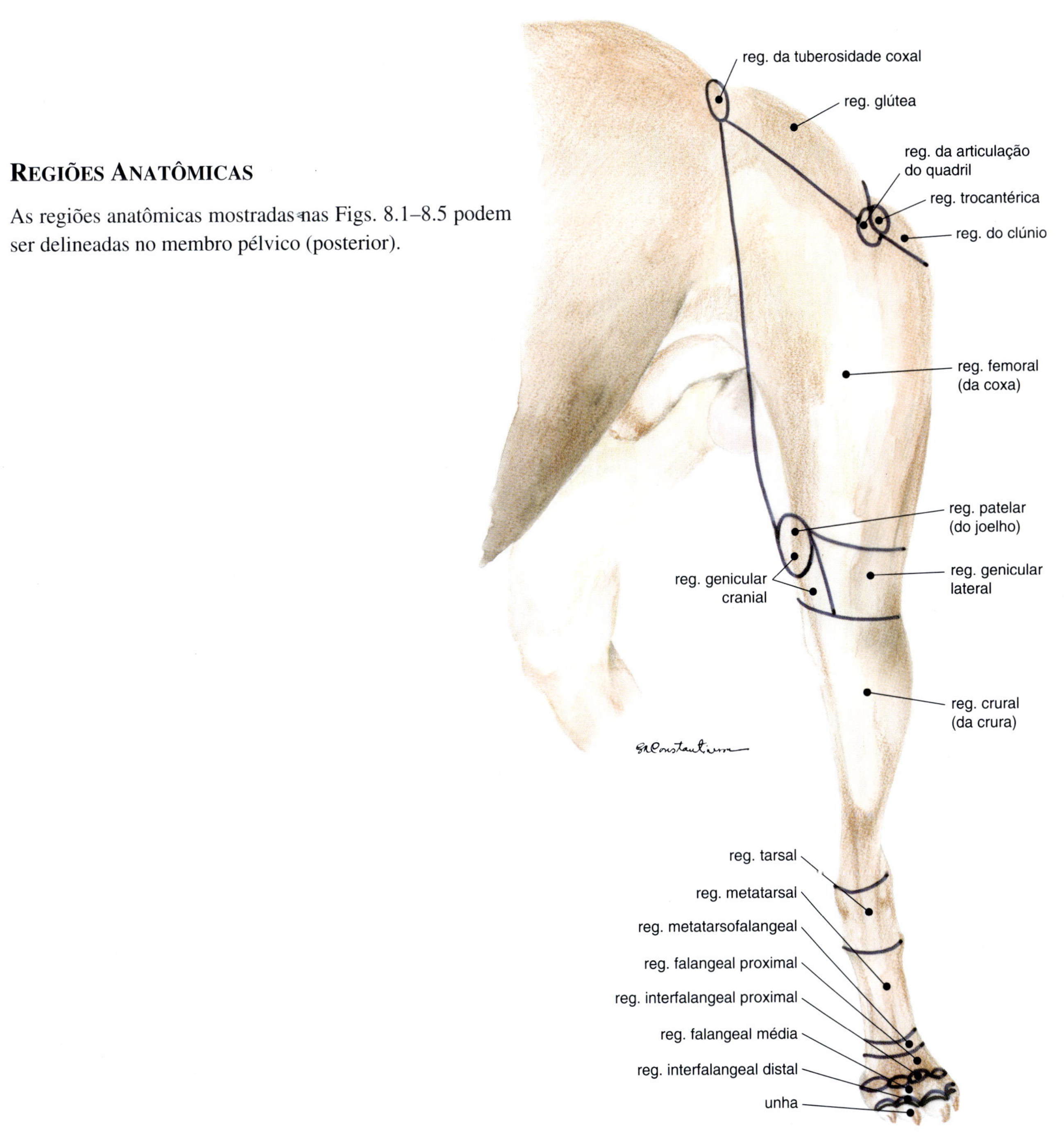

Fig. 8.1 Regiões anatômicas do membro pélvico, face cranial — cão.

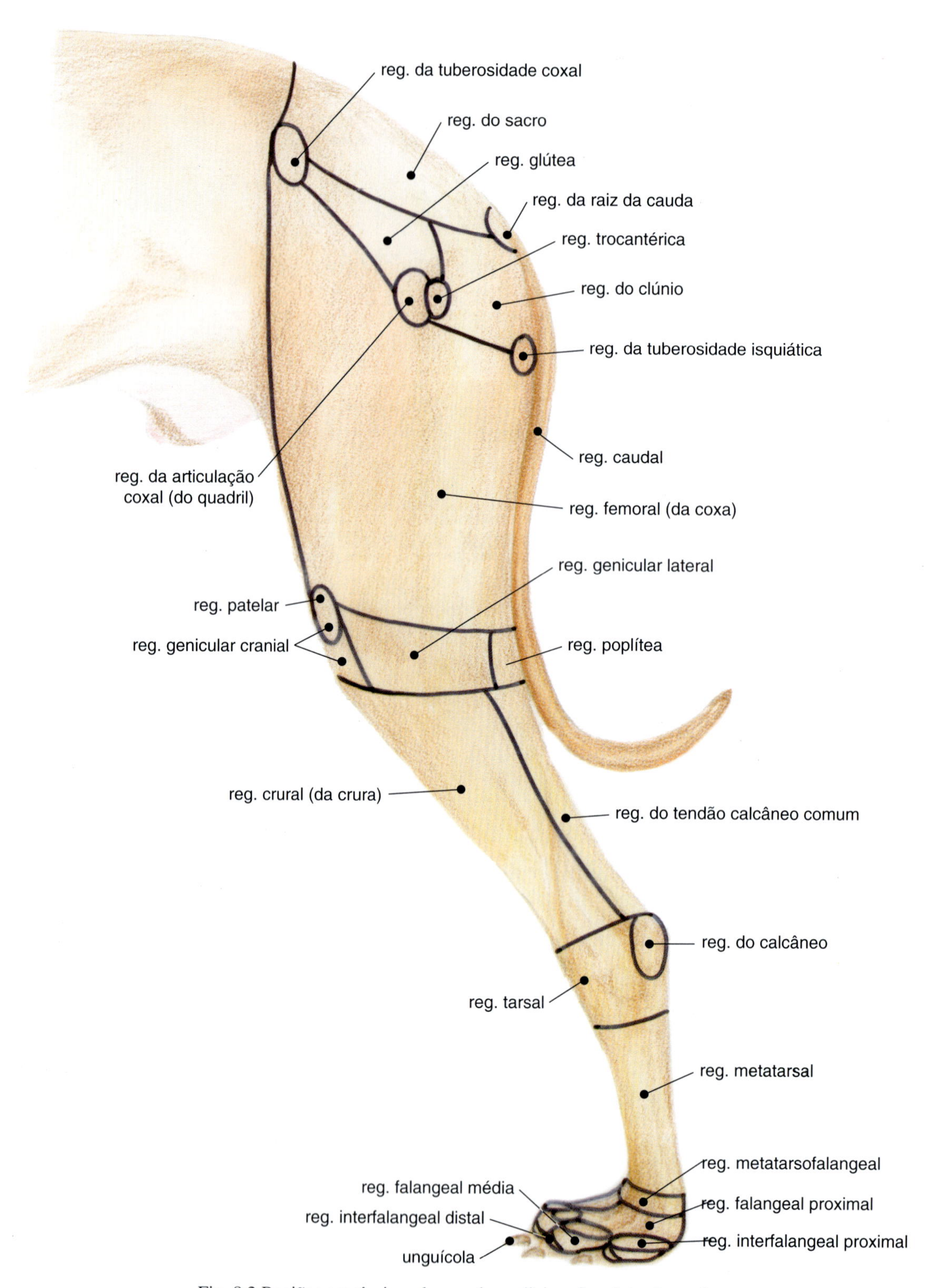

Fig. 8.2 Regiões anatômicas do membro pélvico, face lateral — cão.

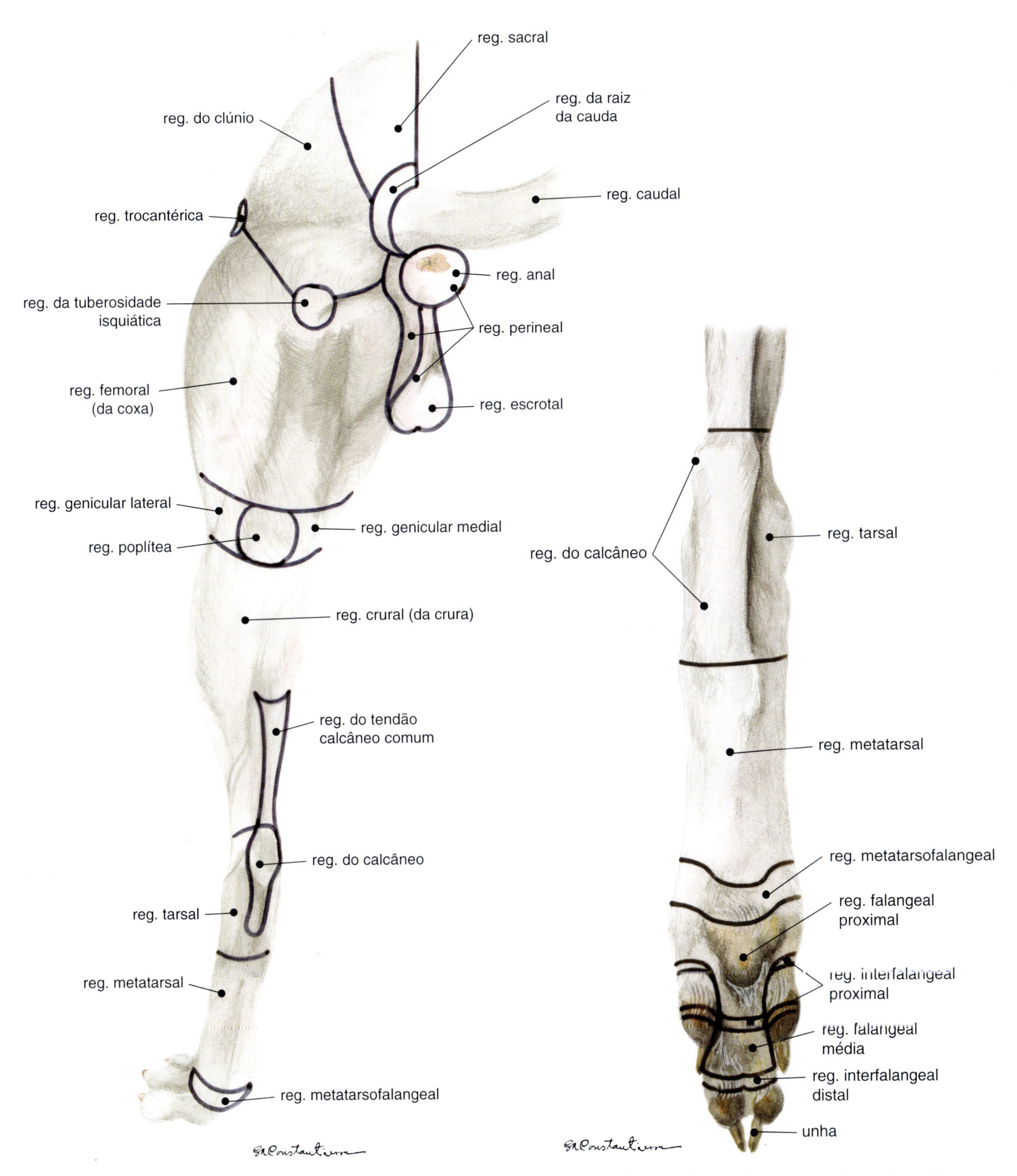

Fig. 8.3 Regiões anatômicas do membro pélvico, face caudal — cão.

Fig. 8.4 Regiões anatômicas do membro pélvico, face plantar — cão.

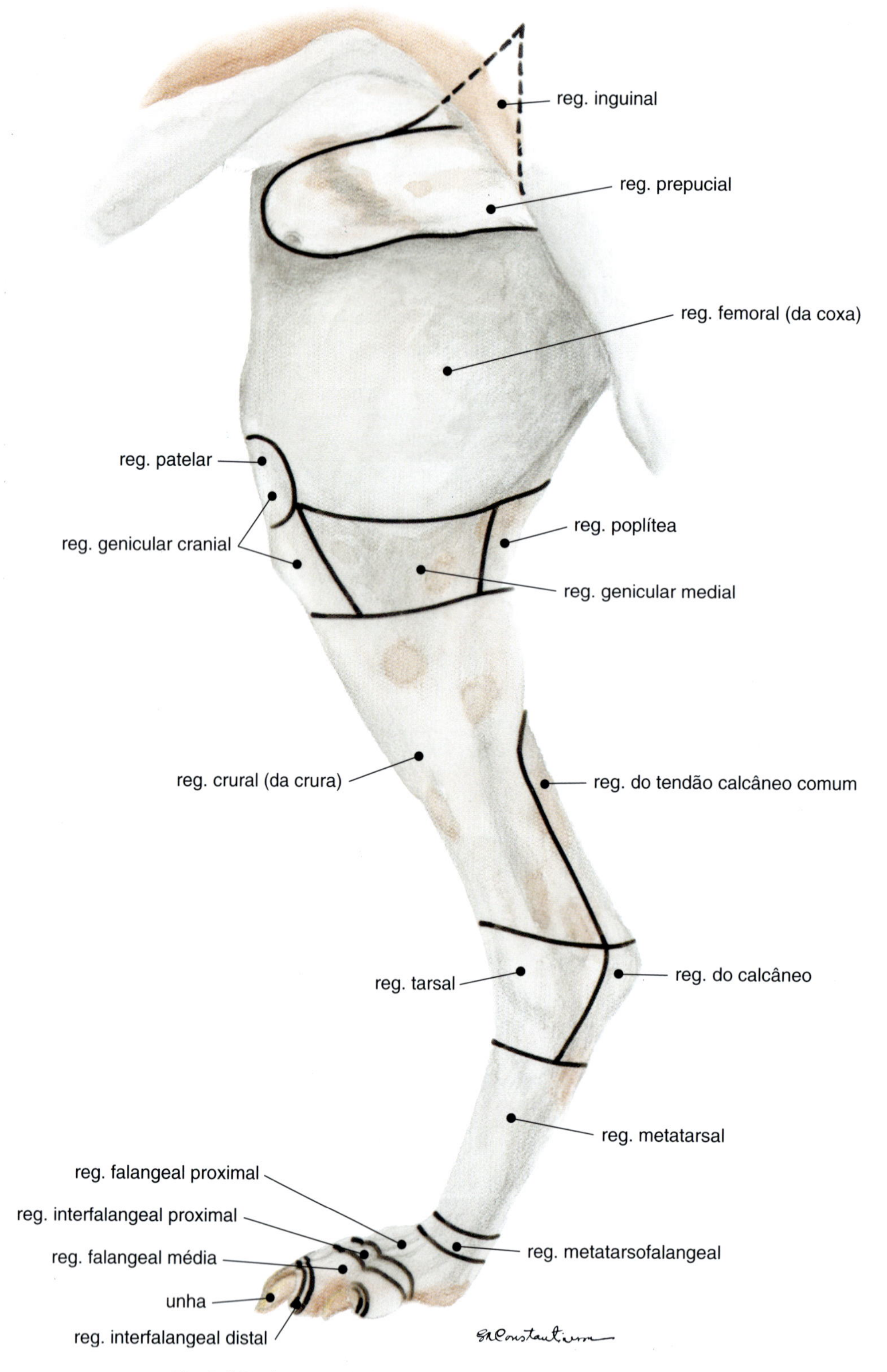

Fig. 8.5 Regiões anatômicas do membro pélvico, face medial — cão.

Ossos

Os ossos do membro pélvico (posterior) são mostrados nas Figs. 8.6–8.21.

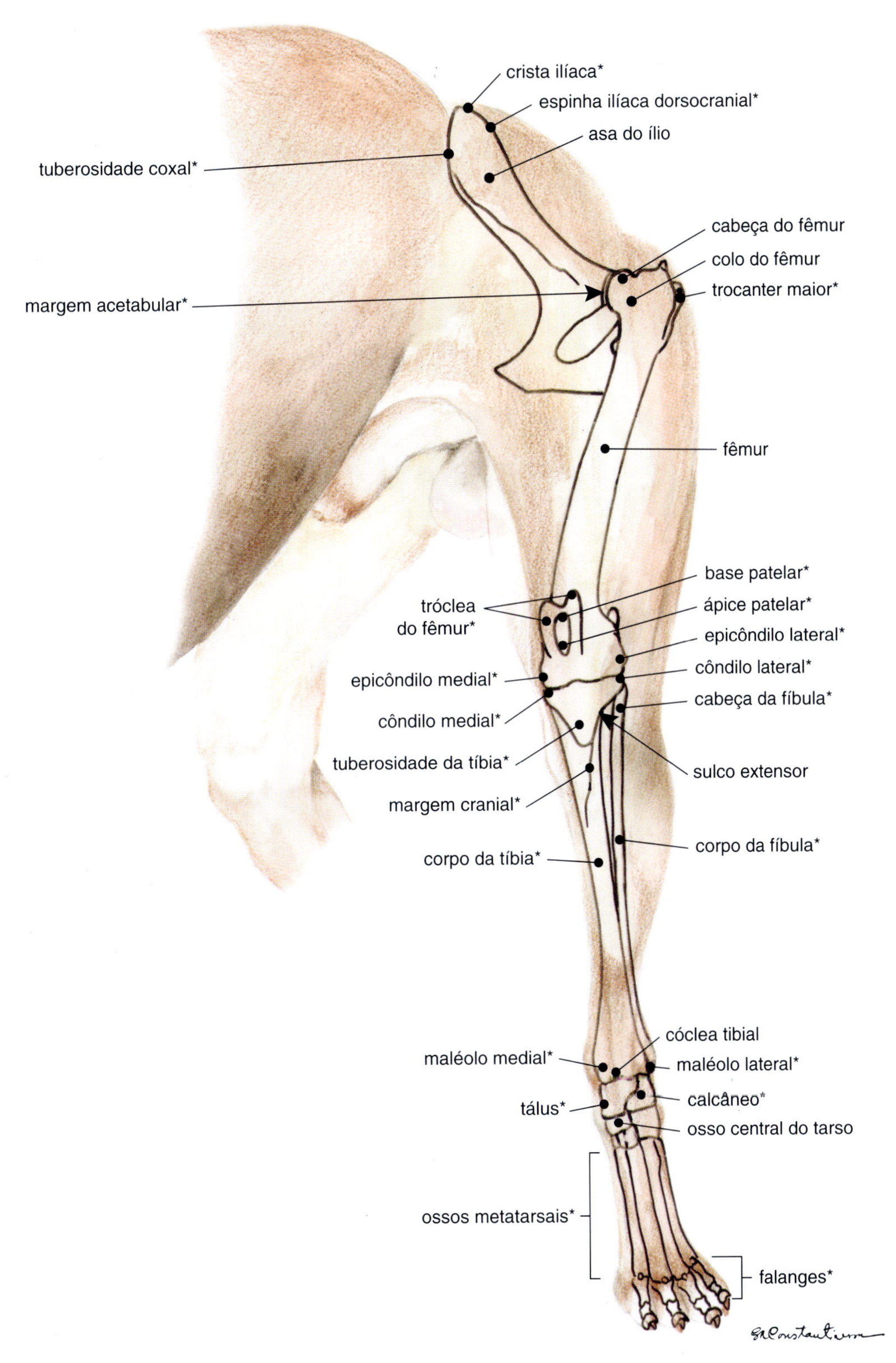

Fig. 8.6 Projeção dos ossos sobre o membro pélvico, face cranial — cão (* = estruturas palpáveis).

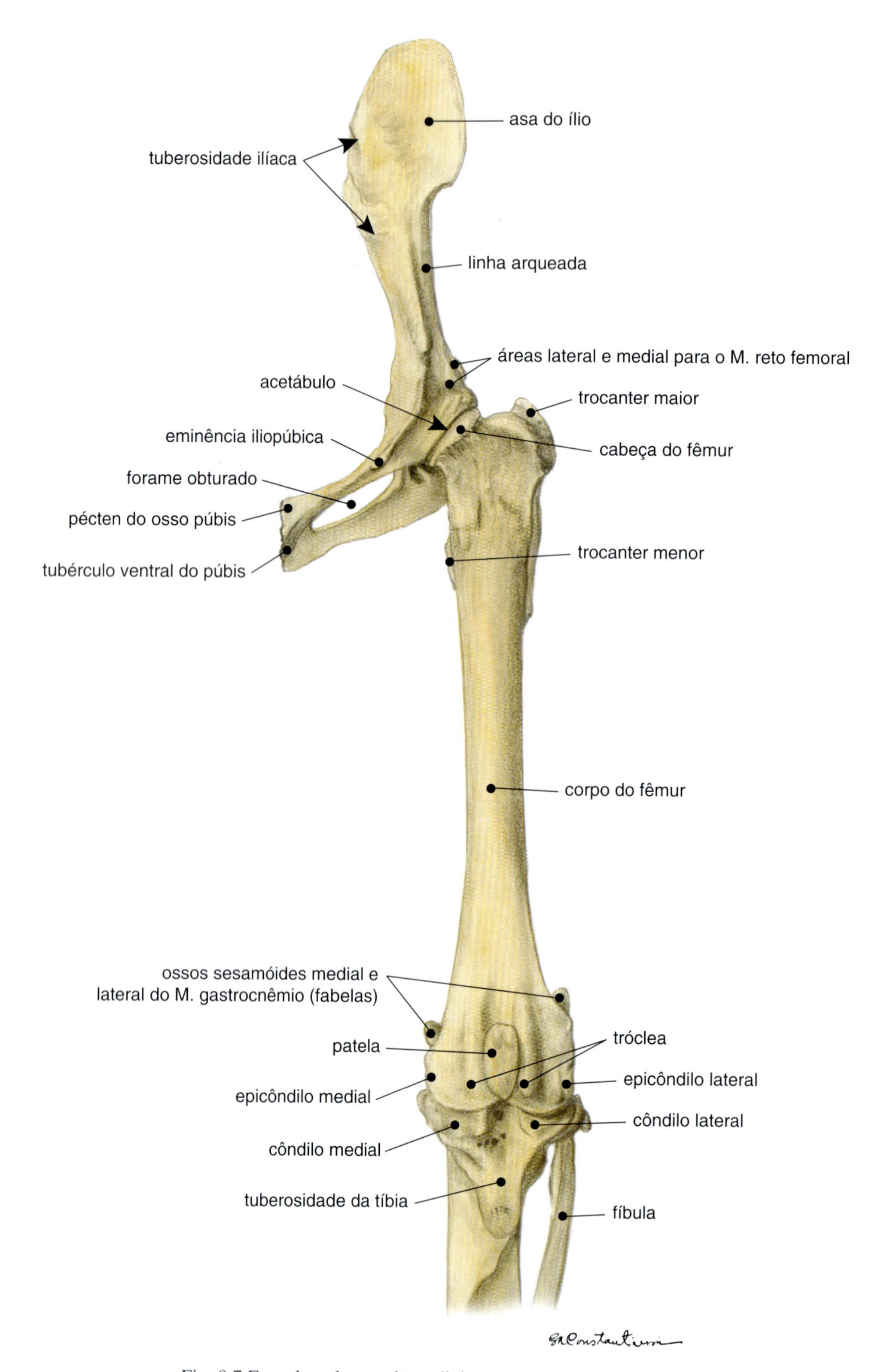

Fig. 8.7 Esqueleto do membro pélvico esquerdo, face cranial — cão.

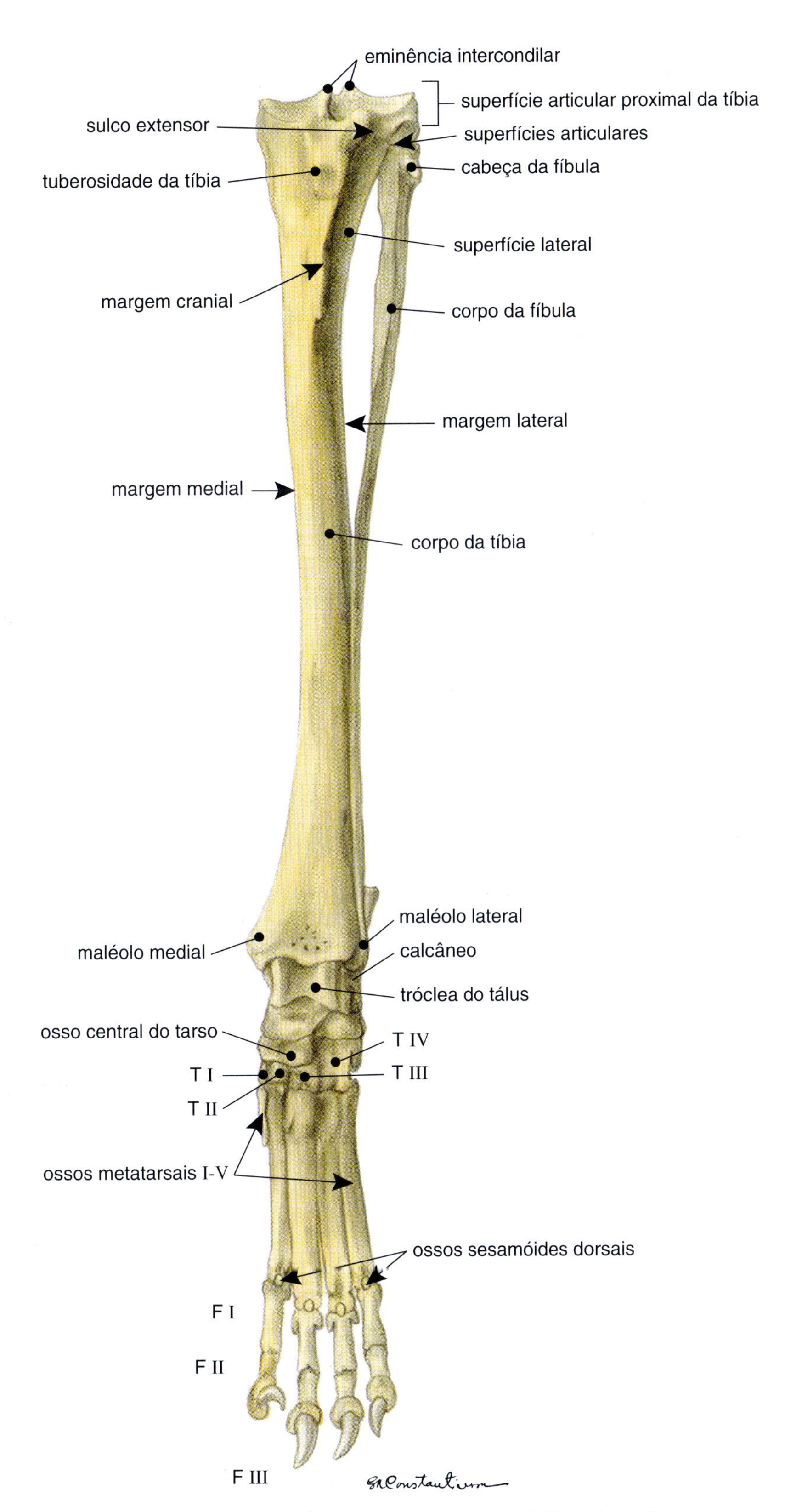

Fig. 8.8 Esqueleto do membro pélvico esquerdo, face cranial/dorsal — cão.

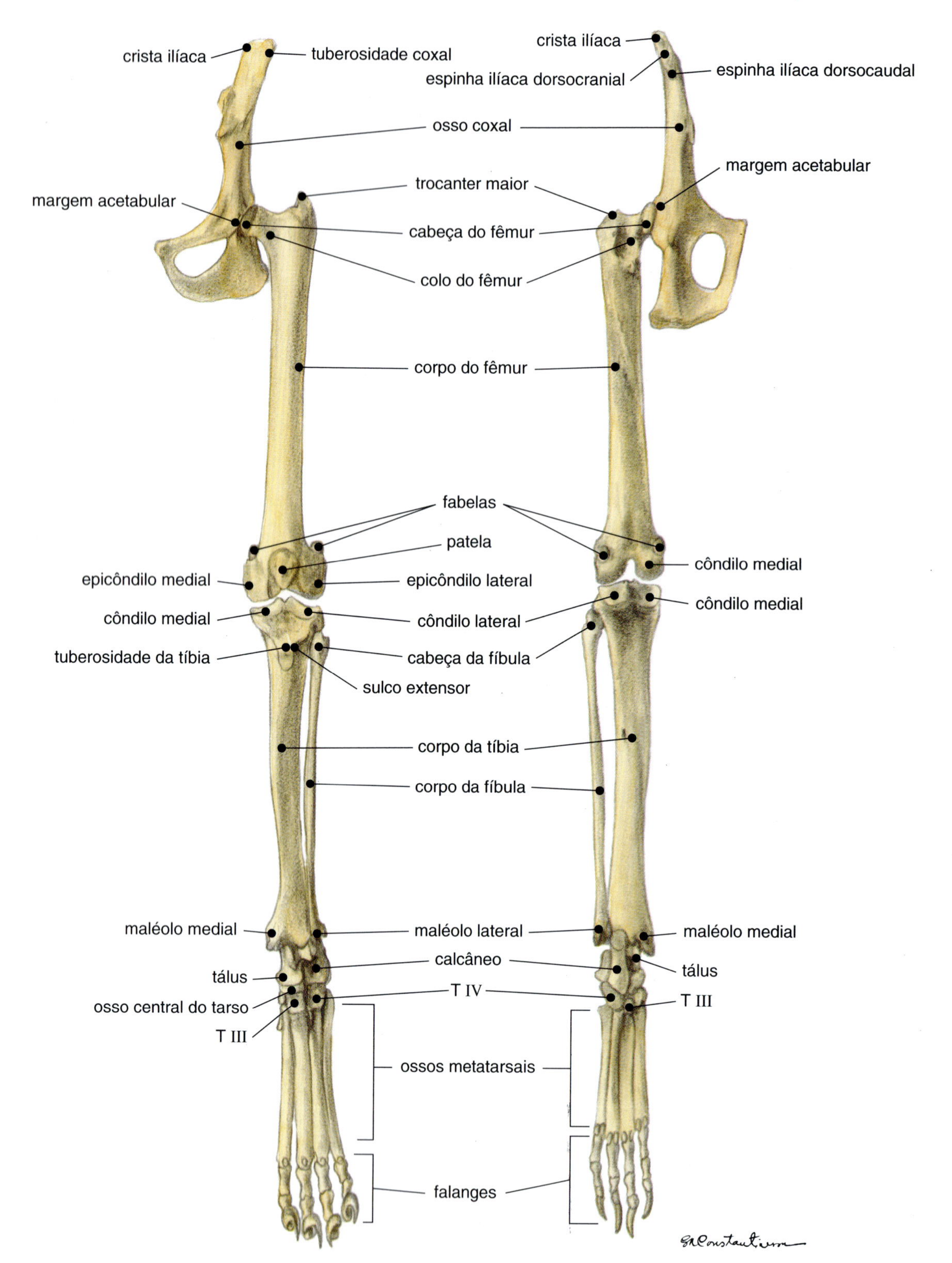

Fig. 8.9 Ossos do membro pélvico, face cranial — gato.

Fig. 8.10 Ossos do membro pélvico, face caudal — gato.

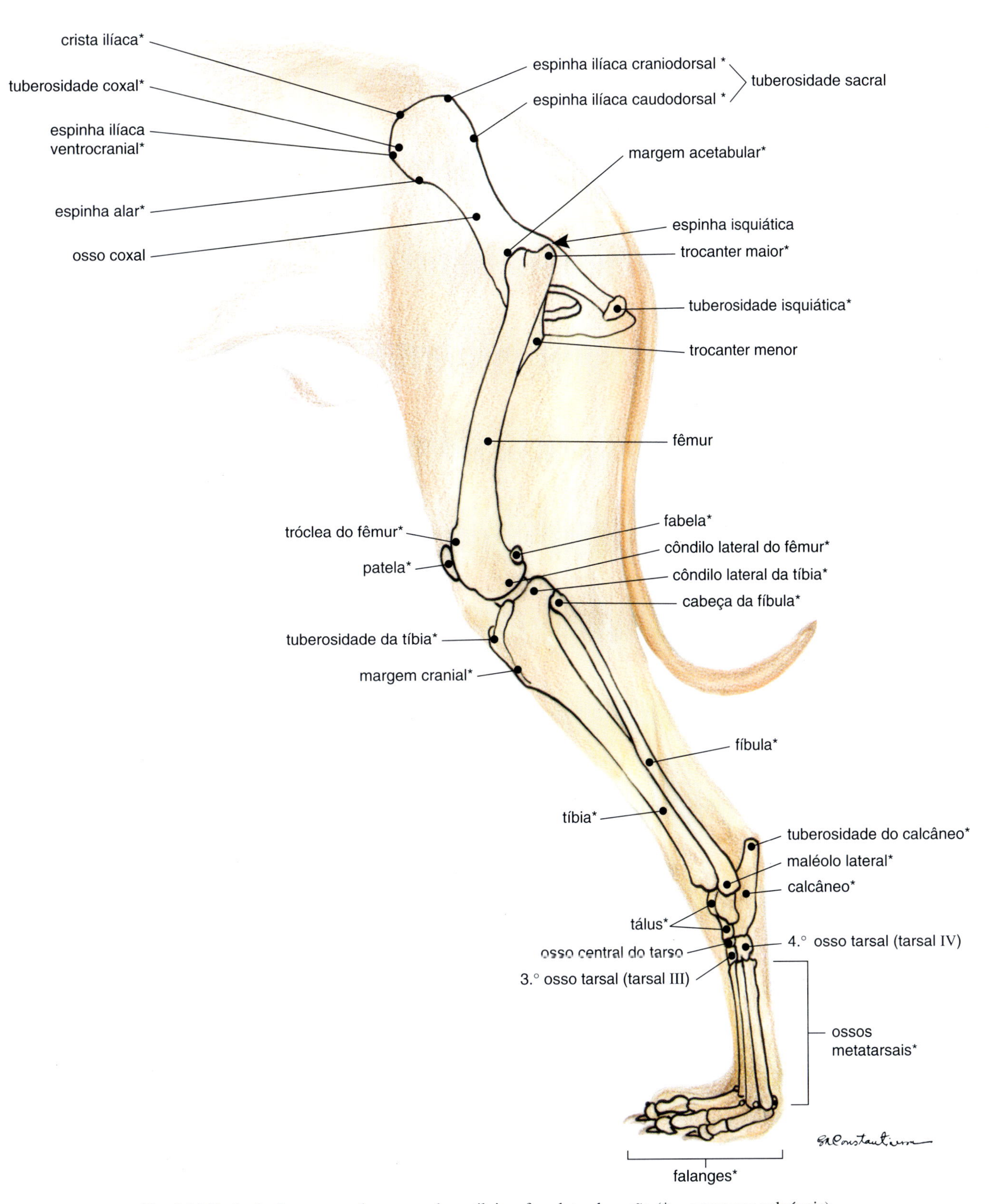

Fig. 8.11 Projeção dos ossos sobre o membro pélvico, face lateral — cão (* = estruturas palpáveis).

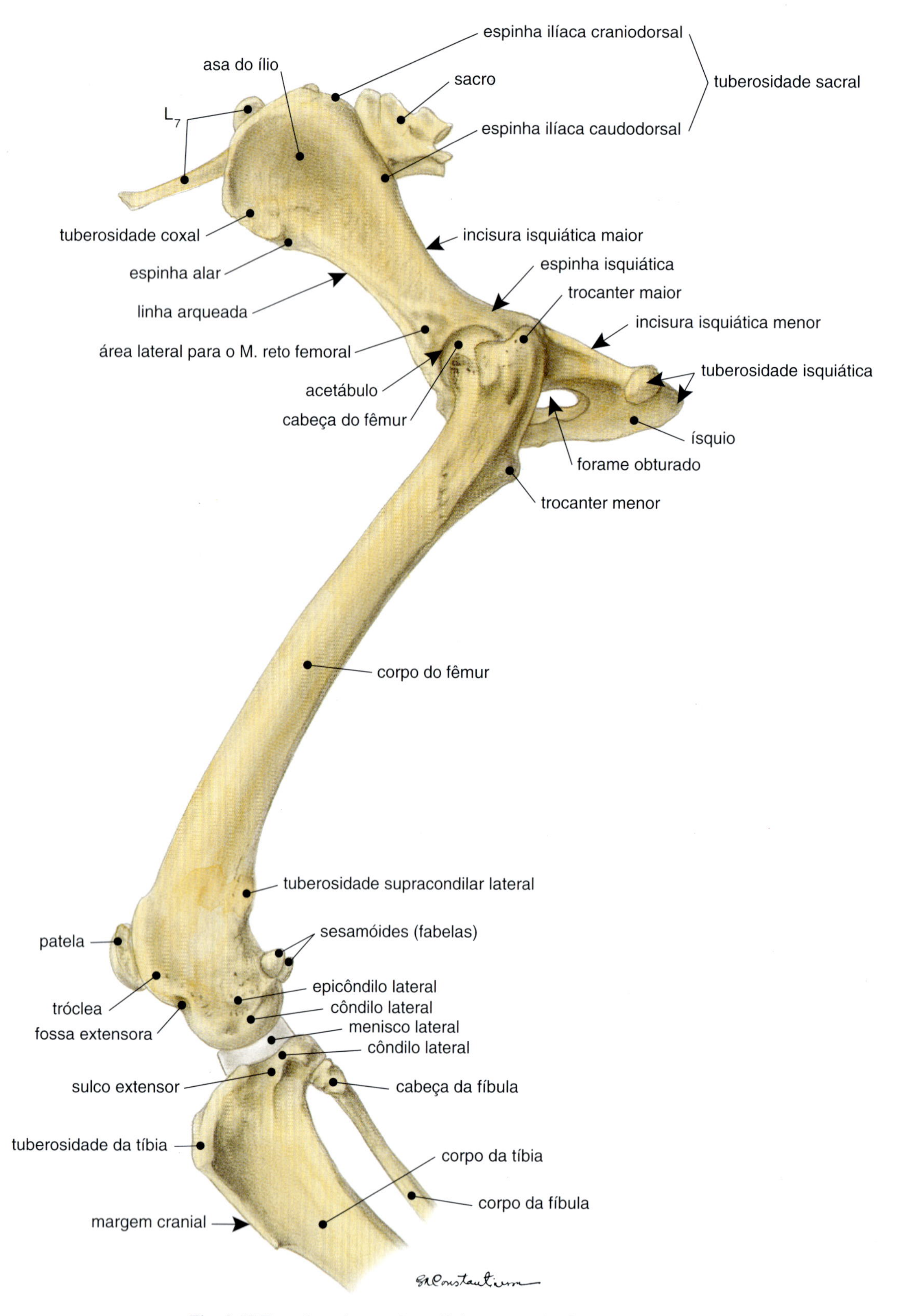

Fig. 8.12 Esqueleto do membro pélvico esquerdo, face lateral — cão.

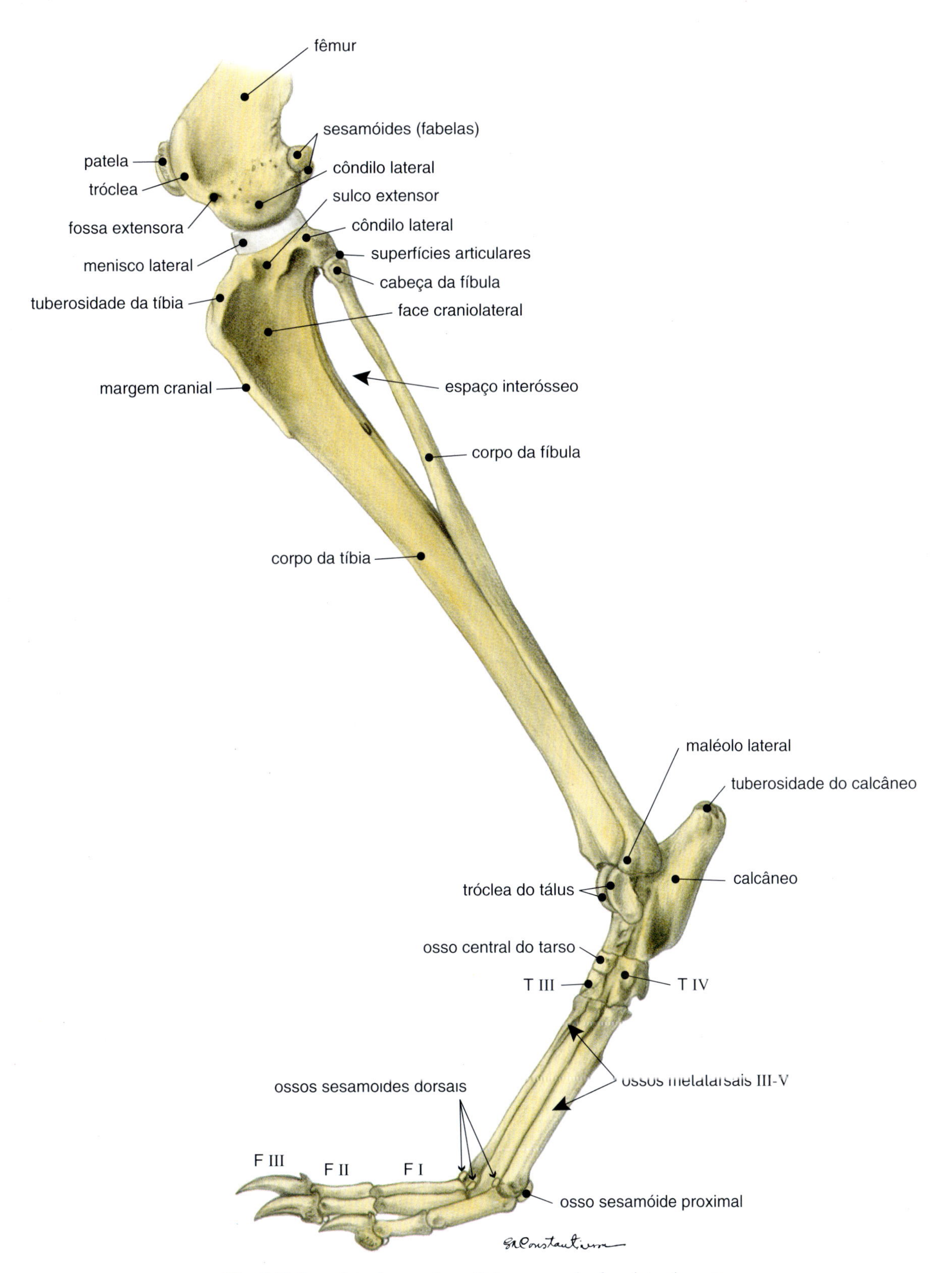

Fig. 8.13 Esqueleto do membro pélvico esquerdo, face lateral — cão.

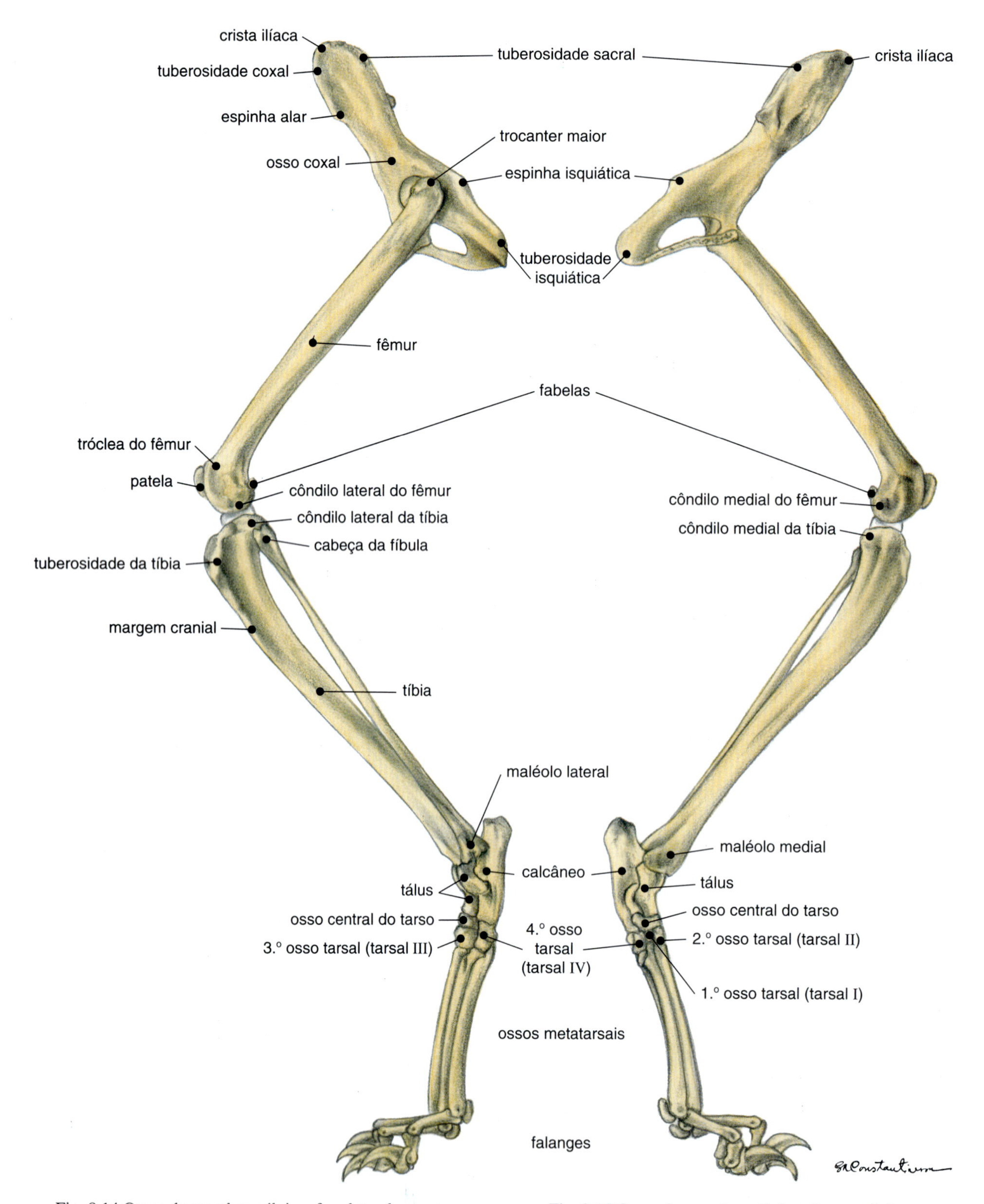

Fig. 8.14 Ossos do membro pélvico, face lateral — gato.

Fig. 8.15 Ossos do membro pélvico, face medial — gato.

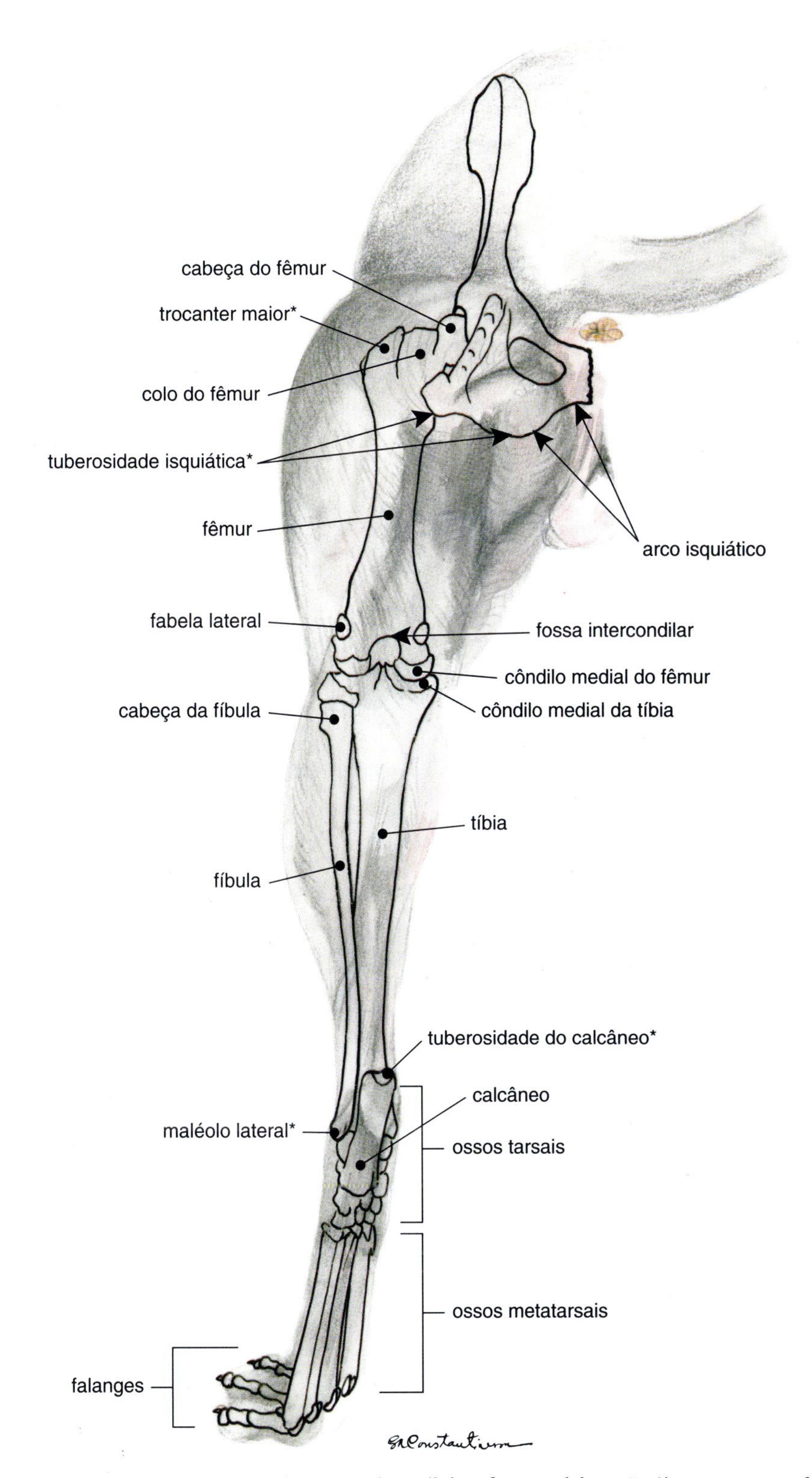

Fig. 8.16 Projeção dos ossos sobre o membro pélvico, face caudal — cão (* = estruturas palpáveis).

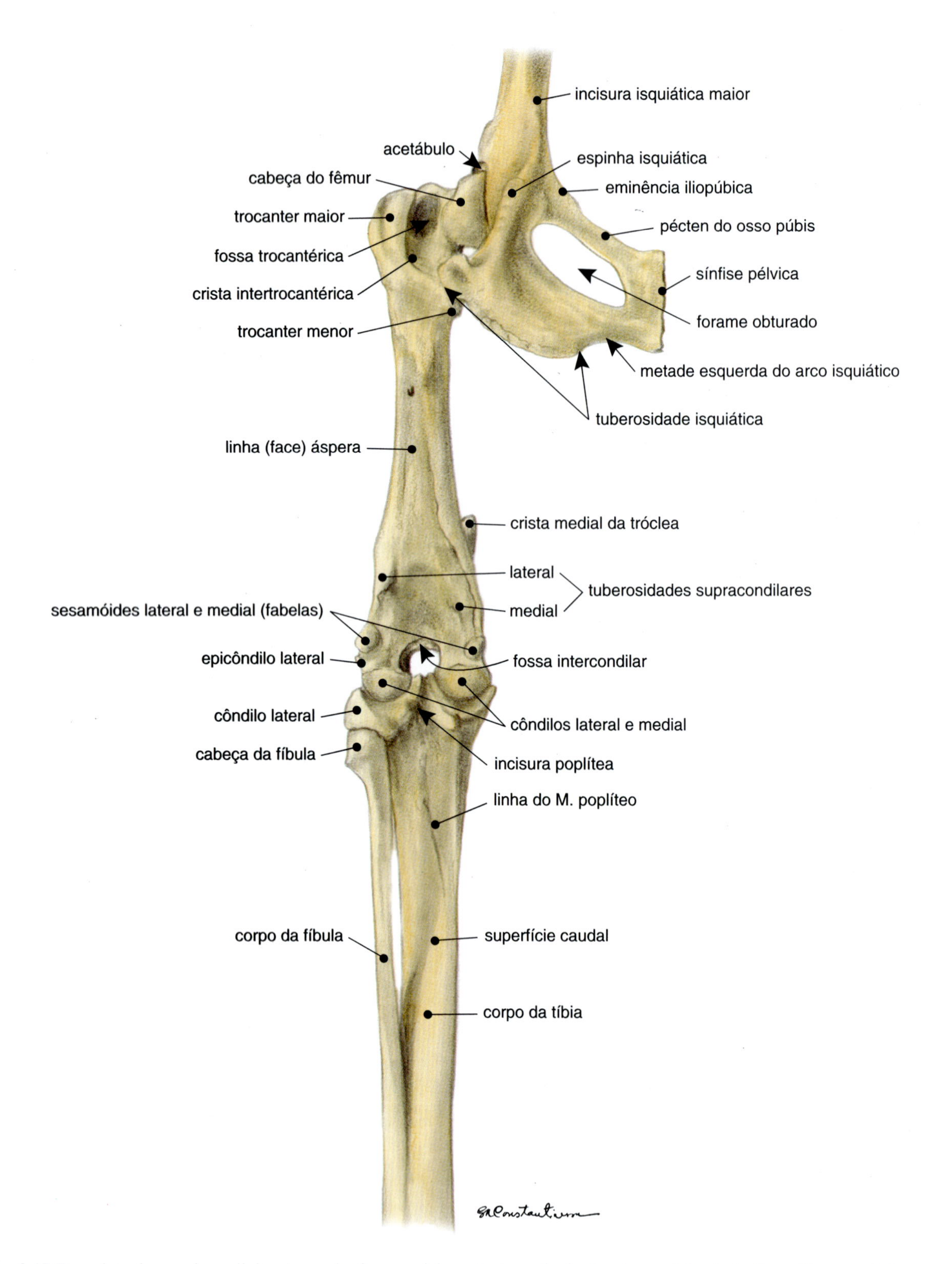

Fig. 8.17 Esqueleto do membro pélvico esquerdo, face caudal — cão (as articulações do quadril e do joelho estão na posição normal).

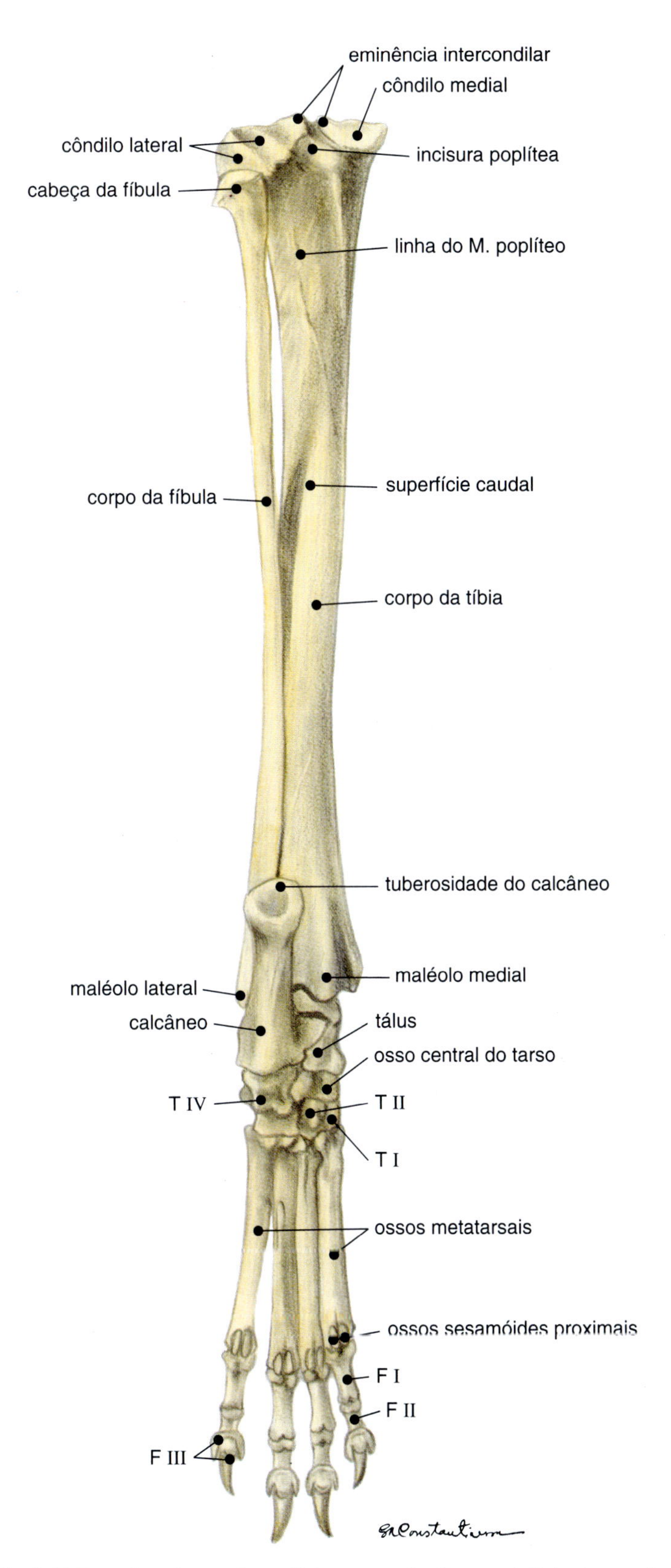

Fig. 8.18 Esqueleto do membro pélvico esquerdo, face caudal/plantar — cão.

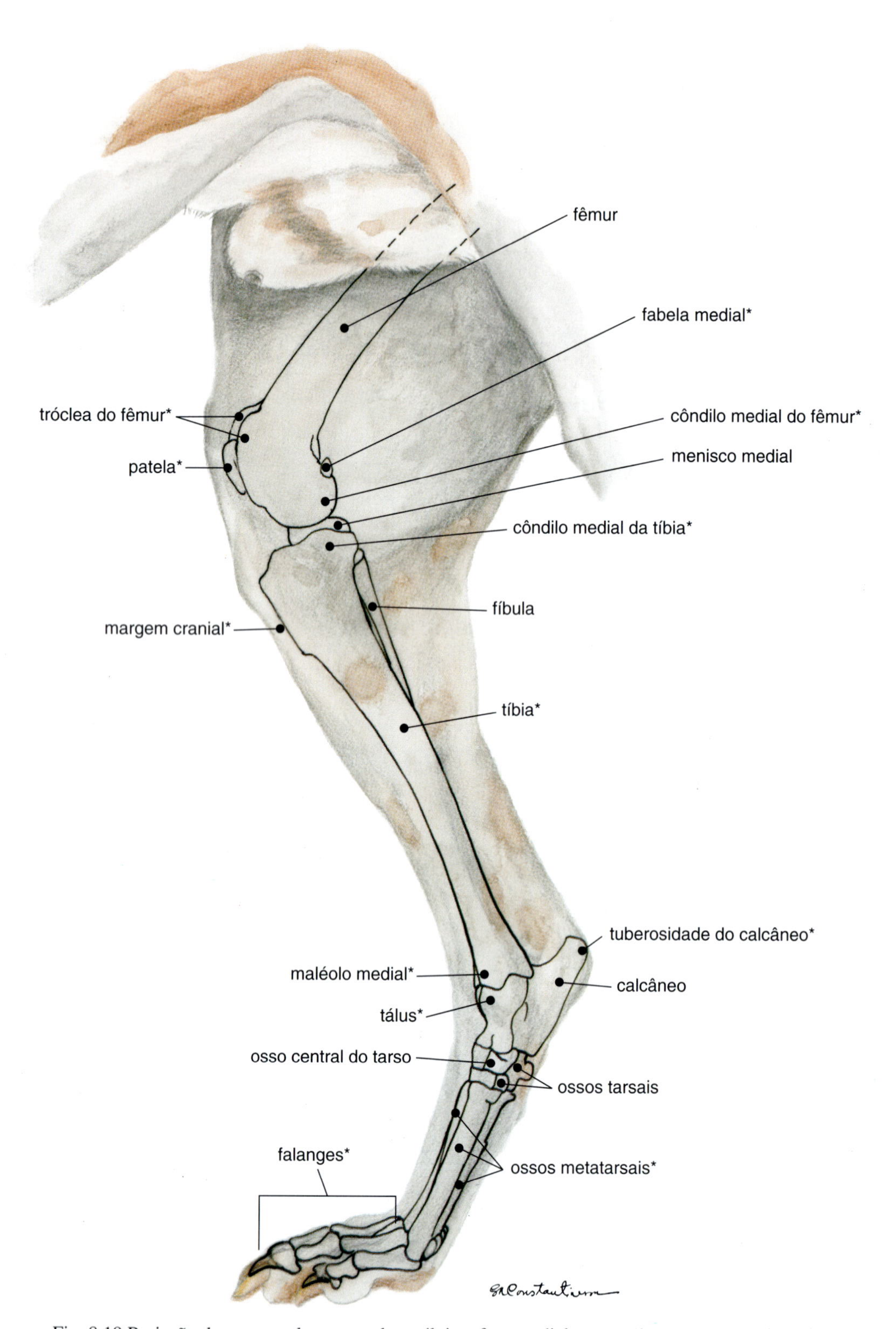

Fig. 8.19 Projeção dos ossos sobre o membro pélvico, face medial — cão (* = estruturas palpáveis).

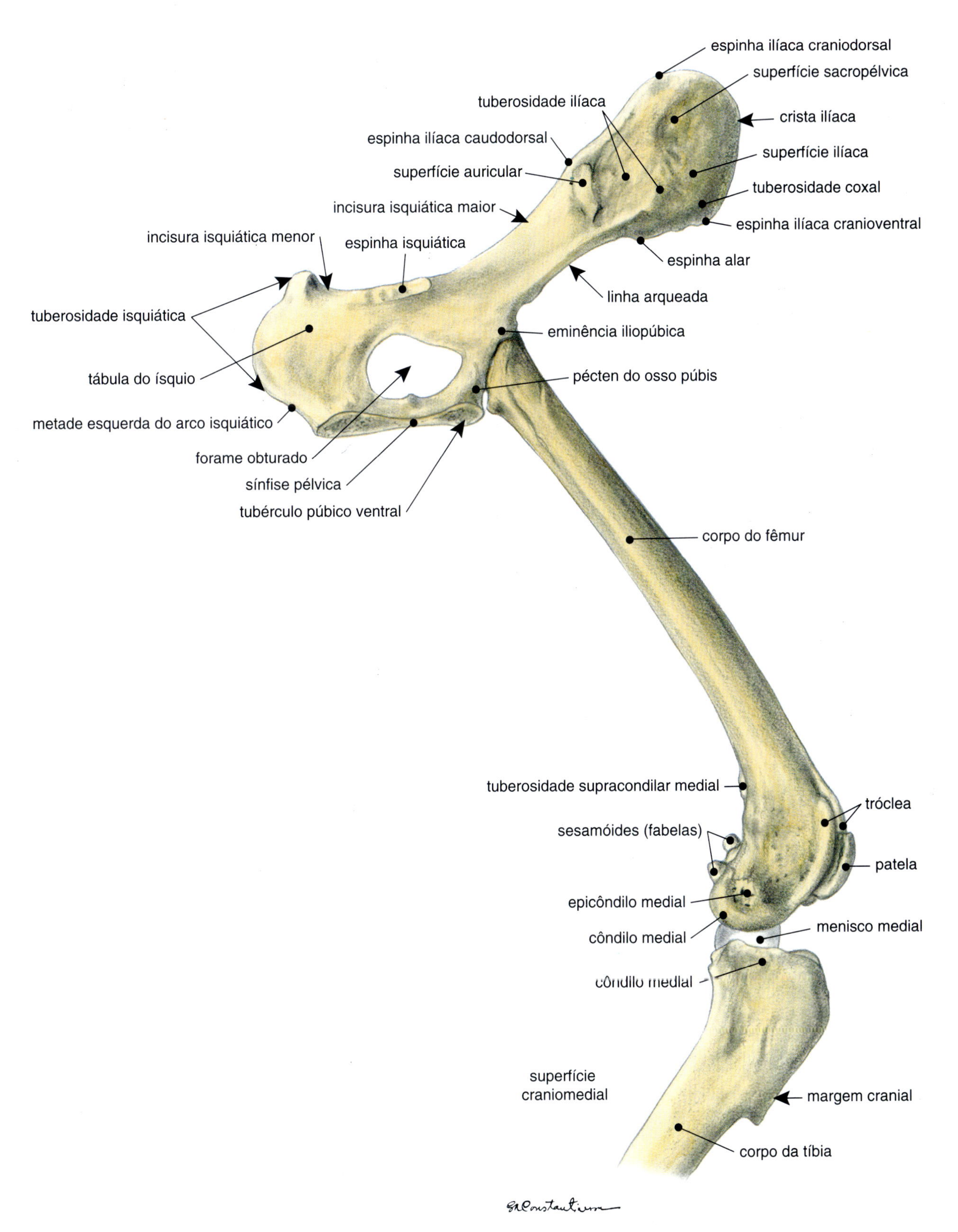

Fig. 8.20 Esqueleto do membro pélvico esquerdo, face medial — cão.

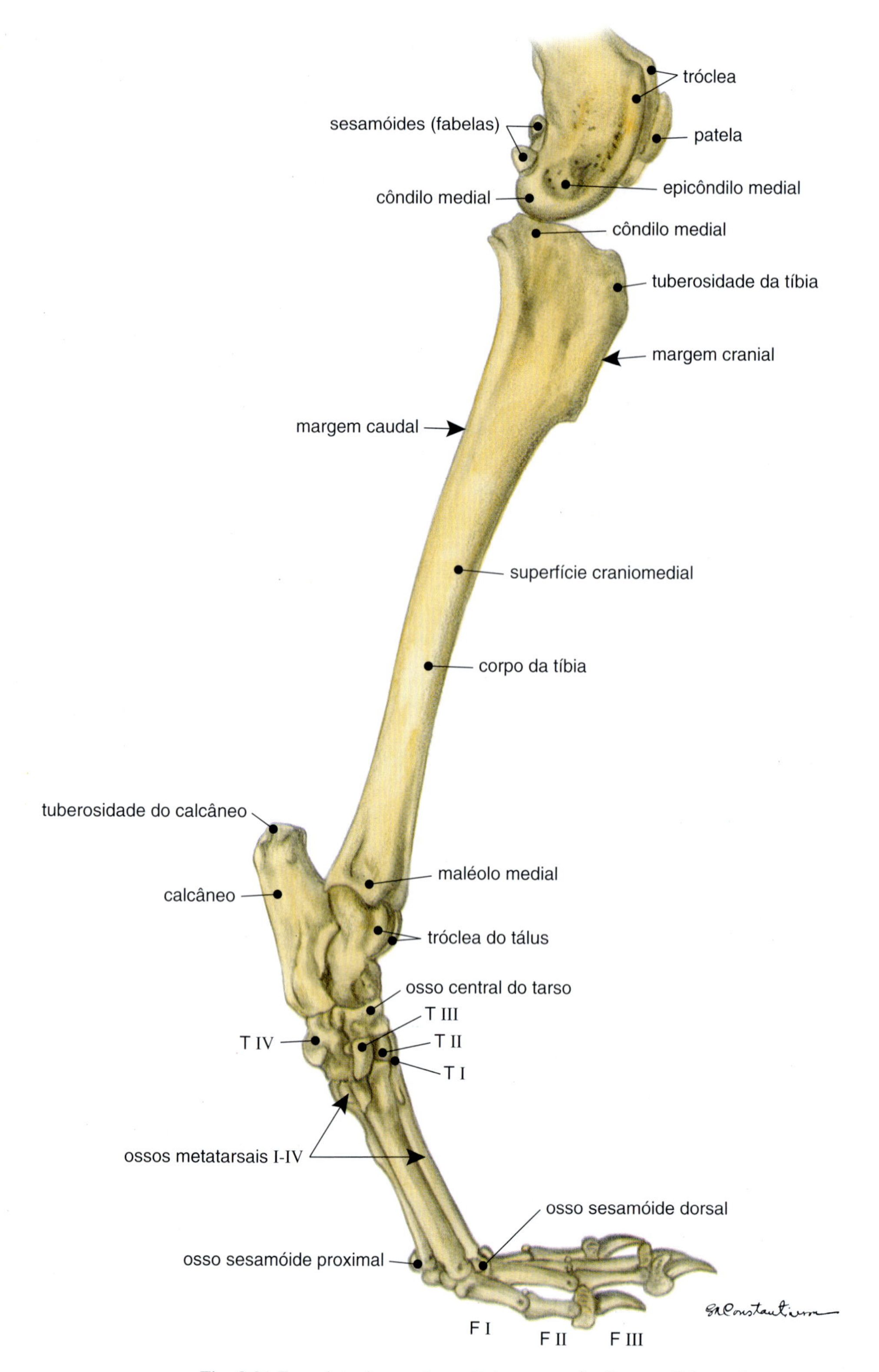

Fig. 8.21 Esqueleto do membro pélvico esquerdo, face medial — cão.

Face Cranial/Dorsal

Mesmo que as regiões glútea e da coxa não possam ser delineadas da perspectiva cranial, algumas estruturas dos ossos correspondentes podem ser palpadas e têm importância clínica.

O ***osso coxal*** expõe a espinha ilíaca dorsocranial (como parte da tuberosidade sacral) (**M**), a crista ilíaca (**M**), a tuberosidade coxal (**M**) e a espinha alar (todos na periferia da asa do ílio) na face lateral, a superfície ilíaca na face medial e a margem acetabular (**M**).

A crista ilíaca é o local para colher osso esponjoso.

O ***osso fêmur*** mostra as seguintes estruturas: cabeça, colo, trocanter maior (**M**), corpo, a extremidade distal com a tróclea (**M**), os côndilos lateral e medial e os epicôndilos lateral (**M**) e medial (Figs. 8.22 e 8.23).

Observar que uma fenda metafisária no colo do fêmur é comum em cães jovens.

O trocanter maior é o marco para acesso cirúrgico à face cranial do quadril, para o sinal de Ortolani, para a luxação craniodorsal do quadril e para a colocação normógrada de um pino intramedular (IM).

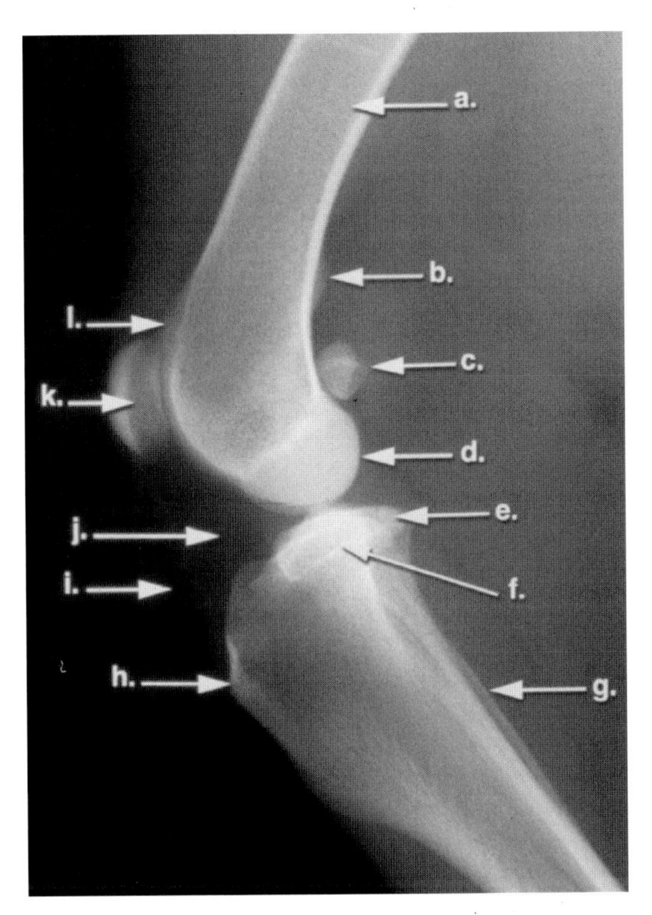

Fig. 8.22 Vista lateral da soldra (joelho) canina.

a. Corpo do fêmur
b. Tuberosidades supracondilares superpostas
c. Fabelas
d. Côndilos lateral e medial do fêmur superpostos
e. Sesamóide poplíteo
f. Côndilos da tíbia
g. Margem caudal da fíbula
h. Tuberosidade da tíbia
i. Ligamento patelar
j. Coxim gorduroso infrapatelar
k. Patela
l. Tróclea do fêmur

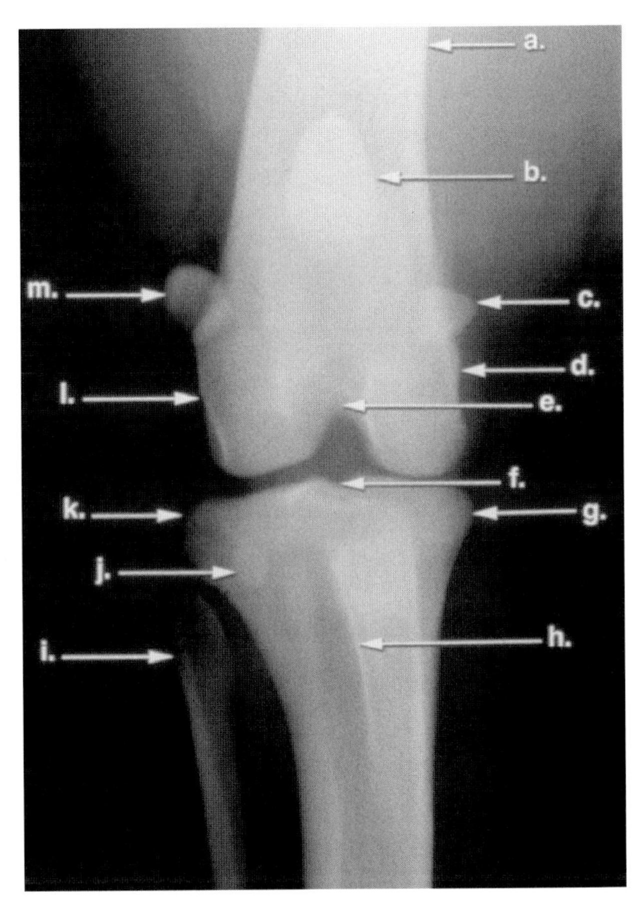

Fig. 8.23 Vista craniocaudal da soldra (joelho) canina.

a. Corpo do fêmur
b. Patela
c. Fabela medial
d. Epicôndilo medial
e. Fossa intercondilar
f. Eminência intercondilar
g. Côndilo medial da tíbia
h. Margem cranial da tíbia
i. Fíbula
j. Sesamóide poplíteo
k. Côndilo lateral da tíbia
l. Epicôndilo lateral do fêmur
m. Fabela lateral

A osteocondrite dissecante (OCD) é mais comum no côndilo lateral do fêmur (Figs. 8.24 e 8.25).

A *patela* (**M**) desliza sobre a tróclea, expondo a base e o ápice.

A luxação patelar para o lado medial pode ser identificada facilmente dessa perspectiva.

Na efusão da articulação do quadril, o ápice patelar e o ligamento patelar não podem ser definidos com facilidade.

A *tíbia* mostra na extremidade proximal o platô tibial com seus dois côndilos (**M**), a tuberosidade (**M**) e o sulco extensor (**M**), o corpo (**M**), a margem cranial (**M**) e, na extremidade distal, a cóclea trazendo medialmente o maléolo medial (**M**).

No procedimento diagnóstico de impulso tibial, que consiste em sentir um côndilo do fêmur e o platô tibial com um dedo e flexionar o jarrete (tarso), se a tíbia se mover cranialmente com relação aos côndilos do fêmur, isto significa instabilidade do ligamento cruzado cranial.

No procedimento diagnóstico do engavetamento cranial, o clínico usa as duas mãos da seguinte maneira: com o polegar de uma delas, toca a cabeça da fíbula caudalmente e com o primeiro dedo toca a tuberosidade da tíbia; com o polegar da outra mão, palpa a fabela lateral e, com o primeiro dedo, palpa a patela. Se a tíbia se mover mais de 2-3 mm em direção cranial, é sinal de instabilidade do ligamento cruzado cranial.

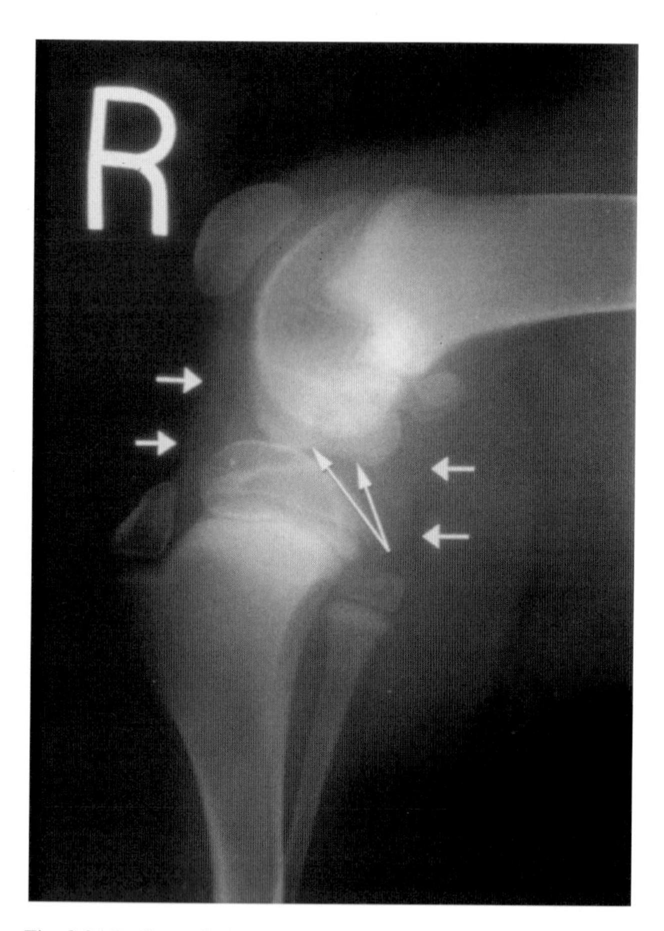

Fig. 8.24 Radiografia lateral da soldra (joelho) imatura do cão (osteocondrite dissecante). Há efusão articular. Isso resulta em deslocamento cranial do coxim gorduroso infrapatelar e deslocamento caudal do plano fascial do gastrocnêmio (setas brancas grossas). O osso subcondral do côndilo lateral do fêmur está achatado (setas brancas finas).

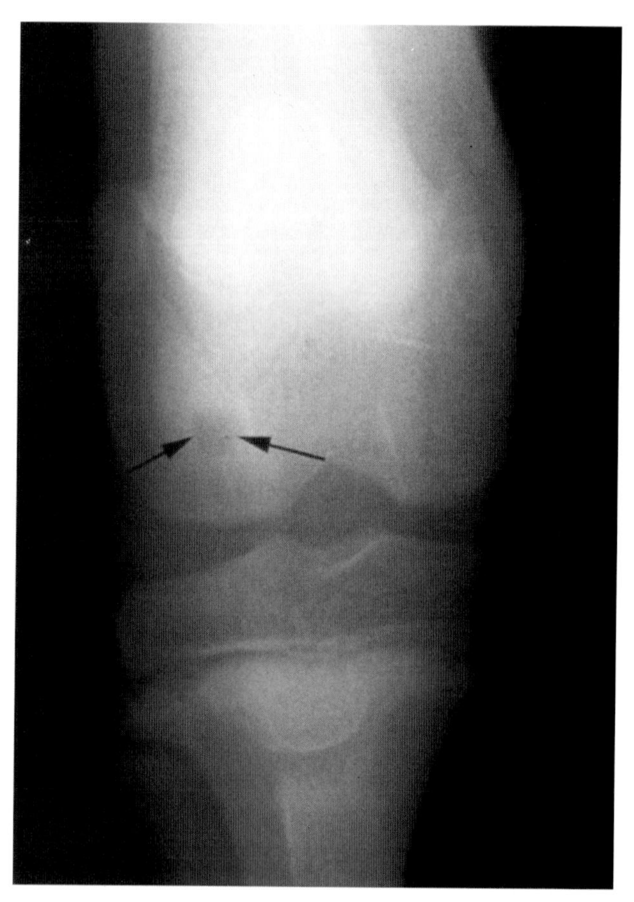

Fig. 8.25 Radiografia craniocaudal da soldra (joelho) imatura do cão (osteocondrite dissecante). Há uma área de radiolucência circundada por esclerose nesta incidência (setas negras).

O acesso à soldra para osteotomia da tuberosidade da tíbia (da perspectiva cranial) não é muito usado no reparo de fraturas intra-articulares múltiplas dos côndilos do fêmur, na artrodese da soldra e na transposição do ligamento patelar medial (LPM). Os seguintes marcos são considerados: o lig. patelar, a face medial da tíbia, as fibrocartilagens parapatelares (antigamente retináculos patelares) e a tuberosidade da tíbia.

A ***fíbula*** mostra a cabeça (**M**), o corpo (**M**) com a margem cranial e o maléolo lateral (**M**).

Inchação detectada à palpação entre o tendão calcâneo comum e o maléolo lateral é sinal de efusão na articulação do tarso.

Do tarso às falanges, o termo "cranial" é substituído por "dorsal" e o termo "caudal" por "plantar".

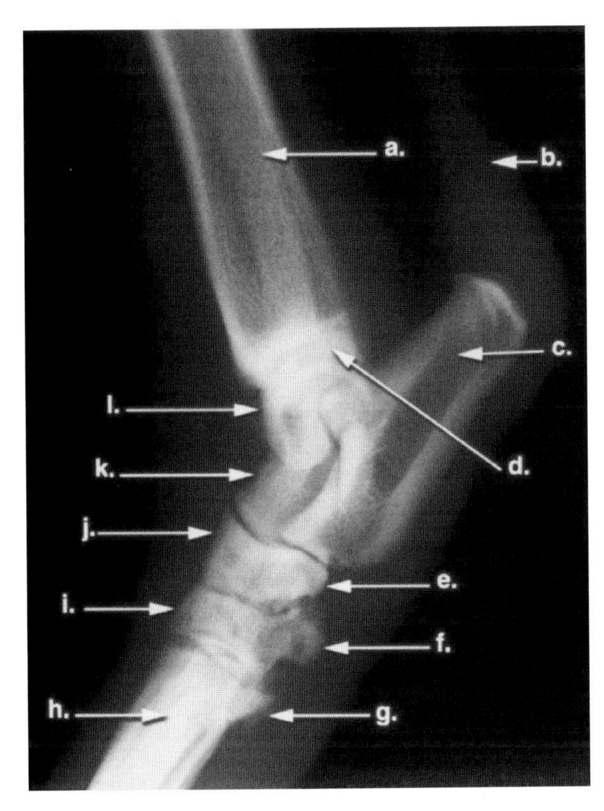

Fig. 8.26 Vista lateral do tarso canino.

a. Corpo da tíbia
b. Tendão calcâneo comum
c. Calcâneo
d. Articulação tarsocrural
e. Osso central do tarso (superfície plantar)
f. Quarto osso do tarso (tarsal IV)
g. Metatarsal I
h. Corpos superpostos dos metatarsais II-V
i. Terceiro osso do tarso (tarsal III)
j. Osso central do tarso (superfície dorsal)
k. Tálus
l. Tróclea do tálus

Nas faces lateral e dorsal do ***tarso***, os seguintes ossos são palpáveis: o calcâneo (**M**), o tálus (**M**) (com a tróclea e o corpo), o osso central do tarso e os ossos tarsais I-IV (Figs. 8.26 e 8.27).

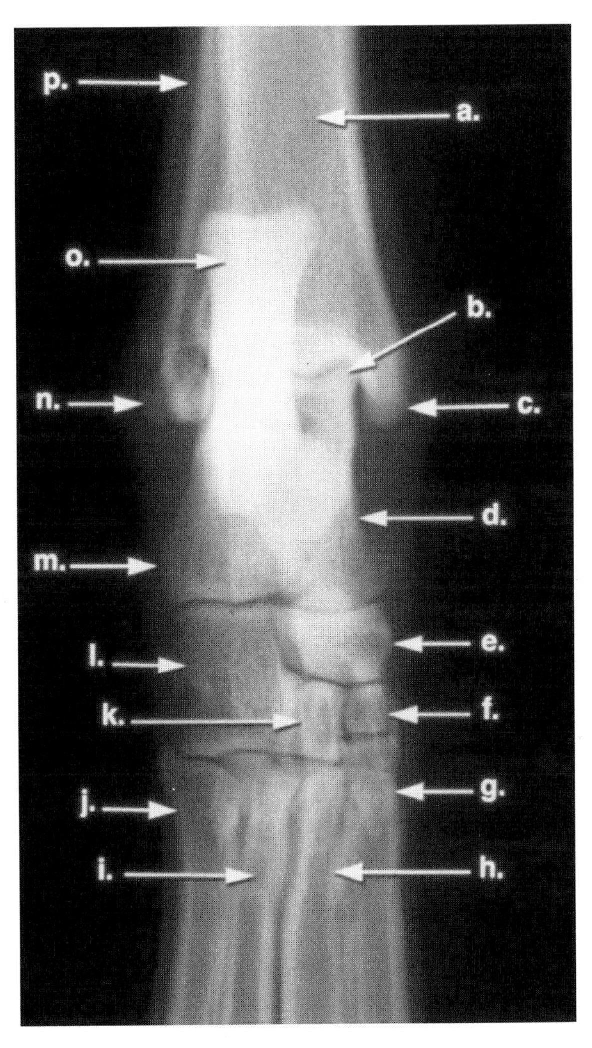

Fig. 8.27 Vista dorsoplantar do tarso canino.

a. Corpo da tíbia
b. Articulação tarsocrural
c. Maléolo medial da tíbia
d. Tálus
e. Osso central do tarso
f. Primeiro e segundo ossos do tarso (tarsais I e II) superpostos
g. Metatarsal II
h. Metatarsal III
i. Metatarsal IV
j. Metatarsal V
k. Terceiro osso do tarso (tarsal III)
l. Quarto osso do tarso (tarsal IV)
m. Calcâneo
n. Maléolo lateral da fíbula
o. Tuberosidade do calcâneo
p. Fíbula

Observar que a face dorsal das cristas da tróclea do tálus podem ser palpadas com extensão completa da articulação tibiotarsal.

A crista medial da tróclea do tálus é o local mais comum de lesões da OCD do tálus (Figs. 8.28 e 8.29).

O osso central do tarso (e a extremidade distal do calcâneo das perspectivas lateral e plantar) é fraturado mais comumente em cães Greyhounds de corrida.

A face dorsal dos ***ossos metatarsais*** segundo a quinto é exposta, com a base e a cabeça deles (**M**).

A face dorsal da base, do corpo e da cabeça das ***falanges proximal e média*** é mostrada (**M**). A ***terceira falange*** (o osso unguicular) fica protegida dentro da garra ou unha (**M**). A falange exibe as seguintes estruturas: a margem coronária (proximal), o processo ungueal, a crista ungueal e o tubérculo flexor (ver Fig. 5.9).

Face Lateral

Da perspectiva lateral, o ***osso coxal***, que se articula proximocranialmente com o sacro e através da cavidade acetabular com o fêmur, tem várias estruturas palpáveis usadas como marcos para exame físico e em cirurgia, como a asa do ílio delimitada dorsalmente pela tuberosidade sacral (**M**) com as espinhas ilíacas dorsocranial e dorsocaudal (**M**), dorsocranialmente pela crista ilíaca (**M**) e lateroventralmente pela tuberosidade coxal (**M**); a espinha ilíaca ventrocranial (**M**) e a espinha alar ou espinha ilíaca ventrocaudal (**M**); o corpo do ílio; a margem (limbo) do acetábulo (**M**); a tuberosidade isquiática (**M**), que fornece inserção para músculo e, no cão, também para o lig. sacrotuberal; e a espinha isquiática, que fornece inserção para o músculo coccígeo.

O corpo do ílio é um local comum de fraturas ilíacas, logo caudalmente ao sacro, e o ponto onde é feita a osteotomia para OPT (osteotomia pélvica tripla).

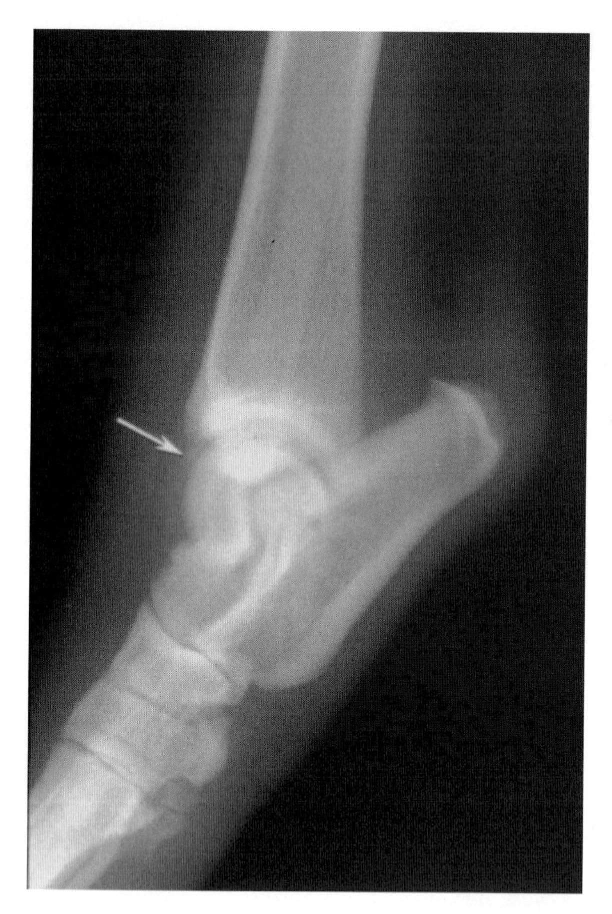

Fig. 8.28 Radiografia lateral de um tarso canino (osteocondrite dissecante da crista troclear medial do tálus). Vê-se uma articulação em camundongo dentro da face dorsal da articulação tarsocrural (seta branca).

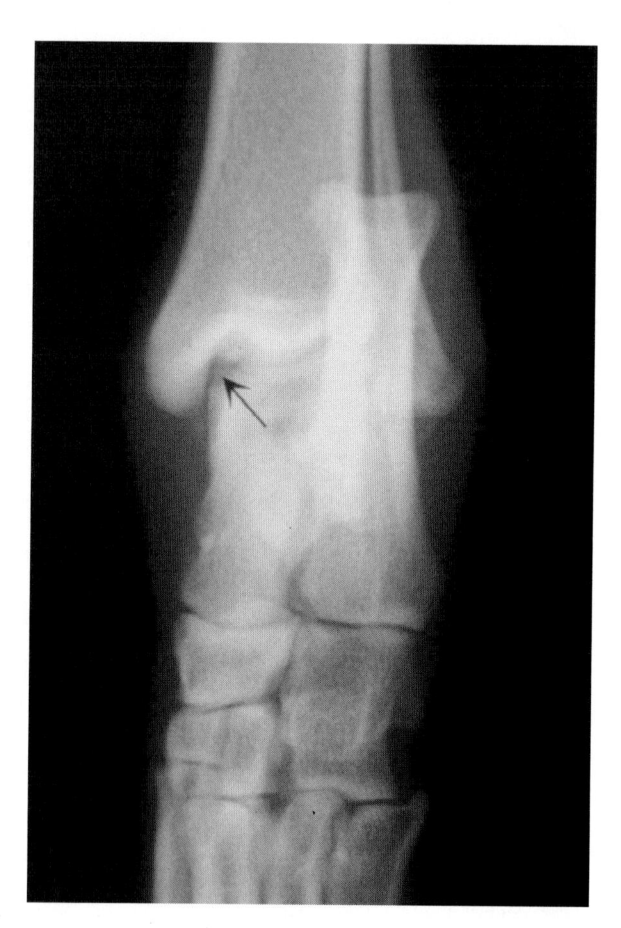

Fig. 8.29 Radiografia dorsoplantar de um tarso canino (osteocondrite dissecante da crista troclear medial do tálus). Esta incidência mostra uma área de achatamento no osso subcondral, que está na origem da articulação em camundongo (seta negra).

O acesso ao osso ilíaco deve ser feito com cuidado para evitar lesar a artéria, a veia e o nervo glúteos craniais que passam transversalmente entre o M. glúteo médio (superficialmente) e o M. glúteo profundo (profundamente); podem ser encontradas diversas variações da passagem do nervo.

O ***fêmur*** articula-se proximalmente com o osso coxal e distalmente com a patela e a tíbia. O trocanter maior (**M**) é palpável com a mesma facilidade que a crista lateral da tróclea (**M**) e o côndilo lateral (**M**). A fabela[1] lateral também é palpável (ver Nota[1], no final do capítulo).

A ***patela*** (**M**) também é palpável.

A ***tíbia*** articula-se proximalmente com o fêmur, a patela e a fíbula, além de distalmente com o tálus. O côndilo lateral da tíbia (**M**), a tuberosidade da tíbia (**M**), a margem cranial (antigamente denominada crista tibial) (**M**), a metade distal de seu corpo (**M**) e a extremidade distal da tíbia (**M**) são palpáveis.

A meio caminho entre a tuberosidade da tíbia e o ligamento colateral lateral da articulação da soldra (joelho anatômico) está o ponto para colocação de pino IM (intramedular).

A ***fíbula*** articula-se proximalmente com a tíbia e distalmente com a tíbia e o tálus. A extremidade distal (**M**) é conhecida como maléolo lateral.

O ***tarso*** expõe lateralmente o calcâneo (**M**) com sua tuberosidade; o tálus com a tróclea (**M**), o corpo, o colo e a cabeça; o osso central do tarso; e o terceiro e quarto ossos tarsais.

O terceiro ao quinto ***ossos metatarsais*** podem ser identificados a partir da perspectiva lateral, com suas bases (**M**), corpos (**M**) e cabeças (**M**).

As ***falanges*** do terceiro ao quinto dedos também podem ser identificadas. F_1 e F_2 podem ser palpadas com suas bases (**M**), corpos (**M**) e cabeças (**M**). F_3 mostra sua margem coronária e seu tubérculo flexor (**M**), enquanto o processo ungueal está embutido na garra (ver Fig. 5.14).

Os ***ossos sesamóides proximais*** (**M**) também podem ser palpados.

Face Caudal/Plantar

O ***osso coxal*** mostra a tuberosidade isquiática (**M**) e o arco isquiático (**M**).

No ***fêmur***, a cabeça, o colo e o trocanter maior (**M**) são palpáveis na extremidade proximal do osso. O corpo e os dois côndilos (lateral e medial), separados pela fossa intercondilar e com as duas fabelas, não são palpáveis dessa perspectiva.

A linha áspera (relacionada na *N.A.V.* como *facies aspera*) é um marco para alinhamento rotacional. A linha caudal ou superfície áspera está localizada no terço médio da face caudal do fêmur, onde os Mm. adutores estão inseridos (ver Fig. 8.17). Nas fraturas do fêmur, os ramos transversos das Aa. circunflexas lateral e medial e a A. femoral devem ser preservados, porque fornecem sangue para o fêmur. O forame nutrício do fêmur está situado no alto da linha áspera.

A ***tíbia*** não é palpável na face caudal do membro.

Apenas o maléolo lateral da ***fíbula*** (**M**) é palpável.

O calcâneo é o único osso palpável dentre os ***ossos do tarso***, incluindo sua tuberosidade calcânea (**M**).

Observar que a face plantar das cristas da tróclea do tálus pode ser palpada com flexão extrema da articulação tibiotarsal.

A face plantar dos ***ossos metatarsais e falangeais*** não é palpável por causa dos músculos e tendões que passam desse lado.

Face Medial

Dessa perspectiva, a margem cranial do púbis (**M**), o tubérculo ventral do púbis e o arco isquiático (**M**) ficam expostos, como componentes do ***osso coxal***.

A extremidade distal do corpo do ***fêmur***, a crista medial (**M**) da tróclea do fêmur (**M**), o côndilo medial do fêmur (**M**) e a fabela medial também podem ser expostos, junto com a margem medial da patela (**M**).

O côndilo medial (**M**), a margem cranial, o corpo e o maléolo medial (**M**) da ***tíbia*** (**M**) estão expostos sob a pele.

Os ***ossos do tarso*** ficam expostos sobre a face medial do calcâneo com sua tuberosidade calcânea (**M**), o tálus (**M**) com o corpo, as cristas da tróclea, o colo e a cabeça, o osso central do tarso e o primeiro ao terceiro ossos tarsais.

Os ***ossos metatarsais*** são representados pelo primeiro metatarsal (inconstante) e parcialmente pelo segundo e pelo terceiro metatarsais, com suas bases (**M**), corpos (**M**) e cabeças (**M**).

As ***falanges*** do segundo e do terceiro dedos podem ser identificadas. F_1 e F_2 são palpáveis, com suas bases (**M**), corpos (**M**) e cabeças (**M**). F_3 mostra a crista ungueal (**M**) (o processo ungueal está embutido na garra).

Os ***ossos sesamóides proximais*** (**M**) são estruturas palpáveis.

Pequenos nódulos ósseos estão localizados na face dorsal das articulações metatarsofalangeais. Nódulos cartilagíneos são encontrados nas faces dorsal e plantar das articulações interfalangeais distais. Os nódulos plantares podem sofrer ossificação. ***Carnívoros não têm ossos sesamóides distais primários.***

Articulações

As articulações do membro pélvico são mostradas nas Figs. 8.30–8.46.

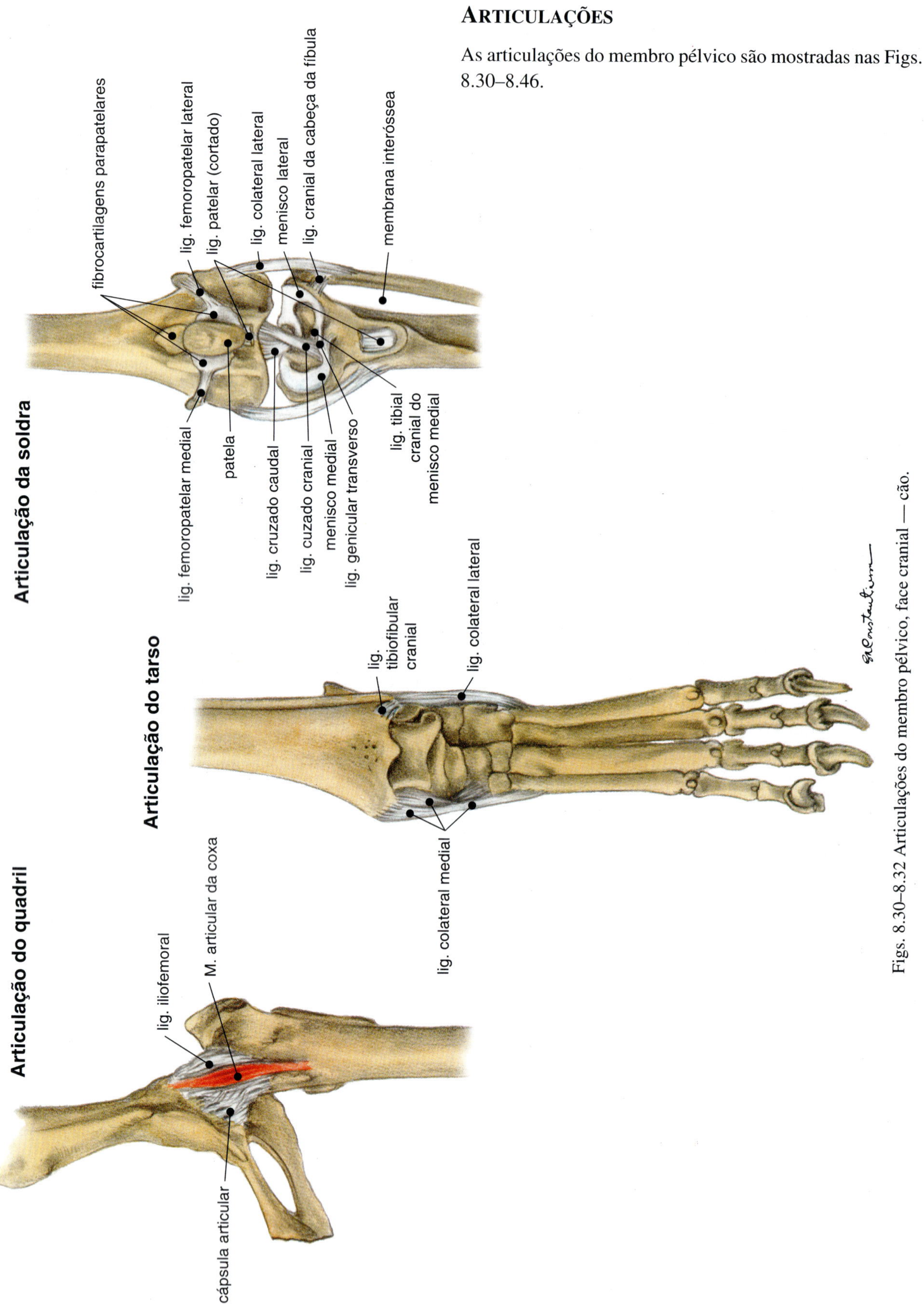

Figs. 8.30–8.32 Articulações do membro pélvico, face cranial — cão.

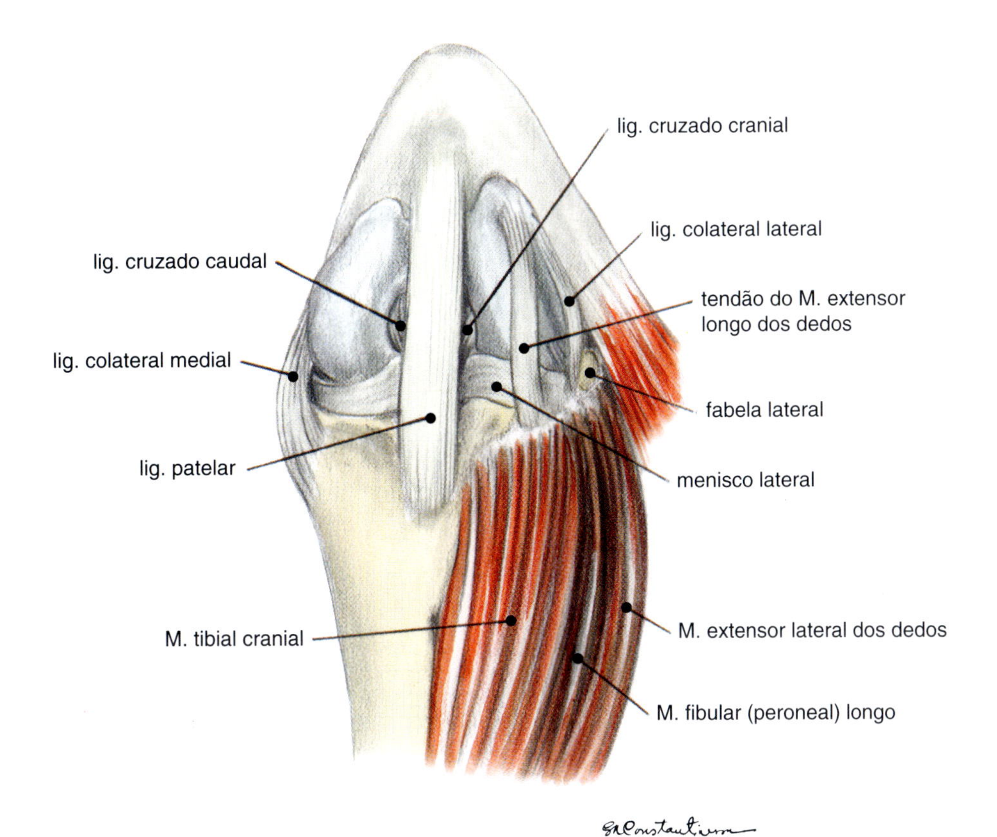

Fig. 8.33 Articulação da soldra (joelho), face cranial — cão.

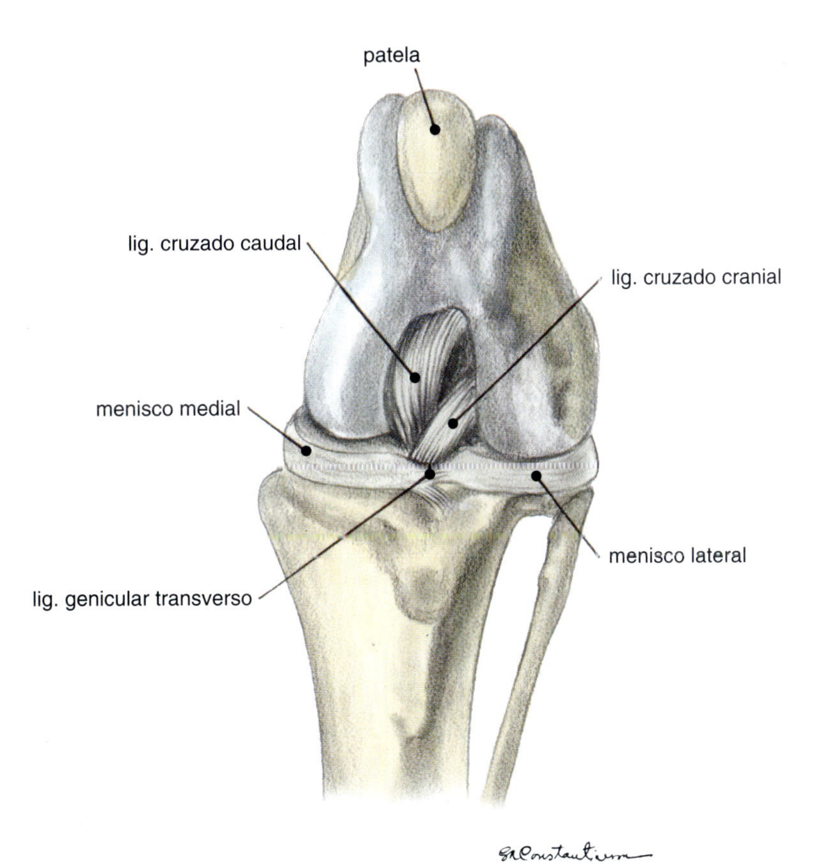

Fig. 8.34 Articulação da soldra (joelho), face cranial — cão.

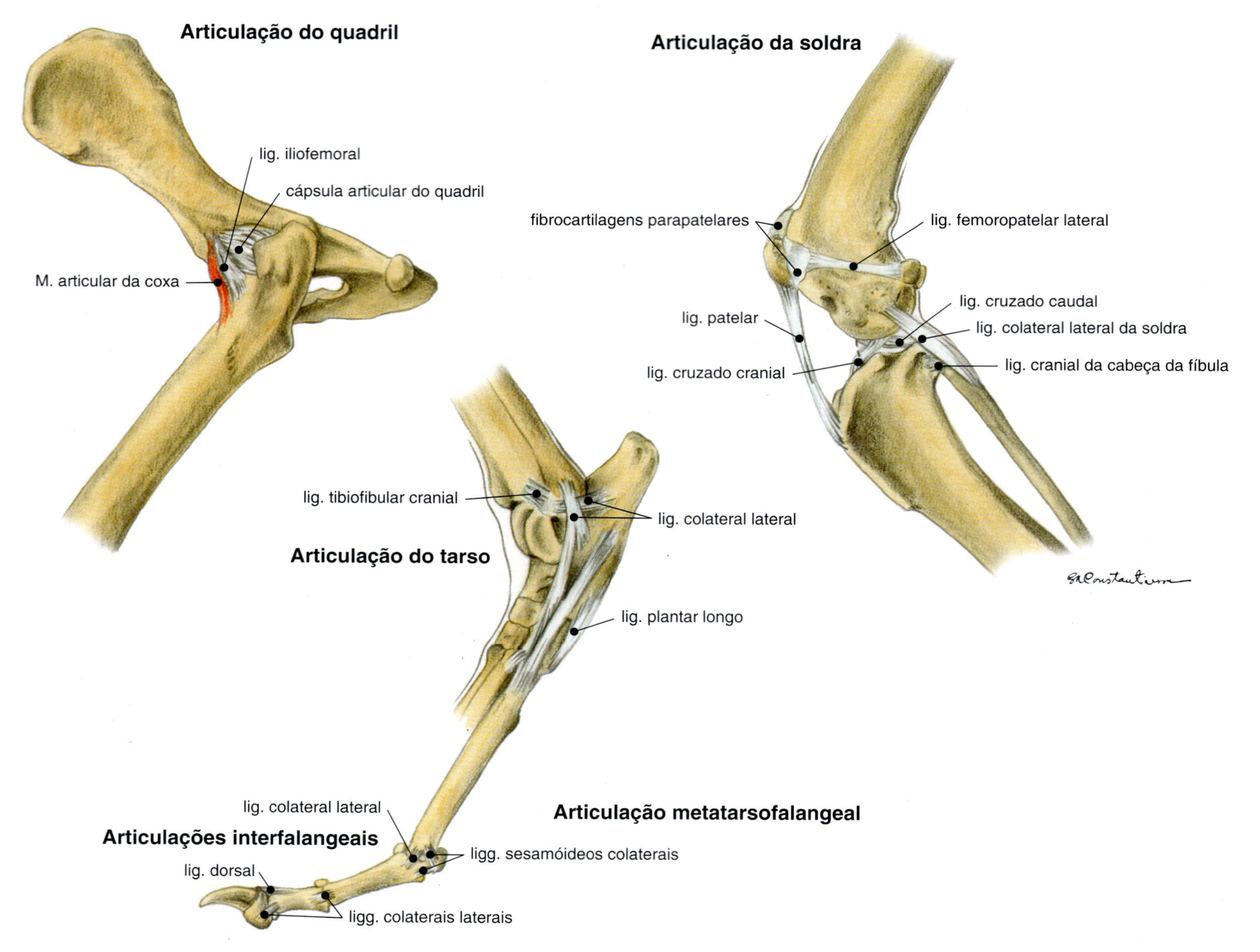

Figs. 8.35–8.37 Articulações do membro pélvico, face lateral — cão.

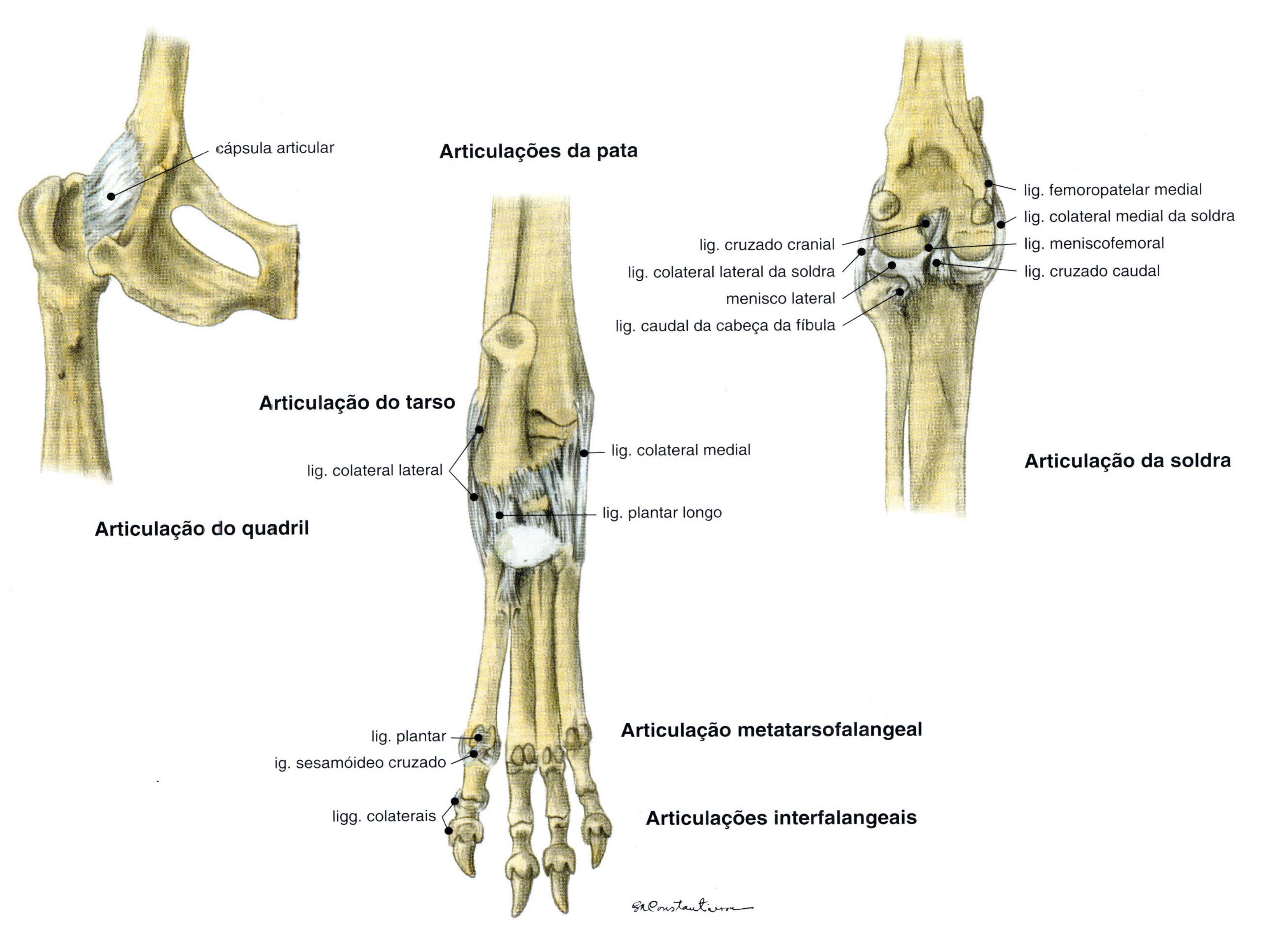

Figs. 8.38–8.40 Articulações do membro pélvico, face caudal — cão.

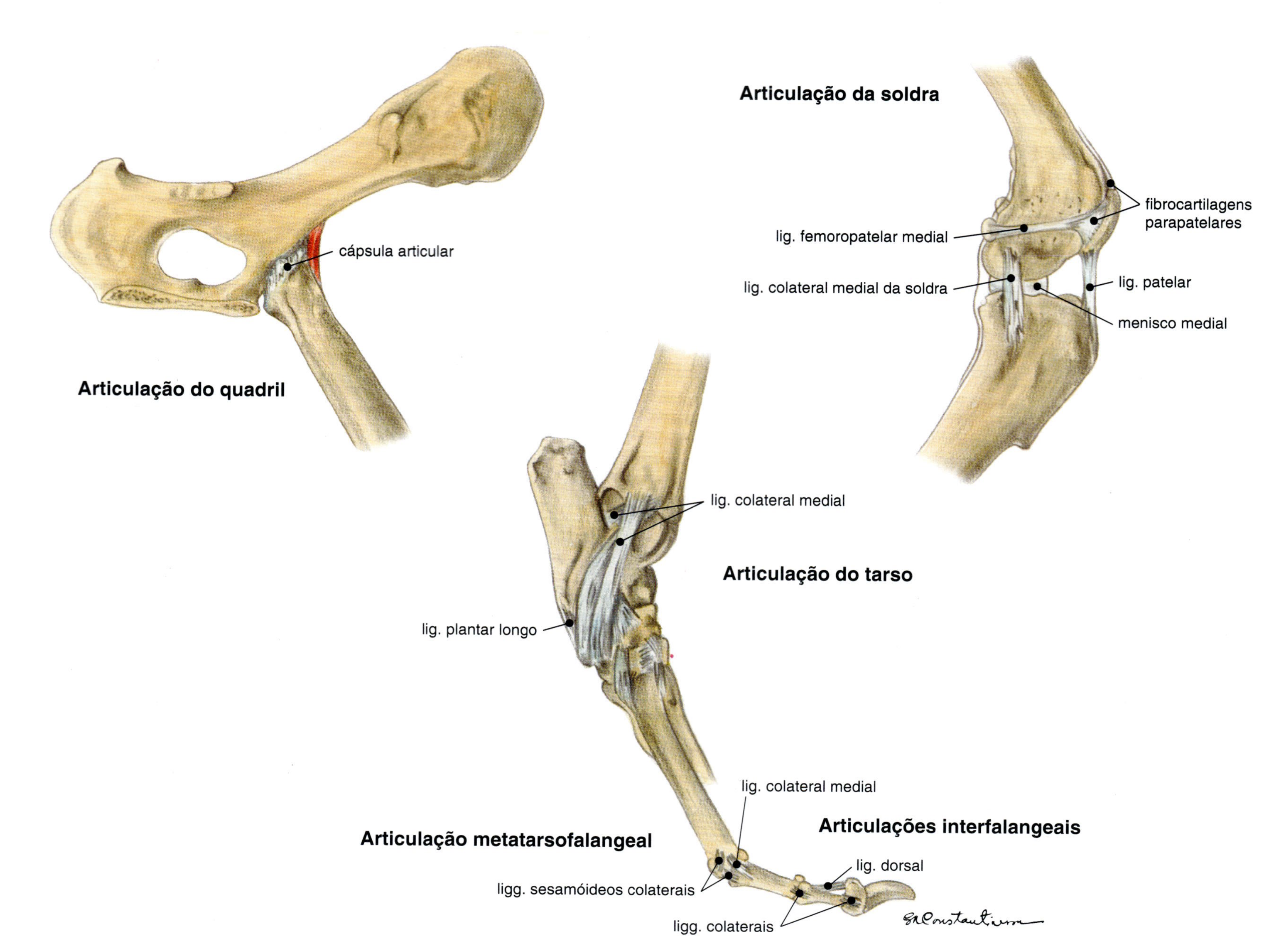

Figs. 8.41–8.43 Articulações do membro pélvico, face medial — cão.

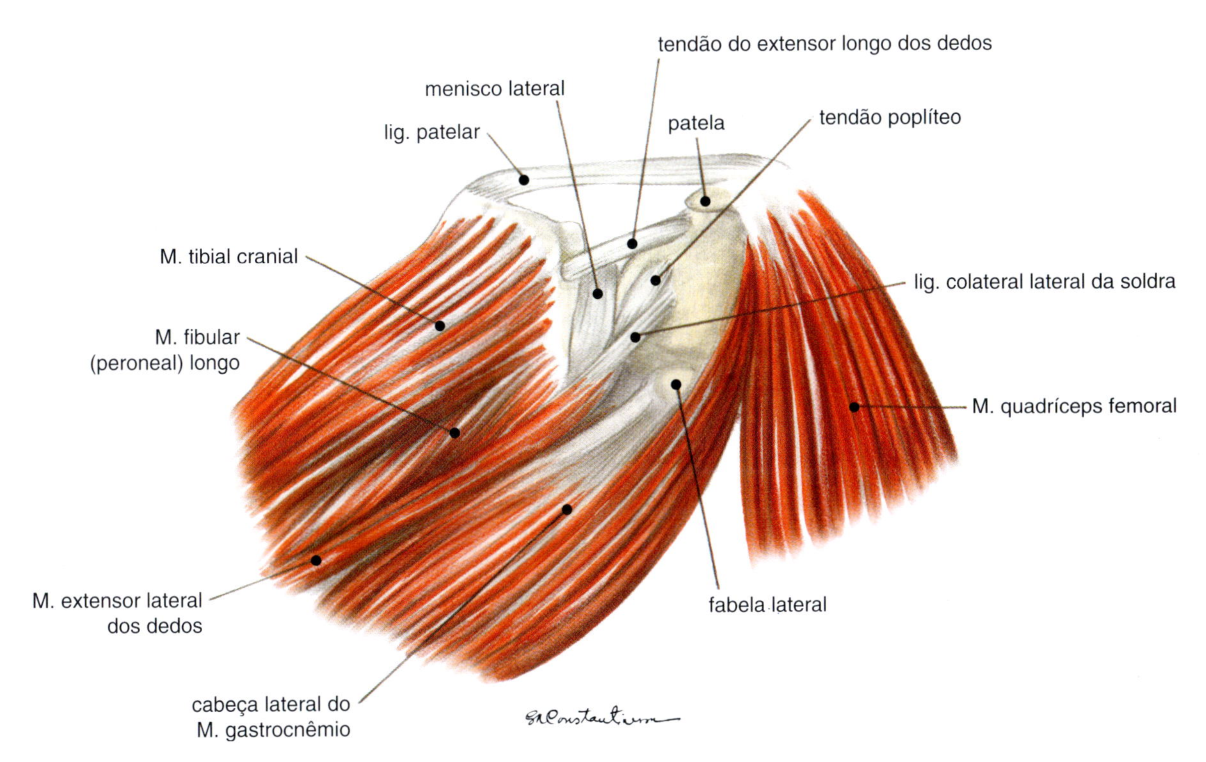

Fig. 8.44 Articulações da soldra (joelho) e músculos circundantes, face lateral — cão.

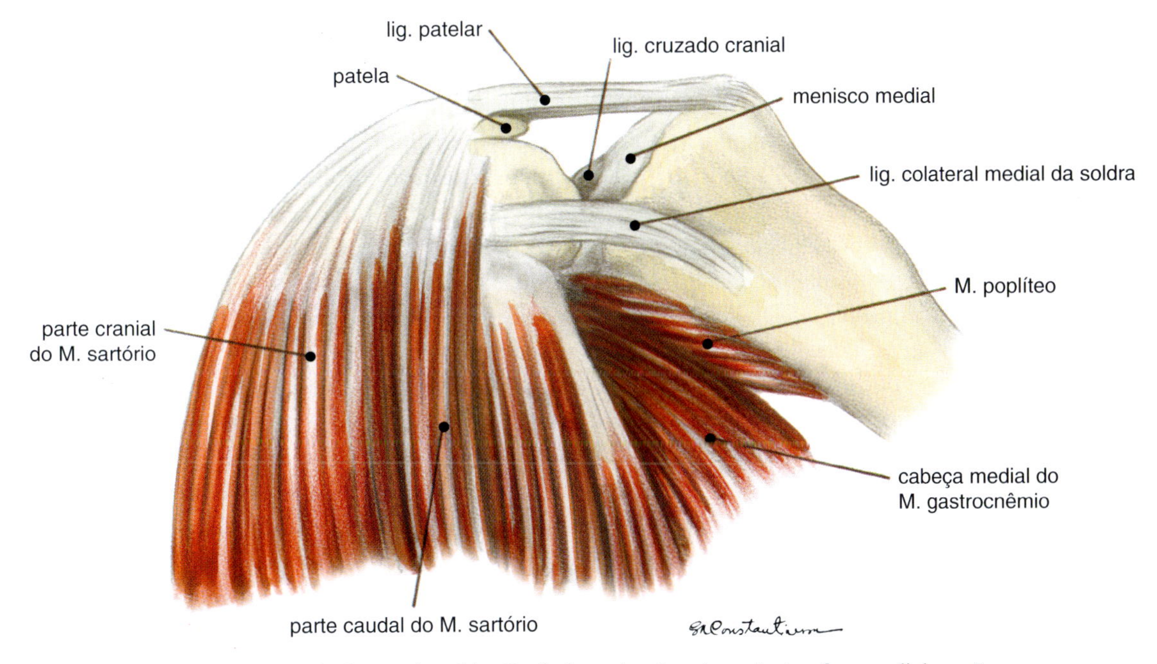

Fig. 8.45 Articulações da soldra (joelho) e músculos circundantes, face medial — cão.

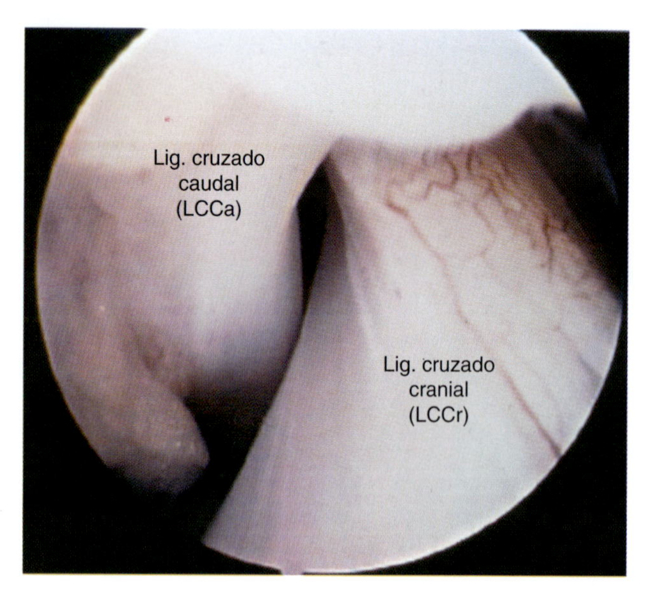

Fig. 8.46 Vista artroscópica de um ligamento cruzado cranial normal em um cão adulto. (Cortesia do Dr. James L. Cook.)

Face Cranial/Dorsal

Da perspectiva cranial/dorsal, as seguintes articulações serão descritas: do quadril, da soldra, tarsal, intermetatarsais, metatarsofalangeais e interfalangeais.

A ***articulação do quadril*** mostra a cápsula articular e o lig. iliofemoral (um reforço na face cranial da cápsula articular). Associado à cápsula articular, o M. articular da coxa age como um tensor dela. Dentro da cavidade articular, o lig. da cabeça do fêmur (o lig. redondo) une a cabeça do fêmur à fossa do acetábulo (a última circundada pela superfície articular em forma de meia-lua).

As estruturas superficiais e profundas da ***articulação da soldra*** são muito importantes na prática clínica. As estruturas superficiais são as seguintes: a cápsula articular femoropatelar; os ligg. femoropatelares medial e lateral que unem a patela às fabelas; o lig. patelar; as fibrocartilagens parapatelares (mais desenvolvidas no cão); o coxim gorduroso infrapatelar; os ligg. colaterais medial e lateral da articulação femorotibial; o lig. cranial da cabeça da fíbula (com a tíbia); e a membrana interóssea tibiofibular, que preenche o espaço interósseo até a cápsula articular tibiofibular distal. Profundos e intra-articulares às estruturas mencionadas, os ligg. cruzados cranial e caudal e os meniscos medial e lateral podem ser expostos. Os meniscos estão conectados pelo lig. transverso da soldra, também conhecido como lig. genicular transverso ou intermeniscal. O lig. tibial cranial do menisco medial e o lig. tibial cranial do menisco lateral também estão presentes (eles não são mencionados na *N.A.V.*, mas o são pela maioria dos cirurgiões).

Quatro dos ligamentos da soldra (os dois ligg. cruzados e os dois ligg. colaterais) dão excelente estabilidade e permitem flexão, extensão e angulações limitadas em varo e valgo, bem como movimento craniocaudal e rotação axial limitados. Cada ligamento tem funções específicas e neutraliza forças também específicas que agem sobre a soldra.

As inserções dos ligamentos cruzados têm importância clínica, como se segue.

O ligamento cruzado cranial (LCCr) origina-se da parte caudomedial do côndilo lateral do fêmur e termina na área intercondilar cranial do platô tibial (ver Fig. 8.46), servindo principalmente para impedir movimento craniocaudal anormal, mas também fornece estabilidade rotacional, impedindo rotação interna excessiva da soldra. Uma última função do LCCr consiste em impedir hiperextensão da articulação. Em termos funcionais, o LCCr canino compõe-se de duas porções principais: a faixa craniomedial e a caudolateral. A faixa craniomedial é esticada em movimentos de flexão e extensão, enquanto a caudolateral só é esticada durante extensão. Nas Figs. 8.47 e 8.48 são mostradas radiografias de casos de rupturas crônicas do ligamento cruzado cranial.

O ligamento cruzado caudal (LCCa) origina-se na superfície lateral do côndilo do fêmur medial e termina na margem lateral da incisura poplítea da tíbia. O LCCa é mais longo e mais forte que o ligamento cruzado cranial. Como o último, serve principalmente para estabilizar os movimentos craniocaudais. Como o próprio nome implica, os dois ligamentos cruzados se entrecruzam e proporcionam estabilidade rotacional enrolando-se um no outro. O LCCa também serve como contenção secundária contra hiperextensão da articulação da soldra e é composto de duas partes: uma faixa cranial e uma pequena faixa caudal. A faixa cranial é esticada em movimento de flexão e afrouxada em extensão, enquanto a caudal é esticada em extensão e afrouxada em flexão.

O lig. colateral medial (LCM) funde-se com a cápsula articular e o menisco medial, sendo responsável primariamente pela manutenção da estabilidade em valgo, além de servir como contenção secundária contra instabilidade rotacional. O lig. colateral lateral (LCL) não se funde com o menisco lateral, sendo responsável primariamente pela manutenção da estabilidade em varo e também serve como contenção secundária contra instabilidade rotacional. O LCL é o responsável pelo mecanismo "em parafuso" da articulação da soldra. À medida que a articulação da soldra flexiona, o LCL afrouxa, possibilitando rotação interna da tíbia com relação ao fêmur. Após a fase de oscilação da etapa, a soldra volta a estender-se, o LCL estica-se e a tíbia gira para fora ou em um movimento semelhante ao de um parafuso.

Os meniscos lateral e medial são compostos de fibrocartilagem. O menisco lateral é maior do que o medial. Posicionados na articulação com o lado côncavo axial, eles são mais espessos em sua periferia que na região axial, sendo mantidos firmemente no lugar por seis ligamentos: os ligg. meniscotibiais craniolateral e craniomedial, caudolateral e caudomedial, o lig. transverso da soldra e o lig. meniscofemoral (para o menisco lateral). Ambos os meniscos estão firmemente conectados à cápsula articular.

O lig. transverso da soldra é denominado lig. intermeniscal pelos clínicos.

Apenas 10-20% dos meniscos são supridos pelas Aa. geniculares distais lateral e medial. As artérias alcançam o menisco na periferia e não continuam além daquele ponto. No caso de remoção parcial dos meniscos, as duas artérias devem ser preservadas.

Nota. O lig. meniscotibial caudolateral não é mencionado na *N.A.V.*

A ***articulação do tarso*** mostra na face dorsal a cápsula articular e os dois ligg. colaterais (medial e lateral); além disso, a cápsula articular da articulação tibiofibular distal e o lig. tibiofibular cranial ficam expostos, da mesma perspectiva. Após remoção da cápsula articular, as articulações intertarsais com seus ligg. dorsais curtos ficam expostas. Os ligamentos mais distais são os que conectam a fileira distal de ossos do tarso à extremidade terminal (a base) dos ossos metatarsais.

As ***articulações intermetatarsais*** incluem cápsulas articulares e ligg. interósseos e metatarsais dorsais entre as bases dos ossos metatarsais. Os corpos e as cabeças dos ossos metatarsais são separados pelos chamados espaços interósseos metatarsais.

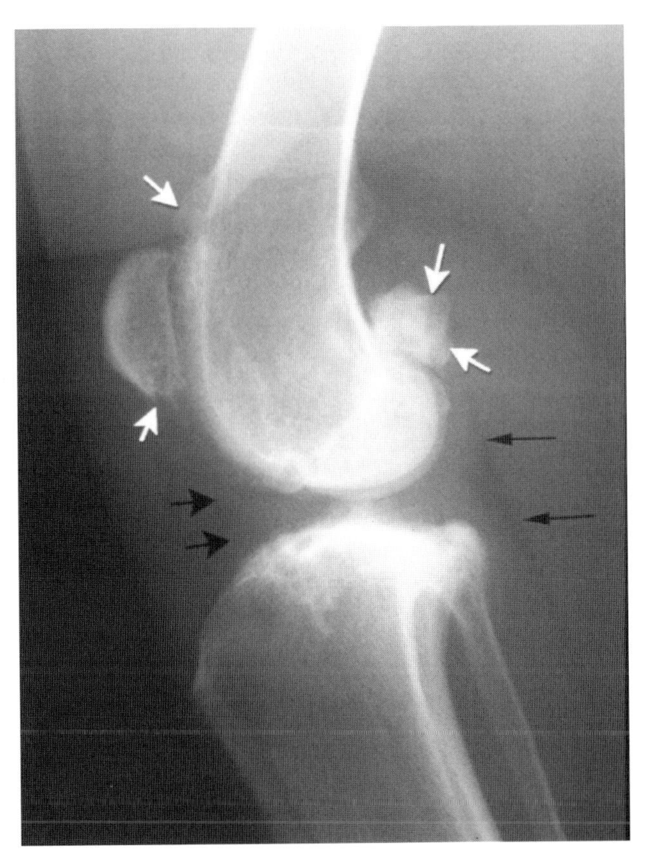

Fig. 8.47 Radiografia lateral da soldra (joelho) do cão (ruptura crônica do ligamento cruzado cranial). Esta radiografia mostra as alterações típicas que ocorrem na soldra canina muito tempo após a ruptura do ligamento cruzado cranial. Na incidência lateral, o deslocamento cranial do coxim gorduroso infrapatelar é resultante de efusão articular (setas negras grossas), da mesma forma que o deslocamento caudal dos planos fasciais do gastrocnêmio (setas negras finas). Osteófitos e entesiófitos são alterações degenerativas e vistos fora da patela, dentro da tróclea do fêmur, bem como ao longo das fabelas, dos côndilos da tíbia e dos epicôndilos do fêmur (setas brancas).

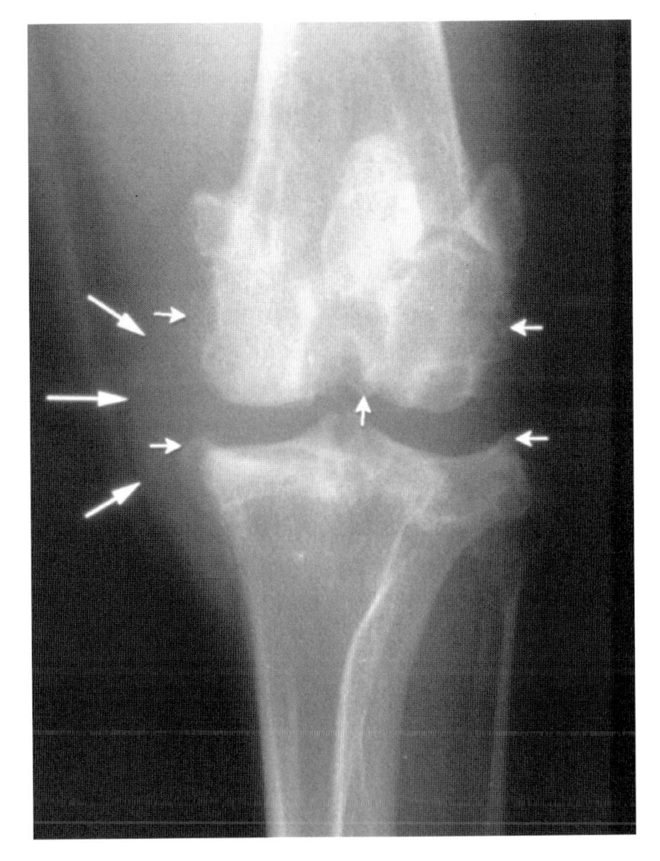

Fig. 8.48 Radiografia craniocaudal da soldra (joelho) do cão (ruptura crônica do ligamento cruzado cranial). Esta radiografia mostra as alterações típicas que ocorrem na soldra canina muito tempo após ruptura do ligamento cruzado cranial. Na incidência craniocaudal, vê-se um "contraforte medial" formando uma ponte no lado medial da soldra em decorrência de hipertrofia da cápsula articular e do ligamento colateral medial (setas brancas grandes). Osteófitos e entesiófitos são vistos dentro da tróclea do fêmur, bem como ao longo dos côndilos da tíbia e dos epicôndilos do fêmur (setas brancas pequenas).

As ***articulações metatarsofalangeais*** são constituídas por cápsulas articulares e dois ligg. colaterais para cada articulação, sendo semelhantes às articulações metacarpofalangeais do membro torácico (ver Fig. 5.37).

As ***articulações interfalangeais*** contêm cápsulas articulares e dois ligg. colaterais cada uma, além de, no caso das articulações interfalangeais distais, ligg. dorsais. Os últimos consistem em duas faixas elásticas que conectam F_2 a F_3 no nível da crista ungueal. Elas são semelhantes às do membro torácico (ver Fig. 5.37).

Face Lateral

A ***articulação do quadril*** mostra a cápsula articular, o lig. iliofemoral e o M. articular da coxa a partir da perspectiva lateral.

O acesso à articulação do quadril começa com o trocanter maior como o marco mais importante para cirurgia, sendo usado para orientar as incisões cutâneas e localizar outras estruturas. Também, apenas em cães magros, pode-se palpar a separação entre os Mm. glúteo médio e tensor da fáscia lata, separação esta que constitui outro marco durante acessos ao quadril.

Durante o acesso craniolateral ao quadril, a face ventral do M. glúteo médio, o trocanter maior, a margem cranial do M. bíceps femoral, o M. tensor da fáscia lata, a própria fáscia lata e os Mm. glúteos superficial, médio e profundo são considerados marcos para se expor a articulação e fazer o procedimento cirúrgico requisitado. A abertura da cápsula articular deve ser feita paralela ao colo do fêmur.

Para expor o fêmur em uma manobra lateral, os marcos incluem a fáscia lata, a margem cranial do M. bíceps femoral e o M. vasto lateral.

A ***articulação da soldra*** expõe a cápsula articular femoropatelar, o lig. femoropatelar lateral, o lig. femorotibial colateral lateral, a cápsula articular da articulação tibiofibular proximal, o lig. cranial da cabeça da fíbula, o lig. patelar, as fibrocartilagens parapatelares proximal e lateral, o coxim gorduroso (adiposo) infrapatelar e o menisco lateral.

Há três acessos cirúrgicos à articulação da soldra: acesso lateral e o medial e, menos comumente, o da osteotomia da tuberosidade da tíbia.

A manobra lateral é a mais usada no cão e no gato e, com mais freqüência, para reconstrução na vigência de lesões dos ligg. cruzados cranial e caudal ou do lig. colateral lateral e para substituir uma patela luxada. É também usada no reparo de algumas fraturas intra-articulares e outras lesões menos comuns, como do tendão extensor longo dos dedos ou do tendão poplíteo. O acesso lateral inclui como marcos a margem cranial do M. bíceps femoral, a camada superficial da fáscia lata, o M. vasto lateral, a crista lateral da tróclea do fêmur, a patela, a fibrocartilagem parapatelar lateral (antigamente chamada retináculo patelar lateral), o lig. patelar, a fabela lateral (oficialmente o osso sesamóide lateral do M. gastrocnêmio), o lig. femoropatelar lateral e a tuberosidade da tíbia.

A ***articulação do tarso*** mostra a cápsula articular tibiofibular distal, com o lig. tibiofibular cranial, a cápsula articular dorsal, o lig. colateral lateral, o lig. plantar longo, os ligg. intertarsais curtos e os ligg. tarsometatarsais curtos.

Na instabilidade da articulação do jarrete, os ligamentos colaterais lateral e medial permitem uma grande amplitude de movimentos de adução e abdução, além dos limites normais.

As ***articulações metatarsofalangeais*** expõem as cápsulas articulares, os ligg. colaterais laterais e os ligg. sesamóideos laterais.

As ***articulações interfalangeais*** são constituídas de cápsulas articulares e ligg. colaterais laterais. Além disso, os ligg. dorsais elásticos são visíveis dessa perspectiva.

Face Caudal/Plantar

Nenhum acesso clínico às articulações do membro pélvico é possível a partir da perspectiva caudal/plantar, por causa da massa muscular e dos tendões que as circundam ou passam sobre elas (ver Figs. 8.38–8.40).

As estruturas da articulação da soldra dessa perspectiva foram discutidas na seção sobre a face cranial/dorsal.

Face Medial

A única articulação femoral palpável é a da ***soldra***. É possível identificar a cápsula articular femoropatelar, o lig. femoropatelar medial unindo a patela à fabela medial, o lig. colateral femorotibial medial, o lig. patelar, a fibrocartilagem parapatelar medial, o coxim gorduroso infrapatelar e o menisco medial.

O acesso medial à articulação da soldra é usado menos comumente que o lateral; entretanto, é usado ocasionalmente em cães quando os proprietários ficam particularmente apreensivos acerca de uma possível cicatriz visível na perna do animal. O acesso medial é preferido no reparo de fraturas que envolvem o côndilo do fêmur medial ou nos casos de rupturas do lig. colateral medial da articulação femorotibial, também usada para ONPT (osteotomia de nivelamento do platô tibial). Os seguintes marcos são considerados: a lâmina femoral, a parte cranial do M. sartório, o M. vasto medial, a patela, o lig. femorotibial medial, a fibrocartilagem parapatelar medial, o lig. patelar e a tuberosidade da tíbia.

A ***articulação do tarso*** mostra a cápsula articular dorsal do tarso, o lig. colateral medial, o lig. plantar longo, os ligg. intertarsais curtos e os ligg. tarsometatarsais curtos.

As ***articulações metatarsofalangeais*** são representadas por suas cápsulas articulares, seus ligg. colaterais mediais e seus ligg. sesamóideos mediais.

As ***articulações interfalangeais*** expõem suas cápsulas articulares e seus ligg. colaterais mediais. Os ligg. dorsais elásticos também podem ser identificados dessa perspectiva.

Músculos

Os músculos do membro pélvico são mostrados nas Figs. 8.49–8.52.

Face Cranial/Dorsal

Na face cranial da região glútea, é possível delinear os Mm. glúteos médio e superficial.

Na coxa, o M. tensor da fáscia lata, a parte cranial do M. sartório e o M. quadríceps femoral cobertos pela fáscia lata preenchem o ângulo entre o osso coxal e o fêmur.

Na crura (perna), o M. tibial cranial e o tendão distal do M. extensor longo dos dedos são palpáveis. Seus tendões são unidos abaixo pelo retináculo dos músculos extensores da crura e passam sobre a face dorsal do tarso. O tendão do M. extensor longo dos dedos também se junta abaixo, pelo retináculo dos músculos extensores do tarso.

Na face dorsal do metatarso, o tendão do M. extensor lateral dos dedos (lateralmente) e os quatro tendões do M. extensor longo dos dedos estendem-se distalmente até as três falanges.

Face Lateral

Os músculos superficiais da região glútea e da coxa são os seguintes: os Mm. glúteos médio e superficial, gluteofemoral (apenas no gato), sartório (a parte cranial só é mostrada no cão), tensor da fáscia lata, bíceps femoral, semitendíneo e semimembranáceo. Entre os Mm. sartório, tensor da fáscia lata e a margem cranial do bíceps femoral, o M. vasto lateral pode ser palpado sob a fáscia lata.

Os músculos glúteos são cobertos e protegidos pela fáscia glútea, enquanto os da coxa o são pela camada superficial da fáscia lata. Observar que o M. bíceps femoral possui uma aponeurose muito larga que se estende sobre a soldra e até quase o meio da crura. Na face profunda, o bíceps femoral é revestido pela camada profunda da fáscia lata.

Na crura (perna), os seguintes músculos são expostos em ordem craniocaudal: os Mm. tibial cranial, extensor longo dos dedos, fibular (peroneal) longo, extensor lateral dos dedos, fibular (peroneal) curto, flexor lateral dos dedos, flexor superficial dos dedos, a cabeça lateral do M. gastrocnêmio e o tendão calcâneo comum. Observar que o tendão proximal do M. extensor longo dos dedos pode ser identificado caudal à crista lateral da tróclea do fêmur.

O tendão proximal (o tendão de origem) do M. extensor longo dos dedos precisa ser identificado e preservado durante acesso lateral à soldra.

O tendão do M. poplíteo origina-se entre a origem desse tendão e a inserção femoral do lig. colateral lateral da soldra.

A fáscia crural cobre intimamente e protege todos os músculos crurais, originando três retináculos extensores (os Mm. crural, tarsal e fibular/peroneal).

Na região tarsometatarsal, além dos tendões de alguns dos músculos já mencionados, como os Mm. extensores longo e lateral dos dedos e os fibulares (peroneais) longo e curto, é possível identificar o quinto M. interósseo e os tendões dos Mm. flexores profundo e superficial dos dedos.

Apenas os tendões dos Mm. extensores longo e lateral dos dedos e flexores profundo e superficial dos dedos passam na região falangeal. O lig. anular plantar e os ligg. anulares digitais proximal e distal unem-se abaixo dos tendões dos Mm. flexores dos dedos.

Face Caudal/Plantar

Da perspectiva caudal/plantar, os músculos que podemos identificar no membro pélvico são os seguintes: Os Mm. gluteofemoral (apenas no gato), glúteos superficial e médio, bíceps femoral, semitendíneo, semimembranáceo, grácil, gastrocnêmio e flexor superficial dos dedos com o tendão calcâneo comum e a cabeça lateral do M. flexor profundo dos dedos.

Emprega-se o acesso cirúrgico ao semitendíneo da perspectiva caudal em um procedimento em que se usa esse músculo para reparar uma hérnia perineal que não pode ser reparada pelas técnicas não-tradicionais em cães e gatos.

A contratura dos Mm. semitendíneo e grácil pode ser palpada. Nessa condição, a articulação da soldra não se estende.

Três artérias importantes suprem o M. semitendíneo: a A. circunflexa femoral medial (proximomedialmente), a A. glútea caudal (proximolateralmente) e a A. femoral caudal distal (distalmente). Quando presente, a A. obturatória pode levar sangue para o músculo. Durante o reparo de hérnia perineal, essas artérias devem ser preservadas.

A ruptura do tendão calcâneo comum pode ser sentida por palpação.

O(s) tendão(ões) do M. flexor superficial dos dedos cobre(m) toda a face plantar do tarso, do metatarso e das fa-

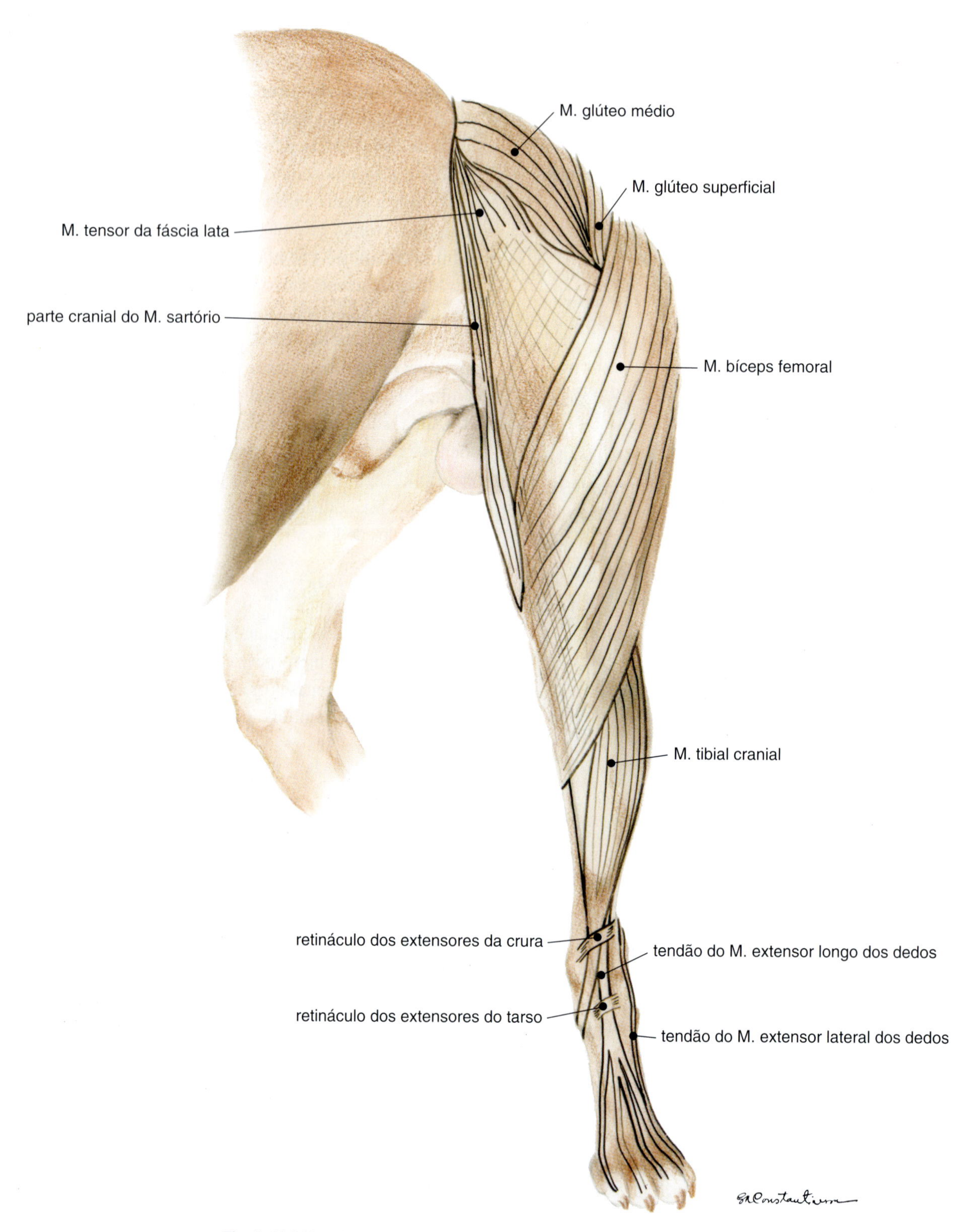

Fig. 8.49 Músculos superficiais do membro pélvico, face cranial — cão.

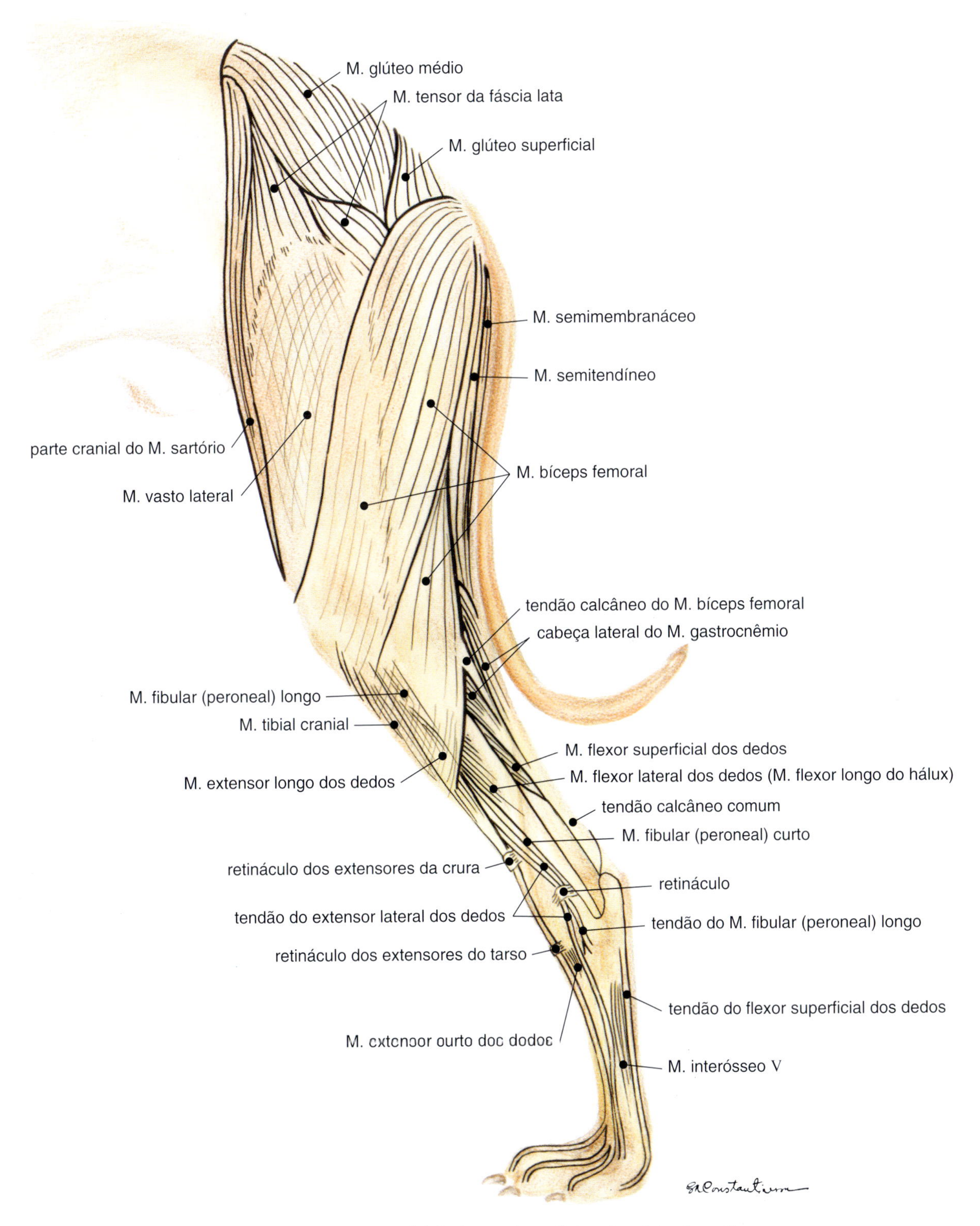

Fig. 8.50 Músculos superficiais do membro pélvico, face lateral — cão.

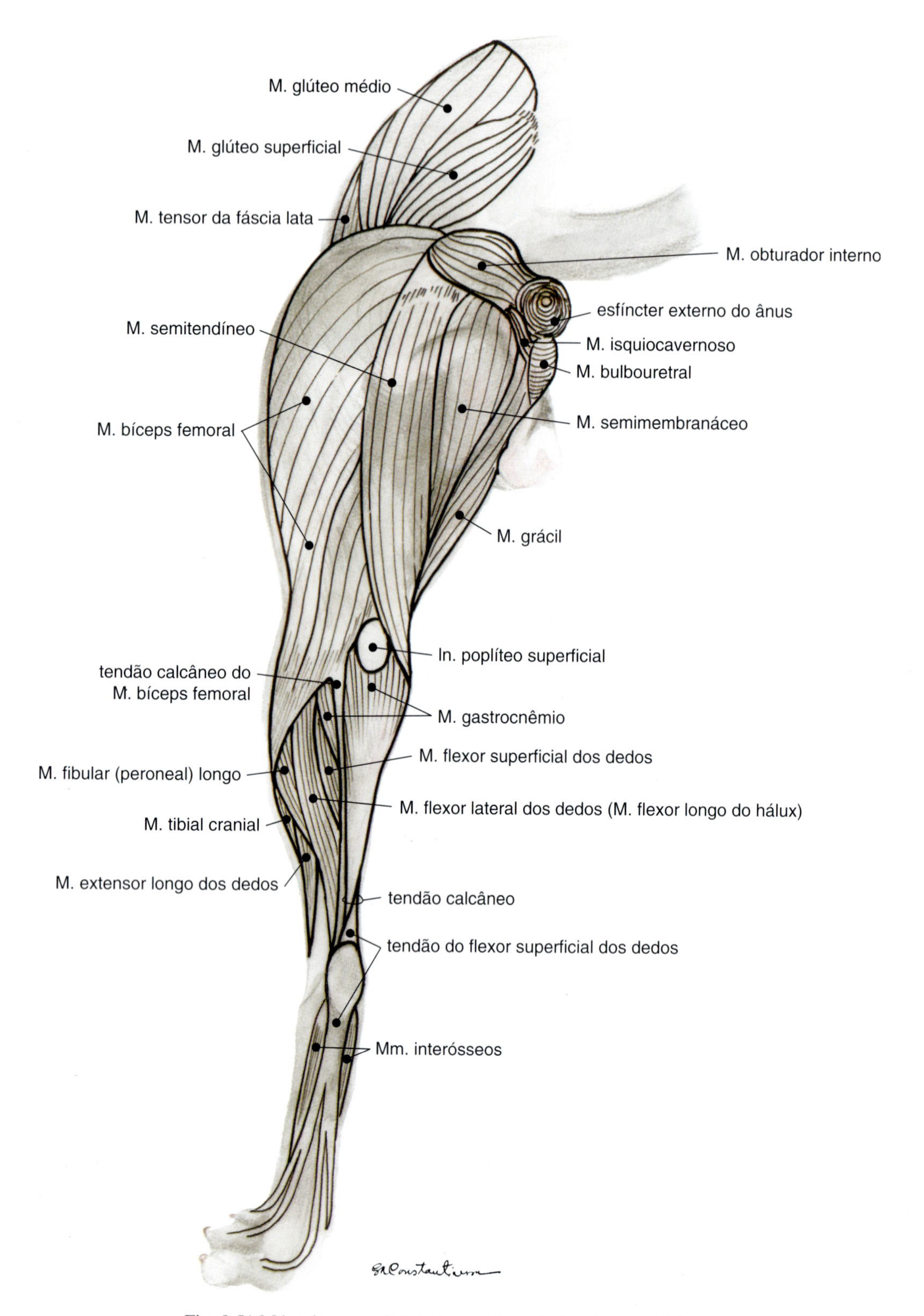

Fig. 8.51 Músculos superficiais do membro pélvico, face caudal — cão.

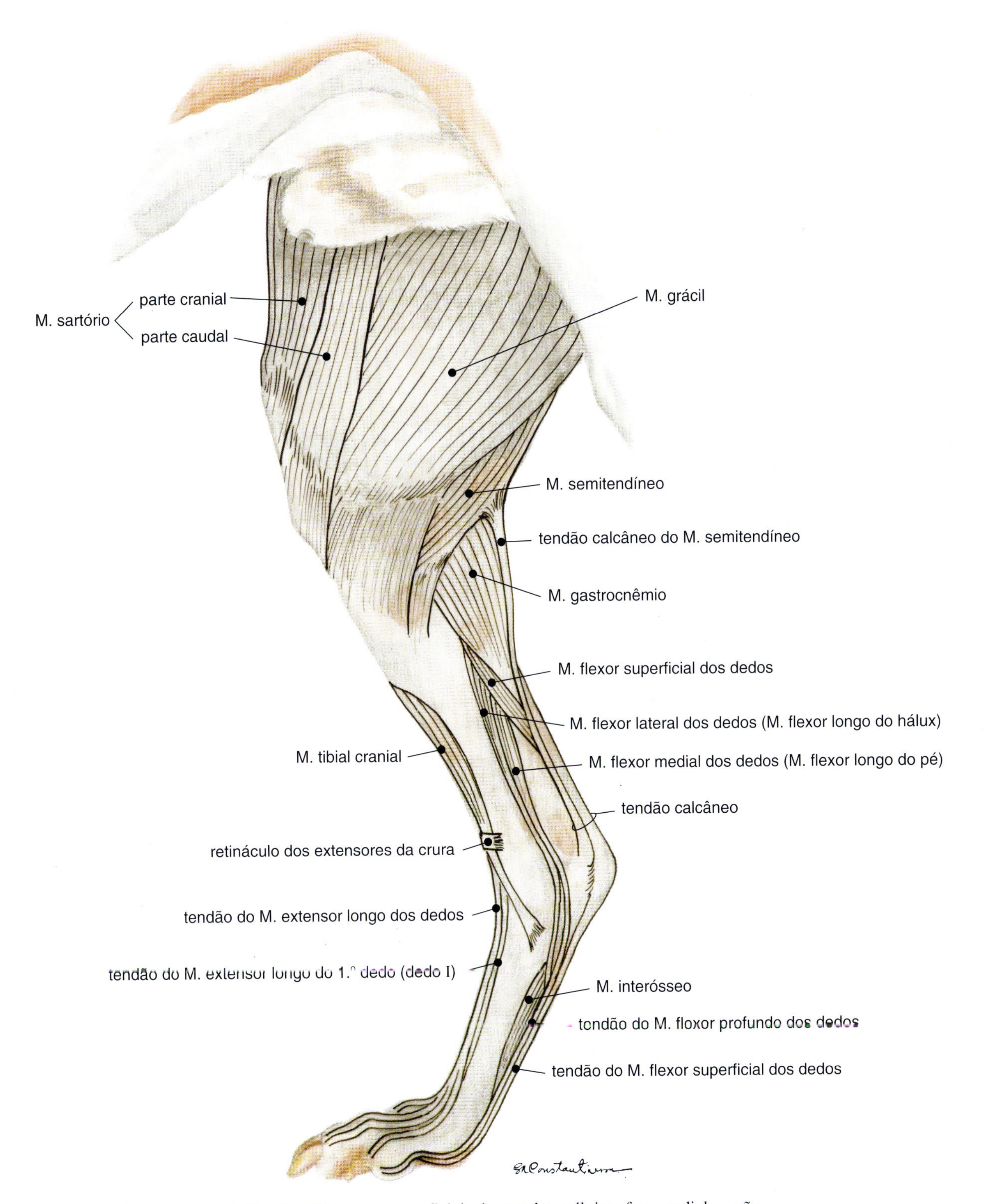

Fig. 8.52 Músculos superficiais do membro pélvico, face medial — cão.

langes até a articulação interfalangeal proximal; a partir desse ponto e em direção distal, o tendão comum dos Mm. flexores profundos dos dedos torna-se uma estrutura superficial.

Os ligg. anulares plantares e anulares digitais proximal e distal ficam completamente expostos, como estruturas pertencentes à fáscia digital plantar, unindo-se abaixo dos tendões dos Mm. flexores superficial e profundo dos dedos.

Face Medial

Na coxa, os seguintes músculos podem ser delineados em ordem craniocaudal: as partes cranial e caudal do M. sartório (apenas o cão tem as duas partes!), o M. grácil e uma parte estreita do M. semitendíneo. Observar que as inserções dos Mm. sartório, grácil e semitendíneo na articulação da soldra são aponeuróticas.

Os Mm. ilíaco e psoas maior (o M. iliopsoas) têm uma inserção comum no trocanter menor e passam em direção craniodorsal até alcançar o teto da cavidade abdominal (p. ex., a face ventral das vértebras lombares). Em seu trajeto na direção da cavidade abdominal, esses músculos passam através de um espaço que permite apenas a passagem deles, conhecido como lacuna muscular; o N. femoral também passa através desse espaço. Caudomedial à lacuna muscular, forma-se outro espaço para a passagem de vasos através da cavidade abdominal em direção ao membro e vice-versa, a lacuna vascular. A A. e a V. femorais e o N. safeno são identificados dentro da lacuna vascular. A fáscia transversal (endoabdominal) forra intimamente a cavidade abdominal e acompanha os vasos femorais dentro da lacuna vascular. A fáscia em torno dos vasos e do nervo forma uma estrutura conhecida como canal femoral, em formato de funil e contendo duas aberturas: uma estreita e apontada para a cavidade abdominal dentro da lacuna vascular (o anel femoral) e outra mais larga e apontada na direção do membro (o trígono femoral).

Os marcos palpáveis em torno da lacuna vascular e especialmente dentro do trígono femoral são importantes porque a A. femoral é usada para palpação de pulsos, colheita de sangue arterial e ocasionalmente colocação de cateter para monitoração da pressão arterial.

O anel femoral é coberto pelo peritônio parietal; o trígono femoral é delineado cranialmente pela parte caudal do M. sartório (apenas no cão), caudalmente pelo M. pectíneo, lateralmente pelo M. iliopsoas e profundamente pelos Mm. vasto medial e pectíneo. A estrutura mais superficial, que ao mesmo tempo fecha o trígono femoral, é a lâmina femoral, a continuação da aponeurose do M. oblíquo abdominal externo na face medial da coxa.

O trígono femoral é um dos poucos locais no corpo em que a artéria é superficial em relação à veia.

Na crura (perna), os seguintes músculos podem ser delineados em ordem caudocranial: a cabeça medial do M. gastrocnêmio, o M. flexor superficial dos dedos, as cabeças lateral e medial do M. flexor profundo dos dedos (e em seguida a face medial da tíbia) e o M. tibial cranial e os tendões desses músculos, incluindo o tendão calcâneo comum; além disso, o tendão do M. tibial caudal está presente.

Na face medial das regiões tarsal, metatarsal e falangeal, os tendões de alguns músculos da crura e o segundo M. interósseo são mostrados. Nesse local estão estruturas de importância clínica, como o tendão do extensor longo dos dedos para o segundo dedo, os tendões dos Mm. flexores superficial e profundo dos dedos, o lig. anular plantar e os ligg. anulares digitais proximal e distal.

Para fins clínicos, como a interpretação de radiografias, técnicas cirúrgicas, avaliação de distúrbios no metabolismo mineral etc., o quadro a seguir mostra a idade em que ocorre a fusão das epífises de todos os ossos do membro pélvico.

Quadro 8.1 Fusão das epífises dos ossos do membro pélvico (de Barone, R. 1999. Anatomie comparée des mammifères domestiques, vol. 1. Paris: Vigot Frères)

Osso	Centro de ossificação	Idade
Coxal	Principal e acetabular	6 meses
	Tuberosidade isquiática	10–12 meses
	Crista ilíaca	24–36 meses
Fêmur	Extremidade proximal	9–12 meses
	Extremidade distal	9–12 meses
Tíbia	Extremidade proximal	10–12 meses
	Extremidade distal	9–10 meses
Fíbula	Extremidade distal	10–12 meses
Calcâneo	Tuberosidade	6–7 meses
Metatarsais	Extremidades distais	6–7 meses
Falanges	Extremidades proximais	6–7 meses

Nota

1. *Fabela* e *fabelas* são termos usados por cirurgiões para carnívoros e estão listados na *N.A.V.* como ossos sesamóides dos Mm. gastrocnêmios.

9

Técnica de Necropsia em Cães e Gatos

Introdução

Em todo exame de necropsia devem-se usar luvas e óculos protetores. Os instrumentos de necropsia devem incluir uma faca afiada, instrumentos aguçados, superfície cortante para preparação de espécimes histológicos, tesouras de vários tamanhos, pinças dente-de-rato, serra para osso, destrinchadores de carne, tesouras de tosquia (tesouras para cortar aves ou grandes tesouras de poda servem), balanças para pesar carcarças e órgãos e uma régua milimetrada.

Deve-se usar solução de formol tamponada a 10% (10:1, proporção fixador:tecido) para fixar a maioria das amostras de tecido destinadas a histopatologia. Amostras de todos os órgãos principais devem ser fixadas em formol, mas amostras limitadas podem ser selecionadas depois para exame histopatológico. Os cortes da maioria dos órgãos parenquimatosos devem ter 5 mm de espessura; vísceras ocas podem ser lavadas com formol e em seguida ser imersas nele até 2 a 3 cm; o encéfalo (ou metade dele caso se pretendam fazer testes microbiológicos ou toxicológicos) fixa-se mais apropriadamente se não for cortado; amostras cutâneas de espessura total devem ser cortadas em quadrados de 2 a 3 cm (massas cutâneas devem ser seccionadas com intervalos de 1 a 2 cm se tiverem mais de 1 cm de diâmetro).

Devem ser colhidas amostras para exames microbiológicos ou toxicológicos se a anamnese ou os achados clínicos indicarem doença infecciosa ou intoxicação. Do contrário, amostras apropriadas para microbiologia de quaisquer lesões devem ser colhidas assim que tais lesões sejam detectadas, para evitar contaminação. Dependendo da avaliação histológica e do diagnóstico definitivo, outros tecidos podem ser conservados em refrigeração ou congelados para testes potenciais.

Exame Externo

A pelagem e a pele devem ser avaliadas em busca de ectoparasitas, alopecia ou lesões cutâneas. A carcaça e a mesa de necropsia devem então ser umedecidas com água. Durante o exame externo, devem-se avaliar o estado nutricional da carcaça (massa muscular e tecido adiposo), o grau de hidratação (olhos fundos podem refletir perda de tecido adiposo ou desidratação) e o grau de autólise (cor da pele, distensão abdominal, crepitação subcutânea e prolapso retal podem ser resultados artefatuais de decomposição após a morte). Os olhos devem ser avaliados quanto à presença de exsudato, hemorragia, ulceração ou escleras ictéricas. Deve-se verificar se há exsudato nas narinas externas. Os lábios e a cavidade oral devem ser examinados quanto à condição dos dentes e à presença de úlceras ou outras lesões. Devem-se examinar os canais auditivos externos (meatos acústicos externos) à procura de exsudato ou outras lesões. Deve-se verificar a presença ou não de fezes no períneo (como ocorre nos casos de diarréia). A genitália também deve ser examinada em busca de exsudatos ou outras lesões (p. ex., massas ou úlceras).

Dissecção Inicial

Depois de pesar a carcaça e fazer o exame externo, deve-se colocar o animal em ***decúbito lateral direito*** com o ventre voltado para quem vai fazer a necropsia. O corte inicial é uma incisão profunda na ***região axilar esquerda***. Cortando-se entre o membro anterior (torácico) esquerdo e a carcaça, a excisão é estendida até a face dorsal da escápula para se refletir o membro esquerdo da carcaça. Linfonodos, vasos e nervos axilares devem ser examinados à medida que forem expostos. As incisões cutâneas subseqüentes são feitas introduzindo a faca na subcútis e cortando a pele com o dorso da faca na direção da carcaça. Dessa maneira, a incisão cutânea axilar é estendida cranialmente até o queixo, bisseccionando o lábio inferior, e caudalmente ao longo da linha mediana ventral do abdome, desviando-se dorsalmente para evitar a genitália masculina, até a área inguinal caudal. Em

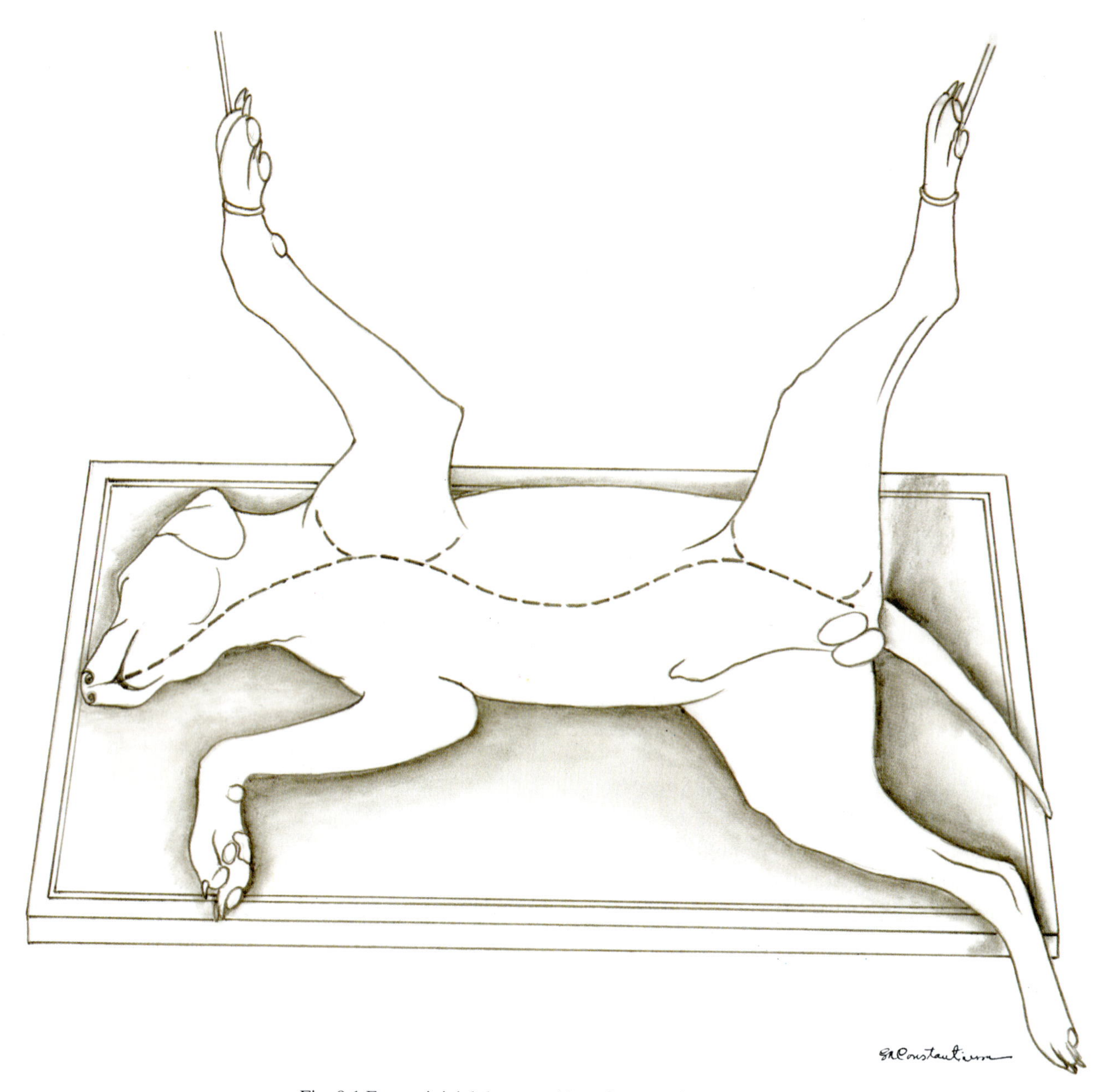

Fig. 9.1 Exame inicial de um cadáver de cão: a incisão cutânea.

seguida, abre-se a articulação coxofemoral esquerda cortando-se através da pele e dos tecidos moles subjacentes na região inguinal esquerda na junção entre o membro e o tronco e seccionando o ligamento coxofemoral. Os linfonodos inguinais superficiais devem ser examinados à medida que forem expostos (Fig. 9.1).

A sínfise mandibular pode ser dividida com uma faca em animais jovens ou com pequenas tesouras de poda ou outros instrumentos semelhantes em animais com mais idade para facilitar o acesso à língua. A língua deve ser liberada da boca para a orofaringe (parte oral da faringe) e para a laringe cortando-se os arcos palatoglossos. Remove-se a laringe cortando-se as articulações hióideas (Fig. 9.2). Examine a glândula tireóide e as glândulas paratireóides internas e externas nas margens caudolaterais da laringe (ver Figs. 3.25 e 3.26). Disseque a traquéia e o esôfago como uma unidade na entrada torácica. No gato, examine também o timo cervical.

A pele da face esquerda do tronco é rebatida a partir da incisão axilar e abdominal ventral até a linha mediana dorsal. Em fêmeas, pode-se incisar cada glândula mamária na cadeia esquerda, à medida que ela é rebatida, a partir de sua base dorsal na direção da papila mamária. A palpação de cada glândula é aconselhável para detectar cistos ou nódulos. A natureza de qualquer secreção mamária deve ser observada. Subseqüentemente, as glândulas mamárias direitas podem ser rebatidas a partir do tronco e examinadas da mesma forma.

A cavidade abdominal é aberta cortando-se através da musculatura abdominal e do peritônio ao longo da face caudal da última costela esquerda. Estenda esse corte ao longo da face lombar dorsal da cavidade abdominal caudalmente e então estenda-o ventralmente na direção da linha mediana inguinal, formando assim um retalho que pode ser rebatido ventralmente na direção de quem está fazendo a dissecção. É preciso cuidado para não penetrar órgãos abdominais durante esse processo. Antes de entrar na cavidade torácica, deve-se observar o diafragma a partir de sua face abdominal e em seguida puncioná-lo com a faca. Pode-se verificar se há pressão negativa na cavidade torácica tentando ouvir saída de ar para o tórax ou observando se há vibração do diafragma à medida que o corte é feito.

Exame dos Órgãos Torácicos

Retire a parede torácica esquerda lateral cortando cada costela bem distal à sua junção vertebral e novamente através da junção costocondral (Fig. 9.3). Inspecione o timo torácico, o saco pericárdico (observe volume, cor, transparência e consistência do líquido pericárdico), a cavidade pleural e os pulmões quanto à presença de exsudato e lesões.

Um pulmão normal colapsa quando a pressão negativa é liberada. As causas de falha desse colapso incluem as seguintes:

- Obstrução de via respiratória
- Edema pulmonar
- Pneumonia:
  - Consolidação cranioventral implica inalação de bactérias
  - Padrão intersticial (difuso) implica:
    - Vírus
    - Bactérias hematogênicas
    - Pneumotoxinas
  - Padrão disseminado multifocal (miliar ou embólico) implica:
    - Abscessos implicando bactérias piogênicas
    - Granulomas (margens indistintas com exsudato) implicam infecção com grande número de bactérias ou fungos
    - Nódulos (margens distintas com pouco ou nenhum exsudato) implicam neoplasia metastática
  - Distribuição caudodorsal de lesões implica trombose parasitária ou pulmonar
- Fibrose
- Mineralização (doença metabólica, paraneoplásica, nutricional ou tóxica)
- Pleurite

Retire as vísceras torácicas cortando as inserções na entrada torácica e no mediastino, bem como incisando a aorta torácica, o esôfago e a veia cava caudal perto do diafragma. Incise e examine a laringe e a traquéia dorsalmente. Palpe os pulmões e incise os brônquios lobares na periferia de todos os lobos. Incise e examine as artérias pulmonares. Examine os linfonodos traqueobronquiais. Obtenha amostras para microbiologia se indicado (pulmão consolidado para bacteriologia, pulmão não-consolidado para virologia).

Examine o coração e as artérias pulmonares antes de separar o coração dos pulmões para evitar incisar os grandes vasos através do nível do ligamento arterial. Em animais jovens, abra a aorta torácica a partir do ponto de transecção desde o diafragma até a base do coração, testando a patência do ducto arterial, que irá permitir a entrada de uma sonda no tronco pulmonar e no ventrículo direito. (A aorta normal só permite a entrada de sonda até o ventrículo esquerdo.)

Examine o coração em busca de aderências epicárdicas no pericárdio, o tecido adiposo nos sulcos coronário e interventricular (devem ser opacos e brancos a esbranquiçados; um aspecto gelatinoso transparente indica atrofia serosa), a forma e a presença de estrias ou pontos de palidez ou vermelhidão (hemorragia). Incise transversalmente o átrio direito (Fig. 9.4) e observe a valva atrioventricular direita (AV) a partir da superfície dorsal; obtenha amostras para microbiologia se houver lesões vegetativas. Incise o ventrículo direito a partir da base até o ápice ao longo do sulco interventricular subsinuoso direito (ver Fig. 9.4). Continue essa incisão a partir do ápice até a base através do tronco pulmonar, paralela ao sulco interventricular (paraconal) esquerdo (Fig. 9.5). Examine as cúspides da valva AV direita e as cordas tendíneas e meça sua circunferência. Examine a valva do tronco pulmonar, obtenha amostras para microbiologia se indicado e meça sua circunferência. Incise o átrio esquerdo transversalmente (ver Fig. 9.5) e observe a valva AV esquerda a partir da superfície dorsal; obtenha amostras para microbiologia se indicado. Incise o ventrículo esquerdo bisseccionando a parede livre desde a base até o ápice (entre os músculos papilares) (ver Fig. 9.5). Examine as cúspides da valva AV esquerda e as cordas tendíneas e meça suas circunferências. Incise o músculo papilar inserido na cúspide septal da valva AV esquerda no nível do septo interventricular. Introduza uma faca na valva da aorta com a borda cortante orientada cranialmente. Abra a valva cortando paralelamente ao sulco interventricular esquerdo (paraconal) e rebata o músculo papilar e a cúspide (válvula) septal da valva AV esquerda. Obtenha amostras para microbiologia se indicado e meça a circunferência valvular. Verifique se a valva tem a origem normal das artérias coronárias direita e esquerda no seio aórtico (seio de Valsalva). Separe o coração dos pulmões cortando a aorta e as artérias pulmonares a aproximadamente 1 cm distal ao ligamento arterial. Disseque o ventrículo direito a partir do septo interventricular, do

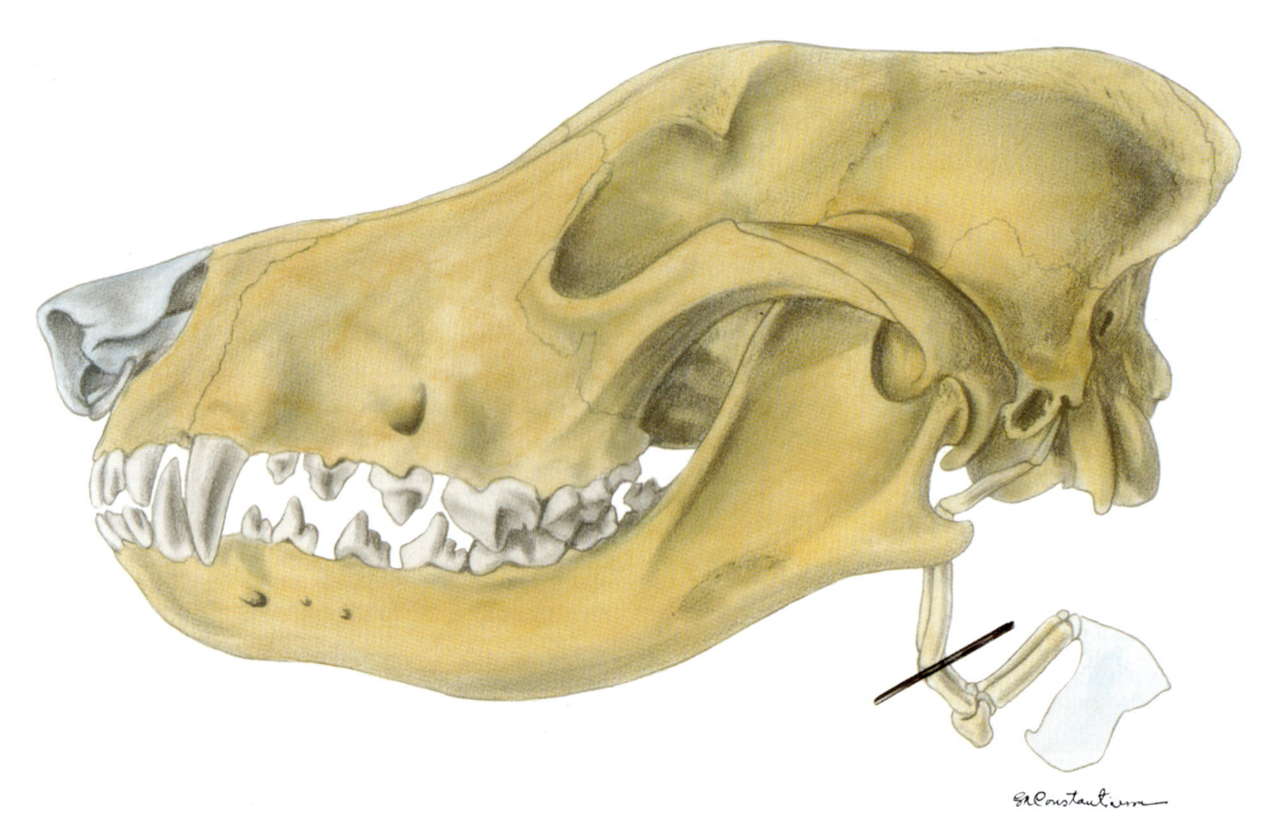

Fig. 9.2 Retirada da laringe cortando-se as articulações hióideas — cão.

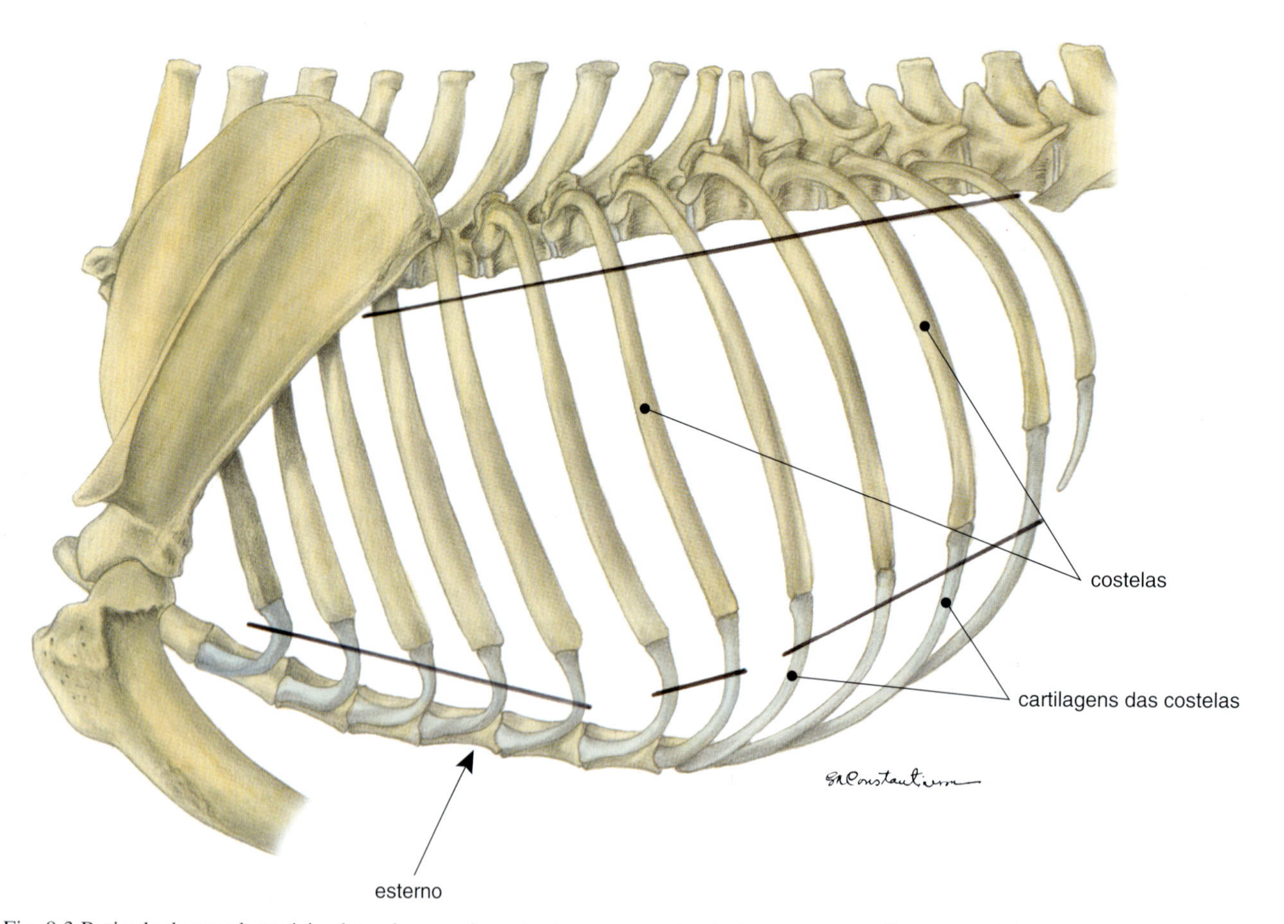

Fig. 9.3 Retirada da parede torácica lateral esquerda cortando-se as costelas (acima) e suas cartilagens (embaixo) — cão.

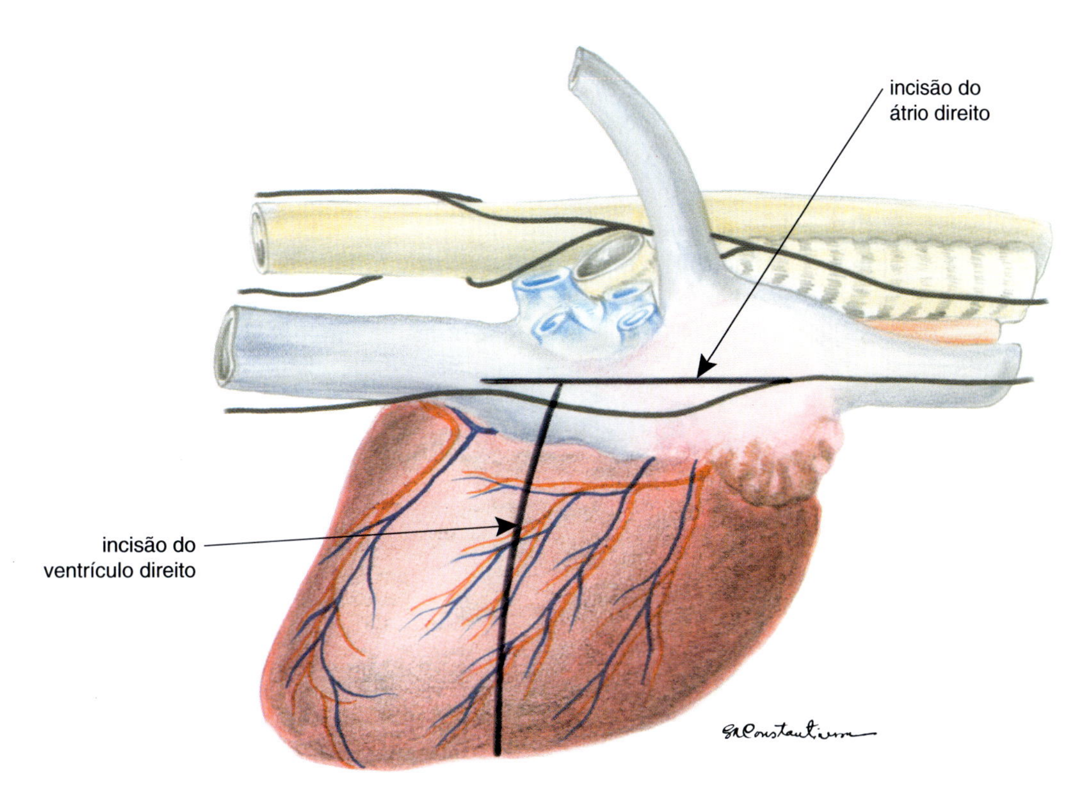

Fig. 9.4 As duas incisões no lado atrial do coração — cão.

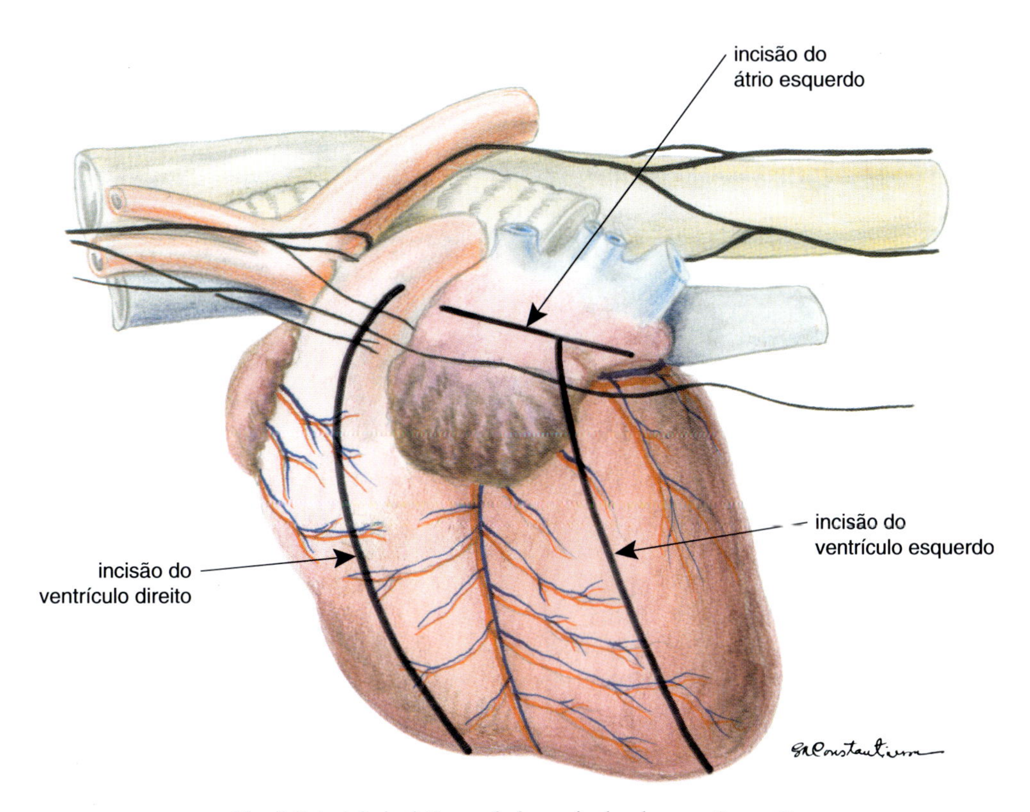

Fig. 9.5 As três incisões no lado auricular do coração — cão.

átrio direito e da valva do tronco pulmonar no nível das inserções valvulares. Disseque o ventrículo esquerdo e o septo interventricular a partir do átrio esquerdo e da valva da aorta no nível das inserções valvulares. Pese todo o coração, o ventrículo esquerdo mais o septo interventricular e o ventrículo direito. Obtenha fatias coronais (transversais) do ventrículo esquerdo, do septo interventricular e do ventrículo direito para histopatologia. Fixe todos os átrios para processamento do nó sinoatrial se houver antecedentes ou quaisquer lesões sugestivas de anormalidades da condução.

Exame dos Órgãos Abdominais

Corte o baço a partir do ligamento gastroesplênico. Incise os linfonodos esplênicos. Devem ser feitos vários cortes transversais do baço para avaliar a consistência da polpa vermelha e a proeminência da polpa branca.

As glândulas adrenais (Fig. 9.6) devem ser localizadas e retiradas antes de se continuar a dissecar o abdome. Esses órgãos podem estar escondidos sob excesso de tecido adiposo, mas estarão ligeiramente craniais aos rins e adjacentes à veia cava caudal onde são cruzados pelas veias frenoabdominais. As glândulas adrenais devem ser seccionadas sagitalmente para se avaliar a proporção corticomedular (em geral 1:1). Hiperplasia nodular é uma lesão adrenocortical comum em cães idosos.

Em animais imaturos, deve-se examinar a veia umbilical à procura de formação de abscesso entre o umbigo e o fígado. Subseqüentemente, essa veia torna-se o ligamento redondo do fígado. Em animais recém-nascidos, as artérias umbilicais irão apresentar formação de hematoma. Subseqüentemente, elas formam os ligamentos laterais da bexiga. Deve-se verificar se o úraco é patente ou contém exsudato. (Ele está encerrado no ligamento mediano da bexiga, estendendo-se até o umbigo.)

Faz-se uma incisão longitudinal até o duodeno para avaliar a patência do ducto biliar, o que é particularmente importante para excluir obstrução em animais ictéricos. A bile deve fluir livremente através do ducto ao se aplicar pressão digital moderada à vesícula biliar. Os vasos mesentéricos devem ser examinados, e, ante a suspeita de desvio portossistêmico, deve-se verificar se há alguma comunicação direta entre as veias mesentéricas e a veia cava caudal. Os linfonodos mesentéricos devem ser examinados quanto a seu tamanho, sua consistência e sua cor. O jejuno então pode ser retirado do mesentério, puxando-o com cuidado e cortando se necessário. Em geral, é necessário cortar para liberar o duodeno da raiz do mesentério (é mais fácil remover o pâncreas com o duodeno) e liberar a junção ileocólica. O estômago é retirado transeccionando-se o esôfago no nível do diafragma. Quando liberado, o trato gastrointestinal com o reto ainda *in situ* pode ser deixado de lado para avaliação subseqüente.

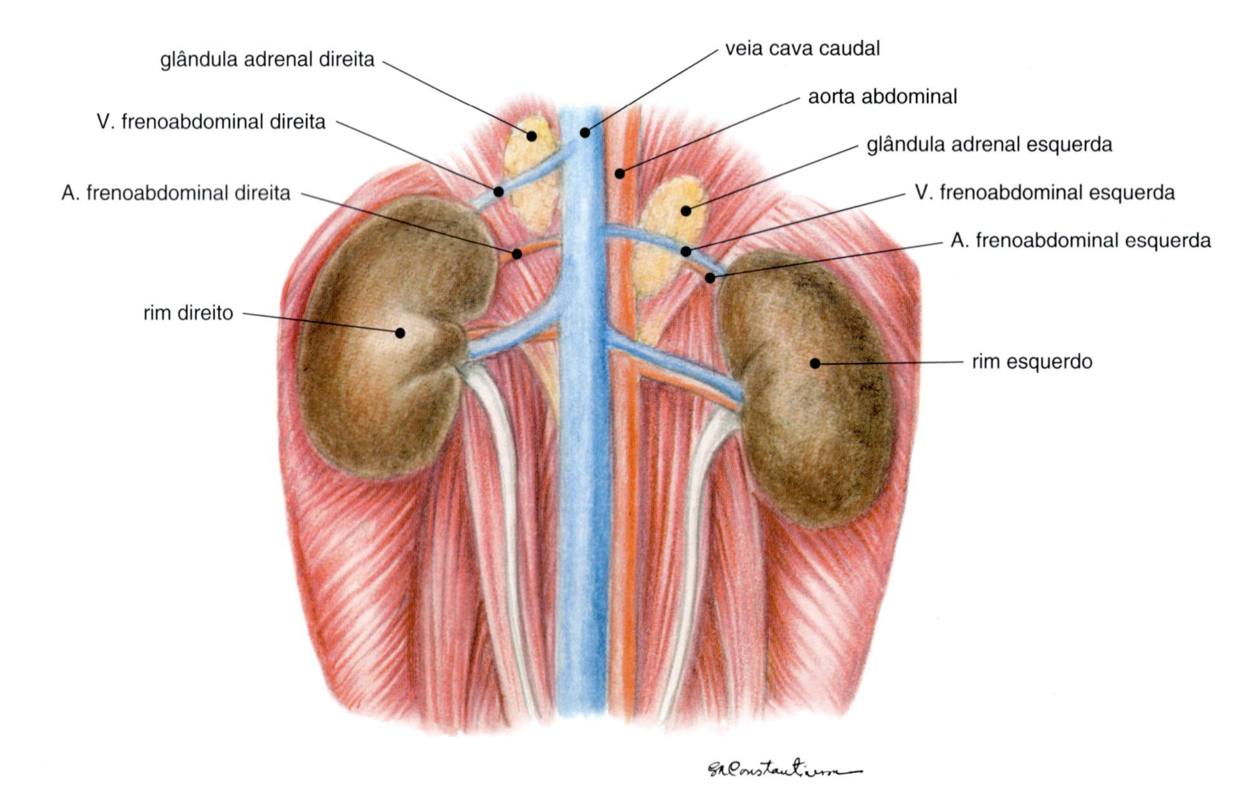

Fig. 9.6 Anatomia topográfica das glândulas adrenais — cão.

Cortes hepáticos devem ser colocados em formol antes de se abrir a vesícula biliar para evitar dano tecidual por exposição à bile. Deve-se pesar o fígado se houver indício de alteração no seu tamanho. Cada lobo hepático deve ser seccionado para avaliação da consistência, da cor, do padrão lobular e da presença de lesões focais. O fígado do cão e do gato deve ser castanho a castanho-avermelhado. Uma cor amarelada pode ser indício de lipidose hepática. Linfonodos hepáticos devem ser seccionados e examinados. A vesícula biliar e o ducto biliar devem ser abertos, examinando-se sua mucosa e seu conteúdo.

Deve-se avaliar a patência da uretra fazendo-se pressão manual moderada sobre a bexiga (o que é impossível se ela estiver vazia ou quase vazia). Os rins devem ser retirados com os ureteres, a bexiga e a parte proximal da uretra. Se houver antecedentes ou indícios de obstrução urinária ou doença uretral, toda a uretra deve ser retirada íntegra com o restante do trato urinário. Os rins devem ser seccionados sagitalmente e a cápsula removida para se examinar sua superfície cortical. O rim canino é castanho a vermelho-acastanhado, mas o rim felino normalmente é amarelo por causa do conteúdo epitelial tubular de gordura. A proporção corticomedular aproximada em animais adultos deve ser de 1:1. Devem-se pesar os rins se o exame macroscópico indicar alteração de tamanho. Nos ureteres, devem ser procurados dilatação, urólitos, alterações inflamatórias ou massas. A bexiga deve ser aberta, observando-se a quantidade e a natureza da urina. O revestimento da bexiga deve ser branco a rosado, liso e brilhante. A uretra deve ser aberta em todo seu comprimento se houver indício de obstrução.

O estômago deve ser aberto ao longo da curvatura maior. A quantidade e a natureza do conteúdo gástrico devem ser observados. A mucosa gástrica deve estar rugosa, brilhante e rosada. O conteúdo gástrico deve ser congelado se houver suspeita de toxicose. É melhor fazer cortes transversais do duodeno, do jejuno, do íleo, do ceco e do cólon para histopatologia antes de abrir o intestino. Subseqüentemente, todo o trato intestinal deve ser aberto, examinando-se o lúmen quanto ao conteúdo digestivo e à presença de parasitas ou lesões. Se a anamnese indicar doença intestinal e o animal tiver morrido recentemente (há menos de uma hora), é importante colocar cortes transversais do intestino em formol imediatamente após o início da necropsia. Cortes do pâncreas podem ser incluídos com o corte duodenal, mas, se houver evidência ou suspeita de doença pancreática, cortes adicionais do pâncreas devem ser colocados em formol.

Devem-se avaliar o tamanho, a consistência e a cor dos linfonodos aórticos lombares. A aorta abdominal e as artérias ilíacas devem ser abertas para verificar se há trombose em gatos com antecedentes de miocardiopatia ou paresia posterior.

Exame do Trato Reprodutor Feminino

Os ovários, tubas uterinas, útero, cérvice, vagina e vulva devem ser removidos íntegros em fêmeas com suspeita de doença do trato reprodutor. As partes abdominais do trato reprodutor devem ser examinadas primeiro *in situ*. Em seguida, divide-se a pelve ao longo da linha mediana ventral do púbis e do ísquio (Fig. 9.7), para ver as partes intrapélvicas do trato reprodutor. A dissecção romba com corte quando necessário permite a extração do trato reprodutor desde os ovários até a vulva; então pode-se cortar a vulva desde a pele perineal circundante. Os ovários devem ser seccionados, verificando-se o número e o tamanho dos folículos, o número de corpos lúteos e se há lesões. As tubas uterinas devem ser avaliadas externamente em busca de evidência de dilatação, vermelhidão ou espessamento. O corpo e os cornos do útero devem ser abertos para avaliação da mucosa, da túnica muscular e da serosa. Se houver tecido placentário ou fetos, devem ser colhidas amostras. A cérvice e a vagina devem ser abertas e examinadas.

Exame do Trato Reprodutor Masculino

Deve-se verificar se há lesões cutâneas no prepúcio e no escroto (ver Figs. 7.45 e 7.46). O escroto deve ser aberto e cada testículo seccionado longitudinalmente através de um plano que bisseccione o epidídimo, que deve ser examinado quanto à presença e à natureza de sêmen ou exsudato e evidência de obstrução ou fibrose. Devem-se verificar o tamanho e a textura dos testículos e, particularmente no cão, se há tumores. O cordão espermático deve ser examinado em seu trajeto através do anel inguinal; os linfonodos inguinais superficial e profundo devem ser examinados observando-se o tamanho, a consistência e a cor.

É comum ocorrer hiperplasia cística na próstata no cão idoso, resultando em aumento um tanto simétrico da glândula com cistos macroscópicos. Deve-se procurar evidência de inflamação, como vermelhidão ou presença de exsudato. A próstata e a uretra pélvica podem ser rebatidas caudalmente e, com cuidado para não transeccionar a uretra à medida que ela passa sobre o arco isquiático, podem ser retiradas íntegras com a uretra peniana. O pênis e a mucosa prepucial devem ser examinados em busca de massas ou exsudato.

Exame da Cabeça

Para retirar a cabeça da coluna vertebral, corta-se ao longo das faces caudais das mandíbulas para expor a superfície ventral da articulação atlantoaxial. Introduza a faca na articulação e transeccione a medula espinal e em seguida o ligamento do ápice do dente. Observe se há anormalidades do líquido cerebroespinal (excesso de líquido, perda da transparência, hemorragia e assim por diante). Remova a pele, a muscula-

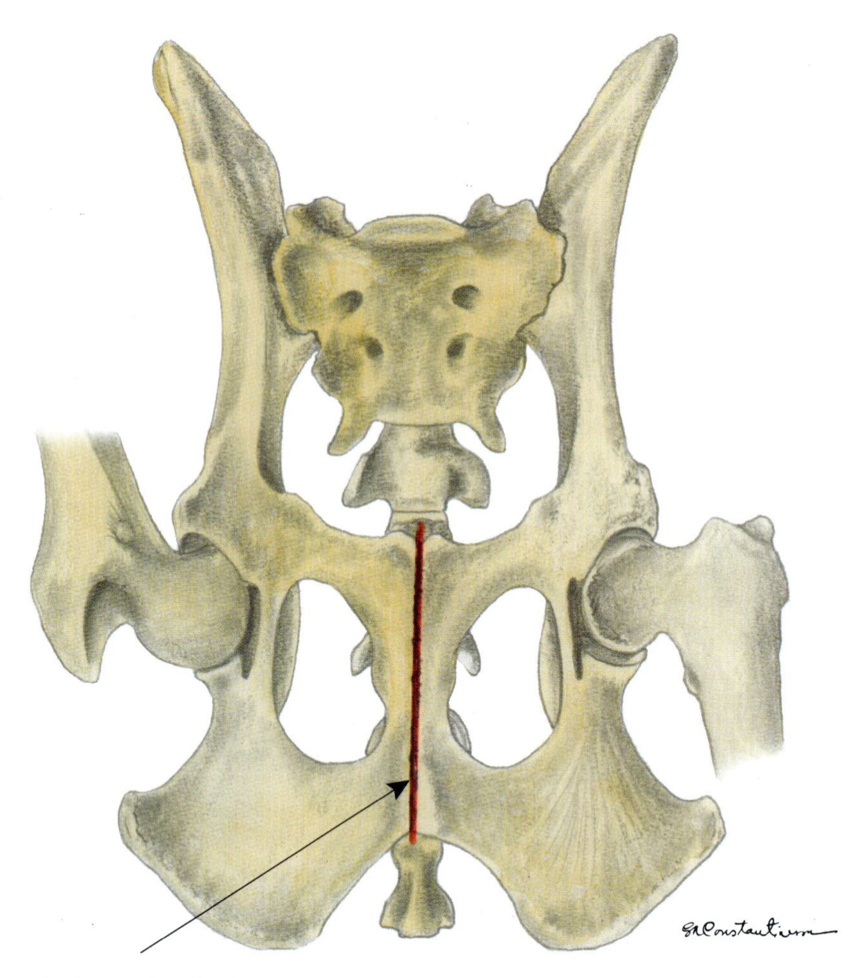

Fig. 9.7 A pelve dividida ao longo da linha mediana ventral do púbis e do ísquio — cão.

tura e os pavilhões auriculares das faces dorsolaterais do crânio, desde o nível rostral do processo zigomático do osso temporal até o nível lateral do arco zigomático. Com uma serra afiada, serra de osso ou trinchante de carne, faça cortes bilaterais desde as faces laterais do forame magno através da fossa condilar dorsal para conectar uma linha com a junção entre os ossos temporal, esfenóide e parietal (corte nº 1 na Fig. 9.8). A partir da junção entre os ossos temporal, esfenóide e parietal, continue a cortar a margem caudal do processo zigomático do osso temporal (corte nº 2 da Fig. 9.8). Una os cortes laterais por meio de um corte transverso através da face caudal do osso frontal (Fig. 9.9). Puxe para cima e retire a calvária. Incise a dura-máter sobre o córtex cerebral ao longo das margens do osso restante; corte a foice do cérebro e o tentório membranáceo do cerebelo. Inverta o crânio, transeccione os nervos cranianos e o diafragma da sela por meio de dissecção aguda e remova cuidadosamente o encéfalo com a glândula hipófise inserida ao infundíbulo. Examine os seios frontais, que foram abertos nas suas faces caudais.

Para examinar a cavidade nasal em busca de exsudato, úlceras ou massas, serre a cabeça sagitalmente entre os ossos frontais e nasais esquerdo e direito. Examine as bolhas timpânicas à procura de exsudato abrindo-as ventralmente com ruginas. Se estiver indicado exame histológico dos olhos pela anamnese ou pelas lesões observadas, eles devem ser removidos das órbitas com 1 cm do nervo óptico, dissecados cuidadosamente para ser liberados dos músculos oculares e de outro tecido mole (sem puncionar o bulbo do olho) e então imersos em fixador.

Outros Exames

Se a anamnese indicar lesões da medula espinal, toda ela deve ser removida serrando-se ou cortando-se os arcos vertebrais de cada lado da linha mediana e então cortando os nervos espinais desde o canal vertebral. A dura-máter deve ser incisada ao longo de seu comprimento para que se consiga uma fixação adequada. A coluna vertebral pode ser cortada sagitalmente com uma serra para o exame dos corpos vertebrais, articulações e discos intervertebrais.

Examine as articulações apendiculares. O líquido sinovial deve ser transparente, incolor a amarelo-pálido e viscoso. As

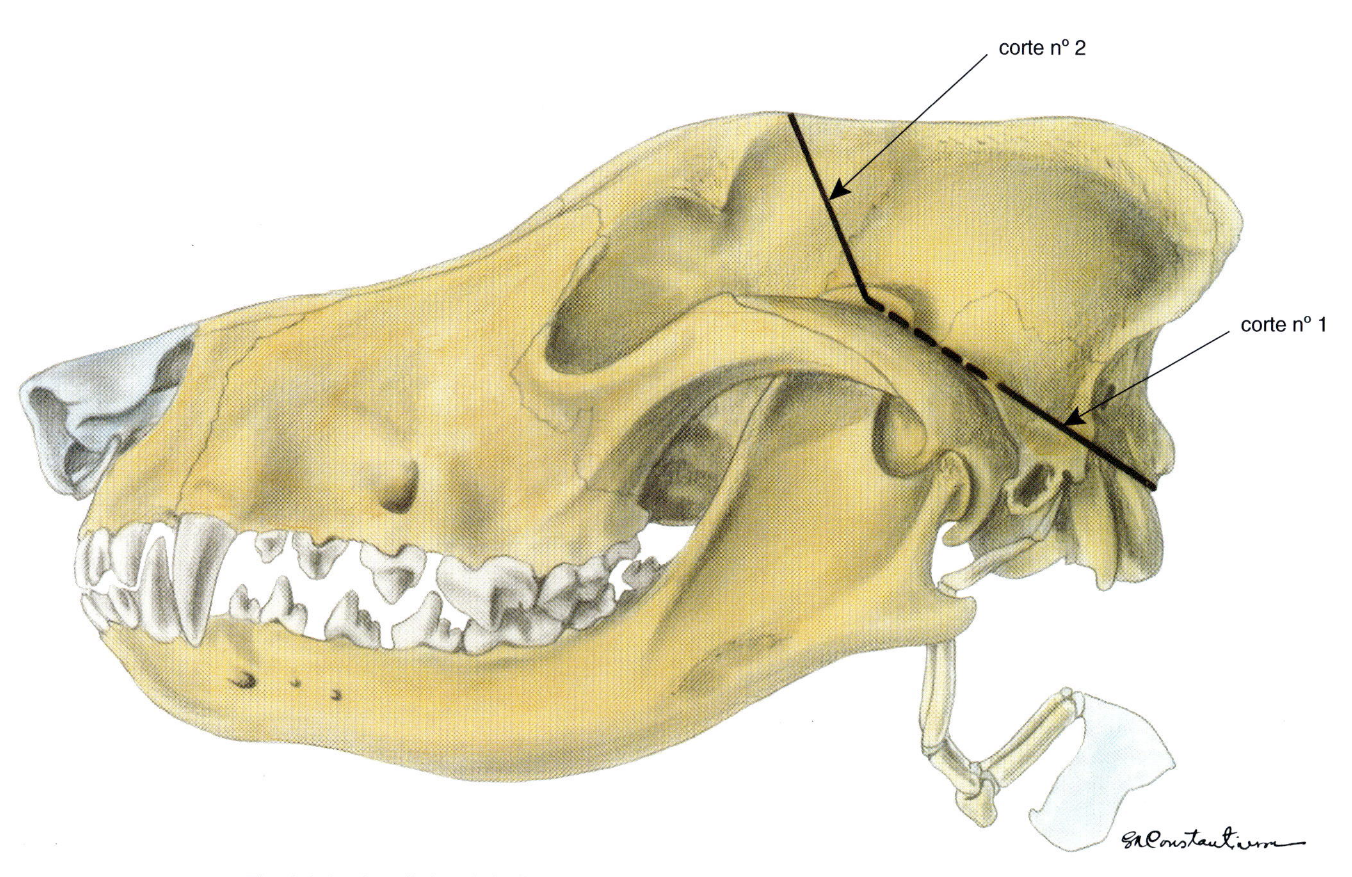

Fig. 9.8 As duas linhas de incisão lateral através do crânio para remoção da calvária — cão.

cartilagens articulares devem ser lisas, brilhantes, translúcidas e azul-esbranquiçadas. Os ossos devem ser palpados em busca de massas. Deve-se colher medula óssea do meio da haste (diáfise ou corpo) do fêmur para avaliação histológica do sistema hematopoiético. Um fêmur deve ser serrado longitudinalmente para avaliação das fises. Se a anamnese indicar lesões ósseas ou articulares, estará indicada dissecção de outros ossos. Uma costela deve ser quebrada manualmente para avaliação da densidade, da força e da elasticidade ósseas. Na ausência de outras lesões musculares evidentes, um corte do bíceps femoral deve ser fixado em formol. Um nervo isquiático (ciático) pode ser colhido para avaliação dos nervos periféricos.

O Relatório de Necropsia

O relatório de necropsia deve incluir um resumo inicial do exame externo, anotando-se particularmente o peso corporal, o estado nutricional e achados externos pertinentes. Todas as lesões devem ser descritas anotando-se o tamanho, a distribuição, a forma, a cor, a textura e o odor, conforme o caso. Todos os órgãos e tecidos considerados normais à observação macroscópica devem ser relacionados. O diagnóstico morfológico, com as lesões pertinentes devidamente denominadas, deve concluir o relatório.

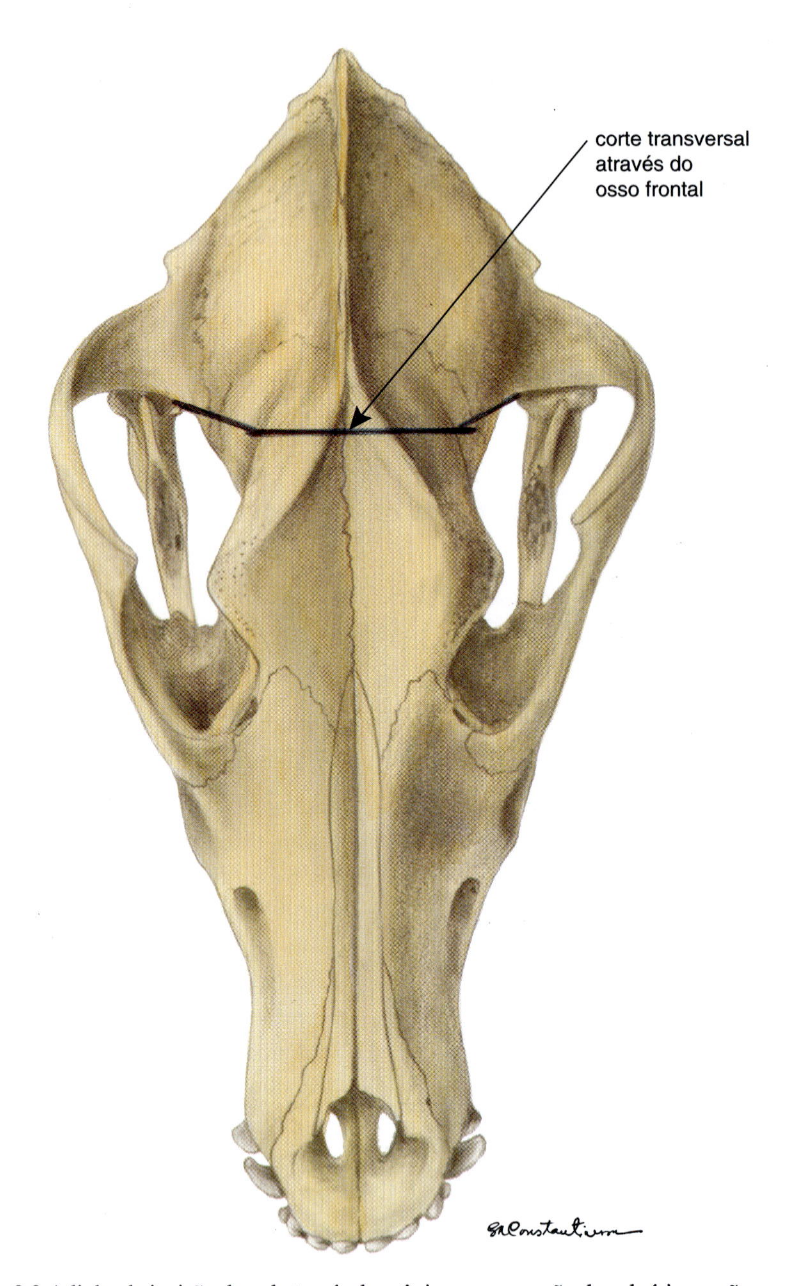

Fig. 9.9 A linha de incisão dorsal através do crânio para remoção da calvária — cão.

Referências

Agut, A., A.K.W. Wood, and C.A. Martin. 1996. Sonographic observations of the gastroduodenal junction of dogs. *Am. J. Vet. Res.* 57(9):1266–1273.

Anderson, M.A., G.M. Constantinescu, and F.A. Mann. 1998. Perineal hernia repair in the dog. *Current Techniques in Small Animal Surgery,* 4th ed. M.J. Bojrab, ed. Baltimore: Williams & Wilkins.

Bailey, C.S., R.L. Kitchell, S.S. Haghighi, and R.D. Johnson. 1984. Cutaneous innervation of thorax and abdomen of the dog. *Am. J. Vet. Res.* 45:1689–1698.

Bailey, C.S., and R.L. Kitchell. 1987. Cutaneous sensory testing in the dog. *J. Vet. Int. Med.* 1:128–135.

Barone, R. 1968–1999. *Anatomie Comparée des Mammifères Domestiques,* vol. 1–5. Lyon: Laboratoire d'Anatomie École Nationale Vétérinaire, and Paris: Vigot.

Befanis, P.J., R.L. Peiffer., and D. Brown. 1981. Endothelial repair of the canine cornea. *Am. J. Vet. Res.* 42:590.

Berg, R. 1988. *Angewandte und topographische Anatomie der Haustiere,* 3rd ed. Jena: VEB Gustav Fischer Verlag.

Bilbrey, S., D. Smeak, and W. DeHoff. 1990. Fixation of the deferent ducts for retrodisplacement of the urinary bladder and prostate in canine perineal hernia. *Vet. Surg.* 19(1):24–x.

Bistner, S.I., G. Aguirre, and G. Batik (eds.). 1977. *Atlas of Veterinary Ophthalmic Surgery*. Philadelphia: W.B. Saunders.

Bojrab, M.J., G.W. Ellison, and B. Slocumb. 1990. *Current Techniques in Small Animal Surgery,* 4th ed. Baltimore: Williams & Wilkins.

Bojrab, M.J. 1993. *Disease Mechanisms in Small Animal Surgery,* 2nd ed. Philadelphia: Lea & Febiger.

Bray, J.P., R.A. White, and J.M. Williams, 1997. Partial resection and omentalization: a new technique for management of prostatic retention cysts in dogs. *Vet. Surg.* 26(3):202–209.

Bright, R.M., J.E. Sackman, C. DeNovo, and C. Toal. 1990. Hiatal hernia in the dog and cat: a retrospective study of 16 cases. *J. Small Anim. Pract.* 31(5):244–250.

Bromberg, N.M. 1980. The nictitating membrane. *Comp. Cont. Educ. Pract. Vet.* 11(8):627–632.

Budras, K.-D., W. Fricke, P.H. McCarthy. 1994. *Anatomy of the Dog. An Illustrated Text,* 3rd ed. Hannover: Mosby-Wolfe.

Callan, M.B., R.J. Washabau, H.M. Sanders, L. Kerr, C. Prymak, and D. Holt. 1993. *J. Vet. Intern. Med.* 7(4):210.

Clark, G.N., and M.M. Pavletic. 1991. Partial gastrectomy with an automatic stapling instrument for treatment of gastric necrosis secondary to gastric dilatation volvulus. *Vet. Surg.* 20(1):61–68.

Clark, G.N., et al. 1992. Bait loop gastropexy in the management of gastroesophageal, intussusception in a pup. *J. Am. Vet. Med. Assoc.* 201):739–742.

Constantinescu, G.M., I. Cosoroabă, and D. Theodorescu. 1972. Recherches anatomotopographiques sur le paroi mou de la cavité abdominale chez le chien. *The 8th Congress of European Association of Veterinary Anatomists*. Wien, Austria.

Constantinescu, G.M., D. Theodorescu, and I. Cosoroabă. 1975. Recherches anatomochirurgicales sur les parois de la cavité abdominale chez quelques-uns des petits animaux (porc, chien, lapin) en vue de pratiquer les laparatomies. *The World Veterinary Congress*. Thessaloniki, Greece.

Constantinescu, G.M., L. Rădoiu, C. Radu, and R. Palicica. 1979. The vascular supply of the stomach, liver, spleen and pancreas in the dog. *The 2nd Symposium of Anatomy.* Cluj-Napoca, Romania.

Constantinescu, G.M., L. Rădoiu, C. Radu, and R. Palicica. 1979. The variation of arteries in the intestine of the dog. *The 2nd Symposium of Anatomy.* Cluj-Napoca, Romania.

Constantinescu, G.M., and R. Palicica. 1981. Comparative view on the nomenclature of arteries of postdiaphragmatic digestive tube of the abdominal cavity. *Scientific Session*. Timişoara, Romania.

Constantinescu, G.M., and R. Palicica. 1981. Comparative evolutive aspects of irrigation of the postdiaphragmatic digestive tube in domestic mammals. *Symposium*. Iaşi, Romania.

Constantinescu, G.M., and R.C. McClure. 1990. Anatomy of the orbital fasciae and the third eyelid in dogs. *Am. J. Vet. Res.* 51(2):260–263.

Constantinescu, G.M., and J.F. Amann. 1994. Topographical relations of the mandibular branch of the trigeminal nerve in the cat. *Anat. Histol. Embryol.* 23:46–47.

Constantinescu, G.M. 1994. Systema nervosum periphericum, section of Nomina Anatomica Veterinaria 4th ed. Zürich and Ithaca, N.Y.

Constantinescu, G.M. 1996. Concepts and principles of teaching veterinary anatomy, histology and embryology: Presentation from a worldwide survey and critical comments. *Anat. Histol. Embryol.* 25:225.

Constantinescu, G.M., B.L. Frappier, and J.F. Amann. 1996. Comparison of the arteries of the pelvic cavity in the cat and dog. *Anat. Histol. Embryol.* 25:225–226.

Constantinescu, G.M., J.L. Tomlinson, Jr., J.T. Payne, Ann L. Reed, and J. Williams, Jr. 1997. The surgical anatomy of the stifle joint in the dog. *Anat. Histol. Embryol.* 26:52.

Constantinescu, G.M., and C.P. Moore. 1998. Clinical anatomy of the eyelids for small animal practitioners. *Wien. Tierärtzl. Mschr.* 85:229–232.

Constantinescu, G.M. 1998. The clinical anatomy of the thorax in the small animals—dogs and cats. *The VIIth National Congress of Veterinary Medicine*. Abstract, p. 58. Voineasa, Romania.

Constantinescu, G.M. 1998. The clinical anatomy of the abdomen in the small animals—dogs and cats. *The VIIth National Congress of Veterinary Medicine*. Abstract p. 59. Voineasa, Romania.

Constantinescu, G.M. 1999. Clinical anatomy—The future of anatomy. *Surgical and Radiologic Anatomy—Journal of Clinical Anatomy* 52:29.

Constantinescu, G.M., Z.J. March, Ileana A. Constantinescu, and J. Gottdenker. 2001. Utilizing instructional technology in teaching veterinary anatomy. *FASEB meeting*. Orlando, Florida.

Crow, S.E., and S.O. Walshaw. 1987. *Manual of Clinical Procedures in the Dog and Cat.* New York: J.B. Lippincott.

deLahunta, A., and R.E. Habel. 1986. *Applied Veterinary Anatomy*. Philadelphia: W.B. Saunders.

Diaconescu, I., and G.M. Constantinescu. 1981. Evolutive comparative aspects on the vascularization of the digestive tube (Canalis alimentarius) and of its annex glands (including humans). *The 4th Symposium of Anatomy*. Timişoara, Romania.

Dice, P.F. 1981. The canine cornea. *Veterinary Ophthalmology*, 1st ed. K.N. Gelatt, ed. Philadelphia: Lea & Febiger.

Done, S.H., P.C. Goody, S.A. Evans, and N.C. Strickland. 1996. *Color Atlas of Veterinary Anatomy Vol. 3: The Dog & Cat.* London: Mosby.

Dubielzig, R.R. 1978. Comments on gross postmortem examination of small animals. *Med. Vet. Pract.* 59:828–831.

Duke-Elder S. 1958. *System of Ophthalmology, Volume I: The Eye in Evolution*. St. Louis: C.V. Mosby.

Duval, J.M., M.A. Anderson, and G.M. Constantinescu. 1998. Perineal hernia repair in the cat.*Current Techniques in Small Animal Surgery,* 4th ed. M.J. Bojrab, ed. Baltimore: Williams & Wilkins.

Dyce, K.M., W.O. Sack, and C.J.G. Wensing. 1996. *Textbook of Veterinary Anatomy*, 2nd ed. Philadelphia: W.B. Saunders.

Ellenberger, W., and H. Baum. 1943. *Handbuch der vergleichenden Anatomie der Haustiere,* 18. Aufl. Springer Verlag Berlin.

Ellison, G.W. 1993. Gastric Dilation volvulus. Surgical prevention. *The Veterinary Clinics of North America: Small Animal Practice* 23(3):513–530.

Evans, H.E. 1993. *Miller's Anatomy of the Dog*, 3rd ed. Philadelphia: W.B. Saunders.

Evans, K.L., D.D. Smeak, and D.S. Biller. 1994. Gastrointestinal Linear Foreign Bodies in 32 Dogs: A Retrospective Evaluation and Feline Comparison. *J. Am. Anim. Hosp. Assoc.* 30(5):445–450.

Fagin, B. 1989. Using radiography to diagnose traumatic diaphragmatic hernia. *Vet. Med.* 84(7):662–672.

Fossum, T.W., D.A. Rohn, and M.D. Willard. 1995. Presumptive, Iatrogenic Gastric Outflow Obstruction Associated with Prior Gastric Surgery. *J. Am. Anim. Hosp. Assoc.* 31(5):391–395.

Fossum, T.W. 1997. *Small Animal Surgery*. St. Louis: Mosby-Year Book, Inc.

Fox, S.M. C.P. McCoy, R.C. Cooper, and J.C. Baine. 1988. Circumcostal gastropexy versus tube gastrostomy: Histological comparison of gastropexy adhesions. *J. Am. Anim. Hosp. Assoc.* 24(3):273–279.

Getty, R. 1975. *Sisson and Grossman's The Anatomy of the Domestic Animals*, vol.2, 5th ed. Philadelphia: W.B. Saunders.

Ghetie, V. 1967. *Anatomia Animalelor Domestice.* Bucuresti: Ed. Didactica si Pedagogica.

Ghetie, V. 1971. *Anatomia Animalelor Domestice*, vol.1. Bucuresti: Editura Academiei Republicii Socialiste Romania.

Goshal, N.G., T. Koch, and P. Popesko. 1981. *The Venous Drainage of the Domestic Animals*. Philadelphia: W.B. Saunders.

Gross, M.E., B.D. Jones, D.R. Bergstresser, and R.R. Rosenhauer. 1993. Effects of Abdominal Insufflation with Nitrous Oxide on Cardiorespiratory Measurements in Spontaneously Breathing Isoflurane-anesthetized Dogs. *Am. J. Vet. Res.* 54:1352–1358.

Guilford, W.G., and B.D. Jones. 1990. Gastrointestinal Endoscopy of the Dog and Cat. *Vet. Med. Rep.* 2:140–150.

Haghighi S.S., R.L. Kitchell, R.D. Johnson, C.S. Bailey, and T.L. Spurgeon. 1991. Electrophysiologic studies of the cutaneous innervation of the pelvic limb of male dogs. *Am. J. Vet. Res.* 52:352–362.

Hakanson, N.E., and R.E. Merideth. 1987. Conjunctival pedicle grafting in the treatment of corneal ulcers in the dog and cat. *J. Am. Anim. Hosp. Assoc.* 23:641.

Hall, J.A., R.L. Willer, H.B. Seim, and B.E. Powers. 1995. Gross and histologic evaluation of hepatogastric ligaments in clinically normal dogs and dogs with gastric dilation-volvulus. *Am. J. Vet. Res.* 56(12):1611.

Hartmann, F.D., and H.E. König. 1993. Zur topographischen Anatomie der Bulla tympanica der Katze im Hinblick auf klinische Anwendung. *Wien.Tierärztl.Mschr.* 80:311–315.

Helper, L.C., W.G. Magrane, J. Koehm, et al. 1974. Surgical induction of KCS in the dog. *J. Am. Vet. Med. Assoc.* 165:172–174.

Helper, L..C., and R. Blogg. 1983. A modified third eyelid flap procedure. *J. Am. Anim. Hosp. Assoc.* 19:955–956.

Hitt, M.E., B.D. Jones, and G.M. Constantinescu. 1987. The feline liver: What a practitioner needs to know. *Vet. Med.* (Febr.):129–138.

Hogan, M.J., J.A. Alvarado, and J.E. Weddell, eds. 1971. *Histology of the Human Eye*. Philadelphia: W.B. Saunders.

Hosgood, G. 1990. Surgery: The omentum—the forgotten organ: Physiology and potential surgical applications in dogs and cats. *Comp. Cont. Educ. Pract. Vet.* 12(1):45–x.

Hudson, Lola C., and W.P. Hamilton. 1993. *Atlas of Feline Anatomy for Veterinarians.* Philadelphia: W.B. Saunders.

Jones, B.D. and P. Roudebush. 1984. The Use of Fiberoptic Endoscopy in the Diagnosis and Treatment of Tracheobronchial Foreign Bodies. *J. Am. Anim. Hosp. Assoc.* 20:497–504.

Jones, B.D., M. Hitt, and T.S. Hurst. 1985. Hepatic Biopsy Techniques. *Veterinary Clinics of North America, Small Animal Practice.* D. Twedt ed. Philadelphia: W.B. Saunders.

Jones, B.D. (ed.). 1990. Small Animal Veterinary Endoscopy. *Veterinary Clinics of North America: Small Animal Practice.* Philadelphia: W.B. Saunders.

Jones, B.D. 1990. The Principles of Endoscopy. In “Small Animal Veterinary Endoscopy”. *Veterinary Clinics of North America: Small Animal Practice.* Philadelphia: W.B. Saunders.

Jones, B.D. 1990. Lower Gastrointestinal Endoscopy. In “Small Animal Veterinary Endoscopy”. *Veterinary Clinics of North America: Small Animal Practice.* Philadelphia: W.B. Saunders.

Jones, B.D. 1990. Laparoscopy. In “Small Animal Veterinary Endoscopy”. *Veterinary Clinics of North America: Small Animal Practice.* Philadelphia: W.B. Saunders.

Jones, B.D. 1990. Choosing an Endoscope: Financial and Practical Considerations. *Vet. Med. Rep.* 2:175–178.

Jones, B.D. 1990. Liver Biopsy: The Laparoscopic Approach. *Vet. Med. Rep.* 2:193–196.

Jones, B.D, and W.G. Guilford. 1990. Options in Endoscopic Equipment. *Vet. Med. Rep.* 2:204–208.

Kaswan, R.L., C.L. Martin, and W.L. Chapman. 1984. Keratoconjunctivitis sicca: Histopathologic study of nictitating membrane and lacrimal glands from 28 dogs. *Am. J. Vet. Res.* 45:112–118.

King, J.M., D.C. Dodd, L. Roth, and M. Newson. 1999. *The Necropsy Book.* Gurnee, Illinois: Charles Louis Davies, DVM Foundation.

Kitchell R.L., L.R. Whalen, C.S. Bailey, and C.L. Lohse. 1980. Electrophysiologic studies of cutaneous nerves of the thoracic limb of the dog. *Am. J. Vet. Res.* 41:61–76.

LaHue, T.R. 1989. Treatment of laryngeal paralysis in dogs by unilateral cricoarytenoid laryngoplasty. *J. Am. Anim. Hosp. Assoc.* 25(3):317–324.

LaHue, T.R. 1995. Laryngeal paralysis. *Semin. Vet. Med. Surg.* 10(2):94–100.

Laing, E.J., B. Spiess, and A.G. Binnington. 1988. Dacryocystotomy: A treatment for chronic dacryocystitis in the dog. *J. Am. Anim. Hosp. Assoc.* 24:223–226.

Little, C.J.L., and J.G. Lane. 1986. The surgical anatomy of the feline bulla tympanica. *J. Small Anim. Pract.* 27:371–378.

Mann, F.A., C.H. Tangner, H.W. Boothe, and W.J. Weber. 1985. Cranial Pubic Ligament Rupture in Dogs and Cats. *J. Am. Anim. Hosp. Assoc.* 22:519–524.

Mann, F.A., E.Aronson, and G. Keller. 1991. Surgical Correction of a True Congenital Pleuroperitoneal Diaphragmatic Hernia in a Cat. *J. Am. Anim. Hosp. Assoc.* 27:501–507.

Mann, F.A., and G.M. Constantinescu. 1998. Caudal castration in the dog. *Current Techniques in Small Animal Surgery,* 4th ed. M.J. Bojrab, ed. Baltimore: Williams & Wilkins.

Mann, F.A., and G.M. Constantinescu. 1998. Salvage techniques for failed perineal herniorraphy.*Current Techniques in Small Animal Surgery,* 4th ed. M.J. Bojrab, ed. Baltimore: Williams & Wilkins.

Martin, C.L. 1969. Slit lamp examination of the normal canine anterior ocular segment: Part II—Description. *J. Small Anim. Pract.* 10:151–162.

Martin, C.L., and B.G. Anderson. 1981. Ocular anatomy. *Veterinary Ophthalmology*, 1st ed. K.N. Gelatt, ed. Philadelphia: Lea & Febiger.

Matthiesen, T.D. 1989. Diagnosis and management of complications occurring after perineal herniorrhaphy in dogs. *Comp. Cont. Educ. Pract. Vet.* 11(7):797–823.

McClure, R.C., and G.M. Constantinescu. 1987. An uncommon right azygos vein and caudal vena cava in a dog. *Anat. Histol. Embryol.* 16:84.

McCurnin D.M., and Ellen M. Poffenbarger. 1991. *Small Animal Physical Diagnosis and Clinical Procedures.* Philadelphia: W.B. Saunders.

Michels, G.M., B.D. Jones, and C.C. Wagner-Mann. 1995. Endoscopic and Surgical Retrieval of Fishhooks from the Stomach and Esophagus in Dogs and Cats: 75 Cases (1977-1993). *J. Am. Vet. Med. Res.* 207:1194–1197.

Miller, P.E., and C.J. Murphy. 1995. Vision in dogs. *J. Am. Vet. Med. Assoc.* 207:1623–1634.

Miller, W.W., and K.G. Braund. 1991. Morphologic and histochemical features of the normal canine orbicularis oculi muscle. *Prog. Vet. Comp. Ophthalmol.* 1:150–154.

Moore, C.P., B.L. Frappier, and L.L. Linton. 1996. Distribution and course of secretory ducts of the canine third eyelid gland: Effects of two surgical replacement techniques. *Vet. Comp. Ophthalmol.* 6(4):258–264.

Moore, C.P., and G.M. Constantinescu. 1997. Surgery of the adnexa. *The Veterinary Clinics of North America: Small Animal Practice* 27(5):1001–1066.

Morgan, R.V., J.M. Duddy, and K. McClurg. 1993. Prolapse of the gland of the third eyelid in dogs: A retrospective study of 89 cases (1980 to 1990). *J. Am. Anim. Hosp. Assoc.* 29:56–60.

Nasisse, M.P. 1985. Canine ulcerative keratitis. *Comp. Cont. Educ. Pract. Vet.* 9:686.

Nelson, R., and C. Guillermo. 1998. *Couto's Small Animal Internal Medicine,* 2nd ed. St. Louis: C.V. Mosby.

Nickel, R., A. Schummer, and E. Seiferle. 1979–1984. *The Anatomy of the Domestic Animals*, vols.1–4. Berlin: Paul Parey.

Nomina Anatomica Veterinaria, 4th ed. 1994. Zürich and Ithaca, N.Y.

Nuyttens, J.J., and P.J.M. Simoens. 1995. Morphologic study of the musculature of the third eyelid in the cat (Felis catus). *Lab. Anim. Sci.* 45:561–563.

Oliver, J.E., and M.D. Lorenz. 1993. *Handbook of Veterinary Neurologic Diagnosis.* Philadelphia: W.B. Saunders.

Olmstead, M.L. 1995. *Small Animal Orthopedics.* St. Louis: C.V. Mosby.

Orton, E.C. 1995. *Small Animal Thoracic Surgery.* Malvern, PA.: Williams & Wilkins.

Paştea, E., E. Mureşianu, G.M. Constantinescu, and V. Cotofan. 1978. *Anatomia Comparativă si Topografică a Animalelor Domestice.* Bucureşti: Ed. Didactică şi Pedagogică.

Payne, J.T., R.A. Martin, and D.L. Rigg. 1990. Abductor muscle prosthesis for correction of laryngeal paralysis in 10 dogs and one cat. *J. Am. Anim. Hosp. Assoc.* 26(6):599–604.

Payne, J.T., R.A. Martin, and G.M. Constantinescu. 1990. The anatomy and embryology of portosystemic shunts in dogs and cats. *Seminars in Vet. Med. and Surgery (Small Animal)* 5(2):76–82.

Payne, J.T., and G.M. Constantinescu. 1993. Stifle joint anatomy and surgical approaches in the dog, *The Veterinary Clinics of North America: Small Animal Practice* 23(4):691–701.

Piermattei, D.L. 1993. *Atlas of Surgical Approaches to the Bones and Joints of the Dog and Cat*, 3rd ed. Philadelphia: W.B. Saunders.

Piermattei, D.L., and G.L. Flo. 1997. *Brinker, Piermattei and Flo's Handbook of Small Animal Orthopedics and Fracture Repair*, 3rd ed. Philadelphia: W.B. Saunders.

Pope, E.R., and G.M. Constantinescu. 1998. Repair of cleft palate. *Current Techniques in Small Animal Surgery,* 4th ed. M.J. Bojrab, ed. Baltimore: Williams & Wilkins.

Pope, E.R., and G.M. Constantinescu. 1999. Feline respiratory tract polyps. *Kirk's Current Veterinary Therapy XIII Small Animal Practice* J.D. Bonagura, ed. Philadelphia: W.B. Saunders.

Powell, C.C., and C.L. Martin. 1989. Distribution of cholinergic and adrenergic nerve fibers in the lacrimal glands of dogs. *Am. J. Vet. Res.* 50:2084–2087.

Prince, J.H., C.D. Diesem, I. Eglitis, and G.L. Ruskell. 1960. *Anatomy and Histology of the Eye and Orbit in Domestic Animals*. Springfield: Charles C. Thomas.

Reed, Ann L., J.T. Payne, and G.M. Constantinescu. 1995. Ultrasonographic anatomy of the normal canine stifle. *Vet. Radiology & Ultrasound.* 36(4):315–321.

Richard, A.S., and J.M. Williams. 1995. Intracapsular Prostatic Omentalization: A New Technique for Management of Prostatic abscesses in Dogs. *Vet. Surg.* 24(5):390–395.

Robertson, B.F., and S.M. Roberts. 1995. Lateral canthus entropion in the dog, Part 1: Comparative anatomic studies. *Vet. Comp. Ophthalmol.* 5:151–156.

Robertson, B.F., and S.M. Roberts. 1995. Lateral canthus entropion in the dog, Part 2: Surgical correction, results and follow-up from 21 cases (1991–1994). *Vet. Comp. Ophthalmol.* 5:162–169.

Ross, W.E., and A.D. Pardo. 1993. Evaluation of an Omental Pedicle Extension Technique in the Dog. *Vet. Surg.* 22(1):37–43.

Samuelson, D.A. 1999. Ophthalmic anatomy. *Veterinary Ophthalmology*, 3rd ed. K.N. Gelatt, ed. Philadelphia: Lippincott Williams & Wilkins.

Schaller O., G.M. Constantinescu, R.E. Habel, W.O. Sack, P. Simoens, and N.R. de Vos. 1992. *Illustrated Veterinary Anatomical Nomenclature*. Stuttgart: Ferdinand Enke.

Slatter, D.H. 1990. *Fundamentals of Veterinary Ophthalmology*, 2nd ed. Philadelphia: W.B. Saunders.

Slatter, D. 1993. *Textbook of Small Animal Surgery*, 2nd ed. Philadelphia: W.B. Saunders.

Smith, M.M., and D.R. Waldron. 1993. *Atlas of Approaches for General Surgery of the Dog and Cat.* Philadelphia: W.B. Saunders.

Spurgeon T.L., and R.L. Kitchell. 1982. Electrophysiological studies of the cutaneous innervation of the external genitalia of the male dog. *Anat. Histol. Embryol.* 11:289–306.

Stades, F.C., M.H. Boevé, and A. van der Woerdt. 1992. Palpebral fissure length in the dog and cat. *Prog. Vet. Comp. Ophthalmol.* 2:155–161.

Strande, A. 1989. Inguinal hernia in dogs. *J. Small Anim. Pract.* 30(9):520–521.

Turk, J.R., Margret A.M. Turk, and C.R. Root. 1983. Necropsy of the canine heart: A simple technique for quantifying ventricular hypertrophy and valvular alterations. *Comp. Cont. Educ. Pract. Vet.* 5:905–912.

Wahlen, L.R., and R.L. Kitchell. 1983a. Electrophysiologic studies of the cutaneous nerves of the head of the dog. *Am. J. Vet. Res.* 44:615–627.

Wahlen, L.R., and R.L. Kitchell. 1983b. Electrophysiologic and behavioral studies of the cutaneous nerves of the concave surface of the pinna and the external ear canal of the dog. *Am. J. Vet. Res.* 44:628–634.

Waldron, D.R., C.S. Hedlund, and R. Pechman. 1986. Abdominal hernias in dogs and cats: A review of 24 cases. *J. Am. Anim. Hosp. Assoc.* 22(6):817–823.

Waltman, S.R., and W.M. Hart. 1987. The cornea. *Adler's Physiology of the Eye*, 8th ed. R.A. Moses and W.M. Hart, eds. St. Louis: C.V. Mosby.

Waters, D.J., R.G. Roy, and E.A. Stone. 1993. A Retrospective Study of Inguinal Hernia in 35 Dogs. *Vet. Surg.* 22(1):44–49.

Welches, C.D., T.D. Scavelli, M.G. Aronsohn, and T.D. Matthiesen. 1992. Perineal Hernia in the Cat: A Retrospective Study of 40 Cases. *J. Am. Anim. Hosp. Assoc.* 28(5):431–438.

Whitney, W.O., T.D. Scavelli, D.T. Matthiesen, and R.L. Burk. 1989. Belt-loop gastropexy: technique and surgical results in 20 dogs. *J. Am. Anim. Hosp. Assoc.* 25(1):75–83.

Wilsom, E.R., R.A. Henderson, R.D. Montgomery, S.A. Kincaid, J.C. Wright, and R.R. Hanson. 1996. A Comparison of Laparoscopic and Belt-Loop Gastropexy in Dogs. *Vet. Surg.* 25(3):221–222.

Wyman, M. 1981. Ophthalmic system. *Pathophysiology in Small Animal Surgery*, 1st ed. M.J. Bojrab, ed. Philadelphia: Lea & Febiger.

Índice Alfabético

C

D

E

N

O

T

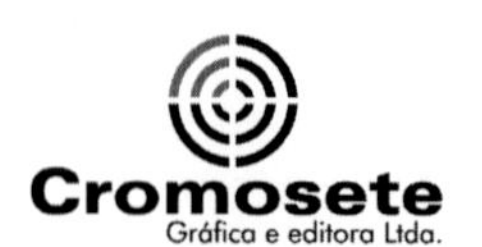

Impressão e acabamento
Rua Uhland, 307 - Vila Ema
03283-000 - São Paulo - SP
Tel/Fax: (011) 6104-1176
Email: adm@cromosete.com.br

1 2 3 4 5 6 7 8 9 10